C. Thomas (Herausgeber)

Pathologie

Allgemeine Pathologie

Pathologie

Herausgegeben von C. Thomas

Allgemeine Pathologie

P. Schmitz-Moormann
G. Gebert und **C. Thomas**

Unter Mitwirkung von
B. Bültmann, H.-J. Gröne,
F. Hofstädter, H.-D. Mennel,
Ch. Mittermayer, H.-J. Radzun,
J. Rüschoff und **H.-J. Stutte**

Mit 390 meist mehrfarbigen Abbildungen

Schattauer Stuttgart New York

Prof. Dr. C. Thomas
Geschäftsführender Direktor des Medizinischen Zentrums für Pathologie der Philipps-Universität Marburg, Klinikum Lahnberge, D-35043 Marburg

Prof. Dr. B. Bültmann
Geschäftsführender Direktor des Instituts für Pathologie der Eberhard-Karls-Universität Tübingen, Liebermeisterstraße 8, D-72076 Tübingen

Prof. Dr. G. Gebert
Institut für medizinische und pharmazeutische Prüfungsfragen, Große Langgasse 8, D-55116 Mainz

Prof. Dr. H.-J. Gröne
Medizinisches Zentrum für Pathologie der Philipps-Universität Marburg, Klinikum Lahnberge, D-35043 Marburg

Prof. Dr. F. Hofstädter
Geschäftsführender Direktor des Instituts für Pathologie der Universität Regensburg, Franz-Josef-Strauß-Allee, D-93053 Regensburg

Prof. Dr. H.-D. Mennel
Medizinisches Zentrum für Pathologie der Philipps-Universität Marburg, Klinikum Lahnberge, D-35043 Marburg

Prof. Dr. Ch. Mittermayer
Direktor des Instituts für Pathologie der Rheinisch-Westfälischen Technischen Hochschule – RWTH – Aachen, Pauwelsstraße 30, D-52074 Aachen

Prof. Dr. H.-J. Radzun
Leiter der Abteilung I am Zentrum für Pathologie der Georg-August-Universität Göttingen, Robert-Koch-Straße 40, D-37070 Göttingen

Prof. Dr. J. Rüschoff
Institut für Pathologie der Universität Regensburg, Franz-Josef-Strauß-Allee, D-93053 Regensburg

Prof. Dr. P. Schmitz-Moormann
Medizinisches Zentrum für Pathologie der Philipps-Universität Marburg, Klinikum Lahnberge, D-35043 Marburg

Prof. Dr. H. J. Stutte
Senckenbergisches Zentrum für Pathologie, J.-W.-Goethe-Universität Frankfurt, Theodor-Stern-Kai 7, D-60596 Frank-

Die Deutsche Bibliothek – CIP-Einheitsaufnahme

Pathologie / hrsg. von C. Thomas. – Stuttgart ; New York : Schattauer.
NE: Thomas, Carlos [Hrsg.]
Allgemeine Pathologie / P. Schmitz-Moormann ... unter Mitw. von
B. Bültmann ... – 1994
ISBN 3-7945-1655-9
NE: Schmitz-Moormann, Paul

In diesem Buch sind die Stichwörter, die zugleich eingetragene Warenzeichen sind, als solche nicht besonders kenntlich gemacht. Es kann also aus der Bezeichnung der Ware mit dem für diese eingetragenen Warenzeichen nicht geschlossen werden, daß die Bezeichnung ein freier Warenname ist.
Hinsichtlich der in diesem Buch angegebenen Dosierungen von Medikamenten usw. wurde die größtmögliche Sorgfalt beachtet. Gleichwohl werden die Leser aufgefordert, die entsprechenden Prospekte der Hersteller zur Kontrolle heranzuziehen.

Printed in Germany
Druck und Einband: Mayr Miesbach, Druckerei und Verlag GmbH, Am Windfeld 15, D-83714 Miesbach, Germany
Gedruckt auf chlor- und säurefrei gebleichtem Papier.

ISBN 3-7945-1655-9

Vorwort

Die Allgemeine Pathologie nimmt unter den klinisch-theoretischen Lehrfächern eine zentrale Position ein, denn sie vermittelt dem Studenten das Grundwissen über die Krankheiten. Obwohl z. Z. ca. 30000 verschiedene Krankheiten bekannt sind, besitzt der Organismus nur begrenzte Möglichkeiten, um auf eine einwirkende schädigende Noxe zu reagieren. Es ist die Aufgabe der Allgemeinen Pathologie, dem Studenten systematisch und übersichtlich das notwendige Faktenwissen über diese Reaktionen zu vermitteln. Diese Grundlagen bereiten ihn auch auf mögliche neue Krankheitsbilder vor, auf die er sich dann selbständig einstellen muß. Diese Gesichtspunkte werden heute leider nicht berücksichtigt, wenn schon in einer frühen Phase des Medizinstudiums eine »praxisnahe Lehre« auf Kosten einer soliden Grundausbildung gefordert wird.

Um den Studenten zu motivieren, das Faktenwissen zu erlernen, sieht die Approbationsordnung vor, daß schon in diesem Studienabschnitt organbezogene Beispiele aus der täglichen Praxis (s. Kapitel 9–17, die eigentlich zur Speziellen Pathologie gehören) abgehandelt werden. Dieses Vorgehen erleichtert sicherlich die Vermittlung des Wissens, der Gegenstand der schriftlichen Prüfung wird aber auch umfangreicher.

Zielsetzung: Das Buch Allgemeine Pathologie ist auf den Themenkatalog des 1. Abschnittes der Ärztlichen Prüfung abgestimmt. Die rasante wissenschaftliche Entwicklung in der Humanmedizin konfrontiert uns immer wieder mit neuen Erkenntnissen. Der Hochschullehrer muß diesen Wissenszuwachs filtern und nur den gesicherten und klinisch relevanten Stoff an den Studenten weitergeben. Diese Aufgabe trifft besonders für Herausgeber und Autoren eines Lehrbuches zu, das ja ein Arbeits- und nicht ein Nachschlagewerk sein soll. Man darf nicht übersehen, daß das in einem Lehrbuch vermittelte Wissen (auch das »Kleingeschriebene«) möglicherweise vom Studenten in der Prüfung gefordert wird.

Allgemeine und Spezielle Pathologie stellen als morphologisch geprägte Fächer die Organ- und Gewebeveränderungen – als statische Krankheitsmanifestationen – in den Vordergrund. Mit der Einführung molekularpathologischer Untersuchungsmethoden wird die Interpretation der Krankheitsbilder dynamischer und berücksichtigt auch verstärkt die Physiopathologie, so daß heute Morphologie und Funktion stärker gegenübergestellt werden.

Didaktik: Die Wissensvermittlung eines überwiegend morphologisch ausgerichteten Lehrfaches muß durch das Bild unterstützt werden. Wir haben makroskopische und histologische Bilder gegenüber Schemata bevorzugt, da sie in der späteren schriftlichen Prüfung eine wesentliche Rolle spielen. Die Abbildungen sind in diesem Buch überwiegend tafelförmig angeordnet und mit einer ausführlichen Legende versehen. Abbildung und Legende erlauben – unabhängig vom Haupttext – eine rasche Übersicht bzw. Rekapitulation; gleichzeitig tragen sie zur morphologischen Differentialdiagnose bei.

Bücher wie die Allgemeine Pathologie sind das Ergebnis einer engen Zusammenarbeit zwischen Autoren, Mitwirkenden, Verlag und Druckerei, die vom Herausgeber koordiniert werden muß. Mit diesem Buch sind wir neue Produktionswege gegangen, um das jetzt vorliegende Ergebnis zu erzielen: ein großzügig farbig bebildertes, aber noch kostengünstiges Werk. Dieser Weg war sicher für Verlag und Druckerei mit großen zusätzlichen

Anstrengungen verbunden. Es ist für mich – als Herausgeber – eine angenehme Pflicht, an dieser Stelle allen Beteiligten meinen Dank auszusprechen. Dies trifft für die Autoren und Mitwirkenden sowie für die Geschäftsführer vom Schattauer Verlag, Herrn D. Bergemann und Herrn Dipl.-Psych. Dr. med. Bertram, zu. Unermüdlich haben mich auch Herr Krause, Leiter der Herstellungsabteilung, Frau Katscher (Lektorat) und die Mitarbeiter der Druckerei Mayr unterstützt. Nicht zuletzt möchte ich aber auch den Mitarbeitern des Marburger Medizinischen Zentrums für Pathologie danken.

Prof. Dr. C. Thomas
Marburg, im Herbst 1994

Inhaltsverzeichnis

1	**Einleitung**	1
1.1	Pathologie als Fach	1
1.2	Grundbegriffe	1
1.3	Strategien der Diagnostik	4
1.4	Postmortale Diagnostik	7
1.5	Sterben	8
2	**Anpassungsreaktionen**	11
2.1	Atrophie	11
2.2	Hypertrophie und Hyperplasie	16
3	**Zell- und Gewebeschäden**	20
3.1	Reversible Schäden und Degeneration	20
3.2	Dystrophie	26
3.3	Zellalterung, fokale Zytoplasmanekrose, Pigmentablagerungen	27
3.4	Nekrose	32
3.5	Extrazelluläre Veränderungen	40
4	**Exogene Noxen**	56
4.1	Chemische Noxen	56
4.2	Physikalische Noxen	66
4.3	Belebte Noxen	74
5	**Immunpathologie**	91
5.1	Definition und Organisation	91
5.2	Immundefekte	101
5.3	Überreaktion des Immunsystems	105
5.4	Transplantatabstoßung	111
5.5	Autoimmunkrankheiten	113
5.6	Immunreaktionen gegen maligne Tumoren	115
6	**Entzündung**	116
6.1	Definition und Phänomenologie	116
6.2	Ursachen	117
6.3	Einteilungsprinzipien der Entzündungen	117
6.4	Entzündung als lokales und systemisches Phänomen	119
6.5	Mediatoren der Entzündung und ihre Funktion	121
6.6	Teilaspekte der entzündlichen Reaktion	121
6.7	Entzündungsformen, unter Berücksichtigung der vorherrschenden Komponente	126
6.8	Sonderformen der Entzündung	136
6.9	Bakterielle Sepsis	137
6.10	Entzündliche Reaktionen bei nicht/ nicht unmittelbar erregerbedingten Erkrankungen	139
6.11	Entzündliche und degenerative Erkrankungen mit rheumatischer Symptomatik	140
6.12	Folgereaktionen und Residuen der Entzündungen	145
6.13	Heilung der Entzündungen	146
6.14	Übergang in eine chronische Entzündung	147

7 Zellersatz ... 148
7.1 Regeneration – Fehlregeneration ... 148
7.2 Metaplasie ... 156
7.3 Dysplasie ... 158
7.4 Präkanzerosen ... 160

8 Tumoren ... 161
8.1 Einleitung ... 161
8.2 Unterscheidungskriterien und Merkmale gut- und bösartiger Tumoren ... 164
8.3 Metastasierung ... 166
8.4 Tumorrezidiv und Regression von Tumoren ... 170
8.5 Kanzerogenese ... 171
8.6 Lokale und allgemeine Wirkungen des Tumors auf den Organismus ... 188
8.7 Geschwulstsystematik ... 191
8.8 Tumordiagnose – Tumorkodierung ... 208

9 Pathologie des Kreislaufs ... 210
9.1 Atherosklerose ... 210
9.2 Arteriolosklerose ... 212
9.3 Mediaverkalkung ... 212
9.4 Aneurysmen ... 212
9.5 Relative Koronarinsuffizienz ... 215
9.6 Herzinfarkt ... 215
9.7 Hypertonie ... 218
9.8 Herzmuskelhypertrophie ... 220
9.9 Herzinsuffizienz ... 222
9.10 Schock und Schockorgane ... 225
9.11 Thrombose ... 228
9.12 Embolie ... 232
9.13 Arterielle Durchblutungsstörungen und Hypoxie ... 236

10 Blutungen ... 242
10.1 Blutungstypen ... 242
10.2 Organblutungen ... 244
10.3 Anämien als Blutungsfolgen ... 246

11 Pathologie des Endokriniums ... 247
11.1 Mechanismen von Endokrinopathien ... 247
11.2 Hypophysenvorderlappenhormone ... 247
11.3 Hypophysenhinterlappenhormone ... 248
11.4 Schilddrüsenhormone ... 248
11.5 Epithelkörperchenhormone ... 250
11.6 C-Zellen-Hormon ... 250
11.7 Nebennierenrindenhormone ... 250
11.8 Hodenhormone ... 254
11.9 Ovarialhormone ... 255
11.10 Störungen der sexuellen Differenzierung ... 255
11.11 Pankreashormone ... 256
11.12 Gastrointestinale Hormone ... 256
11.13 Biogene Amine ... 257

12	**Stoffwechselkrankheiten**	259
12.1	Diabetes mellitus	259
12.2	Gicht	262
12.3	Hämochromatose	262
12.4	Grundlagen der angeborenen Stoffwechselerkrankungen	264
13	**Pathologie der Atmung**	267
13.1	Äußere und innere Atmung und ihre Störungen	267
13.2	Störungen der Transportkapazität des Blutes	267
13.3	Ventilationsstörungen	268
13.4	Perfusionsstörungen	276
13.5	Diffusionsstörungen	277
13.6	Folgeveränderungen chronischer Lungenerkrankungen	277
14	**Pathologie der Leber**	278
14.1	Stoffwechselstörungen mit Leberschäden	278
14.2	Leberzellschädigung durch Medikamente	278
14.3	Alkoholische Hepatopathie	279
14.4	Ikterus	279
14.5	Porphyrin-, Eisen- und Kupferstoffwechselstörungen	280
14.6	Leberinsuffizienz	280
14.7	Leberzirrhose	281
14.8	Durchblutungsstörungen der Leber	286
15	**Pathologie der Verdauung**	289
15.1	Pathologie der Nahrungsaufnahme	289
15.2	Entzündungen des Magens	289
15.3	Substanzdefekte	292
15.4	Malassimilationssyndrom	292
15.5	Tumoren	294
16	**Pathologie der Ausscheidung**	298
16.1	Störungen des Mundspeichelflusses	298
16.2	Störungen der Gallesekretion	299
16.3	Harnabflußstörungen	300
16.4	Mukoviszidose	304
17	**Pathologie des Nervensystems**	305
17.1	Besonderheiten des Nervensystems und seiner Schädigungsmuster	305
17.2	Tumoren	305
17.3	Entzündungen	308
17.4	Kreislaufstörungen	310
17.5	Schädel-Hirn-Trauma	310
17.6	Schädigungsmuster des Nervengewebes	310
17.7	Alterungsprozesse und degenerative Erkrankungen des Nervensystems	312
17.8	Morphologische Grundlagen von Funktionsstörungen	313
17.9	Neuropsychologische Syndrome	315
17.10	Hör- und Sehstörungen	315
17.11	Störungen zentraler vegetativer Funktionen	316

18 **Literatur** 317

19 **Quellennachweis der Abbildungen** 322

20 **Sachregister** 323

1 Einleitung

1.1 Pathologie als Fach

Pathologie – wörtlich übersetzt »die Lehre der Leiden« – ist die Lehre der bei Krankheiten auftretenden, morphologisch faßbaren Veränderungen. Die überwiegend funktionellen Störungen werden durch die **Physiopathologie** erfaßt. Die **allgemeine Pathologie** beschreibt die Grundreaktionen und Strukturveränderungen der Organe, Gewebe und Zellen, mit denen der Organismus auf krankmachende Reize antwortet. In der **speziellen Pathologie** sind die bei den einzelnen Krankheiten auftretenden Zell-, Gewebe- und Organveränderungen sowie ihre Aufeinanderfolge dargestellt.

Begründer der Pathologie ist Morgagni (1681 bis 1771), der erstmals zeigte, daß die bei den Krankheiten auftretenden Funktionsstörungen vielfach mit charakteristischen, morphologisch faßbaren Organveränderungen einhergehen, so daß diese Organveränderungen Rückschlüsse auf das vorliegende Leiden erlauben. Aufgrund dieser Aussagemöglichkeiten kommt der Pathologie eine zentrale Bedeutung in der intravitalen und postmortalen Krankheitsdiagnostik sowie in der klinischen und tierexperimentellen Forschung zu.

1.2 Grundbegriffe

1.2.1 Gesundheit und Krankheit

Krankheit ist jede Störung der Gesundheit, die als Prozeß zwischen Krankheitsbeginn und Krankheitsende (oder Tod) verläuft. Der Begriff der Krankheit wird somit von dem Begriff »Gesundheit« abgeleitet.

> **WHO:** »Gesundheit ist der Zustand völligen körperlichen, seelischen und sozialen Wohlbefindens.«

Diese Begriffsbestimmung erfaßt die verschiedenen Aspekte des menschlichen Seins, berücksichtigt aber nicht, daß Krankheit und Gesundheit aktive Prozesse sind.

Das Leben hat sich durch bestimmte Regulationsmechanismen entwickeln können, die im Rahmen der Phylogenese entstanden sind. Beim Menschen hat sie zu einer weitgehenden Harmonie der körperlichen, seelischen und geistigen Lebensprozesse sowie einer optimalen Anpassung an die äußeren Lebensbedingungen und an die soziale Umwelt geführt. Diese Regulationsmechanismen verfügen über eine erhebliche Bandbreite, so daß geringe Störungen ohne Einschränkung der Gesundheit ausgeglichen werden. Eine Krankheit tritt dann auf, wenn die Störung das Regulationssystem zumindest zeitweise überfordert. Eine Krankheit kann sich isoliert an den verschiedenen Organen manifestieren, krank ist aber immer der Mensch.

1.2.2 Ätiologie

Als **Ätiologie** werden die auslösenden Ursachen der Krankheiten bezeichnet. Derartige Krankheitsursachen sind innere (endogene) und/oder äußere (exogene) Faktoren. Krankheiten können *monokausal,* d. h. durch eine Ursache hervorgerufen werden, z. B. genetisch bedingte Stoffwechselerkrankungen und Enzymdefekte, Verletzungen oder Vergiftungen. Viele Erkrankungen sind aber *polykausal* (besonders bei älteren Menschen) bedingt, wobei oft exogene und endogene Faktoren zusammenwirken. Im Zusammenhang mit bestimmten Erkrankungen gehäuft beobachtete Merkmale werden als **Risikofaktoren** bezeichnet. Ein Risikofaktor ist ein *Indikator erhöhter Erkrankungswahrscheinlichkeit,* muß aber nicht Krankheitsursache sein. Entsprechend ist eine Reduktion von Risikofaktoren nicht mit der Bekämpfung von Krankheitsursachen gleichzusetzen.

1.2.3 Pathogenese

Unter **Pathogenese** versteht man allgemein den Entstehungsprozeß einer Krankheit.

Die **kausale Pathogenese** umfaßt die gesamten Ursachen, die die Entstehung einer Krankheit und ihren weiteren Ablauf bestimmen. Diese Ursachen bestehen aus dem Zusammenwirken verschiedener exogener und endogener Faktoren.

Das Angehen und der Verlauf einer bakteriellen Infektion hängen nicht nur vom Erreger ab, sondern werden durch zahlreiche weitere Faktoren, wie Disposition, vorbestehende Stoffwechsel- oder Abwehrstörungen, Ernährungszustand, Wohn- und Lebensverhältnisse sowie Lebensgewohnheiten (z. B. Tabak, Alkohol, Medikamentenkonsum) bestimmt.

Die **formale Pathogenese** beschreibt – unter Berücksichtigung des zeitlichen Ablaufs – die strukturellen und funktionellen Veränderungen, die sich während einer Krankheit an den verschiedenen Organen und Organsystemen manifestieren, sowie den Ausgang der Krankheit.

Die **pathologische Anatomie** legt den Schwerpunkt auf die strukturelle formale Pathogenese, die Physiopathologie auf die funktionelle formale Pathogenese, d. h. auf Funktionsstörungen.

Nach dem **zeitlichen Ablauf** lassen sich akute und chronische Krankheiten unterscheiden.

Akute Krankheiten sind oft durch einen plötzlichen Beginn sowie einen kurzen heftigen Verlauf gekennzeichnet. Es gibt aber auch akute Krankheiten mit einem blanden klinischen Bild (stille Feiung bei Infektionskrankheiten). **Chronische Erkrankungen** beginnen schleichend und haben einen meist protrahierten und weniger dramatischen Verlauf. Auch hier sind Ausnahmen, die mit einem dramatischen klinischen Verlauf einhergehen, zu nennen: Multiple Sklerose, Morbus Parkinson und Leberzirrhose.

Ausgang von Krankheiten. Bei günstigem Verlauf kommt es zu einer **vollständigen Wiederherstellung der ursprünglichen Struktur und Funktion** (Restitutio ad integrum). Es kann aber auch eine bleibende strukturelle oder funktionelle Veränderung – als Defektheilung – zurückbleiben. Zerstörte Ganglien- oder Herzmuskelzellen lassen sich nicht durch Regeneration ersetzen. Auch Narben rufen gelegentlich bleibende Störungen hervor, wie etwa Einengung von Hohlorganen, Gelenkversteifungen oder Herzklappenfehler. Ein Überschreiten der Adaptations- und Regulationsmöglichkeiten des Organismus durch die krankheitsbedingten Störungen führt zum Tode (letale Krankheit).

Unter **Resistenz** versteht man die Summe der Abwehr- und Schutzmöglichkeiten, welche die Widerstandskraft des Organismus gegenüber einer Schädigung, insbesondere einer Infektion (Seuchenfestigkeit) ausmacht. Dabei ist zu berücksichtigen, daß dieser Begriff auch für krankmachende belebte Erreger zutrifft (z. B. die Resistenz bestimmter Bakterien gegenüber Antibiotika).

Träger dieser Widerstandskraft sind das **Immunsystem** (spezifische Resistenz) und eine Reihe weiterer Mechanismen, die man unter dem Begriff der unspezifischen Resistenz zusammenfaßt.

Die **unspezifische Resistenz** setzt voraus:
- Intakte epidermale Schranke (Schutz gegen mechanische oder thermische Schädigungen, Flüssigkeitsverlust sowie Infektionen)
- Intakte mukoepitheliale Schranke (Flimmerstrom, Schleimbarriere)
- Unspezifische zelluläre und humorale Abwehr
- Ausreichende Blutversorgung
- Intaktes Gerinnungssystem
- Intaktes endokrines System (beim Diabetes mellitus liegt ein erhöhte Infektanfälligkeit vor).

Die unspezifische Resistenz sowie die Reaktionsmöglichkeiten des Immunsystems sind in einem erheblichen Umfang genetisch determiniert, werden aber auch durch Umwelteinflüsse, sozioökonomische Gegebenheiten und vorbestehende Defekte bzw. Störungen innerhalb des Organismus bestimmt.

Als **Disposition** bezeichnet man eine erhöhte Krankheitsanfälligkeit (Suszeptilität). Die Krankheitsdisposition beruht auf einer dauernd oder zeitweise verminderten Fähigkeit des Organismus, Umwelteinflüsse mit Hilfe seines Regulationssystems auszugleichen und das biologische Gleichgewicht (Homöostase) aufrechtzuerhalten.

Begünstigt wird die Krankheitsdisposition durch:

• **Genetische Faktoren.** Genetische Unterschiede sind verantwortlich für die unterschiedliche Suszeptilität verschiedener Rassen. So ist das Risiko, an einem malignen Melanom zu erkranken, bei Weißen wesentlich höher als bei Farbigen. Eine erbliche Veranlagung ist für viele Erkrankungen des Nervensystems, der Muskulatur, des Herz-Kreislauf-Systems und des Stoffwechsels sowie für Störungen des Immunsystems gesichert. Die Konstitutionstypologie von Kretschmer ist für die Beschreibung von genetischen Erkrankungsdispositionen wenig brauchbar (so ist z. B. der Zusammenhang zwischen Adipositas und Atherosklerose nicht eindeutig gesichert). Genetisch bedingt sind auch Immundefekte, die zu einer erhöhten Infektanfälligkeit führen.

• **Alter.** Kinder erkranken besonders häufig an Infektionskrankheiten infolge fehlender Immunität gegen die Erreger. Auch im Alter besteht eine erhöhte Infektanfälligkeit, jetzt aber infolge nachlassender Produktionskraft des Immunsystems. Außerdem treten im Alter gehäuft Arteriosklerose, Diabetes mellitus (Altersdiabetes), Osteoporose und Arthrosis deformans auf (Abnutzungskrankheiten). Demgegenüber kommen allergische Krankheiten, also überschießende Reaktionen des Immunsystems, bevorzugt bei Jugendlichen und jungen Erwachsenen vor.

• **Geschlecht.** Geschlechtsfaktoren, wie z. B. weibliche Sexualhormone, sind verantwortlich, daß das Mammakarzinom bei der Frau hundertmal häufiger vorkommt als beim Mann. Auch das Gallensteinleiden und die Cholezystitis finden sich bei der Frau wesentlich häufiger als beim Mann. Umgekehrt kommen Gicht und Hämophilie fast nur bei Männern vor.

• **Resistenzminderung.** Jede Minderung der unspezifischen oder spezifischen Resistenz führt zu einer erhöhten Infektanfälligkeit.

• **Umweltfaktoren.** Eine Krankheitsdisposition kann auch durch Umweltfaktoren bestimmt werden. Schlechte hygienische Bedingungen und Mangel- bzw. Fehlernährung begünstigen Infektionen, die – insbesondere bei noch unzureichend entwickeltem Immunsystem – schwerer verlaufen können. In gleicher Weise kann auch ein chronischer Alkoholabusus wirken. Die hohe Kindersterblichkeit in tropischen Entwicklungsländern ist nicht auf eine primäre Mangelernährung, sondern auf ein erhöhtes Risiko – vor allem bei unzureichend therapierten Gastrointestinalinfektionen – zurückzuführen. Auch psychosoziale Faktoren beeinflussen die Krankheitsbereitschaft.

• **Vorbestehende Krankheiten und Defektheilungen**. Vorbestehende Erkrankungen können für das Auftreten anderer Erkrankungen verantwortlich sein. So kommen Gallenblasenkarzinome praktisch nur in einer chronisch vernarbten Gallenblase vor. Auch Defektheilungen können die Entwicklung von Zweitkrankheiten mitbestimmen (z. B. eine bakterielle Endokarditis auf rheumatisch vorgeschädigten Herzklappen).

1.2.4 Statistische Maßzahlen

Folgende **statistische Maßzahlen** sind von Bedeutung:

• Unter **mittlerer Lebenserwartung** versteht man die Lebenserwartung eines Neugeborenen, berechnet auf der Basis der Sterbetafel. Sie liegt in Deutschland derzeit bei etwa 73 Jahren (Männer) und 79 Jahren (Frauen). Die **mediane Lebenserwartung** (von der Hälfte der Bevölkerung erreichtes Alter) liegt mehrere Jahre höher, weil die mittlere Lebenserwartung durch die Säuglingssterblichkeit stärker beeinflußt wird als die mediane.

• Als **Morbidität** bezeichnet man die Häufigkeit, mit der eine bestimmte Erkrankung in einer abgegrenzten Bevölkerung innerhalb eines definierten Zeitraums aufgetreten ist. Als Maß dienen die **Inzidenz** (Neuerkrankungen pro Wohnbevölkerung pro Jahr), die **Punktprävalenz** (Erkrankungshäufigkeit pro Wohnbevölkerung zu einem bestimmten Zeitpunkt) und die **Periodenprävalenz** (Vorkommen von Erkrankungen pro Wohnbevölkerung in einem bestimmten Zeitabschnitt).

• Die **Mortalität** *(Sterblichkeit)* drückt das Verhältnis der Zahl der Todesfälle an einer bestimmten Krankheit zur Gesamtbevölkerung aus, im allgemeinen Zahl der Verstorbenen pro 100 000 Einwohner pro Jahr.

• Die **perinatale Sterblichkei**t faßt Totgeborene und innerhalb der ersten sieben Lebenstage Gestorbene pro 1000 (Lebend- und Tot-) Geburten zusammen. Dabei muß das Geburtsgewicht mindestens 1000 Gramm betragen.

• Die **Letalität** erfaßt die Anzahl der an einer bestimmten Krankheit verstorbenen Menschen im Verhältnis zur Gesamtzahl der Erkrankten.

1.3 Strategien der Diagnostik

1.3.1 Intravitale Diagnostik

Die Untersuchung von intravital gewonnenem Gewebe- und Zellmaterial hat in den letzten Jahren zunehmend an Bedeutung gewonnen und ist heute für die klinische Medizin ein unentbehrliches diagnostisches Verfahren geworden. Zudem wurden verfeinerte und spezielle morphologische Untersuchungsmethoden entwickelt, welche die diagnostischen Aussagemöglichkeiten wesentlich erweiterten.

> Jedes Organ, das bei einem chirurgischen Eingriff aus therapeutischen Gründen entnommen wird, sollte – als Beweis des korrekt durchgeführten Eingriffs – histologisch untersucht werden. Nicht selten deckt erst die feingewebliche Untersuchung eine bis zu diesem Zeitpunkt unbekannte pathologische Veränderung (Tumor, spezifische Entzündung, Anomalie) auf. Außerdem dient die histopathologische Diagnose dem Operateur als Beweis des durchgeführten Eingriffs (z. B. Appendektomie, vollständige Durchtrennung der Tuben).

Die zytologische Untersuchung wird bei Vorsorgeuntersuchungen zur Früherkennung des Zervixkarzinoms eingesetzt. Hier liefert sie in positiven Fällen eine Verdachtsdiagnose, die histologisch überprüft werden muß. Bei anderen Organen, wie Mamma, Schilddrüse oder Prostata, wird vielfach die Karzinomdiagnose aufgrund der Zytologie gestellt. Mit Einführung der bildgebenden Verfahren wird die Punktionszytologie auch zur Tumordiagnostik anderer – bisher wenig zugänglicher – Organe (z. B. Pankreas, retroperitoneale Tumoren) verwendet.

Histologische Untersuchungen werden vor allem an bioptisch gewonnenem Material vorgenommen. Sie führen zur Erkennung und genaueren Differenzierung entzündlicher oder stoffwechselbedingter Erkrankungen sowie von gutartigen oder bösartigen Neubildungen.

1.3.2 Möglichkeiten der intravitalen Zell- und Gewebeentnahme

• Unter **Biopsie** versteht man eine intravital gewonnene Gewebsprobe. Das Gewebestück muß genügend groß sein, um eine adäquate Aufarbeitung und morphologische Beurteilung zu erlauben, und so klein wie möglich, um die Organschädigung gering zu halten. Die Gewebeproben können als *Knips-*, *Saug-* oder *Zangenbiopsien* während einer Endoskopie (Broncho-, Mediastino-, Gastro- oder Koloskopie) oder aus einem Gelenk (Arthroskopie) entnommen werden. Sie können auch durch eine evtl. mit Hilfe der Sonographie oder Tomographie gezielte *Punktion* eines Organs gewonnen werden. Diese Punktionszylinder werden vorwiegend aus Leber, Prostata, Haut, Niere, Milz, Pleura, Gelenkkapsel oder Knochen gewonnen. Schließlich kann auch durch *Abschaben* (Kürettage) Untersuchungsmaterial zur Verfügung gestellt werden (Abradat aus dem Cavum uteri). Ferner gehören zu den Biopsien auch die Probeexzisionen, die intraoperativ entnommen werden.

• Im Rahmen einer **zytologischen Untersuchung** ist die **Punktionszytologie** von der Exfoliativzytologie zu unterscheiden. Durch eine Organpunktion mit einer Feinnadel (Außendurchmesser ca. 0,6 mm), werden aus dem Verband gelöste Zellen aspiriert. Diese Feinnadelpunktion ist schonender als die übliche Gewebepunktion mit einer wesentlich dickeren Nadel und ist besonders für die Diagnostik von Tumoren oder von hämatologischen Erkrankungen (Schilddrüse, Milz, Lymphknoten u.a.) von Bedeutung. Zur hämatologischen Routineuntersuchung gehört die Knochenmarkzytologie (z. B. nach Sternalpunktion) oder -histologie (Beckenkammstanze).

Unter **Exfoliativzytologie** versteht man die Gewinnung und Untersuchung von Zellen, die innere oder äußere Körperflächen bedecken. Dabei kann es sich um spontan entleerte Sekrete (Urin, Sputum), um Spülflüssigkeiten (Bronchien, Verdauungstrakt, Harnblase) oder direkt abgetragene

Zellen (Portio- und Vaginalepithel im Rahmen der Krebsvorsorgeuntersuchung) handeln.

Mikrohistologie. Gelegentlich werden mit der Punktion kleinste Gewebebröckel gewonnen, die bereits eine histologische Diagnose zulassen. Dies trifft besonders für die Mammapunktion zu.

1.3.3 Aufarbeitung der Zellen und Gewebe

• Das **histologische Untersuchungsmaterial** wird nach Fixierung in 4%iger Formalinlösung (10% wäßrige Lösung einer 40%igen Formalinlösung) entwässert und in Paraffin eingebettet. Nach Abkühlen auf Raumtemperatur werden von den Paraffinblöcken 5 µm dicke Schnitte angefertigt, die auf warmem Wasser gestreckt und anschließend auf einen Glasobjektträger aufgezogen werden. Die getrockneten Schnitte werden entparaffiniert, gefärbt und eingedeckt. Die Routinefärbung erfolgt mit Hämatoxylin-Eosin.

• Zur **zytologischen Untersuchung** von punktierten Flüssigkeiten oder Spülflüssigkeiten werden die Zellen mit einer Zytozentrifuge konzentriert und direkt auf den Objektträger gebracht, so daß Quetschungsartefakte, wie sie bei Sedimentausstrichen auftreten, vermieden werden. Nach Antrocknung bzw. nach Alkoholfixierung werden die Ausstriche gefärbt. Die verwendete Färbemethode hängt jeweils vom Material ab. Zu den Routineuntersuchungen zählen die Färbungen nach Papanicolaou und Giemsa.

• Eine besondere zytologische Untersuchung stellt die **Durchflußzytophotometrie** (Flowzytophotometrie) dar. Vollautomatisch werden Zellen gezählt und – nach besonderer (z. B. immunhistochemischer) Behandlung – quantitativ differenziert. Ein Vorteil der Methode ist, daß sehr große Zellzahlen erfaßt werden.

1.3.4 Sofortuntersuchungen (Schnelldiagnose)

Während die Herstellung eines Routinepräparats, je nach Größe der Gewebeproben, 4 bis 16 Stunden dauert, erfolgt die Sofortuntersuchung an gefärbten Gefrierschnitten (oder an unfixierten Kryostatschnitten), die in 5 bis 10 Minuten hergestellt werden.

Die Schnellschnittuntersuchung wird vorwiegend im Rahmen der intraoperativen Diagnostik eingesetzt, wenn das weitere chirurgische Vorgehen vom Ergebnis dieser Untersuchung abhängt. Dies trifft besonders für die Bestimmung der Natur und Dignität von Neubildungen zu, die vor der Operation nicht erfaßt werden konnten. Tumorresektionen werden häufig unter histologischer Kontrolle durchgeführt, um festzustellen, ob die Entfernung im Gesunden vorgenommen wurde.

> Ein **Nachteil der Schnellschnittdiagnostik** – gegenüber dem konventionellen Paraffinschnitt – ist die geringere technische Qualität der Präparate und daß der Pathologe den Befund unter Zeitdruck erheben muß. Diese eingeschränkte Aussagekraft muß dem behandelnden Arzt bekannt sein. Schnellschnittuntersuchungen sind daher nur bei strenger Indikation einzusetzen. Schwierige histopathologische Diagnosen, die meist die Anwendung von Spezialfärbungen erfordern (Diagnostik von Lymphomen, Weichteil- und Knochentumoren), sollten in der Regel nicht am Schnellschnitt gestellt werden. Häufig wird sich die Schnellschnittuntersuchung auf die Beantwortung der Fragen »Tumor? Gut- oder bösartig?« beschränken.

1.3.5 Spezielle Untersuchungsmethoden

• Neben der Hämatoxylin-Eosin-Färbung – als **Routinefärbung** – stehen zahlreiche **Spezialfärbungen** zur Verfügung, mit denen sich bestimmte Gewebsstrukturen selektiv oder zumindest deutlicher darstellen lassen. Als Beispiele sind zu nennen die *van-Gieson-Färbung* (Kollagen, Eiweiß), *Bindegewebsfärbungen* (Azan, Ladewig, Masson: kollagene Fasern, Fibrin, fibrinoide Nekrosen), *Sudan-Fbg.* (Fett), Weigert-Fbg. (Fibrin), *Resorcin-Fuchsin-Fbg.* (elastische Fasern), *Giemsa-Fbg.* (Hämatologie), *Versilberungen* (Gomori oder Foote: Gitterfasern, Masson-Hamperl: Melanin), *Kongorot-Fbg.* (Amyloidnachweis), *PAS-Fbg.* (Glykogen [nur am Kryostatschnitt oder am alkoholfixierten Gewebe], Mukopolysaccharide). Diese Untersuchungen können durch **physikali-**

sche Methoden (UV-Licht, polarisiertes Licht [Nachweis von doppelbrechenden Substanzen, wie Cholesterin, Talkum, Quarz u.a.]) ergänzt werden.

• Die **histochemischen Reaktionen** erlauben Gewebebestandteile biochemisch zu identifizieren und grob mengenmäßig zu quantifizieren. Als Beispiele sind der Nachweis von Eisen (Berliner-Blau-Reaktion)und verschiedener Speichersubstanzen (Glykogen, Phospholipide) zu nennen.

• Ähnlich lassen sich mit **enzymhistochemischen Methoden** spezielle Zellenzyme erfassen und in ihrer Aktivität abschätzen. So wird die ATPase-Reaktion in der Muskeldiagnostik eingesetzt. Besonders wichtig ist die enzymhistochemische Differenzierung der verschiedenen Stufen der Hämopoese (ASD-Azetat-Esterase, ASD-Chlorazetat-Esterase, alkalische und saure Phosphatase).

• Mit **immunhistochemischen Verfahren** können zellspezifische Antigene sowie belebte Erreger erfaßt werden. Die zytogenetische Differenzierung mit immunhistochemischen Methoden stützt sich vor allem auf den Nachweis von gewebstypischen Zytoskelettproteinen. Gegen Oberflächenantigene gerichtete monoklonale Antikörper erlauben eine Differenzierung der B- und T-Lymphozyten sowie ihrer Untergruppen (CD = Cluster-Differenzierung). Maligne Lymphome, Weichteilsarkome, neurogene Neubildungen sowie verschiedene Karzinomformen werden heute immunhistochemisch genauer histogenetisch differenziert und unterteilt.

• In einigen Fällen ist zur Abklärung der Diagnose eine **elektronenmikroskopische Untersuchung** erforderlich. Dazu werden die Biopsien in Glutaraldehyd fixiert, in Kunststoff eingebettet und als Semidünnschnitte (maximal 1 µm dick) und später als Ultradünnschnitte (ca. 60 nm dick) aufgearbeitet. Nach Kontrastierung mit Uranylazetat, Bleizitrat oder anderen Schwermetallsalzen lassen sich die Präparate elektronenmikroskopisch beurteilen. Derartige – allerdings recht aufwendige – Untersuchungen haben einen hohen Stellenwert in der Differenzierung der verschiedenen Formen der Glomerulonephritis, sie sind aber auch für die Klassifizierung undifferenzierter maligner Tumoren (besonders der Weichteilsarkome) von Bedeutung.

• **Molekularbiologische Untersuchungsmethoden** gewinnen an Bedeutung für die Diagnostik. Sie erlauben die gezielte Identifizierung bestimmter DNA- und RNA-Basensequenzen und somit die Erfassung von Genstörungen, wie sie bei den malignen Tumoren oder bei genetisch bedingten Enzymdefekten vorkommen. Hier sind auch die Bestimmungen der verschiedenen Proliferationsfaktoren oder der DNA-Ploidie (z. B. zytophotometrische Darstellung der Tumorzellinien) sowie die Auszählung der versilberbaren nukleären Regionen (AG-NOR) als Proliferationsindikatoren zu nennen.

1.3.6 Pathologisch-anatomischer Befund

Ziel der durchgeführten Untersuchungen ist es, zu einer möglichst genauen Diagnose zu gelangen, die dem Kliniker ein gezieltes weiteres Vorgehen (Einleitung der Therapie und Formulierung der Prognose) ermöglicht.

• Zum **pathologisch-anatomischen Befund** gehört eine genaue **makroskopische Beschreibung** des Operationspräparats mit Angaben zur Form und Größe des entnommenen Organs sowie einer Darstellung der Veränderung (Art, Größe, Farbe, Beschaffenheit, Ausbreitung).

• Im **histologischen Befund** sind alle krankhaften Veränderungen der Zelle bzw. des Gewebes zu beschreiben, ohne jedoch eine Diagnose vorwegzunehmen. Der Befund muß – im Gegensatz zur Diagnose – von einer zeitlich unbegrenzten Aussagekraft sein. Bei Operationspräparaten mit einem malignen Tumor muß die Ausbreitung der Neubildung (Tumorstadium) bestimmt werden.

• **Epikrise**. Die pathologisch-anatomische Diagnose ist abschließend – mit differentialdiagnostischen Erwägungen – epikritisch zu werten. Hier sind auch Voruntersuchungen (Abweichungen, Übereinstimmungen oder Ergänzungen) zu berücksichtigen. Auf die Aussagemöglichkeiten, aber auch auf die Grenzen der Histopathologie ist hinzuweisen. Ist eine Diagnose nur unter Einbeziehung klinischer Daten möglich, muß dieser Umstand erwähnt werden. Pathologisch-anatomische Befunde, Diagnose und Epikrise sind unmißverständlich zu formulieren, so daß sie jeder juristischen Überprüfung standhalten und vor Gericht als eindeutiges Beweismittel dienen können.

1.4 Postmortale Diagnostik

Die **postmortale Diagnostik** kann sich auf die histologische Untersuchung von postmortal gewonnenen Gewebsproben beschränken. In der Regel erfolgt sie aber in Form der Leichenöffnung (klinische Obduktion).

Aufgaben einer **klinischen Obduktion** sind die Feststellung der bei den Krankheiten auftretenden Organveränderungen, insbesondere des Grundleidens und der Todesursache, die Kontrolle der klinischen Diagnostik und Therapie sowie die Ausbildung von Studenten und Fortbildung von Ärzten. Ferner soll die Obduktion zur Klärung von sozialmedizinischen und versicherungsrechtlichen Fragen beitragen sowie als Grundlage für statistische Aussagen (z. B. Krebsregister) dienen. Der klinischen Obduktion kommt auch eine erhebliche Bedeutung in der klinischen Forschung zu. Nicht selten sind die Obduktionsergebnisse Anlaß für weitere wissenschaftliche Untersuchungen.

1.4.1 Obduktion (Autopsie)

Im Gegensatz zu anderen Staaten ist in Deutschland die Durchführung von Obduktionen nicht durch ein einheitliches Gesetz geregelt. Ausnahmen:

- Die **gerichtliche Obduktion** wird bei einem unnatürlichen Tod (Verdacht genügt) oder bei einer nicht identifizierten Leiche durchgeführt.
- Die **Feuerbestattungssektion** wird vom Amtsarzt angeordnet, wenn er vor einer Feuerbestattung bei der Totenschau die Todesursache nicht klären kann.
- Die **Seuchensektion** wird vom Amtsarzt angeordnet, wenn der Verdacht auf das Vorliegen einer der meldepflichtigen Infektionskrankheiten besteht.
- Die **Verwaltungssektion** kann bei außerklinischen Todesfällen mit unklarer Todesursache angeordnet werden.

Bei der klinischen Obduktion werden in der Regel alle Körperhöhlen eröffnet und die entnommenen Organe untersucht. Nur in ganz besonderen Fällen (z. B. wenn sonst keine Zustimmung der Angehörigen zu erreichen wäre) kann sich die Obduktion auf die Untersuchung einer Körperhöhle beschränken. Hier sei aber ausdrücklich darauf hingewiesen, daß eine unvollständige Obduktion nicht selten zahlreiche Fragen unbeantwortet läßt.

1.4.2 Ziel der Obduktion

Ziel der Obduktion ist, alle morphologisch nachweisbaren Krankheiten zu erfassen, insbesondere das Grundleiden, wichtige Nebenleiden und die Todesursache sowie die Aufklärung der pathogenetischen Zusammenhänge.

Qualitätskontrolle. Die Obduktion ist für den Kliniker die letzte Möglichkeit, die Richtigkeit seiner Diagnose und seines therapeutischen Vorgehens zu überprüfen. So kann geklärt werden, ob Hauptleiden (Grundleiden), Nebenerkrankungen und Todesursache richtig diagnostiziert wurden. Ferner kann festgestellt werden, ob der Patient verstarb, weil sein Leiden unheilbar bzw. die Behandlung nicht adäquat oder ungenügend war. Außerdem sind mögliche Nebenwirkungen der Behandlung zu erfassen.

Für die Durchführung der klinischen Obduktion ist es wichtig, daß schon vorher dem Pathologen die klinischen Diagnosen und Fragestellungen mitgeteilt werden. Nur so ist es möglich, die Obduktion an die jeweilige klinische Fragestellung anzupassen.

1.4.3 Dokumentation

Alle bei der Obduktion festgestellten Befunde werden in einem Protokoll dokumentiert.

• **Äußere und innere Besichtigung sowie die Untersuchung der entnommenen Organe.** Aufgrund der makroskopisch erhobenen Befunde wird unter Berücksichtigung der klinischen Angaben eine vorläufige Obduktionsdiagnose erstellt. Sie gliedert sich in Grundleiden, letale Komplikationen und Todesursache. Zuletzt werden die pathologischen Veränderungen (Nebenbefunde) aufgelistet, die keinen unmittelbaren Einfluß auf das Grundleiden und/oder die unmittelbare Todesursache hatten.

• Routinemäßig werden einige Organproben (Herz, Lungen, Leber, Milz, Nieren, inneres Genitale und Knochenmark) zur **histologischen Untersuchung** entnommen oder zumindest asserviert. Weiterhin werden Proben aus den Organen bearbeitet, die makroskopisch auffällige pathologische Veränderungen aufweisen. Die histologische Untersuchung soll die makroskopisch gestellten Diagnosen überprüfen. Nur durch diese ständige Selbstkontrolle erlangt der Pathologe die Fähigkeit, makroskopisch faßbare Veränderungen eindeutig zu diagnostizieren oder zumindest die differentialdiagnostischen Möglichkeiten sicher zu berücksichtigen.

Weiter sind makroskopisch unklare Befunde durch die Histologie zu klären. Bei einer histopathologischen Voruntersuchung ist zu prüfen, ob Abweichungen zwischen den bioptisch und den postmortal erhobenen Befunden bestehen (wichtige Qualitätskontrolle der histopathologischen Diagnostik).

• **Endgültige Obduktionsdiagnose.** Aufgrund der histologisch erhobenen Befunde wird die vorläufige Diagnose korrigiert und ergänzt. In einer abschließenden Epikrise werden klinische und pathologisch-anatomische Zusammenhänge diskutiert.

1.4.4 Begutachtung

Sozial-, arbeits- oder versicherungsmedizinische Fragen, z. B. Klärung des Zusammenhangs zwischen Tod und Kriegsdienstbeschädigung oder beruflich bedingter Schädigung (Berufskrankheit), lassen sich vielfach nur aufgrund einer Obduktion eindeutig beantworten.

1.5 Sterben

Der Übergang vom Leben zum Tod, das **Sterben,** erfolgt nicht schlagartig, sondern fließend. Dies trifft sowohl für das gesamte Individuum als auch für die einzelnen Organe und Gewebe zu und wird als Agonie bezeichnet.

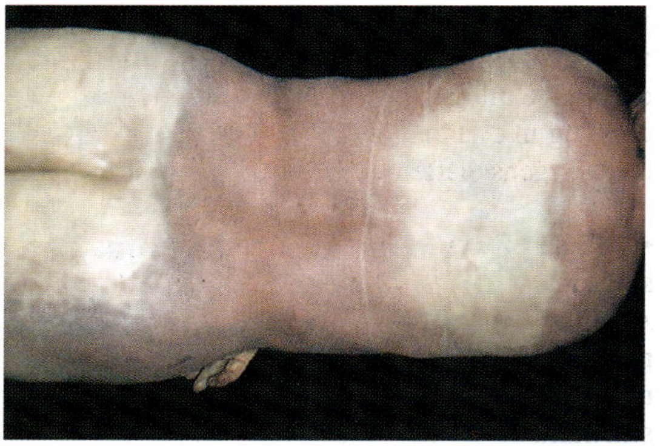

Abb. 1-1. Leichenflecken, besonders deutlich an den abhängigen, nicht aufliegenden Körperpartien

Phasen der Agonie

- die **akute Krise** mit einer inkompletten Dysregulation der lebenserhaltenden Funktionen (vita reducta) und
- die **finale Krise** mit kompletter Dysregulation der lebenserhaltenden Funktionen (vita minima, Scheintod).

1.5.1 Tod

Der **biologische Tod** ist definiert als irreversibles Versagen aller lebenserhaltenden Funktionen. Dieses Versagen tritt gesetzmäßig im hohen Alter ein, kann aber auch vorzeitig infolge Krankheit *(natürlicher Tod)* oder nach einer äußeren Gewalteinwirkung *(nicht natürlicher Tod)* erfolgen.

1.5.2 Allgemeine Todeszeichen

Die **sicheren Zeichen des biologischen Todes** (Totenflecke, Totenstarre, Fäulniszeichen) entwickeln sich erst nach irreversiblem Erlöschen der Herz-, Lungen- und Gehirntätigkeit. **Unsichere** Todeszeichen sind die Totenkälte und die Trübung der Kornea.

• Die **Totenflecke** *(Livores)* entstehen durch Sedimentation des nicht mehr strömenden Blutes und bilden sich an den abhängigen Körperpartien – in der Regel am Rücken – aus. Ausgespart bleiben die aufliegenden Körperpartien. Totenflecke treten meist 20 bis 30 Minuten nach dem Tod auf, zuerst kleinfleckig, dann konfluierend, und sind nach ca. 4 Stunden voll ausgebildet. In den ersten sechs Stunden sind sie noch mit dem Finger wegdrückbar. Dementsprechend wandern die Totenflecke während der ersten 4 Stunden vollständig bei Umlagerung der Leiche. Infolge Eindickung und Hämolyse des Blutes verschwinden diese Eigenschaften nach 12 bis 17 Stunden.

• Bei der **Totenstarre** *(Rigor mortis)* handelt es sich um eine Kontraktur der Muskeln. Mit dem Absinken der zytosolischen ATP-Konzentration reicht der ATP-Spiegel nicht mehr zur Verhinderung der direkten Interaktion der Aktin- und Myosinfilamente (sog. Weichmacherwirkung des ATP) aus. Die Totenstarre löst sich infolge einer Selbstverdauung (Autolyse) des Muskeleiweiß (Einwirkung von Hydrolasen aus zerfallenen Lysosomen). Die Totenstarre beginnt 1 bis 3 Stunden nach dem Tode im Kiefergelenk und breitet sich von oben nach unten über den gesamten Körper aus (Nysten-Regel). In der Regel ist die Starre nach 5 bis 6 Stunden voll ausgebildet und löst sich in der gleichen Reihenfolge nach 2 bis 4 Tagen.

Höhere Außentemperaturen beschleunigen die Entwicklung und Lösung der Totenstarre. Bei schweren Schädel-Hirn-Traumen kann bereits vor dem Eintritt des Todes – durch Wegfall der zerebralen Hemmung der spinalen Motoneurone – der Muskeltonus stark ansteigen (»Enthirnungsstarre«). Die eigentliche Totenstarre tritt in diesem Fall infolge Erschöpfung der muskulären Energiereserven sehr rasch ein, so daß der Übergang von der Dauerkontraktion zur Kontraktur des Rigor mortis gleitend erfolgen kann.

• **Fäulnisveränderungen** gehen vor allen von den Darmkeimen aus und führen zu einer grünlichen Verfärbung (Pseudomelanin), besonders im Bereich der Bauchdecken. Es handelt sich um eine Reaktion des aus dem Darm ausgetretenen Schwefelwasserstoffs mit dem Hämoglobin, wobei Sulfhämoglobin entsteht. Bei stärkergradiger Fäulnis kann es auch zur Gasbildung kommen.

• **Abfall der Körpertemperatur.** Nach Eintritt des Todes gleicht sich die Temperatur der Leiche **(Algor mortis)** der Umgebung an. Eine spürbare Abkühlung läßt sich in der Regel an unbedeckten Körperteilen nach 1 bis 2 Stunden, an bedeckten Körperteilen nach 4 bis 5 Stunden feststellen. Die Abkühlung hängt stark von der Umgebungstemperatur ab, aber auch vom prämortalen Krankheitsverlauf. Von forensischer Bedeutung ist die Bestimmung der *rektalen Körpertemperatur*, die nach dem Tod – bei einer räumlichen Umgebungstemperatur von 18 bis 20 °C – um 1 °C pro Stunde absinkt.

• Die **Trübung der Kornea** beruht auf einer anoxisch bedingten Schwellung der Zellkerne; sie tritt am offenen Auge nach ca. 1 Stunde, am geschlossenen nach ca. 2 bis 4 Stunden auf.

1.5.3 Zeichen der Vita reducta und des sog. klinischen Todes

Fallen nicht alle lebenswichtigen Funktionen gleichzeitig aus (vita reducta), kann bei einem entsprechenden apparativen Aufwand (Intensivmedizin) das Leben erhalten werden.

Der **klinische Tod** ist durch ein Erlöschen der vitalen Funktion gekennzeichnet:
- Bewußtlosigkeit
- Herzstillstand (Pulslosigkeit)
- Atemstillstand
- Erlöschen des Kornealreflexes auf Berührung
- Erlöschen des Pupillenreflexes auf Lichteinfall.

Solange es noch nicht zu einer irreversiblen hypoxischen Hirnschädigung gekommen ist, also innerhalb von 10 Minuten, kann durch Herzmassage, Elektrodefibrillation, künstliche Beatmung und pharmakotherapeutische Maßnahmen der klinische Tod überwunden werden. Nach den heutigen Kriterien gilt der Mensch als tot, wenn der **Hirntod** eingetreten ist, auch wenn durch künstliche Maßnahmen die übrigen Körperfunktionen noch aufrechterhalten werden (frühere Bezeichnung: dissoziierter Hirntod).

1.5.4 Zeichen des Hirntodes

Voraussetzung für die Feststellung des Hirntods ist das Vorliegen einer akuten schweren primären oder sekundären Hirnschädigung sowie der Ausschluß von Intoxikation, neuromuskulärer Blokkade, primärer Unterkühlung, endokrinem oder metabolischem Koma als mögliche Ursache oder Mitursache für den Ausfall der Hirnfunktion.

Die **Diagnose des Hirntodes** stützt sich auf den Nachweis
- des Ausfalls der integrativen Groß- und Stammhirnfunktionen
- der Irreversibilität dieses Ausfalls.

Symptome für den **Ausfall der Hirnfunktion**:
- Bewußtlosigkeit (Koma)
- Ausfall der Spontanatmung
- Lichtstarre beider wenigstens mittel-, meistens maximal weiten Pupillen, wobei keine Wirkung eines Mydriatikums vorliegen darf
- Fehlen des okulozephalen Reflexes
- Fehlen des Kornealreflexes
- Fehlen von Reaktionen auf Schmerzreize im Trigeminusbereich
- Fehlen des Pharyngeal-Tracheal-Reflexes.

Die **Irreversibilität des Ausfalls der Hirnstammfunktionen** kann durch ein isoelektrisches Elektroenzephalogramm (EEG-Nullinie) und/oder durch die Ableitung akustisch evozierter Potentiale (AEP) bestätigt werden. Ein Hirntod liegt auch vor, wenn – neben den genannten Symptomen – im doppelseitigen Angiogramm bei ausreichendem Systemblutdruck ein zerebraler Zirkulationsstillstand (nach Verabreichung eines Kontrastmittels, Doppler-Sonographie) festgestellt wird. **Morphologisches Substrat des Hirntodes** ist ein massives Hirnödem infolge hypoxisch gesteigerter Kapillarpermeabilität. Bei länger dauernder Hypoxie kommt es zu einer Schädigung der Ganglienzellen bis zur Ganglienzellnekrose.

2 Anpassungsreaktionen

Die Zelle paßt ihren Stoffwechsel der funktionellen Beanspruchung an. Jede Leistungszunahme steigert den Strukturstoffwechsel und wirkt wachstumsfördernd. Umgekehrt führt jede Funktionsminderung zu einer Herabsetzung des Strukturstoffwechsels.

Das Zellwachstum wird durch die gleichzeitige Wirkung von stimulierenden und hemmenden Zytokinen gesteuert. Die Sekretion von wachstumsfördernden Zytokinen löst auto- und/oder parakrin die Bildung von antiproliferativen Faktoren aus, so daß dem Zellwachstum bzw. der Zellvermehrung unmittelbar gegengesteuert wird (Yin-Yang-Theorie). Eine Verschiebung in diesem Gleichgewicht führt zu einer Gewebsvermehrung (Hypertrophie) oder einem Gewebeschwund (Atrophie). Außerdem wird das Wachstum durch nervale und endokrine Steuermechanismen beeinflußt.

2.1 Atrophie

Definition. Als **Atrophie** bezeichnet man eine erworbene Verkleinerung eines regelrecht entwikkelten und vorher normal großen Organs. Diese Organverkleinerung kann durch eine Verkleinerung der Zellen (einfache oder zelluläre Atrophie) oder durch eine Verminderung der Zellzahl (numerische Atrophie) erfolgen.

Die **einfache Atrophie** findet sich vorwiegend in Geweben mit geringem oder fehlendem physiologischem Zellverlust (Dauergewebe: Hepatozyten, Epithelien der Nierentubuli und der endokrinen Drüsen, Herz- und Skelettmuskulatur). Die numerische Atrophie sieht man vorwiegend in Geweben mit einer hohen Zellerneuerungsrate (Wechselgewebe: Knochenmark, Dünndarmepithelien und Epidermis).

Die **numerische Atrophie** kann sowohl durch eine verminderte Zellneubildung als auch durch einen gesteigerten Zellverlust bedingt sein. Der Zelluntergang erfolgt unter dem Bild der *Apoptose* (Schrumpfnekrose) und ist Ausdruck einer gesteuerten aktiven Reaktion. Beide Atrophieformen kommen häufig in unterschiedlicher Ausprägung gleichzeitig, d. h. gemischt vor.

Ursachen einer Atrophie
- **Metabolitenmangel** (Eiweißmangel bei Hungeratrophie) oder Sauerstoffmangel (ischämische Atrophie, Druckatrophie)
- **Störungen der Zellneubildung** (z. B. durch Strahlen oder Zytostatika)
- **Funktionsminderung**
- **Störung der Wachstumssteuerung** durch Zytokine und Hormone.

Die Atrophie kann Ausdruck eines physiologischen oder eines pathologischen Prozesses sein.

2.1.1 Physiologische Atrophie

Die physiologische Atrophie äußert sich einmal als Involution, d. h. als Rückbildung von Organen, die ihre Funktion zeitweilig oder auf Dauer erfüllt haben, zum anderen als Altersatrophie, die sich besonders an Gehirn, Leber, Knochensubstanz, Haut, Herz- und Skelettmuskulatur manifestiert.

2.1.1.1 Involution. Eine reversible Involution sieht man nach jeder Schwangerschaft, wenn sich der Uterus zurückbildet, oder an der laktierenden Mamma, wenn die Frau abgestillt hat. Die altersbedingte Involution macht sich am frühesten am Thymus bemerkbar. Hier kommt es bereits mit der Pubertät zu einem zunehmenden Ersatz des Parenchyms durch Fettgewebe. Etwa ab dem 25. Lebensjahr setzt auch die Atrophie des lymphatischen Gewebes ein mit einem von der Markzone auf die Rinde übergreifenden Ersatz des Parenchyms durch Fettgewebe (lipomatöse Atrophie). Ähnlich wird im Laufe des Lebens das blutbildende Mark, das beim Kind noch alle Knochen ausfüllt, in zunehmendem Maße durch Fettgewebe ersetzt. Die Involution der Ovarien und des Uterus setzt mit der Menopause ein. Ursache ist das Sistieren der Östrogenbildung wegen fehlender Follikel.

2.1.1.2 Altersatrophie. Mit zunehmendem Alter verringern sich die Zahl und Größe der Zellen in den meisten Geweben. Die Teilungsfähigkeit der Stammzellen, von denen die Gewebsreaktion ausgeht, ist (mit Ausnahme der Keimbahnzellen) genetisch begrenzt. Die Altersveränderungen der Zellen, die mit einer Abnahme der Größe und Funktionsfähigkeit einhergehen, bestehen in Glykosylierung, Acetylierung und Vernetzung der zellulären Proteine, Schädigung der Membranlipide durch oxidierende Radikale und in spontanen oder exogen induzierten DNA-Mutationen. Diese werden nicht mehr repariert und führen zu Fehlern in den Biosyntheseleistungen.

- Bei der **senilen Hirnatrophie** verringert sich der Anteil der grauen, nervenzellreichen Substanz am Gehirnvolumen. Der Gewebsschwund beginnt an der Dorsal- und Medialfläche des Frontallappens und erfaßt die Oberfläche des Schläfenhirns, wogegen die basalen Abschnitte und der Okzipitalbereich nicht betroffen sind. In den atrophierten Hirnabschnitten sind die Hirnwindungen verschmälert, die Hirnfurchen verbreitert. Sichtbar wird der Volumenverlust auch an einer Erweiterung der Hirnventrikel. Die Volumenabnahme ist jedoch nicht mit einem Nervenzelluntergang vergleichbaren Ausmaßes verbunden. Es kommt zu einer Verkleinerung der Nervenzellkörper und zu einer Verminderung der Verschaltungsdichte (Synapsenzahl). Daneben findet sich eine allgemeine Sklerosierung vor allem durch Vermehrung faserbildender Glia.

- **Herz** und **Leber** verringern ihr Gewicht entsprechend, wenn im hohen Alter das Körpergewicht abnimmt, d. h. das relative Herz- und Lebergewicht (0,5% bzw. 2% des Körpergewichts) bleibt erhalten. Beim Herzen kommt es mit zunehmendem Alter trotz Verschmälerung vieler Muskelfasern und bindegewebiger Degeneration vor allem im Vorhofbereich zu einer Gewichtszunahme von ca. 1 g pro Jahr ab dem 30. Lebensjahr. Dies ist als physiologische Anpassung des alternden Organs an die Belastung durch den steigendenWiderstand im arteriellen System zu verstehen. Im Spätstadium allgemeiner altersbedingter Reduktion der Körperfunktionen kann auch das Herz unter Verschmälerung der Myokardfasern atrophieren, wobei im Extremfall (Herzgewicht unter 100 g) auch ein Teil der Muskelfasern zugrunde geht. In den Zellen des Myokards und auch der Leber kommt es zu einer Akkumulation von möglicherweise funktionsbeeinträchtigenden Abbauprodukten des Stoffwechsels, z. B. des Pigments Lipofuszin, das dem atrophierenden Organ eine braune Farbe verleiht *(braune Herzatrophie)*. Diese Veränderungen treffen auch für die Leber *(Lipofuszinose und braune Leberatrophie)* zu.

- Am **Knochen** kommt es mit dem Alter zu einer Verminderung der anorganischen Substanz *(Osteopenie)*. Als (senile) *Osteoporose* wird nur eine das physiologische Maß übersteigende und zu Funktionsverlust (z. B. Deckplatteneinbrüche der Wirbelkörper) führende Abnahme der Knochendichte bezeichnet. Die Osteopenie beruht auf einem Überwiegen des Knochenabbaus über den -anbau. Wesentliche Ursache der mit dem Alter erfolgenden Demineralisierung des Skeletts ist das Absinken der Sexualhormonspiegel, das bei der Frau besonders ausgeprägt ist *(postmenopausale Osteoporose)*. Der altersbedingte Knochenabbau kann durch ausreichende Zufuhr von Kalzium und (bei der Frau) durch Östrogensubstitution verlangsamt werden. Begünstigt wird die *Altersosteopenie* durch Bewegungsmangel.

- In der **Haut** kommt es an der Epidermis besonders nach dem 50. Lebensjahr zu einer Verlangsamung des Zellumsatzes *(verzögerte Wundheilung)*. Histologisch bestehen eine Abflachung der Reteleisten und eine Vergrößerung der Stachelzellen mit Verbreiterung des Stratum spinosum. Im Stratum corneum sind Zellkohäsivität und Flüssigkeitsgehalt herabgesetzt *(trockene Haut)*. Die Zahl der Melanozyten nimmt nach dem 30. Lebensjahr pro Dekade um 8 bis 25% ab *(verminderte und/oder ungleichmäßige Pigmentierung)*. Im Korium verringert sich während des Erwachsenenlebens der Kollagengehalt jährlich um 1%. Die Kollagenfasern werden dicker und verlieren ihre geordnete Lagerung, an den elastischen Fasern im Stratum reticulare treten Strukturschäden auf *(schlaffe, gerunzelte Haut)*. Die Zahl der Hautkapillaren wird vermindert, während gleichzeitig ihre Wände verschmälert und brüchig werden (Purpura senilis). Die Zahl der Schweißdrüsen und ihre Sekretionskapazität läßt mit dem Alter nach, während die Talgdrüsen an Größe zunehmen *(senile Talgdrüsenhyperplasie)*.

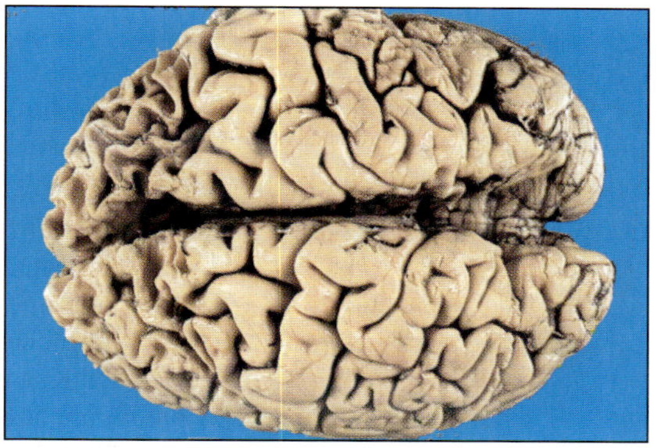

Abb. 2-1. Hirnatrophie bei Pick-Erkrankung. Frontalhirnatrophie (links im Bild) mit verschmälerten Windungen und erweiterten Furchen.

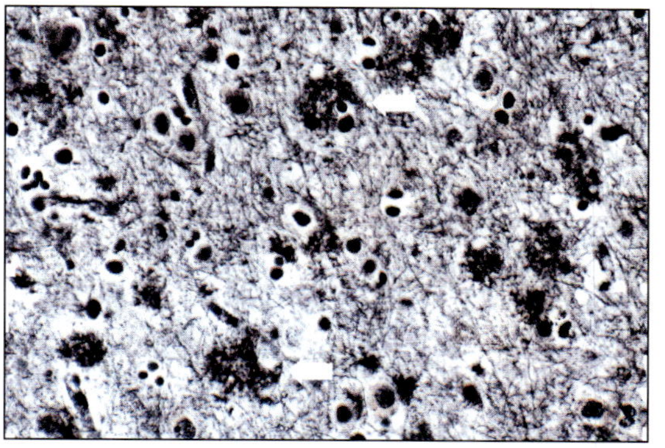

Abb. 2-2. Morbus Alzheimer mit Alzheimer-Plaques (Pfeile) in der Versilberung.

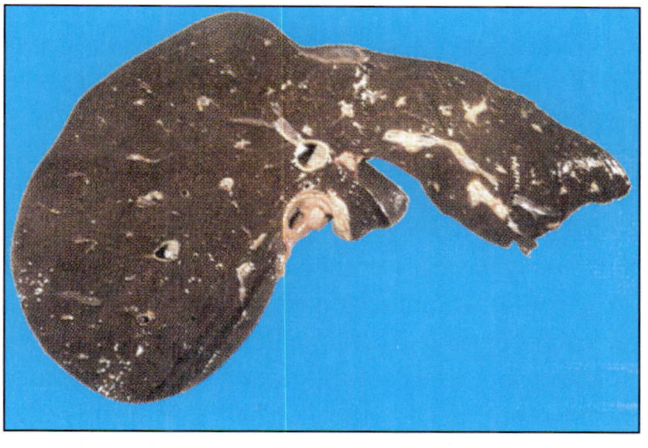

Abb. 2-3. Braune Atrophie der Leber. Leberschnittfläche von dunkelbrauner Farbe infolge einer ausgeprägten **Lipofuszinose.**

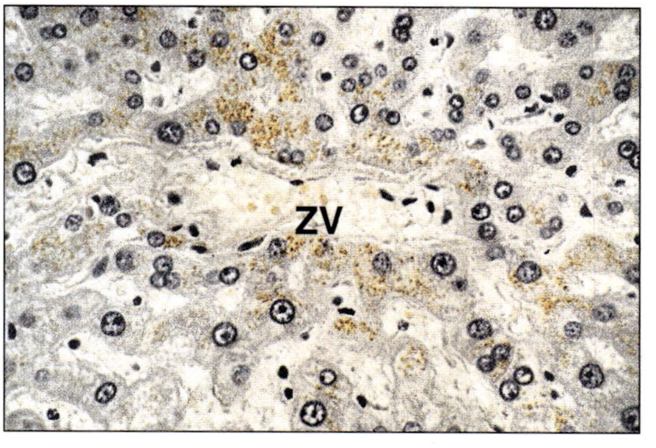

Abb. 2-4. Braungelbe **Lipofuszineinlagerungen** in den Hepatozyten in der Umgebung der Zentralvene (ZV). Hämatoxylin-Fbg.

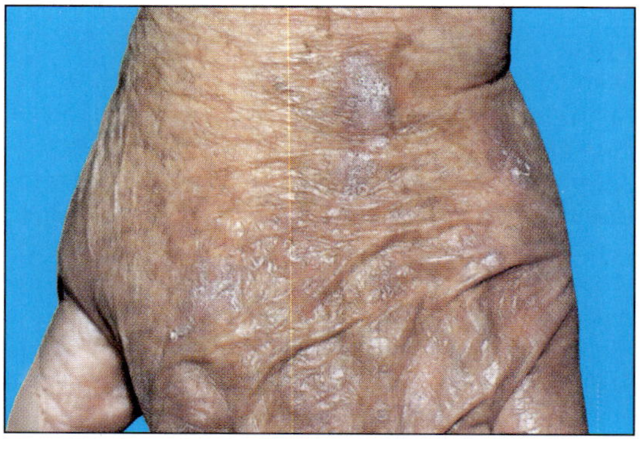

Abb. 2-5. Altersbedingte Hautatrophie. Senile Hautatrophie mit gerunzelter Haut und Alterspigmentierung.

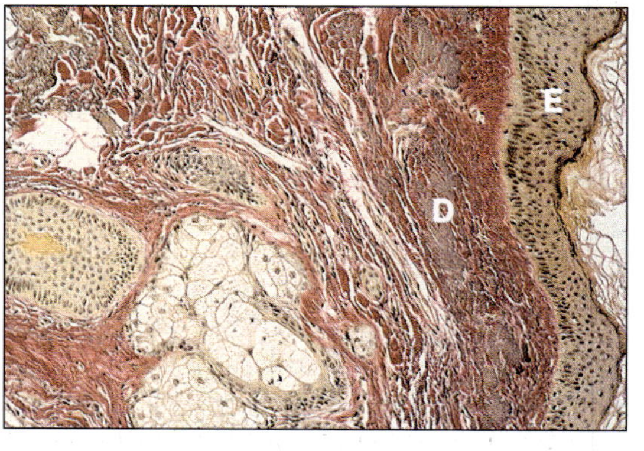

Abb. 2-6. Altersbedingte Hautatrophie. Senile Elastose der Haut mit Verschmälerung der Epidermis (E) und elastoider Degeneration (D) im Corium. EvG-Fbg.

2.1.2 Pathologische Atrophie

2.1.2.1 Zu den **generalisierten pathologischen Atrophien** zählen:

- Die **Inanition** (Hungeratrophie) führt zu einem Schwund des subkutanen Fettgewebes und der Skelettmuskulatur, später auch der Bluteiweiße und der Knochensubstanz. In fortgeschrittenen Stadien werden auch die parenchymatösen Organe kleiner. Nur das Gehirngewicht bleibt bis ins hohe Alter annähernd konstant. Im subepikardialen Fettgewebe kommt es mit dem Schwund der Triglyzeride zur Einlagerung einer serösen Flüssigkeit in das Interstitium *(Gallertatrophie)*, ebenso im Fettmark der Knochen (*gallertartige* oder *seröse Atrophie*). Ursachen der Inanition sind eine verminderte Nahrungszufuhr, Störungen in der Nahrungsaufnahme, in der Verdauung oder in der Resorption.

- Der **Marasmus** ist ein langsamer, über Monate und Jahre ablaufender Entkräftungsprozeß. Bei schweren Gedeihstörungen von Säuglingen spricht von einem **Marasmus infantilis**. Der senile Marasmus wird als Ausdruck der physiologischen Altersatrophie angesehen, ist aber häufig auch durch eine Unter- oder Fehlernährung zumindest mitbedingt.

- Die **Kachexie** (Auszehrung) ist durch eine starke Abmagerung, Appetitlosigkeit, Apathie und einen weitgehenden Kräfteverfall gekennzeichnet. Sie kommt im Terminalstadium von Leber- und Nierenkrankheiten sowie bei malignen Tumoren (Tumorkachexie) vor. Eine exogene Kachexie tritt z. B. bei chronischen Quecksilber- oder Bleivergiftungen auf.

2.1.2.2 Zu den **lokalisierten pathologischen Atrophien** zählen:

- Die **ischämische Atrophie** entwickelt sich nach einer länger bestehenden lokalen Minderdurchblutung und ist Ausdruck einer Zelladaptation an das herabgesetzte Angebot an Metaboliten. Häufigste Ursache ist eine stenosierende Arteriosklerose von Endarterien. Ein Beispiel ist die arterio-arteriolosklerotische Schrumpfniere. An der Leber verursacht jede segmentale oder totale Verminderung der portalen Leberdurchblutung eine Leberzellatrophie. So findet sich bei der chronischen Blutstauung eine läppchenzentrale Atrophie der Hepatozyten. Der Verschluß eines Pfortaderastes ruft in seinem Versorgungsgebiet eine einfache Leberzellatrophie mit entsprechender Ausweitung der Sinusoide (Zahn-Infarkt) hervor.

- Eine **Druckatrophie** entsteht, wenn die Gewebskompression zu einer Minderdurchblutung führt. Beispiele sind die Zwerchfellschnürfurchen der Leber und die Wirbelsäulen- und/oder Sternumatrophie bei einem Aneurysma der Brustaorta. Aber auch in der Umgebung von gut- und bösartigen Geschwülsten kann sich eine Druckatrophie entwickeln, z. B. eine umschriebene Hirnatrophie bei einem Meningeom.

- Eine **Inaktivitätsatrophie** entsteht als Folge einer Funktionsminderung. So geht jede längere Bettlägerigkeit mit einer Atrophie der Herz- und Skelettmuskulatur sowie einer Osteoporose einher. Bei einer Insuffizienz des Hypophysenvorderlappens *(Simmonds-Kachexie, postpartales Sheehan-Syndrom)* entwickelt sich eine Atrophie der peripher stimulierten endokrinen Drüsen mit entsprechenden hormonellen Ausfällen. Die Schädigung von motorischen Nerven (Nervendurchtrennung, Poliomyelitis, Syringomyelie, multiple Sklerose) geht mit einer Atrophie der betroffenen Muskeln (neuropathische, neurogene Atrophie) einher.

Vakatwucherung von Fett- und Bindegewebe. In einigen Organen und Geweben wird bei der Atrophie der entstandene Gewebsschwund durch Einlagerung von Fettgewebe ausgeglichen (**vikariierende** oder **Vakatwucherung** von Fettgewebe). So kommt es bei Schrumpfung der Nieren zu einer Vermehrung des peripelvinen Fettgewebes. Ähnlich wird bei bestimmten Formen der progressiven Muskeldystrophie die atrophische Skelettmuskulatur durch Fettgewebe ersetzt (**Pseudohypertrophie**, Gnomenwaden). Auch in Lymphknoten und blutbildendem Knochenmark wird der Gewebsschwund durch Fettgewebe ausgeglichen (**lipomatöse Atrophie**). Eine derartige lipomatöse Atrophie tritt während des Alters auch in der Bauchspeicheldrüse und in den Kopfspeicheldrüsen auf. In einigen Organen, wie z. B. den Hoden, geht die Atrophie mit einem bindegewebigen Ersatz (**fibrosierende Atrophie**) einher.

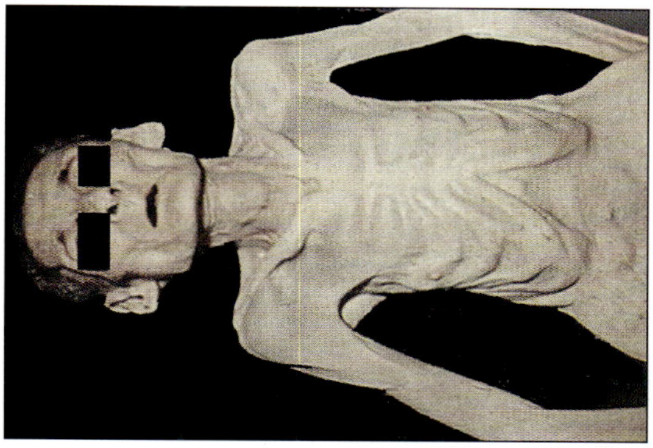

Abb. 2-7. Kachexie. Ausgeprägter Schwund des subkutanen Fettgewebes.

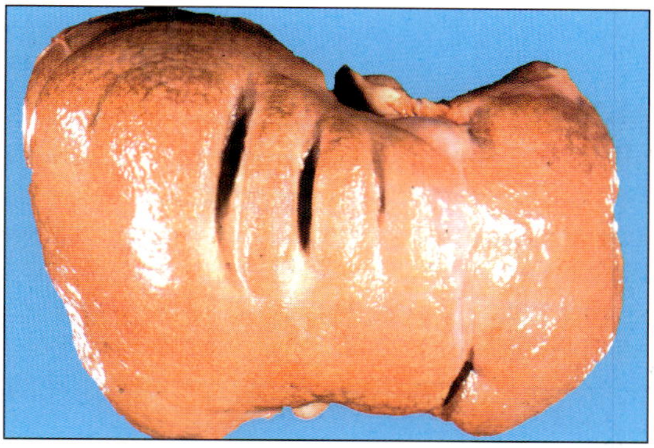

Abb. 2-8. Druckatrophie der Leberoberfläche. Längsgerichtete Zwerchfellfurchen auf der Oberfläche des rechten Leberlappens.

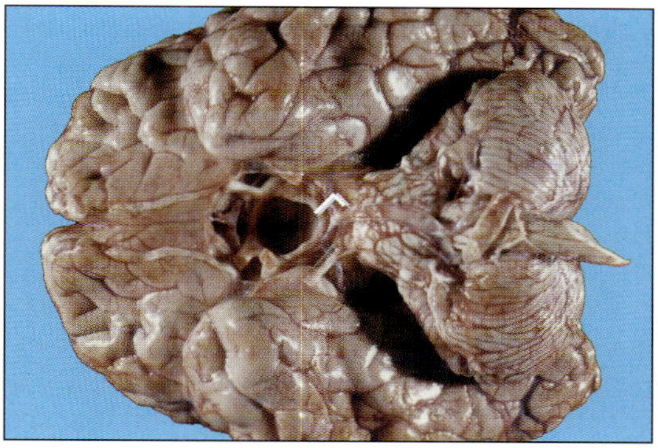

Abb. 2-9. Umschriebene **Druckatrophie des Gehirns** durch ein Hypophysenadenom. Im Bereich des Chiasma opticum eine tiefe Eindellung (Pfeil).

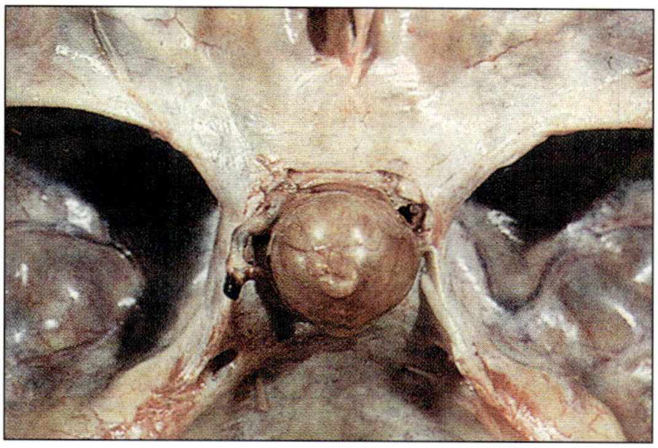

Abb. 2-10. Hypophysenadenom, das aus der Sella turcica herauswächst.

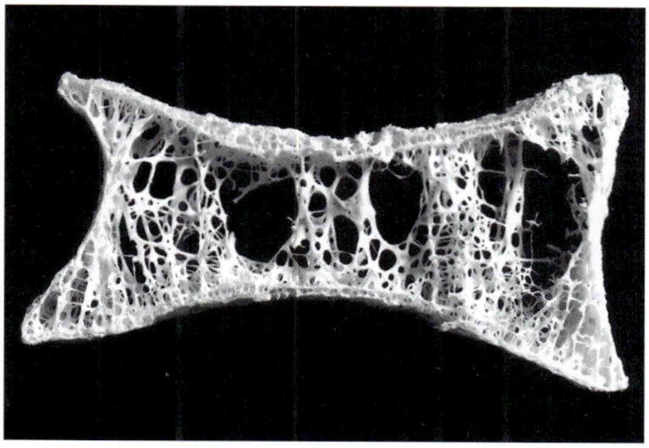

Abb. 2-11. Knochenatrophie. Ausgeprägte Osteoporose eines Wirbelkörpers mit Rarefizierung der Knochenbälkchen und Eindellung der Deckplatten.

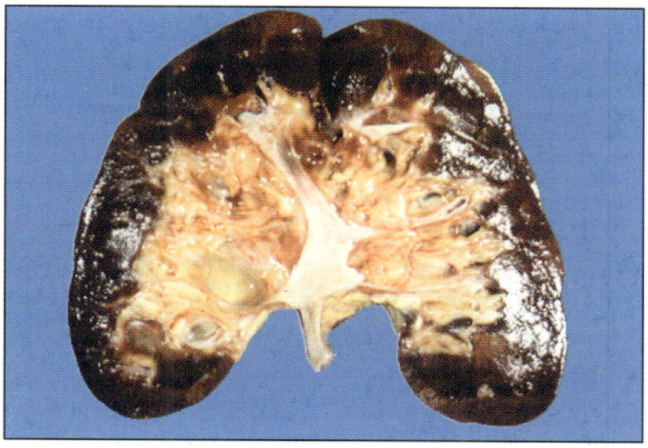

Abb. 2-12. Nierenatrophie mit Vakatwucherung des Hilumfettgewebes. Verschmälerung des Nierenparenchyms und Vermehrung des Fettgewebes.

2.2 Hypertrophie und Hyperplasie

Definition. Erworbene Vergrößerung eines vorher regelrecht entwickelten und normal großen Organs als grundsätzlich reversible Anpassung an eine erhöhte Leistung. Analog zur Atrophie kann die Organvergrößerung durch eine Größenzunahme der Zellen *(einfache oder zelluläre Hypertrophie)* oder durch eine Erhöhung der Zellzahl *(Hyperplasie = numerische Hypertrophie)* erreicht werden.

2.2.1 Einfache Hypertrophie

Die **einfache Hypertrophie** erfolgt vor allem im Skelett- und im Herzmuskel. Zellen mit niedriger Teilungsrate (Hepatozyten, Epithelien der Nierentubuli und der endokrinen Drüsen) zeigen sowohl eine zelluläre als auch eine numerische Hypertrophie. Bei Zellen mit hoher Teilungsrate (Knochenmark, Dünndarmepithelien, Epidermis) findet sich nur eine numerische Hypertrophie (Hyperplasie). In Abhängigkeit von der Organstruktur kann bei der Hyperplasie die Zahl von histologischen Bauelementen vermehrt werden (z. B. Leberläppchen, Lymphknotenfollikel, Knochenosteone).

• Bei **kontraktilen Geweben** (Herz, Skelett und glatte Muskulatur) und beim Knochen wird die Gewebsvermehrung durch erhöhte mechanische Belastung ausgelöst. Die Skelettmuskulatur hypertrophiert, wenn sie einer länger dauernden Arbeitsbelastung an der oberen Grenze der Leistungsfähigkeit ausgesetzt wird. Dabei ist die Intensität der Kontraktion wichtiger als die Dauer der Arbeitsleistung. Die Hypertrophie erfolgt hauptsächlich in Form einer Faserverdickung durch Neubildung von Myofibrillen. Es können aber auch die Satellitenzellen (ruhende Myoblasten) reaktiviert werden, die sie sich teilen und mit den ausgereiften Muskelfasern oder untereinander fusionieren und so die Kernzahl in den vorhandenen Muskelfasern vermehren bzw. neue Muskelfasern bilden.

Eine derartige Neubildung von Muskelfasern konnte aber bisher nur nach Muskelverletzungen gezeigt werden sowie bei einer dehnungsbedingten Muskelhypertrophie, wenn die Dehnung gleichzeitig zu degenerativen Muskelfaserveränderungen und zu Fasernekrosen führte.

• Eine **Herzhypertrophie** kann durch eine erhöhte Druck- und durch eine erhöhte Volumenbelastung induziert werden. Sie betrifft alle Herzabschnitte, manifestiert sich jedoch vorwiegend am Myokard der Herzkammern. Physiologisch tritt eine derartige Hypertrophie bei Leistungssportlern auf (Sportlerherz); sie kann zu einem Anstieg des Herzgewichts von normal 350 g auf 500 g führen. Bei pathologisch bedingter Herzhypertrophie kann ein Gewicht von 1000 g (Cor bovinum) erreicht werden.

Bis zu einem Herzgewicht von 500 g erfolgt die Vermehrung der Herzmuskelmasse nur durch Faserhypertrophie. Die Dicke der Muskelfasern nimmt von 10 bis 11 µm auf 25 µm zu. Durch Neubildung von Sarkomeren werden die Muskelfasern auch verlängert. Parallel zur Vermehrung der Zytoplasmamasse kommt es auch zu einer Erhöhung des DNA-Kerngehaltes (bis zu 32fache Polyploidisierung) mit Ausbildung von großen, unregelmäßig gestalteten und oft polymorphen Kernen.

• An den **glatten Muskelfasern** führt eine erhöhte mechanische Belastung zu einer zellulären und numerischen Hypertrophie. Sie entwickelt sich in der Harnblase bei Einengungen des Blasenausgangs (z. B. bei myoglandulärer Prostatahyperplasie) oder der Harnröhre und manifestiert sich als strangförmige, netzartige Verdickung der Blasenmuskulatur (Balkenharnblase). Im Magen findet sie sich bei Entleerungsstörungen (Pylorusstenose), im Darm bei entzündlichen Stenosen (z. B. Morbus Crohn, Divertikulitis) oder Obstruktion durch Tumoren.

• Bei **paarigen Organen** (Nieren) wird bei einseitigem Ausfall die Funktion von dem verbliebenen Organ mit übernommen. Dabei bleibt in der Niere die Zahl der Nephrone konstant. Die hypertrophischen Glomeruli zeigen eine Vergrößerung der Kapillaren; in den weiten und vergrößerten Tubuli kommt es zu einer Vermehrung der Epithelien.

• Eine Gewebsvermehrung kann auch durch **Störung eines humoralen Regelkreises** ausgelöst werden, welcher die Zellfunktion steuert. So führt Jodmangel über eine verstärkte Ausschüttung von

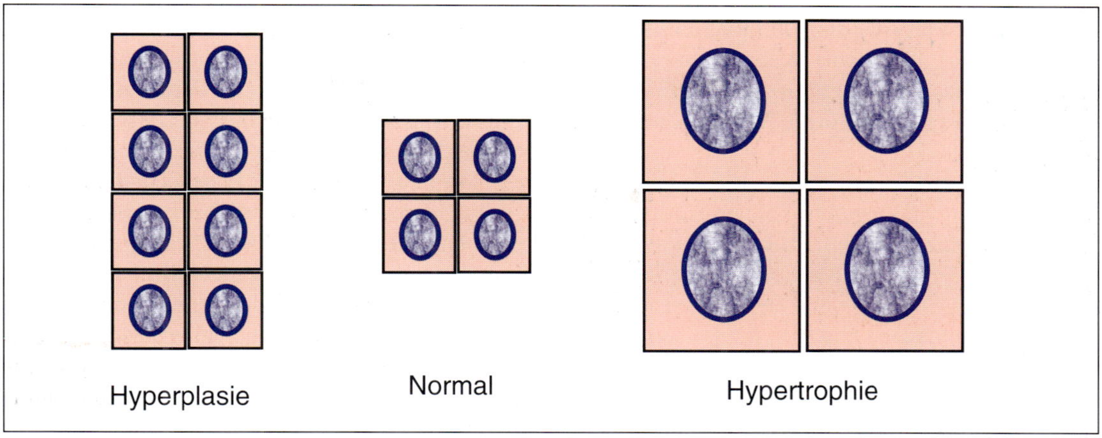

Abb. 2-13. Hyperplasie – Hypertrophie. Schematische Darstellung einer numerischen Hyperplasie und einer Hypertrophie.

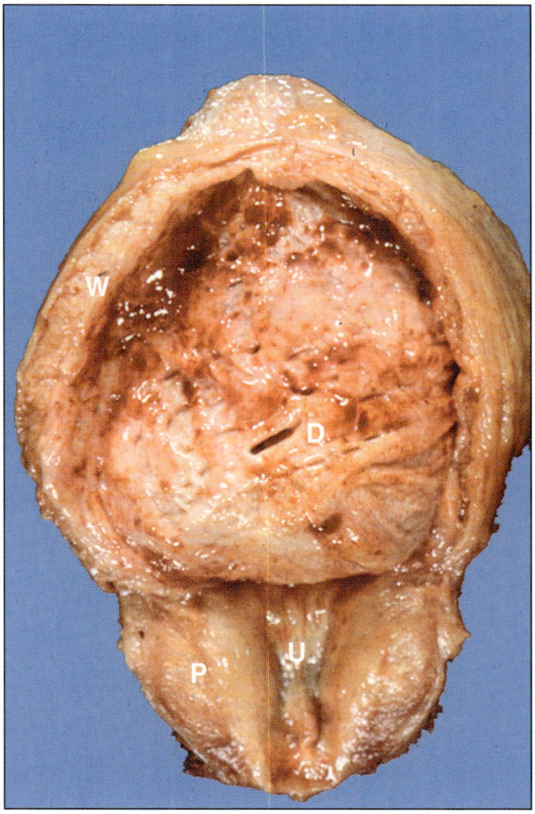

Abb. 2-14. Balkenblase nach Hyperplasie beider Prostataseitenlappen (P) und Einengung der Urethra (U). Die Blasenmuskelwand (W) erscheint deutlich verdickt. D: Pseudodivertikel.

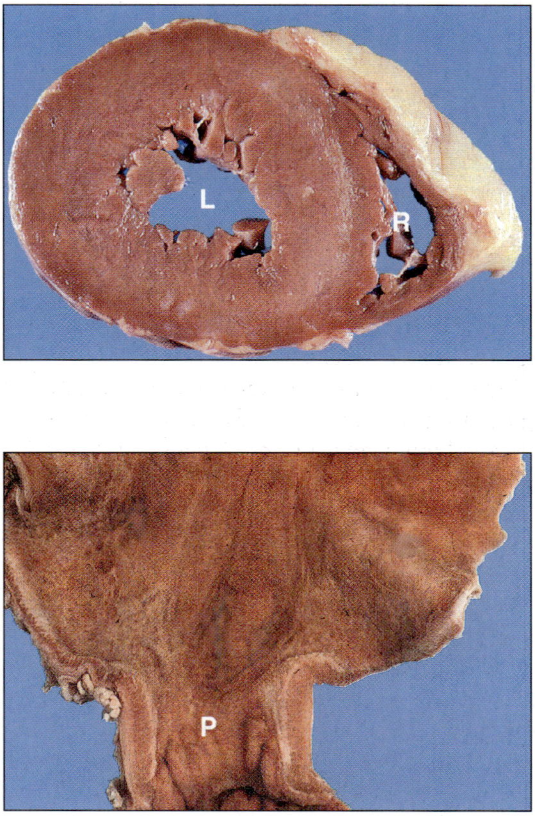

Abb. 2-15. Oben: **Konzentrische Hypertrophie der linken Herzkammerwand**. L: links, R: rechts. Unten: **Angeborene Pylorushypertrophie.** Rohrförmige Einengung des Pylorus (P) durch muskuläre Wandhypertrophie.

TSH zu einer Vergrößerung der Schilddrüse (Jodmangelstruma). In gleicher Weise verursacht eine verstärkte Ausschüttung von ACTH eine Funktionssteigerung und knotige Vergrößerung der Nebennierenrinde.

• Auch in den **Zielorganen** können Hormone eine Hypertrophie auslösen. So kommt es während der Schwangerschaft zu einer physiologischen Hyperplasie des Uterus und der Mammae. Eine hormonale Imbalance mit Überwiegen der Östrogene löst eine Proliferation des Endometriums *(glandulär-zystische Hyperplasie)* und der Mamma *(Mastopathie)* aus. Auch beim Mann führen (therapeutische) Östrogengaben zu einer Hyperplasie der Brustdrüse *(Gynäkomastie)*. Im fortgeschrittenen Alter kommt es beim Mann mit dem Rückgang der Testosteronproduktion infolge des dadurch bedingten relativen Östrogenüberschusses zu einer verstärkten Expression der Dihydrotestosteron-Rezeptoren der Prostataepithelien und dadurch zu einer gesteigerten Wachstumsstimulierung der Innendrüse der Prostata und der glatten Muskulatur *(myoglanduläre Prostatahyperplasie = noduläre Prostatahyperplasie)*.

2.2.2 Hyperplasie

• Beispiele einer **reinen numerischen Hypertrophie** sind die Hyperplasien des Knochenmarks sowie die Hyperplasie der Epithelkörperchen beim sekundären Hyperparathyreoidismus. Das blutbildende Knochenmark beschränkt sich beim Erwachsenen im wesentlichen auf die Knochen des Rumpfes, des Schädels (besonders Kalotte) und die proximalen Abschnitte der Extremitäten (Humerus- und Femurepiphysen). Die Steuerung der Hämatopoese erfolgt über Faktoren, welche in Kulturen die Bildung von Kolonien stimulieren (CSF = koloniestimulierende Faktoren). Für die Erythropoese kommt dem Erythropoetin eine entscheidende Bedeutung zu. Das Erythropoetin führt zur Umwandlung der für die Erythropoese bestimmten Stammzellen im Knochenmark zu Erythroblasten und über eine Zellteilung und Ausreifung zu Erythrozyten. Diese Aktivierung der erythropoetischen Zellen äußert sich morphologisch als Knochenmarkhyperplasie und manifestiert sich als Ersatz des Fettgewebes in den blutbildenden Knochen des Rumpfes und in den Diaphysen der langen Röhrenknochen. Bei extremer Stimulation kommt es auch zur extramedullären Blutbildung in Organen, die beim Feten an der Blutbildung beteiligt waren (Leber, Milz, Lymphknoten, Hilumfettgewebe der Nieren, Nebennierenmark u. a.). Auch die Bildung der Granulozyten und Makrophagen wird über koloniestimulierende Faktoren gesteuert, welche die gemeinsame Vorläuferzelle (GM-Vorläuferzelle) stimulieren. In ähnlicher Weise erfolgt eine Steuerung der Thrombozytopoese – bei einem erhöhten Thrombozytenverbrauch – mit einer verstärkten Neubildung von Megakaryozyten.

Der *sekundäre Hyperparathyreoidismus* beruht auf einer Regelkreisstörung. Die Funktion der Epithelkörperchen wird über den Gehalt des Blutes an ionisiertem Kalzium gesteuert. Das Absinken dieses Spiegels löst eine Sekretion von Parathormon (Parathyrin) aus, das aus dem Knochen Kalzium freisetzt, in der Niere die Kalziumresorption fördert und die Phosphatrückresorption hemmt. Bei einer Niereninsuffizienz ist die Phosphat-Clearance eingeschränkt. Es kommt zur Hyperphosphatämie mit Senkung des Serum-Ca^{++}-Spiegels. Die Folge ist eine Dauerstimulation der Epithelkörperchen mit einer vermehrten Ausschüttung von Parathormon und einer Hyperplasie des Epithelkörperchengewebes. Als Zeichen der Hyperplasie kommt es zu einer Vermehrung der Hauptzellen. Die gesteigerte Parathormonausschüttung führt – unter dem histologischen Bild der Fibroosteoklasie – zu einem erhöhten Knochenabbau. Dabei wird insbesondere der spongiöse Knochen durch Osteoklasten vielfach tunnelförmig abgebaut und durch Bindegewebe ersetzt *(tunnelierende Fibroosteoklasie)*.

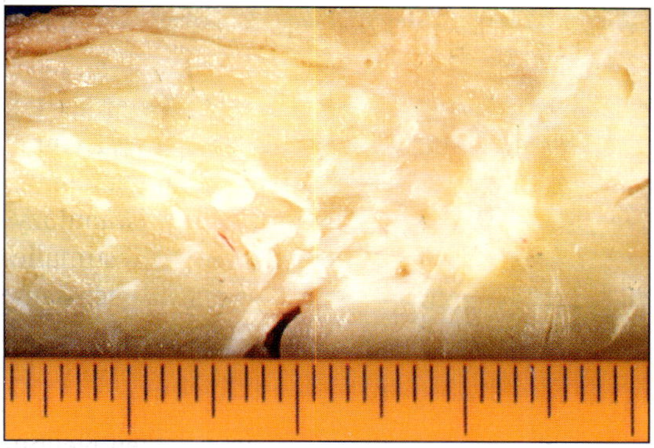

Abb. 2-16. Mastopathie. Schnittfläche einer Mamma mit grauweißen Fibroseherden bei Mastopathie I.

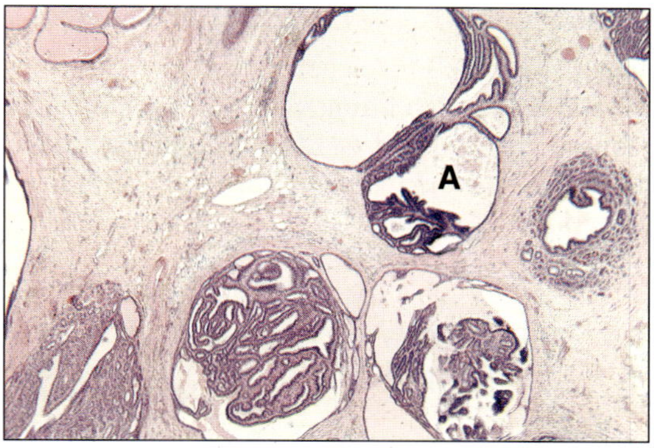

Abb. 2-17. Mastopathie. Epithelproliferation in den ausgeweiteten Ausführungsgängen (A) bei Mastopathie II. HE-Fbg.

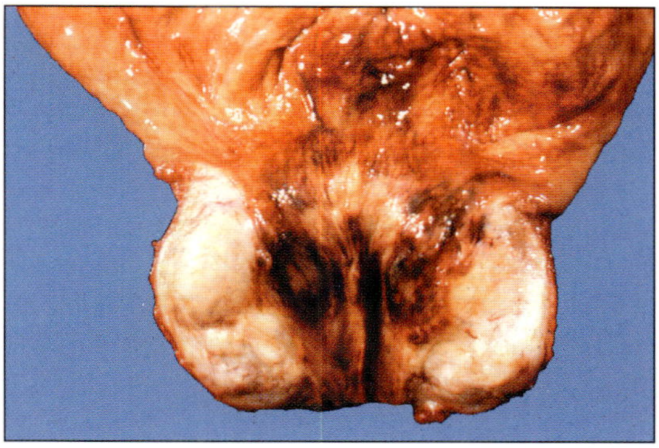

Abb. 2-18. Prostatahyperplasie. Schnittfläche der deutlich vergrößerten und knollig umgewandelten Prostataseitenlappen. In der Mitte die Urethra und der Blasenboden mit Blutungen nach Katheterismus.

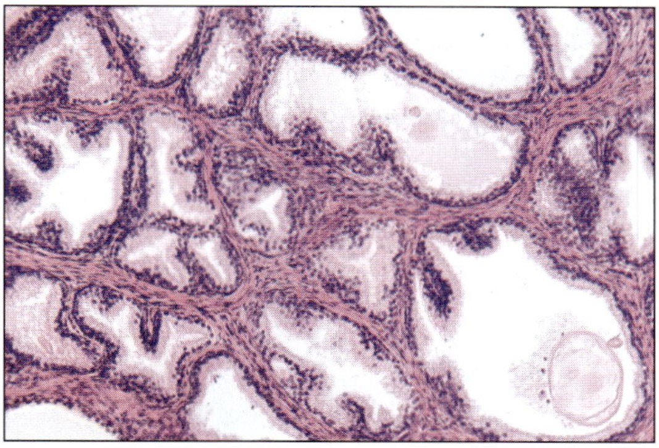

Abb. 2-19. Prostatahyperplasie. Hyperplastische Drüsen mit Pseudopapillen. Unten rechts im Bild ein geschichtetes Prostatakonkrement. HE-Fbg.

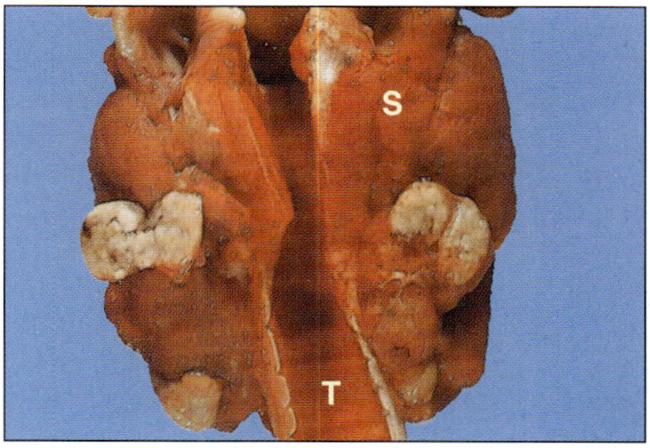

Abb. 2-20. Hyperplasie der Epithelkörperchen bei Hyperparathyreoidismus. S: Schilddrüse, T: Trachea.

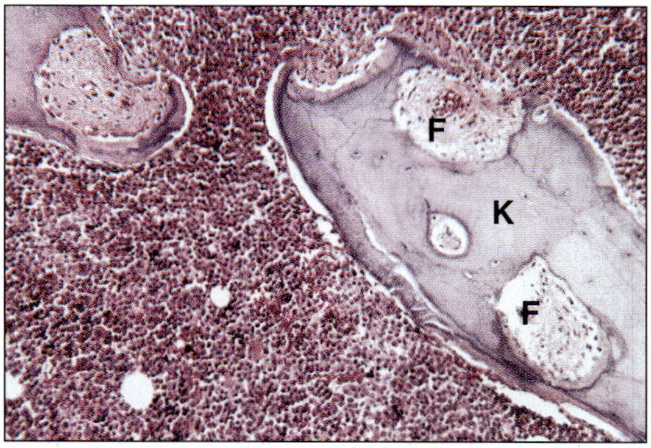

Abb. 2-21. Hyperparathyreoidismus. Tunnelierende Fibroosteoklasie (F) im Bereich der Knochenbälkchen (K) des Knochenmarks. HE-Fbg.

3 Zell- und Gewebeschäden

Schädigungen, die durch exogene oder endogene Noxen hervorgerufen werden, betreffen die Zelle und/oder die extrazelluläre Matrix. Sie führen zu reversiblen oder irreversiblen Veränderungen.

3.1 Reversible Schäden und Degeneration

3.1.1 Zelleinlagerung von Wasser (hydropische Schwellung)

Die reversible Einlagerung von Wasser wird als hydropische Schwellung bezeichnet. Ursache ist ein Austausch der Kalium- und Phosphationen in der Zelle gegen Natrium- und Chloridionen aus dem Extrazellulärraum, der mit einem intrazellulären Wassereinstrom verbunden ist. Dieser Ionenaustausch kann einmal durch eine mangelnde Bereitstellung von ATP (Hypoxydose) zustande kommen, so daß der aktive Rücktransport der in die Zelle eingetretenen Natriumionen zusammenbricht (Versagen der Natriumpumpe), zum anderen Folge einer primären Schädigung der Zellmembran sein. Bei der Hypoxydose findet die Wassereinlagerung zuerst in den Mitochondrien als Mitochondrienschwellung statt, ist aber wenig später auch im endoplasmatischen Retikulum nachweisbar. Bei einer primären Läsion des Membransystems sind die ersten Veränderungen im endoplasmatischen Retikulum zu finden. Flüssigkeitseinlagerungen finden auch im Kern statt *(Kernödem).*

Leichte Formen der hydropischen Schwellung lassen sich nur elektronenmikroskopisch erfassen. An den Mitochondrien ist die Matrix aufgequollen. Die Cristae sind verkürzt und fragmentiert, die Organellen des Zytoplasmas auseinandergedrängt. Die Zisternen des endoplasmatischen Retikulums weisen umschriebene kleine oder größere Ausweitungen auf. Lichtmikroskopisch sind die Zellen vergrößert und blasser als normal. Größere umschriebene Flüssigkeitseinlagerungen im endoplasmatischen Retikulum imponieren als optisch leere Vakuolen *(vakuoläre Degeneration).* Der Kern ist vergrößert und geschwollen *(degenerative Kernschwellung).* Bei hochgradiger hydropischer Schwellung ist die Zelle stark aufgetrieben und das Zytoplasma transparent, so daß die Zelle ein ballonartiges Aussehen zeigt *(Ballonierung der Zelle, Zellhydrops).* Elektronenmikroskopisch sind die subzellulären Strukturen weitgehend zerstört, eine Erholung der Zelle ist nicht mehr möglich *(hydropische Nekrose).*

3.1.2 Zelleinlagerung von Glykogen

Zur Glykogensynthese und zum Glykogenabbau sind im wesentlichen nur Herz- und Skelettmuskulatur sowie Leber und Nieren befähigt. Eine abnorme Anreicherung von Glykogen tritt in diesen Organen auf, wenn es überschießend gebildet wird oder seine Mobilisierung gestört ist.

Beim Diabetes mellitus wird Glykogen aufgrund erhöhten Glucoseangebots vermehrt gebildet und bei Insulinmangel in geringerem Ausmaß abgebaut. Die Glykogenspeicherung erfolgt in den Hepatozyten, wobei das Glykogen in Form von Vakuolen auch in den Kern eingelagert wird *(Lochkerne)* sowie in den Tubulusepithelien, in denen die aus dem Primärharn reabsorbierte Glucose zu Glykogen aufgebaut wird *(Armanni-Ebstein-Zellen).*

Eine Mobilisierungsstörung des Glykogens besteht bei den Glykogenspeicherkrankheiten, die Folge eines genetisch bedingten Enzymdefekts sind.

3.1.3 Zelleinlagerung von Triglyzeriden

Triglyzeride (genauer: freie Fettsäuren) sind neben der Glucose das wichtigste energetische Substrat der meisten Zellen. Triglyzeride (= Neutralfette) stammen aus der Nahrung (exogene Fette) oder werden im Organismus über eine Liponeogenese aus Kohlenhydraten (endogene Fette) gebildet.

Abnorme Ablagerungen von Triglyzeriden treten in den Fettgewebszellen (Adipozyten) auf und führen zu einer **Lipomatose** (lokale Fettsucht) oder **Adipositas** (allgemeine Fettsucht). Außerdem können sich Triglyzeride in fettverarbeitenden Zellen anreichern **(Verfettung, fettige Degeneration)**. Schließlich kann es zu einer Anreicherung in Makrophagen kommen, wenn Fette im

Gewebe erhöht angeboten oder verstärkt freigesetzt werden **(resorptive Verfettung)**.

3.1.3.1 Adipositas – Lipomatosis. Bei Adipositas ist der Fettanteil an der Körpermasse zu hoch. Da die Fettkörpermenge schwer zu bestimmen ist, wird **Adipositas** in der Regel mit **Übergewicht** gleichgesetzt. Zur Bewertung dient ein Vergleich des Gewichts mit der Körpergröße. Anwendung finden das *Referenzgewicht* (Gewicht, das nach Lebensversicherungsstatistiken mit der geringsten Mortalität verbunden ist), der *Broca-Index* (Sollwert in kg = Körperlänge in cm - 100) und der *Körpermassenindex (*BMI = Gewicht in kg geteilt durch das Quadrat der Körpergröße in m). Der Schwellenwert für Adipositas ist willkürlich und unterschiedlich festgelegt, meist auf 120% Referenzgewicht, 120 bis 125% Broca-Sollgewicht oder 25 bis 30 kg/m^2 BMI.

Der normale Organismus regelt sowohl die Nahrungsaufnahme als auch seinen internen Energieumsatz mit dem Ziel der Konstanthaltung des Körpergewichts, unabhängig vom wechselnden Ausmaß des Energieverbrauchs durch körperliche Betätigung.

Ätiologisch beruht die Entwicklung von Adipositas vor allem auf einer genetisch determinierten Höherstellung des Körpergewichts-Sollwerts. Die Manifestation dieser genetischen Prädisposition hängt von Umweltbedingungen ab. Nahrungsverfügbarkeit, erworbene Ernährungsgewohnheiten und sozialer Druck (Schönheitsideal) beeinflussen das Ausmaß der Nahrungsaufnahme und möglicherweise auch den Sollwert der Gewichtsregulation selbst. Im psychopathologischen Bereich wird übermäßige Nahrungsaufnahme mit resultierender Fettsucht als Mechanismus psychischer Abwehr von Konflikten beobachtet. Eine endokrin bedingte Fettsucht tritt bei Hyperkortizismus und Hyperinsulinismus auf.

Kastraten und hypogonadale Männer haben statistisch kein höheres Körpergewicht als normale Männer, nur eine andere Körperfettverteilung. Die *Dystrophia adiposogenitalis Fröhlich* ist extrem selten; wie beim häufigeren *Prader-Labhart-Willi-Syndrom* mit extremer Obesitas ist eine Bedeutung des Hypogonadismus für die Entstehung der Fettsucht nicht gesichert.

Bei Nahrungsaufnahme ad libitum ist der Energieumsatz übergewichtiger Erwachsener, bezogen auf die fettfreie Körpermasse, etwa ebenso hoch wie der Normalgewichtiger, steigt aber weniger an (reduzierte nahrungsbedingte Thermogenese). Als Ursache wird eine unzureichende Aktivierung des sympathoadrenalen Systems nach Nahrungsaufnahme angesehen. Diese Befunde lassen auf eine Beteiligung eines Regulationsdefekts an der Adipositasgenese schließen. Daß bei Adipösen ein zu hoher Sollwert im Regelkreis für das Körpergewicht eingestellt ist, zeigt sich daran, daß nach Senkung des Gewichts durch Fasten ihr Energieumsatz pro fettfreie Körpermasse unter den von Personen, die ohne Nahrungsrestriktion das gleiche Gewicht halten, sinkt.

Eine vermehrte Fetteinlagerung kann auf eine Hypertrophie der Fettzellen oder auf einer Hyperplasie mit Hypertrophie beruhen. Die Hypertrophie dominiert bei mäßiger, abdominal betonter Fettsucht, die Hyperplasie bei massiver genereller Adipositas. Die Fetteinlagerung erfolgt bei der Frau vorwiegend an Hüften, Oberschenkeln und Gesäß *(gynoider Typ),* beim Mann abdominal betont *(androider Typ).*

Als **Lipomatose** bezeichnet man die Fettgewebsvermehrung innerhalb eines Organs. Bei der *Lipomatosis cordis* nimmt das subepikardiale Fettgewebe an Menge zu und greift an der rechten Kammer auf das Myokard über. Am Pankreas und den Speicheldrüsen ist die Lipomatose häufig mit einer Atrophie des exkretorischen Parenchyms vergesellschaftet *(lipomatöse Atrophie).* Ähnliche Veränderungen werden auch in Lymphknoten und Thymus beobachtet.

3.1.3.2 Verfettung (fettige Degeneration). Eine Verfettung kommt nur in Geweben vor, die ihren Energiebedarf hauptsächlich aus Fetten decken: Herz- und Skelettmuskulatur, Nieren und Leber. Die Fetteinlagerungen sind reversibel und führen zu keiner wesentlichen Beeinträchtigung der Zellfunktion, sind aber Ausdruck einer Störung.

Triglyzeride liegen normalerweise in Form kleinster, nur elektronenmikroskopisch erfaßbarer Tröpfchen im Zytoplasma. Ihr Abbau erfolgt durch Hydrolyse und Betaoxidation der freigesetzten Fettsäuren. Bei Störungen dieses Vor-

Primäre Hyperlipoproteinämien

Typ	Lipoprotein	Lipid*	Ursache, biochemische Wirkung
I	Chylomikronen	TG	Lipoprotein-Lipase-Mangel
IIa	LDL	Chol	anomales Apolipoprotein B
IIb	LDL, IDL und VLDL	Chol + TG	LDL-Rezeptordefekt
III	VLDL-Remnants	Chol + TG	anomales Apolipoprotein E
IV	VLDL	TG	VLDL-Überproduktion
V	Chylomikronen und VLDL	TG	Apolipoprotein-CII-Mangel Insuffizienz der LP-Lipase

* Chol: Cholesterin, TG: Triglyzeride

gangs reichern sich die Fette in der Zelle an und bilden lichtmikroskopisch sichtbare Tropfen. Die Größe und Lokalisation dieser Fetttropfen hängt von der Zellstruktur ab. Beim Herz- und Skelettmuskel liegen sie reihenförmig in Form feinster Tropfen zwischen den Myofibrillen. In der Niere sieht man in den Epithelien der Haupt- und Mittelstücke kleine Tropfen, meist basal beginnend. In den Hepatozyten entstehen zunächst kleine Tropfen, die größer werden und schließlich zu einem großen Tropfen zusammenfließen, der den Kern an den Zellrand drängt.

Störungen der Betaoxidation sind meist hypoxisch, seltener toxisch bedingt. Hypoxische Störungen manifestieren sich zuerst in den Parenchymzellen, die am venösen Schenkel der Kapillaren liegen, da hier schon physiologisch ein niedriger Sauerstoffpartialdruck besteht (Tigerung des Myokards, läppchenzentrale Verfettung der Leber). Demgegenüber führen unmittelbar zelltoxisch wirkende Toxine zunächst zu einer fettigen Degeneration längs des arteriellen Schenkels der Kapillaren (Peripherie des Leberläppchens, da hier die Toxinkonzentration am höchsten ist).

Leberverfettungen kommen auch vor, wenn Fettangebot und Liponeogenese erhöht sind oder wenn der Fettabtransport gestört ist. Ob schon allein eine dauernd gesteigerte exogene Fettzufuhr oder eine erhöhte Liponeogenese zu einer permanenten Leberverfettung führt, ist fraglich. Sicher treten Leberverfettungen bei gesteigerter peripherer Lipolyse auf, wie beim Diabetes mellitus, beim akuten Alkoholabusus oder in der Anfangsphase eines chronischen Hungerzustandes. Bei Eiweißmangel stehen nicht genügend Proteine für die Bildung der Lipoproteine zur Verfügung, so daß die Fette in Hepatozyten liegenbleiben. Häufigste Ursache ist eine Eiweißmangelernährung, die sich besonders beim wachsenden Organismus auswirkt (*Kwashiorkor:* Eiweißmangelkrankheit von abgestillten Kleinkindern in Afrika, Südamerika und Westindien trotz ausreichender Kohlenhydrat- und Fettzufuhr mit der Nahrung). Eine verstärkte Liponeogenese, eine verminderte Fettsäureoxidation und eine verminderte Lipoproteinbildung sind für die Leberverfettung beim chronischen Alkoholismus verantwortlich.

3.1.3.3 Resorptive Verfettung. Die bei Gewebsuntergängen und Entzündungen freigesetzten Lipide werden von neutrophilen Granulozyten (Mikrophagen) und Makrophagen (Lipophagen, Schaumzellen) phagozytiert und abgebaut. Die Granulozyten haben nur eine kurze Lebenszeit und können sich in Eiterzellen umwandeln. Die Makrophagen bleiben dagegen lange Zeit vital; sie reichern sich im Randbereich der Nekrose und im Entzündungsfeld an. Die resorptive Verfettung ist besonders ausgeprägt

- in der Umgebung von eitrigen Einschmelzungen (Abszeßmembran),
- in der Umgebung von Hirninfarkten (Hirnerweichung): Hier erfolgt die Speicherung durch Mikrogliazellen, die das Fett in Form von Körnchen speichern *(Fettkörnchenzellen).*
- bei Fettgewebsnekrosen *(lipophage Granulome).*

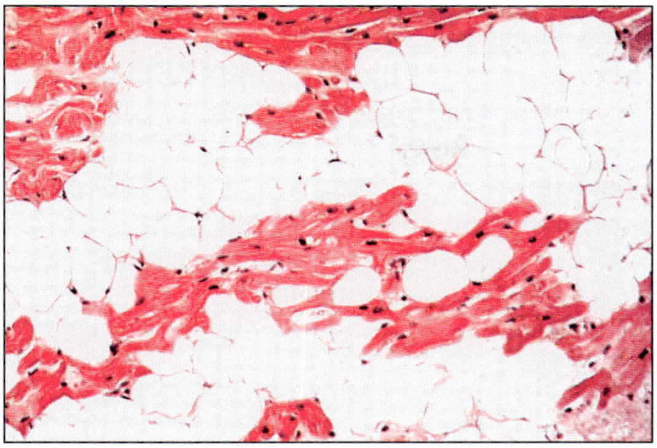

Abb. 3-1. Lipomatosis cordis. Fettzelldurchwachsung des Myokards. HE-Fbg.

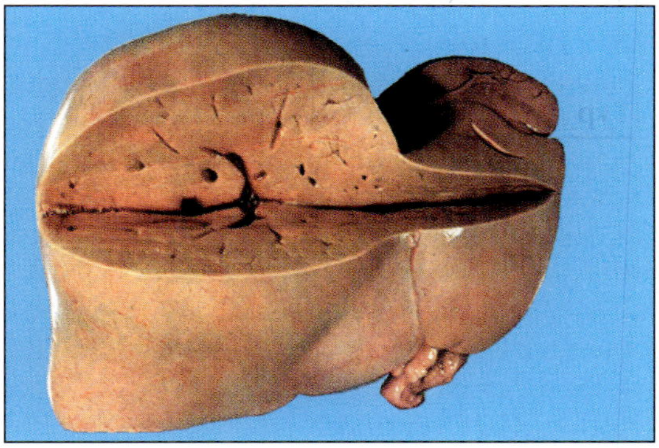

Abb. 3-2. Fettleber. Deutlich vergrößerte Leber von gelbbrauner Farbe.

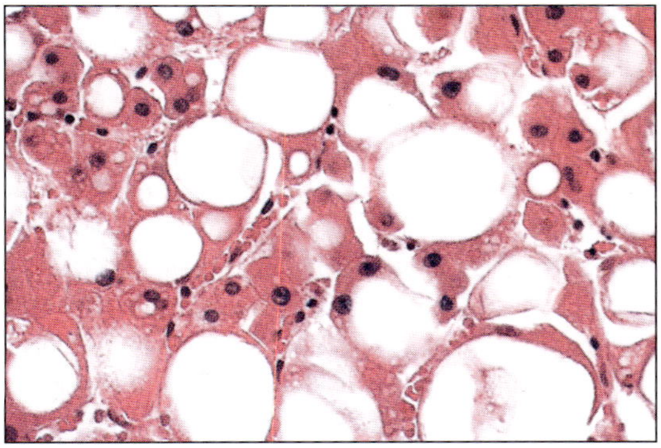

Abb. 3-3. Verfettung der Leber. Große optisch leere (herausgelöstes Fett) Vakuolen im Zytoplasma der Hepatozyten. HE-Fbg.

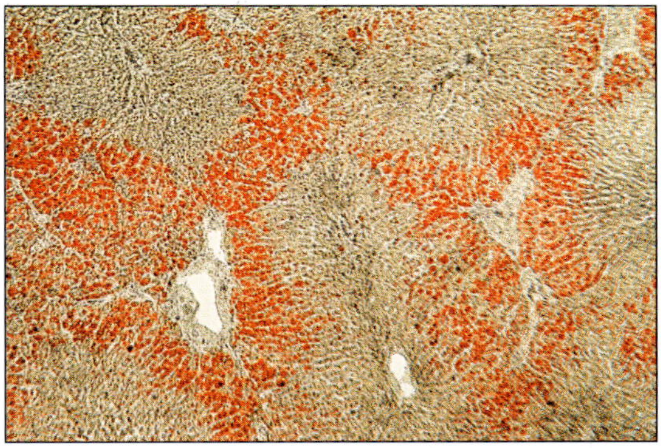

Abb. 3-4. Periphere Leberzellverfettung. Orangerote Fetttropfen in den Hepatozyten in der Umgebung der Portalfelder. Sudan-Fbg.

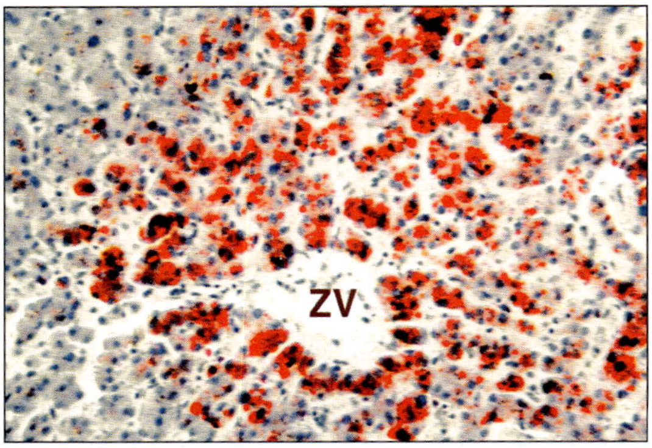

Abb. 3-5. Zentrale Leberzellverfettung. In der Umgebung der Zentralvene (ZV) verfettete (orangerote) Hepatozyten. Sudan-Fbg.

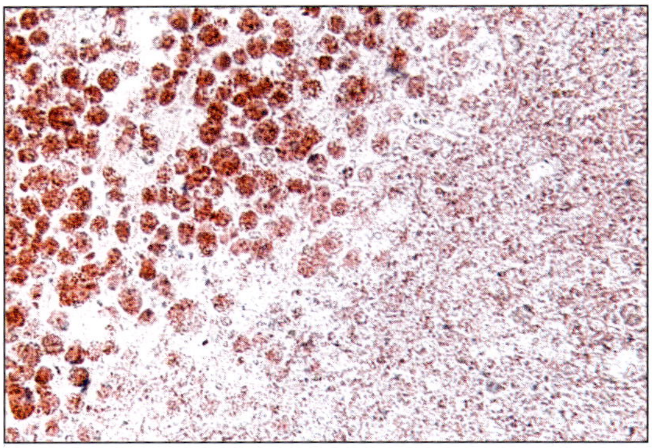

Abb. 3-6. Fettkörnchenzellen. Mit Fetttropfen beladene Gliazellen in der Umgebung einer Hirnerweichung. Sudan-Fbg.

3.1.4 Zelleinlagerung von Cholesterin

Cholesterin kann zwar von allen Zellen gebildet, aber nicht abgebaut werden. Überschüssiges Cholesterin wird nur mit dem Stuhl (in Form von Gallensäuren, ca. 0,5 g/Tag) und über die Haut (ca. 0,1 g/Tag) ausgeschieden. Bei Transport- und /oder Ausscheidungsstörungen gelangt das Cholesterin – über den sog. Scavenger-Weg – in Makrophagen und in die übrigen Zellen des MPS, die infolge der exzessiven Speicherung von Cholesterinestern stark vergrößert sind *(Schaumzellen).* Da auch die Makrophagen in der Intima der Arterien an dieser Speicherung teilnehmen, bedeutet jede chronische Erhöhung des Blutcholesterinspiegels ein erhöhtes Atheroskleroserisiko.

Störungen im Cholesterintransport manifestieren sich klinisch als genetisch bedingte oder erworbene **Hyperlipoproteinämien.** Lipoproteine werden nach ihrem Verhalten in der Elektrophorese und Ultrazentrifuge eingeteilt. Das Atheroskleroserisiko ist um so höher, je cholesterinreicher das vermehrte Lipoprotein ist.

Primäre Hyperlipoproteinämien. Die genetisch bedingten Formen werden in fünf Typen mit Untergruppen unterteilt. **Sekundäre Hyperlipoproteinämien** können im Rahmen zahlreicher Krankheiten auftreten und entsprechen den primären Formen. Bei langer Verlaufsdauer führen auch sie zu gleichartigen Krankheitsbildern.

Lokale Speicherungen von Cholesterinestern in Schaumzellen finden sich in der Haut als gelbe knotige oder streifige Ablagerungen. *Xanthome* sind charakteristisch für den Typ IIa der Hyperlipoproteinämien und für die Cholesterinspeicherkrankheit. Cholesterinablagerungen finden sich auch in der Gallenblasenschleimhaut als gelbe Stippchen *(Stippchengallenblase, Cholesteatose)* und fleckförmig in der Magenschleimhaut *(Lipidflecken),* sind aber nicht Ausdruck einer allgemeinen Stoffwechselstörung. Reichlich Cholesterinester sieht man in den atheromatösen Intimabeeten bei der Atherosklerose.

3.1.5 Zelleinlagerungen von Phospholipiden, Zerebrosiden und Gangliosiden

Intrazelluläre Ablagerungen von Phospholipiden, Zerebrosiden und Gangliosiden finden sich bei Stoffwechselstörungen durch angeborene, genetisch bedingte Enzymdefekte.

3.1.6 Zelleinlagerungen von Eiweiß (intrazelluläres Hyalin)

Hyalin ist ein rein deskriptiver, morphologischer Begriff; er bezeichnet eine lichtmikroskopisch homogene, strukturlose Substanz, die sich mit sauren Farbstoffen (Eosin) anfärbt. Diese Veränderungen sind sowohl in ihrem Krankheitswert als auch in ihrer Genese ganz unterschiedlich.

Intrazelluläre hyaline Veränderungen finden sich vorwiegend in Epithelzellen *(epitheliales Hyalin)* und können Ausdruck einer Schädigung oder einer gesteigerten Leistung der Zelle sein. Zeichen einer hepatozellulären Störung sind die *Riesenmitochondrien,* die als kugelige oder langgestreckte, scharf begrenzte Gebilde imponieren und beim chronischen Alkoholismus und beim Morbus Wilson gefunden werden. Beim alkoholischen Hyalin *(Mallory-Körperchen)* handelt es sich um korallenstockartig gestaltete, hyaline Gebilde in der Leberzelle. Beim Proteaseninhibitormangel reichern sich die Inhibitoren infolge einer Synthesestörung im endoplasmatischen Retikulum der Hepatozyten in Form von 1 bis 40 nm großen hyalinen Kugeln an. *Councilman-Körperchen* sind Apoptosen von Hepatozyten; sie kommen bei Virusinfektionen (Gelbfieber, Virushepatitis), aber auch bei medikamentöser oder alkoholtoxischer Leberschädigung vor. Zelluläres Hyalin findet sich in Plasmazellen in Form von homogenen roten Kugeln *(Russel-Körperchen),* die Ausdruck einer Sekretionsstörung für Immunglobuline sind, oft infolge fehlerhafter Synthese (Paraproteine). Man findet sie bei chronischen Entzündungen und in Plasmozytomen.

Folge einer gesteigerten Zelleistung ist die *hyalintropfige Eiweißspeicherung* in den proximalen Tubulusepithelien, die bei einer erhöhten Eiweißdurchlässigkeit der Glomeruli (nephrotisches Syndrom) auftreten. Hier wird die lysosomale

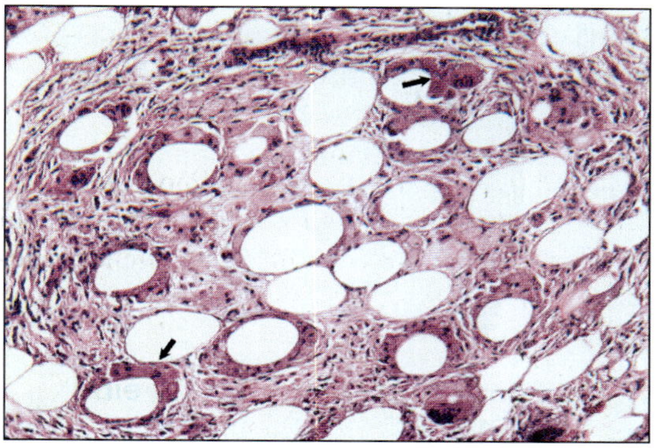

Abb. 3-7. Lipophages Granulom. In Abbau begriffenes Fettgewebe mit Fremdkörperreaktion (mehrkernige Riesenzellen →). HE-Fbg.

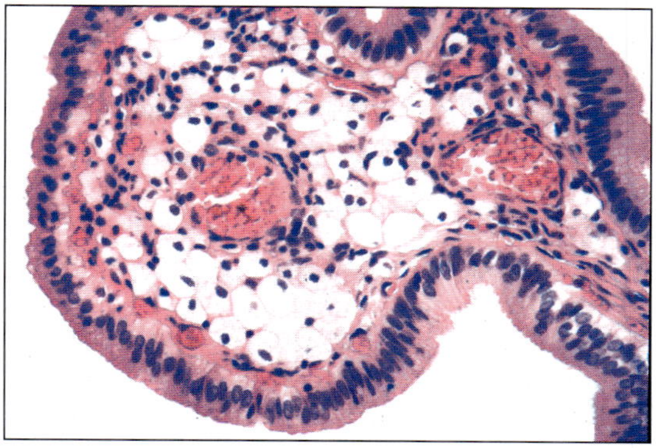

Abb. 3-8. Schaumzellen bei Cholesteatose. Ansammlungen von Makrophagen mit einem hellen (verfetteten) Zytoplasma im Stroma der Schleimhautfalten der Gallenblase. HE-Fbg.

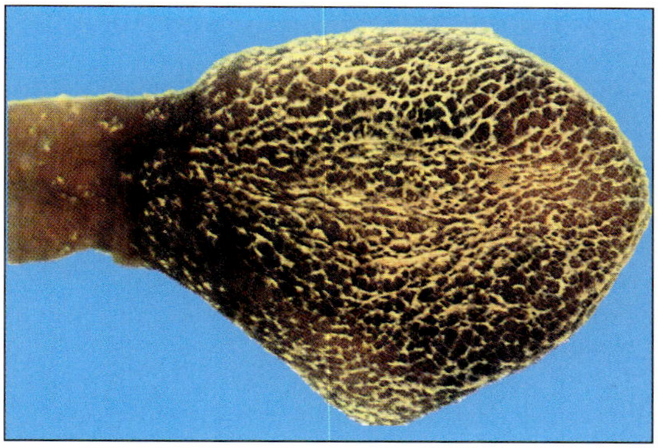

Abb. 3-9. Cholesteatose der Gallenblase. Gallenblasenschleimhaut mit multiplen gelblichen Einlagerungen.

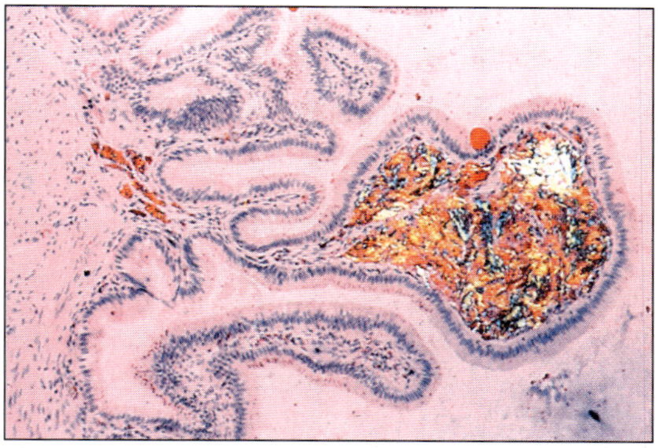

Abb. 3-10. Cholesteatose der Gallenblase. Zellen mit doppelbrechenden Fetteinlagerungen im Stroma der Schleimhautfalten. Polarisiertes Licht. Sudan-Fbg.

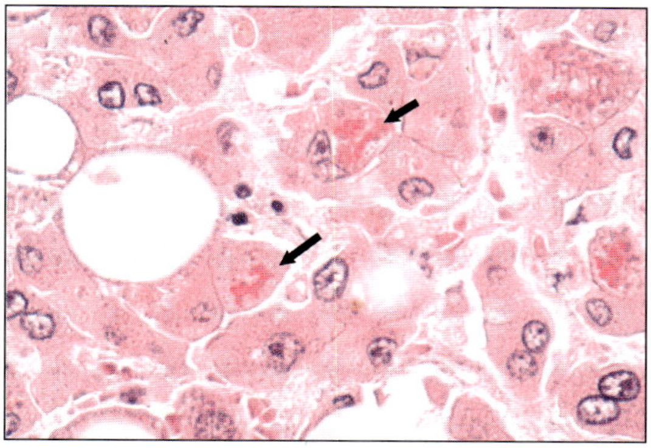

Abb. 3-11. Mallory-Körperchen. Eosinrote, verzweigte Einlagerungen (Pfeile) im Zytoplasma der Hepatozyten. HE-Fbg.

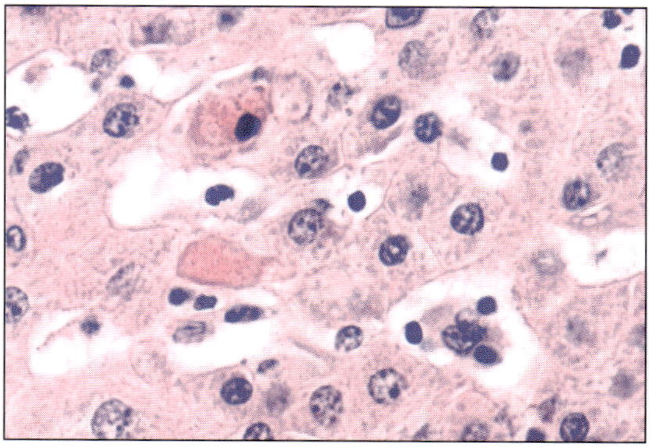

Abb. 3-12. Councilman-Körperchen. Abgelöste und abgerundete nekrotische Hepatozyten mit homogenem eosinrotem Zytoplasma. HE-Fbg.

Abbaukapazität der Epithelien für das aus dem Primärharn endozytotisch aufgenommene Eiweiß überschritten, so daß die aufgetriebenen eiweißgefüllten Phagolysosomen als hyaline Tropfen imponieren.

3.1.7 Zytoskelettstörungen

• An der **Herzmuskelfaser** führt bereits eine temporäre Ischämie von 4 bis 5 Minuten zu einer Zerstörung der Intermediärfilamente, gleichzeitig entstehen subsarkolemmal gelegene Blasen. Mikrotubuli, die in normalen Myozyten im Zytoplasma gleichmäßig um den Kern verteilt sind, zerfallen, wenn das Gewebe wieder durchblutet wird. Eine Vermehrung der Intermediärfilamente findet in geringem Umfang bei jeder Herzhypertrophie statt, bei familiären Kardiomyopathien kann sie stärker ausgeprägt sein.

• In den **Hepatozyten** wird bei einer chronischen Alkoholschädigung das sonst gleichmäßig ausgebildete Netzwerk der Intermediärfilamente vergröbert und unregelmäßig. Später kommt es zu einem zunehmenden Schwund von regelrechten Filamenten. Dieser Verlust des Zytoskeletts führt zu einer starken Vergrößerung und hydropischen Schwellung der Zelle. Zusammengeballte dicke Bündel abnormer Filamente bilden die Mallory-Körperchen. Beim Verschlußikterus kommt es in den Hepatozyten zu einer verstärkten Ausbildung von intermediären Filamenten.

• An den Zellen der proximalen **Nierentubuli** führt eine Ischämie von 15 Minuten zu einer Zerstörung des Aktin-Zytoskeletts (Mikrofilamente) mit Ausbildung von apikalen Blasen (sog. zytoplasmatische »blebs«), gleichzeitig öffnen sich die »tight junctions«. Nach Aufhebung der Ischämie verschwinden diese Veränderungen, es erfolgt eine restitutio ad integrum.

• Im **Skelettmuskel** wird eine Anreicherung desminhaltiger Intermediärfilamente bei verschiedenen Myopathien beobachtet. Bei einigen hämolytischen Anämien liegt eine Alteration des Zytoskeletts der Erythrozyten vor.

• Im **ZNS** kommt es beim Morbus Parkinson zu einer Anhäufung von intermediären Neurofilamenten *(Lewy-Körper)*. Beim Morbus Alzheimer bestehen Veränderungen des Neurofilaments und der Mikrotubuli.

• Auch in **malignen Tumoren** kommen Zytoskelettstörungen vor.

3.2 Dystrophie

Dystrophie bedeutet im eigentlichen Sinne eine durch Mangel- oder Fehlernährung verursachte Störung einschließlich der daraus resultierenden Veränderungen. Im weiteren Sinne wird der Begriff für »Gedeihstörungen« bestimmter Organe oder Gewebe verwendet.

3.2.1 Hungerdystrophie

Eine Dystrophie im engeren Sinne ist die *Hungerdystrophie* (alimentäre Dystrophie). Die *Säuglingsdystrophie* umfaßt demgegenüber nicht nur Gedeihstörungen infolge Fehl- oder Mangelernährung, sondern auch Gedeihstörungen bei chronischen Infekten (Lues, Tuberkulose), Malabsorption oder genetisch bedingten Stoffwechseldefekten.

3.2.2 Speicherungsdystrophien des Zentralnervensystems

Unter Speicherungsdystrophien des Gehirns versteht man eine Störung der Gehirnentwicklung infolge einer Einlagerung von Fremdsubstanzen (Speicherkrankheit, Thesaurismose). Sie werden durch genetisch bedingte Enzymdefekte hervorgerufen, die zu Abbaustörungen von Phosphatiden, Sphingomyelinen, Zerebrosiden oder Gangliosiden führen. Bei den Neurolipidosen bleibt die Speicherung auf das Gehirn beschränkt, bei den neuroviszeralen Lipidosen ist auch das MPS beteiligt.

Bei den Leukodystrophien steht die mangelnde Ausbildung von Markscheiden im Vordergrund. Je nachdem, ob die Speicherung mehr in der grauen oder in der weißen Substanz vorhanden ist, unterscheidet man Poliodystrophien (z. B. GM2-Gangliosidose) und Leukodystrophien (z. B. metachromatische Leukodystrophie).

3.2.3 Muskeldystrophien

Muskeldystrophien sind genetisch bedingte Erkrankungen, deren progressive Formen durch einen fortschreitenden Muskelschwund gekennzeichnet sind. Bei den *Muskeldystrophien vom Typ Duchenne-Becker* (X-chromosomal rezessive Vererbung) ist ein Gen, das die Synthese eines Glykoproteins der Muskelzellmembran steuert, defekt, und damit auch das als *Dystrophin* bezeichnete Membranprotein. Eine Muskeldystrophie kann auch bei myotonen Störungen, die durch verzögerte Erschlaffung nach willkürlich oder exogen ausgelöster Kontraktion gekennzeichnet sind, auftreten. Die *kongenitale myotone Muskeldystrophie* ist eine Multisystemerkrankung, bei der neben der Skelettmuskulatur auch Herz, Augenlinsen, das Gehirn und das endokrine System (Hodenatrophie) betroffen sind.

3.2.4 Leberdystrophie

Unter »Leberdystrophie« versteht man einen massiven, plötzlichen Leberzelluntergang bei der nekrotisierenden Form der akuten Virushepatitis oder bei schweren Hepatosen, z. B. Knollenblätterpilzvergiftung. Die Leber ist deutlich verkleinert; sie weist eine gelbliche Farbe und eine weiche Konsistenz auf *(akute gelbe Leberdystrophie)*. Überlebt der Patient einige Zeit, so werden die Nekrosen abgeräumt, und die Sinusoide sind prall mit Blut gefüllt *(subakute rote Leberdystrophie)*. Zudem entwickeln sich – als Ausdruck eines abortiven Regenerationsversuchs – periportale duktuläre Epithelproliferationen.

3.3 Zellalterung, fokale Zytoplasmanekrose, Pigmentablagerungen

3.3.1 Zellalterung

Jede Zelle – mit Ausnahme der Zellen der Keimbahn – hat nur eine beschränkte Lebensdauer; sie weist im fortgeschrittenen Alter eine Verminderung bestimmter Synthesefunktionen (Protein-, DNA-Stoffwechsel) auf. Bei hierarchischen Geweben werden die Zellen nach einer bestimmten Zeit abgestoßen (z. B. Epidermis, Dünndarm) oder sterben unter dem Bild der Apoptose (physiologischer Zelltod). Bei flexiblen Geweben gehen die gealterten Zellen nur unter dem Bild der Apoptose zugrunde (z. B. Leber).

3.3.2 Fokale Zytoplasmanekrose

Zytoplasmaanteile und Organellen können infolge äußerer Schädigungen oder endogener Einflüsse fokal nekrotisch werden. Sie werden – als Autophagosomen – gegen das erhaltene Zytoplasma membranös abgekapselt und nach Vereinigung mit einem Lysosom (Autolysosom) abgebaut.

Eine derartige umschriebene Zytoplasmanekrose ist die **Waller-Degeneration der Nerven.** Sie wird durch eine Nervendurchtrennung, aber auch durch eine segmentale Nervenschädigung durch Druck, Zirkulationsstörung, toxische, thermische oder andere Einflüsse verursacht und betrifft den distalen Abschnitt. Infolge des unterbrochenen zentripetalen Axonflusses kommt es zunächst zu Axonschwellung und Anreicherung von Mitochondrien und anderen Organellen im Stumpfende bzw. dem an die Schädigung angrenzenden distalen Nervenabschnitt. Anschließend erfolgt ein Zerfall von Axonen und der Nervenscheiden, deren Bruchstücke ab dem 12. Tag durch Makrophagen abgeräumt werden. Auch am proximalen Stumpf treten Veränderungen auf, die als *retrograde Degeneration* bezeichnet werden: Zunächst kommt es zu einer Auftreibung der Axone und zu einer Anreicherung von Mitochondrien und anderen Organellen. Ab dem 2. Tag sprossen Axone aus. Die Nervenzelle selbst reagiert auf die Nervenläsion mit einer mäßiggradigen Schwellung und mit einer zentralen Homogenisierung der Nissl-Schollen (primäre Reizung).

3.3.3 Pigmentablagerungen

Als Pigmente bezeichnet man alle im Körper vorkommenden Substanzen, die eine Eigenfarbe besitzen. Sie werden von außen in den Organismus eingebracht *(exogene Pigmente)* oder im Organismus gebildet *(endogene Pigmente)*. Die meisten Pigmente sind unschädliche Substanzen oder haben sogar Schutzfunktionen, einige wirken aber zell- und gewebsschädigend.

3.3.3.1 Lipopigmente enthalten neben Eiweiß schwerlösliche Fettstoffe und verdanken ihre Eigenfarbe oxidierten und polymerisierten ungesättigten Fettsäuren.

Beim **Lipofuszin** handelt es sich um ein fein- bis mittelkörniges, dunkelgelbes bis braunes Pigment. Es besteht aus lysosomalen Restkörpern (Telolysosomen), die bei der Autophagozytose zurückbleiben und intralysosomal nicht weiter abbaubare peroxidierte Reste von lipoidhaltigen zellulären Membranen enthalten. Eine Anreicherung erfolgt in den stabilen Geweben (Leber und Niere, glatte Muskulatur) sowie in den permanenten Geweben, wie Herz- und Skelettmuskulatur und Ganglienzellen. In der Leber liegt das Pigment läppchenzentral in der Golgi-Zone und am Gallepol der Hepatozyten. Eine verstärkte Bildung sieht man nach langjährigem Medikamentenabusus infolge einer gesteigerten Umsatzrate des glatten endoplasmatischen Retikulums. Ebenso kommt es mit der im Alter stattfindenden Rückbildung der Leberzellmasse und besonders bei einer Kachexie *(braune Atrophie)* zu einer verstärkten Pigmentablagerung. In den Herzmuskelzellen liegt das Lipofuszin zipfelmützenartig an den Kernpolen, in den Ganglienzellen im Perikaryon. Eine massive Lipofuszinose der glatten Muskulatur des Gastrointestinaltraktes findet sich bei dem seltenen *Brown-Bowel-Syndrom.* Als Ursache wird ein Vitamin-E-Mangel vermutet.

Auch das **Zeroid** besteht aus gelblichen bis gelbbraunen Körnern. Es entsteht in Makrophagen bei der Resorption fetthaltiger Gewebsbestandteile infolge eines unvollständigen Abbaus peroxidierter und polymerisierter ungesättigter Fettsäuren.

3.3.3.2 Lipochrome sind *Karotine* (wichtigste Vertreter sind Betakarotin und Lycopin) und *Xanthophylle* (Oxikarotinoide). Dabei handelt es sich um Kohlenwasserstoffe, die in zahlreichen Pflanzen vorkommen und eine gelbe oder rote Eigenfarbe haben. Sie werden mit der Nahrung aufgenommen und im Körperfett gelöst. Die Gelbfärbung des Körperfettgewebes hängt vom Lipochromgehalt der Nahrung ab.

3.3.3.3 Hämatogene Pigmente entstehen als pathologische Hämoglobinabbauprodukte:

• In Hämatomen bildet sich **Hämatoidin** aus Hämoglobin unter Abspaltung von Eisen. Dieses Pigment kristallisiert in Form von rotbraunen Rhomben aus; es ist chemisch mit Bilirubin identisch.

• Das kaffeesatzartige **Hämatin** (= Chlorhämin) entsteht bei Blutungen im Magen, wenn Salzsäure mit Hämoglobin in Kontakt kommt.

• Das tiefschwarze, doppelbrechende **Malariapigment (Hämozoin)** leitet sich vom Hämoglobin ab. Es besteht aus einem Eisen-Porphyrin-Eiweiß-Komplex. Es wird unter dem Einfluß der Malariatrophozoiten gebildet und in den Zellen des MPS gespeichert.

• Bei Störungen der Hämsynthese entstandene **Porphyrine** führen zur Porphyrie.

Eine Anreicherung von Bilirubin, dem natürlichen Abbauprodukt des Hämoglobins, im Organismus (Hyperbilirubinämie) äußert sich als Ikterus (Gelbsucht).

3.3.3.4 Melanin und verwandte Pigmente. Störungen in der Melaninbildung können angeboren oder erworben sein.

• Genetisch bedingt sind **fehlende Melaninbildung** beim Albinismus und die **Hypopigmentierung** bei der Phenylketonurie und beim Chediak-Higashi-Syndrom. Beim *Albinismus* besteht ein völliger Pigmentmangel infolge einer mangelnden Ausbildung des Tyrosinasesystems oder einer Störung beim Einbau des Melanins in die Melanosomenmatrix. Bei der *Phenylketonurie* kann durch Phenylalaninoxidasemangel Phenylalanin nicht zu Tyrosin oxidiert werden, so daß der Grundbaustein für die Melaninsynthese fehlt.

• Ein **erworbener Pigmentmangel** ist die *Vitiligo,* eine meist progrediente, landkartenartige Depigmentierung der Haut. Ursache ist eine Autoimmunerkrankung, wahrscheinlich vom zellulären Typ. Ein fleckförmiger Melaninverlust der Haut *(Leukoderm)* tritt auch im Rahmen verschiedener Entzündungen (sekundäre Syphilis, Neurodermatitis, Neuritis, Lepra) auf.

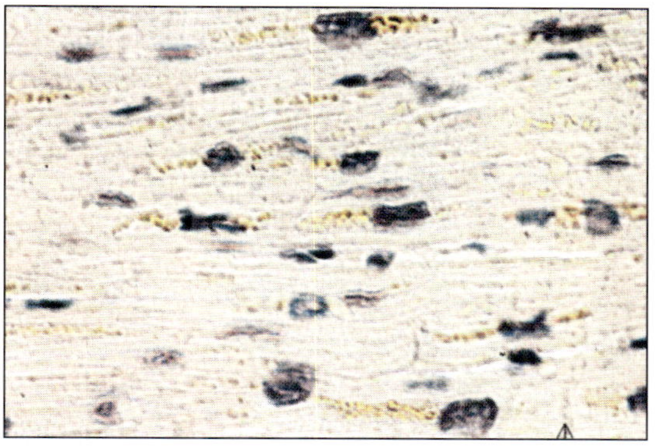

Abb. 3-13. Lipofuszinose des Myokards. Feinkörniges braungelbes Pigment in Kernnähe der Herzmuskelfasern. H-Fbg.

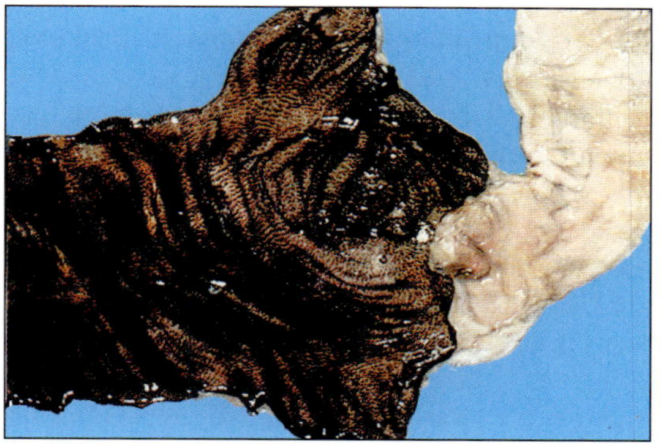

Abb. 3-14. Melanosis coli. Dunkelbraune bis schwarze tigerfellartige Zeichnung der Dickdarmschleimhaut. Die angrenzende Ileumschleimhaut (rechts im Bild) ist frei von koprogenem Pigment.

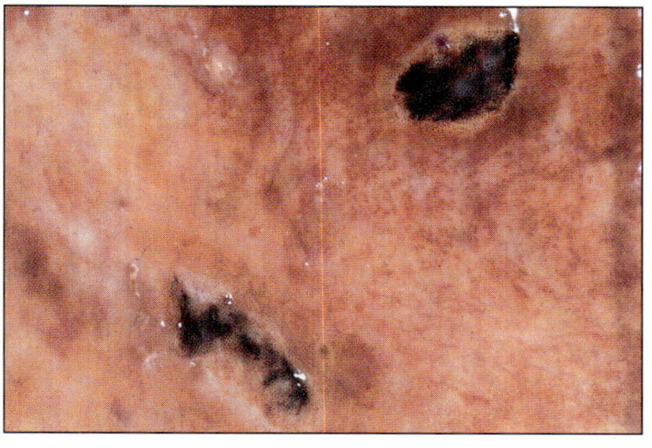

Abb. 3-15. Hämatin. Erosion der Magenschleimhaut mit schwarz pigmentiertem Grund (Einwirkung von HCl auf Blut).

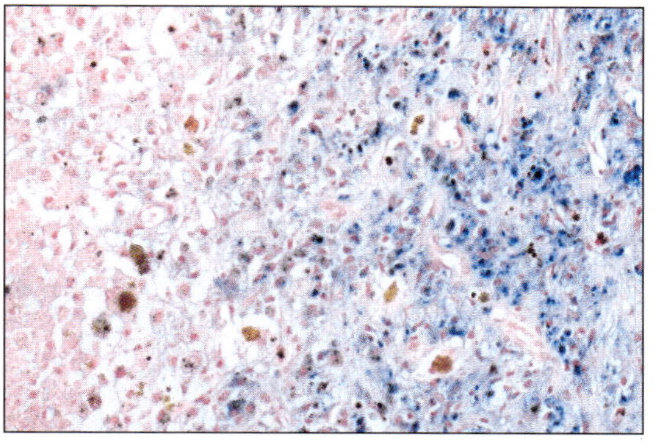

Abb. 3-16. Hämatoidin. Freiliegendes, tafelförmiges, eisenfreies Pigment von gelber Eigenfarbe (Hämosiderin stellt sich blau dar). Berliner-Blau-Reaktion

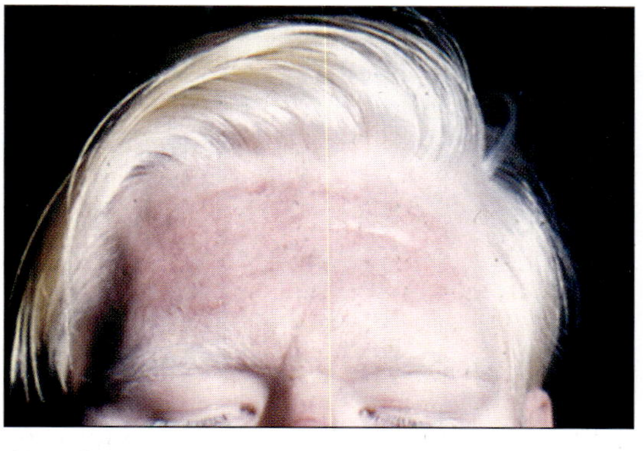

Abb. 3-17. Albinismus. Angeborener Melaninmangel: helle Haut und Haare.

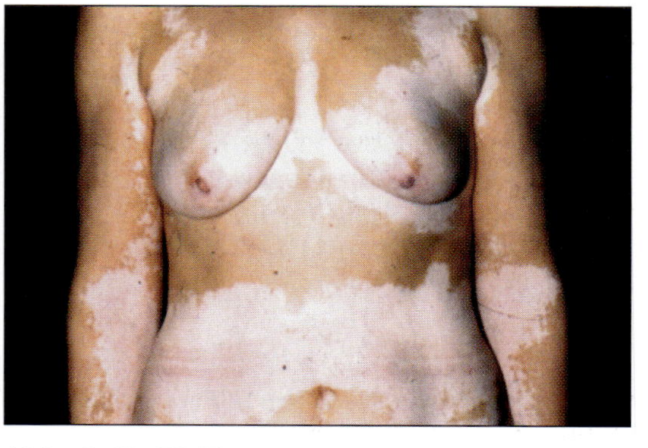

Abb. 3-18. Vitiligo. Erworbene landkartenartige Depigmentierung (Melaninverlust) der Haut.

• Eine **verstärkte Melaninbildung** findet sich beim Morbus Addison, bei der Hämochromatose und beim Chloasma. Beim *Morbus Addison*, der chronischen Nebennierenrindeninsuffizienz, beruht die verstärkte Pigmentierung auf einer vermehrten Bildung von MSH, das gemeinsam mit ACTH gebildet wird. Bei der *Hämochromatose* wird Glutathion, ein natürlicher Tyrosinasehemmer, durch Eisen blockiert. Auf diese Weise kommt es zu einer verstärkten Tyrosinaseaktivität mit erhöhter Melaninbildung. Beim *Chloasma* handelt es sich um scharf begrenzte, unregelmäßig gestaltete gelbbraune Flecken im Gesicht, besonders an Stirn, Wangen und Kinn. Auslösende Faktoren sind Östrogene, Gestagene, hormonale Kontrazeptiva (Pillenchloasma) und bestimmte Medikamente (Hydantoin, Chlorpromazin). In der Schwangerschaft tritt bei zwei Drittel aller Frauen das Chloasma uterinum auf.

• Auch **Tumoren,** die sich **von den melaninbildenden Zellen** ableiten, enthalten Melanin, wie der *Pigmentnaevus* oder das maligne *Melanom.* Melanin findet sich gelegentlich auch in Tumoren (Basalzellenkarzinom) und tumorartigen Veränderungen (seborrhoische Keratose) der Epidermis.

• Mit dem Melanin verwandt sind das **Ochronose-Pigment** und das **koprogene Pigment der Melanosis coli.** Bei der Melanosis coli besteht eine schwarzbraune »tigerfellartige« Verfärbung der Dickdarmschleimhaut, die an der Ileozäkalklappe abbricht. Das Pigment besteht aus gelbbraunen Körnern und liegt in der Schleimhaut in den Lysosomen. Es kommt vorwiegend bei Abusus von Laxantien, die Anthrachinonderivate enthalten, vor.

3.3.3.5 Anorganische Pigmente können innerhalb des Organismus endogenen oder exogenen Ursprungs sein. Sie werden von Makrophagen aufgenommen und dort in den Lysosomen (Telolysosomen) gespeichert.

• **Kohlenstaub** ist das häufigste exogene Pigment. Er gelangt mit der Atemluft in die Lunge und wird dort von Alveolarmakrophagen aufgenommen *(Anthrakose),* die in das Lungeninterstitium einwandern und schließlich in die regionären Lymphknoten gelangen. Kohlenstaub hat keine schädigende Wirkung (inerter Staub); er bleibt reaktionslos in den Zellen liegen. Für *Tätowierungen* werden unterschiedliche Farbstoffe verwendet, wie Kohle, Tusche, Kaolin, Zinnober. Die in die Haut eingebrachten Farbstoffe werden von örtlichen Makrophagen aufgenommen, können jedoch auch direkt an bindegewebige Strukturen gebunden werden.

• Eine **pathologische Kupferspeicherung** liegt beim Morbus Wilson (hepatozerebrale Degeneration) vor.

• Exogen entstehen **Eisenpigmentablagerungen** bei gesteigerter enteraler oder parenteraler Eisenzufuhr, auch nach Einsprengung eisenhaltiger Fremdkörper. Endogen kommen sie bei erhöhtem Zerfall von Hämoglobin oder Myoglobin vor. Eisen wird in den Zellen als Ferritin oder Siderin gespeichert. *Ferritin* besteht aus 13 nm großen Partikeln, die nur elektronenmikroskopisch nachweisbar sind. *Siderin* ist dagegen bereits lichtmikroskopisch in Form gelbbrauner Granula sichtbar. Dabei handelt es sich um Phagolysosomen, die Ferritinpartikel aufgenommen, teilweise abgebaut und kondensiert haben. Das enteral gespeicherte Eisen wird vorwiegend in den Hepatozyten, das parenteral zugeführte oder freigesetzte (z. B. bei hämolytischer Anämie) Eisen bevorzugt in den Zellen des MPS abgelagert.

- **Lokalisierte Siderinablagerungen** finden sich in der Umgebung von Hämatomen oder von eisenhaltigen Fremdkörpern sowie bei der Organisation von Thromben, Muskelnekrosen und Blutergüssen. Bei einer Lungensiderose liegt eine chronische Linksherzinsuffizienz *(Stauungsinduration)* oder eine Mitralstenose vor, bei der es zu Mikroblutungen in die Alveolen kommt. In den Alveolarmakrophagen *(Herzfehlerzellen)* wird das Hämoglobin abgebaut und das Eisen in Form von Hämosiderin gespeichert. Besonders schwere Lungensiderosen kommen beim Goodpasture-Syndrom und bei der essentiellen Form *(Ceelen-Gellerstedt-Krankheit)* vor.
- **Generaliserte Siderinablagerungen** finden sich bei der Hämochromatose.

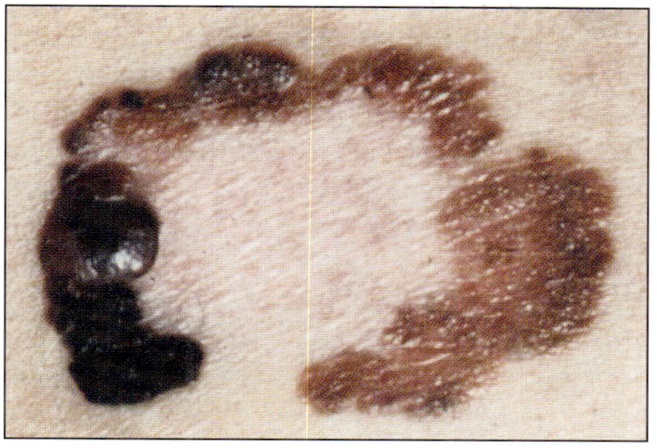

Abb. 3-19. Superfiziell spreitendes Melanom. Horizontal und peripher sich ausbreitendes Melanom mit zentraler Involution (Verlust der Melaninpigmentierung).

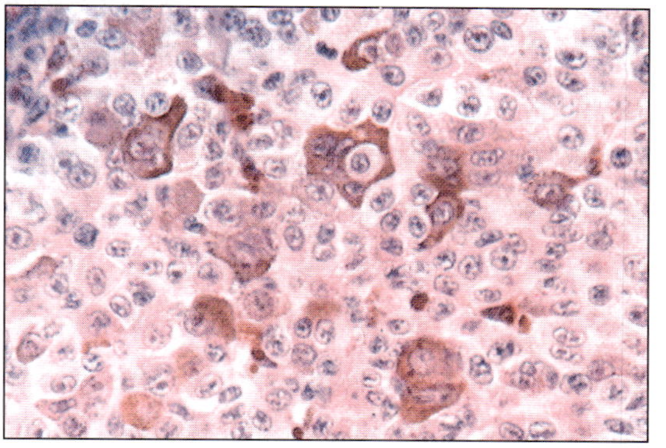

Abb. 3-20. Malignes Melanom. Melanomzellen mit intrazytoplasmatischem Melaninpigment. HE-Fbg.

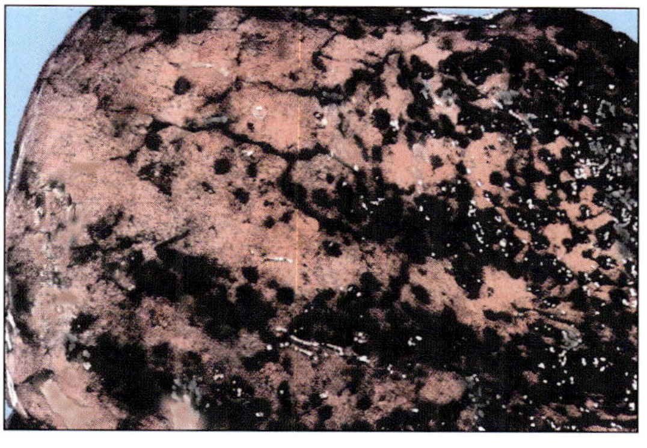

Abb. 3-21. Anthrakose. Schwarze Kohleablagerungen unter der Pleura.

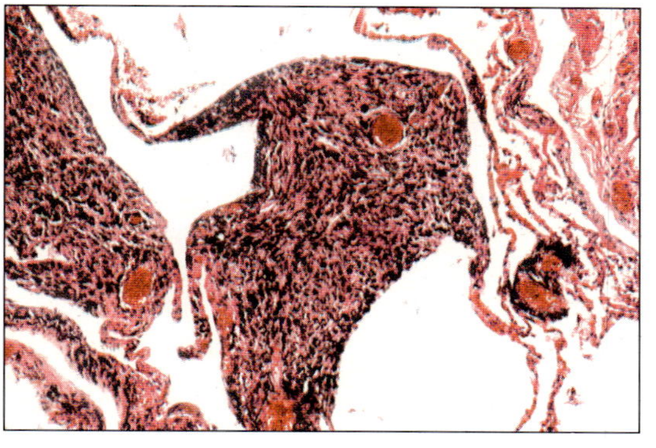

Abb. 3-22. Anthrakose. Schwarz pigmentierter Kohlestaub in den Alveolarsepten der Lunge. HE-Fbg.

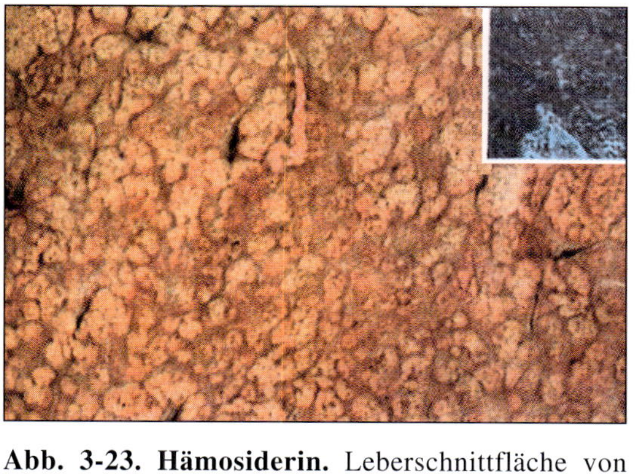

Abb. 3-23. Hämosiderin. Leberschnittfläche von rostbrauner Farbe bei Siderose. Inset: Makronachweis von Eisen mit der Berliner-Blau-Reaktion.

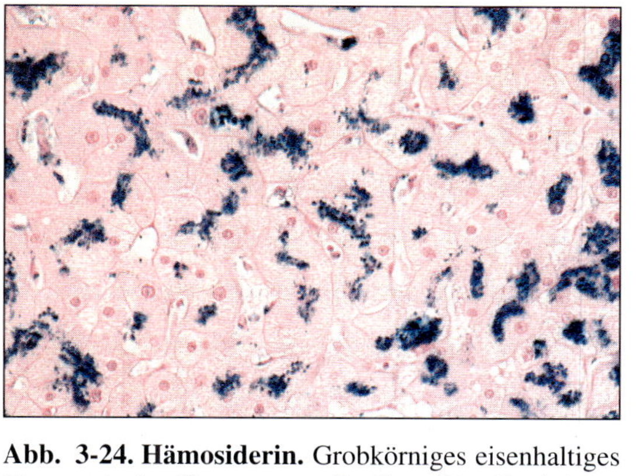

Abb. 3-24. Hämosiderin. Grobkörniges eisenhaltiges Pigment in den Hepatozyten. Berliner-Blau-Reaktion.

3.3.4 Lysosomale Speicherkörper

Ähnlich wie Lipofuszin, Eisen und Kupfer können auch andere, nicht weiter abbaubare Zellbestandteile in Lysosomen vorkommen. Eine derartige Speicherung erfolgt bei mehreren angeborenen Stoffwechselkrankheiten mit einem isolierten lysosomalen Enzymdefekt (M. Gaucher, M. Niemann-Pick, M. Krabbe u. a.).

3.3.4.1 Mukopolysaccharidosen (MPS): Es handelt sich um einen Defekt im lysosomalen Abbau von Mukopolysacchariden mit vermehrter renaler Ausscheidung von Degradationsprodukten. Klinisch und biochemisch unterscheidet man sechs Formen von MPS mit mehreren Subtypen:

- *MPS I mit a-Iduronidase-Defekt:* Die schwere Form (*M. Hurler* oder MPS-Typ-H) manifestiert sich schon im Kleinkindesalter durch zerebralen Abbau und pulmonale Infekte. Typische Befunde sind: verdickte Haut, Makroglossie, disproportionierter Minderwuchs, Hepatosplenomegalie, Gelenkkontrakturen und Hornhauttrübung. Leichte Verlaufsformen mit weitgehend normaler Lebenserwartung werden als *M. Scheie* (MPS Typ I-S) bezeichnet.
- *MPS II mit Defekt der Iduronat-S-Sulfatase* wird als X-chromosomal vererbter *M. Hunter* bezeichnet und kann einen schweren oder einen leichten Verlauf zeigen. Entspricht klinisch dem M. Hurler (ohne Korneatrübung).
- *MPS III (Typ A–D)* mit verschiedenen Enzymdefekten gehen unter dem einheitlichen klinischen Bild des *M. Sanfilippo* einher: zerebraler Abbau im Kindesalter mit Sprachstörungen, herabgesetzte Lernfähigkeit, später Krampfanfälle und Spastik
- *MPS IV mit Defekt der N-Acetylgalaktosamin-Sulfatase bzw. ß-Galaktosidase:* Beim *M. Morquio* stehen Skelettveränderungen im Vordergrund: disproportionierter Minderwuchs mit Thorax- und Wirbelsäulendeformierungen.
- *MPS VI mit Arylsulfatase-B-Defekt (M. Maroteaux-Lamy):* entspricht dem M. Hurler mit normaler zerebraler Entwicklung.
- *MPS VII mit Defekt der ß-Glucuronidase (M. Sly)*: seltene MPS mit Symptomen eines M. Hurler.

3.3.4.2 Mukolipidosen mit Defekt der Phosphotransferase werden als *I-Cell-Disease* und als *Pseudo-Hurler-Polydystrophie* bezeichnet. Klinisch entsprechen diese Speicherkrankheiten einem M. Hurler mit Gelenkversteifungen und Augenveränderungen.

3.3.4.3 Glykoproteinosen. Diese Krankheitsgruppe zeigt Defekte der a-Mannosidase, ß-Mannosidase, a-Fructosidase, a-Neuraminidase oder N-Aspartyl-Glucosaminidase. Diese Erkrankungen entsprechen einer schweren Verlaufsform des M. Hurler.

3.3.4.4 Gangliosidosen gehen mit einer Speicherung von zuckerhaltigen Lipiden infolge eines Defekts der ß-Galaktosidase (GM_1-Gangliosidose) bzw. der Hexosaminidase (GM_2-Gangliosidose, *M. Tay-Sachs*) einher. Besonders betroffen ist das Gehirn mit entsprechenden Symptomen (zerebraler Abbau, Krampfanfälle).

3.3.4.5 Lipidosen. In diesen Formenkreis gehören:
- *Morbus Gaucher mit einem Defekt der Glucocerebrosidase.* Typischer morphologischer Befund ist die Gaucher-Zelle, die sich in Milz, Leber und Knochenmark nachweisen läßt. Man unterscheidet chronische viszerale (ausgeprägte Hepatosplenomegalie) und subakute neuropathische Formen.
- *Morbus Niemann-Pick mit einem Sphingomyelinase-Defekt.* Der gestörte Stoffwechsel (Cholesterin, Sphingomyelin) führt zu einer Speicherung von Metaboliten im ZNS und /oder in den Zellen des MPS mit entsprechender Symptomatik bzw. Organvergrößerung.
- *Morbus Fabry mit Defekt der Galaktosidase* und Ablagerungen in Gefäßen, verschiedenen Organen und ZNS.

3.4 Nekrose

Morphologisch lassen sich beim Zelltod zwei grundsätzlich verschiedene Formen unterscheiden: die Nekrose und die Apoptose (Schrumpfnekrose). Die **Nekrose** entsteht als Folge einer Schädigung, welche die Adaptationskapazität der Zelle überschreitet; sie ist definiert als Summe aller morphologischen Erscheinungen nach (provoziertem) Zell- oder Gewebstod. Die **Apoptose** ist ein programmierter und aktiver Zelltod, also eine Selbstzerstörung der Zelle.

Pathogenese der Nekrose. Für die Lebenserhaltung der Zelle müssen die Grundfunktionen »Energieproduktion, Synthese von Struktur- und Enzymproteinen sowie Aufrechterhaltung der chemischen und osmotischen Gleichgewichte« gesichert sein. Ein Ausfall einer dieser Kardinalfunktionen führt, sobald die Kompensationsfähigkeit der Zelle überschritten wird (»point of no return«), automatisch zu einer Schädigung auch der übrigen Funktionen, so daß schließlich der Zellstoffwechsel zusammenbricht.

Störungen in der Energieproduktion können durch Substrat- und Sauerstoffmangel, aber auch durch eine Mitochondrienschädigung verursacht sein (Hypoxydose). Störungen in der Eiweißsynthese treten bei fehlerhafter nukleärer Synthesesteuerung (z. B. Strahlenschaden), bei Inhibition der RNA-Synthese (Knollenblätterpilzvergiftung) sowie bei Blockierung von Enzymen der Eiweißsynthese auf. Auch Virusinfektionen können eine derartige Hemmung hervorrufen, indem das Virus die Eiweißsynthese unspezifisch oder zugunsten von viralem Eiweiß blockiert. Störungen des chemisch-osmotischen Gleichgewichts werden beobachtet, wenn die Zellmembranen durch Detergentien (Fettsäuren), Lysophosphatide oder Enzyme (Phospholipasen A2 und C, Sphingomyelinasen) zerstört werden.

Biochemisch ist die Nekrose durch eine irreversibel gesteigerte Permeabilität des Membransystems gekennzeichnet. Unabhängig von der Ursache (Membranschädigung, Störung des intrazellulären Stoffwechsels) kommt es – durch Verlust der Barrierefunktion des Plasmalemma – zu einem Zusammenbruch des intrazellulären Ionenmilieus. Das einströmende Kalzium aktiviert die membrangebundenen Phospholipasen. Diese bauen die Membranphospholipide zu Fettsäuren und Lysophospholipiden ab, die direkt oder aufgrund ihrer Detergenswirkung die Membranen zerstören. In den Mitochondrien führt das einströmende Kalzium zu einer Schädigung der an der inneren Mitochondrienmembran gelegenen ATP-Synthetase und blockiert dadurch die oxidative Energiegewinnung und indirekt die Eiweißsynthese. Da Nekrosen unterschiedlichster Genese nur dann auftreten, wenn extrazelluläres Kalzium zur Verfügung steht, kommt wahrscheinlich dem Kalziumeinstrom in die Zelle eine wesentliche Rolle für den Eintritt des Zelltodes zu.

Morphologie der Nekrose. In der *reversiblen Phase der Zellschädigung* zeigen die Zellen oft einen Verlust spezieller Oberflächenstrukturen wie etwa der Mikrovilli. Außerdem bestehen ein geringe Schwellung der Mitochondrien, eine Dilatation der Zisternen des endoplasmatischen Retikulums (vakuoläre Degeneration), ein Glykogenschwund, eine Dissoziation der Ribosomen, eine Desaggregation der Polysomen sowie eine geringe irreguläre Chromatinverklumpung im Kern.

Erstes *Zeichen der irreversiblen Schädigung* ist die stärkergradige Schwellung der Mitochondrien mit flockigen Verdichtungen in der Matrix, die aus denaturierten Matrixproteinen bestehen. Gleichzeitig verschwinden die Cristae in den Mitochondrien (Cristolyse). Der Flüssigkeitseinstrom in das endoplasmatische Retikulum nimmt weiter zu und geht mit einer Fragmentierung und Auflösung der Membranen sowie mit einem Schwund der Ribosomen einher. Jetzt treten auch an den Lysosomen Auflösungserscheinungen auf; die freigesetzten Enzyme führen zu einer weiteren Zerstörung der Zellstrukturen.

Lichtmikroskopisch manifestieren sich die Zytoplasmaveränderungen zunächst in Form einer Zellschwellung *(Zellhydrops)*. Die folgenden Veränderungen können in zwei Richtungen verlaufen: Einmal können die Flüssigkeitseinlagerung in die Zelle und die lysosomale Selbstverdauung *(Autolyse)* weiter zunehmen. Die Zelle schwillt an, so daß die Zellstrukturen – einschließlich der Zellmembran – völlig aufgelöst werden (*lytische Nekrose* bzw. *Kolliquationsnekrose*). Zum anderen kann das Zelleiweiß – mit Demaskierung basischer Eiweißgruppen und Flüssigkeitsverlust – denaturiert werden. Die Folge ist eine Homogenisierung des Zytoplasmas und eine verstärkte Anfärbbarkeit mit sauren Farbstoffen (Eosinophilie), während die Zellumrisse erhalten bleiben *(Koagulationsnekrose)*.

Der Kern zeigt lichtmikroskopisch als erste Veränderung eine Margination des Chromatins *(Kernwandhyperchromasie)* mit Kernschrumpfung. Dann kommt es zum Kernzerfall *(Karyorrhexis)* mit Auflösung der Chromatinbrocken (Karyolysis). Der Kern kann aber auch zunehmend verklumpen, bis nur noch eine kleine dichte Chromatinansammlung sichtbar ist *(Karyopyknose)*, die dann zerfällt und verschwindet. Lichtmikroskopisch und besonders makroskopisch wird die Nekrose erst sichtbar, wenn nach der irreversiblen Zellschädigung weitere Folgeveränderungen eintreten (Manifestationszeit).

Besonderheiten des ZNS. Die Ganglienzellen sind postmitotische Zellen und können nicht durch Regeneration ersetzt werden. Dementsprechend führt jede Ganglienzellnekrose zu einer irreversiblen Schädigung des ZNS, die nur funktionell ausgeglichen werden kann. Außerdem weist das Gehirn Unterschiede in seiner biochemischen Zusammensetzung auf.

Die Ganglienzellen, die sich vorwiegend in der grauen Substanz und in den Kernen finden, sind eiweißreich. Die Markscheiden in der weißen Substanz bestehen dagegen aus lipidhaltigen Strukturen, die nicht von den Ganglienzellen, sondern von den Oligodendrogliazellen ernährt werden. Daher verlaufen disseminierte Einzelnekrosen von Ganglienzellen als Koagulationsnekrosen. Betrifft die Nekrose größere markhaltige Areale des Zentralnervensystems, dann kommt es zur Gewebsverflüssigung *(Kolliquationsnekrose)*.

3.4.1 Programmierter Zelltod (Apoptose)

Am Ende der Lebensspanne einer Einzelzelle wird über eine Änderung der Onkogen-Aktivierung (Abnahme der Expression des »Zelltod-Suppressorgens« *bcl-2* bei Aktivierung von *c-myc* und *p53*) ein geregeltes Absterben gestartet. Die Apoptose kann durch Entzug von Wachstumsfaktoren sowie durch verschiedene pathologische, normalerweise nekroseinduzierende Stimuli hervorgerufen werden, wenn die durch sie bewirkte Zellschädigung nicht unmittelbar zum Zelltod führt.

Pathologische Apoptosen finden sich

- bei der Atrophie
- in malignen Tumoren (daneben herdförmige Nekrosen infolge von Durchblutungsstörungen)
- nach einer zytostatischen Behandlung oder Bestrahlung von Tumoren (daneben Nekrosen)
- bei der Reaktion von zytotoxischen T-Lymphozyten mit virusinduzierten Zellen (z. B. Councilman-Körperchen bei der Virushepatitis) sowie bei der Reaktion von natürlichen Killerzellen mit Tumorzellen oder bei der Einwirkung von Tumornekrosefaktor auf Tumorzellen.

Pathogenese. Die Apoptose ist ein aktiver, ATP-verbrauchender Prozeß, in dessen Ablauf es zum Aufschluß der DNA durch nukleäre Endonukleasen, zur Quervernetzung zytosolischer Proteine durch Transglutaminase und zur Zerstörung des Zellskeletts kommt. Die Zelle schrumpft und löst sich dabei aus dem Zellverband.

Morphologie. Als erste Veränderung bei der Apoptose sieht man elektronenmikroskopisch eine scharf begrenzte, gleichmäßig dichte Zusammenballung des Kernchromatins an der Kernmembran, eine leichte Verdichtung des Zytoplasmas sowie Einfaltungen der Kern- und Zellmembran.

Später zerbricht der Kern in mehrere Fragmente, während das Zytoplasma sich weiter verdichtet *(Schrumpfnekrose)* und die Zellmembran pseudopodenartige Ausstülpungen entwickelt. Schließlich zerfällt die Zelle in kleinere Partikel *(Apoptosekörper)*, deren Hülle aus Anteilen der Zellmembran besteht, während sich im Innern zunächst noch intakte Organellen und Kernbruchstücke finden. Bei zytoplasmareichen Zellen (z. B. Azinuszellen der Speicheldrüse) verdichtet sich das endoplasmatische Retikulum vor dem Zellzerfall zu wirbelartigen Strukturen, die ebenfalls in Apoptosekörper eingelagert werden.

Bei der Apoptose werden Glykoproteine in die Zellmembran eingebaut. Die exprimierten Kohlenhydratketten ermöglichen den Phagozyten die Erkennung und Bindung der Apoptosekörperchen und der apoptotischen Restzellen. Schrumpfung und Zerfall der Zelle laufen in wenigen Minuten ab. Zellbruchstücke werden rasch von Makrophagen, aber auch von Parenchymzellen aufgenommen. Bei der Phagozytose gelangt kein Inhalt der apoptotischen Zelle in den extrazellulären Raum, so daß eine die angrenzenden Zellen schädigende Entzündungsreaktion nicht stattfindet.

3.4.2 Koagulationsnekrose

Die Koagulationsnekrose beruht auf einer Eiweißdenaturierung und ist morphologisch durch eine Homogenisierung der Zellstrukturen und eine verstärkte Anfärbbarkeit mit sauren Farbstoffen wie Eosin (Eosinophilie) gekennzeichnet. Koagulationsnekrosen finden sich bevorzugt bei ischämischer Schädigung eiweißreicher Gewebe und sind charakteristisch für den anämischen Nieren- und Herzinfarkt.

3.4.3 Kolliquationsnekrose

Bei der Kolliquationsnekrose kommt es nach einer anfänglichen Zellschwellung nicht zu einer Eiweißdenaturierung. Die Flüssigkeitseinlagerung und die Auflösung der Zellstrukturen bis zur völligen Verflüssigung nehmen weiter zu. Derartige Nekrosen treten in eiweißarmen Geweben auf. Typisches Beispiel ist der Hirninfarkt (Hirnerweichung). Außerdem sieht man diese Nekroseform, wenn das zugrundegegangene Gewebe enzymatisch abgebaut wird, z. B. beim Abszeß.

3.4.4 Enzymatische Fettgewebsnekrose

Enzymatische Fettgewebsnekrosen finden sich bei der akuten Pankreatitis. Dabei kommt es zu einer verstärkten Freisetzung von Lipase, die die Triglyzeride der Fettzellen in Glyzerin und freie Fettsäuren spaltet. Die freien Fettsäuren zerstören aufgrund ihrer Detergenswirkung Zellmembranen. Gleichzeitig führt der Einstrom von Kalzium in die nekrotischen Zellen zur Bildung von Kalkseifen. Sie sind frühestens nach 12 Stunden sichtbar und geben der Fettgewebsnekrose das typische »kalkspritzerartige Aussehen«.

3.4.5 Traumatische Fettgewebsnekrose

Bei der traumatischen Fettgewebsnekrose, die sich bei Knochenfrakturen sowie im subkutanen Fettgewebe (Mamma) findet, führt das Trauma zu einer Ruptur der Fettzellen mit Freisetzung von Triglyzeriden. Eine hydrolytische Spaltung der Neutralfette spielt bei der Entstehung dieser Nekrosen keine Rolle. Die Fette werden durch Lipophagen (fettspeichernde Histiozyten) abgebaut und von einem Granulationsgewebe umgeben (lipophages Granulom).

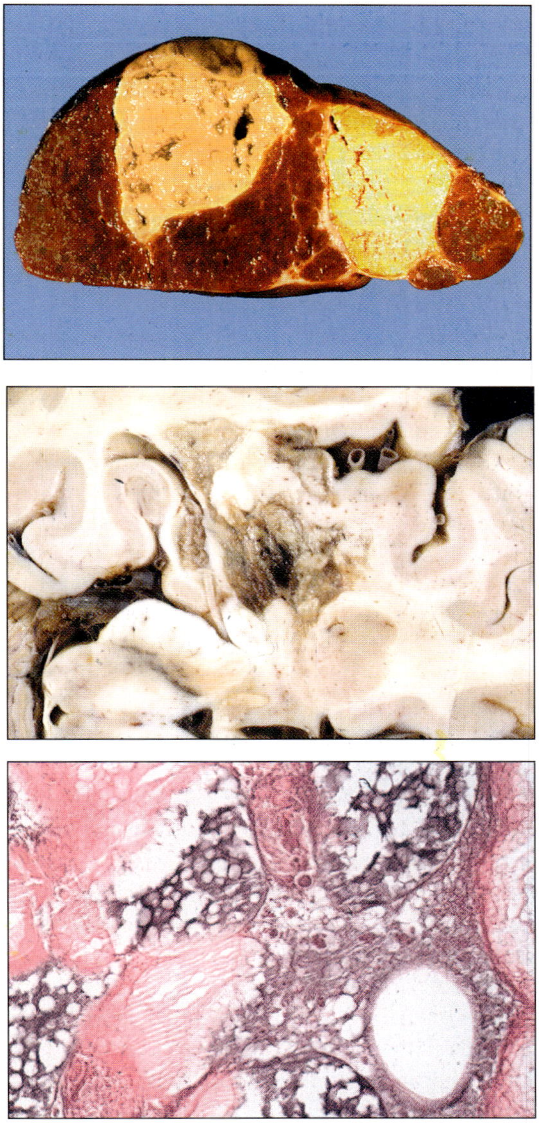

Abb. 3-25. Oben: **Anämische Milzinfarkte** (links älter, mit beginnender Verflüssigung). Mitte: **Hirninfarkt** mit hämosiderinhaltigem Saum. Unten: eosinrote **Fettgewebsnekrosen im Mesenterium bei akuter Pankreatitis** mit kleinen blauen Kalkablagerungen. HE-Fbg.

3.4.6 Käsige Nekrose

Die käsige Nekrose ist charakteristisch für die exsudative Tuberkulose, kann jedoch auch durch andere Mykobakterien und Pilze hervorgerufen werden. Sie ist nicht unmittelbar erregerbedingt, sondern wird durch Mono- und Lymphokine verursacht, die im Rahmen einer zellulären allergischen Reaktion entstehen. Es kommt zunächst zu einer Verfettung und später zu einer Koagulationsnekrose der Makrophagen und des ortsständigen Gewebes. Diese Nekrose ist histologisch strukturlos und eosinophil. Makroskopisch hat sie eine Beschaffenheit wie krümeliger Frischkäse und liegt in ihrer Konsistenz zwischen der Koagulationsnekrose und der Kolliquationsnekrose. Im weiteren Verlauf kann es zu Kalkeinlagerungen *(verkreidete käsige Nekrose)* kommen. Eine der Verkäsung sehr ähnliche Koagulationsnekrose findet sich im Tertiärstadium der Lues. Sie wird wegen ihrer gummiartigen Konsistenz als *Gumma* bezeichnet.

3.4.7 Fibrinoide Nekrose

Bei der Nekrose des Kollagens wird seine Struktur aufgehoben; dabei ändert es sein histologisches Färbeverhalten, so daß es lichtmikroskopisch wie Fibrin aussieht. Elektronenmikroskopisch lassen sich drei Formen von fibrinoiden Nekrosen unterscheiden:

• Das **Quellungsfibrinoid** sieht man bei Entzündungen mit erhöhter Kollagenaseaktivität (Keratitis, Epidermolysis bullosa, chronische Gingivitis). Ultrastrukturell besteht eine Aufsplitterung der Kollagenfibrillen mit Verlust der Querbänderung.

• Beim **Präzipitationsfibrinoid** werden die intakten Kollagenfibrillen von präzipitierten Immunkomplexen auseinandergedrängt. Diese Fibrinoidform findet sich vor allem bei Kollagenosen, rheumatischen Erkrankungen und bei der Polyarteriitis nodosa.

• Beim **Nekrosefibrinoid** sind die Kollagenfasern zerfallen und haben die Querbänderung verloren. Auch die elastischen Fasern sind fragmentiert. Zwischen den Faserbruchstücken liegen große Mengen von Fibrin, Serumbestandteilen und Zelltrümmern. Diese Nekroseform findet sich beim Rheumatismus nodosus, beim Granuloma anulare, bei der Arteriolonekrose, bei der Necrobiosis lipoidica und im Grund von peptischen Magen- und Duodenalulzera.

Das *Rheumagranulom* (Rheumatismus nodosus) entsteht im Rahmen der rheumatoiden Arthritis und entwickelt sich an mechanisch exponierten Stellen der Subkutis, z. B. am Ellbogen. Die Knoten können mehrere Zentimeter dick sein und bestehen histologisch aus einer homogenen, in der Hämatoxylin-Eosin-Färbung eosinroten Nekrose, die palisadenartig von Makrophagen umgeben wird. Außen grenzt ein zellreiches Bindegewebe an.

Bei der *Polyarteriitis nodosa* handelt es sich um eine generalisierte nekrotisierende Entzündung kleiner und mittlerer Arterien infolge einer allergischen Reaktion. Das auslösende Agens ist unbekannt. Die Polyarteriitis nodosa ist Ausdruck einer zytotoxischen allergischen Reaktion (Typ II), die bevorzugt kleine Arterien der Nieren, des Herzens und des Magen-Darm-Kanals befällt. Histologisch finden sich sektorförmige, homogene, eosinrote Wandnekrosen, die zunächst von Granulozyten, später von einem Granulationsgewebe begrenzt und durchsetzt werden.

Bei *peptischen Magen-* und *Duodenalgeschwüren* wird die fibrinoide Nekrose durch die Magensalzsäure verursacht. Sie führt – wenn die aggressiven Faktoren des Magensaftes überwiegen – zu einer Nekrose des im Ulkusgrund neugebildeten Granulationsgewebes. Histologisch stellt sich die Nekrose als homogen eosinroter Streifen dar, der von einer Detritusschicht aus nekrotischen Epithelien, zerfallenen Granulozyten und Fibrin bedeckt wird und zur Tiefe hin in Granulationsgewebe übergeht.

3.4.8 Gangränöse Nekrose

Als gangränöse Nekrosen (Gangrän) werden ischämische Gewebsuntergänge im distalen Bereich der Extremitäten bezeichnet. Sie entstehen in der Regel auf dem Boden von arteriosklerotisch bedingten Durchblutungsstörungen, besonders häufig bei Diabetikern. Meist kommt es zu einer Austrocknung und schwarzbraunen Verfärbung des Gewebes, so daß es wie verbrannt aussieht

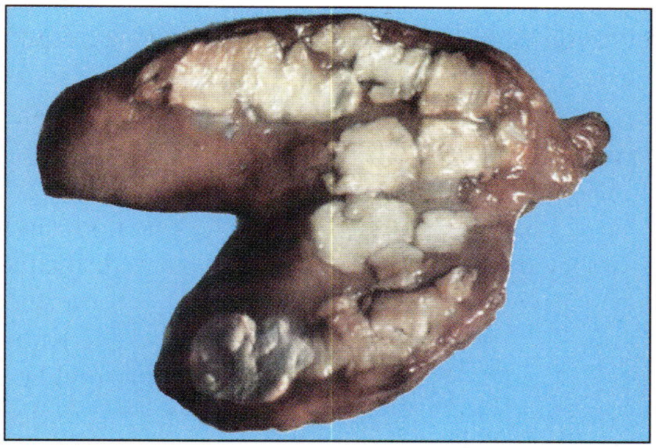

Abb. 3-26. Verkäsende Lymphknotentuberkulose. Graugelbe Nekroseherde.

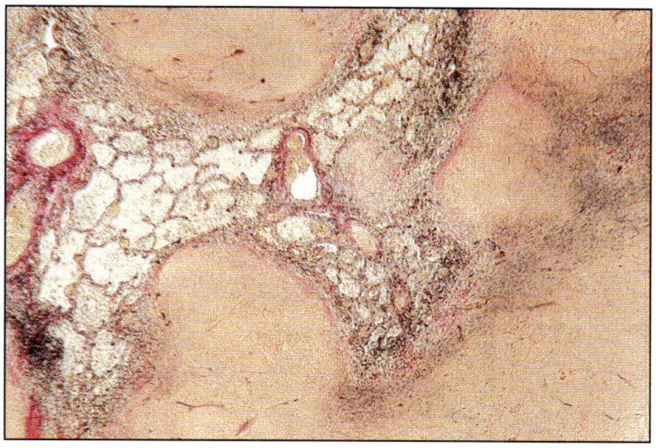

Abb. 3-27. Verkäsende Lungentuberkulose. Große, weitgehend homogene, v.-Gieson-gelbe Nekrosen; dazwischen noch erhaltenes Lungengewebe. Van-Gieson-Fbg.

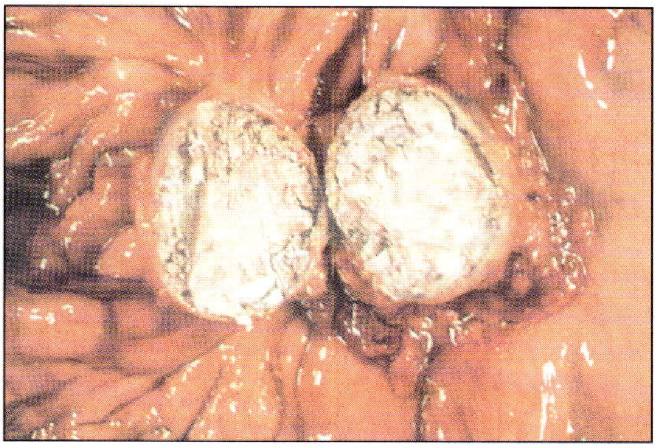

Abb. 3-28. Verkreidete Lymphknotentuberkulose. Alte, abgekapselte käsige Nekrosen.

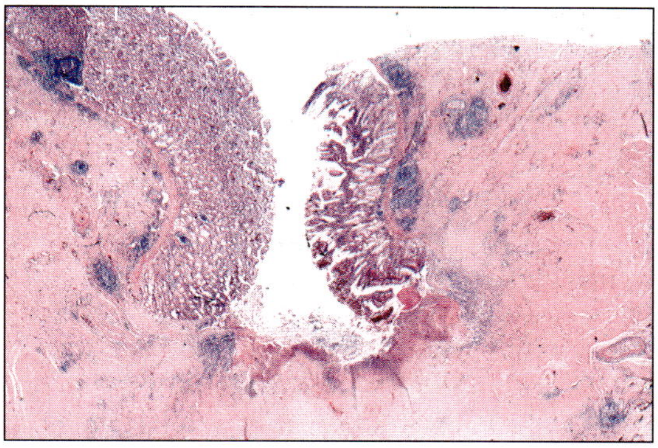

Abb. 3-29. Magenulkus. Im Ulkusgrund eosinrote fibrinoide Nekrosen, die seitlich von erhaltener Schleimhaut begrenzt werden. HE-Fbg.

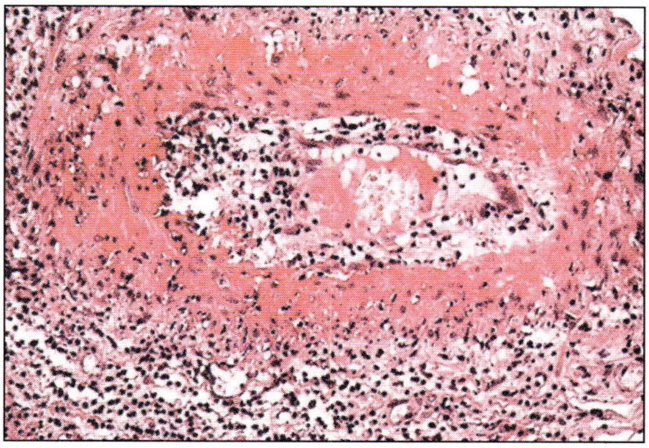

Abb. 3-30. Polyarteriitis nodosa. Mittelgroße Arterie mit frischen fibrinoiden Nekrosen (homogene eosinrote Tunica media) und zelligen Intimainfiltraten. HE-Fbg.

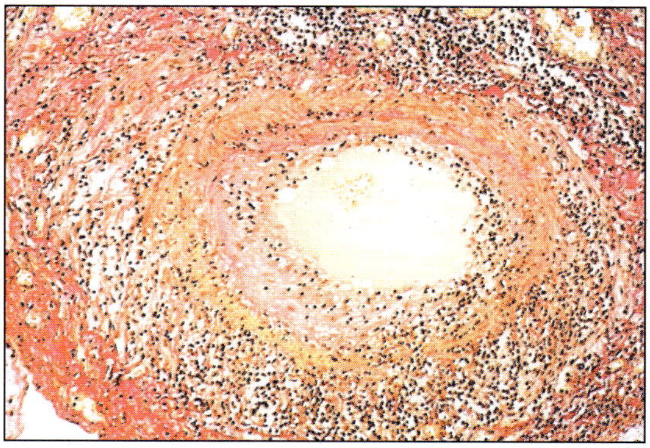

Abb. 3-31. Polyarteriitis nodosa. Van-Gieson-gelbe fibrinoide Nekrosen in der Tunica media.

(*trockene Gangrän,* Mumifizierung, trockener Brand). Seltener werden die Nekrosen durch Fäulniserreger infiziert, die dann das Gewebe auflösen. Es kommt zum schmierigen Gewebszerfall (*feuchte Gangrän,* feuchter Brand).

3.4.9 Hämorrhagische Nekrose

Gewebsuntergänge, die mit starken Einblutungen einhergehen, nennt man hämorrhagische Nekrosen. Man findet sie

- bei Störungen des venösen Abflusses *(hämorrhagische Infarzierung),* z. B. bei der Nierenvenen- oder Mesenterialvenenthrombose,
- bei arteriellen Gefäßverschlüssen, wenn über das venöse System Blut in die ischämische Nekrose zurückströmt *(hämorrhagischer Infarkt).* Hämorrhagische Infarkte treten im Darm auf, da die Mesenterialvenen reichlich anastomosieren und im Pfortadersystem positive Blutdruckwerte herrschen. In gleicher Weise kann eine Hirnerweichung sekundär hämorrhagisch durchsetzt werden, wenn der Blutdruck in der Vena cava erhöht ist, z. B. bei Rechtsherzinsuffizienz.
- in Organen mit doppelter Gefäßversorgung. An der Lunge führt ein Lungenarterienverschluß in der Regel zu keinem Infarkt, da die Blutversorgung über die Kollateralen der A. bronchialis ausreicht. Erst wenn der Blutabfluß gestört ist, besonders nach einer Erhöhung des Lungenvenendrucks durch eine Linksherzinsuffizienz, kommt es zu einer Verlangsamung des Blutstroms mit Einblutungen in das Gewebe und die Alveolen sowie nach Unterschreitung des kritischen Sauerstoffdrucks zu einer Gewebsnekrose. Häufigste Ursache ist ein thrombembolischer Verschluß eines mittelgroßen Arterienastes.
- bei der akuten hämorrhagischen Pankreatitis (Pankreasapoplexie). Freigesetzte Lipasen und Fettsäuren (möglicherweise auch andere Enzyme) führen zu Gefäßwandnekrosen mit Einblutungen in das umgebende Gewebe.
- bei der hämorrhagisch nekrotisierenden Entzündung: Bei dieser Entzündung kommt es im Rahmen der entzündlichen Reaktion des Organismus, möglicherweise durch Erregertoxine unterstützt, zu einer so starken Wandschädigung der Kapillaren und Venolen (»Gefäßlähmung« bei Grippetracheitis), daß die Erythrozyten in das Gewebe austreten können (Erythrodiapedese).

3.4.10 Folgen und Schicksal von Nekrosen

3.4.10.1 Nekrosefolgen. Die Reaktion des Organismus wird durch die Nekrose selbst ausgelöst. Durch die Phospholipaseaktivierung in den nekrotischen Zellen kommt es zur Freisetzung von Arachidonsäureabkömmlingen (Prostaglandine, Leukotriene), welche Granulozyten und Makrophagen anlocken (Nekrotaxis). Außerdem wirken sie vasoaktiv und führen zu einer verstärkten Durchblutung der Umgebung. Eingewanderte Makrophagen, Blutplättchen, Endothelzellen, glatte Muskelzellen, Gefäßendothelien und Fibroblasten bilden zahlreiche Wachstums- und Angiogenesefaktoren, die eine Bindegewebsproliferation und eine Neubildung von Kapillaren induzieren. Wichtige **Proliferationspromotoren** sind *FGF* (Fibroblasten-Wachstumsfaktoren), der von zahlreichen Zelltypen gebildete *PDGF* (Platelet-derived Growth Factor), die transformierenden Wachstumsfaktoren *TGF* und der vaskuläre Endothelwachstumsfaktor *VEGF.*

3.4.10.2 Ablauf der Nekrosefolgen. Das Zusammenwirken dieser Mediatoren und Kinine führt zu dem charakteristischen Ablauf der Nekroseorganisation. Bei einem anämischen Infarkt sieht man

- nach 12 bis 48 Stunden einen breiten Wall von Granulozyten *(leukozytäre Demarkation)* und eine starke Blutfülle der Kapillaren *(hämorrhagischen Randsaum)* in der Umgebung der Nekrose.
- 3 bis 7 Tage später wandern Makrophagen in die Nekrose und bilden Resorptionslakunen, in die Kapillaren und Fibroblasten einwachsen.
- Nach 2 bis 3 Wochen findet ein fortschreitender Abbau der Nekrose durch Makrophagen und ein Ersatz durch ein kapillar- und fibroblastenreiches, faserarmes Bindegewebe (Granulationsgewebe) statt.
- 5 bis 8 Wochen dauert die von außen nach innen fortschreitende Umwandlung des Granulationsgewebes in ein kapillararmes, faserreiches Narbengewebe.

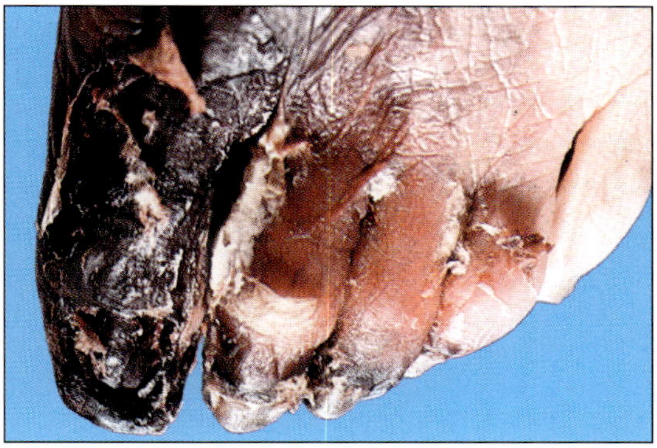

Abb. 3-32. Trockene Gangrän des Vorderfußes bei Diabetes mellitus. Mumifizierung der Großzehe.

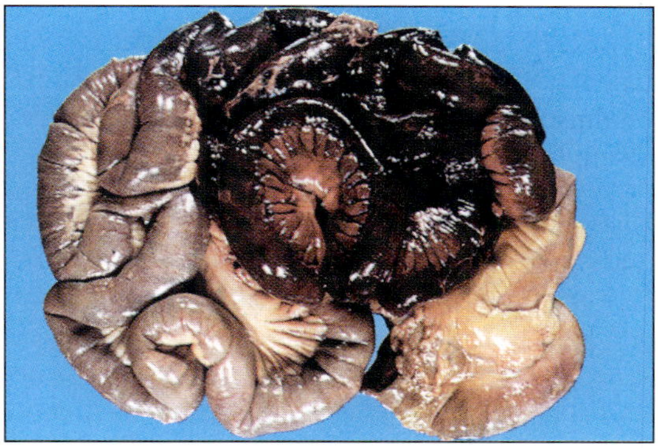

Abb. 3-33. Hämorrhagischer Dünndarminfarkt (mit schwarz verfärbten Dünndarmschlingen) bei Mesenterialarterienthrombose

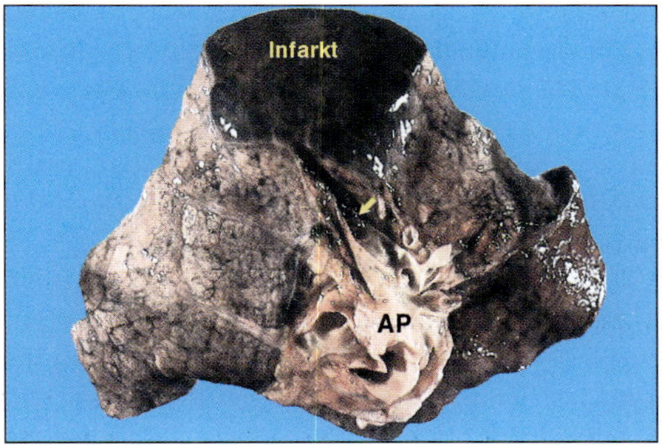

Abb. 3-34. Hämorrhagischer Lungeninfarkt. Keilförmiger, an der Oberfläche sich vorwölbender Infarkt von dunkler Farbe. Unten der aufgeschnittene zuführende Pulmonalarterienast (AP) mit einem frischen Embolus.

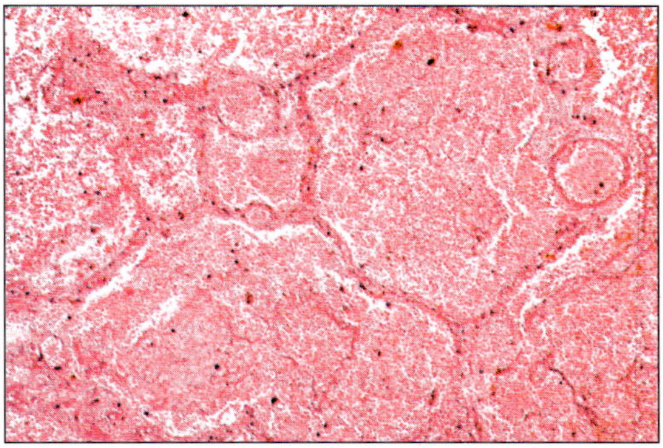

Abb. 3-35. Hämorrhagischer Lungeninfarkt. Alveolarsepten noch schattenhaft darstellbar; Alveolarlichtung mit Erythrozyten angefüllt. HE-Fbg.

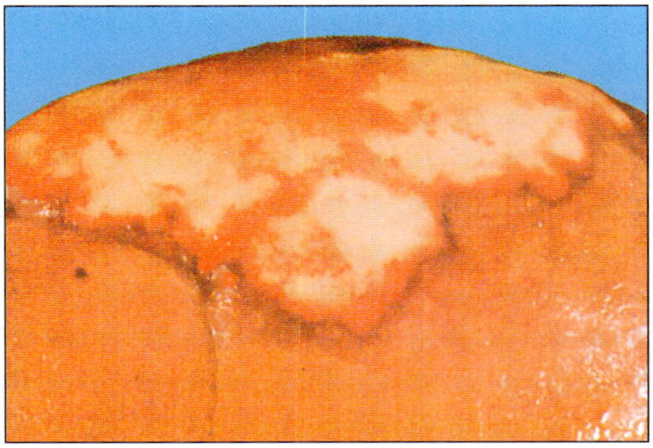

Abb. 3-36. Anämischer Niereninfarkt. Scharf begrenzter Infarkt mit hämorrhagischem Randsaum.

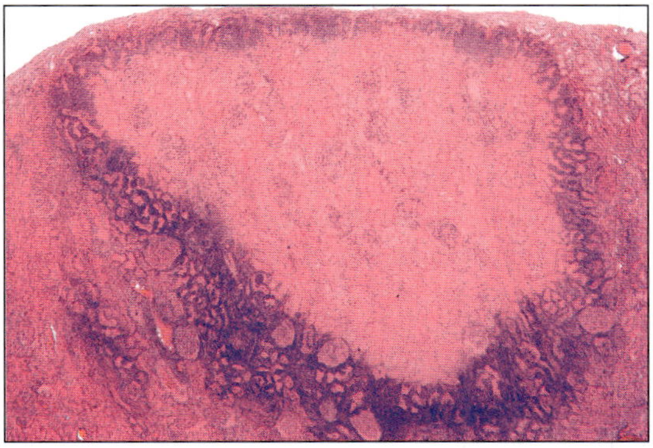

Abb. 3-37. Anämischer Niereninfarkt. Eosinroter kernloser Infarkt, der von einem leukozytären Randsaum umgeben wird. HE-Fbg.

Bei reinen Parenchymnekrosen werden die Nekrosen wesentlich rascher abgebaut und sind schon innerhalb von 7 Tagen durch ein lockeres Narbengewebe ersetzt.

Enzymatische Fettgewebsnekrosen induzieren zunächst eine leukozytäre Demarkation, die ihren Höhepunkt nach 24 Stunden erreicht. In den folgenden Tagen kommt es zu einer zunehmenden Einwanderung von Makrophagen, welche das nekrotische Material phagozytieren und sich dabei in Schaumzellen *(Lipophagen)* umwandeln. Nach drei Wochen ist die Nekrose abgeräumt und geht in eine Narbe über. Bei den traumatisch entstandenen Fettgewebsnekrosen werden die freigesetzten Neutralfetttropfen von Makrophagen und Fremdkörperriesenzellen eingeschlossen *(Ölzysten)*. Außerdem bildet sich ein peripheres schaumzellreiches Granulationsgewebe *(Lipogranulom)*.

3.4.10.3 Schicksal von Nekrosen. In Abhängigkeit von der Art und Größe der Nekrose sowie der Reaktionsmöglichkeiten des erhaltenen Gewebes kommt es nach einer Nekrose

- zu einer völligen Wiederherstellung des Gewebes (Restitutio ad integrum),
- zu einer Defektheilung mit Ersatz der Nekrose durch ein Narbengewebe,
- zur Defektheilung mit Verflüssigung der Nekrose und Ausbildung einer Pseudozyste oder
- zur Verkalkung der Nekrose.

• Eine **Restitutio ad integrum** ist nur möglich, wenn die noch erhaltenen Zellen regenerationsfähig sind. Ganglienzell- oder Myokardnekrosen können somit nicht ersetzt werden. Außerdem muß das mesenchymale Gewebe noch erhalten sein, da es als Leitschiene für die organspezifische Regeneration dient (Ausnahmen sind das Endometrium und die Schleimhaut des Magen-Darm-Trakts). Eine vollständige Regeneration kann in den Nierentubuli, Leberläppchen und in der respiratorischen Schleimhaut stattfinden.

• **Defektheilungen mit Narbenbildung** treten ein, wenn das Gewebe nicht regenerationsfähig ist oder wenn Parenchym und Mesenchym zugrundegegangen sind. Sie können sich auch bei größeren Parenchymnekrosen regenerationsfähiger Organe entwickeln, wenn die Zellneubildung mit dem Abbau der Nekrose nicht Schritt hält. Nekrosen an inneren oder äußeren Körperoberflächen werden im Randbereich durch die Enzyme einwandernder Granulozyten verflüssigt *(Demarkation)* und in die Lichtung abgestoßen. Den entstandenen Wanddefekt bezeichnet man als Ulkus *(Geschwür)*.

Durch einwachsendes *Granulationsgewebe* (Fibroblasten und Kapillaren), das sich später in ein faserreiches kollagenes Bindegewebe umwandelt, wird dieser Defekt gedeckt. Die Überhäutung erfolgt durch Epithelien, die von der angrenzenden erhaltenen Haut bzw. Schleimhaut aussprossen. Zurück bleibt eine *Narbe*.

• **Pseudozystische Defektheilungen** treten bei größeren Kolliquationsnekrosen (z. B. im Gehirn oder im peripankreatischen Fettgewebe, seltener im Pankreas) auf. Da das verflüssigte nekrotische Material rasch von Makrophagen phagozytiert und auf dem Lymphweg abtransportiert wird, können nur Randanteile des nekrotischen Areals durch ein Narbengewebe (im Gehirn überwiegend aus fibrillärer Astroglia) ersetzt werden.

• Eine **Verkalkung von Nekrosen** findet statt, wenn das zugrundegegangene Gewebe weder organisiert noch verflüssigt und resorbiert wird. Besonders häufig sieht man sie in käsigen Nekrosen.

3.5 Extrazelluläre Veränderungen

3.5.1 Extrazelluläre Ödeme

Ödeme sind sicht- und tastbare Gewebsschwellungen aufgrund erhöhter Akkumulation von Flüssigkeit im Interstitium. Periphere Ödeme der Subkutis und der Skelettmuskeln können generalisiert oder lokalisiert auftreten.

Bei **generalisierten Ödemen** manifestiert sich eine interstitielle Flüssigkeitseinlagerung erst ab einem Volumen von 3 bis 5 Liter. Ein generalisiertes Ödem des subkutanen Gewebes und der serösen Häute wird als *Anasarka* bezeichnet. Zu einer interstitiellen Volumenzunahme kommt es, wenn das Lymphgefäßsystem nicht in der Lage ist, die in der Mikrozirkulation austretende Flüssigkeit quantitativ abzutransportieren.

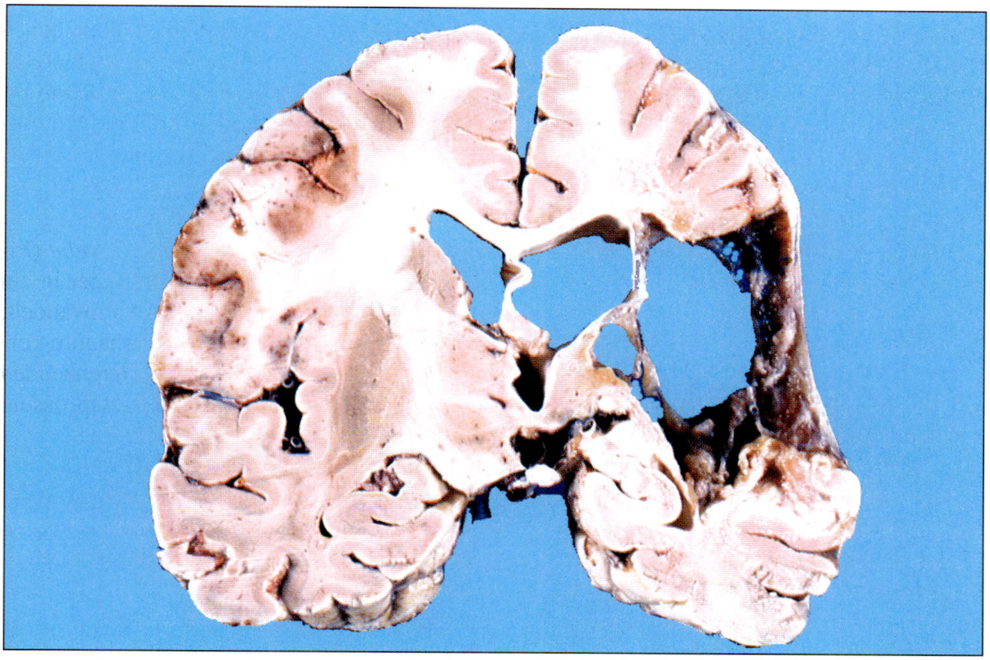

Abb. 3-38. Pseudozystischer Hirninfarkt. Großer, verflüssigter Mediainfarkt, der nach Resorption pseudozystisch umgewandelt erscheint.

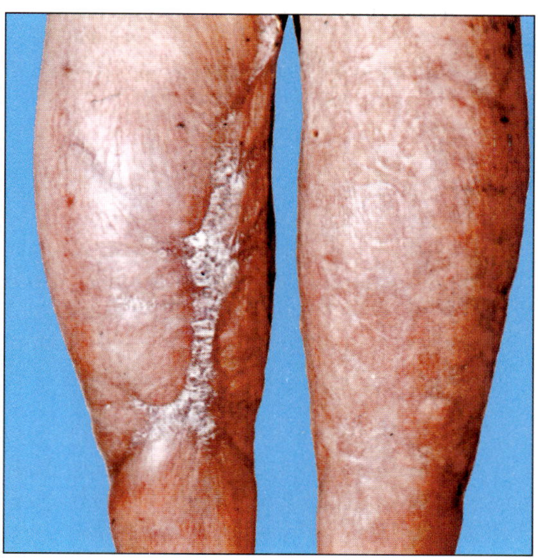

Abb. 3-39. Verbrennungsnarben. Ausgedehnte Verbrennungsnarben mit z. T. stärkerer Retraktion der umgebenden Haut.

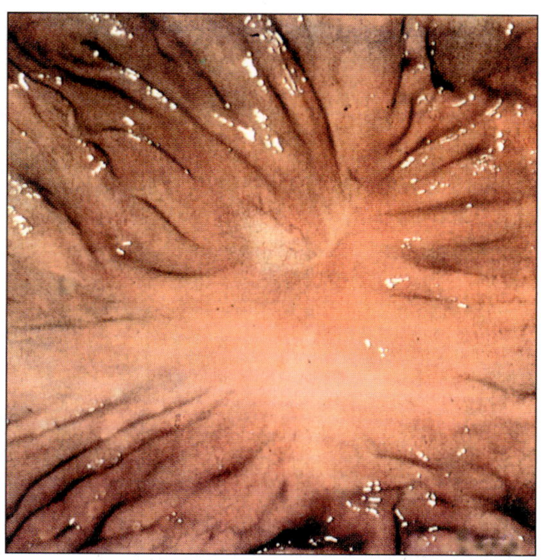

Abb. 3-40. Magenschleimhautnarbe. Kleine gelbliche Ulkusnarbe mit Einziehung der umgebenden Schleimhaut.

3.5.1.1 Ödembildung bei erhöhtem Kapillardruck. Durch anomal hohen Druck in der Mikrozirkulation bedingt ist die Ödembildung

- im Fuß- und Knöchelbereich bei längerem Stehen (hydrostatische Belastung),
- in der Lunge beim akuten Linksherzversagen (Blutrückstau im Pulmonalkreislauf) und
- in den Baucheingeweiden und peripheren Geweben bei Rechtsherzversagen (Rückstau im systemvenösen Kreislaufabschnitt einschließlich der Pfortader).

Ein erhöhter Druck in der Mikrozirkulation ist die wesentliche Ödemursache bei einem Anstieg des Blutvolumens infolge renal bedingter Wasser- und Kochsalzretention (nephritisches Ödem, Ödem bei primärem Hyperaldosteronismus). Der Pathomechanismus der Ödembildung bei chronischer Linksherzinsuffizienz ohne systemvenösen Rückstau ist noch strittig. Neben der Aktivierung des RAS und des Sympathikus mit Wasser- und Kochsalzretention (s. o.) kommt als Ursache eine Zunahme der Volumendehnbarkeit des interstitiellen Raums in Frage.

Ein Blutrückstau infolge venöser Insuffizienz führt rasch zu einer Schädigung der gestauten Gefäßbereiche mit Anstieg der Kapillarpermeabilität, die die (lokale) Ödembildung auch nach Beseitigung des Abflußhindernisses begünstigt.

3.5.1.2 Ödembildung bei erniedrigtem onkotischem Druck. Ein Absinken der Plasmaproteinkonzentration und damit des onkotischen Druckgradienten zum Interstitium führt zu einer generalisierten Ödembildung bei

- nephrotischem Syndrom (Proteinurie),
- exsudativer Enteropathie (Eiweißverlust über den Darm),
- ausgedehnten Verbrennungen infolge eines starken Proteinverlustes mit dem Exsudat,
- unzureichender Albuminsynthese (Leberzirrhose oder Eiweißmangelernährung).

Die mit dem Flüssigkeitsabstrom ins Gewebe einhergehende Abnahme des zirkulierenden Blutvolumens führt zu einer Senkung des zentralen Blutdrucks und (infolge unzureichenden venösen Rückstroms) auch des arteriellen Drucks. Auf diese Weise werden das Renin-Angiotensin-Aldosteron-System und der Sympathikus aktiviert. Der erhöhte Sympathikotonus und der (sekundäre) Hyperaldosteronismus verstärken die Ödembildung durch renale Retention von Wasser und Natrium.

3.5.1.3 Ödembildung bei erhöhter Gefäßpermeabilität. Wenn die Permeabilität der Gefäße der Mikrozirkulation für die Plasmaeiweiße durch entzündliche oder toxische Schädigung zunimmt, sinkt die Effektivität des kolloidosmotischen Gradienten als Triebkraft für die Reabsorption des ausgetretenen Plasmawassers ab. Derartige Ödeme auf dem Boden einer *Gefäßendothelschädigung* treten lokal oder generalisiert auf bei

- hypoxischer Schädigung (Höhenkrankheit, lokal bei Ischämie),
- Einwirkung endogener oder exogener Toxine (Urämietoxine, Reizgase, manche Insekten- und Schlangengifte),
- entzündlicher allergischer Schädigung (Einwirkung von endogenen Entzündungsmediatoren wie Interleukin-1, Tumornekrosefaktor, Plättchenaktivationsfaktor, Prostaglandinen, Leukotrienen, Kininen usw.) oder nach
- Schädigung durch ionisierende Strahlen.

3.5.1.4 Ödembildung bei gestörter Lymphdrainage. Lymphödeme entstehen bei relativer oder absoluter Insuffizienz des Lymphsystems infolge von

- Entzündungen,
- Einwirkung von ionisierenden Strahlen,
- operativer Ausräumung von Lymphknoten,
- Kompression der Lymphbahnen durch Tumoren,
- Obstruktion der Lymphbahnen durch Parasiten (Elephantiasis tropica bei lymphatischer Filariose) oder Tumorzellen (Lymphangiosis carcinomatosa).

Die **obstruktive Lymphangiopathie** manifestiert sich bevorzugt an den Extremitäten, da hier Engpässe im Lymphabfluß vorliegen (Knie, Leiste, Axilla). Infolge einer verstärkten Neubildung kollagener Fasern bekommt das ursprünglich weiche Lymphödem eine derbe Konsistenz. Eine häufige Komplikation des Lymphödems ist das *rezidivierende Erysipel*. Eine seltene Spätkomplikation ist das Lymphangiosarkom (*Stewart-Treves-Syndrom:* Lymphangiosarkom auf dem Boden eines chronischen Oberarmödems nach radikaler axillärer Lymphadenektomie wegen eines Mammakarzinoms).

3.5.1.5 Sonstige Ödemursachen. Wesentliche Bedeutung für die Einlagerung von Flüssigkeit in das Interstitium hat der Zustand der interstitiellen Matrix. Durch hormonelle Beeinflussung des Umsatzes der wasserbindenden Glykosaminoglykane des Gerüsts an kollagenen Fasern kann die Volumendehnbarkeit bis zur Ödembildung erhöht werden. Beispiel ist dafür die ödembegünstigende Wirkung von Östrogen (z. B. Schwangerschaftsödem). Die Wirkung von Sexualhormonen ist wahrscheinlich auch für das idiopathische Ödem der Frau verantwortlich. Eine andere Form der Ödembildung aufgrund eines verminderten Abbaus der Matrix-Glykosaminoglykane wird bei der Hypothyreose beobachtet *(Myxödem)*.

3.5.2 Ergüsse

Unter Erguß versteht man eine Flüssigkeitsansammlung in einer anatomischen Körperhöhle (Herzbeutel, Pleuraspalt, Bauchhöhle) oder einer Gelenkhöhle.

3.5.2.1 Ergußformen und Pathogenese. Aufgrund der Zusammensetzung der Ergußflüssigkeit unterscheidet man folgende Ergußformen:

Transsudate sind klar und enthalten keine Enzyme, ihr spezifisches Gewicht ist aufgrund des geringen Eiweißgehalts niedrig (unter 1.015). Transsudate im Thorax bezeichnet man als *Hydrothorax,* im Herzbeutel als *Hydroperikard* und in der Bauchhöhle als *Aszites.* Sie treten bei herabgesetztem onkotischem Druck und/oder bei gesteigertem hydrostatischem Druck auf. Bei der Rechtsherzinsuffizienz bilden sie sich im Stromgebiet der Vena cava.

Hydrostatisch bedingte Pleuraergüsse *(Hydrothorax)* treten fast nur bei einer beidseitigen Insuffizienz *(Globalinsuffizienz)* des Herzens auf, da bei reiner Linksherzinsuffizienz zwar ein Flüssigkeitsaustritt über die viszerale Pleura stattfindet, diese Flüssigkeit aber von der parietalen Pleura reabsorbiert wird. Ein umgekehrtes Verhalten besteht bei der reinen Rechtsherzinsuffizienz. Seröse Ergüsse können aber auch bei Neoplasmen vorkommen, wenn das Tumorgewebe die Resorptionsbahnen für die Pleuraflüssigkeit verlegt oder die Serosakapillaren geschädigt hat.

Exsudate sind trüb, enthalten Enzyme und sind eiweißreich (spezifisches Gewicht 1.018–1.030). Sie entstehen auf dem Boden einer gesteigerten Kapillarpermeabilität, die meist entzündlicher Genese ist. Pleuraexsudate finden sich am häufigsten bei Pneumonien, Lungeninfarkten und -abszessen sowie bei primärer bakterieller Pleurainfektion. Peritonealexsudate werden durch eine primäre Peritonealinfektion, eine sekundäre Infektion nach Darminfarkt oder -perforation sowie durch eine Adnexitis mit Pelveoperitonitis verursacht. Ein Perikardexsudat sieht man bei einer viralen, bakteriellen oder einer urämischen Perikarditis.

Der **chylöse Erguß** ist milchig trübe und besteht aus Chylus (*Chyloperikard, Chylothorax, Chyloperitoneum* oder *Chylaskos*).

Der **hämorrhagische Erguß** enthält reichlich Erythrozyten (Thoraxraum: *Hämatothorax,* Herzbeutel: *Hämoperikard,* Bauchhöhle: *Hämoperitoneum* oder *Hämaskos,* Gelenk: *Hämarthros).* Hämorrhagische Ergüsse finden sich meist in der Thoraxhöhle; häufige Ursachen sind der Lungeninfarkt, die Tuberkulose und bösartige Tumoren.

Zelliger Erguß. Kernhaltige Zellen lassen sich in allen Ergußformen nachweisen. In Transsudaten finden sich immer Mesothelien, Makrophagen, Lymphozyten und ganz vereinzelte Granulozyten. Beim Exsudat ist der Zellgehalt höher. Der chylöse Erguß enthält reichlich Lymphozyten. Bei den zelligen Ergüssen steht der Zellgehalt im Vordergrund. Er kann rein lymphozytär oder granulozytär sein. Häufiger findet man ein Gemisch aus Mesothelien, Makrophagen, Granulozyten, Lymphozyten sowie auch Plasmazellen. Tumoröse Ergüsse enthalten Zellen von malignen Neoplasmen.

3.5.3 Matrixveränderungen und Ablagerungen

3.5.3.1 Erworbene Kollagenveränderungen sind häufig und fast immer mit Stoffwechselstörungen der elastischen Fasern und/oder der Grundsubstanz vergesellschaftet. Sie führen meist zu einer Vermehrung (Fibrose), seltener zu einer Verminderung des Kollagens.

Die **Fibrose** kann durch eine fehlerhafte Selbstregulation der Kollagensynthese oder durch eine verstärkte Stimulation der kollagenbildenden Zellen hervorgerufen werden. Aufgrund ihrer festen Konsistenz werden die Fibrosen als *Induration* (Verhärtung), die narbigen Fibrosen als *Schwiele* bezeichnet.

• In der Anfangsphase der **Arteriosklerose** bilden die Myozyten der Intima verstärkt Kollagen vom Typ III und Typ V; später wird zunehmend Kollagen Typ I erzeugt, das morphologisch als Fibrose imponiert.

• **Nekrosen** werden durch fibröses Bindegewebe ersetzt, wenn eine komplette Regeneration nicht mehr möglich ist. Das Verteilungsmuster der Nekrosen bestimmt die Form der Fibrose.

• Die **proliferative entzündliche Reaktion**, die sich in der Ausheilungsphase der akuten Entzündung sowie bei chronischen Entzündungen findet, ist durch eine verstärkte Bildung von kollagenen Fasern gekennzeichnet und führt somit zu einer Fibrose.

• **Chronische Ödeme** lösen eine Fibroblastenproliferation aus, besonders wenn sie eiweißreich sind. Ausgeprägt ist diese Fibrosierung beim Lymphödem (Ödemsklerose) und bei der Strahlenvaskulopathie. Auch die Stauungsfibrose, die sich bevorzugt in Lunge (Linksherzinsuffizienz) und Leber (Rechtsherzinsuffizienz) entwickelt, ist Folge eines chronischen Ödems.

• Eine **Fibrose als eigenständiges Krankheitsbild** stellt die idiopathische retroperitoneale Fibrose *(Ormond-Krankheit)* dar, bei der es zu einer langsam zunehmenden Bindegewebsneubildung im Retroperitoneum zwischen Beckenwand und Nierenhilum mit Ummauerung und Kompression der hier verlaufenden Organe (Gefäße, Nerven, Ureteren) kommt. Die Ursache ist nicht bekannt. Häufiger als die Krankheit ist das *Ormond-Syndrom,* dem meist ein szirrhöses Karzinom (metastasierendes Mamma- oder Magenkarzinom) zugrunde liegt.

• **Maligne Tumoren** können eine starke Neubildung von kollagenen Fasern auslösen *(desmoplastische Reaktion),* so daß das neugebildete Bindegewebe – gegenüber dem Tumorgewebe – mengenmäßig überwiegt. Bösartige epitheliale Geschwülste dieser Wachstumsform werden als *szirrhöse Karzinome* bezeichnet. Sie finden sich am häufigsten in der Mamma und im Magen.

• **Kollagenosen** stellen eine Gruppe von immunologisch bedingten Krankheiten dar, die zu generalisierten Bindegewebsveränderungen führen und chronisch rezidivierend verlaufen. Besonders ausgeprägt ist die Bindegewebsneubildung bei der *Sklerodermie.* Die Kollagenfibrillen sind sehnenartig gelagert mit deutlicher Schrumpfungstendenz. Die Krankheit führt zu einer Verfestigung der Haut mit Atrophie der Epidermis (Maskengesicht), Sklerodaktylie und Gelenkversteifungen. Im Pharynx und Ösophagus verursacht die Fibrose Schluckbeschwerden, in der Lunge eine zunehmende restriktive Ventilationsstörung. Im Serum finden sich antinukleäre Antikörper, die gegen die Uracilbasen der Zellkern-RNS gerichtet sind.

Erworbene Verminderungen des Kollagens sind selten Folge einer verminderten Synthese oder Reifung. Meist entstehen sie durch eine verstärkte *Kollagenolyse.* Eine Synthesehemmung besteht beim Vitamin-C-Mangel (Skorbut), da dieses Vitamin Kofaktor der Prolinhydroxylase ist. Die Synthesestörung führt zu einer Brüchigkeit der Blutgefäße mit allgemeiner Blutungsneigung. Bei Kleinkindern treten außerdem Störungen des Knochenwachstums *(Möller-Barlow-Krankheit)* auf. Andere Beispiele sind die Hemmung der Lysinoxidase infolge Vitamin-B_6- oder Kupfermangel (bei Penicillaminbehandlung). Eine Steigerung des Kollagenabbaus erfolgt bei jeder Entzündung durch die aus den Granulozyten und Makrophagen im Entzündungsfeld freigesetzte Kollagenase.

3.5.3.2 Erworbene Veränderungen der Basalmembran. Pathologische Verdickungen der kapillären Basalmembran sieht man bei der diabetischen Mikroangiopathie, der hypertensiven Vaskulopathie und bei einigen Immunglomerulonephritiden. Beim Diabetes mellitus manifestiert sich die Verdickung vor allem an den Nierenglo-

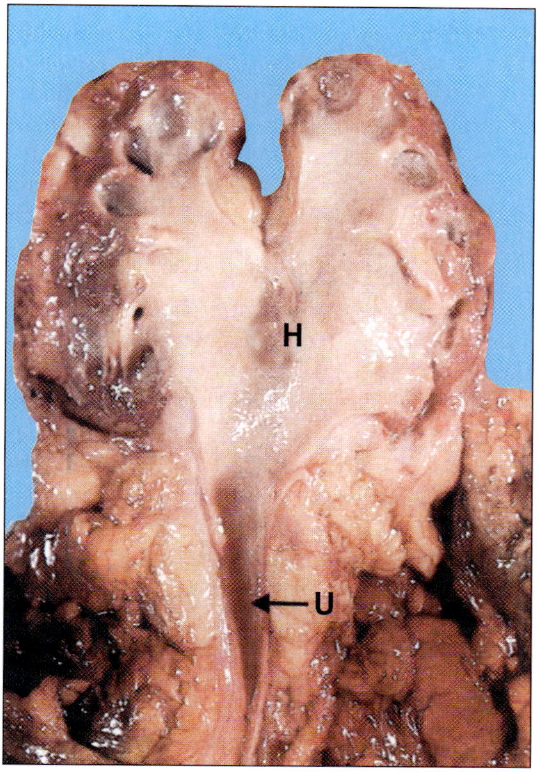

Abb. 3-41. Retroperitoneale Fibrose. Ummauerung des Ureters (U) durch ein graugelbes Gewebe. Hydronephrotische Ausweitung (H) des Nierenbeckens.

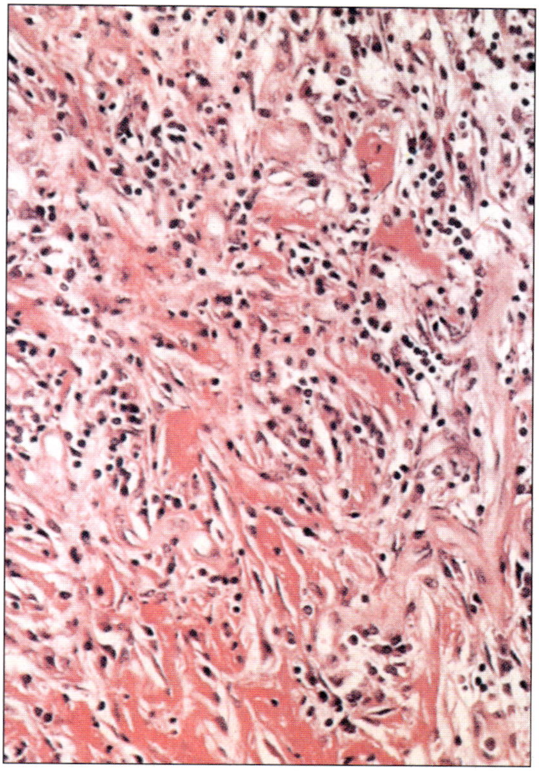

Abb. 3-42. Retroperitoneale Fibrose. Aus breiten, eosinroten kollagenen Fasern bestehendes Gewebe mit rundzelliger Infiltration. HE-Fbg.

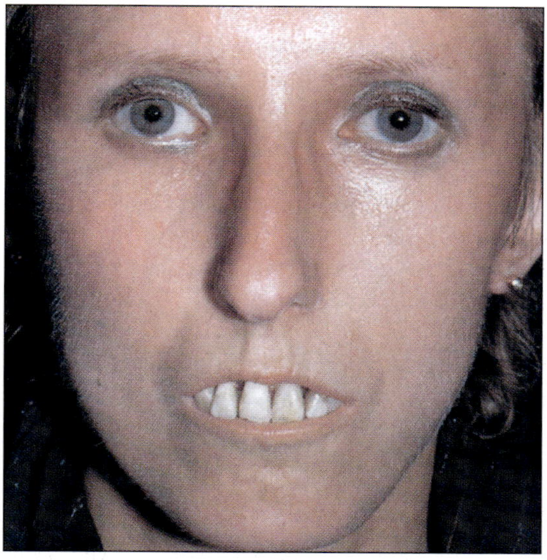

Abb. 3-43. Sklerodermie. Maskengesicht mit Retraktion der Haut in der Umgebung der Lippen.

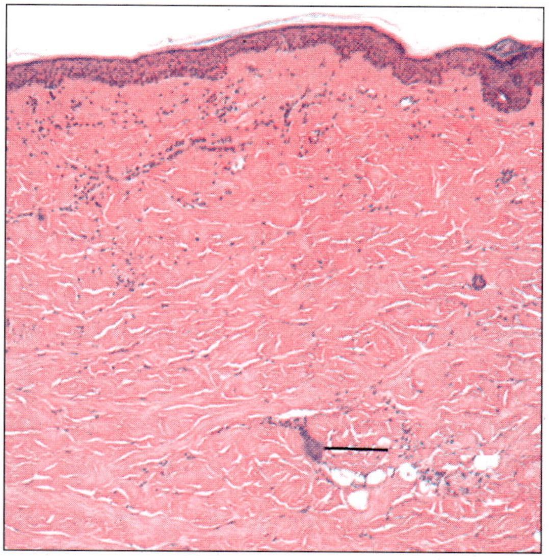

Abb. 3-44. Sklerodermie der Haut. Ausgeprägte tiefreichende Kollagenfaservermehrung. Der Strich zeigt auf eingeschlossene Schweißdrüsen. HE-Fbg.

meruli als diffuse oder noduläre Glomerulosklerose (Kimmelstiel-Wilson), die zu einer gesteigerten Eiweißdurchlässigkeit der Glomeruli und in fortgeschrittenen Stadien zu einer Niereninsuffizienz führt. Diese Ablagerungen kommen auch an den Netzhautkapillaren (diabetische Retinopathie) vor und führen zu Mikroaneurysmen und Netzhautnekrosen. Biochemisch wird die Veränderung auf eine nichtenzymatische Glykosylierung von Hydroxylysingruppen zurückgeführt. Die hypertensive Kapillarwandverdickung ist Folge einer druckbedingten Aktivitätssteigerung der Endothelzellen. Kapillarwandverdickungen bei Immunglomerulonephritiden entstehen infolge einer verstärkten Bildung von Basalmembransubstanz, die durch Immunkomplexe ausgelöst wird. Eine Zerstörung von Basalmembranen erfolgt im Rahmen von Entzündungen durch freigesetzte lytische Enzyme oder durch Tumoren.

3.5.3.3 Erworbene Elastinveränderungen. Auch elastische Fasern können in ihrer Bildung bzw. ihrem Abbau gestört sein. Die Elastogenese kann gehemmt, überschießend und/oder fehlgeleitet (Elastose) sein. Eine *altersbedingte Hemmung der Elastogenese* führt zum Schwund der elastischen Fasern in Haut, Gefäßen und Lunge mit Nachlassen der Hautelastizität, Ektasie der Aorta und Ausbildung eines Lungenemphysems. Eine *überschießende Bildung abartigen Elastins* findet sich bei der aktinischen Elastose. Sie ist Folge einer Schädigung der Fibroblasten durch UV-Licht und tritt bei älteren Menschen an den sonnenexponierten Hautarealen auf. Histologisch finden sich im oberen Corium verklumpte und fragmentierte elastische Fasern, die später zu einer amorphen Masse zusammenfließen. Eine *Fibroelastose,* d. h. eine gleichzeitige Vermehrung kollagener und elastischer Fasern, kann sich am Endokard als Folge einer Druckerhöhung in der Herzkammer oder einer Myokarditis entwickeln, tritt aber auch angeboren (*Fibroelastosis endocardii* als Restzustand einer fetalen Endokarditis?) auf. Eine lokal gesteigerte Elastinolyse findet sich bei verschiedenen Entzündungen, besonders eindrucksvoll bei der Mesaortitis luica und der Riesenzellarteriitis.

3.5.3.4 Erworbene Veränderungen der Grundsubstanz (Proteoglykane). Erworbene Stoffwechselstörungen der Proteoglykane sind häufig und manifestieren sich vorwiegend an den Gelenken und Bandscheiben.

Die *Arthrosis deformans* ist durch eine pathologisch gesteigerte Freisetzung von Proteoglykanen aus der Knorpelmatrix gekennzeichnet. Der Abbau der Knorpelmatrix erfolgt trotz erhöhter Synthese durch die Chondrozyten, da diese gleichzeitig verstärkt Proteasen sezernieren. Der Proteoglykanverlust führt zu einer Verminderung des Quelldrucks und so zu einer Herabsetzung der Elastizität und Plastizität des Knorpels, so daß das Knorpelgewebe durch eine noch normale mechanische Belastung zerstört wird. Die Chondrozyten bilden nicht mehr das knorpeltypische Kollagen vom Typ II, sondern das normalerweise in Sehnen vorkommende Kollagen Typ I, dessen Fibrillen zu dicklen Fasern aggregieren (Amianthoidfasern). Morphologisch sieht man zunächst oberflächennah eine verminderte Knorpelanfärbbarkeit (mukoide Verquellung), später treten spaltförmige Knorpeldefekte auf, die in den Belastungszonen bis zur völligen Zerstörung reichen.

Bei der *chronischen Meniskopathie* kommt es zu einer mukoiden Degeneration der Grundsubstanz, welche die Entstehung von Meniskusrissen begünstigt. Auch eine mechanische Überbelastung an den Bandscheiben führt zu einer mukoiden Degeneration mit Einrissen des Anulus fibrosus und Verlagerung des Nucleus pulposus *(Bandscheibenvorfall).* Erfolgt diese in das Foramen intervertebrale, so werden die hier gelegenen Ganglien und Nerven komprimiert.

Wie bei der Arthrose führen auch *Gelenkentzündungen* zu Zerstörungen des Knorpels: Knorpelfremde Proteasen aus Makrophagen oder Granulozyten lösen die Knorpelmatrix auf oder es werden knorpeleigene Proteasen durch Mediatoren oder Lipopolysaccharide bakteriellen Ursprungs freigesetzt. Außerdem können Sauerstoffradikale zu einer Degradation der Hyaluronsäure mit Freisetzung intakter Proteoglykane führen.

Beim *Myxödem* besteht eine verstärkte Einlagerung von Proteoglykanen und Wasser in die Haut. Es tritt als prätibiales Myxödem beim Morbus Basedow (Autoimmunkrankheit mit Hyperthyreose) meist zusammen mit überschießender Glykos-

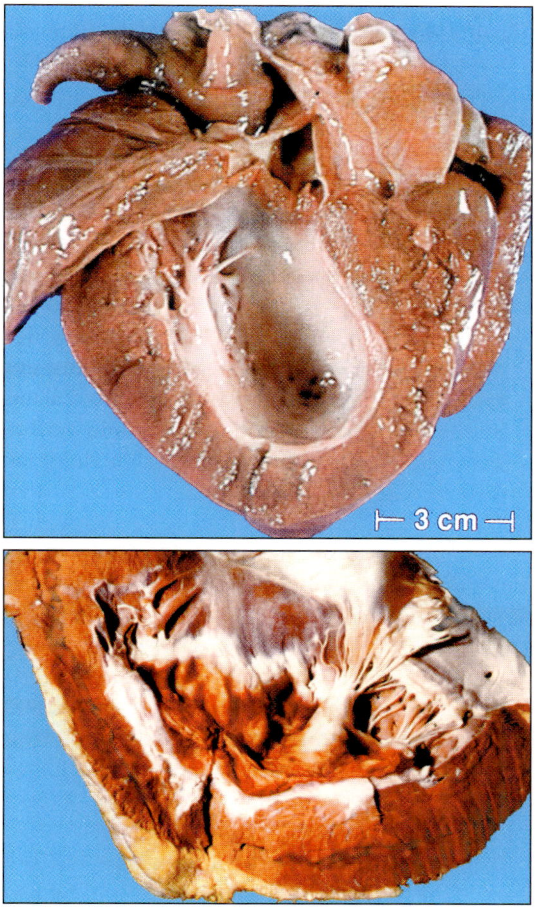

Abb. 3-45. Fibroelastosis endocardii. Oben: grauweißes verdicktes Endokard, das die Ventrikellichtung auskleidet. Unten: Parietalthromben oberhalb des verdickten Endokards.

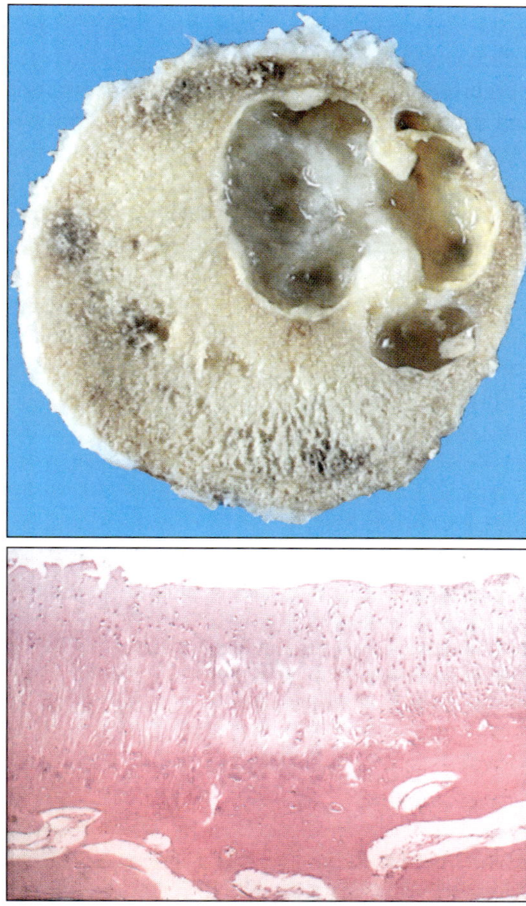

Abb. 3-46. Coxarthrose. Oben: Femurkopf mit mehreren Pseudozysten (»Geröllzysten«). Unten: Gelenkknorpel mit aufgerauhter Oberfläche und faseriger Umwandlung der Grundsubstanz. HE-Fbg.

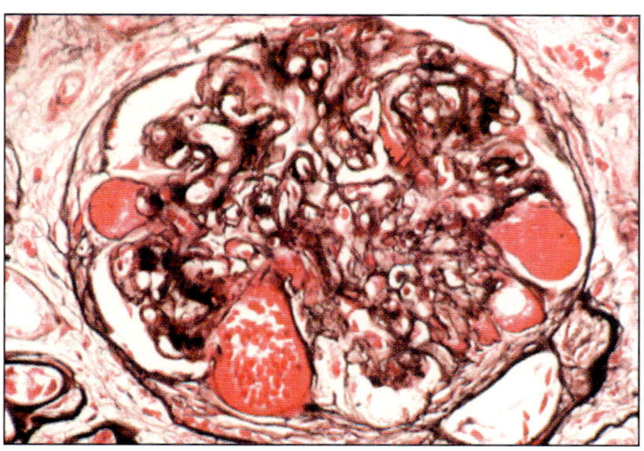

Abb. 3-47. Glomerulosklerose (Kimmelstiel-Wilson). Kugelförmige rote hyaline Einlagerungen in den Glomerulusschlingen. Movat-Versilberung

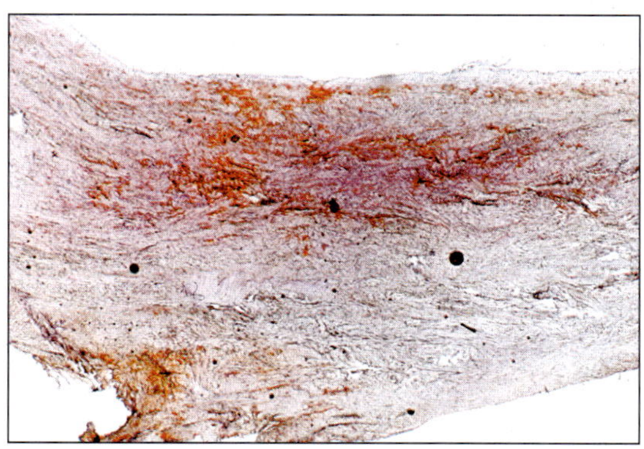

Abb. 3-48. Degenerative Meniskopathie. Auffaserung und Sudan-positive Fetteinlagerungen in der Grundsubstanz des Meniskus. Sudan-Fbg.

aminoglykaneinlagerung in das periorbitale Gewebe (endokrine Ophthalmopathie) auf. Die verstärkte Bildung vor allem von Hyaluronsäure durch die Hautfibroblasten wird wie die Überproduktion von Schilddrüsenhormon durch stimulierende Antikörper ausgelöst. Ein generalisiertes Myxödem findet sich bei der Hypothyreose infolge eines verminderten Abbaus der Proteoglykane.

3.5.3.5 Ablagerungen von Fremdsubstanzen kommen in den Fasern und in der Grundsubstanz vor. Lipidablagerungen in kollagenen Fasern sieht man als Altersveränderung an Sehnen, wobei staubförmige Ablagerungen – insbesondere an der Achillessehne – schon sehr frühzeitig vorkommen. Ob eine derartige Sehnenverfettung Rupturen begünstigt, ist nicht eindeutig geklärt. Fettablagerungen in der Grundsubstanz finden sich bevorzugt im Knorpel und in den Menisken. Sie treten zwar vorwiegend im höheren Lebensalter (Beginn im vierten Lebensjahrzehnt) auf, sind aber keine reine Alterserscheinung, sondern Begleitphänomen der im höheren Alter ebenfalls zunehmenden mukoiden Degeneration der Grundsubstanz.

3.5.3.6 Extrazelluläres Hyalin. Hyalin ist die Bezeichnung für eine lichtmikroskopisch homogene, strukturlose Substanz, die sich mit sauren Farbstoffen (Eosin) anfärbt. Extrazellulär kommt sie vor

- in präformierten Räumen,
- in Gefäßwänden (vaskuläres Hyalin) und
- im Bindegewebe (bindegewebiges Hyalin oder Hyalin im engeren Sinne).

• Zum **extrazellulären Hyalin in präformierten Hohlräumen** gehören die Mikrothromben, die pulmonalen hyalinen Membranen und die hyalinen Nierenzylinder.

- *Hyaline Mikrothromben* bestehen aus (hyalinisierten) Thrombozyten und Fibrin und treten bei der disseminierten intravasalen Gerinnung (DIC) in den Kapillaren, Arteriolen und Venolen auf.
- *Hyaline Membranen* entwickeln sich in der Lunge bei hypoxischer Kapillarschädigung und liegen in den respiratorischen Bronchiolen und den Alveolargängen. Sie bestehen aus Fibrin, Lipoiden, Polysacchariden und zerfallenen Alveolarepithelien. Beim Atemnotsyndrom des Neugeborenen beruht die Hypoxie auf einer mangelnden Lungenentfaltung infolge ungenügender Bildung des Surfactant Factor (IRDS: Infant Respiratory Distress Syndrome). Im Erwachsenenalter sind hyaline Membranen bei der Schocklunge oder nach toxischer Lungenschädigung nachweisbar (ARDS: Adult Respiratory Distress Syndrome).
- *Hyaline Zylinder* werden in der Henle-Schleife und im distalen Tubulus der Nephrone nachgewiesen. Sie bestehen aus präzipitierten Eiweißen des Primärharns und lassen sich auch im Urinsediment nachweisen. Im weitesten Sinne ist auch das Schilddrüsenkolloid als extrazelluläres Hyalin in präformierten Hohlräumen aufzufassen.

• **Vaskuläres Hyalin** findet sich bei der Hypertonie in der Wand kleiner Arterien und Arteriolen (Gefäßhyalinose). Es entsteht infolge einer verstärkten Bildung von Kollagen IV, Laminin und Fibronektin durch die Endothelzellen und subintimal eingewanderte Muskelzellen und wird durch den erhöhten hydrostatischen Druck ausgelöst. Ferner enthält es Plasmabestandteile und Lipoproteine (Gefäßlipoidose).

• **Bindegewebiges Hyalin** kommt an serösen Häuten, in Narben sowie in Tumoren und tumorartigen Neubildungen vor. An serösen Häuten sieht man Hyalinablagerungen als knorpelartige, plattenförmige Verdickungen der Pleura parietalis, der Milzkapsel und seltener an der serosabedeckten Leberoberfläche. Lichtmikroskopisch handelt es sich eine azelluläre, strukturlose Substanz ohne Entzündungszeichen. Elektronenmikroskopisch besteht es aus Kollagenfibrillen, die teilweise sehr breit (Amianthoidfasern) und regellos angeordnet sind. Zwischen den Fasern liegen unterschiedliche Eiweiße, vor allem Globuline, in geringer Menge auch Proteoglykane. Häufigste (wenn nicht alleinige) Ursache der *Pleurahyalinose* ist Asbest, wobei schon eine geringe Exposition ausreicht. Die Latenzzeit beträgt 15 bis 20 Jahre. Die Ablagerungen (Plaques) liegen zwischen Mesothel und Fascia endothoracica, sie sind bis zu 50 cm^2 groß und bis zu 1 cm dick. Die Plaques sind multipel ausgebildet und liegen fast nur an der parietalen Pleura. Für die Hyalineinlagerungen in der Milz (*Zuckergußmilz, Perisplenitis cartilaginea*) und Leberkapsel ist die Pathoge-

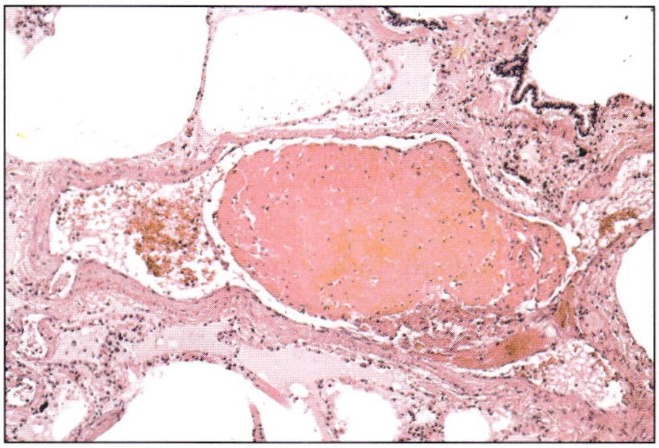

Abb. 3-49. Fibrinthrombus. Eosinroter homogener Fibrinthrombus in einem Lungengefäß bei disseminierter intravaskulärer Gerinnung. HE-Fbg.

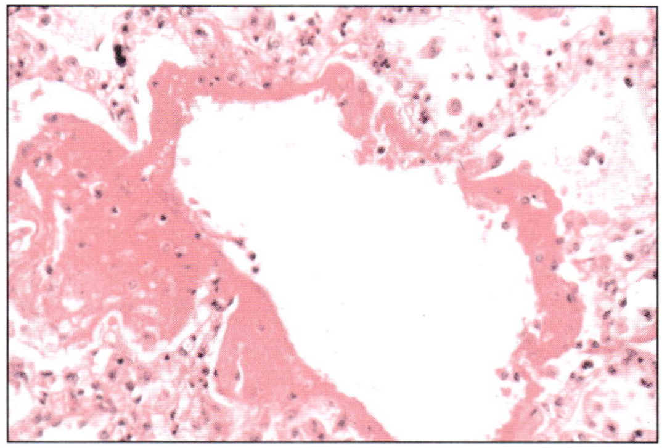

Abb. 3-50. Hyaline Membranen. Eosinrote homogene Membranen füllen die Innenfläche der Alveolen aus (IRDS). HE-Fbg.

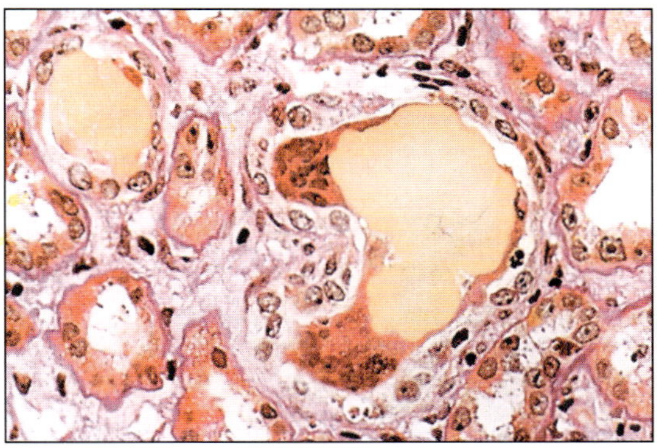

Abb. 3-51. Hyaline Nierenzylinder. Eiweißzylinder von homogener gelber Farbe mit Fremdkörperreaktion (»Plasmozytomniere«). Van-Gieson-Fbg.

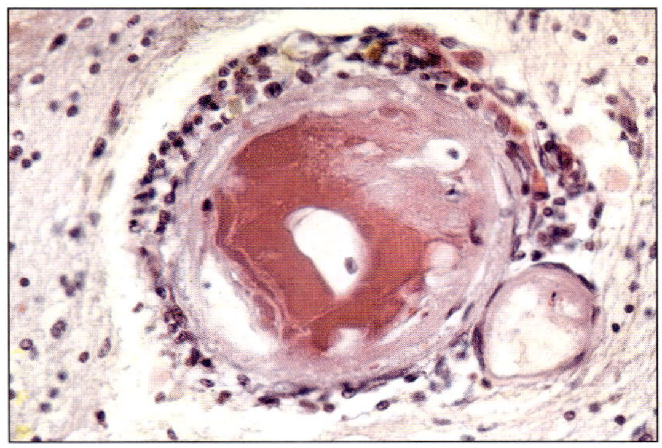

Abb. 3-52. Arteriolenhyalinose. Hirngefäß mit einer homogenen eosinroten Wandeinlagerung und Einengung der Lichtung. HE-Fbg.

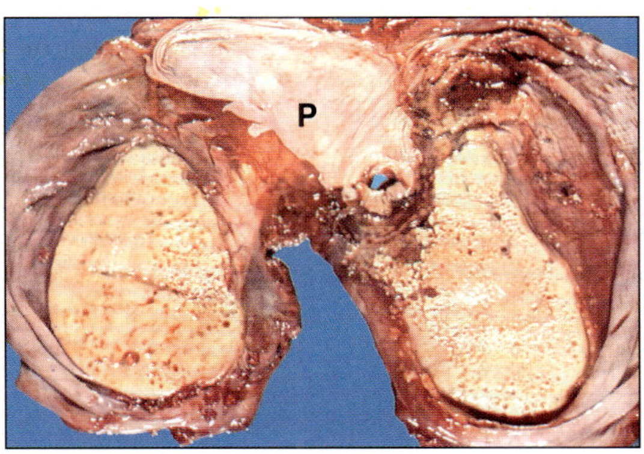

Abb. 3-53. Pleuraplaques. Breitflächige fibröse Herde im Bereich der Zwerchfellpleura bei Asbestose. Oben: parietales Perikard (P).

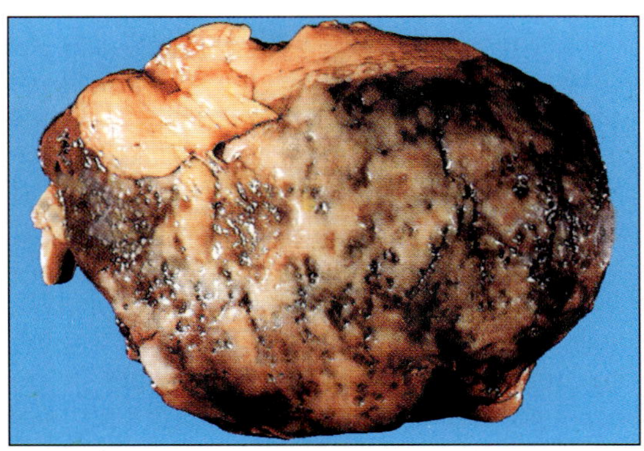

Abb. 3-54. Perisplenitis cartilaginea (»Zuckergußmilz«). Plaqueartige Verdickungen der Milzkapsel.

nese nicht eindeutig gesichert. Am ehesten handelt es sich um eine Kapselreaktion auf eine chronische Blutstauung, eine intraabdominelle Infektion oder auf ein nichtinfektiöses Exsudat in der Bauchhöhle.

• **Hyalinisierte Narben** sind derb und finden sich häufig nach Verbrennungen, bei der Silikose oder bei einer tumorartigen Überschußbildung von Narbengewebe *(Narbenkeloid)*. Ferner sieht man Bindegewebshyalin bei der fibrösen Mastopathie, in alten Fibroadenomen der Mamma und in Leiomyomen des Uterus.

3.5.4 Angeborene Matrixdefekte

Die angeborenen Matrixdefekte sind Folgen eines genetisch bedingten Enzymdefekts, der zu einer Störung in der Bildung und Reifung sowie im Abbau der Fasern oder der Grundsubstanz führt. Dabei bestehen trotz unterschiedlicher Lokalisation der Störung häufig gleichartige klinische Bilder.

3.5.4.1 Angeborene Defekte der kollagenen und elastischen Fasern. Zu den wichtigsten angeborenen Störungen der kollagenen und elastischen Fasern gehören folgende Krankheitsbilder:

• **Ehlers-Danlos-Syndrom.** Charakteristische Symptome dieses Syndroms sind Überelastizität der Haut, Überstreckbarkeit der Gelenke, Zerreißbarkeit von Haut und Gefäßen, Aneurysma dissecans, Zwerchfellhernien sowie Ektasien im Magen-Darm-Trakt und im Respirationstrakt.

• Bei der **Osteogenesis imperfecta** besteht eine verminderte Bildung des Kollagen Typ I. Die genaue Lokalisation des molekularen Defektes ist nicht bekannt. Klinische Leitsymptome sind hochgradige Knochenbrüchigkeit (»Glasknochenkrankheit«), Schlottergelenke, dünne Haut und durchscheinende (blaue) Skleren.

• Dem **Marfan-Syndrom**, einer dominant erblichen Erkrankung, liegt ein Defekt des Fibrillin-Gens im Chromosom 15 q21,1 zugrunde. Fibrillin, ein großes extrazelluläres Matrixprotein, wird von Fibroblasten gebildet und aggregiert nach seiner Sekretion entweder allein oder mit anderen Proteinen zu Mikrofibrillen. Das Syndrom ist durch Hochwuchs, Arachnodaktylie, Schlaffheit der Gelenke, Bänder und Sehnen sowie Lockerung der Augenlinsen gekennzeichnet. Häufig entwickelt sich eine Aortenklappeninsuffizienz, ein Aortenaneurysma und/oder ein Aneurysma dissecans.

Genetisch bedingte Stoffwechselstörungen können auch sekundär das Bindegewebe in Mitleidenschaft ziehen, wenn Substanzen angehäuft werden, die hemmend in den Kollagenstoffwechsel eingreifen. So stört Homozystin, das bei der Homozystinurie akkumuliert, die zur Quervernetzung führende Aldolkondensation, während Homogentisinsäure, die sich bei der Alkaptonurie anreichert, die Lysylhydroxylase kompetitiv hemmt.

Einen genetisch bedingten gesteigerten Kollagenabbau (gekoppelt mit einem gesteigerten Elastinabbau) sieht man beim Proteaseninhibitor-Mangel, einem Leiden der weißen Rasse. Es werden Varianten des Proteaseinhibitors gebildet, die nur 15% (Z-Protein) bzw. 60% (S-Protein) der ursprünglichen Aktivität (M-Protein) besitzen. Infolgedessen werden die lysosomalen Kollagenasen und Elastasen, die beim Zerfall der Granulozyten frei werden, nicht ausreichend blockiert und verursachen ein Lungenemphysem, eine Gefäßfibrose, eine Leberzirrhose sowie Haut- und Gelenkveränderungen wie beim Ehlers-Danlos-Syndrom.

3.5.4.2 Angeborene Stoffwechselstörungen der Proteoglykane sind selten. Am häufigsten sind genetisch bedingte Enzymdefekte des Glykosaminoglykanabbaus mit Speicherung der Abbauprodukte in den Lysosomen *(Mukopolysaccharid-Speicherkrankheiten, Mukopolysaccharidosen)*. Charakteristische Symptome sind Zwergwuchs, Skelettdeformitäten und geistige Retardation bis Idiotie. Als typisch gilt eine Deformierung des Gesichtsschädels mit einem fratzenhaften Gesichtsausdruck, wie man ihn an den Wasserspeiern mittelalterlicher Kirchen findet (Gargoylismus).

Bisher sind sieben verschiedene Formen von Mukopolysaccharidosen mit fünf Unterformen bekannt. Noch seltener sind Glykolipoidosen, bei denen gleichzeitig der Abbau der Glykosaminoglykane und der Glykolipide gestört ist.

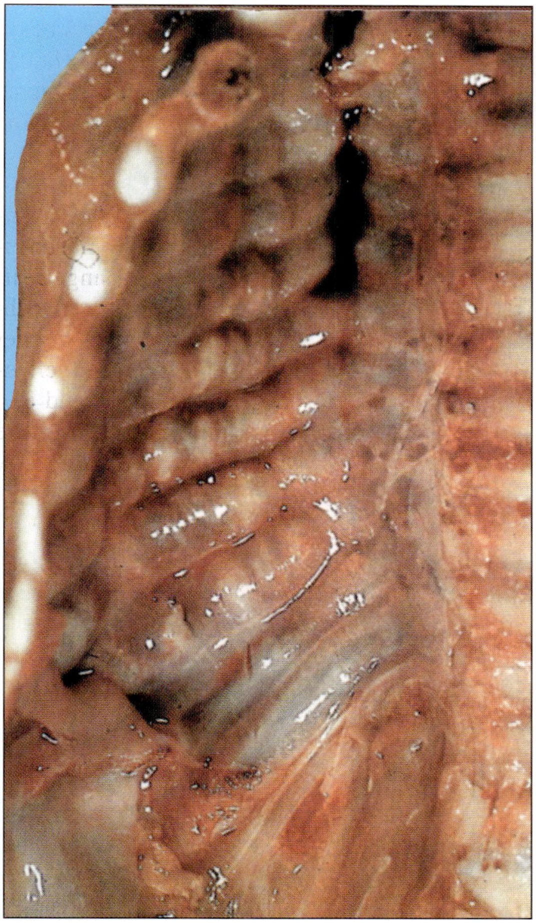

Abb. 3-55. Osteogenesis imperfecta. Innenseite der Thoraxwand mit verdickten Rippen (Kallus nach multiplen Frakturen).

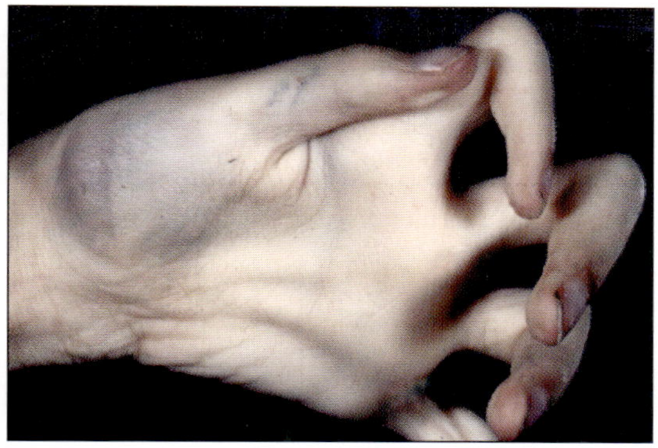

Abb. 3-56. Marfan-Syndrom. Arachnodaktylie (spinnenartige Hand).

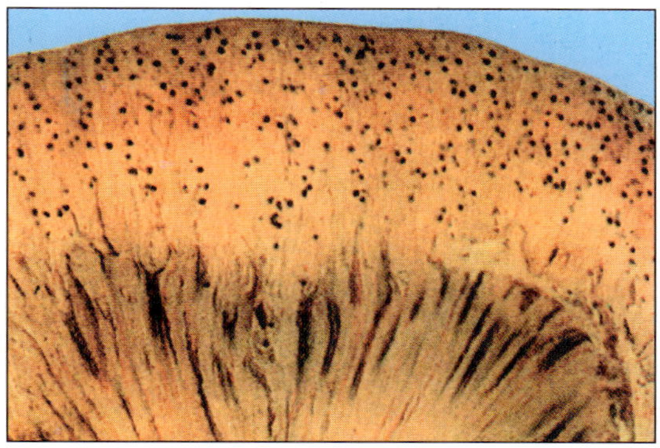

Abb. 3-57. Amyloidose. Nachweis von Amyloidablagerungen (punktförmig = Glomeruli, strichförmig = Gefäße und Tubuli im Mark) nach Behandlung mit Lugol.

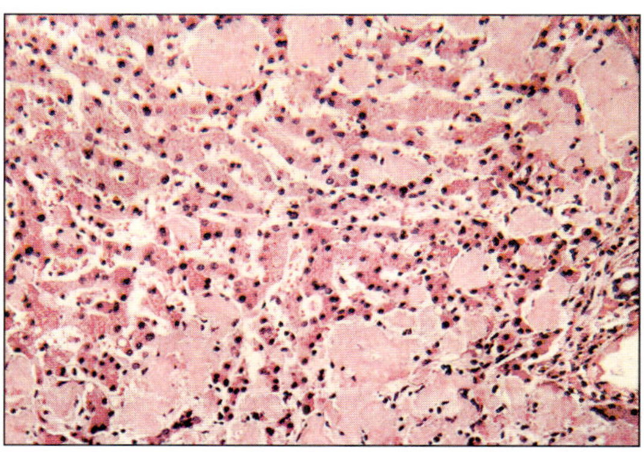

Abb. 3-58. Leberamyloidose. Homogene eosinrote Amyloidablagerungen zwischen den Leberbälkchen. HE-Fbg.

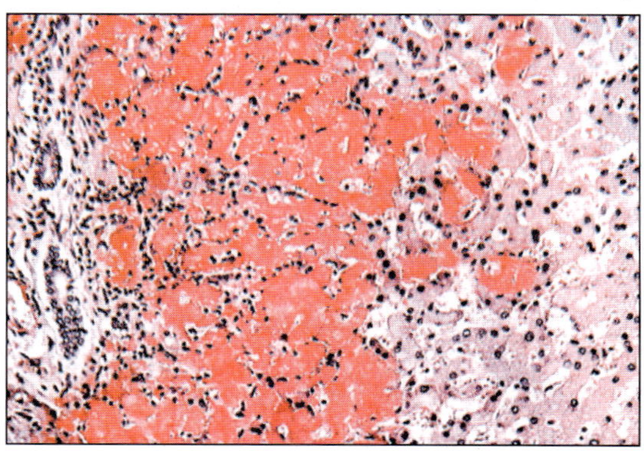

Abb. 3-59. Leberamyloidose. Homogene metachromatische Amyloidablagerungen zwischen den Leberbälkchen. Kongorot-Fbg.

Einteilung des Amyloid

Amyloid-form	Vorläufer-protein	Bezeichnung
1. Systemische nichthereditäre Amyloidosen		
AL	leichte Ketten	idiopathisch, Gammopathie-assoziiert
AA	SAA	sekundär
AB	Beta-2-Mikroglobulin	Hämolyse-assoziiert
2. Systemische hereditäre Amyloidosen		
Nephropathisch		
AA	SAA	Familiäres Mittelmeerfieber
	SAA*	Muckle-Wells-Syndrom
	SAA*	Atypische idiopathische Amyloidose (?)
Neuropathisch		
AF	Präalbuminvarianten	Familiäre Amyloid-Polyneuropathie
	30 (Met/Val)	Typ I: Portugiesisch/Japanisch/Schwedisch
	33 (Ile/Phe)	Typ I: Jüdisch
	49 (Thr/Gly)	
	84 (Ile/Ser)	Typ II
	Apoprotein AI	Typ III
	26 (Gly/Arg)	
	Gelsolin	Typ IV (finnischer Typ)
Kardiopathisch		
AF	Präalbuminvarianten	
	60 (Thr/Ala)	Appalachian-Typ
	111 (Leu/Met)	Dänischer Typ
ASc1	122 (Val/Ile)	Systemische senile Amyloidose
3. Lokale Amyloidablagerungen		
ASb	**Zerebrales Amyloid**	
	APP****	Alzheimer-Krankheit
	APP****	Mongolismus (Down-Syndrom)
		Hereditäre zerebrale Hämorrhagie mit Amyloidose
		Holländischer Typ
	Cystacin	Isländischer Typ
AE	**Endokrines Amyloid**	
	Präkalzitonin	Medulläres Schilddrüsenkarzinom
	IAPP**	Insulinom, Inselamyloidose
		Adenome/Karzinome der Adenohypophyse, Nebenschilddrüse und Pankreasinseln
AD	**Dermales Amyloid**	
	Leichte Ketten	Noduläre Hautamyloidose
	Keratin (?)	Lichen amyloidosus
AS	**Seniles Amyloid**	
ASc	ANP***	Vorhofamyloid, Aortenamyloid
	Leichte Ketten	Amyloidtumoren
		Respirationstrakt, Urogenitaltrakt

*SAA: Serum-Amyloid-Protein-A-Komplex, **IAPP: Inselamyloid Polypeptid,
***ANP: Atriales natriuretisches Peptid, ****APP: Amyloid-Precursor-Protein

3.5.5 Amyloidose

3.5.5.1 Eigenschaften. Amyloid ist eine Sammelbezeichnung für verschiedene Erkrankungen mit hyalinen extrazellulären Eiweißablagerungen, die folgende Gemeinsamkeiten haben:

- hohe Affinität zu Kongorot mit grüner Doppelbrechung (Rot-Grün-Dichroismus) im polarisierten Licht,
- typische fibrilläre Ultrastruktur. Die Fibrillen sind unverzweigt, unterschiedlich lang und 7,5 bis 10 nm breit. Sie bestehen aus zwei oder mehr miteinander verdrillten 2,5 bis 3,5 nm breiten Filamenten und
- Faltblattstruktur der Peptidketten (Beta-Fibrillen).

Amyloidablagerungen können umschrieben *(lokales Amyloid)* oder systemisch *(Amyloidose)* auftreten. Die Diagnose erfolgt am histologischen Präparat (Biopsien), das mit Kongorot gefärbt und im polarisierten Licht betrachtet wird. Bei lokalen Ablagerungen müssen die Biopsien aus dem entsprechenden Areal stammen, bei systemischen Amyloidosen werden die Biopsien der Rektumschleimhaut, der Gingiva oder den Nieren entnommen.

3.5.5.2 Pathogenese. Gemeinsam ist allen Amyloidformen:

- Es existiert ein lösliches Vorläuferprotein mit amyloidogener Primärstruktur.
- Der normale Abbau des Vorläuferproteins ist gestört, so daß die Peptidketten mit Betastruktur nicht abgebaut werden und als unlösliche Fibrillen ausfallen. Diese Störung kann Folge einer Überproduktion des Vorläuferproteins sein, aber auch die Bildung von schlechter abbaubaren Varianten oder eine Störung der Abbaufähigkeit des MPS können zur Ausbildung von Amyloidfibrillen führen. Bei den Amyloidosen zirkuliert das Vorläuferprotein im Blutkreislauf. Bei den lokalen Amyloidablagerungen erfolgen Bildung und Abbau des Vorläuferproteins meist an derselben Stelle.

Neben den Amyloidfibrillen sind weitere Substanzen im Amyloid nachweisbar und wahrscheinlich an der Ausfällung der Fibrillen beteiligt, wie die Amyloidkomponente P und Glykosaminoglykane, besonders Heparin und Chondroitinsulfat. Die Komponente P ist ein Alpha-1-Glykoprotein des Serums und wird auch in glomerulären Basalmembranen und an elastische Fasern gebunden.

3.5.5.3 Lokalisation und Morphologie der Amyloidosen. Bei der *periretikulären Amyloidose* finden sich die Ablagerungen zunächst an den retikulären Fasern und den Basalmembranen der Blutgefäße. Die *perikollagenen Amyloidosen* zeigen die ersten Ablagerungen im kollagenen Bindegewebe sowie später in der Adventitia der Gefäße. Zwischen beiden Verteilungsmustern bestehen erhebliche Überschneidungen.

- In der **Niere** finden sich die Amyloidablagerungen vorwiegend als homogene Massen auf beiden Seiten der Basalmembran oder im Mesangium der Glomeruli. Hier führen sie zu einer erhöhten Eiweißdurchlässigkeit der Glomerulusschlingen mit einer verstärkten Eiweißrückresorption und -speicherung in den Tubuli bzw. Tubulusepithelien *(Amyloidnephrose)*. Später treten Ablagerungen in der Intima der Arterien auf, die besonders an den Arteriolen zu einer Einengung mit Verödung der zugehörigen Glomeruli führen. Der dadurch bedingte Ausfall von Nephronen hat eine Schrumpfung der Niere *(Amyloidschrumpfniere)* zur Folge, die sich klinisch als Niereninsuffizienz manifestiert.

- In der **Leber** präzipitiert das Amyloid im Disse-Raum, zunächst in der intermediären Läppchenzone, später auch in den zentralen und peripheren Läppchenanteilen. Makroskopisch ist die Leber vergrößert und kann bis zu 9000 g wiegen. Die Konsistenz ist vermehrt, die Schnittfläche speckig glänzend. Schwerwiegende Leberfunktionsstörungen werden nur selten beobachtet.

- In der **Milz** liegt das Amyloid entweder nur als kleine glasige Knötchen in den Lymphfollikeln *(Sagomilz* = Follikelamyloidose) oder diffus in der roten Pulpa *(Schinkenmilz)*.

- Im **Darm** finden sich Amyloidablagerungen vor allem in den Blutgefäßen. Sie können mit Durchblutungsstörungen einhergehen und durch Geschwüre, Perforationen, Malabsorption oder Proteinverlust-Enteropathien kompliziert werden.

• Im **Herzen** treten Amyloidablagerungen am häufigsten unter dem Endokard des linken Vorhofs auf und sind hier klinisch bedeutungslos. Bei den genetisch bedingten Herzamyloidosen finden sich die Ablagerungen zwischen den Muskelfasern in Form schmaler Streifen oder klumpiger Gebilde. Klinisch manifestieren sich schwerere Formen unter dem Bild einer konstriktiven Perikarditis, einer Koronarsklerose oder einer sekundären Kardiomyopathie.

• Im **peripheren Nervensystem** liegen die Amyloidfibrillen im Endoneurinum und führen zu fleckförmigen Entmarkungen und axonaler Degeneration, die sich klinisch als Neuropathie manifestieren. Im **Gehirn** treten Amyloidablagerungen bevorzugt im Rahmen der präsenilen oder senilen Demenz auf und liegen in Ganglienzellen, senilen Plaques und kleinen Hirngefäßen.

3.5.5.4 Systemische Amyloidosen. Die Einteilung der generalisierten Amyloidosen berücksichtigt hereditäre und nichthereditäre Formen; außerdem wird die chemische Natur des Vorläuferproteins angegeben.

• **Hereditäre Amyloidosen.** Genetisch bedingte Amyloidosen werden nach der bevorzugten Organmanifestation in nephropathische, neuropathische und kardiopathische Formen unterteilt.

Die häufigste *familiäre nephropathische Amyloidose* (Amyloidprotein AA = Amyloid A) ist das Mittelmeerfieber, ihre Ursache ein Mangel an C5a-Inhibitor. Die insuffiziente Blockade von C5a führt zu rezidivierenden Entzündungsschüben mit überschießender Bildung von SAA-Protein, die die Abbaukapazität des MPS überschreitet. Außerdem soll auch eine Punktmutation des SAA-Proteins vorliegen. Seltene Formen sind das *Muckle-Wells-Syndrom* und die *sog. idiopathische atypische Amyloidose.*

Die *familiären neuropathischen Amyloidosen* (Amyloidprotein AF = Amyloid familiär) werden autosomal dominant vererbt und manifestieren sich zuerst an den unteren Extremitäten (Typ I, Typ III), an den oberen Extremitäten (Typ II) oder im Kopfbereich (Typ III). Vorläuferproteine sind Varianten des Präalbumins. Beim Typ III wird eine Variante des Apolipoprotein AI (Apo AI Iowa) als Vorläuferprotein identifiziert. Beim Typ IV ist Gelsolin, ein aktinmodulierendes Protein, das Vorläuferprotein.

Bei den *familiären kardiopathischen Amyloidosen* (Amyloidprotein AF = Amyloid familiär) sind wiederum Varianten des Präalbumins das Vorläuferprotein, ebenso bei der systemischen senilen Amyloidose. Das spricht dafür, daß auch diese Amyloidosen genetisch bedingt sind. Sie manifestieren sich besonders am Herzen (frühere Bezeichnung: senile kardiale Amyloidose), an der Lunge und am Gefäßsystem, Hirngefäße und Nierenglomeruli bleiben dagegen ausgespart. Die Erkrankung tritt erst nach dem 70. Lebensjahr auf und ist besonders bei über 80 Jahre alten Menschen nachweisbar.

• **Nichthereditäre systemische Amyloidosen** treten im Rahmen von monoklonalen Gammopathien, bei chronischen entzündlichen Prozessen und bei chronischen Hämodialyse-Patienten auf.

Häufigste Ursache der *gammopathieassoziierten Amyloidosen* sind Tumoren der B-Lymphozytenreihe (Plasmozytom, Immunozytom, Immunoblastom), aber auch gutartige monoklonale Gammopathien können Amyloidablagerungen hervorrufen. Die klassische idiopathische Amyloidose ist wahrscheinlich eine gammopathieassoziierte Form. Vorläufer-Proteine sind die kurzen Ketten der Immunglobuline (Amyloidprotein AL = Amyloid Light Chains) Die Amyloidablagerungen liegen vorwiegend in der Herz- und der Zungenmuskulatur, im Gastrointestinaltrakt, in der Haut sowie in der Adventitia der Gefäße.

Amyloidosen als Komplikation von chronischen Entzündungen (Begleitamyloidosen, sekundäre Amyloidosen, Amyloidprotein AA = Amyloid A) fanden sich früher bei Tuberkulose, chronischer Osteomyelitis oder Bronchiektasen. Heute entstehen die meisten Fälle im Rahmen der rheumatoiden Arthritis und der Lepra, außerdem bei chronischen Nephritiden, Morbus Crohn, Colitis ulcerosa sowie einigen malignen Tumoren (Hodgkin-Lymphom, Nierenkarzinom). Vorläufer-Protein ist das Serum-Amyloid-A-Protein, dessen Serumkonzentration bei Entzündungen auf das 100- bis 1000fache ansteigt. Da aber nur ein geringer Prozentsatz der Patienten mit einer

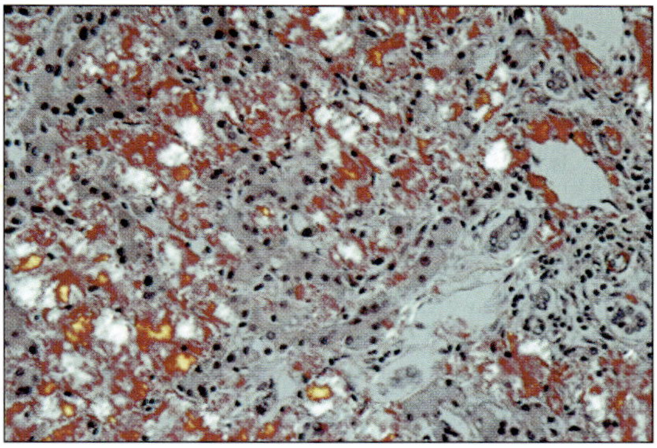

Abb. 3-60. Leberamyloidose. Im polarisierten Licht (dunkler Hintergrund) gelbe bis weiße, doppelbrechende Amyloidablagerungen. Kongorot-Fbg.

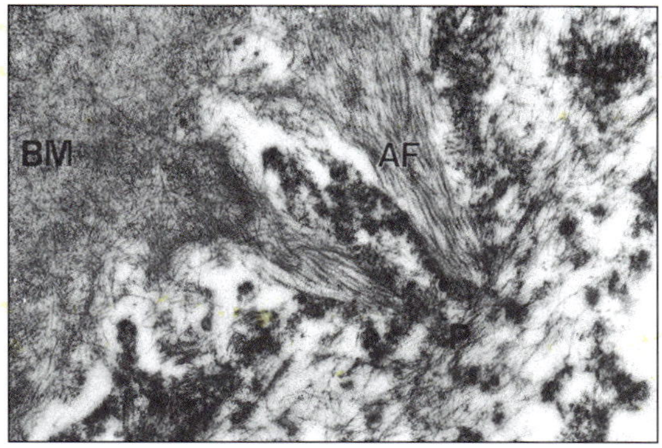

Abb. 3-61. Fibrilläre Amyloidstrukturen (AF). BM: Basalmembran. Elektronenmikroskopisches Bild.

der genannten Erkrankungen eine Amyloidose entwickelt, müssen noch weitere Faktoren eine Rolle spielen. Gesichert wurde an den Monozyten von Amyloidkranken, daß sie im Gegensatz zu normalen Kontrollen nicht in der Lage sind, Amyloidprotein A (AA) abzubauen. Die Amyloidablagerungen finden sich vorwiegend in den Nierenglomeruli, in der Intima der kleinen Arterien und Arteriolen sowie in Leber, Milz und Nebenniere. Für den Krankheitsverlauf entscheidend sind die Ablagerungen in der Niere.

Dialyse-Amyloid. Bei den Amyloidablagerungen, die sich bei chronischen Hämodialyse-Patienten entwickeln, ist das amyloidogene Protein das Beta-2-Mikroglobulin. Es wird normalerweise komplett glomerulär filtriert und tubulär reabsorbiert. Bei Hämodialyse-Patienten reichert es sich im Blut an und präzipitiert als intaktes Molekül zu Amyloid, das sich vornehmlich im Knochen und in der Synovia ablagert und zu Knochenfrakturen und Gelenkzerstörungen führt. Besonders charakteristisch sind Ablagerungen im Ligamentum carpi mit Ausbildung eines Karpaltunnelsyndroms.

3.5.5.5 Lokale Amyloidablagerungen. Ähnlich wie bei den systemischen Amyloidosen sind auch die lokalen Amyloidablagerungen unterschiedlicher Genese. Die häufigste Form ist das *senile Hirnamyloid* (Amyloidprotein ASB = Amyloid Senile Brain). Es findet sich bei der Hirnatrophie vom Alzheimer-Typ. Das *Alzheimer-Gewebesyndrom* tritt auch beim Down-Syndrom auf, wenn die Patienten älter als 40 Jahre werden. Es gibt aber auch exogen bedingte Fälle mit Alzheimer-Syndrom und Demenz, z. B. bei Boxern *(Dementia pugilistica)* als Spätfolge von Schädeltraumen.

Bei einer **weiteren Gruppe von lokalen Amyloidablagerungen** wirken Proteohormone bzw. deren Vorstufen amyloidogen (endokrines Amyloid = AE). Derartige Amyloidablagerungen finden sich *in gut- und bösartigen Tumoren endokriner Drüsen* (Hypophyse, Nebenschilddrüse, Schilddrüse, Pankreasinseln) sowie bei der *Inselamyloidose.* Beim C-Zellen-Karzinom der Schilddrüse wurde Präkalzitonin in den Amyloidfibrillen nachgewiesen. Die übrigen Vorläuferproteine wurden noch nicht identifiziert.

Isolierte Amyloidtumoren, wie sie im Respirationstrakt und im Urogenitaltrakt vorkommen, bestehen aus Leichtkettenamyloid (AL) und sind wahrscheinlich auf dem Boden von Plasmazellansammlungen entstanden. Auch bei der *nodulären Hautamyloidose* liegt die AL-Form des Amyloid vor. Beim Lichen amyloidosus leiten sich die Fibrillen jedoch wahrscheinlich vom Keratin ab. Zu den lokalen Amyloidablagerungen gehören auch noch *Altersamyloidosen des kardiovaskulären Systems, die isolierte Vorhofamyloidose* und *die Aortenamyloidose,* die aber zu keinen funktionellen Störungen führen

4 Exogene Noxen

Unter Noxen versteht man alle exogen und endogen schädigende Faktoren, die auf den Organismus einwirken.

4.1 Chemische Noxen

Eine Schädigung durch chemische Noxen verläuft bei einmaliger Exposition und entsprechend hoher Dosis als akute Vergiftung. Eine wiederholte oder eine langdauernde Exposition kann zu einer chronischen Vergiftung führen, aber auch andere Folgeveränderungen hervorrufen, z. B. eine krebsige Umwandlung oder eine Fibrose.

4.1.1 Stoffe mit schädlicher Wirkung

Anorganische Stoffe

- gasförmig (Kohlenmonoxid, Chlorgas, Stickoxide, Schwefeldioxid, Ozon)
- flüssig (Säuren und Laugen)
- fest (z. B. Silikate [Asbest, Ton], Quarz, Metalle [Beryllium, Blei, Cadmium, Hartmetallstäube]).

Organische Verbindungen

- Phosgen, Alkohol
- Lösungsmittel (Benzol, halogenisierte Kohlenwasserstoffe [Tetrachlorkohlenstoff])
- Polychlorierte Biphenyle (PCB)
- Pestizide (chlorierte zyklische Kohlenwasserstoffe [DDT, Aldrin, Dieldrin], polychlorierte Phenole [Pentachlorphenol], Alkylphosphate und Paraquat)
- Arzneimittel
- Pflanzliche Substanzen (Alpha-Amanitin, Secalealkaloide, Saponine, Aflatoxine)
- Bakterielle Substanzen (Botulinustoxine)
- Pilzsubstanzen (Aflatoxine)
- Tierische Toxine (Bienengift, Schlangengift).

4.1.2 Aufnahmewege

Die Aufnahme exogener Noxen erfolgt über Atemwege, Verdauungstrakt, Haut oder parenteral. Für das Ausmaß des Schadens sind die Konzentration, die Einwirkungsdauer der toxischen Substanz und die Vulnerabilität der geschädigten Zelle ausschlaggebend.

Bei Aufnahme über die Atemwege (Inhalation) können die Noxen einmal als Gase (CO, verdampfte Lösungsmittel, chemische Kampfstoffe, Pentachlorphenol) vorliegen oder als Flüssigkeitstropfen eingeatmet werden (Säuren, Laugen, versprühte Pestizide). Chronische Pentachlorphenolvergiftungen treten auf, wenn dieses Holzschutzmittel in Innenräumen verwendet wird. Schließlich können auch feste Stoffe in Form kleinster Partikel mit der Atemluft in den Organismus gelangen (Asbest, Ton, Quarz [SiO_2], Beryllium, Blei und Cadmium, Hartmetallstäube).

Akut schädigende Noxen (Gifte) werden am häufigsten oral, z. B. mit der Nahrung, aufgenommen. In diese Gruppe gehören Aflatoxine, polychlorierte Biphenyle (PCB) sowie chlorierte zyklische Kohlenwasserstoffe (DDT, Aldrin, Dieldrin) und polychlorierte Phenole (Pentachlorphenol), die von den Pflanzen aus dem Boden aufgenommen werden und über die Nahrungskette in den Menschen gelangen.

Eine perkutane Inkorporierung ist nur für lipophile Substanzen möglich, die sich in der Haut lösen. Verbindungen mit derartigen Eigenschaften wurden als Kampfgase verwendet. Zu den Flüssigkeiten zählen die Alkylphosphat-Insektizide (z. B. E 605) und polychlorierte Phenole (Pentachlorphenol). Bei unsachgemäßer Anwendung (Zerstäubung ohne Schutzkleidung und Atemschutzmaske) kann es auch zur gleichzeitigen Aufnahme über die Haut und die Atemwege kommen.

4.1.3 Speicherung – Metabolisierung – Elimination

Einige Gifte entfalten ihre Wirkung unmittelbar an der Eintrittspforte. So führen (irrtümlich oder in suizidaler Absicht) verschluckte Säuren zu Koagulationsnekrosen in Mundhöhle, Ösophagus und Magen; Laugen verursachen Kolliquationsnekrosen. In gleicher Weise wirken die beim Verbrennen von Gummi und Plastik entstehenden Chlor-, Schwefel- und Ammoniakgase, die sich bei der Rauchvergiftung in der Schleimmembran der Bronchien als Schwefel- und Salzsäure bzw. NH_4OH lösen. Lipidlösliche Verbrennungsprodukte (Nitrosegase, Phosgen, toxische Aldehyde) führen zu Membranschäden in den tieferen Atemwegen mit toxischem Lungenödem und zu Störungen der Zilien-Clearance.

Die meisten Gifte werden resorbiert, entfalten ihre Giftwirkung ubiquitär oder bevorzugt an einem Organ und werden unverändert oder nach metabolischem Abbau ausgeschieden. Einige Toxine reichern sich im Organismus an, insbesondere bei chronischer Aufnahme.

Eine *Speicherung in der Lunge* erfolgt bei der Staubinhalation. Der Großteil des eingeatmeten Staubes wird durch den Selbstreinigungsmechanismus der Atemwege über den Luftweg wieder eliminiert. Ein Teil bleibt jedoch in der Lunge zurück, wird hier von Makrophagen aufgenommen und in das Interstitium transportiert.

Eine *Ablagerung im Fettgewebe* kommt bei den polychlorierten Biphenylen (PCB) und chlorierten zyklischen Kohlenwasserstoffen (DDT, Aldrin, Dieldrin) vor. Da beide in der Natur nicht oder kaum abgebaut werden (DDT-Halbwertszeit über 10 Jahre), haben sie sich im Boden angereichert. Alle diese Substanzen werden auch beim Menschen nur langsam in der Leber abgebaut (Halbwertszeit: DDT im Menschen >1 Jahr) und aufgrund ihrer Lipophilie im Fettgewebe gespeichert und angereichert.

Besonders toxisch ist das 2,3,7,8-Tetrachlordibenzodioxin (meist kurz Dioxin genannt). Es ist hoch lipophil und adsorbiert fest an Oberflächen. Hauptquelle der Dioxinbelastung für den Menschen sind Nahrungsfette. Toxische Mengen sind bei Kontamination mit dioxinhaltigen Ölen und Lösemitteln (Chemieunfälle) aufgenommen worden. Aufgrund der langen Halbwertszeit (6–10 Jahre) reichert es sich bei chronischer Exposition im Körperfett und in der Leber an. Bei Ratten, Mäusen und Hamstern wirkt Dioxin kanzerogen, vor allem bei Mäusen auch teratogen. Beim Menschen ist auch nach hoher Exposition bisher kein kanzerogener oder teratogener Effekt gesichert.

Eine vorwiegend *hepatotoxische Wirkung* haben halogenierte Kohlenwasserstoffe. In unveränderter Form wirken sie aufgrund ihrer Lipidlöslichkeit lediglich narkotisierend. Bei einem Abbau in der Leber entstehen dagegen kurzlebige Radikale, welche zu einer Peroxidation der Membranlipide und somit zu einem Zusammenbruch der Membranstrukturen führen. Prototyp ist der Tetrachlorkohlenstoff. Tödliche Dosen (1–10 ml) führen innerhalb von 48 Stunden zu einem schweren Ikterus mit einem extremen Anstieg der Transaminasenwerte im Serum und rapidem Absinken der Gerinnungsfaktoren. Der Tod erfolgt durch Leber- und Nierenversagen.

Überwiegend nephrotoxisch wirkt Cadmium. Die biologische Halbwertszeit beträgt beim Menschen etwa 30 Jahre. Die Wirkung beruht wie beim Quecksilber auf einer Hemmung sulfhydrilhaltiger Enzyme. Akute Vergiftungen infolge Einatmung von Cadmiumrauch oder -staub führen mit einer Latenzzeit von 1 bis 7 Tagen zu einem toxischen Lungenödem und zu Lungenentzündungen. Die chronische Vergiftung ist vor allem durch eine Nierenschädigung (Proteinurie, Glykosurie, Aminoazidurie, gestörte Kalzium- und Phosphatexkretion, Störung der Konzentrationsfähigkeit) gekennzeichnet. Außerdem kann es zu einem *Milkman-Syndrom* (Dekalzifizierungssyndrom mit multiplen spontanen Ermüdungsfrakturen und Bildung eines kalkfreien Kallus) kommen. Cadmium wirkt bei Tieren auch kanzerogen; dies konnte beim Menschen bisher nicht bestätigt werden.

4.1.4 Mechanismen der Schädigungen

Chemische Noxen verursachen Funktionsstörungen der Zelle, die bis zum Zelltod reichen. Bei sofort wirkenden und zum Tode führenden Giften läßt sich kein morphologisches Substrat erfassen. Nekrosen entstehen, wenn die toxische Schädigung so stark ist, daß die Zielzellen bzw. -organe absterben, der Organismus als ganzes aber überlebt. Toxine können zu einer Blockierung der Sauerstoffzufuhr führen oder unmittelbar an der Zelle ansetzen.

4.1.4.1 Störung der Sauerstoffbereitstellung. Eine Störung der Sauerstoffbereitstellung für die Zelle besteht bei der Kohlenmonoxidvergiftung. CO hat eine 300fach stärkere Affinität zum Hämoglobin als Sauerstoff. CO führt zu einer ausgeprägten peripheren Vasodilatation (besonders im Gehirn) mit Hypotension. Es wird an intrazelluläre Enzyme (Zytochromoxydase und Zytochrom P-450) gebunden und blockiert die intrazelluläre Energiegewinnung. Morphologisch manifestiert sich die Kohlenmonoxidvergiftung am Gehirn als Pallidumnekrose und im Mark als Entmarkungen. Außerdem besteht ein generalisiertes Hirnödem. In anderen Organen, wie Herz, Leber und Nieren, können disseminierte Zellnekrosen auftreten.

4.1.4.2 Rezeptorirritation. Eine Irritation von Rezeptoren erfolgt bei der Vergiftung mit den als Insektiziden verwendeten *Alkylphosphaten.* Alkylphosphate oder ihre Metaboliten hemmen ubiquitär die Cholinesterase, so daß es zu einer Anhäufung von Acetylcholin kommt. Diese führt zu einer Reizung der postganglionären parasympathischen Rezeptoren sowie zu einer Reizung der cholinergischen vegetativen Ganglien und der motorischen Endplatten. Bei Vergiftungen mit *Secalealkaloiden* (Mutterkorn) beruht die Schädigung (Ergotismus gangraenosus) auf einer Rezeptorirritation: Alphaadrenorezeptoren und Serotoninrezeptoren werden partiell blockiert, Dopaminrezeptoren stimuliert. Das auch als Muskelrelaxans verwendete Pfeilgift *Tubocurarin* bindet an die postsynaptischen Rezeptoren der motorischen Endplatte, ohne sie zu erregen, und blockiert sie damit für den physiologischen Transmitter Acetylcholin.

4.1.4.3 Membranläsionen sieht man vor allem bei Vergiftungen mit lipidlöslichen Substanzen. *Organische Lösungsmittel*, wie Benzol, Benzin sowie unveränderte aliphatische und aromatische Halogen-Kohlenwasserstoffe führen zu einer Veränderung der Lipidmatrix der biologischen Membranen, verhalten sich also wie Narkotika. Ebenso verursachen *Saponine* Membranschädigungen. Bei intravasaler Injektion rufen bereits kleinste Mengen eine massive Hämolyse hervor.

4.1.4.4 Enzymhemmung. Typische Beispiele einer Enzymhemmung sind Zyankali-, Knollenblätterpilz- und Bleivergiftungen. *Blausäure* lagert sich in allen Zellen an das dreiwertige Eisen der Ferri-Cytochromoxydase und hemmt die Zellatmung. Bereits 60 mg wirken letal. *Alphaamanitin des Knollenblätterpilzes* verursacht vorwiegend eine Leberschädigung. Das Gift wird in den Hepatozyten an die nukleäre RNA-Polymerase gebunden, blockiert die Transkription und Bildung von messenger-RNA und führt zu einer Unterdrückung der Eiweißsynthese. *Blei* hemmt Enzyme der Sulfhydrilgruppen, insbesondere der Hämoglobinsynthese. Blei wird im Organismus zu über 90% im Knochen zurückgehalten (tertiäres Bleiphosphat) und hat eine sehr lange biologische Halbwertzeit. Die chronische Bleivergiftung manifestiert sich als Anämie mit vermehrter renale Ausscheidung von Häm-Vorstufen, als Neuropathie (Lähmungen) und als Störung der glatten Muskulatur (Bleikoliken).

4.1.4.5 Aggressive Radikale leiten sich häufig vom Sauerstoff ab (Sauerstoffradikale), wie bei der Ozon-, Paraquat-, Chlorgas- und Benzolvergiftung.

Ozon entsteht durch eine photochemische Reaktion organischer Substanzen (Auspuffgase!). Es wirkt durch Ausbildung von Sauerstoffradikalen stark oxydierend und führt zu Membranläsionen. Leichte Intoxikationen gehen mit Konjunktivitis und Tracheitis, schwere Formen unter Umständen mit tödlichem Lungenödem einher.

Paraquat, ein Herbizid, schädigt vorwiegend die Lunge. Bei Inhalation von Stäuben oder Aerosolen kommt es zu einer unmittelbaren Lungenveränderung. Auch nach oraler Aufnahme reichert es sich nach 1 bis 2 Wochen in der Lunge an. Paraquat bildet in der Lunge Sauerstoffradikale. Es kommt zu einem massiven interstitiellen und intraalveolären Ödem mit Zerstörung der Alveolarepithelien und nachfolgender Lungenfibrose (ARDS).

Chlorgas reagiert mit Wasser unter Bildung von Salzsäure (HCl) und dem stark oxydierenden HOCl. Niedrige Chlorgaskonzentrationen (15 bis 50 mg/m^3) rufen Reizerscheinungen an Augen, Nasen- und Rachenschleimhaut hervor, höhere Dosen (60–150 mg/m^3) ein toxisches Lungenödem mit Dyspnoe, Zyanose und Herz-Kreislauf-Versagen.

Auch die schädigende Wirkung des *Benzols*, das sich aufgrund seiner Lipidlöslichkeit im Fettgewebe anreichert, beruht auf der Bildung von oxidativ reaktiven Epoxiden bei seiner Metabolisierung. Diese radiomimetische (strahlenähnliche) Wirkung des Benzols ist wahrscheinlich bei einer chronischen Vergiftung für die mutagenen und karzinogenen Eigenschaften (aplastische Anämien, Leukämien und Plasmozytome) verantwortlich.

4.1.4.6 Zytoskelettstörungen werden beim Menschen vor allem bei chronischem *Alkoholabusus* beobachtet, können aber auch durch andere Toxine *(Griseofulvin)* und Spindelgifte (*Colchizin* und *Vinca-Alkaloide*) hervorgerufen werden. *Tierische Gifte* bestehen oft aus mehreren Komponenten mit unterschiedlichen Angriffsorten. So enthalten *Schlangengifte* hochgiftige Polypeptide, direkt toxisch wirkende Enzyme sowie Enzyme, die im Organismus giftige Reaktionsprodukte bilden.

4.1.5 Wichtige Zielorgane

4.1.5.1 Respirationstrakt. Eine Schädigung des Respirationstrakts erfolgt, wenn das Toxin über den Atemweg aufgenommen wird: Aufnahme und Wirkungsort des Toxins fallen zusammen (z. B. bei Rauchvergiftung) oder die Schädigung erfolgt durch Stäube (Staublunge). Lungenschäden können auch durch sekundäre Anreicherung zustande kommen (Paraquatvergiftung).

4.1.5.2 Leber. Leberschäden treten immer dann auf, wenn ein Toxin eine besondere Affinität zu den Hepatozyten zeigt oder wenn beim hepatischen Abbau eines Toxinvorläufers toxische Substanzen entstehen. Leichte Schädigungen dieser Art führen lediglich zu einer Leberzellverfettung, die sich vornehmlich läppchenzentral manifestiert. Bei schwereren Schädigungen entstehen läppchenzentrale Nekrosen, während die Läppchenperipherie verfettet. Bei den tödlichen Vergiftungen besteht eine totale oder subtotale Nekrose des Leberparenchyms *(akute Leberdystrophie)* mit Zusammenbruch der Leberfunktionen.

4.1.5.3 Niere. Nierenschädigungen entstehen bevorzugt, wenn sich das Toxin bei einer renalen Ausscheidung in der Niere anreichert, wie Quecksilber- oder Cadmiumsalze. Leichte Schäden führen zu einer Störung der Nierenkonzentrationsfähigkeit mit Polyurie sowie zu einer Proteinurie und Erythrozyturie, evtl. auch zu einer temporären Anurie. Schwere Vergiftungen verursachen Tubulusnekrosen mit irreversibler Nierenschädigung. Toxine können auch zu einer indirekten Nierenschädigung führen: Bei Bleivergiftungen werden Durchblutungsstörungen der Niere mit Verödung der Glomeruli und Ausbildung einer Schrumpfniere diskutiert.

4.1.5.4 Blutbildendes System. Schädigungen des blutbildenden Systems können auf ein Kompartiment beschränkt bleiben oder das gesamte blutbildende System betreffen. Sie kommen als aplastische Anämie, Agranulozytose oder Thrombopenie bzw. als Panmyelopathie vor. Zudem können maligne Systemerkrankungen auftreten, wie chronische myeloische oder lymphatische Leukämien.

4.1.5.5 Knochensystem. Am Skelett können Vergiftungen eine Osteomalazie (Fluor, Cadmium), Osteoporose (Cadmium, Phosphor, Vitamin D) oder eine Osteosklerose (Fluor, Vitamin A) zur Folge haben.

4.1.5.6 Nervensystem. Vergiftungen des Nervensystems manifestieren sich klinisch als narkoseähnliche Bewußtseinstrübungen, Erethismus (Übererregbarkeit), Delirium, Halluzinationen, Tremor, epileptiforme Krämpfe, Ataxien, Demenz, Psychose, toxische Neuropathie, Polyradikulitis oder amyotrophe Lateralsklerose. Morphologisch finden sich Ganglienzelluntergänge, Entmarkungen der weißen Substanz, Demyelinisationen und Axonschädigungen der peripheren Nerven oder – besonders bei akuten Intoxikationen – lediglich ein Hirnödem.

4.1.5.7 Reproduktionsorgane. Toxische Schädigungen des Hodens gehen mit Störungen der Spermiogenese (Azoospermie und Atrophie) einher. Sie kommen bei Einwirken von *Lithium, Mangan, radioaktiven Substanzen, Schwefelkohlenstoff, Thallium* und zahlreichen anderen Toxinen vor. Auch chronische *Kokainvergiftungen* sowie ein *chronischer Alkoholismus* im Stadium der Leberzirrhose führen zu derartigen Veränderungen. Bei der Frau manifestieren sich toxische Schädigungen der Ovarien (z. B. nach Vergiftungen mit Blei, Thallium, chlorierten oder nitrierten Kohlenwasserstoffen, Zytostatika) als Amenorrhö. Alle kanzerogen wirkenden Substanzen können mutagen auf die Keimzellen oder teratogen auf die Frucht wirken und so Ursache von Mißbildungen und Aborten sein.

4.1.5.8 Haut. Hautveränderungen im Rahmen von Vergiftungen können direkte Folge der Toxinwirkung oder Ausdruck einer ausgelösten Hautsensibilisierung sein. Toxische Veränderungen manifestieren sich als Hautpigmentierung, Hyperkeratose, blasige oder geschwürige Veränderungen, Akne, Herpes zoster, Haarausfall (Alopezie) oder Anhidrose. Sie sind bei direkter Exposition der Haut umschrieben ausgebildet. Wird das Gift über den Respirations- oder den Digestionstrakt aufgenommen, dann können diese Veränderungen auch ubiquitär auftreten.

4.1.6 Schadstoffe bei anerkannten Berufskrankheiten

Bis heute sind in Deutschland etwa 50 Krankheiten, die durch gesundheitlich schädliche Arbeitsstoffe oder physikalische Noxen hervorgerufen werden, als Berufskrankheiten anerkannt. Die europäische Liste der Berufskrankheiten umfaßt ca. 100 Krankheiten. Eine Ergänzungsliste zählt weitere 41 Krankheiten auf, deren berufliche Pathogenese vermutet wird.

4.1.6.1 Quarzstaub. Die *Silikose* wird meist durch die Inhalation von quarzhaltigem Mischstaub (Mischstaubsilikose), seltener durch reinen Quarzstaub (SiO_2) verursacht. Eine reine Quarzstaubexposition besteht bei Stollenmineuren in quarzreichem Gestein, Steinhauern und Steinmetzen, Arbeitern in Scheuerpulverfabriken, bei Sandstrahlern und -schleifern sowie in der Kieselgurindustrie (Kieselgurlunge). Eine Mischstaubexposition kommt im Kohle- *(Anthrakosilikose)*, Erz- und Flußspatbergbau, in der keramischen *(Porzellinersilikose)*, der Zement- und der Erdfarbenindustrie sowie bei Ofenbauern und Schamottearbeitern vor.

Bei der Silikose bestehen disseminierte herdförmige Läsionen, für deren Entstehung eine kritische Quarzstaubmenge notwendig ist. Als früheste Läsion findet sich eine knötchenfömige Ansammlung von Makrophagen, in denen sich Staubpartikel angereichert haben. Im weiteren Verlauf werden die Knötchen größer, fibrosieren und lagern in der Umgebung mantelförmig neue Staubablagerungen mit einer reaktiven Entzündung ab. In einem fortgeschrittenen Stadium fließen die Knoten zu Narbenfeldern zusammen und zerstören zunehmend das Lungenparenchym.

Den Makrophagen kommt formalpathogenetisch eine zentrale Bedeutung zu. Die bis in die Alveolen gelangten und dort präzipitierten Quarzpartikel (5 nm) werden von aktivierten alveolären oder interstitiellen Makrophagen aufgenommen. Diese bilden wahrscheinlich Interleukin-1, das zu einer Expansion und Aktivierung der T-Helferzellen führt. Letztere setzen Mediatoren (insbesondere Gamma-Interferon) frei, das wiederum in den Makrophagen die Sekretion des *MDGF* (= Macrophage-derived Growth Factor) stimuliert, der die Bindegewebsneubildung auslöst.

4.1.6.2 Silikate

- **Asbestose.** Asbest (*Chrysotyl* = Magnesiumsilikat, *Krokydolith* = Magnesiumeisensilikat), ein faserförmiges Mineral, gelangt als Staub mit der Atmung in die Lunge. Eine Asbestexposition besteht besonders in der asbestbearbeitenden Industrie, aber auch infolge Verwendung von asbesthaltigen Bauelementen sowie Einbau von asbesthaltigen Geräten in geschlossenen Räumen. Asbest ruft eine chronische Entzündung mit Gerüstfibrosierung hervor, bevorzugt in den unteren und mittleren Lungenpartien. Die Fasern werden von einer eisenhaltigen Eiweißhülle umgeben und lassen sich im Lungenparenchym nachweisen *(Asbestosiskörperchen)*. Durch Einwanderung in die Pleura (Pleuradrift) kann Asbest eine Pleurahyalinose erzeugen. Spätfolge der Asbestexposition ist das Pleuramesotheliom. Nach 20- bis 30jähriger Latenz tritt bei etwa 12% der Asbestose-Patienten ein Bronchialkarzinom auf.

- **Kaolinlunge.** Kaolin (Aluminiumsilikat = chinesischer Ton) wird in der Porzellanindustrie verwendet. Bei der reinen (echten) Kaolinlunge besteht röntgenologisch eine grobe weiche Fleckenzeichnung des Lungenparenchyms. Mikroskopisch finden sich Gruppen kaolinbeladener Makrophagen, die von einem lockeren Bindegewebsnetz umgeben werden. Von der echten Kaolinlunge ist die *Porzellinerlunge* abzugrenzen, bei der es sich um eine Mischstaubsilikose (Quarz und Kaolin) handelt.

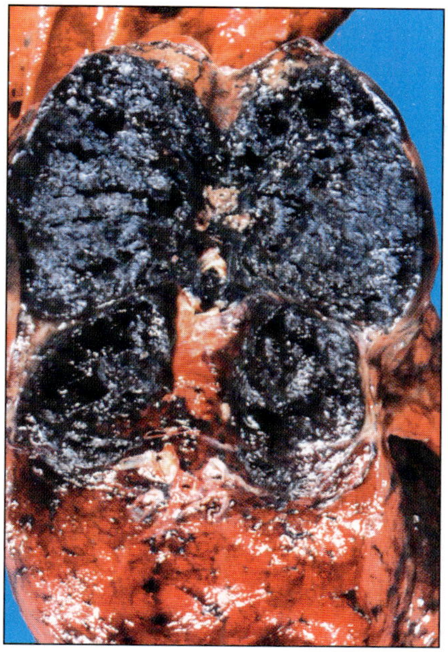

Abb. 4-1. Lungensilikose. Schwarze Silikoseknoten im Lungenoberlappen.

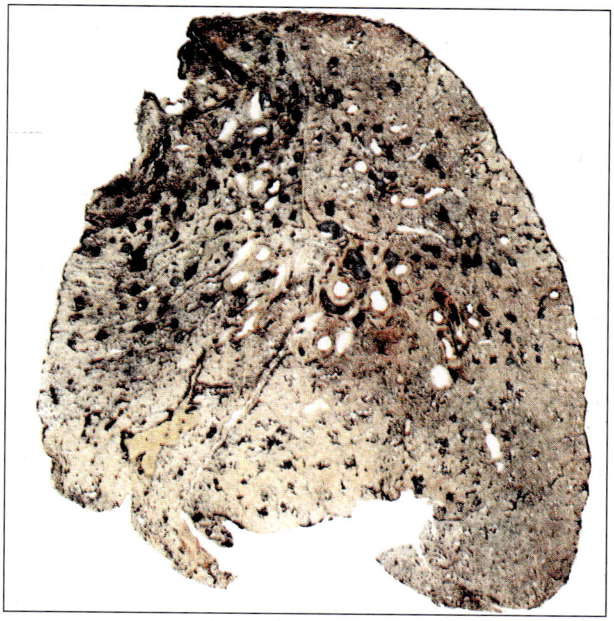

Abb. 4-2. Lungensilikose. Lungenoberlappen im Großflächenschnitt. Multiple kleine, diffus verteilte Silikoseknötchen von schwarzer Farbe.

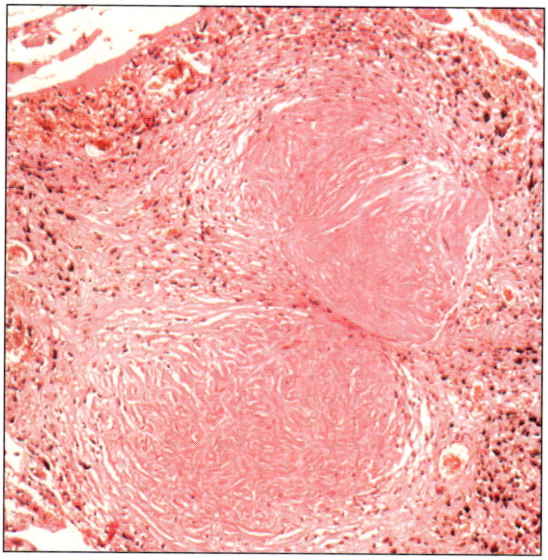

Abb. 4-3. Lungensilikose. Hyalinisierte eosinrote Silikoseknötchen, die von einem zelldichten Staubzellengranulom eingeschlossen werden. HE-Fbg.

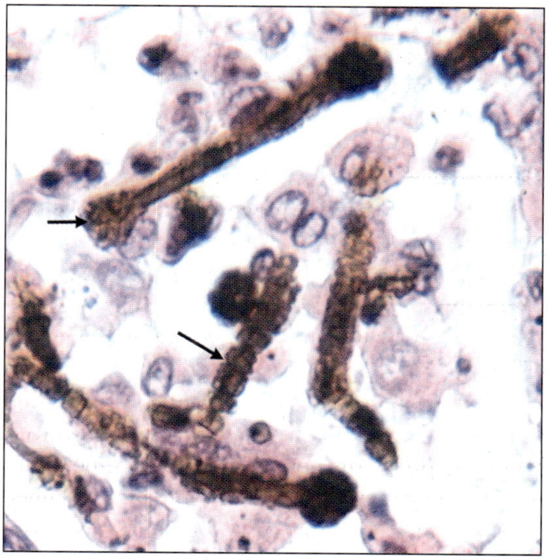

Abb. 4-4. Asbestkörperchen von rostbrauner Farbe. Die Enden (oberer Pfeil) sind kolbenartig verdickt, die Mitte (unterer Pfeil) segmentiert. HE-Fbg.

4.1.6.3 Beryllium wird zur Herstellung von hochfeuerfesten Geräten, keramischen Farben sowie von Leucht- und Glühkörpern verwendet. Bei Inhalation großer Berylliummengen entsteht innerhalb weniger Tage oder Wochen eine akute Berylliumpneumonie. Ferner können granulomatöse Hautveränderungen auftreten, die einer Hautsarkoidose ähneln. Bei der chronischen Berylliumlunge kommt es zu einer massiven lymphohistiozytären interstitiellen Infiltration mit einer zunehmenden interstitiellen Fibrose. In 50% der Fälle treten typische epitheloidzellige Granulome auf.

4.1.6.4 Hartmetalle sind pulvermetallurgisch erzeugte Werkstoffe, die sich durch große Verschleißfestigkeit sowie Korrosions- und Temperaturbeständigkeit auszeichnen. Sie bestehen überwiegend aus Karbiden von Wolfram, Titan, Tantal, Niob, Molybdän, Chrom und Vanadium. Besonders gefährdet sind Hartmetallschleifer. Die *Hartmetall-Lunge* manifestiert sich als diffuse alveoläre Lungenfibrose. Formalpathogenetisch soll dem Kobalt eine besondere Bedeutung zukommen, indem es in ionisierter Form mit Proteinen reagiert und als Hapten wirkt.

4.1.6.5 Organische Stäube. Lungenschädigungen durch organische Stäube sind Folge einer allergischen Reaktion. Sie verlaufen unter dem Bild der exogen allergischen Alveolitis, die als Berufskrankheit anerkannt ist. Am bekanntesten ist die *Farmer-* oder *Drescherlunge.* Weiter sind die *Byssinose* (Flachs, Baumwolle), die *Bagassose* (Zuckerrohrrückstände), die *Suberose* (Korkstaublunge), die *Käsewäscherlunge,* die *Paprikaspalterlunge,* die *Vogelhalterlunge* u. a. zu nennen.

4.1.7 Kanzerogene (s. Kap. 8.5.2)

4.1.8 Fremdkörper und inertes Fremdmaterial

Körperfremde korpuskuläre Substanzen werden von Zellen des MPS aufgenommen. Schlecht abbaubare Stoffe, wie kristalline und metallische Substanzen sowie Naturstoffe und Kunststoffe, bilden Fremdkörpergranulome. Die Verbindungen können exogener Herkunft sein und über die Atmung, traumatisch oder parenteral (iatrogen) in den Organismus gelangen. Sie können auch endogenen Ursprungs sein: Cholesterinkristalle in Cholegranulomen, Uratkristalle bei Gicht, Hornlamellen bei geplatzten Epidermiszysten oder epithelialer Schleim beim Schleimgranulom.

Eine besondere Fremdkörperreaktion stellt das **Ölgranulom** dar, das nach einer meist traumatischen Freisetzung von Triglyzeriden aus Fettzellen oder nach Injektion öliger Flüssigkeiten entsteht. Es besteht aus einer dichten Ansammlung von fettspeichernden Makrophagen (Lipophagen, Schaumzellen) und histiozytären Riesenzellen, die entweder dem Fremdkörpertyp entsprechen oder zentral gelegene Kerne aufweisen, die von einem schaumigen Zytoplasma umgeben werden (Touton-Riesenzellen). Ferner finden sich kleine oder größere, mit flüssigem Fett gefüllte Hohlräume, die von einem flachen Saum von Fremdkörperriesenzellen ausgekleidet werden (sog. Ölzysten).

Fremdkörper, die völlig unlöslich und chemisch inaktiv sind und auch nicht zu einer mechanischen Schädigung der Makrophagen bzw. der Lysosomen führen, rufen keine entzündliche Reaktion hervor, sondern bleiben unverändert in den Histiozyten liegen. Hier sind das anthrakotische Pigment und Titanweiß zu nennen.

Eine besondere Bedeutung hat die Fremdkörperreaktion bei **prothetischen Implantaten** gewonnen, die aus nicht körpereigenem Material bestehen.

- **Gefäßprothesen** bestehen aus gewebtem oder gestricktem Dakrongarn, dessen Maschen nach der Implantation und Blutdurchströmung durch Thrombozyten- und Fibrinaggregate verschlossen werden. Auf der inneren Oberfläche bildet sich ein Fibrinfilm, der bis zu 1 mm dick ist. In der Folgezeit wird die Prothese von einem Granulationsgewebe mit einer ausgeprägten Fremdkörperreaktion umgeben und durchsetzt.

- Bei den **Gelenkprothesen** werden Metalle, keramische Verbindungen und Polymere verwendet. So wird der Femurkopf durch rostfreien Stahl oder Metallegierungen ersetzt und mit Zement oder keramischen Substanzen im Femurschaft fixiert. Die implantierte Gelenkpfanne besteht aus

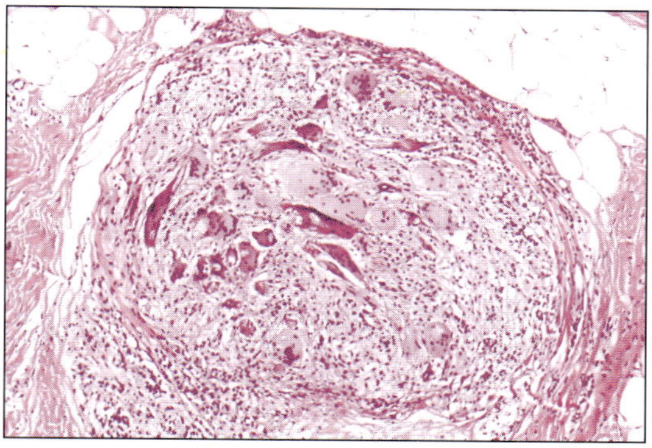

Abb. 4-5. Fremdkörpergranulom. Rundliches Granulom mit eingeschlossenen Fremdkörperriesenzellen. HE-Fbg.

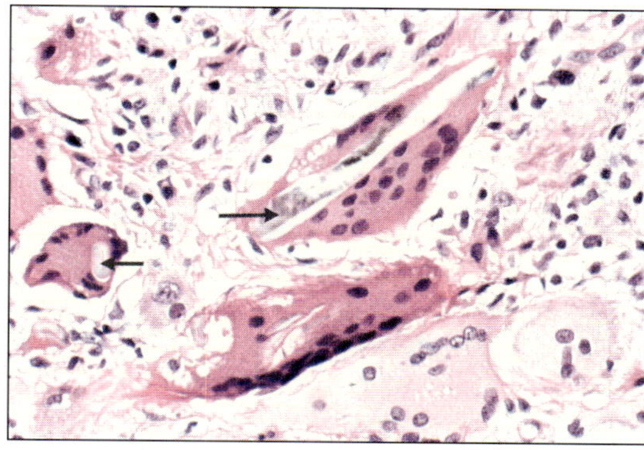

Abb. 4-6. Fremdkörperriesenzellen, die sich um Nahtmaterial (Pfeile) lagern. HE-Fbg.

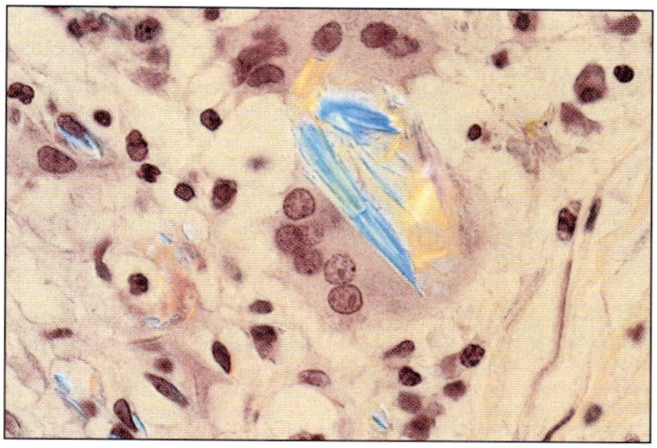

Abb. 4-7. Fremdkörperriesenzelle mit eingeschlossenen, im polarisierten Licht doppelbrechenden Fremdkörpern. HE-Fbg.

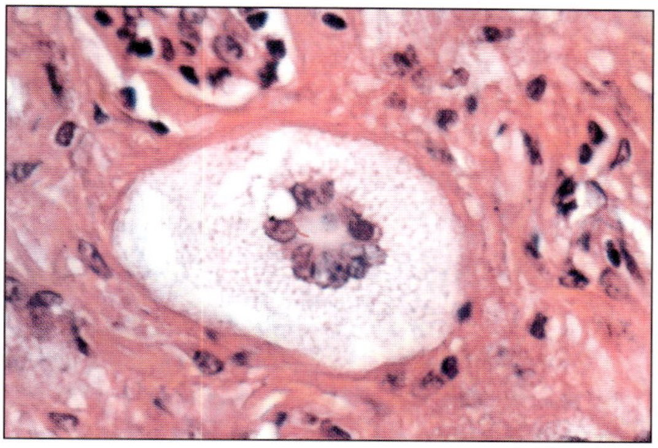

Abb. 4-8. Touton-Riesenzelle. Mehrkernige Riesenzelle mit wabigem Zytoplasma und einem zentralen Kranz aus Kernen. HE-Fbg.

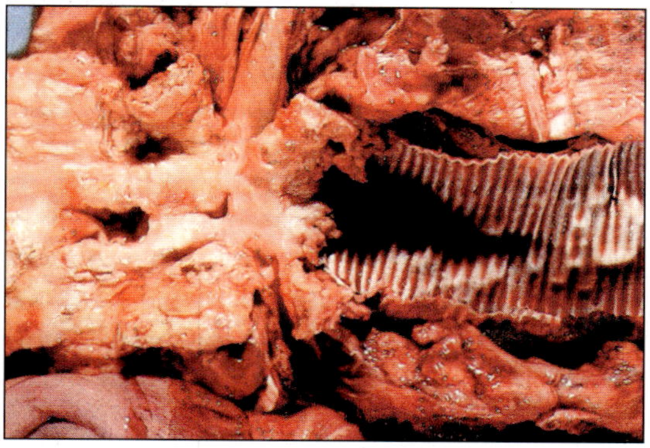

Abb. 4-9. Gefäßprothese. Ersatz der distalen Aorta unterhalb des Abgangs der Nierenarterien.

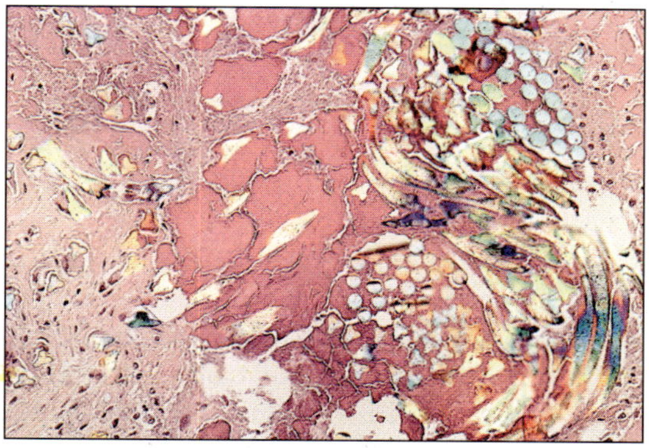

Abb. 4-10. Nahtmaterial. Im polarisierten Licht gelb bis grün aufleuchtendes Nahtmaterial. HE-Fbg.

einem Polymer, meist aus Polyethylen. Durch Abrieb der Gelenkpfanne kommt es zur Reizung der Synovia mit Ausbildung einer *Synovitis prothetica.* Eine Lockerung der Gelenkpfanne durch eine umgebende Fremdkörperreaktion erfolgt innerhalb von 10 Jahren bei ca. 25% der Gelenkprothesen. Bei gelockerten Hüftköpfen (0,5 bis 2% pro Jahr) findet sich an der Zement-Knochen-Grenze eine synovialisartige Membran, die zahlreiche Makrophagen einschließt.

• Beim **Zahnersatz** werden zunehmend enossale Implantate in den Kiefer eingesetzt, auf die als Superkonstruktionen Einzelkronen, Brücken oder Prothesen befestigt werden. Als Implantat wird heute fast nur noch Titan verwendet, ein sehr reaktionsfreudiges, an der Luft oxydierendes Metall. Titanoxid wird nicht aufgelöst. Ein Implantatverlust erfolgt vorwiegend in der Einheilungsphase infolge einer durch nekrotisches Material hervorgerufenen aseptischen Entzündung oder infolge einer Infektion.

4.1.9 Hypoxidosen

Unter Hypoxidose versteht man alle Störungen der oxidativen Energiegewinnung sowie die dabei entstehenden morphologischen Veränderungen. Störungen können bedingt sein
- durch einen ungenügenden Sauerstoffgehalt des Blutes (hypoxämische Hypoxidose),
- durch eine mangelhafte Blutzufuhr (ischämische Hypoxidose),
- durch eine Blockierung der Enzyme der Atmungskette (histotoxische Hypoxidose) oder
- durch einen Substratmangel.

• **Hypoxämische Hypoxidosen** treten auf
- bei einem *herabgesetzten Sauerstoffpartialdruck der Atem*luft (Höhenkrankheit, Druckausfall in Flugzeugen),
- bei *Lungenventilationsstörungen infolge einer Lähmung der Atemmuskulatur* (Poliomyelitis, hohe Halswirbelfraktur), Verlegung der Atemwege (Kompression der Trachea, Aspiration von Fremdkörpern, verschließender oder komprimierender Tumor, entzündliche Schleimhautschwellung, obstruktive Bronchitis) oder Ausfall von Lungenparenchym (Lungenödem, Pneumonie, Atelektase),
- bei *Lungendiffusionsstörungen infolge Verlängerung der alveolokapillären Transitstrecke* (Stauungsfibrose, hyaline Membranen, interstitielle Pneumonien, Lungenfibrosen),
- bei *Lungenperfusionsstörungen infolge Einengung der Strombahn* (Lungenembolie), Verkleinerung des Strombettes (Emphysem) oder Erhöhung des peripheren Widerstandes (Blutstauung bei Linksherzinsuffizienz),
- bei *gestörtem Sauerstofftransport infolge vermindertem Hämoglobingehalt des Blutes* (Anämien), Hämoglobinblockierung (CO-Vergiftung, Methämoglobinbildung) oder Störung der Hämoglobindissoziation (Unterkühlung) oder
- bei einer *Beimischung von venösem zum arterialisierten Blut* (angeborene Herzfehler mit Mischblutzyanose).

• **Ischämische Hypoxidosen** treten als Folge einer allgemeinen (Schock) oder lokalen (Infarkt) arteriellen Mangeldurchblutung auf sowie bei einer Störung des venösen Abflusses (Rechtsherzinsuffizienz) mit einer mangelhaften Durchblutung der Endstrombahn. Dabei sind nicht nur der Sauerstoffmangel, sondern auch der Substratmangel und die Anhäufung von Stoffwechselprodukten für die entstehenden Gewebsschäden verantwortlich.

• **Histotoxische Hypoxidosen** sieht man bei Vergiftungen mit Blausäure (Blockierung der Zytochromoxydase), Malonsäure (Hemmung der Dehydrogenasen), Arsenat (Entkopplung zwischen Substrat-Dehydrierung und Phosphorylierung), Dinitrophenol (Entkopplung zwischen Elektronentransport und oxidativer Phosphorylierung), Valinomycin (Hemmung der ATP-Synthese).

• **Hypoglykämische Hypoxidosen**. Nur die Nervenzellen zeigen Stoffwechselstörungen bei Hypoglykämie, die einer Hypoxie ähnlich sind. Die auch auf Glucose angewiesenen Erythrozyten arbeiten anaerob, während Leber-, Muskel-, Nieren- und Herzzellen leicht auf andere Substrate umsteigen bzw. sich selbst mit Glucose versorgen können.

Die Zelle verfügt über Schutzmechanismen, welche ihr erlauben, eine zeitweilige Hypoxie zu überstehen. Vor oder gleichzeitig mit der hypoxidotischen Schädigung finden also regulatorische

Vorgänge statt, die im Vergleich zu den irreversiblen Veränderungen rasch ablaufen. Sie versetzen die Zelle in einen nichtletalen hypoxidotischen Zustand, in dem ein nahezu ruhendes Fließgleichgewicht des Stoffwechsels herrscht. Biochemisch führt eine Anoxie zu einem Sistieren der oxidativen Energiegewinnung und zu einer anaeroben Glykolyse. Dementsprechend stehen am Beginn ein ATP-Abfall und ein Lactatanstieg. Weder der ATP-Mangel noch die Ansäuerung des Gewebes sind unmittelbar für die irreversible Zellschädigung verantwortlich. Am wahrscheinlichsten tritt diese infolge einer gleichzeitigen Entgleisung mehrerer kritischer Stoffwechselprozesse auf, der ATP-Synthese, des intrazellulären Kalziumgradienten und des Membranstoffwechsels. Die Stoffwechselstörungen verstärken sich kaskadenartig, bis schließlich der Zellstoffwechsel zusammenbricht und die Zelle zugrundegeht. In der Postischämiephase kann auch das Zellödem die Wiedererholung einschränken, da die vergrößerten Zellen die Kapillaren komprimieren und somit die Durchblutung drosseln.

Morphologische Veränderungen. Elektronenmikroskopisch sind bereits in der reversiblen Phase einer akuten Anoxie oder Ischämie Zellveränderungen nachzuweisen. Diese Veränderungen können Ausdruck einer ischämischen Schädigung oder einer regulatorischen Stoffwechselumstellung sein; sie bilden sich bei Reoxigenisation des Gewebes innerhalb kurzer Zeit (am extrakorporal durchbluteten Herzen innerhalb von 120 Minuten) völlig zurück.

Die *ersten Veränderungen* finden sich bereits nach wenigen Minuten an den Mitochondrien. Es kommt mit der Dauer der Ischämie zunehmend zu einem Schwund der kalziumbindenden Matrixgranula, einer Aufhellung der Matrix mit Schwellung der Mitochondrien und einer Fragmentation der Cristae. Am Kern sieht man fokale Chromatinverdichtungen, später eine Schwellung mit Margination des Chromatins. Auch im endoplasmatischen Retikulum läßt sich eine zunehmende Flüssigkeitseinlagerung mit Ausweitung der Zisternen des endoplasmatischen Retikulums (vakuoläre Degeneration) feststellen.

Erste Zeichen der irreversiblen Zellschädigung sind flockige Proteinverdichtungen in der Mitochondrienmatrix und eine völlige Aufhellung der Mitochondrien mit fast völligem Schwund der Cristae. Die Kerne sind stark geschwollen oder aber geschrumpft und verdichtet. Die Zisternen des endoplasmatischen Retikulums erscheinen ausgeweitet, die Membranen teilweise eingerissen. Es kommt zur Zellnekrose. Später sieht man eine Fragmentierung der subzellulären und zellulären Membranen mit Freisetzung lysosomaler Enzyme.

Bei *chronischen Hypoxydosen* ist in den Zellen, die zur Deckung ihres Energiebedarfs überwiegend Fette verwenden (Leber, Herz- und Skelettmuskulatur, Nierenrinde), der oxidative Fettsäurenabbau gestört. Als Folge dieser Störungen reichern sich Triglyzeride in Form membrangebundener Tröpfchen im Zytoplasma an (degenerative Zellverfettung). Ferner kann eine lange bestehende Hypoxydose zu einer Verkleinerung oder Verminderung der Zellzahl in einem Organ führen (Atrophie).

Vulnerabilität. Für das Ausmaß der hypoxydotischen Zellschädigung sind nicht nur die Dauer und Stärke der Hypoxie/Ischämie, sondern auch der Sauerstoffbedarf der Zelle entscheidend.

Zellen mit einem hohen oxidativen Stoffwechsel sind besonders vulnerabel. Dementsprechend führen bereits kurzzeitige Hypoxien zu Ganglienzellnekrosen. Parenchymzellen werden wesentlich früher geschädigt als mesenchymale Zellen. Funktionell aktive Zellen mit einem erhöhten Sauerstoffbedarf sind stärker gefährdet als funktionell ruhende Zellen. Aber auch Unterschiede in der physiologischen Sauerstoffversorgung beeinflussen die Ausbildung von hypoxydotischen Gewebsschäden. So treten ischämische Muskelfasernekrosen am Herzen am frühesten in der Innenschicht der linken Ventrikelwand auf, da dieser Herzabschnitt infolge der systolischen Druckbelastung und der dadurch bedingten Durchblutungsdrosselung der Kapillaren normalerweise schlechter mit Sauerstoff versorgt wird. Ähnlich manifestieren sich hypoxämische oder ischämische Gewebsschäden zuerst an den Zellen, die am venösen Schenkel der Kapillaren liegen (Herzmuskeltigerung, läppchenzentrale Leberhypoxydose), da in dieser Zone der Sauerstoffgehalt am niedrigsten ist.

Ein Maß für die Vulnerabilität eines Organs oder eines Gewebes bilden die Toleranzzeit und die Wiederbelebungszeit. Die **Toleranzzeit** (Überlebenszeit) gibt die Zeitspanne zwischen Beginn der Anoxie/Ischämie und der vollständigen Funktionseinstellung an (Gehirn: 2 Minuten, Herz: 3–5 Minuten). Unter **Wiederbelebungszeit** versteht man die Dauer einer Anoxie oder Ischämie, die – nach Behebung – eine Restitutio ad integrum noch zuläßt (Gehirn: 8–10 Minuten, Herz: 15–30 Minuten, Leber: 30–35 Minuten, Lunge: 60 Minuten, Niere: 60–180 Minuten). Diese Zeiten lassen sich (z. B. bei Organtransplantationen und Operationen am Herzen) durch Hypothermie, durch Reduktion des Zellödems (Organdurchströmung mit nichtpermeierenden Flüssigkeiten) und Blockade des Kalziumeintritts in die Zelle um ein Mehrfaches verlängern. Für den Tod des Gesamtorganismus ist in der Regel die Toleranzzeit des Herzens entscheidend, da mit dem Erlöschen der Herzfunktion die Hirndurchblutung sistiert; es kommt zu einer irreversiblen Hirnschädigung.

Teratogene Wirkung. In Tierversuchen gelang es an Hühnern und bestimmten Säugern, durch Sauerstoffmangel während der Embryonalperiode Mißbildungen hervorzurufen.

4.2 Physikalische Noxen

4.2.1 Veränderungen durch Hitze

4.2.1.1 Hitzeschäden (allgemeine Hitzeeinwirkung)

- Die **Hitzesynkope** entspricht in ihrer Entstehung der orthostatisch bedingten Ohnmacht. Sie tritt beim stehenden Menschen auf und ist Ausdruck eines Mißverhältnisses zwischen Blutvolumen und des im Rahmen der Wärmeregulation weitgestellten peripheren Gefäßbettes.

- Ein **Hitzschlag** kommt vor, wenn die Wärmebelastung (Umweltwärme, Stoffwechselwärme) des Organismus die Wärmeabgabemöglichkeiten (Weitstellung der Hautgefäße, Schweißbildung) übersteigt. Die Behinderung der Wärmeabgabe kann umweltbedingt sein (hohe Außentemperaturen bei hoher Luftfeuchtigkeit), aber auch durch unzweckmäßige Kleidung, mangelnde klimatische Anpassung oder vorbestehende Erkrankungen (Hypertonie, Diabetes mellitus, Alkoholismus) verursacht sein. Dabei kommt es meist zu einem Sistieren der Schweißsekretion mit Anstieg der Körperkerntemperatur. Ab 41 °C kann die Schädigung vor allem des Gehirns zum Hitzschlag (Bewußtseinsverlust), ab 43 °C zum Tod führen. Ursache ist eine disseminierte intravasale Gerinnung, die durch ein Versagen der Kreislaufperipherie (hypovolämischer Schock) oder durch eine unmittelbare Hitzeschädigung der Endothelien hervorgerufen wird. Das Gehirn zeigt Ringblutungen um kleine Gefäße (Purpura cerebri) und ein massives Ödem.

- **Hitzeerschöpfung** entwickelt sich bei Wassermangel oder wenn der Flüssigkeitsbedarf nur durch Wasser ausgeglichen wird, also bei Salzmangel. Ursache ist eine Verkleinerung des Extrazellularraums mit Ausbildung von Schocksymptomen. Die Temperatur ist nicht oder nur leicht erhöht. Ein Übergang in den Hitzschlag ist möglich.

- **Hitzekrämpfe** treten auf, wenn Personen bei Hitze schwer arbeiten und salzfreie Flüssigkeit trinken. Es kommt zu einer Verdünnung der extrazellulären Flüssigkeit mit Wassereintritt in die Muskelzelle mit intra- und extrazellulären Elektrolytstörungen.

- Beim **Sonnenstich** besteht eine Überwärmung des Gehirns infolge unmittelbarer Einwirkung der Sonnenstrahlen, besonders auf den unbedeckten Kopf und den Nacken. Klinisch bestehen Kopfschmerzen, Übelkeit, Fieber, Schwindel und evtl. Kollaps und Tod. Als morphologisches Substrat finden sich ein Hirnödem sowie meningeale Blutungen.

4.2.1.2 Verbrühung – Verbrennung (lokale Hitzeeinwirkung). Verbrühungen werden durch Wasserdampf und heiße Flüssigkeiten hervorgerufen, Verbrennungen durch Hitzestrahlen, heiße Gase, offene Flammen sowie durch geschmolzene oder feste Körper. Die Intensität der lokalen Schädigung hängt von der Dauer der Einwirkung und der Höhe der Temperatur ab. An der Haut werden vier Schweregrade unterschieden:

Verbrennungen Grad 1 *(Combustio erythematosa)* sind durch Rötung und Schwellung der Haut

Neunerregel mit Abweichungen für Kinder				
Region	**Neugeborene**	**Nach dem 1. Lebensjahr**	**Nach dem 5. Lebensjahr**	**Erwachsene**
Kopf	21%	19%	15%	9%
Körper				
vorn	16%	16%	16%	18%
hinten	16%	16%	16%	18%
Je Arm	9,5%	9,5%	9,5%	9%
Je Bein	14%	15%	17%	18%

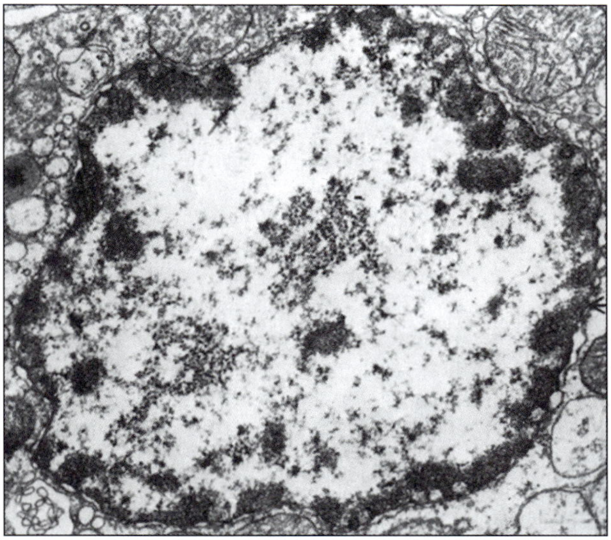

Abb. 4-11. Hypoxämische Veränderungen des Zellkerns. Randkernhyperchromasie: Verdickung und Margination des Chromatins. Elektronenmikroskopisches Bild.

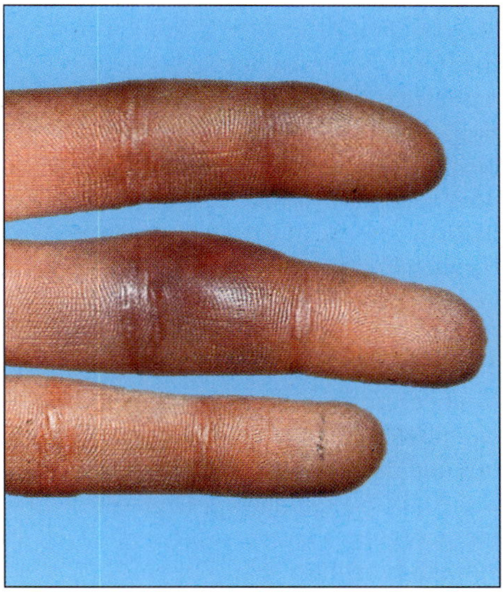

Abb. 4-12. Perniones (Frostbeulen bei Erfrierung 1. Grades) mit Zyanose und Schwellung des Gewebes

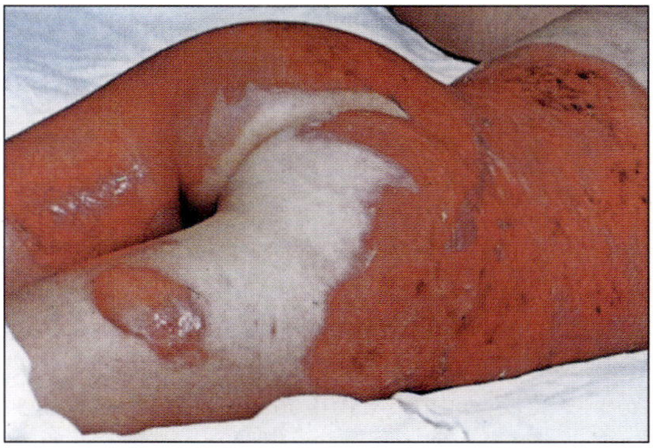

Abb. 4-13. Hautverbrennung 2. Grades (Erythem und Blasen)

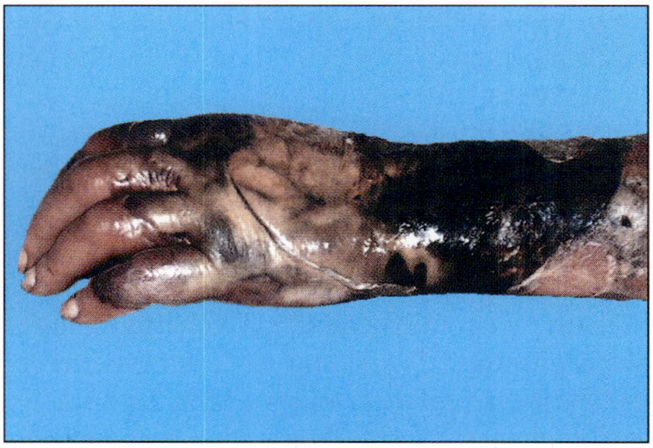

Abb. 4-14. Hautverbrennung 4. Grades (Verkohlung des Gewebes)

gekennzeichnet. Pathogenetisch wirken Mediatoren, wie Histamin und Kinine, die durch die Hitzeschädigung freigesetzt werden und zu einer gesteigerten Gefäßpermeabilität sowie zu einer Weitstellung und verstärkten Durchblutung der Kapillaren führen.

Verbrennungen Grad 2 *(Combustio bullosa)* weisen eine Rötung, Schwellung und Blasen sowie eine Hitzekoagulation der Epidermis auf. Korium und Hautanhangsgebilde bleiben erhalten, evtl. auch Anteile des Stratum germinativum. Pathogenetisch sind für die Schwellung und Rötung – neben den genannten Mediatoren – auch toxische Eiweiße verantwortlich, die bei der Hitzekoagulation der Epidermis entstehen (»Verbrennungstoxine«). Die verstärkte Exsudation führt zu einer Abhebung der nekrotischen Epidermis von dem intakten Korium. Die Heilung findet innerhalb von 10 bis 14 Tagen statt, wobei die Epithelregeneration von den Haarfollikeln und den erhalten gebliebenen Anteilen des Stratum germinativum ausgeht.

Verbrennungen Grad 3 *(Combustio escharotica)* sind durch eine Hitzekoagulation der Epidermis und des Koriums *(Brandschorf)* gekennzeichnet. Auch das subkutane Fettgewebe und noch tiefer gelegene Gewebsschichten (z. B. Faszien) können betroffen sein. Durch die Hitze werden die lysosomalen Enzyme denaturiert, so daß eine Selbstauflösung des Brandschorfs (Autolyse) ausbleibt. Der Brandschorf muß durch eine demarkierende Entzündung abgestoßen werden.

Verbrennungen Grad 4 sind durch eine Verkohlung des Gewebes gekennzeichnet. Sie treten oft bei Temperaturen über 300 °C auf und reichen bis in die Muskulatur.

4.2.1.3 Verbrennungskrankheit. Ausgedehnte Verbrennungen 2. bis 4. Grades führen nicht nur zu lokalen Veränderungen, sondern auch zu schweren Allgemeinschäden (Verbrennungskrankheit). Die **flächenhafte Ausdehnung einer Verbrennung** läßt sich mit Hilfe der **Neunerregel** abschätzen. Bereits wenige Minuten nach der Verbrennung tritt eine Steigerung der Kapillarpermeabilität auf, die in den folgenden Stunden und Tagen weiter zunimmt. Ursache ist eine Freisetzung von vasoaktiven Substanzen aus dem verbrannten Gewebe, aus eingewanderten Leukozyten und Makrophagen sowie während der ersten Stunden aus dem angrenzenden erhaltenen Gewebe. Es kommt zu einem ausgeprägten Gewebsödem mit einer Exsudation aus den Wundflächen. Dabei können bis zu 50% der Serumproteine verloren gehen mit einem entsprechenden Absinken des kolloidosmotischen Drucks.

Sobald der Kreislauf stabilisiert ist, kommt es bei ausgedehnten Verbrennungen zu einer hochgradigen Stoffwechselsteigerung (Verdopplung, wenn 50% der Körperoberfläche verbrannt sind). Die betroffene Hautfläche verliert ihre Isolationsfähigkeit und weist eine gleich hohe Verdunstung auf wie eine Wasseroberfläche, so daß eine erhebliche Steigerung der Wärmeproduktion erforderlich ist. Die metabolische Wärmeproduktion geht mit dem Ausmaß der Verbrennung parallel, übersteigt den Wärmeverlust aber erheblich. Die Stoffwechselsteigerung führt zu einem vermehrten Abbau von Proteinen und Fetten mit Reduktion des Muskeleiweißes und des Depotfettgewebes, Gewichtsverlust (bis zu 50%) und Erschöpfung der Energiereserven sowie zu einer Erhöhung der Kerntemperatur um 1 bis 2 °C. Folgen sind eine Störung der Wundheilung sowie eine Herabsetzung der unspezifischen und spezifischen Abwehr mit einer erhöhten Infektanfälligkeit. Am Ende der ersten Woche kommt es zu einer Thrombosierung zahlreicher peripherer Gefäße und zur Hämolyse.

4.2.2 Veränderungen durch Kälteeinwirkung

4.2.2.1 Unterkühlung (allgemeine Kälteeinwirkung). Eine Unterkühlung, d. h. ein Absinken der Körperkerntemperatur auf unter 35 °C, löst zunächst eine starke Stoffwechselsteigerung aus. Bei längerdauernder, nicht zu intensiver Abkühlung kann es zum Erschöpfungstod kommen. Bei Absinken der Kerntemperatur unter 30 °C hört die thermoregulatorische Gegenwehr auf, das Bewußtsein schwindet. Bei einer Erniedrigung der Kerntemperatur unter 27 °C tritt der klinische Tod mit Herzstillstand ein. Da infolge der Unterkühlung nur eine Vita minima besteht, ist die Zeit der Reanimierbarkeit relativ lang. Ein *Kältetod* darf daher erst nach Wiederaufwärmen auf normale Körpertemperatur diagnostiziert werden.

4.2.2.2 Erfrierung (lokale Kälteeinwirkung). Ein lokaler Temperaturabfall löst zunächst reflektorisch eine vorübergehende Hyperämie infolge Weitstellung der terminalen Strombahn aus, später eine Minderdurchblutung infolge Drosselung des arteriellen Zuflusses. Minderdurchblutung und Herabsetzung der Gewebstemperatur führen zu einer Endothelschädigung mit Austritt von Blutflüssigkeit in das Gewebe, Zusammenballung der korpuskulären Blutbestandteile (sludge), zunehmender Verlangsamung des Blutstroms (Stase) und schließlich zu venösen und arteriellen Thrombosen.

Erfrierungen entwickeln sich besonders häufig an den Akren. Während der Kälteeinwirkung erscheint das erfrorene Glied blaß und taub. Der eigentliche Kälteschaden manifestiert sich aber erst nach Wiedererwärmung des Gewebes. Unter Berücksichtigung der Intensität der Schädigung werden **drei Erfrierungsgrade** unterschieden:

Erfrierungen 1. Grades *(Congelatio erythematosa)* sind durch eine Kapillardilatation mit verstärkter Durchblutung und eine ödematöse Gewebsschwellung gekennzeichnet.

Erfrierungen 2. Grades *(Congelatio bullosa)* zeigen zusätzlich eine Blasenbildung der Haut.

Erfrierungen 3. Grades (Frostgangrän = *Congelatio gangraenosa*) weisen eine Nekrose des Koriums und evtl. der tieferen Gewebsschichten auf. Nach einer vorübergehenden Kälteschädigung kann es zu einer Intimafibrose in Venen und Arterien kommen, welche die Lichtung einengt und zu bleibenden Durchblutungsstörungen führt (Endangiitis obliterans).

4.2.3 Veränderungen durch Einwirkungen von Strahlen

Prinzipien der Strahlenschädigung. Die gewebeschädigende Wirkung elektromagnetischer Strahlung auf das Gewebe hängt von ihrer Quantenenergie (eV) ab, die um so höher ist, je kurzwelliger die Strahlung ist. Strahlen mit einer Quantenenergie unter 34 eV wirken nur wärmeerzeugend. Bei einer höheren Quantenenergie lösen sie bei einem Aufprall auf ein ungeladenes Atom Elektronen aus der Hülle und wirken so ionisierend. Je energiereicher die Strahlung, desto stärkergradig ist die Ionisierung. 30% des Strahlenschadens entstehen durch Ionisation von organischen Zellmolekülen, 70% infolge Radiolyse des Wassers mit Bildung von Hydroxyl- und Wasserstoffionen sowie solvatisierten Elektronen, die sich zu reaktiven Molekülen (H_2O_2) zusammenlagern oder direkt mit Zellbestandteilen reagieren. Eiweiße sind sehr strahlenresistent, am empfindlichsten ist die Disulfidbindung. Wesentlich höher ist die Strahlensensibilität der Nukleinsäuren. Wasser und Sauerstoff im Gewebe verstärken die Strahlenempfindlichkeit.

4.2.3.1 Mikrowellen – Infrarotstrahlen. Mikrowellen und Infrarotstrahlen erzeugen lediglich Wärme und führen bei Überschreitung der Toleranzgrenze zu einer lokalen Hyperthermie mit Proteinkoagulation. Bei einer chronischen Infrarotstrahlenüberlastung (Hochofenarbeiter, Glasbläser) kommt es zu einer lamellären Abschilferung der vorderen Linsenkapsel mit Linsentrübung (Feuerstar).

4.2.3.2 Licht- und Ultraviolettstrahlen. Sichtbares Licht führt bei hoher Strahlungsintensität zu Hitzeschädigungen (z. B. Laser). **Langwelliges UV-Licht** induziert eine verstärkte Melaninbildung, kann aber auch eine *phototoxische Lichtdermatose* hervorrufen, wenn eine Photosensibilisierung besteht. Diese manifestiert sich meist unter dem Bild eines Sonnenbrands. Photosensibilisatoren sind körperfremde Substanzen (Trypaflavin, Eosin, Teere) oder körpereigene Substanzen (Porphyrine). Wesentlich seltener ist die *photoallergische Lichtdermatose.* Dabei werden die Photosensibilisatoren durch das ultraviolette Licht aktiviert, verbinden sich als Hapten mit körpereigenem Eiweiß und induzieren eine allergische Reaktion vom Spättyp (allergisches Ekzem).

Kurzwelliges UV-Licht (Wellenlänge unter 320 nm) wirkt ionisierend und setzt Mediatoren (Histamin, Kinine und Serotonin) frei, die eine akute Entzündung mit Rötung und Schwellung bis zur Blasenbildung zur Folge haben (*phototraumatische Lichtdermatose* = Erythema solare). Es kann auch zu DNS-Schäden kommen, die bei Versagen oder Überforderung der DNS-Reparaturmechanismen zu Nekrosen oder Mutationen der proliferationsfähigen Epidermiszellen und bei langdauernder Einwirkung zur Atrophie sowie zur malignen Entartung führen können. Besonders gefährdet sind Menschen mit geringem natürlichem Lichtschutz in Ländern mit starker Sonneneinstrahlung (z. B. die weiße Bevölkerung [Rothaarige] in Australien).

4.2.3.3 Ionisierende Strahlen. Für die biologische Wirkung der ionisierenden Strahlen sind die Größe der übertragenen Energie und die Dichte der dabei primär oder sekundär entstehenden Ionen entscheidend. *Strahlen mit einer hohen linearen Energieübertragung* gehen mit schwereren Zell- und Gewebsschäden als die energieärmeren Röntgen- und Gammastrahlen einher. Sie schädigen die Zellen weitgehend unabhängig vom Teilungszyklus und vom Sauerstoffgehalt des Gewebes. Gamma- und Röntgenstrahlen wirken dagegen vorwiegend in der Mitose- und der G2-Phase, während die späte S-Phase relativ strahlenresistent ist.

Bei der Strahlenschädigung werden stochastische (zufallsbedingte) und nichtstochastische Effekte unterschieden. Beide sind dosisabhängig, für die stochastischen Effekte gilt aber kein Schwellenwert.

• **Stochastische Effekte** sind die Mutationsauslösung, die Krebsinduktion und die embryonale Strahlenschädigung. Eine Strahlenexposition des Embryos während der kritischen Phase (8.–15. Woche) geht (mit einer Häufigkeit von 0,4 % pro Gy) selbst bei niedrigsten Dosen mit schwersten Schäden einher.

• **Nichtstochastische Schäden** sind der akute und der chronische Strahlenschaden, die Strahlensyndrome und der Strahlentod. Das Ausmaß eines Strahlenschadens wird von der Strahlendosis und der Zahl der teilungsfähigen Zellen (Strahlensensibilität) bestimmt. Die *höchste Strahlensensibilität* weisen die vegetativ intermitotischen Zellen (hämatopoetische Stammzellen, Spermatogonien, Kryptenepithelien des Dünndarms, Stratum basale der Epidermis) auf. Es folgen die differenzierteren intermitotischen Zellen (Zwischenstufen der Hämatopoese und Spermiogenese) sowie die pluripotenten Bindegewebszellen (undifferenzierte Mesenchymzellen, Fibroblasten, Endothelzellen). Eine *höhere Strahlenresistenz* besitzen die reversibel postmitotischen Zellen (exokrine und endokrine Drüsen) und besonders die fixierten postmitotischen Zellen (Ganglienzellen, Herzmuskulatur, Skelettmuskulatur).

Strahlendosen. Dosen zwischen 1 Gy und 20 Gy verursachen keine Änderung der Zellfunktion, der latente Schaden wird bei ausdifferenzierten Zellen nicht manifest. Bei reproduktiven Zellen führt der strahlenbedingte DNS-Schaden jedoch zu Mitosestörungen. Bereits Dosen von 1 bis 2 Gy rufen eine Mitoseverzögerung hervor, die bei einer Dosis von 10 bis 15 Gy einen ganzen Zellzyklus beträgt. Derartige Dosen von 10 bis 15 Gy verursachen Zelluntergänge in der Mitose *(reproduktiver Zelltod)*. Höhere Strahlendosen führen auch zum Interphase-Zelltod.

Die **Art der Strahlenschädigung** hängt davon ab, ob es sich um ein hierarchisches oder um ein flexibles Gewebe handelt. Beim *hierarchischen Gewebe* hängt die Manifestation des Zellschadens von der Transitzeit der Zelle durch die drei Kompartimente und von der funktionellen Reservekapazität der Stammzellen ab. Sobald die Strahlendosis ausreicht, um alle teilungsfähigen Zellen zu zerstören, wird der Strahlenschaden durch eine Erhöhung der Dosis nicht mehr verstärkt. Bei den flexiblen Geweben induziert ein strahlenbedingter reproduktiver und intermitotischer Zelltod vermehrt Mitosen, die jedoch aufgrund der radiogenen DNS-Schädigungen gestört sind und im Zelltod münden. Bei den *flexiblen Geweben* sind die Strahlenschäden um so ausgeprägter, je höher die Strahlendosis ist. Der Strahlenschaden manifestiert sich entsprechend der Proliferationscharakteristika der Gewebe nach Stunden (Dünndarmschleimhaut), Tagen (Epidermis), Wochen (Knochenmark) oder Monaten (Lunge, Niere). Frühe Strahlenschäden sieht man bevorzugt an den hierarchischen, Strahlenspätschäden an flexiblen Geweben.

Ein weiterer Mechanismus, der für die **Strahlenspätschäden** verantwortlich ist, ist die *Strahlenvaskulopathie.* Ursache ist eine strahlenbedingte Veränderung des Endothels in Arterien, Venen und Kapillaren, so daß Blutplasma in die Gefäßwände und in das perikapilläre Gewebe eindringt und eine Neubildung kollagener Fasern auslöst. Diese führt zu einer Fibrose mit einer irreversiblen stenosierenden Intimaverdickung (Intimafibrose) an den kleinen Arterien und Venen mit Durchblutungsstörungen.

Lokale Strahlenschädigung

• Am **Knochenmark** führt eine Dosis von 8 bis 10 Gy zu einer irreversiblen Zerstörung der reproduktiven Zellen der Blutbildung mit nachfolgender Markfibrose. Am empfindlichsten ist die Granulopoese, Beim lymphatischen Gewebe sind auch die ausgereiften Zellen hochgradig strahlensensibel, so daß bereits geringe Strahlendosen zu einer irreversiblen Zerstörung des lymphatischen Gewebes führen.

• Der *akute Strahlenschaden* des **Magen-Darm-Kanals** ist durch Erosionen und Ulzerationen gekennzeichnet, die sich bevorzugt im Dünndarm infolge ungenügender Neubildung von Zottenepithelien entwickeln. Der *chronische Strahlenschaden* ist auf die Vaskulopathie zurückzuführen, die zu einer Atrophie und einer erhöhten Lädierbarkeit der Schleimhaut mit Ausbildung schlecht heilender Ulzera sowie nachfolgender Vernarbung, Stenosierung und Fistelbildung führt.

• An der **Haut** manifestiert sich der *akute Strahlenschaden* unter dem Bild einer Entzündung (Radiodermatitis), da es zur Freisetzung von Mediatoren aus Mastzellen kommt. Ein Integritätsverlust tritt erst bei einer Strahlendosis von 20 bis 30 Gy auf, welche die Zahl der Basalzellen auf unter 0,01% der gesamten Epidermispopulation senkt. Hautanhangsgebilde werden bereits durch niedrige Strahlendosen zerstört. *Strahlenspätschäden* sind meist Folgen der angiomesenchymalen Reaktion: Fibrosierung des Koriums, Strahlenulkus, Atrophie und Pigmentverschiebungen der Epidermis.

• An den **Ovarien** haben 5 Gy eine Zerstörung der Keimzellen (Röntgenkastration) zur Folge. Dabei gehen die Sekundärfollikel früher zugrunde als die Primordialfollikel. Im **Hoden** kommt es erst bei höheren Dosen zu einer Zerstörung der Spermatogonien mit Hodenatrophie und Tubulussklerose.

• An der **Lunge** sieht man 1 Woche nach Bestrahlung mit 15 Gy ein interstitielles Ödem. In der Folgezeit entwickeln sich ein zunehmendes intraalveoläres Ödem und eine vorwiegend rundzellige Infiltration des Interstitiums, eine herdförmige Proliferation von Pneumozyten Typ II sowie hyaline Membranen in den Alveolargängen *(Strahlenpneumonitis)*. Spätfolge ist eine Lungenfibrose.

• Am **Zentralnervensystem** führen Strahlendosen von 100 Gy und mehr zu Blutungen und zu einer *akuten Strahlennekrose* der weißen und der grauen Substanz. Bei den *Strahlenspätschäden* unterscheidet man eine frühe (Latenzzeit: einige Monate bis 2 Jahre) und eine späte Form (Latenzzeit 2–8 Jahre). Die frühen Spätschäden sind wahrscheinlich Folge einer Strahlenschädigung der Oligodendrogliazellen und durch Entmarkungen sowie durch eine starke Proliferation der Makroglia gekennzeichnet. Die späten Spätschäden sind Ausdruck einer Strahlenvaskulopathie der mittleren und kleinen Gefäße sowie Kapillaren und durch multifokale Nekrosen (meist im Mark, seltener in der Rinde) gekennzeichnet.

• An der **Niere** führt eine Bestrahlung (15 Gy) zu Tubulusatrophie, Arteriolo- und Glomerulosklerose sowie in einem Teil der Fälle zur renalen Hypertonie und Niereninsuffizienz.

• Am **wachsenden Knochen** verursacht eine Strahlenbelastung von 6 Gy einen Mitosestop der Chondroblasten, Zellnekrosen und einen temporären Wachstumsstillstand. Am ausgereiften Knochen treten erst bei höheren Dosen Schäden auf, am häufigsten als *Osteoradionekrose.*

Allgemeine Strahlenschädigung (Strahlensyndrome). Bei einer Bestrahlung des ganzen Körpers mit tiefreichenden ionisierenden Strahlen, wie sie nach Atombombenexplosionen und nach Kernreaktor-Unfällen gesehen wurde, sind die auftretenden Schäden dosisabhängig. Nach Dosen von 20 bis 100 Gy entwickelt sich das zentralnervöse Syndrom, das innerhalb von 1 bis 2 Tagen zum Tode führt. Ursache ist ein generalisierter Kapillarschaden mit gesteigerter Kapillarpermeabilität, der sich innerhalb weniger Stunden ausbildet. Folge ist ein massiver Flüssigkeitsverlust in das Interstitium mit hypovolämischem Schock und massivem Hirnödem, das für die klinische Symptomatik (Übelkeit, Erbrechen, neurologische Symptome) und für den Tod verantwortlich ist.

• **Gastrointestinales Strahlensyndrom.** Nach einer Dosis von 6 bis 15 Gy ist die Schädigung der rasch proliferierenden Zellen mit der kürzesten Transitzeit (Dünndarmepithelien) für den weiteren Verlauf entscheidend. Infolge der Zerstörung der Proliferationszone in die Lieberkühn-Krypte ist ein Ersatz der an den Zottenspitzen physiologisch abgestoßenen Epithelien nicht mehr möglich. Innerhalb von 3 bis 5 Tagen entwickeln sich Epitheldefekte, über die es zu einem massiven Flüssigkeitsverlust in den Darm mit hämorrhagischen Diarrhöen, Dehydratation und Elektrolytverlust sowie Intoxikation kommt. Ohne Therapie verläuft dieses Syndrom immer tödlich.

• **Knochenmarksyndrom.** Eine Strahlenschädigung der Hämopoese sieht man bei Dosen von 1 bis 5 Gy, die zu einer reversiblen Knochenmarkinsuffizienz führt. Die Zellen des blutbildenden Systems sind zwar strahlensensibler als die Dünndarmepithelien, haben aber eine längere Transitzeit, so daß Ausfallserscheinungen erst später manifest werden. Nach 10 Tagen kommt es zu einem Abfall der Granulozyten, der nach 3 bis 4 Wochen sein Maximum erreicht. Die Agranulozytose führt zu einem Zusammenbruch der unspezifischen Abwehr mit einer hochgradigen Infektanfälligkeit. Ferner ist das T-Zell-System (zellständige Immunabwehr) extrem geschwächt. Bei schwereren Verlaufsformen kommt es auch zu einer schweren Thrombopenie mit hämorrhagischer Diathese. Die Überlebensrate beträgt bei entsprechender Therapie bis zu 50%.

4.2.3.4 Induktion maligner Tumoren. Wie jede mutagene Beeinflussung der Zelle können auch energiereiche Strahlen die Zelle krebsig umwandeln. Dabei können bei einer chronischen Strahlenbelastung allein aufgrund der mutagenen Wirkung der Strahlen in einer einzigen Zellstammlinie die für die krebsige Umwandlung erforderlichen 3 bis 6 Mutationen von Protoonkogenen und »social control gens« stattfinden. Strahlenbedingte *Hautkarzinome* wurden erstmals in der Frühzeit der Röntgenologie bei Strahlenärzten festgestellt, später auch bei Patienten als Folge einer vorausgegangenen Strahlentherapie gutartiger Hautveränderungen, wie Akne, Dermatitis oder Lupus vulgaris. *Schildrüsenkarzinome* wurden bei 1,6% der Patienten nach Bestrahlung der Halsregion mit 3,5 bis 5 Gy (z. B. bei Kindern wegen Lymphknotentuberkulose) gesehen. *Leukämien* (besonders myeloische Leukämien) sind durch ionisierende Strahlen induziert worden: So kam es vier Jahre nach der Atombombenexplosion in Hiroshima zu einer deutlichen Zunahme der chronischen myeloischen Leukämien, die 8 Jahre anhielt. Knochensarkome können – allerdings sehr selten – infolge einer externen Bestrahlung entstehen.

4.2.3.5 Strahlenschäden durch Inkorporation radioaktiver Substanzen. Werden verabreichte radioaktive Isotope nur in speziellen Zellen und Geweben gespeichert, so wirken sie wie eine Organbestrahlung. Bei einer gleichmäßigen Verteilung entspricht ihre Wirkung einer Ganzkörperbestrahlung. Bekanntestes Beispiel ist *Thorotrast,* das zwischen 1928 und 1955 zur Angiographie verwendet wurde. Dabei handelt es sich um kolloidales Thoriumdioxyd, einen Alpha-Strahler mit einer Halbwertszeit von 1,39 x 10^{10} Jahren. Das Thorotrast wird im MPS gespeichert und reicherte sich besonders in Milz und Leber an. Die Dauerbestrahlung führt zur Fibrose der Leber und zur Atrophie der Milz. Als Spätfolgen treten bösartige Tumoren auf, besonders in der Leber (Angiosarkome, Leberzellkarzinome). Radioaktive Substanzen können mit der Atmung in den Organismus gelangen und karzinogen wirken. In einigen Bergbaubetrieben (Joachimsthal, Schneeberg) sind gehäuft Lungenkarzinome als Folge der Inhalation von radiumhaltigen Stäuben und radioaktiven Gasen (Radon) beobachtet worden.

4.2.3.6 Strahlenwirkung auf bösartige Geschwülste. In gleicher Weise, wie an den normalen Körpergeweben, führen ionisierende Strahlen auch an Tumoren zu einer Zellschädigung. Dabei ist die Strahlenwirkung um so ausgeprägter, je höher der Anteil der proliferierenden Zellen ist. Gleichzeitig ist die eine strahlenbedingte Vaskulopathie die Ursache einer Verminderung der Blutversorgung im Tumorgewebe und somit zu hypoxischen Nekrosen.

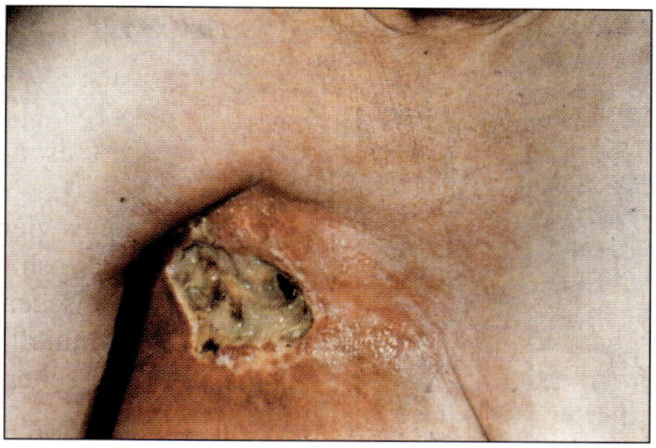

Abb. 4-15. **Strahlenulkus.** Großer Hautdefekt auf dem Boden eines chronischen Strahlenschadens (Bestrahlung eines Mammakarzinoms).

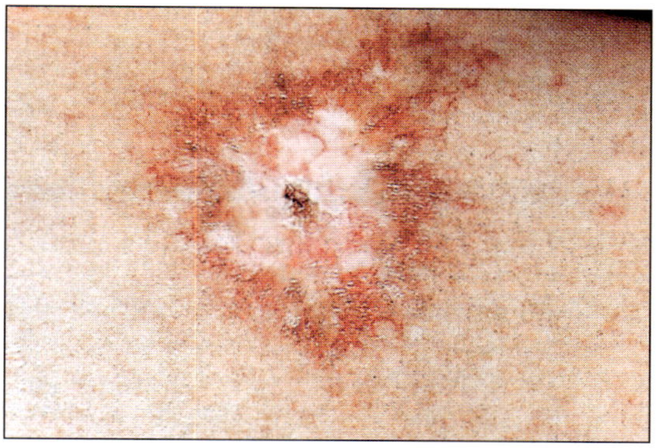

Abb. 4-16. **Strahlennarbe.** Bestrahltes Hämangiom mit zentraler Vernarbung.

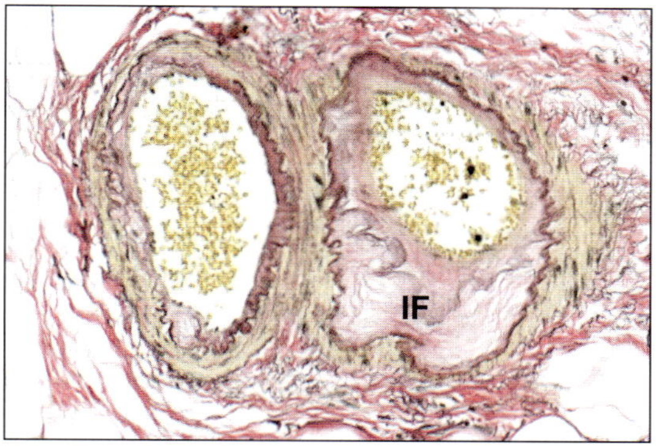

Abb. 4-17. **Strahlenvaskulopathie.** Gefäße mit Intimafibrose (IF) als Zeichen einer chronischen Strahlenschädigung. Elastika-v. Gieson-Fbg.

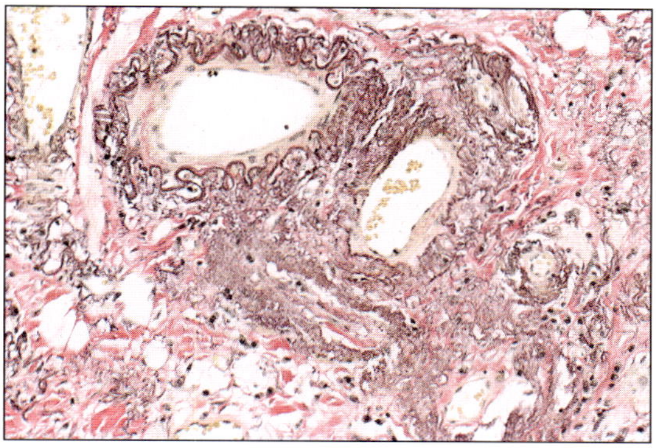

Abb. 4-18. **Strahlenvaskulopathie.** Ausgeprägte Degeneration der elastischen Fasern in der Wand und Umgebung der Gefäße. Elastika-v. Gieson-Fbg.

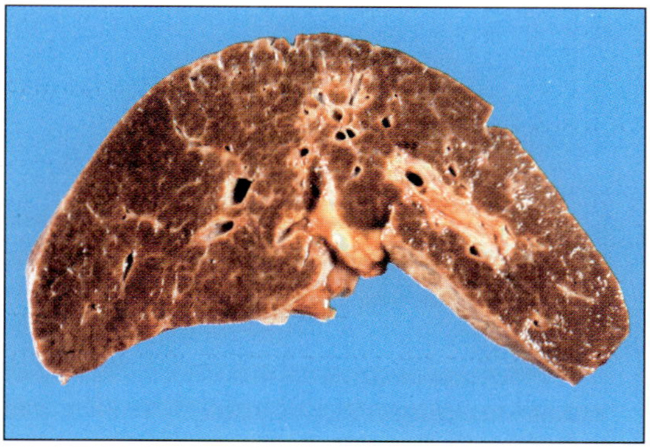

Abb. 4-19. **Leberfibrose bei Thorotrastose.** Leberschnittfläche von dunkelbrauner Farbe. Faservermehrung, aber kein Parenchymumbau.

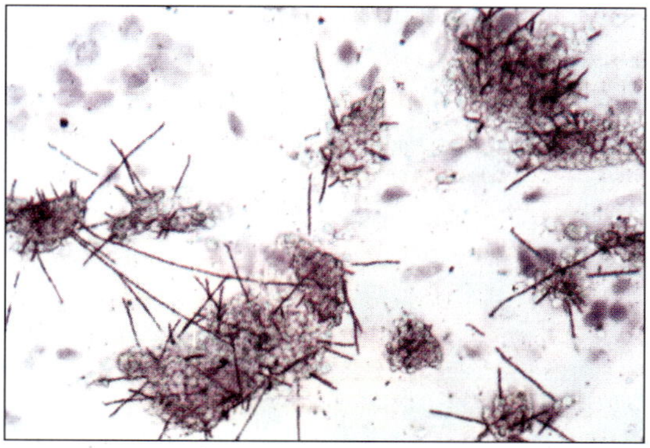

Abb. 4-20. **Thorotrastose.** Histoautoradiographischer Nachweis der Strahlen, die aus den Thorotrastablagerungen hervorgehen.

4.2.4 Veränderungen durch elektrischen Strom

Schädigungen durch elektrischen Strom treten meist durch unmittelbaren Kontakt mit der Spannungsquelle auf; sie können durch Wärmeentwicklung sowie durch Reizeffekte auf erregbare Strukturen bedingt sein.

- Die **Wärmeentwicklung** hängt von der Stromdichte (Stromstärke pro Querschnitt) ab und steigt mit der Stromstärke. Die Stromstärke wird von der Spannung, von den Übergangswiderständen (Kleidung, Bodenbeschaffenheit) und vom Widerstand des Körpers bestimmt. Besonders hohe Stromdichten bestehen an der Ein- und Austrittsstelle des Stroms. Daher finden sich Verbrennungen als thermische Stromschäden am häufigsten an der Haut *(Strommarken)*. Hitzebedingte Koagulationsnekrosen treten aber auch an den inneren Organen, besonders an der Skelettmuskulatur auf.

- **Durch Strom reizbare Strukturen** sind die Nerven und die Muskelfasern (glatte Muskulatur, Skelettmuskulatur, Herzmuskulatur). Stromstärken über 15 mA erzeugen eine Dauerkontraktion der durchflossenen Skelettmuskulatur, so daß die Hände einen umfaßten Gegenstand nicht mehr loslassen können. Bei höheren Stromstärken kommt es zum Herzflimmern oder Herzstillstand.

4.3 Belebte Noxen

4.3.1 Viren

Unter Viren versteht man eine Gruppe von organischen Strukturen, die sich von anderen Mikroorganismen (Bakterien, Pilze, Protozoen) durch folgende Eigenschaften unterscheiden:

- Es handelt sich um sehr kleine Erreger, die in der Regel nur elektronenmikroskopisch darstellbar sind.
- Das Genom der Viren besteht aus ein- oder doppelsträngig angeordneten Nukleinsäuren, und zwar entweder aus DNA oder aus RNA.
- Die Viren besitzen keinen eigenen Stoffwechsel, sondern sind auf lebende Zellen angewiesen, welche die benötigten Baustoffe, Enzyme und die Energie zur Virusvermehrung liefern. Diese Zelleistung wird durch genetische Informationen des Virus induziert und gesteuert.

Viren kommen in allen Lebewesen (Pflanzen, Bakterien, Pilzen, Protozoen, Tieren und Menschen) vor.

Das **Virusgenom** wird bei extrazellulären Viren von einer Eiweißhülle, dem *Kapsid* umgeben, welches die antigenen Eigenschaften des Virus bestimmt und auch bei der Anheftung des Virus an die Rezeptoren einer empfängliche Zelle beteiligt ist. Einige Viren besitzen zusätzlich eine *Außenhülle,* die Hämagglutinine sowie Enzyme enthalten kann.

Eine **Virusübertragung** kann auf direktem Wege (aerogen, fäkal-oral), durch direkten Kontakt oder über kontaminierte Gegenstände stattfinden. Sie kann auch über zwischengeschaltete Vektoren (z. B. Arthropoden) oder transplazentar über die infizierte Mutter auf den Feten erfolgen. Zu den wichtigsten Eintrittspforten zählen die Haut sowie die Schleimhäute des Respirations- und des Gastrointestinaltrakts. Die aufgenommenen Viren können sich im Bereich der Eintrittsstelle vermehren oder erst nach Ausbreitung in sog. Zielzellen kommen. Die Virusvermehrung (und die so hervorgerufenen Symptome) bleiben lokalisiert oder manifestieren sich als generalisierte Infektionskrankheiten. Die aus der infizierten Zelle freigesetzten Viren können den Organismus aerogen (Tröpfchen), mit den Fäzes oder mit anderen Körperflüssigkeiten (Harn, Speichel, Tränenflüssigkeit, Genitalsekrete) verlassen und somit eine Ansteckungsquelle darstellen. Für viele humanpathogene Viren ist der infizierte Mensch das Virusreservoir.

Als **Folge einer Virusinfektion** können folgende Zellveränderungen vorkommen:

- **Latente Virusinfektion:** Das Virusgenom wird in die Zelle eingebaut ohne Replikation oder Zellschaden. Dadurch ist das Virus der immunologischen Abwehr nicht zugänglich. Die Reaktivierung wird durch äußere Reize ausgelöst und geht mit Virusreplikation und Zelltod einher.
- **Nichtzytozide Virusinfektionen:** Die Virusreplikation führt zu keinem Zellschaden. Neugebildete Viren werden durch Exozytose freige-

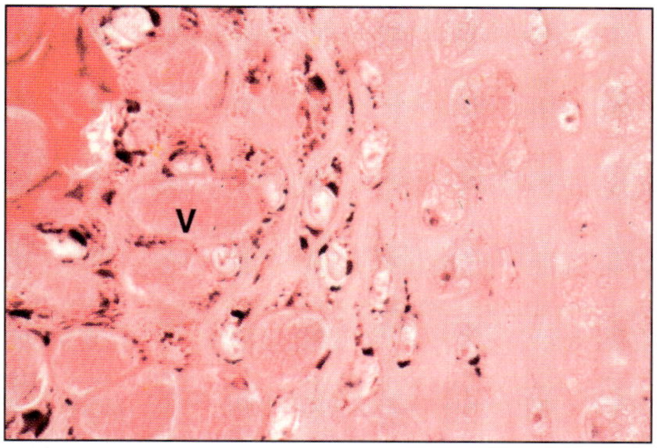

Abb. 4-21. Molluscum contagiosum. Feingranulierte, eosinrote Viruskolonien (V) in den Epithelien. HE-Fbg.

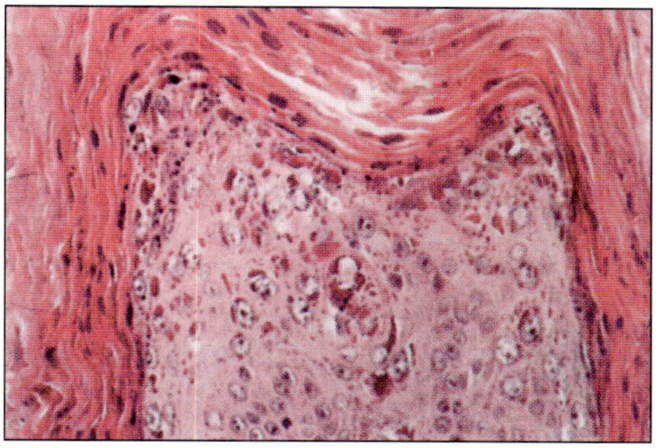

Abb. 4-22. Verruca vulgaris. Intrazelluläre Viruseinschlüsse in den Stachelzellen der Epidermis. Oben im Bild die ausgeprägte hyper- und parakeratotische Verhornung. HE-Fbg.

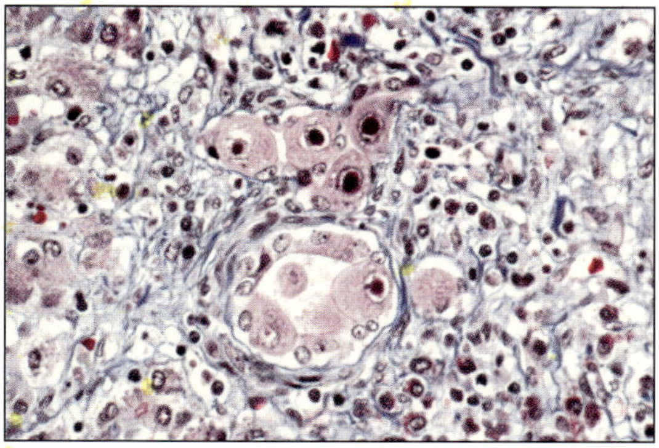

Abb. 4-23. Zytomegalie. Gallengangsepithelien mit dunklen intranukleären Einschlußkörpern. Ladewig-Fbg.

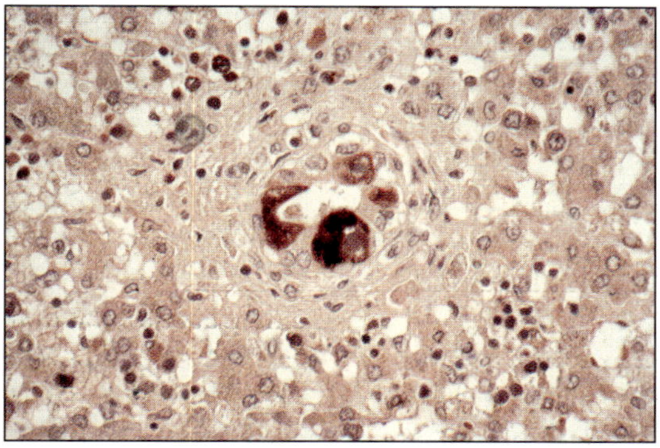

Abb. 4-24. Zytomegalie. Immunhistochemischer Nachweis des Zytomegalie-Virus in intrahepatischen Gallengangsepithelien.

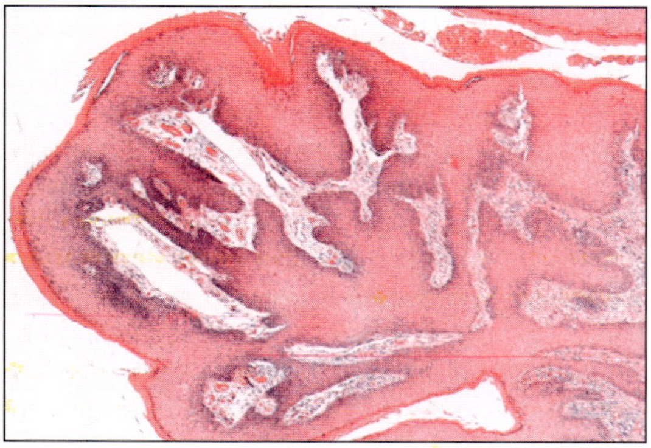

Abb. 4-25. Condyloma acuminatum. Papillomatös verdickte, an der Oberfläche verhornte Analschleimhaut. HE-Fbg.

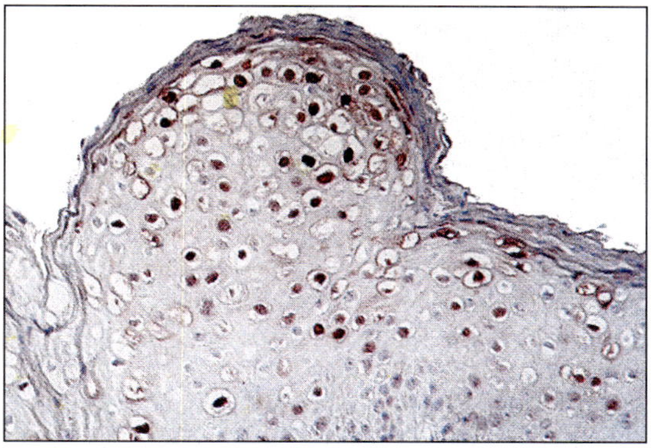

Abb. 4-26. Humanes Papillom-Virus. Nachweis durch In-situ-Hybridisierung.

setzt. Dabei kann es zu Zellantigenitätsveränderungen kommen, die später zu einer wirtsimmunologisch bedingten Zellzerstörung führen.

Typisches Beispiel einer **virusbedingten Zellreaktion** ist die B-Hepatitis. Das **Hepatitis-B-Virus** (HBV) besteht aus einem *Nukleokapsid* (Core) und einer lipidhaltigen Hülle, die das *Hepatitis-B-Surface-Antigen* (HBsAg) enthält. Bei einer Infektion wird es in den Leberzellen im Überschuß gebildet und läßt sich im Blut nachweisen. Das HBV und seine Antigene sind für die Leberzellen funktionell und morphologisch apathogen. Bei der Replikation werden jedoch Virusantigene in die Zellmembran eingelagert, welche ihre Antigeneigenschaften ändert und das B- und T-Zell-System stimuliert. Die T-Zellen zerstören die infizierten Leberzellen; die Antikörper neutralisieren freigesetzte Viren, die vom MPS phagozytiert und vernichtet werden. Bei ausreichender Immunreaktion wird das Virus völlig vernichtet; die Entzündung heilt aus (Eliminationstyp). Bei unvollständiger Vernichtung erfolgt ein Übergang in eine chronische Entzündung: So finden sich bei der chronisch persistierenden B-Hepatitis in etwa der Hälfte der Fälle, bei der chronisch aggressiven B-Hepatitis in etwa 70% »Milchglaszellen«, also Hepatozyten, die HBsAg im Überschuß speichern.

Zytozide Infektion. Die Virusinfektion und -replikation führt zu einem Zellschaden, der bis zum Zelltod reichen kann. Typische Beispiele derartiger unmittelbar viral bedingter Zellnekrosen sind Herpes-simplex-, Varicella-Zoster-, Influenza-Infektion (Grippe) und die Poliomyelitis anterior. Ob das AIDS-Virus (HIV = Human Immune Deficiency Virus) unmittelbar auf die Zielzelle (T-Helferzelle) wirkt oder aber die antigenen Eigenschaften dieser Zelle verändert, ist noch offen.

Bei den **Slow-virus-Infektionen** beträgt der Zeitraum zwischen Infektion und Manifestation der Zellschädigung mehrere Jahre. Diese Erkrankungen weisen folgende gemeinsame Eigenschaften auf:

- sie werden durch eine noch unbekannte Noxe übertragen,
- die Inkubationszeit kann Jahre betragen,
- betroffen ist vorwiegend das ZNS,
- der Verlauf ist progredient,
- pathologisch-anatomisch fehlt das entzündliche Substrat.

Viren können bestimmte Zellsynthesen, von denen sie selber nicht abhängig sind, stören oder abschalten, (z. B. die Translation und die Transkription [Shut-off-Phänomen]) und mit entsprechenden strukturellen Zellveränderungen (Zytoplasmavakuolisierung, Ausbildung von Einschlußkörpern oder Riesenzellen) einhergehen.

Viruseinschlüsse. Zytoplasmavakuolisierungen sind charakteristisch für *Herpes-simplex-* und *Herpes- zoster-Infektionen*. Einschlußkörper können im Kern und/oder im Zytoplasma vorkommen. Sie entsprechen in ihrer Größe einem Erythrozyten und sind durch einen hellen Hof vom Zytoplasma bzw. Kern abgegrenzt. **Kerneinschlußkörper** sind charakteristisch für die *Zytomegalie* (»Eulenaugenzellen«) und finden sich bevorzugt in Gangepithelien sowie (bei intrauteriner Infektion) in den Ependym-, Mikroglia- und Makrogliazellen des ZNS. **Zytoplasmatische Einschlußkörper** sind typisch für das *Molluscum contagiosum* (Epithelioma contagiosum, Dellwarze), dessen Erreger ein gering kontagiöses Quadervirus aus der Pockengruppe ist.

Virusbedingte Riesenzellen finden sich bei der *Masernerkrankung* (Whartin-Finkeldey-Riesenzellen): Sie entstehen – bevorzugt in Tonsillen und Appendix – durch Fusion von T-Lymphozyten und enthalten bis zu 100 traubenförmig angeordnete Kerne.

Onkogene Zelltransformation. Onkogene in einem Virus wandeln normale Zellen in eine Tumorzelle um. So werden durch das *humane Papilloma-Virus* (HPV), zu dem über 40 verschiedene Typen gehören, gutartige kutane Papillome induziert: Verruca vulgaris, plana et plantaris, Condylomata acuminata (Feig- oder Feuchtwarzen) und juvenile Larynxpapillome. HPV spielt auch eine Rolle bei der Entstehung des Zervixkarzinoms. Das *Epstein-Barr-Virus* (EBV) bzw. EBV-spezifische Sequenzen werden beim Menschen für die Entstehung des Burkitt-Lymphoms und des nasopharyngealen Karzinoms verantwortlich gemacht.

Auslösung von Chromosomenaberrationen. Bestimmte Viren können Mißbildungen über

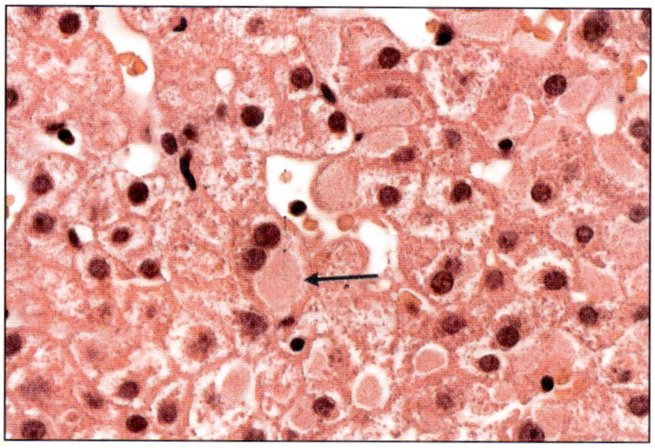

Abb. 4-27. »Milchglashepatozyten«. Leberzellen mit homogenen eosinroten Zytoplasmaeinschlüssen (Pfeil). HE-Fbg. Hepatos, die HBsAg i. Überschuß speichern

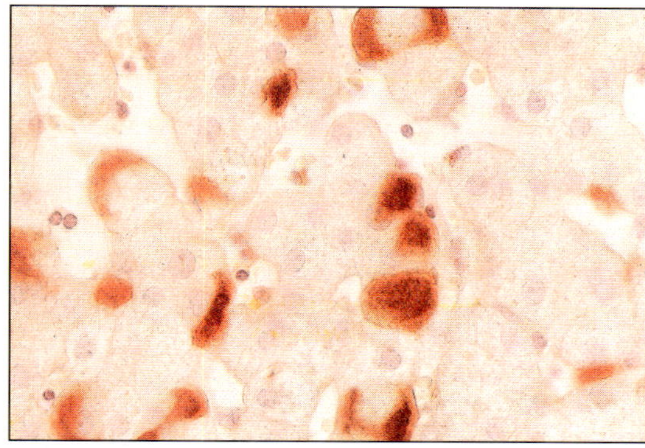

Abb. 4-28. Hepatitis-B-Virus. Immunhistochemischer Nachweis von Hepatitis-B-Virus-Antikörpern.

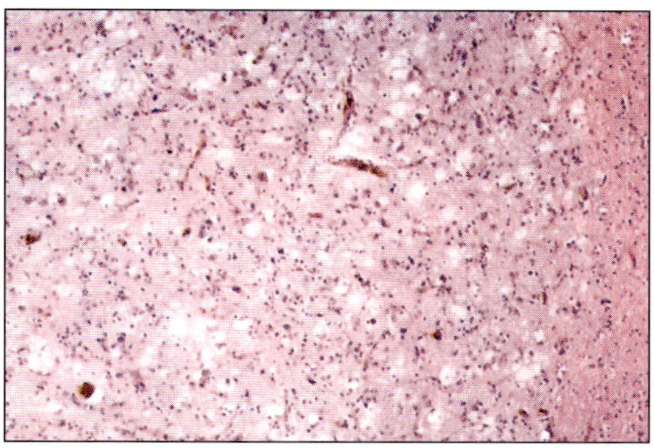

Abb. 4-29. Creutzfeldt-Jakob-Krankheit (Slow-virus-Infektion). Status spongiosus in der Hirnrinde. HE-Fbg. vorwiegend das ZNS betroffen

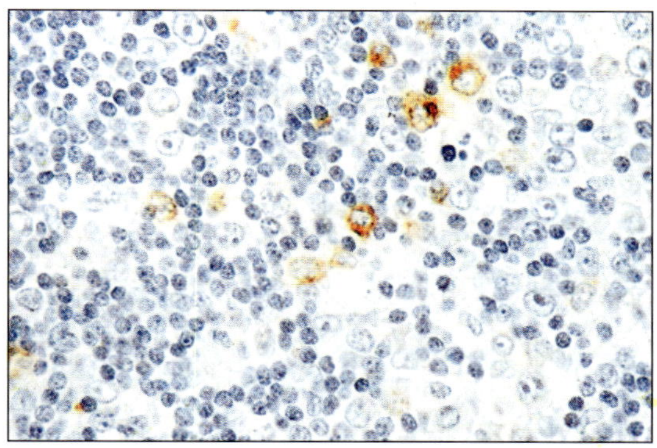

Abb. 4-30. Epstein-Barr-Virus. Immunhistochemischer Virusnachweis (braune Farbe) im Lymphknoten bei Mononukleose. → Burkitt-Lymphom → Nasopharyngeales Lymphom

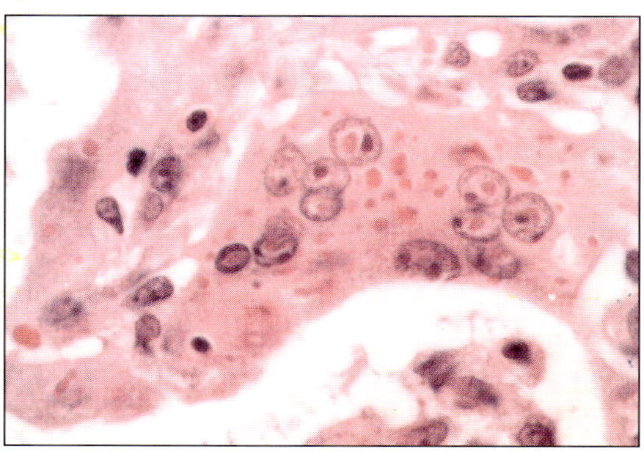

Abb. 4-31. Masern-Pneumonie. Riesenzelle mit multiplen eosinroten Einschlußkörperchen im Zytoplasma. HE-Fbg.

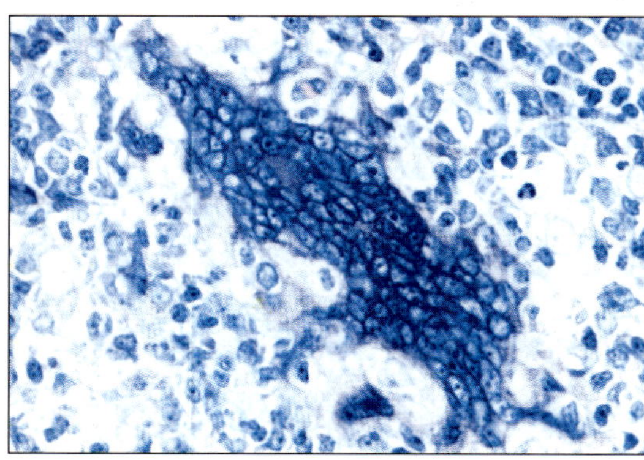

Abb. 4-32. Whartin-Finkeldey-Zelle in der Tonsille bei Masern. Giemsa-Fbg.

Chromosomenbrüche verursachen. Typisches Beispiel ist die pränatale *Rötelninfektion* (Embryopathia rubeolosa). Sie führt zu Mißbildungen, Spontanabort oder Totgeburt. Zu den wichtigsten Entwicklungsstörungen zählen Innenohrtaubheit, Augen- und Herzgefäßmißbildungen. Die Mißbildungsquote beträgt im ersten Schwangerschaftsmonat 80%, im 3. Monat 15%, später 5%.

4.3.2 Bakterien und Chlamydien

Bakterien gehören als Prokaryonten zur Gruppe der Protisten und sind in der Natur weit verbreitet. Der Grad der Pathogenität (Virulenz) hängt von einer Reihe von Faktoren ab. Zum Eindringen in den Organismus – über die Haut oder Schleimhaut – ist eine spezifische Adhäsion an Epithelzellen erforderlich. Bei der Invasion spielen zell- und gewebsschädigende Exoenzyme eine Rolle. Eine Vermehrung der Erreger im Organismus ist nur möglich, wenn diese an das im Wirtsorganismus herrschende Milieu optimal angepaßt sind. Bei der Ausbreitung der Erreger sind Exoenzyme der Bakterien wirksam (Hyaluronidase, Kollagenase, andere Proteasen).

Fakultativ pathogene Erreger (Opportunisten) sind Keime mit geringer Pathogenität, die nur bei einer Abwehrschwäche des Wirts zu einer Infektion führen.

Für die **Zell- und Gewebeschädigung** sind die Toxine und Enzyme der Bakterien verantwortlich. Gleichzeitig führen aber auch die im Rahmen der entzündlichen Reaktion freigesetzten Mediatoren und Kinine zu Schädigungen, die bis zur Nekrose reichen. Nur bei wenigen Infektionskrankheiten beruht die Pathogenese allein auf bakteriellen Exotoxinen, z.B. Tetanus, Gasbrand, Diphtherie, Cholera und Keuchhusten.

Der Erreger *(Clostridium tetani)* des **Tetanus** (Wundstarrkrampf) dringt nach einer Verletzung ins Gewebe, vermehrt sich bei anaeroben Bedingungen und produziert das Neurotoxin Tetanospasmin, das die Hemmung der motorischen Neurone blockiert. Als Folge setzt eine erhöhte muskuläre Reizbarkeit ein, die zu klonischen und tonischen Krämpfen führt. Das **Botulinustoxin** blockiert die Freisetzung des Überträgerstoffs Acetylcholin aus der präsynaptischen Nervenendigung in den synaptischen Spalt der motorischen Endplatte und der Synapsen der cholinergen vegetativen Nervenfasern. Es resultieren schlaffe Lähmung, Mydriasis, Pupillenstarre, Versiegen der Speichelsekretion, Darm- und Blasenlähmungen. Bei der **Gasbrandinfektion** (*C. perfringens, C. novyi, C. septicum* und/oder *C. histolyticum*) führen toxisch wirkende Proteasen zu ausgedehnten Gewebszerstörungen. Bei der **Diphtherie** blockiert das von den Erregern *(Corynebacterium diphtheriae)* gebildete Exotoxin die intrazelluläre Proteinsynthese und führt lokal (Tonsillen und der Rachenschleimhaut) zu einem schweren Kapillarschaden mit Ödem und Fibrinexsudation. Systemisch sind vorwiegend Nieren, Myokard sowie motorische Neuronen der Kopfnerven betroffen. **Cholera:** Das von *Vibrio cholerae* gebildete Exotoxin aktiviert die Adenylzyklase mit verstärkter Flüssigkeitssekretion der Dünndarmschleimhaut und profusen voluminösen wässrigen Durchfällen (Stuhlvolumen bis zu 25 Liter/ Tag). Bei **Keuchhusten** besiedelt der Erreger (*Bordetella pertussis* und *B. parapertussis*) das respiratorische Flimmerepithel und bildet ein Exotoxin, das eine Lymphozytose und eine erhöhte Histaminempfindlichkeit verursacht.

4.3.2.1 Bei der **Lyme-Borreliose** wird der Erreger *(Borrelia burgdorferi)* durch Tiere (Arthropoden) übertragen; daher spricht man von einer Zoonose. Die Erkrankung beginnt mit dem Erythema chronicum migrans, einer Hautrötung, die von der Eintrittsstelle ausgeht und sich über Wochen weiter ausbreitet. Später kommt es häufig zu rezidivierenden Arthritiden. Eine Erregerübertragung *(Legionella pneumoniae)* durch Aerosole (Klimaanlagen) erfolgt bei der **Legionärskrankheit** (Legionellose). Sie verläuft unter dem Bild einer konfluierenden pseudolobulären Bronchopneumonie und geht mit einer Letalität von 20% einher.

4.3.2.2 Erreger, die überwiegend **eitrige Entzündungen** verursachen, werden als pyogene Keime bezeichnet. Diese Gruppe umfaßt die Staphylo-, Strepto-, Meningo- und Gonokokken. Unter den Staphylokokken ist die Spezies *Staphylococcus aureus* der wichtigste Vertreter. **Staphylokokkenerkrankungen** können auf einer Erregerinvasion oder auf einer Resorption freigesetzter Enterotoxine beruhen. Unter der Bezeichnung *Staphylococcal-Scalded-Skin Syndrome* werden

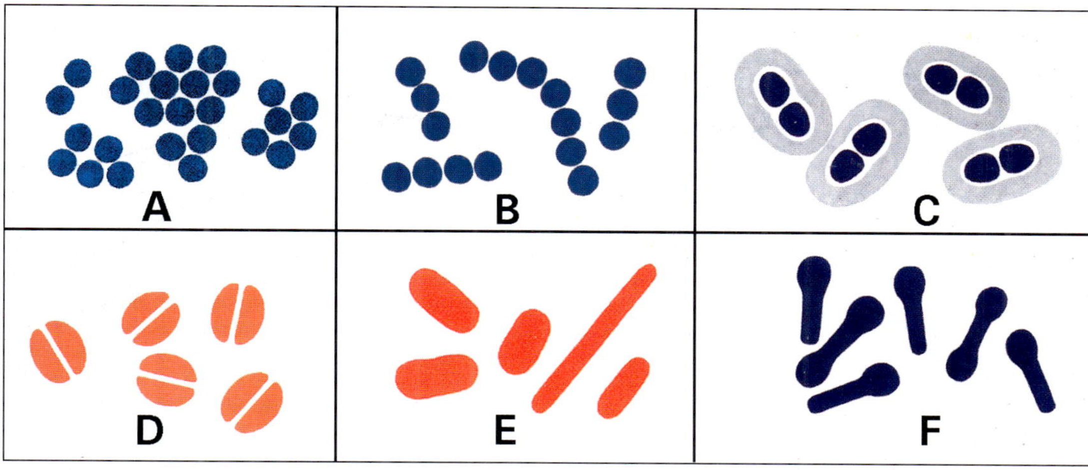

Abb. 4-33. Bakterien. A: traubenförmig angeordnete, grampositive Staphylokokken. **B:** kettenförmige, grampositive Streptokokken. **C:** *Diplococcus pneumoniae* mit Kapsel. **D:** gramnegative Diplokokken. **E:** stäbchenförmige, gramnegative Bakterien. **F:** Clostridien mit kolbenförmigem Pol.

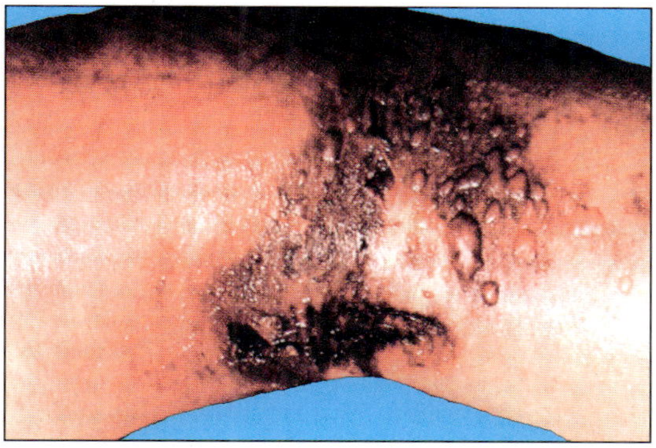

Abb. 4-34. Gasbrand. Schwarze Verfärbung und Blasenbildung der Haut.

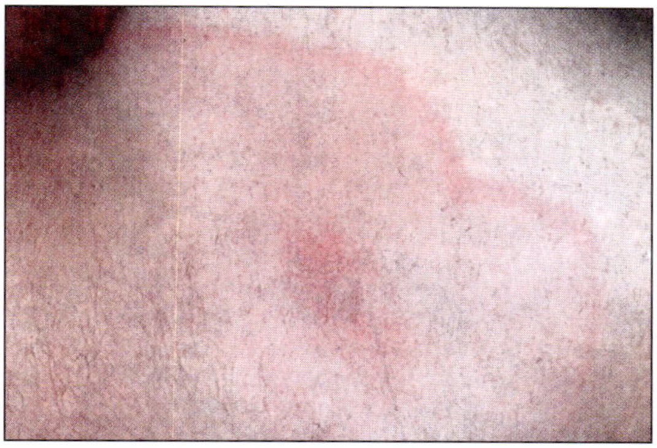

Abb. 4-35. Erythema chronicum migrans. Rötliche Verfärbung der Haut bei Borreliose.

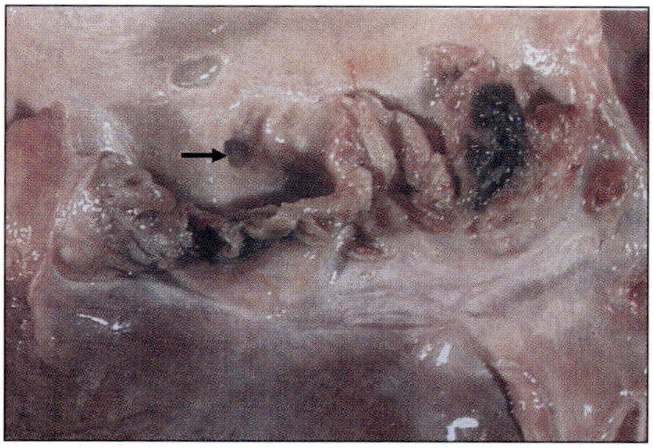

Abb. 4-36. Endocarditis ulceropolyposa. Durch *Staphylococcus aureus* bedingte Zerstörung der Aortenklappen. Pfeil: Ostium der rechten Koronararterie.

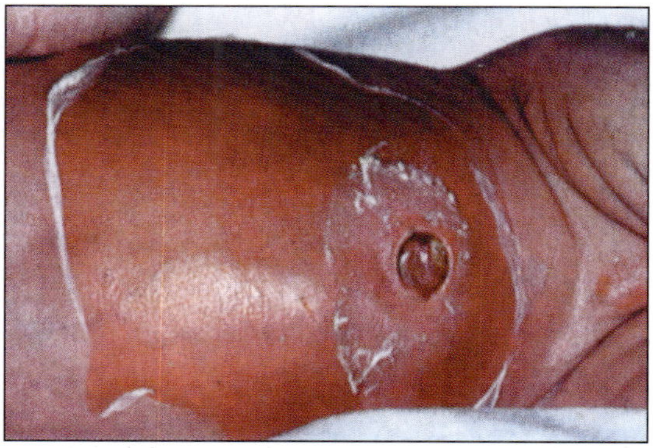

Abb. 4-37. Staphylococcal-Scalded-Skin Syndrome. Flächenhafte Epidermolyse.

Erkrankungen zusammengefaßt, für deren Pathogenese – neben der Invasivität der auf der Haut und den Schleimhäuten vorkommenden Staphylokokken – auch die Bildung epidermolytischer Toxine verantwortlich ist.

Unter den **Streptokokken** ist *Streptococcus pyogenes* besonders humanpathogen. **Pneumokokken** *(Streptococcus pneumoniae)* rufen insbesondere Pneumonien (Lobärpneumonie) und Bronchopneumonien sowie eitrige Meningitiden hervor. **Meningokokken** sind die Erreger der epidemischen Meningitis, können aber auch eine Allgemeininfektion (Meningokokkensepsis) verursachen, die mit einem (meist tödlichen) *Waterhouse-Friderichsen-Syndrom* (petechiale Blutungen an Rumpf und Extremitäten sowie in verschiedenen inneren Organen, insbesondere in den Nebennieren) einhergehen kann. Die **Gonokokkeninfektion** (Gonorrhö) führt beim Mann zu einer eitrigen Urethritis, später zu Prostatitis und Epididymitis. Bei der Frau entwickeln sich zunächst eine Zervizitis, später eine Salpingitis (Pyosalpinx) und Peritonitis.

4.3.2.3 Salmonellen sind Erreger akuter Enteritiden und Gastroenteritiden sowie des Typhus abdominalis. Dabei handelt es sich um eine Allgemeininfektion mit bevorzugter Beteiligung des Dünndarms. Die Erkrankung manifestiert sich meist im terminalen Ileum und verläuft stadienhaft mit Schwellung und Nekrose des lymphatischen Gewebes, Geschwürsbildung und Abheilung.

4.3.2.4 Tuberkulose. Zu den wichtigsten humanpathogenen Mykobakterien zählt *M. tuberculosis,* der Erreger der Tuberkulose, einer stadienhaft ablaufenden Infektionskrankheit, bei der eine Primär- und die Postprimärinfektionsperiode unterschieden werden. Die Infektion erfolgt in mehr als 90% aerogen mit einem Primärherd in der Lunge.

• **Primärinfektionstuberkulose.** In der präallergischen Phase reichern sich die Tuberkelbakterien vorwiegend am Ort der Primärinfektion und in den regionären Lymphknoten an. Dementsprechend kommt es an diesen Stellen – nach erfolgter Sensibilisierung des T-Zell-Systems – zur stärksten Ausprägung der exsudativen Reaktion, zur käsigen Nekrose. Mit zunehmender Immunisierung bildet sich dann ein Wall von Epitheloidzellen und Langhans-Riesenzellen um die Nekrosen, die zusammen den typischen Tuberkel bilden. Im weiteren Verlauf werden diese Herde in etwa 90% der Fälle narbig abgekapselt und verkalken. Primärherd *(Primäraffekt)* und der zugehörige Lymphknotenherd werden als Primärkomplex bezeichnet. Eine hämatogene Ausbreitung der Tuberkulose *(Frühgeneralisation)* erfolgt, wenn Tuberkelbakterien aus einer käsigen Nekrose über den Ductus thoracicus oder eine Lungenvene in den Blutkreislauf gelangen. Das Ausmaß der Veränderungen hängt von der Menge der ausgeschwemmten Keime und der Abwehrlage des Organismus ab. Die schwerste Verlaufsform ist die Sepsis tuberculosa gravissima *(Typhobazillose Landouzy, Landouzy-Sepsis),* die bei massiven Störungen der Immunabwehr vorkommt und innerhalb weniger Wochen zum Tode führt. Bei einer etwas besseren Abwehrlage, aber immer noch schlechter Infektimmunität entwickelt sich das Bild der *Miliartuberkulose* mit dicht stehenden hirsekorngroßen (milium, lat.= Hirse) epitheloidzelligen oder zentral verkästen Granulomen in allen Organen. Als häufigste Folge der Frühgeneralisation finden sich tuberkulöse Herde in den Lungenspitzen *(Simon-Spitzenherd),* die in der Regel mit einer Verkalkung abheilen.

• Die **Postprimärinfektionstuberkulose** ist auf ein Organ beschränkt, kann sich aber auch hämatogen ausbreiten *(Spätgeneralisation).* Bei der *Organtuberkulose* sind am häufigsten Lungen (60%), Nieren (30%) und Knochen (bevorzugt Wirbelsäule, kleine Hand- und Fußknochen) befallen. Die Auslösung einer Postprimärinfektionstuberkulose erfolgt durch *Exazerbation* (Reaktivierung eines abgeheilten, aber noch keimhaltigen Herdes), *Superinfektion* (erneute Infektion bei noch bestehender aktiver Tuberkulose oder noch bestehender relativer Infektionsimmunität = positive Tuberkulinreaktion) oder durch *exogene Reinfektion* (Neuinfektion nach vollständiger Ausheilung der Tuberkulose und Erlöschen der Infektimmunität = negative Tuberkulinreaktion).

4.3.2.5 Die **Lepra** (Erreger: *Mycobacterium leprae,* Hansen-Bazillus) manifestiert sich vorwiegend an Haut und Nerven sowie an Schleimhäuten (Mund, Larynx, Pharynx), MPS, Augen,

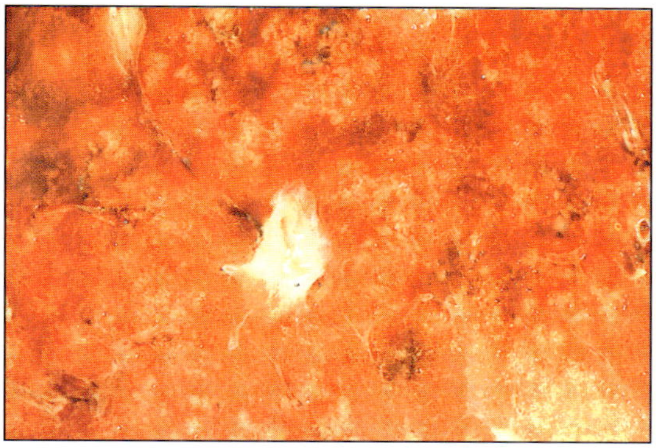

Abb. 4-38. Bronchopneumonie. Lungenschnittfläche mit kleinen, zusammenfließenden gelben Eiterherden.

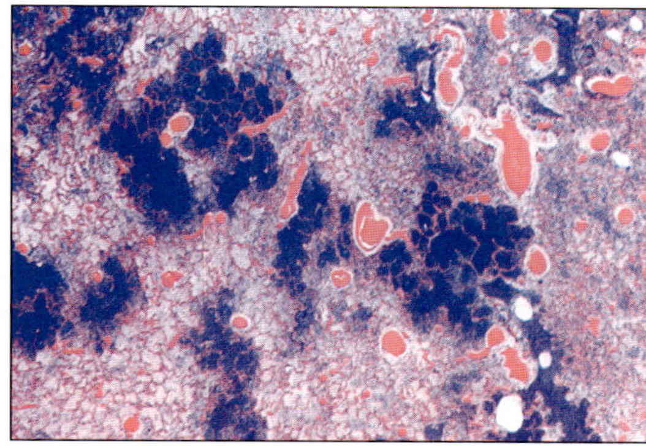

Abb. 4-39. Bronchopneumonie. Herdförmige (dunkelblaue) Ansammlungen von Eiterzellen. HE-Fbg.

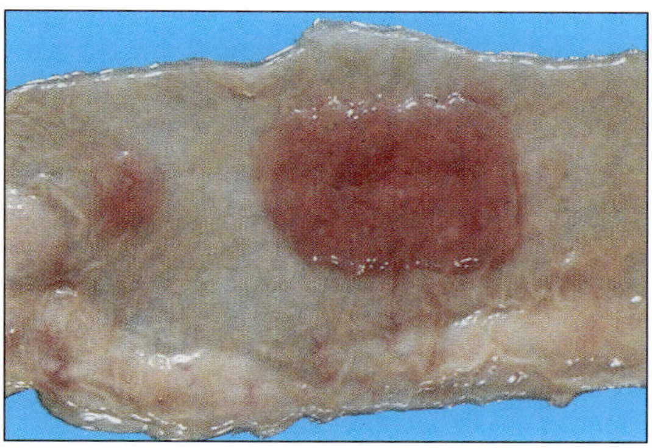

Abb. 4-40. Dünndarmtyphus. Markige Schwellung der Peyer-Plaques.

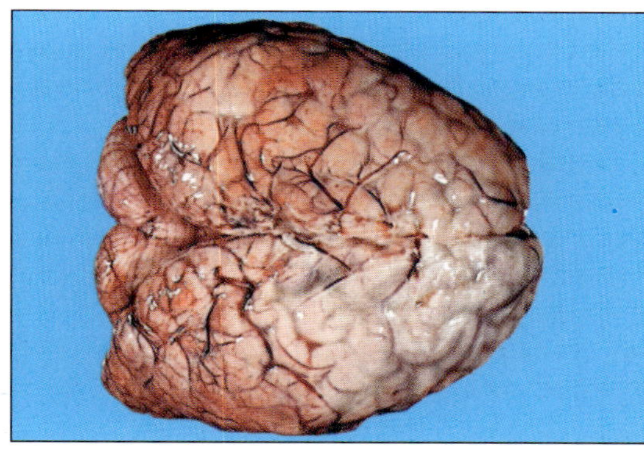

Abb. 4-41. Eitrige Pneumokokkenmeningitis

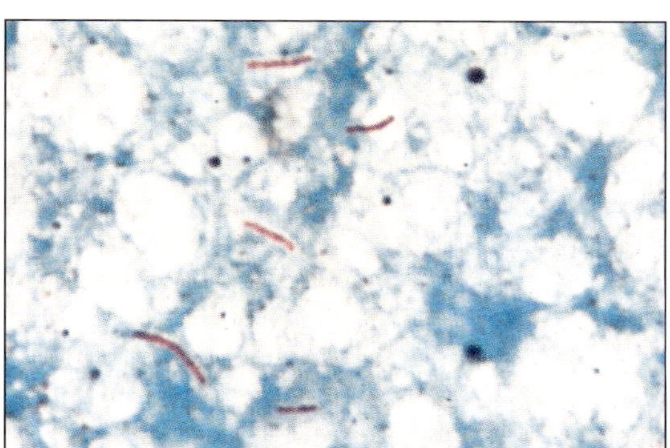

Abb. 4-42. Tuberkelbakterien. Ziehl-Neelsen-positive, leicht gebogene Bakterien im Sputumausstrich.

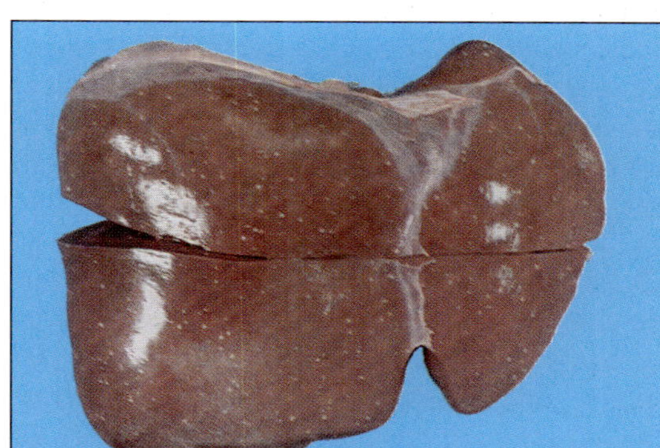

Abb. 4-43. Miliartuberkulose der Leber. Multiple kleine Tuberkuloseknötchen von hellbrauner Farbe.

Baucheingeweiden, Knochen und Hoden. Nach dem Verlauf werden eine lepromatöse Form mit anergischer Reaktionslage, massiver, vielfach knotiger Infiltration der Haut *(Knotenlepra)* und schlechter Prognose und eine tuberkuloide Form mit starker Gewebsreaktion, Nervenschädigungen und guter Prognose *(Nervenlepra)* sowie mehrere Zwischenformen unterschieden.

4.3.2.6 Die **Syphilis** oder **Lues** *(Treponema pallidum)* wird sexuell übertragen und weist einen stadienhaften Verlauf auf.

- **Primärstadium** (4–6 Wochen): derbes indolentes Geschwür an Inokulationsstelle (Primäraffekt) mit Anschwellung der regionären Lymphknoten
- **Sekundärstadium** (Monate bis Jahre): Generalisierte geringe Lymphknotenschwellung (Mikropolyadenopathie), makulöse und papulosquamöse Hauteffloreszenzen, breite Kondylome und Enanthem (Plaque muqueuse)
- **Tertiärstadium** (Beginn nach Monaten oder Jahren) Spätsyphilis = Gumma, Mesaortitis luica, Neurolues, Metasyphilis = Tabes dorsalis, progressive Paralyse.

Bei intrauteriner Übertragung kommt es zum Fruchttod oder zur **Lues connata**.

4.3.2.7 Die **Aktinomykose** (Strahlenpilzerkrankung) wird durch Aktinomyzeten (meist *A. israeli*) hervorgerufen. Aktinomyzeten sind grampositive Fadenbakterien (früher als Pilze eingestuft), die oft als verzweigtes Geflecht wachsen. Die Erreger bilden Drusen und werden von einer eitrig-abszedierenden und verfettenden Entzündung (schaumzellreiches entzündliches Infiltrat) eingeschlossen. Nach der Lokalisation unterscheidet man zervikofaziale, thorakale (pleuropulmonale), abdominale (ileozökale Aktinomykose) und rein kutane Formen.

4.3.2.8 **Chlamydien** (Größe: 200–1000 nm) weisen einen speziellen, streng intrazellulären Vermehrungszyklus auf. Von humanpathogener Bedeutung sind *C. trachomatis* und *C. psittaci.* Der Biotyp *trachoma* des *C. trachomatis* ist der Erreger des Trachoms. Diese Krankheit führt zur Bildung von Hornhautinfiltraten, die in Narben übergehen und so zur Erblindung führen. Der Biotyp *Lymphogranuloma venereum* des *C. trachomatis* ist die Ursache des Lymphogranuloma venereum, einer sexuell übertragenen Lymphknotenerkrankung. *Chlamydia psittaci* ist der Erreger der Ornithose (Psittakose). Natürlicher Wirt sind verschiedene Vogelarten. Beim Menschen erfolgt die Infektion durch Inhalation chlamydienhaltigen Staubs (Vogelkot) und manifestiert sich als atypische Pneumonie.

4.3.2.9 Eine abnorme Reaktion des Organismus auf belebte Noxen liegt beim **Morbus Whipple** (intestinale Lipodystrophie) vor. Die Ursache ist eine Infektion mit Propionibakterien bei einem Defekt der zellulären Immunität und des makrophagozytären Systems (Störung der intrazellulären Bakteriendegradation). Hauptsächlich betroffen ist der Dünndarm (Klinik: Malabsorptionssyndrom infolge Störung des Chylustransportes). Histologisch findet sich eine dichte entzündliche Infiltration mit reichlich Makrophagen. Sie enthalten PAS-positive Einschlüsse, die elektronenmikroskopisch »Whipple-Bakterien« darstellen.

4.3.3 Pilze

Pilze (Eumyzeten) sind pflanzenähnliche Organismen, die zwar ein Kernäquivalent, aber kein Chlorophyll besitzen und daher nicht zur Photosynthese befähigt sind. Sie benötigen kein Licht, sind aber auf organisches Material als Nahrung angewiesen. Man unterscheidet *Makromyzeten* (z. B. Speisepilze) und *Mikromyzeten.* Letztere sind in der Natur (Boden, Pflanzen, Holz, Lebensmittel und Textilien) weit verbreitet; sie werden bevorzugt durch Luft und Wasser verschleppt. Nur selten erfolgt eine direkte Übertragung von Mensch zur Mensch.

Pilzbedingte Erkrankungen manifestieren sich als Mykose, Myzetismus, Mykotoxikose, Mykoallergie oder Mykid. *Mykosen* sind Pilzinfektionen. Beim *Myzetismus* hängen die morphologischen Veränderungen von dem wirksamen Toxin ab. So kommt es bei der Knollenblätterpilzvergiftung zu ausgedehnten Lebernekrosen, während sich die Fliegenpilzvergiftung wie eine Atropinvergiftung in starken Erregungszuständen und ohne morphologische Veränderungen äußert. *Mykotoxikosen* entstehen durch Verunreinigung von Nahrungsmitteln mit meist thermoresistenten To-

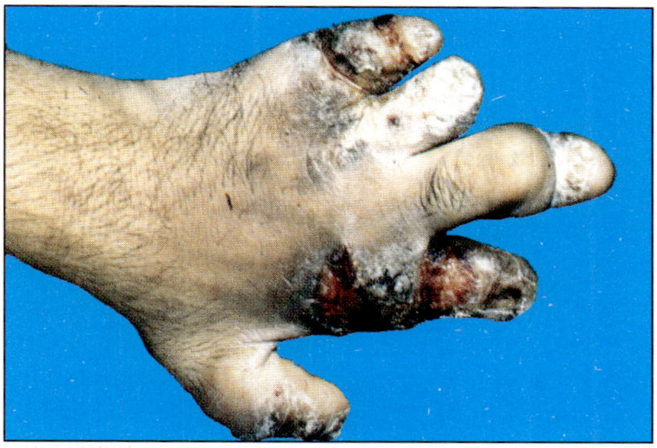

Abb. 4-44. Lepromatöse Lepra. Zerstörung der Finger in einem fortgeschrittenen Krankheitsstadium.

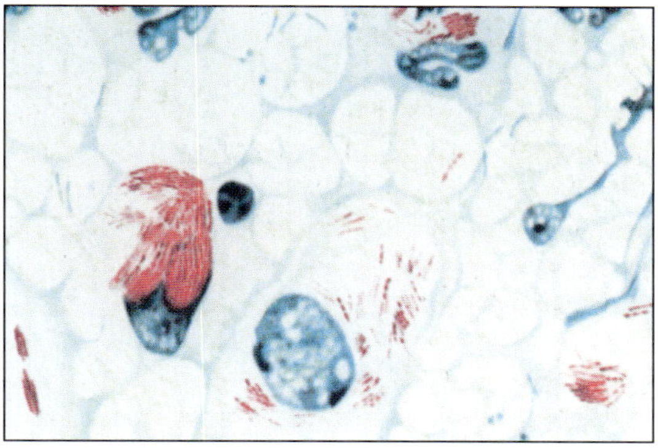

Abb. 4-45. Lepra-Bakterien in typischer intrazellulärer und gruppenförmiger Anordnung. Ziehl-Neelsen-Fbg.

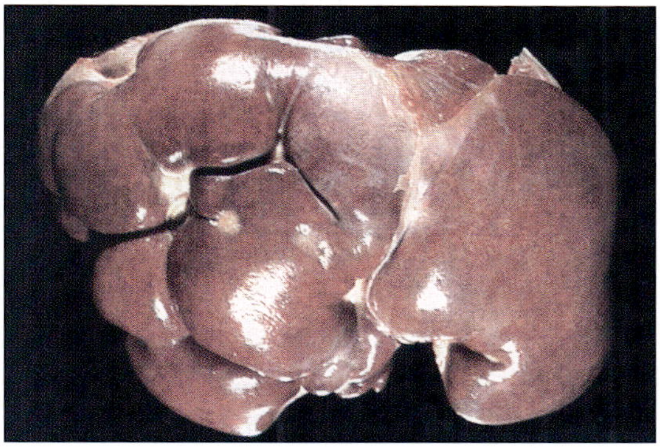

Abb. 4-46. Hepar lobatum (Lues im Tertiärstadium). Durch Gummen narbig eingezogene Leberoberfläche.

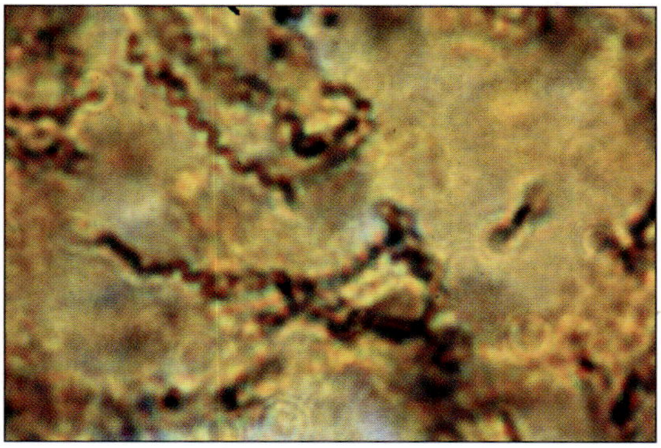

Abb. 4-47. *Treponema pallidum.* Spiralartig aufgebaute Erreger. Levaditi-Versilberung.

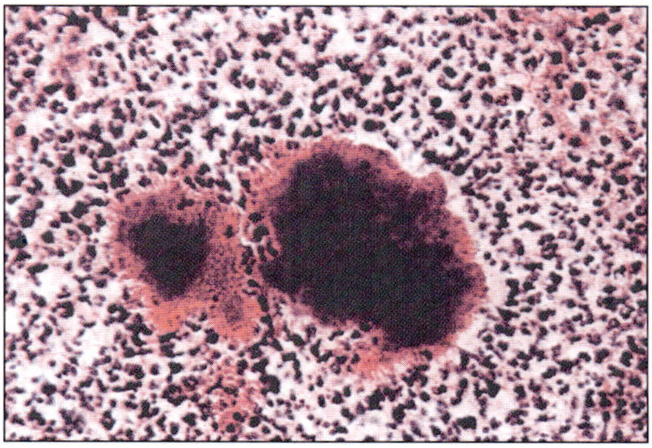

Abb. 4-48. Aktinomykose. Von Eiterzellen eingeschlossene »Pilzdrusen«. PAS-Fbg

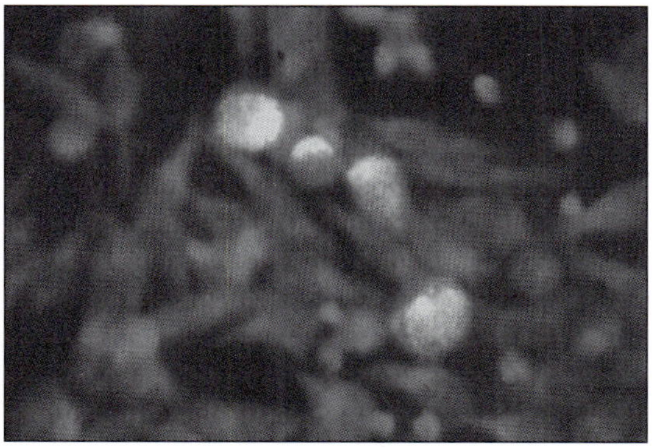

Abb. 4-49. Chlamydien. Immunfluoreszenzoptischer Nachweis.

xinen verschiedener Pilzarten. *Mykoallergien* sind nicht selten Berufserkrankungen. Sie treten als typische allergische Krankheitsbilder auf, wie Dermatitis, Urtikaria, Ekzem, Rhinitis allergica, Asthma bronchiale. *Mykide* sind – als mykotisch bedingte IgD-Reaktionen – lichenoide, dyshydrotische, makulopapulöse, exsudative und polymorphe Hautveränderungen.

Systematik der Mykosen

1. **Oberflächliche Mykosen**
   a) Epikutane Mykosen
   b) Kutane Mykosen (Dermatomykosen)
2. **Tiefe Mykosen**
   a) Subkutane und Schleimhautmykosen
   b) Organ- und Systemmykosen

• **Oberflächliche Mykosen** finden sich im Bereich der Haut. Sie können *epikutan* lokalisiert sein oder als *Dermatomykosen* im Bereich der Epidermis bzw. der Haare und Nägel vorkommen. **Tiefe Mykosen** greifen über die Epidermis hinaus auf die tieferen Hautschichten *(subkutane Mykosen)* über. Eine Pilzbeteiligung innerer Organe *(Organmykosen)* kann aerogen über die Lungen oder im Rahmen einer Generalisation (*Systemmykosen:* z. B. bei Pilzsepsis oder Fungämie) erfolgen.

4.3.3.1 Unter **Tinea** versteht man Dermatophytosen, also oberflächliche Mykosen, bei denen das Pilzwachstum nicht auf tiefere Gewebsschichten übergreift, sondern auf die Epidermis bzw. die Haare und Nägel beschränkt bleibt.

4.3.3.2 Bei der **Kandidose** (häufigster Erreger: *Candida albicans*) handelt es sich um eine teils oberflächliche, teils tiefe Mykose mit möglicher hämatogener Streuung in alle Organe. Die verstärkte Besiedlung der Halbschleimhäute (Mundhöhle, Ösophagus, Genitale) und der Haut ist Folge einer geänderten Abwehrlage, die gelegentlich durch endokrine oder neoplastische Grundkrankheiten sowie durch Medikamente hervorgerufen wird. Eine Aussaat von Pilzzellen in innere Organe erfolgt praktisch nur bei Immunschwäche bzw. Immundefekten.

4.3.3.3 Die **Aspergillose** ist eine opportunistische Pilzerkrankung, die meist durch *Aspergillus fumigatus* hervorgerufen wird, am häufigsten die Lunge befällt und in der Regel die Begleiterkrankung eines schweren Leidens (z. B. eines Tumors oder eines malignen Lymphoms) ist. Histologisch finden sich meist Nekroseherde mit einer umgebenden unspezifischen, entzündlichen Infiltration. Abzugrenzen sind **Aspergillome,** tumorartige Pilzmyzelwucherungen in Lungenkavernen *(kavitäre mykotische Pseudotumoren).*

4.3.3.4 Eine opportunistische Pilzinfektion ist die **Mukormykose,** die bevorzugt in der Nase oder in der Orbita beginnt und in das Gehirn einwächst. Die Pilzfäden durchwachsen und zerstören die Gefäßwände und führen zu Thrombosierungen und perivaskulären Blutungen.

4.3.3.5 Die **Kryptokokkose** (Erreger: *Cryptococcus neoformans*) manifestiert sich als pulmonale, zentralvenöse oder als generalisierte Kryptokokkose. Makroskopisch weisen die Herde ein myxomatöses oder gelatinöses Aussehen auf. Eine entzündliche Gewebsreaktion fehlt fast vollständig.

4.3.3.6 Bei der **Histoplasmose capsulatum** (Vorkommen: Länder der Neuen Welt, Südostasien) zeigen die Gewebsveränderungen eine gewisse Ähnlichkeit mit der Tuberkulose, insbesondere mit dem Primärkomplex, der miliaren Streuung, den Kavernen und den verkäsenden und verkalkten Nekrosen. Die **Histoplasmose duboisii** (Vorkommen: Zentralafrika) befällt bevorzugt Haut und Knochen (Langröhrenknochen und Schädel). Charakteristisch sind subkutane Abszesse, Knoten und granulomartige Veränderungen sowie osteolytische Prozesse.

4.3.3.7 Beim Erreger der **Pneumozytose** (*Pneumocystis carinii)* handelt es sich wahrscheinlich um einen Pilz. Die massive, epidermische Form bei Frühgeburten und unterernährten Säuglingen auf Kinderstationen und in Kinderheimen kommt praktisch nicht mehr vor. Als opportunistische Infektion findet sich die Pneumozystose bei Erwachsenen mit Immunschwäche. Befallen sind fast ausschließlich die Lungen. Mit der PAS-Färbung läßt sich ein schaumiges Exsudat nachweisen, das die Alveolarlichtungen ausfüllt und die

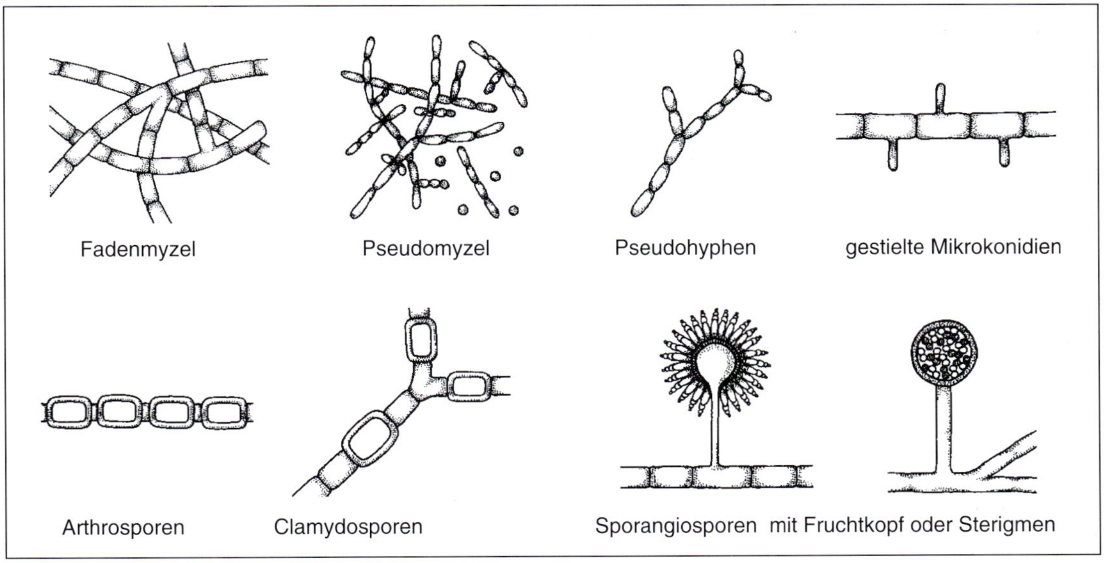

Abb. 4-50. Schematische Darstellung verschiedener Pilzarten

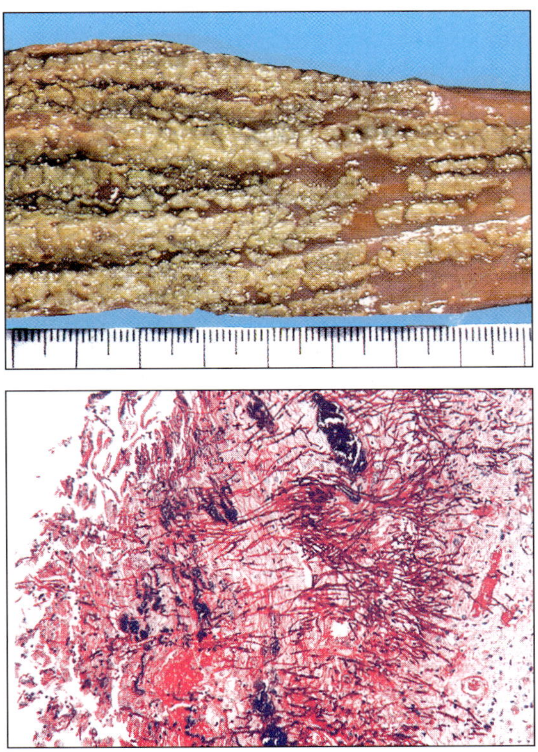

Abb. 4-51. Ösophaguskandidose. Oben: Pilzbefall der Ösophagusschleimhaut. Unten: dichtes Myzel durchsetzt die nekrotische Schleimhaut. PAS-Fbg.

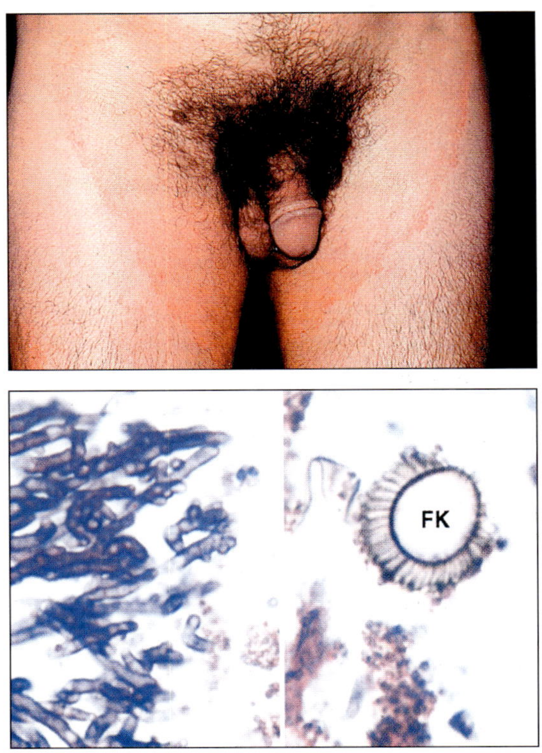

Abb. 4-52. Oben: **Tinea inguinalis.** Perigenitale Rötung der Haut. Unten: ***Aspergillus fumigatus.*** Links im Bild als Myzel, rechts ein Fruchtkopf (FK). HE-Fbg.

Erreger einschließt. Diese lassen sich selektiv mit der Grocott-Färbung darstellen. Die lympho- und plasmazelluläre interstitielle Infiltration ist bei Abwehrschwäche nur gering ausgeprägt oder fehlt völlig.

4.3.4 Parasiten

Parasitosen sind Krankheiten, die durch Schmarotzer oder Mitesser hervorgerufen werden. In diesen Formenkreis gehörigen Protozoen, Würmer und Arthropoden. Sie leben auf Kosten eines anderen Lebewesens (Wirt) und kommen als obligate/fakultative, temporäre/stationäre bzw. als Endo- oder Ektoparasiten vor. Die Infektion erfolgt:

1. ohne Zwischenwirt
- direkt von Mensch zu Mensch (z.B. Trichomonas durch Geschlechtsverkehr),
- durch auf oralem Wege aufgenommene Eier oder Larven oder
- transkutan durch Bodenkontakt mit infektionsfähigen Larven.

2. mit Zwischenwirt
- durch Verzehr von rohem infiziertem Schlachtfleisch oder Fisch sowie
- durch Übertragung durch Insektenstiche.

Gelegentlich wird der Mensch von einem Parasiten befallen, der sonst nur bei einer bestimmten Tierart vorkommt. In diesen Fällen stellt der Mensch einen *Fehlwirt* dar: Der Parasit kann ihn nicht verlassen oder geschlechtsreif werden.

Erkrankungen durch Parasiten weisen eine Reihe von Besonderheiten auf, die sie von den bakteriellen Infektionen abgrenzen:
- Die Parasiten verweilen im allgemeinen lebendig oder tot länger im Menschen und machen hier einen komplexen Entwicklungszyklus durch, in dem auch andere Lebewesen als Vektoren oder als Zwischen- bzw. Endwirte eingeschaltet sein können. Die verschiedenen Entwicklungsstadien können sehr unterschiedliche Krankheitsbilder hervorrufen.
- Geographische und sozioökonomische Faktoren spielen bei den Parasitosen eine besonders wichtige Rolle.
- Parasiten können zu schweren Fremdkörperreaktionen sowie zur Obstruktion von Hohlorganen führen.
- Die Gewebereaktion ist bei Parasitosen verzögert, spärlich und geht häufig mit einer Infiltration von eosinophilen Leukozyten einher.
- Parasiten weisen eine geringere toxische Wirkung als Bakterien auf; das gleiche trifft für allergische Reaktionen zu.
- Parasitosen können beim Menschen zu einer verminderten Resorption der Nahrung oder zu einem Verlust an Blut oder Körperflüssigkeiten führen.

Parasitosen kommen besonders häufig in unterentwickelten Ländern sowie in tropischen und subtropischen Regionen vor. In den letzten Jahren haben diese Erkrankungen weltweit an Bedeutung gewonnen, da man sie immer häufiger als Komplikation erworbener Immunschwächekrankheiten beobachtet.

4.3.4.1 Protozoen. Leishmanien (Flagellaten) werden durch Sandmückenstiche an unbedeckten Körperpartien übertragen. Die Erkrankung (Leishmaniase) manifestiert sich beim Menschen als kutane (solitärer Hautknoten), mukokutane (schlecht heilende Mund- und Nasenhöhlenulzera) oder als unbehandelt tödlich verlaufende viszerale Form (Kala-Azar) mit Hepatosplenomegalie. **Giardiase:** Auch *Giardia lamblia* (Lamblia intestinalis) zählt zu den Flagellaten, die bevorzugt das Duodenum und obere Jejunum besiedeln. Als Folge der Parasitose **(Giardiasis, Lambliasis)** zeigt die Duodenalschleimhaut eine leichte Zottenatrophie mit geringer entzündlicher Infiltration des Stromas. **Trichomoniase:** Ein weiterer humanpathogener Flagellat ist *Trichomona urogenitalis,* die im unteren weiblichen (Vagina, Vulva) und männlichen (Urethra, Prostata und Harnblase) Genitale vorkommt und bei klinisch manifester Infektion eine nichteitrige Vaginitis oder Urethritis verursacht.

• Zu den **humanpathogenen Rhizopoden** (Wurzelfüßer) zählt *Entamoeba histolytica.* Die **Amöbiasis** (Amöbenruhr) kommt bevorzugt in warmen Regionen vor. Bei der akuten Amöbendysenterie finden sich im Dickdarm Schleimhautnekrosen mit typischen unterminierten Rändern (sog. Kragenknopfgeschwüre). Auf dem Pfortaderweg

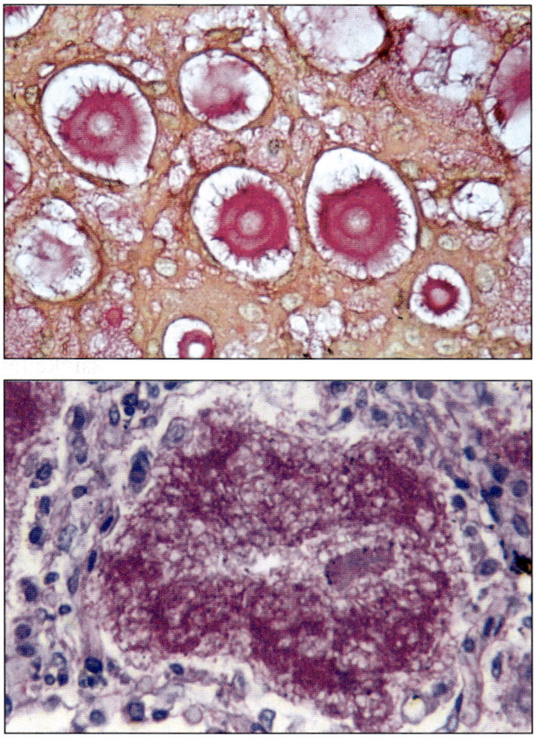

Abb. 4-53. Oben: ***Cryptococcus neoformans*** mit Schleimkapsel. Muzikarmin-Fbg. Unten: ***Pneumocystis carinii*** in einer Alveolenlichtung. PAS-Fbg.

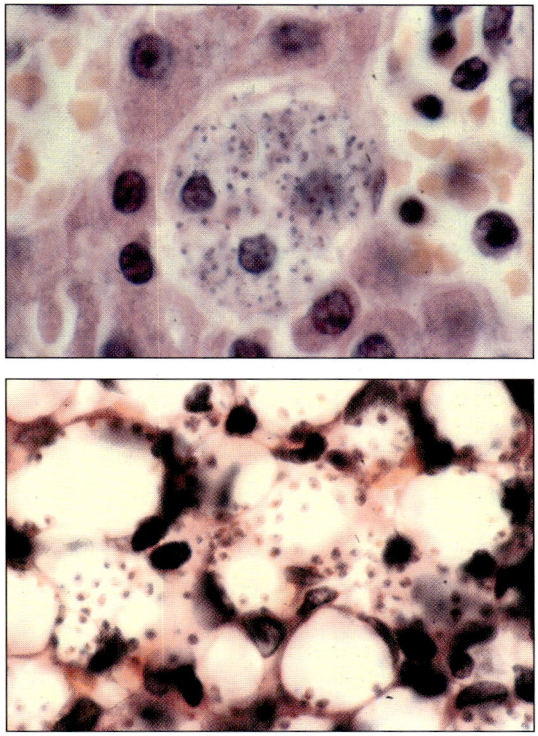

Abb. 4-54. Oben: ***Leishmania donovani*** (Erreger der viszeralen Leishmaniase) in Kupffer-Sternzellen. HE-Fbg. Unten: ***Leishmania brasiliensis*** (Erreger der mukokutanen Leishmaniase). HE-Fbg.

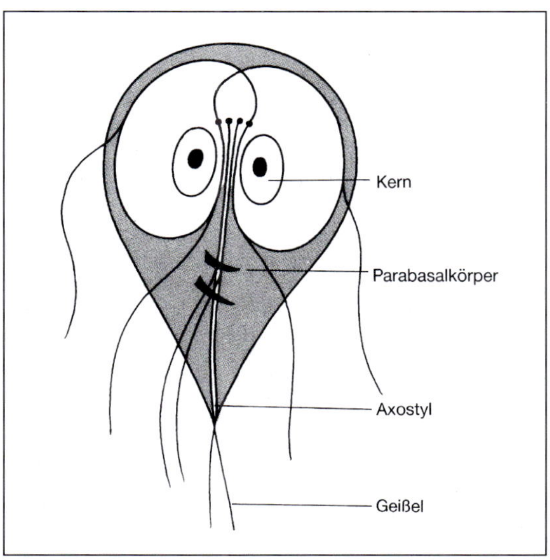

Abb. 4-55. *Giardia lamblia*

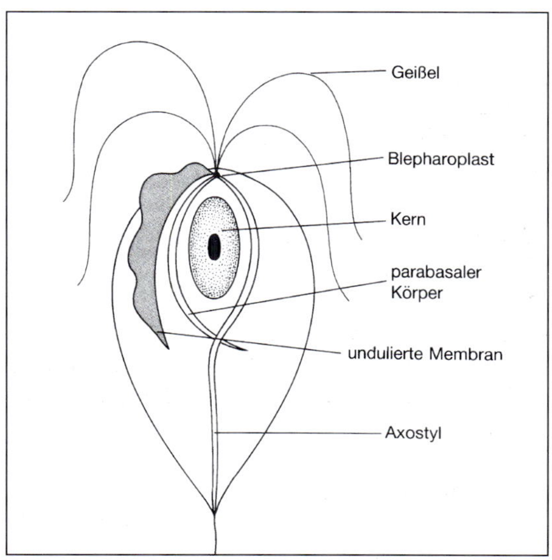

Abb. 4-56. *Trichomonas vaginalis*

kann die Leber (Leberamöbenabszeß) befallen werden. Vom Darm und/oder Leber ausgehend kann es auch zu einem Befall aller Organe kommen (generalisierte Amöbiasis).

• Erreger der **Toxoplasmose** ist *Toxoplasma gondii,* ein Sporentierchen. Die konnatale Toxoplasmose entwickelt sich, wenn die Mutter während der Schwangerschaft eine Erstinfektion durchmacht. Die Folgen können Abort, Totgeburt oder eine postnatale Spätmanifestation (Chorioretinitis, nekrotisierende Meningoenzephalitis oder Mikrozephalie, Hydrocephalus internus) sein. Die Erwachsenen-Toxoplasmose verläuft meist inapparent. Häufigste klinische Manifestation sind vergrößerte retroaurikuläre Lymphknoten (histologisch sog. Piringer-Kuchinka-Lymphadenitis). Maligne Verlaufsformen mit hoher Letalität treten bei Immunschwäche auf.

• Zu den Sporentierchen gehören auch die Erreger der **Malaria** (Sumpffieber, Wechselfieber) *Plasmodium vivax, P. falciparum, P. ovale* und *P. malariae.* Die meisten Erkrankungen in endemischen Gebieten verlaufen nicht selten harmlos, möglicherweise als Folge einer relativen Immunität. Todesfälle kommen besonders bei Falciparum-Malaria und bei Touristen vor. Die Übertragung erfolgt durch Anophelesmücken. Morphologisch stehen die Zerstörung der Erythrozyten und die Bildung eines eisenfreien schwarzen Pigments (Malariapigment oder Hämozoin), das in den Zellen des MPS gespeichert wird (Hepatosplenomegalie), im Vordergrund. Die Gewebsschäden entstehen durch Hypoxämie nach Verlegung der Kapillarlichtung durch Parasiten und Erythrozytenaggregate. Bei tödlichen Fällen findet man Mikroinfarkte und Blutungen im Gehirn.

4.3.4.2 Helminthen (Würmer). Die Helminthen werden in Nematoden (Rund- oder Fadenwürmer), Zestoden (Bandwürmer) und Trematoden (Saugwürmer und Egel) unterteilt. **Intestinale Nematodosen** treten weltweit auf, besonders in warmen Regionen. Schlechte hygienische Zustände sind für den hohen Befall, besonders bei Kindern, verantwortlich. Die Übertragung erfolgt durch orale Aufnahme von Eiern oder durch transkutanes Eindringen von Larven. Ancylostoma, Necator, Strongyloides und Ascaris machen im Larvenstadium eine Lungenpassage durch, die durch ein mehr oder weniger stark ausgeprägtes Loeffler-Syndrom (passagere Lungeninfiltration und Bluteosinophilie) gekennzeichnet ist.

• **Enterobiasis** (Oxyuriasis, Madenwurmbefall): Oxyuren *(Enterobius vermicularis)* sind 2 bis 13 mm lange Parasiten, die im Zäkum lokalisiert sind. Die Eier werden oral aufgenommen und reifen im Darm zu erwachsenen Würmern. Die Parasiten werden häufig zufällig im Rahmen einer histologischen Appendixuntersuchung nachgewiesen.

• **Ascariasis** (Befall durch Spulwürmer, Askaridiase): Der erwachsene, bis zu 40 cm lange Parasit *(Ascaris lumbricoides)* sieht wie ein Regenwurm aus. Die Darmparasitose kann symptomlos verlaufen oder verschiedene Beschwerden hervorrufen (allergische Reaktionen, Bauchschmerzen, Anämien u. a.).

• **Trichinose** (Trichinelliasis): Die Infektion mit dem knapp 2 mm großen Parasit (*Trichinella* oder *Trichina spiralis*) findet durch den Verzehr von ungenügend erhitztem Fleisch von infizierten Schweinen, Wildschweinen, Robben oder Bären (Bärenschinken) statt. Die in dem Fleisch enzystierten Larven werden im Darm freigesetzt und reifen zu geschlechtsreifen Würmern heran. Die Weibchen gebären in der Darmschleimhaut Larven, die über den Blutweg in die Muskulatur (Herz, Skelettmuskel) gelangen und sich dort wieder einkapseln. Die enzystierte Larve ruft eine nur geringe lokale entzündliche Reaktion hervor und verkalkt nach ca. 2 Jahren.

• **Zestodosen** (Bandwurmbefall): Bei der Bandwurminfektion kann der Mensch Zwischen- und Endwirt sein. Im Zwischenwirt reifen die aufgenommenen Eier zu Larven heran, die sich in der Muskulatur, aber auch in den anderen Organen ansiedeln und abkapseln *(Zystizerken).* Der Fischbandwurm hat zwei Zwischenwirte. Bei der Aufnahme von infiziertem, nicht genügend abgekochtem Fleisch wird die Larve im Darm freigesetzt und reift zum erwachsenen Tier, das zweigeschlechtlich ist und große Mengen von Eiern bildet. Der Mensch ist am häufigsten Endwirt bei folgenden Zestodenarten: *Taenia saginata* (Rinderbandwurm, Länge 10 m), *Taenia solium*

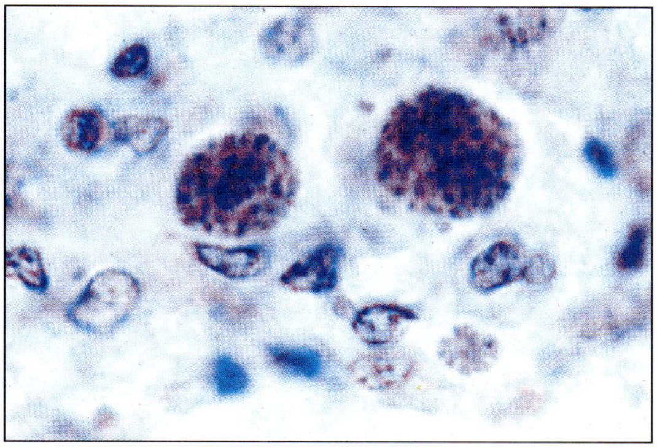

Abb. 4-57. Toxoplasmose. Gewebszysten mit eingeschlossenen Zystozoiten. Giemsa-Fbg.

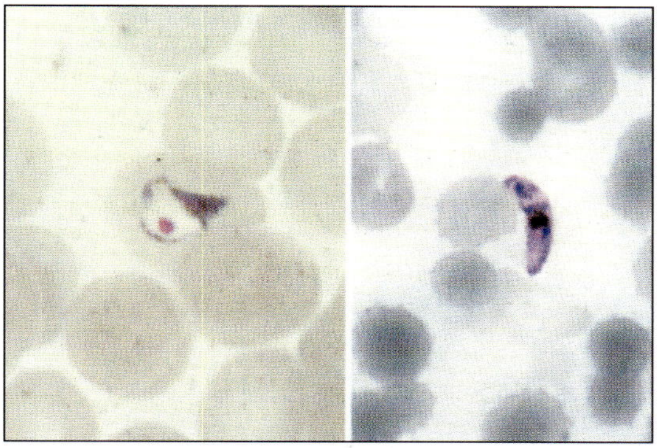

Abb. 4-58. Malaria. Links: Trophozoit (Malaria vivax) im peripheren Blut. Rechts: Gametozyt (Malaria tropica). Giemsa-Fbg.

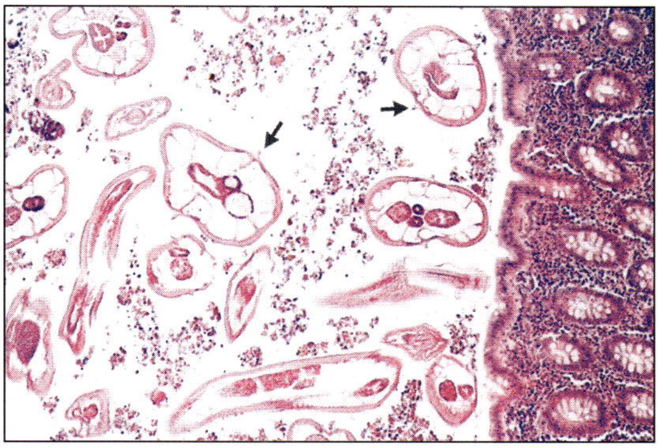

Abb. 4-59. Oxyuren in der Lichtung der Appendix. Parasiten mit eosinroter Außenmembran mit seitlichen Ausstülpungen (Alae: Pfeile). Rechts im Bild Anteile der Appendixschleimhaut. HE-Fbg.

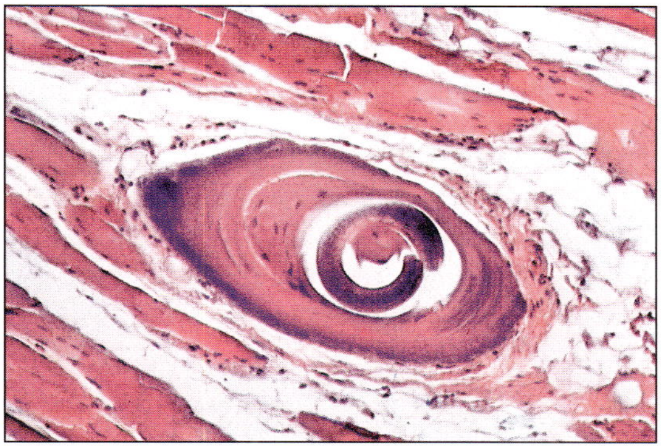

Abb. 4-60. Enzystierte, teilweise verkalkte Larve ***(Trichinella spiralis)*** in der Muskulatur. HE-Fbg.

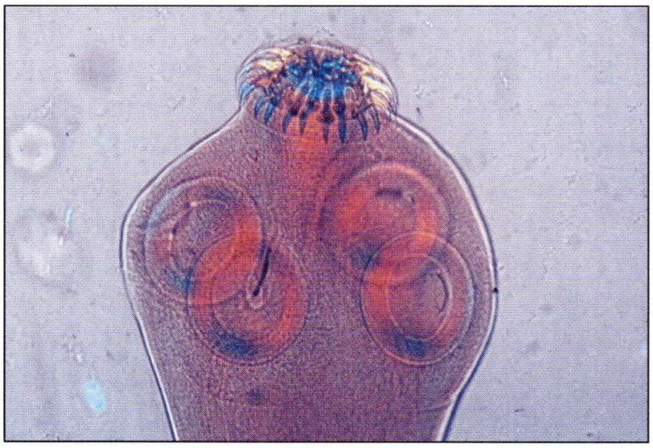

Abb. 4-61. *Taenia solium.* Skolex mit vier ringförmigen Saugnäpfen und einem Häkchenkranz (doppelbrechend im polarisierten Licht). Nativpräparat

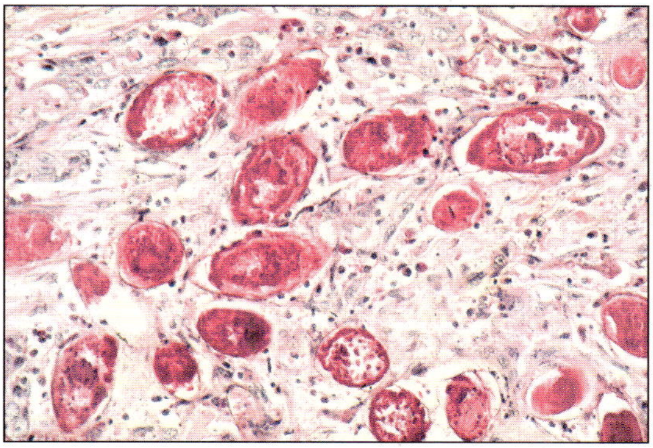

Abb. 4-62. Harnblasenbilharziose. PAS-positive Parasiteneier in der Harnblasenschleimhaut. PAS-Fbg.

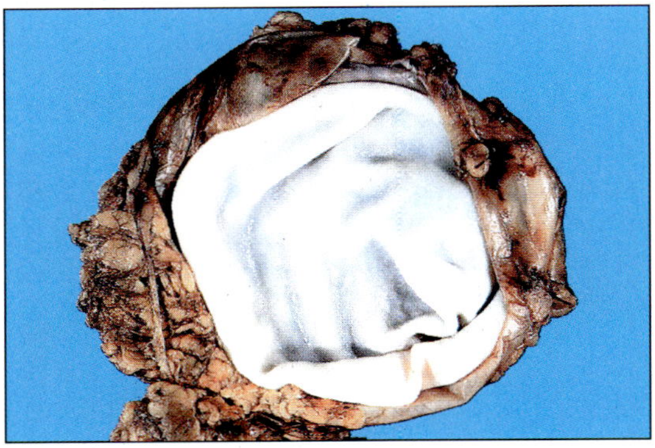

Abb. 4-63. Echinokokkus-Hydatide mit der milchweißen Keimschicht als Innenauskleidung

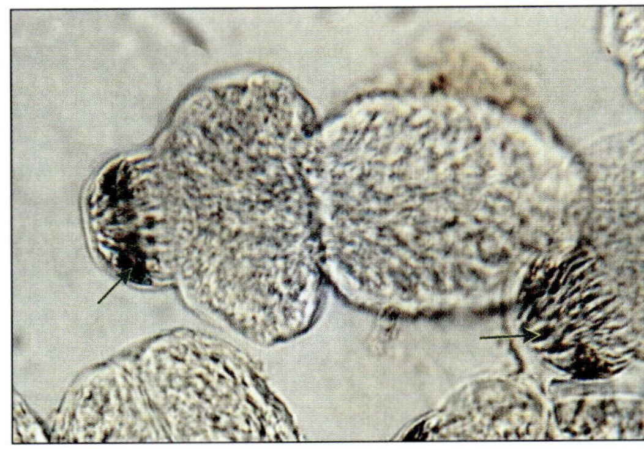

Abb. 4-64. Echinokokkus. Parasiten in der Hydatidenflüssigkeit mit evaginierten Scolices (Pfeile: Häkchen).

(Schweinebandwurm, Länge ca. 5 m) und *Diphyllobothrium latum* (Fischbandwurm, Länge bis 20 m).

- **Erkrankungen durch Bandwurmlarven** sind die **Zystizerkose** (Schweinebandwurm) und die **Echinokokkose** (Hundebandwurm, Fuchsbandwurm). Die Zystizerken (Finnen) werden im Durchschnitt bis zu 1 cm groß und liegen in einer mit Flüssigkeit gefüllten Blase. Sie entwickeln sich bevorzugt im ZNS, in der Muskulatur und in der Subkutis. Klinisch manifestiert sich die Zystizerkose insbesondere im ZNS als raumfordernder Prozeß und täuscht einen echten Tumor vor. Der Hundebandwurm (*Echinococcus granulosus* oder *hydatidosus*) verursacht die großzystische Echinokokkose. Die oral aufgenommenen Eier bilden Larven, die die Darmwand durchbrechen und auf hämatogenem Wege meist Leber und Lungen befallen. Es entwickeln sich bis zu 30 cm große Zysten (Hydatiden) mit einer dicken Wand (Kutikula), die innen von einer milchweißen Keimschicht ausgekleidet wird. Hier bilden sich Brutkapseln, die eingestülpte Skolices mit Häkchen einschließen. Nach einer gewissen Zeit sterben die Parasiten ab (sterile Hydatiden). Die kleinzystische, multilobuläre Echinokokkose wird durch den *Echinococcus alveolaris* oder *multilocularis* (Fuchsbandwurm) verursacht. Dieser befällt beim Menschen fast ausschließlich die Leber, wächst tumorartig infiltrierend und bildet multiple kleine Hohlräume (endo- und exogene Knospung) mit einer ausgeprägten umgebenden entzündlichen und fibrosierenden Reaktion.

- Zu den **humanpathogenen Tremadotosen** gehört die **Schistosomiasis** (Bilharziose). Erreger sind in Afrika *Schistosoma haematobium, S. mansoni, S. intercalatum,* in Brasilien, Venezuela und auf den Antillen *S. mansoni* und im Fernen Osten *S. japonicum.* Die bis 20 mm langen Würmer sind je nach Geschlecht unterschiedlich geformt. Die männlichen Schistosomen sind flach und schließen das runde Weibchen ein (daher die Bezeichnung Pärchenegel). Die Infektion erfolgt durch im Süßwasser lebende Larven (Zerkarien), die in die Haut des Menschen (Endwirt) eindringen und auf dem Blutweg das Pfortadersystem erreichen. Die geschlechtsreifen Schistosomen wandern zur Eiablage in die Mesenterialgefäße und Lebervenen *(S. mansoni, S. japonicum, S. intercalatum)* bzw. in die Blasenvenen *(S. haematobium).* Begleitet von eosinophilzelligen Entzündungsprozessen gelangen die Eier in die Darm- oder Harnblasenlichtung und werden mit dem Kot oder Harn ausgeschieden. Eier, die im Stroma (Darmwand, Harnblasenschleimhaut) bleiben, sterben ab und verkalken. Ektopisch finden sich Bilharziosegranulome in Leber, Gehirn, Gonaden und anderen Organen. Die Darmbilharziose geht mit schleimig-hämorrhagischen Durchfällen einher und ähnelt klinisch einer Ruhramöbiasis. Die Blasenbilharziose manifestiert sich durch Harndrang, Harnbrennen und Hämaturie. Ein erhöhtes Harnblasenkrebsrisiko (Plattenepithelkarzinom, Adenokarzinom) ist bei Bilharziose statistisch gesichert.

5 Immunpathologie

5.1 Definition und Organisation

Die Abwehr kann durch spezialisierte Zellen (zellulär) oder durch in den Körperflüssigkeiten gelöste Moleküle (humoral) erfolgen.

5.1.1 Unspezifische Resistenz

Das unspezifische Abwehrsystem greift generell schädliche Stoffe oder Mikroorganismen an. Es kann zu bekämpfenden Objekte ohne vorherige Information über spezielle Merkmale erkennen, markieren, unschädlich machen und eliminieren.

Träger der **unspezifischen zellulären Abwehr** sind die Granulozyten und die mononukleären Phagozyten (Monozyten/Makrophagen). Sie können Krankheitserreger binden, in ihr Zellinneres einschleusen (Phagozytose) und durch Einwirkung von lysosomalen Enzymen und toxischen Stoffen zerstören. Nicht phagozytierbare Objekte können sie durch die Freisetzung von Enzymen und Toxinen (Sauerstoffradikale, Stickoxid, toxische Proteine usw.) bekämpfen.

Die *polymorphkernigen (neutrophilen) Granulozyten* werden im Knochenmark gebildet und sind als Endzellen nicht mehr teilungsfähig. Im zirkulierenden Blut halten sie sich nur wenige Stunden auf und treten dann ins Gewebe über. Die Zellen sind sehr beweglich und besitzen einen gut entwickelten lysosomalen Apparat, dessen Enzyme und Stoffwechselprodukte Bakterien abtöten.

Die *eosinophilen Granulozyten* überleben länger als die neutrophilen (Wochen statt Tage) und sind im Gegensatz zu diesen noch in der Lage, neue Proteine zu synthetisieren. Die Fähigkeit der Eosinophilen, Bakterien usw. zu phagozytieren und zu zerstören, ist schwächer ausgeprägt als bei den Neutrophilen. Die spezifischen, anfärbbaren Granula der Eosinophilen enthalten lysosomale Proteinasen und mehrere stark basische Proteine (MBP: »Major Basic Protein«, ECP: «Eosinophil Cationic Protein« und das EDN: »Eosinophil Derived Neurotoxin«). Die basischen Proteine der Eosinophilen wirken zytotoxisch auf Bakterien, tierische Zellen und insbesondere auf multizelluläre Parasiten (Würmer). Diese zytotoxische Wirkung wird durch die Produktion von Oxidationsmitteln (u. a. hypochlorige Säure) und durch eine spezifische Peroxidase der Eosinophilen unterstützt.

Die Lebensdauer der ausdifferenzierten, nicht mehr teilungsfähigen *basophilen Granulozyten* beträgt weniger als zwei Wochen. Die aus der gleichen Zellinie stammenden Gewebsmastzellen dagegen sind langlebig und proliferationsfähig. Die Basophilen sind zusammen mit den Gewebsmastzellen für die Auslösung der allergischen Sofortreaktion verantwortlich. Bei dieser kommt es zur Ausschüttung von in den Granula enthaltenem Histamin und zur Sekretion der Leukotriene C_4, D_4 und E_4 (SRS-A: »Slow Reacting Substance of Anaphylaxis«).

Die *mononukleären Phagozyten* gelangen als noch teilungsfähige Zellen aus dem Knochenmark ins Blut und wandern nach ca. 2 Tagen ins Gewebe ein. Hier differenzieren sie sich zu Makrophagen und üben je nach Standort als Histiozyt (Bindegewebe), Kupffer-Sternzelle (Leber), Alveolarmakrophage (Lungen), Milz-, Haut- oder Lymphknotenmakrophage ihre Funktion aus.

Zur **humoralen unspezifischen Abwehr** gehören vor allem von der Leber synthetisierte Plasmaproteine (Komplementsystem, C-reaktives Protein) und von Abwehrzellen gebildete Zytokine (Interferone, Interleukin-1 u. a.). Das Komplementsystem umfaßt etwa 5% der Plasmaproteine (3,4 bis 4 g/l), von den Globulinen über 10%. Das als *C3* bezeichnete, die zentrale Stellung in der Komplementkaskade einnehmende Protein hat mit etwa 1,2 g/l die höchste Plasmakonzentration der Komplementfaktoren. Das *C-reaktive Protein*, dessen Bezeichnung von seiner Fähigkeit zur Reaktion mit C-Lipopolysacchariden von Pneumokokken abgeleitet ist, wird von der Leber im Rahmen der sog. Akute-Phase-Reaktion der Abwehr ins Blut sezerniert.

Unspezifische und spezifische Abwehr sind eng verzahnt, denn die Zellen der unspezifischen Abwehr wirken an der Auslösung der spezifischen Immunreaktion mit, und sowohl die zelluläre als auch die humorale unspezifische Abwehr wird von der spezifischen als Exekutor von Abwehrreaktionen genutzt.

Neben der eigentlichen unspezifischen Abwehr verfügt der Organismus über eine Reihe wirksamer unspezifischer Mechanismen zur Bekämpfung von Krankheitserregern. Auf die Körperoberfläche werden membranzerstörende freie Fettsäuren und bakterizide Stoffe (Lysozym, Laktoferrin, Peroxidasen) abgegeben. Der durch die Schweißdrüsensekrete erniedrigte pH-Wert der Hautoberfläche schafft ein vielen Krankheitserregern abträgliches Milieu. Die Schleimhäute der Atemwege werden durch die mukoziliare Klärfunktion (Schleimsekretion und Abtransport von abgefangenen Partikeln durch ziliären Schleimtransport) geschützt.

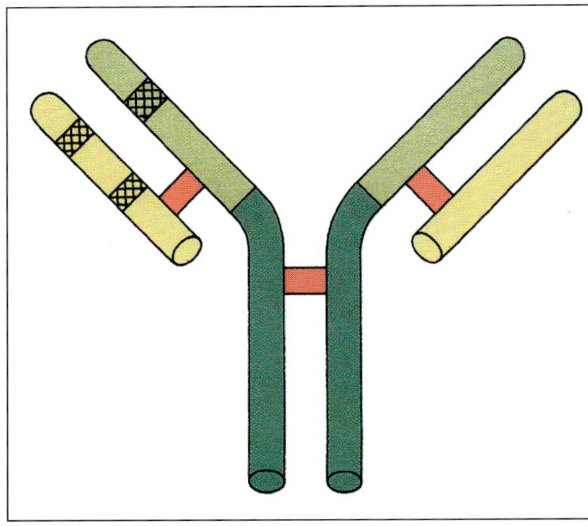

Abb. 5-1. Strukturmodell des IgG-Moleküls. Hellgrün: Fc-Fragment, dunkelgrün: Fab-Fragment, rot: Disulfidbrücke, schraffiert: hypervariable Bereiche.

5.1.2 Spezifische Resistenz

Träger der spezifischen Immunantwort ist das lymphatische System. Die Lymphozyten werden als funktionell unreife Zellen im Knochenmark gebildet. Bei der Ausreifung entwickeln sich Subpopulationen mit verschiedenen Aufgaben in der Immunabwehr. Man unterscheidet

- T-Lymphozyten, die im Thymus ausreifen,
- B-Lymphozyten, deren Maturation im Knochenmark erfolgt,
- große granuläre Lymphozyten (LGL: »Large Granular Lymphocytes«), auch Nicht-B-, Nicht-T-Zellen oder Nullzellen genannt, die weitgehend mit den natürlichen Killerzellen (NK-Zellen) gleichzusetzen sind.

In der lymphozytären Entwicklung geht die Differenzierung zum B- oder T-Lymphozyten oder zur NK-Zelle nicht mit einem Verlust der Selbstreproduktionsfähigkeit einher. Erst der weiter, z. B. zur Plasmazelle differenzierte Lymphozyt wird teilungsunfähig.

Die *B-Lymphozyten* als für die humorale spezifische Abwehr zuständigen Zellen differenzieren sich nach Aktivierung zu den Immunglobuline (Antikörper) produzierenden Plasmazellen. Die Antikörper lassen sich nach ihrem molekularen Aufbau in die Klassen IgG1 bis 4, IgM, IgA1 bis 2, IgD und IgE einteilen. Alle Immunglobuline bestehen aus zwei schweren (langen) und zwei leichten (kurzen) Aminosäureketten, die sich zu einer Y-förmigen Struktur zusammenlagern. Im gegabelten Abschnitt des Y befindet sich der variable Fab-Bereich (»fragment antigen binding«). Die konstanten, klassentypischen Anteile des Y-Stiels umfassen den Fc-Teil (»fragment crystalline« nach seiner guten Kristallisationsfähigkeit). Über den Fab-Teil binden die Immunglobuline an eine bestimmte antigene Determinante, über den Fc-Teil an Fc-Rezeptoren von weißen Blutkörperchen und an C1q des Komplementsystems (IgG außer IgG_4, IgM, nicht IgA oder IgE).

B-Lymphozyten entstehen im Knochenmark durch Differenzierung von nicht immunkompetenten Stammzellen. Die genetische Information für die später zu produzierenden Immunglobuline ist auf vier weit auseinanderliegende Gruppen von Teilgenen verteilt: über 100 unterschiedliche V(variable)-Teilgene, 12 D(diversity)-Teilgene, 4 J(joining)-Teilgene und mehrere C(constant)-Teilgene. Im Verlauf der Proliferation der Pro-B-Zellen kommt es zu Rearrangierung und Translokation der Teilgene unter Bildung von V-D-J-C-Genen für die schweren Ketten und V-J-C-Genen für die leichten Ketten. Wenn sich eine funktionsfähige V-J-C-Kombination gebildet hat, wird die Translokation anderer V-Teilgene unterdrückt (Allel-Ausschluß). Dadurch wird sichergestellt, daß jeder B-Lymphozyt nur gleichartige Schwer- und Leichtketten und damit nur identische Antikörper produziert. Da die Gene sowohl der

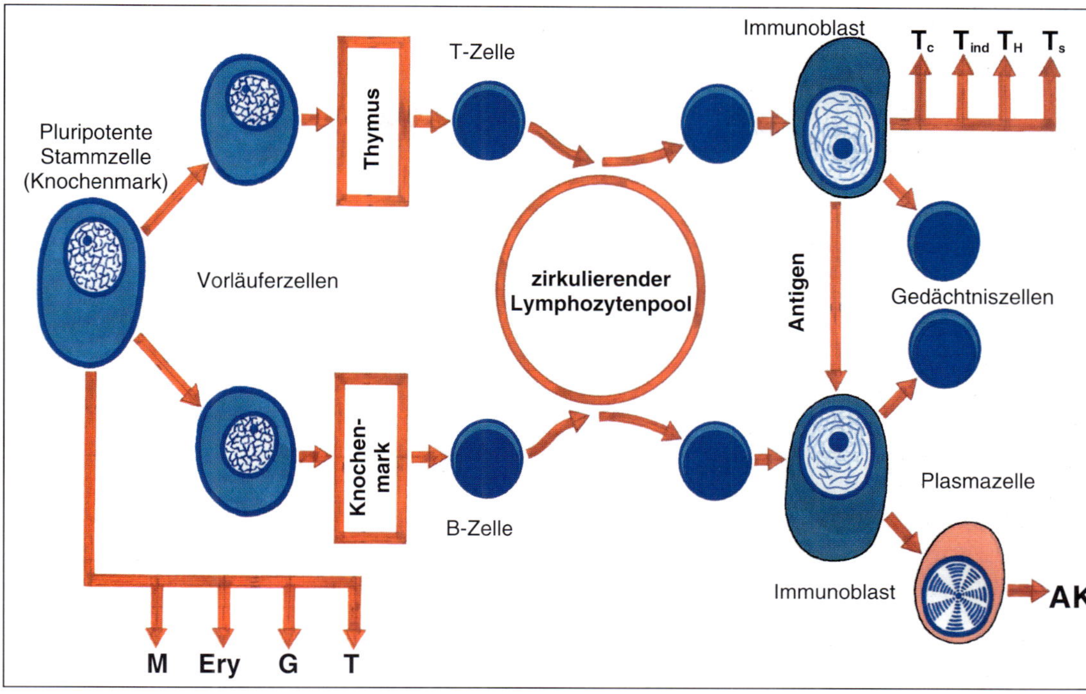

Abb. 5-2. Entwicklung des Immunsystems. M: Monozyten; Ery: Erythrozyten; G: Granulozyten; T: Thrombozyten; AK: Antikörper. (Mod. nach Kaldern)

schweren als auch der leichten Ketten aus unterschiedlichen Kombinationen der zahlreichen Teilgene bestehen können, können die über 100 Milliarden B-Lymphozyten des Erwachsenen etwa 2 Millionen unterschiedlich strukturierte Antikörper produzieren. Diese Zahl wird durch posttranslationale Modifikation und durch somatische Mutation bei der Proliferation aktivierter B-Zellen weiter erhöht.

Nach Abschluß der Gen-Rearrangierung exprimiert die noch unreife, aber schon auf eine bestimmte Immunglobulinstruktur festgelegte B-Zelle IgM auf ihrer Zellmembran. Kontakt dieser als Rezeptoren fungierenden membrangebundenen Antikörper mit körpereigenen spezifischen Antigenen führt entweder zur Elimination des B-Lymphozyten oder zur Unterdrückung seiner Reaktionsfähigkeit (Anergie). Damit wird eine Produktion von Antikörpern gegen körpereigene Antigene verhindert. Übersteht der B-Lymphozyt diese Frühphase, ohne durch Antigenkontakt das Signal zur Selbstvernichtung oder zur Unterdrückung der Reaktionsfähigkeit zu erhalten, exprimiert er zusätzlich IgD. Dies zeigt an, daß der B-Lymphozyt immunkompetent und reif für die Prägung und Stimulation durch Kontakt mit dem für seine Antikörperstruktur spezifischen Epitop ist. Die reifen B-Lymphozyten wandern in die peripheren lymphatischen Gewebe aus. In der äußeren Rindenregion der Lymphknoten sind ihre Ansammlungen als Primärfollikel zu erkennen. Nach Aktivierung durch ihr spezifisches Antigen exprimieren die B-Lymphozyten kein IgD mehr, sondern nur noch die von ihnen produzierten Antikörperklassen. Einige der nach Aktivierung proliferierenden B-Lymphozyten wandeln sich nicht in antikörperproduzierende Plasmazellen, sondern in langlebige Gedächtniszellen um, die bei erneuter Antigeneinwirkung eine schnellere und stärkere Immunreaktion auslösen als beim Erstkontakt.

Die *Vorläufer der T-Lymphozyten* gelangen auf dem Blutweg aus dem Knochenmark in den Thymus. Unter dem Einfluß des dortigen Milieus und der Thymushormone reifen sie zu Modulatorzellen der Immunabwehr, den *T-Helferzellen* oder *T-Suppressorzellen* sowie zu *Effektorzellen*, den zytotoxischen T-Killerzellen, aus. Dabei findet wie bei den für Antikörper kodierenden Genen der B-Zellen eine Umstrukturierung mit Rearrangierung der für den spezifischen T-Zell-Rezeptor kodierenden Gene statt. Der T-Zell-Rezeptor ist ein Heterodimer und besteht bei ca. 90 bis 98% der reifen T-Lymphozyten aus einer Alpha- und einer Beta-Kette. Die übrigen T-Lymphozyten haben einen Rezeptor aus einer Gamma- und einer Delta-Kette. Die strukturelle Vielfalt dieser Ketten ist wesentlich geringer als die der Alpha-/Beta-Ketten.

Zeichen der Ausreifung der T-Lymphozyten ist das Auftreten von bestimmten Membranoberflächenproteinen, die mit Hilfe von spezifischen Antikörpern nachgewiesen werden können. Die durch Antikörper identifizierbaren antigenen Oberflächenstrukturen werden üblicherweise nach der CD-Klassifikation (»Cluster of Differentiation«) bezeichnet. Die Proteine CD1 und CD3/Ti (Antigenrezeptor) sind auf allen reifen T-Lymphozyten vertreten. CD4 ist charakteristisch für T-Helferzellen, CD8 für T-Suppressorzellen und T-Killerzellen. CD8 und CD4 sind Rezeptorproteine für jeweils eine Klasse der individualtypischen, von den Genen des »major histocompatibility complex« (MHC-I und MHC-II) kodierten Oberflächenantigene. Gamma-/Delta-T-Lymphozyten exprimieren kein CD4 und und nur zum Teil (etwa ein Viertel) schwach CD8.

T-Lymphozyten, deren Rezeptor auf körpereigene Antigene anspricht, werden im Verlauf der Ausreifung eliminiert oder reaktionsunfähig (Erzeugung von Anergie). Die Bindung von spezifischem (körpereigenem) Antigen an den Rezeptor der noch unreifen T-Zelle wirkt als Apoptose-Befehl. Diese negative Selektion ist wesentliche Grundlage der Autotoleranz des Immunsystems.

Bei den Lymphozyten im peripheren Blut handelt es sich überwiegend um rezirkulierende Zellen, die nach Einwanderung in sekundäre lymphatische Gewebe über die Lymphgefäße wieder in den Blutkreislauf gelangt sind. Etwa 70% der zirkulierenden Lymphozyten sind T-Lymphozyten, davon wiederum etwa zwei Drittel CD4-positive T-Helferzellen.

5.1.3 Unspezifische Abwehrreaktion

Die unspezifische Abwehrreaktion besteht aus den Schritten

- Erkennung eines potentiell schädigenden Agens
- Markierung eines zu bekämpfenden Agens durch Anheftung von Signalproteinen
- Chemotaxis als Anlocken von Abwehrzellen zu dem zu elimierenden Agens durch Botenstoffe
- Aktivierung der Abwehrzellen durch körpereigene Botenstoffe und Eigenschaften des zu bekämpfenden Agens
- Inaktivierung und Elimination des erkannten und ggf. markierten Agens
- Alarmierung des Organismus zu unspezifischer Abwehrreaktion (Fieber, Leukozytose, vermehrte Sekretion von Abwehrproteinen, Stoffwechselumstellung) durch Botenstoffe der Abwehrzellen.

5.1.3.1 Erkennung und Markierung von Krankheitserregern. Unspezifische Abwehrzellen (Makrophagen, neutrophile Granulozyten und natürliche Killerzellen der lymphozytären Reihe) reagieren auf ein weites Spektrum von bisher nicht exakt definierbaren Oberflächenstrukturen (z. B. Polykationen, bestimmte Phospholipide und Lipopolysaccharide) von Fremdmolekülen bzw. Zellen. Sie binden unspezifisch eine breite Vielfalt von Material von gealterten Erythrozyten über Bakterien bis zu denaturierten Proteinen und Latexpartikeln. Das gleiche gilt für das *C-reaktive Protein* (CRP). Das Komplementsystem kann auf dem sog. alternativen Weg durch geeignete Oberflächenstrukturen von Bakterien, Viren, Protozoen usw., an die sich das Komplementprotein C3 bindet, aktiviert werden. Außerdem reagiert es bei Kontakt mit Fremdstrukturen, die bereits spezifische Antikörper der Klassen IgM oder IgG gebunden haben (Aktivierung auf dem klassischen Weg durch Bindung von Antigen-Antikörper-Komplexen an C1).

Das an zu bekämpfende Objekte gebundene CRP ermöglicht das Andocken von Abwehrzellen, die über CRP-Rezeptoren verfügen. Diese Markierung zur Erleichterung von Bindung und Phagozytose von Erregern wird als *Opsonierung* bezeichnet. Opsonierungsfunktion hat auch das im Ablauf der Komplementkaskade gebildete Kom-

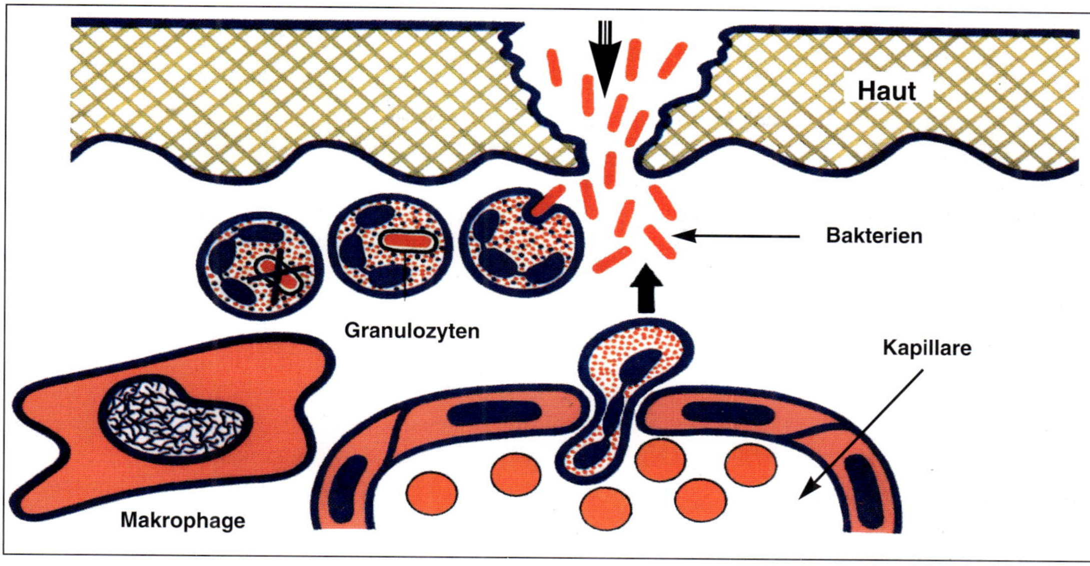

Abb. 5-3. Elimination von Bakterien durch neutrophile Granulozyten. (Mod. nach Gemsa)

plementprotein-Bruchstück C3b, das sich an die Erreger heftet und ihre Bindung an C3b-Rezeptoren der Phagozyten vermittelt. Hierbei wirkt das Komplementsystem mit der humoralen spezifischen Abwehr zusammen, denn nach Aktivierung durch Antigen-Antikörper-Komplexe (klassischer Aktivierungsweg) bindet C3b auch an diese und unterstützt die Bindung der Antigen-Antikörper-Komplexe an Fc-Rezeptoren der Phagozyten. Die Bindung von C3b an Antigen-Antikörper-Komplexe ist daneben wichtig, um eine Schädigung des Organismus durch Ablagerung von Immunkomplexaggregaten zu verhindern. Durch Anlagerung von C3b verlieren Antigen-Antikörper-Komplexe die Fähigkeit, mit anderen Antigen-Antikörper-Komplexen zu aggregieren. Sie bleiben klein und löslich (Solubilisierung von Antigen-Antikörper-Komplexen) und können in Bindung an Erythrozyten, die zahlreiche C3b-Rezeptoren besitzen, abtransportiert und letztendlich an Phagozyten zur Eliminierung weitergereicht werden.

5.1.3.2 Chemotaxis und Stimulierung von Abwehrzellen. Chemotaktisch wirken bakterientypische Stoffwechselprodukte (z. B. Oligopeptide, die am Ende einen N-Formylmethionin-Rest aufweisen), vor allem aber bei dem Ablauf der Komplementkaskade freigesetzte Komplementbruchstücke (C3a und C5a) und das von aktivierten Granulozyten und Makrophagen aus der mehrfach ungesättigten Arachidonsäure der Membranphospholipide synthetisierte Leukotrien B_4. Basophile Granulozyten und Mastzellen können chemotaktische Peptide sezernieren, die selektiv Eosinophile (ECF-A: »Eosinophil Chemotactic Factor of Anaphylaxis«) oder Neutrophile (NCF-A) anlocken. Die im Blut und Gewebe vorhandenen Abwehrzellen befinden sich normalerweise im Ruhezustand. Unter Einwirkung niedriger Konzentrationen chemotaktisch wirkender Substanzen beginnen sie, in Richtung höhere Chemotaxinkonzentration zu wandern.

Aktivierte Phagozyten (Makrophagen, neutrophile Granulozyten bzw. Mikrophagen, eosinophile Granulozyten mit geringerer Phagozytosefähigkeit) exprimieren vermehrt Fc-Rezeptoren für antigengebundene Antikörper und Rezeptoren für C3b des Komplementsystems, außerdem Adhäsionsmoleküle für das Gefäßendothel zur Vorbereitung der Emigration ins Gewebe. Die Aktivierung der unspezifischen Abwehrzellen erfolgt durch Einwirkung der Chemotaxine und durch meist auch schwach chemotaktisch wirkende Zytokine, wie Interleukin-1 und Gamma-Interferon. Die Stimulation insbesondere des oxidativen Stoffwechsels der Phagozyten führt zu einer über 100fachen Steigerung des Sauerstoffverbrauchs (»respiratory burst«).

5.1.3.3 Vollzug der Abwehrreaktion. Die Unschädlichmachung von zu bekämpfenden Objekten beginnt bereits bei der humoralen Reaktion. Bindung von CRP oder C3b kann Oberflächenstrukturen maskieren, die für die Pathogenität von Bakterien oder Viren wichtig sind. Das Komplementsystem ist daneben selbst in der Lage, Zellen zu zerstören. In der Endstrecke der Komplementkaskade lagert sich C5b an Membranoberflächen mit C6 und nach dessen proteolytischer Aktivierung auch mit C7, C8 und C9 zusammen. Dabei entsteht eine zylinderförmige Struktur mit hydrophober Außenfläche und hydrophiler Innenwand, der röhrenförmige terminale Lysekomplex oder »Membrane Attack Complex« (MAC). Der MAC bohrt sich durch die Membran und öffnet sie für den Einstrom von Ca^{++}-Ionen. Die betroffene Zelle wird durch den Zusammenbruch ihres inneren Milieus letal geschädigt. Bei Erythrozyten z.B. reicht ein derartiges Loch in der Zellmembran zur Zerstörung aus (Mechanismus der Hämolyse bei Blutgruppenunverträglichkeit im AB0-System).

Hauptmechanismus der Elimination durch das Abwehrsystem ist die **Phagozytose** durch Makrophagen und neutrophile Granulozyten, in geringerem Ausmaß durch eosinophile Granulozyten und Thrombozyten. Die Phagozyten binden durch Beladung mit Antikörpern und Komplement (C3b) markierte Antigen-Antikörper-Komplexe, Bakterien oder Fremdzellen an ihre Fc- und C3b-Rezeptoren und transportieren sie durch Einstülpung der Oberflächenmembran ins Zellinnere. Nach Abschnürung wird das Membranbläschen (Phagosom) mit Zellorganellen, die zerstörerische Proteine enthalten (Lysosomen), zum Phagolysosom vereinigt und der Inhalt durch einen kombinierten Angriff abgetötet. Hierbei wirken mit

- Lysozym durch Aufspaltung von Bakterienwand-Murein
- Proteinasen, wie Elastase, Serin-Proteinase (Kathepsin), Kollagenase und Gelatinase
- membranperforierende Proteine, wie die Defensine der neutrophilen Granulozyten, die sich (ähnlich dem MAC des Komplementsystems) mit hydrophoben Regionen in die Lipidschicht der Membran drängen und in dieser einen Kanal eröffnen, über den es zum tödlichen Einstrom vor allem von Kalziumionen kommt
- toxische Sauerstoffradikale, die von einem oxidativen (NADPH-) System der Abwehrzellmembranen synthetisiert und in das Phagolysosom abgegeben werden. Der neutrophile Granulozyt kann Superoxidradikale mit Hilfe von Dismutase zu H_2O_2 und dann über Granulozyten-Myeloperoxidase mit Cl^- zu bakterizider HOCl (hypochlorige Säure, technisch u.a. zur Wasserdesinfektion in Schwimmbädern verwendet) umsetzen.

Polymorphkernige Granulozyten können nur die extrazellulär lebenden Bakterien (z. B. Kokken und gramnegative Stäbchen) abtöten. Fakultativ intrazellulär lebende Erreger werden nur von Makrophagen eliminiert. Auch diese können die aufgenommenen bzw. eingedrungenen Erreger nur abtöten, wenn sie durch im Rahmen einer spezifischen Immunreaktion von T-Lymphozyten freigesetzte Zytokine – wie Gamma-Interferon – intensiv aktiviert werden. Zur effektiven Abwehr von Infektionen durch fakultativ intrazelluläre Bakterien bildet sich am Ort der bakteriellen Vermehrung eine herdförmige Ansammlung von mononukleären Phagozyten und vereinzelten Lymphozyten (Granulom).

Größere Zellen oder Organismen (Parasiten), die nicht oder nur schlecht phagozytierbar sind (Hemmung der Phagozytose durch die Kapsel von Bakterien), werden von den Abwehrzellen direkt angegriffen (Zytotoxizität). Phagozyten setzen zur Abtötung von Zellen die gleichen Waffen ein wie zur Zerstörung im Phagolysosom nach Phagozytose. Wichtigste Mechanismen sind die Freisetzung von toxischen Sauerstoffradikalen, proteolytischen Enzymen (z. B. Lysozym) und membranzerstörenden Proteinen (Perforine der Killerzellen, Defensine der neutrophilen Granulozyten). Zytotoxisch für eukaryonte Zellen (z. B. Tumorzellen, virusbefallene Zellen) können auch Zytokine wie der Tumornekrosefaktor (TNF), Gamma-Interferon, IL-1 und IL-2 sein. Einen zytotoxischen Effekt hat außerdem das normalerweise als Botenstoff (endothelialer Erschlaffungsfaktor) fungierende Stickoxid (NO), das vor allem von Makrophagen zur Zellzerstörung eingesetzt wird.

Über spezielle Mechanismen zur Bekämpfung mehrzelliger Organismen (Würmer) verfügen die eosinophilen Granulozyten, die neben Sauerstoffradikalen und Enzymen zelltoxische nichtenzymatische Proteine freisetzen (ECP: »Eosinophil Cationic Protein«, MBP: »Major Basic Protein«, EDN: »Eosinophil-derived Neurotoxin»).

Nach Erfüllung ihrer Abwehrfunktion durch Phagozytose und Zerstörung z. B. von Bakterien gehen die neutrophilen Granulozyten zugrunde, und ihre Zerfallsprodukte bilden den Hauptbestandteil des Eiters. Die sessilen Makrophagen (z. B. Kupffer-Sternzellen der Leber) geben den Überrest der von ihnen phagozytierten und zerstörten Zellen und Antigen-Antikörper-Komplexe wieder ab (z. B. Bilirubin nach Phagozytose überalterter Erythrozyten).

5.1.3.4 Unspezifische Allgemeinreaktion. Unterschiedliche, lokale oder systemische Belastungen der Abwehr (bakterielle Infektionen, Verletzungen, Verbrennungen usw.) lösen in Stunden bis Tagen eine gleichartige **Akute-Phase-Reaktion** aus. Es kommt zu Produktionsleukozytose, Anstieg der Körpertemperatur (Fieber) und Umstellung auf katabolen Stoffwechsel (negative Stickstoffbilanz). In der Leber wird die Synthese spezieller Plasmaeiweiße, der Akute-Phase-Proteine, angeregt. Zu den Akute-Phase-Proteinen gehören das C-reaktive Protein, Gerinnungs- und Fibrinolysefaktoren (Fibrinogen, Fibronektin, Prothrombin, Plasminogen), Proteineasehemmer (Alpha-1-Antiproteinase), Komplementfaktoren und Transportproteine (Haptoglobin, Hämopexin). Die hepatische Synthese anderer Proteine, wie Albumin, Lipoproteine, Präalbumin und Transferrin, wird in der Akute-Phase-Reaktion gehemmt. Mediatoren der Akute-Phase-Reaktion sind die hauptsächlich von Makrophagen freigesetzten Zytokine wie Interleukin-1, Interleukin-6 und Tumornekrosefaktor. An der Auslösung der Leukozytose (vermehrte Produktion vor allem von Granulozyten) sind der Wachstums- und Aktivierungsfaktor GM-CSF (»Colony Stimulating Factor« für Granulozyten und Makrophagen) und das Komplementprotein C3e, ein Bruchstück von C3b, beteiligt.

5.1.4 Spezifische Abwehrreaktion

Die spezifische Abwehrreaktion entwickelt sich nach Kontakt mit einem Antigen und ist im allgemeinen nur gegen das auslösende Antigen bzw. dessen Träger gerichtet. Antigene besitzen in der Regel mehrere antigene Determinanten (Epitope). Ein Epitop ist eine Struktur an Molekül- oder Zelloberflächen, gegen die nach Bindung an einen für sie spezifischen Rezeptor eines Lymphozyten eine Immunreaktion ausgelöst werden kann. Grundsätzlich kann jede Struktur (auch körpereigene), die antigene Determinanten besitzt, als Antigen wirken.

Zu den wichtigsten Trägern von natürlichen Antigenen zählen Bakterien und Zellen von Vielzellern (u. a. Parasiten) und Viren. Als antigene Determinanten dienen hauptsächlich Peptide, aber auch proteingebundene Kohlenhydrate (Blutgruppenepitope, Bakterienwandepitope), Lipide und Nukleinsäuren. Spezifische Immunreaktionen gegen Antigene, die ähnliche Epitope wie das primär die Reaktion auslösende Antigen besitzen, nennt man *Kreuzreaktionen.* Für die Antigenwirkung sind auch Aufnahmemodus sowie Resorptions- und Abbaufähigkeit der Fremdsubstanz von Bedeutung. So kann dasselbe Antigen nach intravenöser Applikation eine vorwiegend humorale, nach intrakutaner Verabreichung eine zellvermittelte Immunantwort induzieren.

Xenogene Antigene stammen von einer anderen Spezies. Sie sind um so wirksamer, je größer der phylogenetische Abstand zwischen den Spezies ist. *Alloantigene* sind individualfremde Antigene derselben Spezies, z. B. Blutgruppenantigene oder Gewebeverträglichkeits- bzw. Histokompatibilitätsantigene, die das Individuum selbst nicht besitzt. *Autoantigene* sind körpereigene Antigene, gegen die sich keine oder nur unzureichende Toleranz entwickelt hat.

Ein Antigen, das bereits bei Erstkontakt mit dem spezifischen Immunsystem eine Reaktion auszulösen vermag, wird als *Vollantigen* oder *Immunogen* bezeichnet. Kleinere Moleküle mit einem oder wenigen Epitopen *(Haptene)* benötigen zur Auslösung der Immunreaktion Kopplung an einen größeren *Carrier.* Die Erkennung der antigenen Determinanten *(Epitope)* des Carriers kann durch andere spezifische Abwehrzellen erfolgen als die der Epitope des Haptens. Eine Produktion von spezifischen Antikörpern gegen ein Hapten im Hapten-Carrier-Konjugat durch Hapten-spezifische B-Lymphozyten wird dann ausgelöst, wenn gleichzeitig Carrier-spezifische T-Helferzellen vorhanden sind. Die Eigenschaft eines Immunogens (Vollantigen) haben nur Moleküle mit mehreren, möglichst verschiedenen antigenen Determinanten und damit von einer gewissen Größe. Um immunogen zu sein, benötigt ein natürliches Antigen eine molare Masse von mindestens 3500. Bis zu einer molaren Masse von 10 000 ist die Immunogenität schwach. Die molare Masse der meisten natürlichen Antigene liegt über 10 000 (Protein-Antigene über 40 000).

5.1.4.1 Auslösung einer Immunantwort. Die T- und B-Lymphozyten als Träger der spezifischen Abwehr werden aktiviert, wenn sich der T-Zell-Rezeptor bzw. das an der Oberfläche der B-Lymphozyten exprimierte Immunglobulin an das spezifische Epitop bindet. Während der B-Lymphozyt die antigene Determinante, auf die er geprägt ist, unmittelbar auf der Oberfläche des kompletten Antigens erkennen kann, sprechen T-Lymphozyten nur auf Antigenbruchstücke (Peptide) an, die ihnen von sog. *antigenpräsentierenden Zellen* (APC) angeboten werden. Diese Zellen phagozytieren das Antigen, zerlegen es in kleine Bruchstücke (z. B. Peptide von 8 bis 15 Aminosäuren Kettenlänge) und exprimieren diese gebunden an ein Protein, das von den HLA- (Humanes Leukozyten-Antigen) bzw. MHC-Genen kodiert wird. Die MHC-Proteine der Klasse I (Genorte A, B und C) werden von allen kernhaltigen Zellen, die der Klasse II (Genloci DR, DQ und DP) nur von speziellen antigenpräsentierenden Zellen und auch von diesen z.T. erst nach Stimulation synthetisiert und exprimiert. Die Proteine der MHC- bzw. HLA-Klassen sind individualtypisch, und ihre Fähigkeit zur Bindung eines bestimmten Antigens ist strukturabhängig. Daher variiert die Intensität definierter Immunreaktionen mit dem HLA-Typ, und entsprechend sind Träger bestimmter HLA-Typen für spezielle Erkrankungen einschließlich Autoimmunerkrankungen prädisponiert. Die Individualspezifität dieser hochvariablen Proteine umfaßt mehrere Strukturtypen. Die meisten Menschen exprimieren je sechs verschiedene MHC-I- und MHC-II-Moleküle.

Die Präsentation des spezifischen Epitops auf einem MHC-Protein reicht in der Regel nicht zur Aktivierung eines T-Lymphozyten aus. Erforderlich ist eine *Kostimulation* durch von der antigenpräsentierenden Zellen freigesetzte Botenstoffe (Interleukin-1) und/oder durch Kontakt eines weiteren Rezeptorproteins der T-Lymphozyten, des CD 28, mit einem als B7 bezeichneten Liganden, der von der antigenpräsentierenden Zelle zusätzlich zum MHC-Protein exprimiert wird. Bei Kontakt mit dem spezifischen Epitop ohne Kostimulation wird die Reaktionsfähigkeit des T-Lymphozyten supprimiert (Anergie). Eine derartige *Toleranzentwicklung* gegen ein spezifisches Immunogen (Tolerogen) erfolgt auch bei intaktem Immunsystem bei Antigenüberangebot (Hochzonentoleranz) oder bei kontinuierlicher Zufuhr sehr niedriger Antigendosen (Niedrigzonentoleranz). Die Niedrigzonentoleranz beruht auf einer Aktivierung von T-Suppressorzellen. Sie ist wichtig für die Autotoleranz, da im Rahmen des physiologischen Zelltods Autoantigene ständig in geringen Mengen freigesetzt werden, mit denen die Lymphozyten (wegen ihrer intrazellulären Lokalisation) im Rahmen der negativen Selektion bei der Ausreifung nicht in Kontakt kommen konnten.

Auf MHC-II-Protein-präsentierte Epitope reagieren die spezifischen *T-Helferzellen*, deren Oberflächenprotein CD4 als Rezeptor für MHC II fungiert. Als antigenpräsentierende Zellen fungieren überwiegend *Monozyten* und *Makrophagen*, aber auch die *Langerhans-Zellen* der Haut, die *dendritischen Zellen* des lymphatischen Gewebes und *B-Lymphozyten*. B-Lymphozyten erkennen zu bekämpfende Antigene spezifisch über ihre membranständigen Immunglobuline. Sie können deshalb eine T-Helferzellen-Aktivierung bei sehr viel niedrigeren Antigenkonzentrationen auslösen als die anderen antigenpräsentierenden Zellen. Dafür sind jeweils nur wenige B-Lymphozyten auf eine bestimmte antigene Determinante spezialisiert (wenn keine aktive Immunisierung vorausgegangen ist), während die zahlreichen anderen antigenpräsentierenden Zellen auf ein breites Spektrum von Oberflächenmerkmalen reagieren.

Sogenannte *Superantigene* (z. B. Staphylokokkentoxine bei Nahrungsmittelvergiftung oder Streptokokkentoxine bei Scharlach) lagern sich an das MHC-II-Molekül der antigenpräsentierenden Zelle direkt, d.h. ohne vorherige Phagozytose und Aufarbeitung, an. Sie binden an den T-Zell-Rezeptor außerhalb der eigentlichen Antigenbindungsstelle, also unspezifisch. Superantigene können daher eine polyklonale Aktivierung des spezifischen Immunsystems mit massiver Allgemeinreaktion auslösen (toxischer Schock mit zytokininduzierter disseminierter intravaskulärer Gerinnung).

Ligand für das CD8-Oberflächenprotein der T-Killerzellen und der T-Suppressorzellen ist das MHC-I-Protein. Diese T-Zellen werden aktiviert, wenn ihnen das spezifische Epitop auf einem MHC-I-Protein präsentiert wird und eine Kostimulation durch B7-CD28-Interaktion erfolgt. Der Aktivierungsmodus von T-Lymphozyten mit Delta-/Gamma-Rezeptoren, die kein CD4 und nur zum Teil CD8 exprimieren, ist noch nicht geklärt.

5.1.4.2 Funktion der T-Helferzellen. Aktivierte T-Helferzellen sezernieren *Interleukin-2,* das sie selbst zur Vermehrung anregt (Bildung von T-Zell-Klonen) sowie andere T-Helferzellen und Killerzellen aktiviert, und zahlreiche weitere Zytokine wie *Gamma-Interferon,* das Makrophagen und natürliche Killerzellen stimuliert und den koloniestimulierenden Faktor für Granulozyten und Monozyten GM-CSF, der die Produktion der Phagozyten im Knochenmark anregt und darüber hinaus Makrophagen direkt aktiviert. Der Aktivierungsprozeß der T-Helferzellen setzt innerhalb von Minuten nach dem Antigenkontakt ein, aber die volle Aktivierung mit Proliferation zum antigenspezifischen T-Zell-Klon dauert 7 bis 10 Tage.

Unter den durch antigenpräsentierende Zellen stimulierbaren T-Helferzellen unterscheidet man zwei Gruppen. Die eine (T_H1) unterstützt vor allem über Sekretion von Gamma-Interferon die zytotoxische Immunantwort (Stimulation von zytotoxischen T-Lymphozyten, NK-Zellen und Makrophagen), die andere (T_H2) gibt insbesondere Zytokine zur Stimulation der B-Lymphozyten ab. Beide Gruppen hemmen sich gegenseitig (T_H1 inhibiert T_H2 über Gamma-Interferon, T_H2 hemmt T_H1 über Interleukin 10), so daß durch ein bestimmtes Antigen eine überwiegend humorale oder zytotoxische Immunreaktion ausgelöst wird.

T-Lymphozyten mit Delta-/Gamma-Rezeptoren setzen nach Aktivierung abwehrstimulierende Botenstoffe (IL-2, Gamma-Interferon, GM-CSF) frei und sind zudem wie CD8-positive Alpha/Beta-T-Killerzellen zytotoxisch. Sie reagieren besonders gut auf Antigene von Mykobakterien und Plasmodien. Wahrscheinlich sind sie in der Immunabwehr spezieller Infektionskrankheiten von Bedeutung.

5.1.4.3 Bildung und Funktion von Immunglobulinen. Aktivierte und unter unter dem Einfluß der T-Zell-Zytokine klonal proliferierte B-Lymphozyten differenzieren sich zu intensiv Immunglobulin sezernierenden *Plasmazellen* von etwa einem Tag Lebensdauer. Welche Antikörperklasse von einem B-Lymphozytenklon produziert wird, hängt von der Art des Antigens, von der Zahl der Antigenexpositionen und von der Sekretionsdauer ab. Nach dem Erstkontakt mit einem Antigen werden in der Regel Immunglobuline der Klasse M (IgM als Frühantikörper) sezerniert. Bei längerdauernder Aktivierung wird auf IgG-Produktion (Spätantikörper) umgeschaltet. Wenn das Antigen zum wiederholten Mal auf den Organismus wirkt, startet die Immunreaktion in der Regel unmittelbar mit einer IgG-Sekretion. Manche Antigene lösen direkt, also ohne vorgeschaltete IgM-Phase, eine IgA- oder IgE-Synthese aus.

Bei der Auslösung der humoralen Immunantwort ist in der Regel eine Mitwirkung von T-Helferzellen notwendig. Diese versorgen die B-Lymphozyten mit stimulierenden Zytokinen (Interleukinen). Neben den Antigenen, gegen die nur T-abhängig Antikörper produziert werden, gibt es eine kleine Zahl T-unabhängiger Antigene, die B-Lymphozyten direkt aktivieren können. Dies sind in der Regel große Moleküle mit zahlreichen repetitiven antigenen Determinanten, die gleichzeitig mit vielen Epitop-Rezeptoren auf einer B-Zelle reagieren und diese vernetzen können. In hoher Konzentration können T-unabhängige Antigene sogar B-Lymphozyten aktivieren, die keine für sie spezifischen Rezeptoren besitzen (polyklonale Aktivierung). Die Primärreaktion auf T-unabhängige Antigene ist schwächer als die auf T-abhängige. Noch schwächer ist die Sekundärreaktion nach Zweitkontakt mit dem T-unabhängigen Antigen (mangelhafte Ausbildung des immunologischen Gedächtnisses). Bei der Sekundärreaktion auf T-unabhängige Antigene bleibt die Umschaltung der Antikörperproduktion von Immunglobulinen des Typs M auf IgG aus. Zu den T-unabhängigen Antigenen gehören vor allem Bakterienwandstrukturen (Pneumokokkenpolysaccharide, Lipopolysaccharide von gramnegativen Bakterien), während komplexe Proteinantigene meist T-abhängig sind.

In der Regel besitzen Antigene zahlreiche antigene Determinanten, so daß eine Reihe unterschiedlich epitop-spezifischer B-Lymphozyten aktiviert wird (polyklonale Reaktion). Die gegen ein Antigen gerichteten natürlichen Antikörper sind dementsprechend polyklonal. *Monoklonale Antikörper* können künstlich hergestellt werden, wenn ein einzelner B-Lymphozyt in vitro mit Kunstgriffen (Hybridisierung) klonal vermehrt und zur Antikörperproduktion angeregt wird. Monoklonale Antikörper können immunhistochemisch zum Nachweis gewebstypischer Epitope eingesetzt werden, u.a. Erkennung von malignen Zellen (Nachweis tumorassoziierter Antigene) und zur histogenetischen Klassifizierung von Tumoren (z. B. maligne Lymphome).

Die Antikörperbildung nach dem Erstkontakt mit einem Antigen (Primärreaktion) beginnt nach 1 bis 3 Tagen, erreicht nach 8 bis 14 Tagen ihren Höhepunkt und klingt dann langsam ab. In den regionären Lymphknoten sieht man nach 4 bis 5 Tagen aktivierte Lymphozyten (Immunoblasten) in der Marginalzone und nach 7 bis 8 Tagen in die Markzone eingewanderte Plasmazellen. In der zweiten Woche kommt es zu einer Reaktion der Rindenfollikel mit Ausbildung von Keimzentren.

Beim Zweitkontakt setzt eine verstärkte Antikörperbildung schon nach einem Tag ein und erreicht ihr Maximum nach 3 bis 5 Tagen. Nach 30 Stunden lassen sich Immunoblasten, nach 3 Tagen massenhaft Plasmazellen nachweisen; es kommt zu einer früheren und stärkeren Ausbildung von Keimzentren.

Der erhöhte Antikörperspiegel kann über längere Zeit, ggf. über Jahre, erhalten bleiben und eine erhöhte spezifische Resistenz (Immunität) gegen das Antigen bewirken.

5.1.4.4 Zelluläre Immunreaktion. Träger der klassischen spezifischen zellulären Abwehr sind die zytotoxischen T-Lymphozyten (T-Killerzellen). Nach Erstkontakt mit einem Antigen dauert es 3 bis 5 Tage, bis aktivierte T-Killerzellen im Blut nachgewiesen werden können. Entsprechend steigt der Anteil der Immunoblasten an den Zellen der parakortikalen Lymphknotenzone von etwa 1% auf 8 bis 10% an. Der Höhepunkt der zellulären Sensibilisierung wird nach 8 bis 14 Tagen erreicht. Nach 30 Tagen ist die Reaktion abgeklungen. Bei einem Zweitkontakt mit einem sensibilisierenden Antigen tritt die Immunoblastenproliferation in der parakortikalen Zone früher auf, ist stärker ausgeprägt und hält länger an.

5.1.4.5 Effektormechanismen der spezifischen Abwehrreaktion. Bereits bei der Bindung von Antikörpern an die Epitope zu bekämpfender Substanzen oder Zellen kann deren Schädlichkeit vermindert werden. Ein Beispiel dafür ist die Neutralisierung von Tetanustoxin durch Antikörper. Zur Vervollständigung der Abwehrreaktion durch Zerstörung und Elimination der fremden oder entarteten Zellen oder Schadstoffe bedient sich das spezifische Immunsystem vorwiegend unspezifischer Mechanismen. Das Fc-Stück angehefteter Antikörper dient als Ligand für die Bindung an Rezeptoren von Phagozyten (Opsonierung) und für die Aktivierung des Komplementsystems. Durch die Zytokine der T_H1-Zellen (vor allem Gamma-Interferon) werden Makrophagen, natürliche Killerzellen und auch zytotoxische T-Lymphozyten aktiviert. Kommen T-Killerzellen in Kontakt mit einer Körperzelle, die MHC-I in Verbindung mit vom T-Zell-Rezeptor erkannten viralen oder tumorassoziierten Antigen exprimiert, zerstören sie die Zelle durch Freisetzung von Sauerstoffradikalen, Perforinen, Enzymen und Zytokinen. Zytotoxische T-Zellen greifen auch in den Organismus transplantierte Fremdzellen an, die nicht ein individualtypisches, sondern fremdes MHC-I-Antigen tragen.

Durch T-Lymphozyten induzierte Stimulation und Proliferation von Makrophagen steht bei der granulomatösen Entzündungsreaktion im Vordergrund. Es bilden sich knötchenförmige Ansammlungen von Makrophagen, die teilweise zu mehrkernigen Riesenzellen zusammenfließen (Sarkoidose, Wegener-Granulomatose, Morbus Crohn, Infektionskrankheiten mit Mykobakterien u.a.). Auch bei der Kontaktallergie wird das Krankheitsgeschehen im wesentlichen durch Makrophagen bestimmt.

Die Immunglobuline der verschiedenen Klassen lösen unterschiedliche Reaktionen aus. Die nach Erstkontakt mit einem Antigen in der Regel zunächst gebildeten IgM aktivieren vor allem das Komplementsystem und initiieren die Zellzerstörung durch dessen terminalen Lysekomplex (Bakteriolyse, Hämolyse bei AB0-Inkompatibilität). IgG, die die Hauptmenge der Antikörper stellen (und als immunologische Erstausstattung transplazentar ins Blut des Fetus transportiert werden), aktivieren das Komplementsystem schwächer, dafür aber Phagozyten (Makrophagen, neutrophile Granulozyten) durch Bindung an Fc-Rezeptoren. Sie setzen so die Phagozytose oder den zytotoxischen Angriff durch diese Zellen (antikörpervermittelte Zytotoxizität) als finalen Abwehrmechanismus in Gang. IgA lagert sich zu einer dimeren Form zusammen und gelangt mit Sekreten auf die Schleimhautoberfläche der Atemwege und des Darmtrakts. Durch Anheftung von IgA können Toxine neutralisiert und Rezeptoren, mit denen sich Bakterien an die Körperzellen heften, blockiert werden.

Eine besondere Form der Immunreaktion wird durch Immunglobuline des Typs E ausgelöst, die mit hoher Affinität an die Oberfläche von Gewebsmastzellen und basophilen Granulozyten gebunden werden. Wenn zwei benachbarte membranfixierte IgE-Moleküle durch Bindung von Antigen vernetzt werden, werden die unspezifischen Abwehrzellen aktiviert und schütten Histamin, Heparin und zahlreiche Entzündungsmediatoren (z. B. Leukotriene C_4, D_4 und E_4) sowie chemotaktische Peptide aus, die neutrophile und eosinophile Granulozyten anlocken.

5.1.5 Histologische Immundiagnostik

Immunhistochemische Reaktionen haben wegen ihrer hohen Spezifität in den letzten Jahren zunehmend an diagnostischer Bedeutung gewonnen, insbesondere seit dem Einsatz von monoklonalen Antikörpern. Das an den Antikörper gebundene Antigen wird durch eine Farbreaktion sichtbar gemacht. Als *Enzyme* werden die Peroxidase (PAP = Peroxidase-Antiperoxidase) oder die alkalische Phosphatase (APAAP = alkalische Phosphatase-antialkalische Phosphatase) eingesetzt. Als *Chromogene* dienen Diaminobenzidin (für die PAP-Reaktion) oder Neufuchsin (für die APPAP). Es können auch fluorochromierte Antikörper (Immunfluoreszenzmikroskopie) eingesetzt werden.

Mit Hilfe der Immunhistochemie gelingt es, die den monoklonalen Antikörpern entsprechenden Antigene im Gewebe zu identifizieren und zu lokalisieren. Zu den wichtigsten Anwendungen zählen:

- **Tumordiagnostik.** Bei den malignen Tumoren erlaubt der Nachweis von tumorassoziierten Antigenen eine sichere Diagnose (z. B. Alpha-Fetoprotein beim hepatozellulären Karzinom oder beim Dottersacktumor des Hodens). Durch den Nachweis von Antigenen (Tumormarker), die auch im Ursprungsgewebe vorhanden sind, können auch histologisch undifferenzierte Tumoren histogenetisch klassifiziert werden. Eine sichere Einteilung der malignen Lymphome (Marker für B-, T-Lymphozyten u. a.) kann heute nur immunhistochemisch erfolgen.
- **Hormondiagnostik.** Immunhistochemisch lassen sich zahlreiche Hormone (Hypophysen-, Schilddrüsen-, Pankreashormone u.a.) selektiv darstellen und und spielen in der Tumordiagnostik eine wichtige Rolle als Marker (z. B. Nachweis von HCG beim Chorionepitheliom des Hodens).
- **Entzündungen–Infektionen.** Insbesondere bei viralbedingten Erkrankungen erlauben immunhistochemische Untersuchungen eine sichere Aussage zur Ätiologie (Nachweis von EB-, HP-, Zytomegalie-, Hepatitis-B-Viren).

5.2 Immundefekte

Störungen der spezifischen und/oder der unspezifischen Abwehr können als primäre angeborene oder sekundäre erworbene Formen auftreten.

5.2.1 Defekte der unspezifischen Abwehr

5.2.1.1 Allgemeine Abwehrdefekte. Bei der Mukoviszidose, einer angeborenen Störung des transmembranären Chloridtransports der Epithelien, sind die Schleimsekretion und der Abtransport von abgefangenen Partikeln und Krankheitserregern durch die Zilienbewegung (mukoziliäre Clearance) gestört. Betroffen sind vor allem die Atemwege, so daß Mukoviszidose-Kranke schon als Kinder häufig an Bronchitiden und Pneumonien erkranken; es kommt zur Ausbildung von Bronchiektasen. Eine verminderte Infektionsresistenz der Haut wird bei funktioneller Insuffizienz der Hautanhangsdrüsen beobachtet.

5.2.1.2 Unzureichende Abwehr durch Phagozyten. Häufigste Ursache einer Insuffizienz der unspezifischen Abwehr ist eine zu geringe Produktion von Phagozyten, insbesondere von neutrophilen Granulozyten mit resultierender Granulozytopenie. Von *Agranulozytose* spricht man, wenn die Anzahl der Granulozyten im Blut unter 0,5 G/l fällt. Die primäre kongenitale schwere Neutropenie als angeborene Proliferationsstörung der Stammzellen der Granulozytopoese ist sehr selten. Eine Insuffizienz der Neutrophilenproduktion ist meist Folge einer Depression der Knochenmarksfunktion durch Bestrahlung, Behandlung mit Zytostatika, toxische Medikamentenwirkung (Analgetika wie Aminopyrin, Phenothiazine, Sulfonamide usw.) oder Infiltration des Knochenmarks durch Krebszellen.

Bei *kongenitalen Defekten in den Oberflächenmembran-Glykoproteinen mit Rezeptorenfunktion* können die Neutrophilen nicht mehr zu einem Entzündungsherd wandern und, wenn die C3b-Rezeptoren betroffen sind, durch Komplement opsonisierte Bakterien nicht mehr erkennen. Diese seltenen angeborenen Funktionsdefekte führen zu stark erhöhter Infektanfälligkeit.

Eine andersartige *Störung der Phagozytenfunktion* ergibt sich aus *angeborenen Defekten der Enzyme oder Koenzyme des oxidativen Stoffwechsels,* durch die die Produktion der zur Abtötung von Bakterien oder zum Angriff auf Zellen notwendigen toxischen Sauerstoffradikale behindert wird. Obwohl solche genetischen Störungen relativ häufig vorkommen (Myeloperoxidase-Insuffizienz bei Neutrophilen mit einer Prävalenz von etwa 1 : 4000), umfassen sie meist nur einzelne Aspekte der Produktion toxischer Sauerstoffverbindungen und bleiben daher klinisch symptomlos. Schwere genetische Anomalien in der Produktion von Sauerstoffradikalen sind sehr selten (etwa $1 : 10^6$). Die betroffenen Patienten leiden neben der erhöhten Infektanfälligkeit unter verzögerter Rückbildung von Entzündungsherden und Entwicklung von Granulomen. Die progressive septische Granulomatose beginnt meist in den ersten Lebenswochen und verläuft mit rezidivierenden chronischen bakteriellen Infekten und Fieberschüben. Morphologisch findet man in verschiedenen Organen, vor allem in Lymphknoten und Milz, granulomatöse Veränderungen mit zahlreichen lipidgefüllten Makrophagen und kleinen Abszessen. Virusinfektionen werden normal überstanden.

Sehr selten sind auch die mit Abwehrschwäche verbundenen genetischen Störungen der spezifischen Granula der Neutrophilen, in denen u. a. Lysozym, Laktoferrin und Teile der Peroxidase-Enzymkomplexe gebildet werden.

5.2.1.3 Störungen der unspezifischen humoralen Abwehr. Angeborene Defekte des Komplementsystems werden sehr selten (in der Regel sind weltweit weniger als 10 Patienten bekannt) bei nahezu allen Komplementfaktoren gefunden. Die bei diesen Patienten beobachtete Häufung schwerer bakterieller Infektionen, aber auch von Autoimmunerkrankungen, wie dem Lupus erythematodes, hat größere Bedeutung für die prinzipielle Bewertung der Rolle des Komplementsystems in der Abwehr als für die klinische Diagnostik. Klinisch relevant aufgrund größerer Häufigkeit ist nur der Mangel an C1-Inhibitor, einer Antiproteinase, die neben aktiviertem C1 auch Kallikrein und den Faktor XIIa des Gerinnungssystems (aktivierter Hageman-Faktor) hemmt. Er führt zum Krankheitsbild des *hereditären angioneurotischen Ödems* mit episodischer Schwellung von Haut und Schleimhäuten und Ergußbildung in serösen Höhlen. Ein Larynxödem kann durch Verlegung der Luftwege zu Erstickung, ein Darmschleimhautödem zu Koliken führen.

5.2.2 Defekte der spezifischen Immunabwehr

5.2.2.1 Angeborene (primäre) Defektimmunopathien: Bei der überwiegend X-chromosomal rezessiv vererbten *Bruton-Agammaglobulinämie*), bei der im Plasma keine funktionsfähigen Immunglobuline vorhanden sind, ist die Umwandlung von B-Lymphozyten in antikörperproduzierende Plasmazellen trotz normaler T-Zell-Funktion blockiert. Die Krankheit manifestiert sich in der zweiten Hälfte des ersten Lebensjahres; vorher ist der Säugling durch diaplazentar übertragene Antikörper der Mutter geschützt. Histologisch ist die B-Zell-Region der Lymphknoten nicht ausgebildet; die Rinde enthält keine Keimzentren. Plasmazellen sind in keinem Gewebe nachweisbar.

Häufiger als die globale Insuffizienz der Antikörperproduktion kommt ein **kongenitaler selektiver Ausfall** einzelner Immunglobulinklassen, vor allem von IgA1 und IgA2, vor (1 : 500 bis 1 : 700). Die meisten Menschen mit IgA-Mangel sind klinisch gesund, erkranken aber überdurchschnittlich häufig an chronischen Entzündungen der Atemwege, Autoimmunerkrankungen und Zöliakie.

Von den sehr seltenen **angeborenen T-Zell-Defekten** ist das *Di-George-Syndrom* am bekanntesten. Es beruht auf einer strukturellen Mutation (Deletion) eines Gens, das die Entwicklung u.a. der 3. und 4. Schlundtasche steuert. Sein Ausfall führt zu Hypo- bis Aplasie des Thymus, Aplasie der Epithelkörperchen (Hypoparathyreoidismus) und zu komplexen kardiovaskulären Fehlbildungen. Bei einer weiteren Defektimmunopathie, dem autosomal rezessiv vererbten *Nezelof-Syndrom,* ist der Thymus dysplastisch. Bei diesen Krankheiten bleiben Ausreifung der Stammzellen zu T-Lymphozyten und Entwicklung einer zellvermittelten Immunität aus oder sind je nach Grad der Thymushypoplasie eingeschränkt. Histologisch ist die Zahl der Lymphozyten in der thymusabhängigen (parakortikalen) Zone der Lymphknoten und in den periarteriolären Scheiden der Milz extrem vermindert. Die Lymphfollikel in der Lymphknotenrinde und in der Milz sind regelrecht angelegt. Im peripheren Blut finden sich bei z. T. normaler Lymphozytenkonzentration nur B-Lymphozyten.

Sehr selten sind **angeborene kombinierte Immunmangelsyndrome** (z. B. infolge mutationsbedingt defektem Rezeptor für Interleukin-2), bei denen sowohl B- als auch T-Lymphozyten betroffen sind. Diese Störungen führen zu erhöhter Infektanfälligkeit, wobei es insbesondere zu rezidivierenden eitrigen Entzündungen kommt. Histologisch läßt sich bei den voll ausgebildeten Fällen kein lymphatisches Gewebe nachweisen. Lymphozyten und Plasmazellen fehlen auch im Gewebe und im Blut.

Bei etwa 15% der Patienten mit **primärer Defektimmunopathie** ist die Störung Folge eines Enzymmangels. Eine Form des *schweren kombinierten Immundefekts* (SCID) beruht auf autosomal rezessiv vererbtem Adenosindesaminasemangel mit Anhäufung toxischer Metaboliten. Eine selektive Schädigung des T-Zell-Systems erfolgt bei einem (autosomal rezessiv vererbten) Mangel an Purinnukleosid-Phosphorylase, während 5'-Nukleotidasemangel bei bestimmten B-Zell-Immundefekten beobachtet wurde.

5.2.2.2 Erworbene Defektimmunopathien. Mit zunehmendem Alter findet sich eine physiologische Abnahme der Leistungsfähigkeit der Immunabwehr, verursacht wahrscheinlich durch die mit der Pubertät einsetzende Involution des Thymus und dem damit verminderten Nachschub von T-Lymphozyten. Im Alter besteht entsprechend erhöhte Anfälligkeit gegenüber Infekten. Wahrscheinlich begünstigt die Herabsetzung der spezifischen Abwehr auch die Entwicklung maligner Tumoren.

Die weit überwiegende Zahl der Fälle von **pathologischer Abwehrschwäche des lymphozytären Systems** ist erworben. Hauptursachen sind bösartige Erkrankungen der Blutzellen (Lymphome, Leukämien), medikamentöse Immunsuppression z. B. bei Transplantationen oder bei Tumorchemotherapie, generelle Proteinsynthesestörungen bei Mangelernährung und Virusinfektionen. Eine passagere Immunosuppression wird durch viele virale Infektionen, insbesondere durch Zytomegalie- und Epstein-Barr-Viren, bewirkt, wahrscheinlich über eine Aktivierung von T-Suppressorzellen.

Die Funktion der spezifischen Abwehr kann durch Hormone gestört oder gesteigert werden. Am bekanntesten ist die Wirkung von Glukokortikoiden, die vor allem das B-Zell-System, aber auch das T-Zell-System supprimieren. Progesteron verursacht eine Suppression der zytotoxischen T-Lymphozyten. Das erklärt, daß sich bei 75% der Frauen mit rheumatoider Arthritis das Krankheitsbild während der Schwangerschaft bessert. Östrogene dagegen stimulieren das Immunsystem.

Streß wirkt grundsätzlich immunsuppressiv, aber seine von Art, Dauer und Intensität abhängige Wirkung kann so moduliert werden, daß es auch zu Verstärkungen kommt. An der Steuerung der Streßreaktion sind das autonome Nervensystem, der Hypothalamus, die Hypophyse, periphere Hormondrüsen und Hormonrezeptoren immunkompetenter Zellen beteiligt. Umgekehrt sind Abwehrzellen zur Bildung nicht nur von Zytokinen, sondern auch von Hormonen fähig.

Die wichtigste, in den letzten Jahren an Häufigkeit zunehmende erworbene Immunschwäche ist *AIDS* (»Acquired Immunodeficiency Syndrome«) als Folge einer Infektion mit humanen Immunschwäche-Viren (HIV), Retroviren, von denen es mindestens zwei Serotypen (HIV 1 und HIV 2) gibt. Diese Viren benutzen CD4-Rezeptoren als Andockstelle und können in CD4-positive Zellen eindringen (T-Helferzellen, Makrophagen, manche Nervenzellen). Die befallenen Zellen werden entweder durch das Virus selbst geschädigt oder nach Exprimierung von viralen Proteinen von der Immunabwehr zerstört.

Die HIV-Infektion erfolgt durch sexuellen Kontakt (insbesondere Analverkehr), durch parenterale Inokulation, diaplazentar und bei gestillten Säuglingen über die Milch HIV-positiver Mütter. Neuinfektionen in Deutschland erfolgten 1993 zu 70% durch Geschlechtsverkehr zwischen Männern, zu 15% durch kontaminierte Spritzen bei der Injektion von Drogen und zu 6% (mit sinkender Tendenz) durch Transfusionen und Blutprodukte. Heterosexuelle Infektionen ohne Kontakt mit Angehörigen der oben genannten, primär betroffenen Gruppen sind sehr selten. Im Gegensatz dazu ist der heterosexuelle Verkehr der Hauptmodus der HIV-Infektion in den Entwicklungsländern, vor allem in Afrika (z. B. Uganda, Elfenbeinküste), in denen bereits über 20% der sexuell aktiven Bevölkerung HIV-infiziert sind. Weltweit waren bis Ende 1992 nach Schätzung der WHO 13 Millionen mit HIV infiziert, und bei 2,5 Millionen hatte sich das Vollbild von AIDS entwickelt.

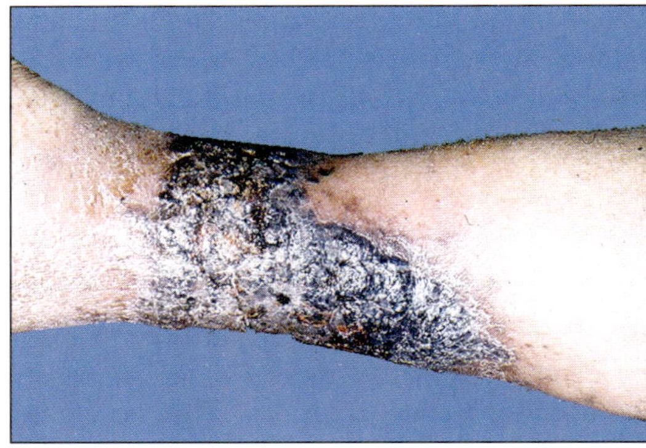

Abb. 5-4. Kaposi-Erkrankung bei AIDS. Unterschenkel mit mehreren, leicht erhabenen bläulichen Knötchen.

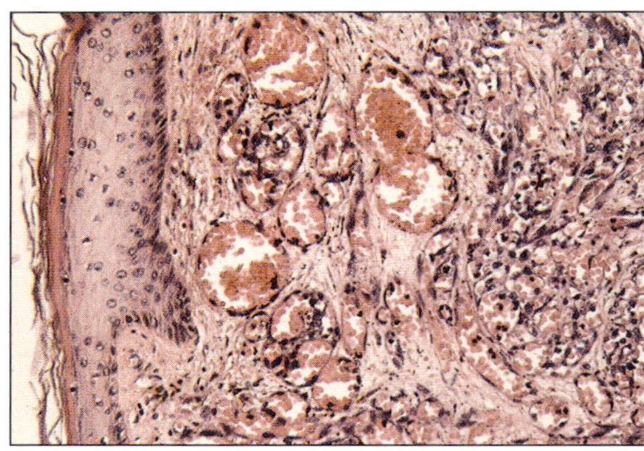

Abb. 5-5. Kaposi-Erkrankung bei AIDS. Multiple neugebildete Kapillaren mit z. T deutlich ausgeweiteter Lichtung. Links im Bild die erhaltene Epidermis. HE-Fbg.

Nach der HIV-Infektion kommt es innerhalb von 3 bis 6 Wochen bei den meisten Betroffenen zu einer akuten, dem Pfeiffer-Drüsenfieber ähnlichen Erkrankung mit hochgradiger Virämie. Innerhalb von 1 Woche bis 3 Monaten nach Beginn der Akuterkrankung entwickelt sich eine Antikörperproduktion gegen HIV (Serokonversion). Die Symptome klingen ab, und die Viren verschwinden weitgehend aus dem Blut. Es folgt eine jahrelange Phase, in der die Erkrankung klinisch inapparent bleibt, die Zerstörung des Immunsystems durch Virusbefall der CD4 exprimierenden T-Helferzellen jedoch fortschreitet. Nach Jahren entwickelt sich eine persistierende, generalisierte Lymphadenopathie (PGL) mit auf über 1 cm Durchmesser vergrößerten Lymphknoten an mehreren Stationen, auch als Lymphadenopathie-Syndrom (LAS) bezeichnet. Als Folge der Zerstörung vor allem der T-Helferzellen (Quotient CD4/CD8-Lymphozyten sinkt von normal 1,7 auf unter 1 ab) kommt es zum »AIDS-Related Complex« (ARC) mit den Allgemeinsymptomen Nachtschweiß, Gewichtsverlust, Fieber und Diarrhö. Es können auch neurologische Störungen (ZNS-Myelopathie, atypische Meningitis, periphere Neuropathie) vorliegen. Daneben treten schwere Pilz- oder Virusinfektionen von Haut und Schleimhäuten (Candidiasis der Atem- und Speisewege, Herpes simplex und Zoster-Infektionen) auf. Im weiteren Verlauf entwickelt sich das Vollbild von AIDS mit sekundären, nicht mehr auf Haut und Schleimhäute beschränkten Infektionskrankheiten (Pneumocystis-carinii-Pneumonie, Gehirn-Toxoplasmose, Kryptokokkose, Zytomegalie usw.) sowie sekundären Malignomen (Kaposi-Sarkom, Lymphome). Die Krankheitsdauer zwischen der Infektion und dem Tod beträgt 5 bis 20 Jahre.

5.2.2.3 Allgemeine Folgen von Immundefekten. Bei **Störungen der humoralen Immunität** kommen vorwiegend bakterielle Infektionen (Staphylokokken, Streptokokken, Pneumokokken, *Haemophilus influenzae*) vor. Beim Vollbild einer B-Zell-Störung mit fehlender Immunglobulinbildung (angeborene Agammaglobulinämie) treten im Kindesalter rezidivierende Infektionen mit pyogenen Keimen, vor allem Pneumokokken, *Haemophilus influenzae,* Meningokokken und Staphylokokken) auf. Bevorzugt befallen werden Hirnhäute, Knochen und Gelenke sowie Bronchien, Mittelohren und Nasennebenhöhlen. Häufig besteht auch chronischer Durchfall. Durch regelmäßige Zufuhr von Gammaglobulin können die systemischen Infektionen verhindert werden. Die chronischen Infekte im Bereich der Ohren und des Atemtraktes sind nicht vollständig beherrschbar, so daß fast alle Patienten eine chronische Bronchitis mit Bronchiektasen entwickeln.

Bei **Defekten im zellulären spezifischen Abwehrsystem** (z. B. AIDS) stehen Infektionen durch Viren, Pilze und Protozoen im Vordergrund. Vielfach handelt es sich dabei um opportunistische Keime, normalerweise wenig pathogene Erreger, die bei geschwächtem Immunsystem zu letaler Infektion führen können. Zu nennen sind *Pneumocystis carinii* (interstitielle Pneumonie), Zytomegalie-Viren (pulmonaler, intestinaler und ZNS-Befall), Herpes-simplex- und Varicella-Zoster-Viren (Hauterkrankungen), Slow-Virus (progressive multifokale Leukenzephalopathie), Candida albicans (Soor von Mund, Lunge, Speiseröhre, Haut, Nägeln, disseminierter Befall), Kryptokokken (ZNS-Erkrankung), disseminierte Kokzidioidomykose, disseminierte Histoplasmose sowie atypische Mykobakteriosen *(Mycobacterium avium)*. Die Produktion von Antikörpern gegen die Antigene, gegen die Antikörper nur mit T-Zell-Hilfe gebildet werden können, ist gestört.

Bei **T-Zell-Defektimmunopathien** (besonders bei AIDS) treten gehäuft maligne Tumoren auf, die von den Blutgefäßen (Kaposi-Sarkom) oder vom lymphatischen Gewebe (lymphoblastische und immunoblastische maligne Lymphome) ausgehen.

5.3 Überreaktionen des Immunsystems

5.3.1 Definition

Normale, verminderte und erhöhte Reaktionslage des Immunsystems werden als *Normergie, Hypo-bis Anergie* und *Hyperergie* bezeichnet. Bei Hyperergie kommt es zu einer Schädigung des Organismus durch die bei überschießender Immunreaktion freigesetzten Substanzen oder aktivierten Zellen. Wenn der Organismus oder bestimmte Gewebe hyperergisch ansprechen (allergische bzw. Überempfindlichkeitsreaktion), sind sie sensibilisiert.

Allergische Überempfindlichkeitsreaktionen können humoral oder zellulär bedingt sein. Bei den humoralen Reaktionen werden die Grundtypen I bis III sowie neuerdings der Grundtyp V abgegrenzt. Der Grundtyp IV entspricht der zellulären hyperergischen Reaktion.

Früher wurde angenommen, daß sich die humoralen Überempfindlichkeitsreaktionen innerhalb kurzer Zeit nach dem Antigenkontakt entwickeln. Sie wurden daher als allergische Reaktionen vom Soforttyp zusammengefaßt und der zellulären Reaktion als dem verzögerten Typ gegenübergestellt. Heute wissen wir, daß nur die IgE-vermittelte, von Mastzellen und basophilen Granulozyten getragene Reaktion als Sofortreaktion abläuft, so daß die Bezeichnung Soforttyp häufig nur für die IgE-abhängigen Typ-I-Reaktionen verwendet wird, während die zellulär bedingte Reaktion des Typ IV nach wie vor als verzögerter Typ bezeichnet wird, obwohl auch andere Grundtypen in Form verzögerter Reaktion ablaufen können.

Die Einteilung in vier Grundtypen wird bei allergischen Erkrankungen primär aus didaktischen Gründen beibehalten, obwohl jeder Typ im Verlauf einer allergischen Reaktion nur als Anfangsphase einzustufen ist, auf die eine Kaskade von nicht nach Grundtypen klassifizierbaren Spätreaktionen (wie die granulomatöse Reaktion) folgt, die für die Schädigung wichtiger sein können als der anfängliche Grundtyp.

5.3.2 Humorale Überempfindlichkeitsreaktionen

Bei den von Immunglobulinen vermittelten allergischen Reaktionen unterscheidet man
- Grundtyp I (Anaphylaxie-Typ, Reagintyp, Soforttyp)
- Grundtyp II (zytotoxischer Typ)
- Grundtyp III (Immunkomplex-Typ) und
- Grundtyp V (Rezeptor-Antikörper-Typ).

5.3.2.1 Grundtyp I. Träger der allergischen Reaktion vom Anaphylaxietyp sind an Gewebsmastzellen und basophile Granulozyten gebundene Immunglobuline vom Typ E (sog. Reagine). Ausgelöst wird die Reaktion durch als Allergene bezeichnete Antigene, die typischerweise mehrere gleichartige Epitope tragen und so an nebeneinander positionierte IgE-Moleküle binden und diese vernetzen können. Allergene sind meist Proteine, aber auch Polysaccharide können Reaktionen vom Anaphylaxie-Typ induzieren. Wichtige Allergene sind Pollen, Pilzsporen, Kot von Hausstaubmilben, Tierhaare, Insektengifte (Bienen) und Nahrungsproteine (Hühnerei, Kuhmilch, Nüsse, inhaliertes Mehl), aber auch Medikamente (z. B. Penicillin) und jodhaltige Röntgenkontrastmittel.

Zur Sensibilisierung gegen ein Allergen kommt es vor allem bei Menschen mit Prädisposition zur IgE-Bildung. Diese meist familiär gehäuft auftretende, wahrscheinlich genetisch bedingte Veranlagung wird *Atopie* genannt. Die Stimulation der IgE-Produktion überdauert die Exposition gegenüber dem Antigen meist erheblich, so daß über lange Zeit genügend IgE zur Besetzung der hochaffinen IgE-Rezeptoren an Gewebsmastzellen und basophilen Granulozyten gebildet wird.

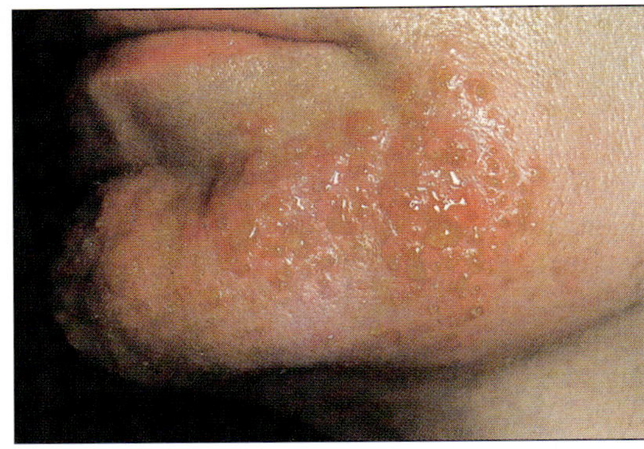

Abb. 5-6. Kontaktekzem auf Chloramphenicol

Bei wiederholtem Kontakt mit dem Allergen bindet dieses an mehrere bereits vorhandene, in Bindung an die Mastzellrezeptoren langlebige IgE-Moleküle, und durch Vernetzung und entsprechende Verformung der IgE-Rezeptoren werden die Gewebsmastzellen und basophilen Granulozyten aktiviert. Daß die Quervernetzung von jeweils zwei IgE-tragenden Rezeptoren entscheidend für die Aktivierung ist, ergibt sich daraus, daß der gleiche Effekt wie durch das Allergen auch durch mindestens bivalente (nicht durch monovalente) Antikörper gegen IgE oder den IgE-Rezeptor erreicht werden kann. Die Rezeptorvernetzung startet eine intrazelluläre Signalkette unter Beteiligung von cGMP als »second messenger«.

In der *ersten Phase der Typ-I-Reaktion* setzen die Gewebsmastzellen und die basophilen Granulozyten präformierte, in Granula gespeicherte Wirksubstanzen frei (Degranulation). Ausgeschüttet werden Histamin (gebunden an Heparin), neutrale Proteasen und Chemotaxine für eosinophile und neutrophile Granulozyten. Vor allem durch den Einfluß von Histamin kommt es zur Weitstellung der Gefäße und Erhöhung der Gefäßpermeabilität (Rötung, Ödembildung), zu vermehrter Schleimsekretion (Atemwege), zu Bronchokonstriktion und zu Juckreiz. Beispiele lokal begrenzter allergischer Sofortreaktion sind der Heuschnupfen (allergische Rhinitis), die Bindehautentzündung (allergische Konjunktivitis) und das akute allergische Asthma. Bei systemischer allergischer Reaktion mit Rötung und Schwellung von Haut und Schleimhäuten (generalisierte Quaddelbildung als Urtikaria) können das Schlucken und die Atmung erheblich beeinträchtigt werden (Erstickungsgefahr durch Ödem der Schleimhaut der oberen Luftwege). Vasodilatation und Verminderung des zirkulierenden Volumens durch Extravasation von Blutflüssigkeit führen zu Blutdruckabfall bis hin zum kardiovaskulären Kollaps (anaphylaktischer Schock). Im Gastrointestinaltrakt kann die allergisch bedingte systemische Histaminfreisetzung zu Übelkeit, Erbrechen, Koliken und Durchfall führen.

In der *zweiten Phase der Typ-I-Reaktion* setzen die Gewebsmastzellen und die eingewanderten Abwehrzellen neu produzierte Mediatoren frei. Aus Arachidonsäure entstehen die bronchokonstriktorischen Leukotriene C_4, D_4 und E_4 (slow reacting substance of anaphylaxis, SRS-A), das chemotaktisch wirksame Leukotrien B_4 sowie die entzündungsfördernden Prostaglandine D_2 und $F_{2\alpha}$ und Thromboxan A_2. Weitere wichtige Entzündungsmediatoren sind der Plättchenaktivationfaktor (PAF), der u.a. die Bildung von Mikrothromben im betroffenen Gewebe bewirkt, Bradykinin und Tachykinine (Neurokinin A, Substanz P). Die verzögerte allergische Typ-I-Reaktion erreicht ihren Höhepunkt nach 6 bis 12 Stunden (Ödem- und Erythembildung). Histologisch findet man eine zelluläre Infiltration vor allem durch mononukleäre Zellen, aber auch durch neutrophile, eosinophile und basophile Granulozyten. Klinisches Korrelat dieser Spätphase ist u.a. das chronische Asthma bronchiale, das durch episodische Anfälle mit Husten und Atemnot bei überempfindlichen Atemwegen gekennzeichnet ist, pathogenetisch jedoch hauptsächlich als chronisch entzündliche Atemwegserkrankung angesehen wird.

Der allergischen Reaktion vom Grundtyp I vergleichbare Reaktionen können durch Aktivierung des Komplementsystems oder durch direkte Stimulation der Gewebsmastzellen und Basophilen ausgelöst werden. Wenn die Komplementkaskade durch Kontakt mit Gammaglobulin (Immunglobulinkomplexe) oder manchen Kunststoffen (Dialysemembranen) aktiviert wird, entstehen u.a. die sog. Anaphylatoxine C3a und C5a, die Gewebsmastzellen auch ohne IgE-Vermittlung zur Ausschüttung ihrer gewebeschädigenden Mediatoren veranlassen können. Hypertone Lösungen (Röntgenkontrastmittel, Mannitol), Dextrane und manche Pharmaka (Opioide, d-Tubocurarin, Vancomycin usw.) können über direkte Anregung der Histaminfreisetzung aus Mastzellen anaphylaktoide Reaktionen bis hin zum Kreislaufschock induzieren.

5.3.2.2 Grundtyp II. Antikörper vom Typ IgM und IgG, die an antigene Strukturen von Zelloberflächen oder Basalmembranen binden, können durch Aktivierung des Komplementsystems sowie von Phagozyten und zytotoxischen Zellen eine Abtötung und Lyse oder Phagozytose von Zellen herbeiführen.

Typische allergische Reaktion des Grundtyps II ist der *Transfusionszwischenfall* bei Transfusion von AB0-inkompatiblen Erythrozyten. Bei Menschen, deren Erythrozyten die Antigene A bzw. B nicht exprimieren, werden auch ohne vorausgegangene spezifische Sensibilisierung Anti-A- bzw. Anti-B-IgM gebildet, denn pflanzliche Antigene der Nahrung oder bakterielle Antigene besitzen gleiche Epitope wie die A- bzw. B-Blutgruppen-Antigene. Wenn Fremderythrozyten ein im Organismus nicht vorhandenes AB0-Antigen tragen, erfolgt über Anheftung von IgM eine Aktivierung des Komplementsystems mit sofortiger intravasaler Hämolyse durch den terminalen Lysekomplex. Die Zerfallsprodukte der Erythrozyten lösen eine massive Überaktivierung der Abwehr mit Schädigung des Organismus insbesondere durch freigesetzte Zytokine aus (Blutdruckabfall, disseminierte intravaskuläre Gerinnung, Bronchokonstriktion).

Bei der milder verlaufenden Rh-Inkompatibilität, die nur bei rh-negativen Menschen nach vorheriger Sensibilisierung gegen Rh-positive Erythrozyten auftreten kann, lagern sich Anti-Rh-IgG an die Fremderythrozyten an. Makrophagen binden und phagozytieren die so markierten Erythrozyten (extravasale Hämolyse). Typ-II-Reaktionen gegen die körpereigenen Erythrozyten können auch auftreten, wenn die Immuntoleranz durch Bildung autoaggressiver Antikörper durchbrochen wird.

Ein Typ derartiger Antikörper greift die Erythrozyten erst bei Temperaturen oberhalb 37 °C an (Wärmeantikörper), ein anderer erst unterhalb 32 °C (Kälteagglutinine). Von den verschiedenen Formen der Autoimmunhämolyse ist die medikamenteninduzierte Immunhämolyse zu unterscheiden. Bei ihr bildet der Organismus Antikörper gegen Epitope von Medikamenten (insbesondere Penicillin), die sich bevorzugt an Erythrozytenoberflächen heften. Die Bindung der Antikörper an das Medikamentenantigen markiert die roten Blutzellen für einen Angriff des Komplementsystems und der Makrophagen, die nach Komplementaktivierung die Erythrozyten sowohl über Fc- als auch über C3b-Rezeptoren binden und phagozytieren können.

Zytotoxische allergische Reaktionen können auch gegen andere Blutzellen (Thrombozyten, neutrophile Granulozyten) gerichtet sein. Bei der *idiopathischen thrombozytopenischen Purpura* ist die Halbwertszeit der Blutthrombozyten stark herabgesetzt, und auf der Thrombozytenoberfläche können vermehrt Antikörper (IgG) und Komplement nachgewiesen werden. Die mit Antikörpern besetzten Thrombozyten werden vor allem in der Milz zerstört. Auftreten von Autoantikörpern gegen Oberflächenmerkmale der Thrombozytenmembran mit vorzeitiger Destruktion der Thrombozyten (z. B. durch den terminalen Lysekomplex von Komplement) ist typisch für den systemischen Lupus erythematodes. Eine *sekundäre Immunthrombozytopenie* kann durch Medikamente, wie Chinin, herbeigeführt werden, wenn durch Bindung von Immunglobulin an antigene Determinanten des Medikaments Antigen-Antikörper-Komplexe mit hoher Affinität für die Thrombozytenmembran entstehen. Thrombozyten, die derartige Antigen-Antikörper-Komplexe an ihre Fc-Rezeptoren gebunden haben, werden von Makrophagen oder aktiviertem Komplement lysiert. Gleiches gilt für Thrombozyten, an deren Oberfläche sich Bakterien oder Viren heften, denn bei der von deren antigenen Strukturen ausgelösten Abwehrreaktion werden die Blutplättchen mit zerstört (parainfektiöse thrombozytopenische Purpura). Durch infektiöse Erkrankungen, wie Röteln oder Pfeiffer-Drüsenfieber, kann eine vermehrte Produktion von Antikörpern gegen Oberflächenantigene von Thrombozyten ausgelöst werden. Nach Bindung an die Thrombozyten

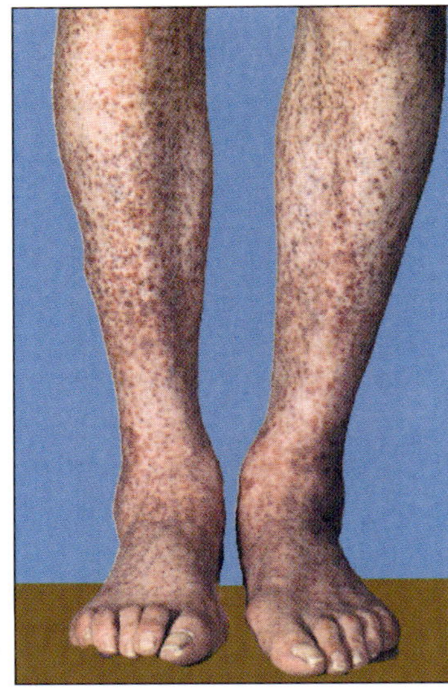

Abb. 5-7. Werlhof-Syndrom. Multiple petechiale Hautblutungen als Ausdruck einer hämorrhagischen Diathese (idiopathische thrombozytopenische Purpura).

führen diese Antikörper zu Aggregation und Lyse der Blutplättchen (postinfektiöse thrombozytopenische Purpura).

Eine Überreaktion des Grundtyps II ist Ursache des sich hauptsächlich an Niere und Lunge manifestierenden *Goodpasture-Syndroms.* Bei ihm heften sich Autoantikörper an das C-terminale vernetzte Ende von Kollagen-IV-Molekülen, die das Grundgerüst der Basalmembranen dieser Organe bilden. Immunhistochemisch finden sich bandförmige IgG-Ablagerungen längs der Glomeruluskapillaren. Diese autoallergische Erkrankung ist selbstlimitierend, denn der Organismus kann durch Induktion von spezifischen T-Suppressorzellen die Produktion der Autoantikörper unterdrücken.

5.3.2.3 Grundtyp III. Immunkomplexe treten im Rahmen jeder Antigen-Antikörper-Reaktion auf. Normalerweise werden sie vom MPS aufgenommen und beseitigt. Wenn die Clearance-Funktion der Phagozyten überlastet wird (Bildung von löslichen Immunkomplexen bei Antigenüberschuß), können sich zirkulierende Immunkomplexe im Gewebe ablagern und z.B. durch Komplementaktivierung Schäden setzen. Eine vermehrte Bildung von löslichen Immunkomplexen kann bei persistierenden Infektionen (Streptokokken, Staphylokokken, Malariaerreger, Hepatitisviren), bei Sensibilisierung gegen körpereigene Antigene (systemischer Lupus erythematodes, rheumatoide Arthritis) und bei fortlaufender Zufuhr exogener Antigene (z. B. Inhalation von Schimmelpilzsporen, wiederholte Injektion von Fremdeiweiß) auftreten. Die aggregierten, abgelagerten Immunkomplexe binden und aktivieren Komplement. Die dabei entstehenden Komplementprotein-Bruchstücke C3a und C5a (Anaphylatoxine) lösen u.a. durch Granulozyten-Chemotaxis eine entzündliche Reaktion (Freisetzung von Zytokinen und Enzymen durch Phagozyten, Thrombozytenaggregation mit Mikrothrombenbildung) aus. Typische Symptome sind Fieber, Gelenkschmerzen, Lymphadenopathien und Vaskulitiden.

Die *Serumkrankheit* als generalisierte Typ-III-Reaktion tritt nach wiederholter Injektion von Fremdeiweiß (Serum, Globuline) oder von an körpereigene Serumeiweiße bindenden allergisierenden Medikamenten (Penicillin) auf. Etwa 10 Tage nach der Zufuhr von Fremdeiweiß kommt es zu Fieber, Urtikaria, Gelenkschmerzen und als Zeichen einer Nierenbeteiligung zu Proteinurie und Mikrohämaturie.

Eine lokalisierte Typ-III-Reaktion erfolgt nach mehrfacher intradermaler Injektion von Antigen. Wenn das Antigen durch die Gefäßwand diffundiert, bildet es mit den Antikörpern des Blutes unlösliche Immunkomplexe, die sich als Aggregate in oder nahe der Gefäßwand ablagern und über Komplementaktivierung eine lokale Vaskulitis auslösen. Dieser als *Arthus-Reaktion* bezeichnete Vorgang führt in Abhängigkeit von der vorbestehenden Sensibilisierung und der Antigenmenge zu lokaler Entzündung, die von einem Erythem über ein hämorrhagisches Ödem bis zur Nekrose reichen kann.

Ort der *Immunkomplexablagerung mit anschließender Entzündung durch Komplementaktivierung* ist bei mikrobiell bedingten allergischen Reaktionen vom Grundtyp III neben dem primär betroffenen Organ vor allem die Niere *(Immunkomplexnephritis*, z. B. nach Infektionen mit Streptokokken der Gruppe A). In den Glomerula finden sich subepitheliale Depots von Komplement-assoziierten IgG-Aggregaten (»humps«) auf beiden Seiten der Basalmembran. Makroskopisch sind die Nieren geschwollen und weisen multiple punktförmige Blutungen unter der Kapsel auf. Histologisch sieht man zu Beginn eine dichte Infiltration von neutrophilen Granulozyten in den Glomeruli. Später findet sich eine Proliferation der Endothelzellen und/oder der Mesangiumzellen. Die Krankheit beginnt 1 bis 3 Wochen nach einem Infekt der Haut oder des Nasen-Rachen-Raums (Sinusitis, Tonsillitis, Pharyngitis, früher am häufigsten nach Scharlach) mit einem allgemeinen, schweren Krankheitsgefühl. Es entwickelt sich ein nephritisches Syndrom (arterielle Hypertonie, periorbitale und periphere Ödeme, Proteinurie und Hämaturie bei Oligurie). Wenn die akute Phase überstanden wird, kommt es weit überwiegend zu einer Restitutio ad integrum. In einigen Fällen geht die Erkrankung in eine chronische Form mit schlechter Prognose über.

Prädilektionsorgan der Ablagerung von Komplexen der Immunglobuline, die gegen Umweltantigene gerichtet sind, ist die Lunge. Inhalation verschiedener Allergene (Pilzsporen, Vogelexkremente usw.) führt nach Sensibilisierung mit einer Latenz von 4 bis 24 Stunden zu einer akuten Erkrankung mit hohem Fieber, Husten, Atemnot und Muskelschmerzen, ausgelöst durch exogen-allergische Alveolitis infolge Ablagerung von lokal gebildeten Immunkomplexen. Intermittierende Einatmung auch geringer Allergendosen führt langfristig zu diffuser interstitieller Fibrose mit Schrumpfungstendenz (restriktive Ventilationsstörung). Histologisch findet man epitheloidzellige Granulome. Betroffen sind vor allem beruflich allergenexponierte Menschen (Landwirte beim Umgang mit verschimmeltem Heu, Malzarbeiter, Käsewäscher und Vogelhalter). Bei der exogen-allergischen Alveolitis wird besonders deutlich, daß die Zuordnung zu einem bestimmten Grundtyp dem Pathomechanismus von Immunerkrankungen meist nicht ausreichend gerecht wird. Neben Antigen-Antikörper-Präzipitaten findet man als Zeichen einer Typ-IV-Reaktion Granulome vom Sarkoidose-Typ.

5.3.2.4 Grundtyp V. Bei diesem Reaktionstyp bildet der Organismus Autoantikörper gegen Hormon- bzw. Transmitterrezeptoren, die diese entweder blockieren oder stimulieren können.

Bisher sind mehrere Krankheiten bekannt, die dem Typ V zugeordnet werden können. Bei der *Basedow-Erkrankung* (toxische diffuse Struma, Morbus Basedow) wird die Schilddrüse durch Autoantikörper, die sich an den TSH-Rezeptor des Schilddrüsenepithels heften und diesen aktivieren, zu ungeregelt überschießender Hormonproduktion gebracht. Für eine derartige Autoaggression scheint eine genetische Prädisposition zu existieren, wie sich aus dem erhöhten Risiko für Träger bestimmter HLA-Typen (z. B. B8 und DW3) ergibt. Andere Antikörper gegen die TSH-Rezeptoren verhindern nur die Bindung von TSH, stimulieren aber den Rezeptor nicht, so daß eine Hypothyreose resultiert.

Die Muskelschwäche bei *Myasthenia gravis* beruht auf einer Besetzung der Azetylcholinrezeptoren der subsynaptischen Membran der motorischen Endplatte durch polyklonale Autoantikörper.

Ursache des sehr seltenen *insulinresistenten Diabetes mellitus* können blockierende Autoantikörper gegen den Insulinrezeptor (und gegen Insulin) sein. Antikörper gegen β_2-Adrenozeptoren führen zu einer Störung der Atemwege (Rhinitis, Asthma bronchiale) infolge Hypersekretion und Bronchokonstriktion durch Überwiegen der alphaadrenergen und cholinergen Innervation.

5.3.3 Zelluläre Überempfindlichkeitsreaktionen

Die Reaktionen des Grundtyps IV (verzögerte bzw. Spätreaktionen) werden von sensibilisierten T-Lymphozyten hervorgerufen. Sie sind vor allem Abwehrmechanismen gegen transplantierte Fremdzellen, Viren, intrazellulär lebende Erreger, durch die Haut eindringende Haptene, Protozoen und Pilze. Die Typ-IV-Reaktion im engeren Sinn wird von T-Killerzellen getragen, die Zellen mit spezifischen antigenen Strukturen angreifen und vor allem durch Freisetzung membranporenbildender Proteine (Perforine) zerstören können.

Zur verzögerten Reaktion vom Grundtyp IV im weiteren Sinne kann die *granulomatöse Reaktion,* die hauptsächlich von durch T-Lymphozyten aktivierte Makrophagen bewirkt wird, gerechnet werden. Makrophagen werden in Epitheloidzellen umgewandelt, die zu Riesenzellen vom Langhans-Typ zusammenfließen können. Die granulomatöse Reaktion ist durch die Ausbildung verkäsender oder nicht verkäsender epitheloidzelliger Granulome gekennzeichnet und tritt bei Antigenpersistenz oder bei rekurrierenden Infektionen auf.

5.3.3.1 Tuberkulinreaktion. Nach intrakutaner Injektion von Extrakten aus Mykobakterien tritt bei gegen Mycobacterium tuberculosis sensibilisierten Patienten eine von T-Lymphozyten getragene Hautreaktion auf. Nach 48 bis 72 Stunden kommt es zu einer Rötung und Schwellung, die Tage bis Wochen sichtbar bleiben kann. Histologisch findet sich ein perivaskuläres Infiltrat, das überwiegend aus Lymphozyten und Lymphoblasten besteht. Ein stärkeres Ödem oder eine Granulozyteninfiltration fehlt. Bei Antigenpersistenz kann ein Übergang in einen granulomatösen Typ erfolgen. Negativer Ausfall des Tests erlaubt den Ausschluß einer Tuberkulose mit Ausnahme einer anergischen Reaktionslage. Positive Reaktionen besagen, daß eine Tuberkulose abläuft oder abgelaufen ist. Wird ein ursprünglich positiver Test negativ, so kann dies eine Ausheilung der Tuberkulose mit Eliminierung der antigenwirkenden Bakterien bedeuten. Im höheren Lebensalter kann die Reaktion aber auch infolge Herabsetzung der Reaktionsbereitschaft negativ werden, selbst bei behandlungsbedürftiger Tuberkulose. Schließlich kann eine Tuberkulinkonversion auch Ausdruck einer Anergie sein, wie sie unter einer Kortisonbehandlung, bei Kachexie oder bei schweren Infektionen (z. B. Miliartuberkulose) vorkommt.

5.3.3.2 Allergisches Kontaktekzem. Die Kontaktdermatitis gehört zu den häufigsten allergischen Krankheiten. Die Reaktion kann auch an inneren Körperoberflächen auftreten. Auslösend sind meist Haptene, die in die Haut eindringen und sich dort mit körpereigenem Eiweiß verbinden. Die so entstandenen Immunogene werden von speziellen antigenpräsentierenden Zellen der Haut (Langerhans-Zellen) den T-Lymphozyten dargeboten. Die durch den Antigen-Erstkontakt stimulierten Lymphozyten wandern in die regionären Lymphknoten und proliferieren dort. Bei einem erneuten Antigenkontakt sammeln sich sensibilisierte Lymphozyten innerhalb von 24 bis 48 Stunden im Kontaktbereich an und reagieren dort mit dem Antigen. Dabei tritt die zytotoxische Wirkung der Lymphozyten zurück (das Infiltrat enthält nur 0,01% bis 0,2% sensibilisierte Lymphozyten). Vielmehr wird das Entzündungsgeschehen wesentlich durch die Makrophagen bestimmt, welche durch Lymphokine der sensibilisierten T-Lymphozyten herbeigelockt und aktiviert werden. Typisch ist, daß sich die Ekzemreaktion primär an der Kontaktstelle mit der allergenen Substanz, z. B. an der Auflagestelle von Uhrarmband, Hutband oder Modeschmuck, entwickelt.

Im *akuten Stadium* treten Rötung, Schwellung, Knötchen und/oder Bläschen, Nässen und die daraus resultierende Verkrustung auf. Im *chronischen Stadium* (das auch bei intermittierender Einwirkung von nicht primär irritierend wirkendem Allergen ausgelöst werden kann) steht eine Schuppung im Vordergrund. Das Kontaktekzem geht immer mit einem quälenden Juckreiz einher. Histologisch finden sich im akuten Stadium ein Ödem des Koriums und der Epidermis (Spongiose) sowie ein dichtes entzündliches Infiltrat, das überwiegend aus Lymphozyten und Makrophagen besteht, aber auch vereinzelt neutrophile und eosinophile Granulozyten enthält. Im chronischen Stadium kommt es zur verstärkten Verhornung und Bindegewebsvermehrung im Korium (äußerlich als Lichenifizierung erkennbar), während die Dichte des entzündlichen Infiltrats abnimmt.

5.3.3.3 Kutane basophile Überempfindlichkeitsreaktion. Durch wiederholte subkutane Injektion von Proteinantigenen wird eine vaskuläre Reaktion (Erythem), begleitet von zellulärer Infiltration (hauptsächlich basophile Granulozyten und Gewebsmastzellen), hervorgerufen. Diese verzögerte Reaktion ist typisch für Hautverletzungen durch Parasiten (Insektenstiche, Zerkarien). Pathogenetisch handelt es sich um eine primäre T-Zell-Sensibilisierung mit sekundärer Aktivierung chemotaktisch angelockter Basophiler und Gewebsmastzellen.

5.4 Transplantatabstoßung

Bei der Verpflanzung von Zellen, Geweben oder Organen *(Transplantation)* kommt eine Abstoßung nur dann vor, wenn die Übertragung zwischen genetisch differenten Individuen derselben Spezies (Allotransplantation) oder zwischen unterschiedlichen Spezies *(Xenotransplantation)* stattfindet.

5.4.1 Abstoßungsrisiko

Allotransplantate von AB0-inkompatiblen Spendern werden immer abgestoßen, weil die Blutgruppenantigene auch von den meisten Körperzellen exprimiert werden. Eine Schlüsselstellung für die Transplantatverträglichkeit nehmen daneben die vom MHC kodierten Histokompatibilitätsantigene (humane Leukozytenantigene, HLA) ein. Je unterschiedlicher die HLA von Empfänger und Spender sind, desto häufiger kommt es zur Transplantatabstoßung. Außer dem AB0- und dem HLA-System beeinflußt auch die Art des Transplantates die Abstoßungsreaktion. Sie ist intensiv bei Haut-, Dünndarm- und Knochenmarkstransplantaten und mittelstark bei Nieren- und Herztransplantaten. Bei Lebertransplantaten kann die Abstoßungsreaktion so schwach sein, daß das Organ ohne jegliche immunsuppressive Therapie toleriert wird (Spontantoleranz). Bei nicht durchbluteten transplantierten Geweben (Cornea) erfolgt keine Abstoßungsreaktion, weil die T-Lymphozyten nicht mit den Transplantatantigenen in Kontakt kommen.

Voraussetzung für eine erfolgreiche Organtransplantation ist neben den immunologischen Faktoren die Überlebensfähigkeit des Transplantates. Entscheidend dafür ist der zeitliche Abstand zwischen Organentnahme und -implantation, mit anderen Worten: die Wiederbelebungszeit. Diese läßt sich extrakorporal durch Hypothermie (Perfusion mit kaliumreicher, natriumarmer und leicht hypertoner Elektrolytlösung von 4 °C) deutlich verlängern, bei der Niere bis auf 40 Stunden, bei der Leber auf etwa 10 Stunden, bei Herz und Pankreas auf 6 bis 7 Stunden.

5.4.2 Formen der Abstoßungsreaktion

Nach dem zeitlichen Auftreten unterscheidet man hyperakute, akute und chronische Transplantatabstoßungen.

5.4.2.1 Hyperakute Abstoßung. Hyperakute (perakute) Abstoßungsreaktionen beruhen in der

Regel auf antikörpervermittelter Zytotoxizität nach vorausgegangener Sensibilisierung gegen AB0- oder MHC-I-Antigene durch frühere Transplantationen, Bluttransfusionen oder Schwangerschaften. Sie treten innerhalb von Minuten bis Stunden auf. Feingeweblich sieht man Anhäufungen von segmentkernigen Granulozyten, Gefäßwandnekrosen und Thrombosen.

5.4.2.2 Akute Abstoßung. An der Auslösung der akuten Abstoßungsreaktion (Grundtyp IV) sind sowohl CD8-positive Lymphozyten (zytotoxische T-Lymphozyten) als auch CD4-positive T-Helferzellen beteiligt. Innerhalb von 2 bis 10 Tagen entwickelt sich eine lymphozytäre Infiltration des Transplantats. Später wandern auch Makrophagen ein. Nach dem 10. Tag kann es zusätzlich zu einer antikörpervermittelten Reaktion mit fibrinoiden Nekrosen kleiner und mittelgroßer Arterien und Intimawucherung von Arterien mit Gefäßverschluß kommen. In der *Niere* treten dichte Ansammlungen von T-Lymphozyten und Makrophagen auf, die um kleine Blutgefäße, in und um Glomeruli und zwischen den Tubuli gelegen sind (frühe tubulointerstitielle Abstoßungsreaktion). Wenn eine transplantierte *Leber* akut (innerhalb der ersten zwei Monate) abgestoßen wird, obwohl die Hepatozyten HLA nur in geringem Ausmaß exprimieren, besteht eine charakteristische Trias:
- Mischinfiltration der portalen Felder (Lymphozyten, Neutrophile und Eosinophile)
- Mononukleäre oder granulozytäre Cholangitis
- Entzündung der Portal- und Zentralvenen mit einer Schwellung der Endothelien und einer entzündlichen Infiltration des subendothelialen Raums.

5.4.2.3 Chronische Abstoßung. Die chronische Abstoßungsreaktion betrifft nur Organtransplantate. Sie beginnt nach Wochen bis Jahren. Ursache ist eine chronische allergische Reaktion vom Immunkomplex-Typ. Bei der *Niere* werden zwei Formen unterschieden: Die späte *zellulär-vaskuläre Abstoßungsreaktion* ist durch eine zunehmende Intimaproliferation der Arterien gekennzeichnet, die schließlich zu einem Gefäßverschluß mit Durchblutungsstörungen und Infarkten führt. Die Glomeruli der Nieren zeigen eine Verdickung der Basalmembran und der Kapillarwände sowie eine Deckzellproliferation (membranöse oder membranoproliferative Glomerulitis). Die

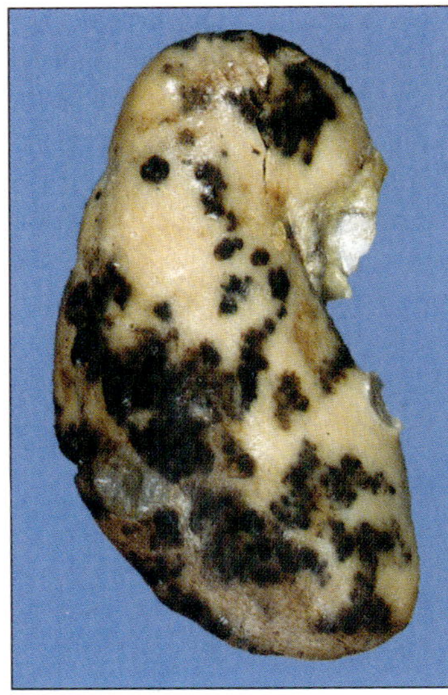

Abb. 5-8. Transplantatabstoßung. Niere mit multiplen infarktartigen Nekrosen.

späte *interstitielle und glomeruläre Transplantatsklerose* manifestiert sich erst nach Jahren. Dabei handelt es sich möglicherweise um das Endstadium einer chronischen Minderdurchblutung oder um eine Abstoßungsreaktion, die infolge immunsuppressiver Therapie abgeschwächt verläuft. Bei der chronischen Abstoßungsreaktion der *Leber* besteht eine dichte Infiltration mit Fibrosierung der portalen Felder mit weitgehender oder völliger Zerstörung der Gallenwege. Die Arteriolen weisen eine Wandverdickung und Hyalinisierung auf.

5.4.2.4 Graft-versus-host-Reaktion. Diese Reaktion ist Folge einer Sensibilisierung von immunkompetenten, mit dem Transplantat übertragenen Lymphozyten des Spenders gegen Antigene des Empfängers. Voraussetzung für diese Reaktion ist eine immunologische Inkompetenz des Empfängers. Im Tierexperiment läßt sich eine derartige Reaktion hervorrufen, wenn Milzgewebe von erwachsenen Mäusen auf neugeborene Mäuse übertragen wird. Da sich das Immunsystem bei der Maus erst nach der Geburt entwickelt, wird das übertragene Milzgewebe toleriert, während die übertragenen Spender-Lymphozyten durch die Empfänger-Antigene aktiviert und stimuliert werden und zu einer allergischen Reaktion führen. Es lassen sich – ähnlich wie bei der Transplatatabstoßung – akute und chronische

Reaktionen nachweisen. Die akute Form entspricht der allergischen Reaktion vom Spättyp (zytotoxischer Typ). Die chronische Form ist in ihrer Pathogenese noch unklar, möglicherweise spielen dabei Typ-II- und Typ-III-Reaktionen eine Rolle.

Beim Menschen wird eine Graft-versus-host-Reaktion nach Knochenmarktransplantation beobachtet. Knochenmark wird heute bei aplastischen Anämien, Leukosen (nach vorheriger Ausschaltung des hämopoetischen Systems durch Bestrahlung und Zytostatika) und schweren Immundefekten durchgeführt. Die *akute Reaktion* ist durch die Symptomentrias Dermatitis, Gastroenteritis und Hepatomegalie mit Ikterus und Transaminasenanstieg gekennzeichnet. Die *chronische Reaktion* führt zu feingeweblichen Veränderungen, die an Autoimmunkrankheiten (chronisch aggressive Hepatitis, Sjögren-Syndrom, Sklerodermie, Lupus erythematodes, Malabsorptionssyndrom) erinnern.

5.5 Autoimmunkrankheiten

5.5.1 Definition und Pathogenese

Das Immunsystem greift normalerweise keine gesunden körpereigenen Zellen oder Substanzen an *(Autotoleranz)*. Die gegen körpereigene Antigene gerichteten Lymphozyten werden im Verlauf der Entwicklung eliminiert (negative Selektion) oder in einen anergen Zustand überführt. Die verbleibenden, potentiell autoaggressiven Lymphozyten werden durch Suppressorzellen an der Auslösung einer Immunreaktion gehindert. Versagt diese Suppression oder werden dem Immunsystem normalerweise nicht zugängliche, z. B. intrazelluläre Autoantigene (gegen die sich entsprechend keine Toleranz entwickeln kann) freigelegt, kommt es zu immunologischer Autoaggression. Dazu beitragen kann eine unspezifische Aktivierung von gegen körpereigene Antigene gerichteten Lymphozyten über polyklonale Stimulation durch bakterielle Endotoxine, pflanzliche Lektine oder Viren.

Eine besondere Form der Autoaggression ist der Angriff auf Körperzellen als »innocent bystander«, wenn die Membranoberfläche dieser Zellen mit Fremdepitopen (z. B. durch Bindung von Medikamenten) beladen wird. Da Autoaggressionskrankheiten vielfach familiär gehäuft vorkommen, nimmt man an, daß die Immunreaktivität gegen körpereigene Antigene einer genetischen Kontrolle unterliegt. Autoaggressionen können sich gegen Antigene eines bestimmten Organs oder gegen in zahlreichen Geweben vorkommende Antigene richten. Ziel der organspezifischen Erkrankungen sind meist Schilddrüse, Nebenniere, Magen und Pankreas. Die nicht organspezifischen, unter dem Begriff rheumatische Krankheiten subsummierten Autoaggressionen betreffen vorwiegend die Haut, die Gelenke, die Muskeln und die Niere.

5.5.2 Beispiele für Autoimmunkrankheiten

5.5.2.1 Autoaggressionerkrankungen der Schilddrüse. Die *chronisch lymphozytäre Hashimoto-Thyreoiditis* kommt überwiegend bei Frauen (90%) zwischen dem 40. und 60. Lebensjahr vor. Oft stammen diese Frauen aus Familien, die gehäuft andere Schilddrüsenerkrankungen (z. B. Morbus Basedow) aufweisen. Ursache der Erkrankung ist eine Autoimmunreaktion gegen Schilddrüsengewebe. So finden sich Antikörper gegen Thyreoglobulin, mikrosomale Schilddrüsenantigene, das zweite Kolloidantigen sowie gegen Zelloberflächenantigene, die eine zytotoxische Reaktion auslösen. Daneben werden aber auch zytotoxische T-Lymphozyten nachgewiesen. Klinisch findet sich oft eine (gelegentlich schmerzhafte) Struma. Zu Beginn kann eine Hyperthyreose bestehen, die im weiteren Verlauf in eine Hypothyreose übergeht. Mikroskopisch fällt eine lymphoplasmazelluläre Infiltration mit Ausbildung von Keimzentren auf. Die Lymphozyten dringen destruierend in die Follikel ein. In den erhaltenen Epithelien kommt es vielfach zu einer oxyphilen (onkozytären) Metaplasie. Daneben finden sich mikrofollikuläre Epithelproliferationen. In der Spätphase steht die Vernarbung im Vordergrund. Sonderformen der chronischen Thyreoiditis sind die *juvenil-lymphozytäre Thyreoiditis* und die *fibröse Form.*

Bei einer weiteren Autoimmunthyreoiditis, dem *primären Myxödem,* kommt es nicht zur Kropfbildung. Die Autoaggression gegen Schilddrüsenantigene führt bei dieser Erkrankung über chronische Entzündung zu Fibrose mit Zerstörung und Schrumpfung der Drüse.

5.5.2.2 Morbus Addison. Die primäre Nebennierenrindeninsuffizienz entwickelt sich überwiegend (ca. 80% der Fälle) als Folge einer *Autoimmunadrenalitis*. Im Plasma der Patienten sind in der Regel Antikörper gegen das Nebennierenrindengewebe nachzuweisen. Als T-Zellen-stimulierendes Epitop ist die 17_{α}-Hydroxylase, ein Enzym der Steroidhormonsynthese, nachgewiesen worden. Im frühen Stadium besteht eine auf die Nebennierenrinde beschränkte Infiltration durch Lymphozyten, Plasmazellen und Makrophagen. Später kommt es zu Atrophie.

5.5.2.3 Insulinabhängiger Diabetes mellitus. Bei Patienten mit IDDM (Insulin Dependent Diabetes Mellitus) finden sich regelmäßig gegen Inselzellen des Pankreas gerichtete Antikörper (ICA). Es handelt sich dabei höchstwahrscheinlich nicht um primäre Autoantikörper, sondern um Antikörper gegen Fremdantigen, die mit mit Inselzellantigen kreuzreagieren (molekulare Mimikry). Die die Bildung von ICA stimulierenden Epitope scheinen besonders gut von MHC-II-Protein bestimmter DQ-Typen präsentiert zu werden, und diese HLA-Typen prädisponieren zur Entwicklung von IDDM. Allerdings kommt es nur bei einem kleinen Teil der Patienten mit ICA zur Manifestation eines Diabetes. Um den eigentlichen Angriff auf die insulinproduzierenden Betazellen des Pankreas auszulösen, bedarf es wahrscheinlich eines zweiten Ereignisses (z. B. einer Infektion mit pankreotropen Viren), das die Antigenität der Pankreaszellen massiv erhöht und die Progression zur Insulitis mit resultierendem IDDM einleitet.

5.5.2.4 Myasthenia gravis. Bei dieser Erkrankung der neuromuskulären Synapse handelt es sich um eine allergische Reaktion vom Grundtyp V mit Bildung von polyklonalen Autoantikörpern gegen den Azetylcholinrezeptor. Die Störung der Erregungsübertragung beruht weniger auf einer Hemmung der Bindung des physiologischen Transmitters Azetylcholin an den Rezeptor, als auf Verminderung der Rezeptorzahl (rascherer Abbau und langsamere Neusynthese) und auf einer Schädigung der subsynaptischen Membran infolge lokaler Komplementaktivierung. Die einzelnen Komponenten des Wirkungsmechanismus können bei dem heterogenen Krankheitsbild unterschiedlich stark beteiligt sein. Die Erkrankung beginnt mit einer gesteigerten Ermüdbarkeit der Sprach-, Kau- und Schluckmuskulatur sowie der Lidheber. Nach Ruhe kehrt zunächst die Mobilität zurück. Im Endstadium erholt sich die neuromuskuläre Übertragung auch während einer Innervationspause kaum noch. Die Patienten sterben an einer Aspirationspneumonie oder Ateminsuffizienz infolge Lähmung der Atemmuskulatur.

5.5.2.5 Immunvermittelte Neuropathien. Bei der Multiplen Sklerose wird die Markscheide zentraler Nervenfasern durch eine Autoimmunreaktion gegen das Myelin selbst und/oder gegen die die Markscheiden bildenden Oligodendrozyten zerstört. Die Autoaggression beruht möglicherweise auf einer Kreuzreaktion, wobei die primäre Immunantwort gegen den Autoantigenen ähnliche Epitope auf Fremdantigen (z. B. von Adenoviren) gerichtet ist. Ihre Intensität ist u.a. von dem Niveau unspezifischer Aktivierung abhängig (schubweiser Verlauf der Erkrankung). Bei dem Guillain-Barré-Syndrom (akute Polyneuritis) und der chronischen Polyneuritis werden die Markscheiden peripherer Nerven durch Autoaggression geschädigt. Charakteristisches Symptom ist eine aufsteigende Lähmung der Extremitätenmuskulatur.

5.5.2.6 Autoimmungastritis. Bei der chronischen Gastritis vom Korpustyp (Typ A, Umbaugastritis), die 3 bis 5% der erkannten Gastritisfälle stellt, handelt es sich um eine Autoimmunkrankheit, bei der Antikörper gegen die Parietalzellen (95%) und den Intrinsic Factor (70%) gebildet werden. Histologisch finden sich im Frühstadium periglanduläre lymphozytäre Infiltrate; im Spätstadium sind intestinale Metaplasien der Korpusschleimhaut häufig. Die Störung der Resorption von Vitamin B_{12} infolge unzureichender Produktion oder Blockierung des Intrinsic Factor führt bei etwa 20% der Patienten mit Autoimmungastritis nach durchschnittlich 8 Jahren Krankheitsdauer zur perniziösen Anämie.

5.5.2.7 Rheumatischer Formenkreis. Die Krankheiten, bei denen autoaggressive Reaktionen gegen Bindegewebe, Schleimhäute und Muskelge-

webe stattfinden, haben keine gemeinsame Ätiologie und sind nicht auf ein Organ beschränkt. Zu den auch als Kollagenosen bezeichneten Krankheiten gehören
- das rheumatische Fieber
- die rheumatoide Arthritis
- der systemische Lupus erythematodes
- die systemische Sklerose (Sklerodermie)
- die Dermatomyositis
- die Polyarteriitis nodosa
- der Morbus Sjögren
- die Wegener-Granulomatose
- die Mischkollagenosen (»Mixed Connective Tissue Disease«).

Im Plasma der Kranken mit Lupus erythematodes, Sklerodermie, Dermatomyositis und Sjögren-Syndrom sind häufig Antikörper gegen intrazelluläre Antigene (z. B. Zellkernantigene) nachzuweisen, bei der rheumatoiden Arthritis Antikörper gegen den konstanten Abschnitt körpereigener IgG (pathologischer Rheumafaktor) und gegen Kollagen Typ II. Das rheumatische Fieber tritt 3 bis 4 Wochen nach einem pharyngealen Streptokokkeninfekt auf. Das Immunsystem von infolge bestimmter HLA-Konfiguration prädisponierter Menschen (HLA B5 und HLA DR3) bildet Antikörper gegen Streptokokkenantigene, die mit Autoantigenen der Herzklappen, von Gelenken und im Gehirn kreuzreagieren.

5.6 Immunreaktionen gegen maligne Tumoren

5.6.1 Tumorassoziierte Antigene

Bösartige Tumoren werden von Zellen gebildet, die sich der internen Restriktion ihrer Vermehrung wie auch externer Kontrolle entzogen haben. Sie sind in der Lage, durch Sekretion von Hydrolasen umgebende Strukturen aufzulösen und ins benachbarte Gewebe einzuwandern (Infiltration), in Blut- und Lymphgefäße einzudringen und sich in entfernte Bereiche verschleppen zu lassen (Metastasierung). Die maligne Umwandlung wird auf Mutationen in mehreren für Steuerproteine kodierenden Genen *(Onkogenen)* zurückgeführt. Sie ist mit gehäufter Expression von ansonsten vor allem in der Frühphase der Entwicklung gebildeten Antigenen, den tumorassoziierten onkofetalen Antigenen, verbunden. Die Zellen jeden malignen Tumors besitzen viele tumorassoziierte Antigene (TAA), die aber nicht spezifisch für Tumorzellen sind und u. a. Wachstumsfaktoren und deren Rezeptoren umfassen. Vom TAA p97 beispielsweise (ein phosphoryliertes Sialoglykoprotein, strukturell dem Transferrin verwandt) können auf malignen Melanomzellen bis 500 000 Moleküle, auf normalen Zellen des Erwachsenen nur 300 bis 8000 Moleküle nachgewiesen werden. Das Antigenprofil eines Tumors ist heterogen; Metastasen können ein vom Primärtumor differentes Antigenmuster besitzen. Antikörper gegen tumorassoziierte Antigene können die Identifikation von Tumorzellen, Antikörper gegen gewebstypische Antigene die Klassifizierung undifferenzierter Tumoren ermöglichen (Tumormarker).

5.6.2 Körpereigene Immunabwehr von autologen Tumorzellen

Das von normalen Zellen abweichende Antigenmuster an der Oberfläche maligner Tumorzellen kann einen Angriffspunkt für direkte oder antikörpervermittelte zytotoxische Angriffe bieten. Dies führte zu der Annahme, daß die immunologische Überwachung der Zellproliferation hauptverantwortlich für die Verhinderung der Entstehung maligner Tumoren sei, und daß relativ häufig vorkommende entartete Zellen rasch erkannt und und durch zytotoxische Makrophagen, natürliche Killerzellen und T-Lymphozyten eliminiert werden können. Die geringe Antigenität vieler Malignome, der mäßige und auf einige Tumortypen beschränkte Anstieg der Tumorhäufigkeit bei immunsupprimierten Patienten und die Entdeckung, daß Tumorzellen selbst immunsuppressive Zytokine produzieren können, sprechen gegen diese Hypothese. In der Bekämpfung existierender Tumoren kann die Immunabwehr durch unspezifische Stimulation (z. B. mit bakteriellem Endotoxin oder mit Zytokinen wie Interleukin-2) oder durch spezifische Stimulation (Applikation von autologen Tumorlysaten hoher Antigenität) intensiviert werden. Zytotoxische autologe Lymphozyten können entnommen, in vitro vermehrt und stimuliert und als Lymphokin-aktivierte Killerzellen (LAK) reinfundiert werden.

6 Entzündung

Für die phylogenetische Entwicklung vom Einzeller zum hochdifferenzierten Säugerorganismus sowie für das Überleben des einzelnen Organismus war und ist eine frühzeitige Entwicklung von Mechanismen, die auf Umwelteinflüsse reagieren und schädigende Einflüsse neutralisieren, von entscheidender Bedeutung. Diese Fähigkeit wurde im Laufe der Phylogenese zunehmend verfeinert und bildet in dem hochdifferenzierten Säugerorganismus ein kompliziertes System von eng miteinander verflochtenen humoralen und zellulären Reaktionen.

6.1 Definition und Phänomenologie

Als **Entzündung** bezeichnet man die durch Einwirkung einer Noxe ausgelöste komplexe Reaktion, an der Blutgefäße, gelöste Bestandteile des Blutplasmas, Blutzellen, freie Gewebszellen und/oder Elemente des Mesenchyms beteiligt sind. Diese Reaktion hat den Zweck, die Schädigung zu begrenzen, zu beseitigen und den gesetzten Schaden zu reparieren.

Der Begriff **Infektion** beinhaltet das Eindringen und Haften von belebten Krankheitserregern (z.B. mit einer Bakteriämie), aber ohne klinische Krankheitszeichen. Liegen diese vor, dann spricht man von einer **Infektionskrankheit.** Als Sonderformen einer Infektion sind zu nennen

- **rekurrierende Infektion:** Aufflammen von Symptomen nach überstandener Infektionskrankheit und erneutes Auftreten desselben Erregers
- **Reinfektion:** Nach Beseitigung des ersten Erregers erneutes Infektion mit einem Keim der gleichen Spezies
- **Superinfektion:** Während einer Infektionskrankheit zusätzliche Infektion mit einem anderen Erreger (andere Spezies)
- **Kontamination**: Besiedelung (Haften) eines Krankheitserregers an Körperoberflächen ohne Reaktion des Wirtes oder an Gegenständen, Nahrung usw.

Oft werden die Begriffe *Entzündung* und *Infektion* – nicht ganz korrekt – synonym verwendet: so z.B. wenn man von der Ausbreitung einer Entzündung (gemeint ist die Ausbreitung des Erregers, also der Infektion) spricht.

Infektionsmodus: Weg und Art der Übertragung von Krankheitserregern auf den Menschen.

- **Tröpfcheninfektion:** häufige Übertragungsform (durch Husten oder Niesen) insbesondere von Infektionskrankheiten der Atemwege
- Eine **Kontaktinfektion** kann *direkt* (von Mensch zu Mensch: z.B. sexuell übertragbare Krankheiten) oder *indirekt* (Umwelt zu Mensch: z.B. durch kontaminierte Nahrungsmittel) erfolgen.
- **Anthropozoonosen** entstehen durch Kontakt mit kontaminiertem tierischem Material oder durch Biß- und Kratzwunden (Beispiele sind Brucellose, Leptospirose, Rickettsiose u.a.).
- **Arthropoden als Überträger:** Verschiedene Erkrankungen werden ausschließlich über Arthropoden (Insekten) übertragen (Chagas-Krankheit, Rickettsiosen u.a.).

6.1.1 Allgemeine Entzündungskriterien

Fieber ist das klassische klinische Allgemeinsymptom der Entzündung. Weitere Symptome, wie allgemeine Körperschwäche und Schmerzen (in nicht direkt entzündlich veränderten Körperregionen) sind häufig, in ihrem Entstehungsmechanismus noch weitgehend ungeklärt.

Morphologisch ist die akute Entzündung gekennzeichnet durch eine Weitstellung (Dilatation) und Blutfülle (Hyperämie) der Arteriolen, Venen und Kapillaren (in dieser Reihenfolge) mit Steigerung der Kapillardurchlässigkeit (Permeabilität), welche zum Austritt von höhermolekularen Substanzen (Exsudation) und von phasentypischen Entzündungszellen (z.B. von neutrophilen Granulozyten) führt.

Das komplexe Wechselspiel mikrozirkulatorischer, humoraler und zellulärer Faktoren bestimmt den Ablauf der akuten Entzündung. Bei Fortbestehen des auslösenden Agens sprechen wir von einer chronischen Entzündung, bei der Bindegewebszellen, Lymphozyten und immunologische Faktoren im Vordergrund stehen und das morphologische Bild prägen.

6.1.2 Lokale Entzündungszeichen

Die bereits in der Antike (Celsus 30 vor bis 38 nach Chr., Galen 130 bis 200 nach Chr.) beschriebenen **5 Kardinalsymptome der akuten Entzündung** sind Rubor (= Rötung), Tumor (= umschriebene Volumenzunahme), Calor (= Überwärmung), Dolor (= Schmerz) und Functio laesa (= gestörte Funktion). Die Rötung und Überwärmung sind Folge einer verstärkten Durchblutung des Entzündungsfeldes. Die umschriebene Volumenzunahme des Gewebes wird durch eine gesteigerte Kapillarpermeabilität verursacht, die zu einem verstärkten Flüssigkeitsaustritt in das Interstitium führt. Die Schmerzen werden durch Mediatoren hervorgerufen, welche die sensiblen Nervenendigungen erregen.

6.2 Ursachen

Alle endogenen oder exogenen Faktoren (Noxen), welche Zellen oder Gewebe schädigen, sowie Veränderungen, die mit einem Zell- oder Gewebeuntergang einhergehen, können eine Entzündung auslösen.

Exogene Noxen
- *Physikalische Einflüsse:* Mechanische (traumatische Verletzungen), thermische (Hitze, Kälte), aktinische Faktoren (UV, Röntgen, radioaktive Strahlung), Fremdkörper (Quarzkristalle, Holzsplitter, Nahtmaterial)
- *Chemisch-toxische Einflüsse:* Säure, Laugen, Schwermetalle, Toxine (z. B. von Bakterien, Insekten, Schlangen)
- *Belebte Erreger: Viren, Bakterien, Pilze, Protozoen, höher differenzierte Lebewesen* (z.B. Arthropoden, Würmer)

Endogene Noxen
- *Pathogene Stoffwechselprodukte* (harnpflichtige Substanzen, endogene Fremdkörper, wie Urat- oder Cholesterinkristalle)
- *Nekrotisches Gewebe*
- *Thromben und Gewebseinblutungen*
- *Nekrotisches* oder *vitales Tumorgewebe*
- *Immunologische Prozesse* (allergische Reaktionen, Autoimmunkrankheiten).

Häufig liegt eine Synergie (Zusammenwirken) der Schädigungen vor, z. B. eine Schnittwunde mit folgender Infektion, bzw. eine Verknüpfung äußerer Noxen mit inneren Störungen (Abwehrdefekt, Blutversorgungsfehler). Gemeinsam ist allen entzündlichen Reaktionen, daß ihr Ablauf nicht so sehr durch das auslösende Agens als vielmehr durch Entzündungsmediatoren, d.h. aus dem Blutplasma oder aus Zellen stammende Substanzen mit verschiedenen biologischen Aktivitäten, beeinflußt wird.

Histopathologisch ist eine Bestimmung der Ätiologie (insbesondere der Erregerart) in den meisten Fällen nicht möglich, da die Entzündung für viele Erreger ein morphologisch gleichartiges unspezifisches Bild hat. Wir sprechen daher von *unspezifischen Entzündungen*. Demgegenüber weisen einige Entzündungen (z. B. Tuberkulose oder Syphilis) charakteristische histomorphologische Besonderheiten auf und werden als *spezifische Entzündungen* bezeichnet.

6.3 Einteilungsprinzipien der Entzündungen

6.3.1 Zeitlich-klinischer Verlauf

Der zeitliche Verlauf einer Entzündung hängt von der Aggressivität des Erregers und der Abwehrfähigkeit des Organismus ab. Die *perakute Entzündung* beginnt plötzlich, dauert Stunden bis wenige Tage und verläuft ohne Therapie häufig tödlich. Ein typisches Beispiel ist die Epiglottitis acutissima der Kleinkinder, die in kürzester Zeit mit einer hochgradigen Schwellung und Rötung der Epiglottis mit lebensbedrohlicher Dyspnoe einhergeht.

Die *akute Entzündung* dauert bis zu 30 Tage und ist durch einen plötzlichen Beginn mit rascher Ausbildung der klassischen Entzündungszeichen gekennzeichnet. Bei akuter Appendizitis sieht man 6 Stunden nach Erkrankungsbeginn eine keilförmige leukozytäre Wandinfiltration, den appendizitischen Primäraffekt. Nach 12 Stunden hat sich eine phlegmonöse Appendizitis entwickelt, nach 24 Stunden eine ulzerös-phlegmonöse, nach 48 Stunden eine abszedierte und nach 72 Stunden eine gangränöse Appendizitis.

Subakute Entzündungen verlaufen über Wochen bis Monate. Hier sind granulierende Entzündungen zu nennen, bei denen die Ausbildung eines kapillar- und fibroblastenreichen Bindegewebes (= Granulationsgewebe) das Bild beherrscht. Subakute Entzündungen entstehen, wenn es dem Organismus nicht gelingt, mit der akuten entzündlichen Reaktion das schädigende Agens auszuschalten.

Chronische Entzündungen beginnen oft unbemerkt und schleichend (primär chronische Entzündung) oder entwickeln sich im Anschluß an eine akute Entzündung *(sekundär chronische Entzündung)*. Sie verlaufen über Monate bis Jahre. Geht eine chronische Entzündung (z.B. durch Störung der Abwehr) in eine akute Phase über, dann spricht man von einer *akuten Exazerbation*. Ein typisches Beispiel ist die primär chronische Polyarthritis (rheumatoide Arthritis).

6.3.2 Zeitlicher Ablauf und morphologisches Bild

Die Erstauseinandersetzung mit dem schädigenden Agens innerhalb der ersten Tage (bis 2 Wochen) ist durch exsudative Vorgänge gekennzeichnet; das morphologische Bild wird von der unspezifischen Abwehr beherrscht. Dementsprechend stehen bei der akuten Entzündung je nach Schweregrad des Prozesses der Austritt von Bluteiweißen und Erythrozyten (Sero-, Plasma- und Erythrodiapedese) sowie eine granulozytär-histiozytäre Infiltration des Interstitiums im Vordergrund.

Bei der chronischen Entzündung wird das feingewebliche Bild dagegen von der spezifischen Abwehr beherrscht. Das entzündliche Infiltrat besteht überwiegend aus Lymphozyten, Plasmazellen und Makrophagen (»mononukleäre Zellen«), wobei oft eine Bindegewebsneubildung (= proliferative Reaktion) hinzutritt.

6.3.3 Vorherrschende azelluläre oder zelluläre Entzündungskomponente

Entsprechend dem Stadium und dem Schweregrad einer Entzündung wird das morphologische Bild von azellulären oder zellulären Entzündungskomponenten beherrscht.

- Die **seröse Entzündung** ist durch Austritt von Blutflüssigkeit und niedermolekularem Eiweiß gekennzeichnet. Bei der fibrinösen Entzündung überwiegen Produkte der Gerinnung.
- Bei der **eitrigen Entzündung** stehen phagozytierende neutrophile Granulozyten (Mikrophagen) im Vordergrund. Die **hämorrhagische Entzündung** ist durch das Auftreten von örtlichen Blutungen gekennzeichnet.
- Die **chronische nichtproliferative Entzündung** ist durch eine lang anhaltende Infiltration mit Lymphozyten und Plasmazellen ohne wesentliche Neubildung von Bindegewebe gekennzeichnet. Formalpathogenetisch besteht hier ein Gleichgewicht zwischen der Virulenz des entzündungserregenden Agens und der spezifischen Abwehr mit Hilfe des B- und T-Zell-Systems, während die unspezifische zelluläre Abwehr keine nennenswerte Rolle spielt.
- Bei der **granulierenden Entzündung** steht die Neubildung von Kapillaren und Fibroblasten im Vordergrund, während die Faserneubildung zurücktritt.
- Bei der **proliferativen (fibrosierenden) Entzündung** beherrscht die Bindegewebsneubildung das Bild.
- Die **granulomatöse Entzündung** ist durch eine knötchenartige Ansammlung von Entzündungszellen gekennzeichnet, bei der das Bild von modifizierten Makrophagen (Epitheloidzellen) beherrscht wird.

6.3.4 Sonderformen von Entzündungen

Bei der **nekrotisierenden Entzündung** steht der Gewebeuntergang im Vordergrund. Ein typisches Beispiel kommt bei der Agranulozytose vor, besonders in der Mundhöhle. Morphologisch ist das Bild durch ausgedehnte Nekrosen der Tonsillen und des Zahnfleisches ohne granulozytäre Infiltration gekennzeichnet (areaktive Nekrose). Eine **gangräneszierende** (gangränöse, putride, verjauchende) **Entzündung** entsteht, wenn es bei einer nekrotisierenden oder abszedierenden Entzündung zu einer Superinfektion mit Fäulniserregern kommt.

6.4 Entzündung als lokales und systemisches Phänomen

Im allgemeinen verlaufen Entzündungen als umschriebene Prozesse, da die Wirkung der schädigenden Noxe durch die Abwehrreaktion begrenzt wird. Versagt diese Begrenzung (Demarkation), dann kann es zu einer schrankenlosen Ausbreitung (Phlegmone) kommen.

6.4.1 Ausbreitungswege

- Der **direkte Ausbreitungsweg** (per contingentatem) wird durch die Organ- und Gewebestruktur bestimmt. Lockere Bindegewebsstrukturen, wie Subkutis, Submukosa oder Knochenmark begünstigen die Ausbreitung. Faserreiche bindegewebige Faszien und Organsepten werden im allgemeinen nicht von der Noxe (und von dem durch sie hervorgerufenen entzündlichen Prozeß) durchwandert, sie kann sich aber in diesen Strukturen ausbreiten.

- Eine **kanalikuläre Ausbreitung** erfolgt, wenn die Entzündung primär innerhalb eines Hohlraum(system)s entsteht oder sekundär hier Anschluß gefunden hat. Sie kommt vor allem bei Infektionskrankheiten in den oberen und unteren Atemwegen, in den harnableitenden Wegen und in den Gallenwegen, aber auch bei Entzündungen der serösen Häute (Pleuritis, Perikarditis, Peritonitis und Synovitis) vor.

- Bei der **lymphogenen Ausbreitung** werden die Erreger mit dem Lymphstrom über regionäre Lymphgefäße in Lymphknoten verschleppt und rufen hier eine eitrige Lymphadenitis hervor. Dieser Prozeß ist abzugrenzen von der reaktiven Lymphknotenhyperplasie, die ebenfalls im Rahmen einer Entzündung auftritt, aber im wesentlichen Ausdruck der Stimulation des Immunsystem ist.

- Im Rahmen einer **hämatogenen Ausbreitung** (Sepsis, Septikopyämie) können die Erreger über das Lymphsystem oder direkt in die Blutbahn gelangen.

- Eine **Ausbreitung über den Liquorweg** erfolgt regelmäßig bei Infektionen der weichen Hirnhäute. Diese Infektionen entstehen häufig durch Fortleitung eitriger Prozesse aus der Umgebung (Otitis media, Mastoiditis, Orbitalphlegmone, Nasen-, Oberlippenfurunkel, Hirnabszeß), über eine eitrige Thrombophlebitis oder als Folge eines offenen Schädel-Hirn-Traumas. Die Entzündung beginnt als umschriebener Prozeß, wird aber später mit dem Liquor über die ganze weiche Hirnhaut ausgebreitet und kann auch auf die inneren Liquorräume übergreifen.

6.4.2 Fördernde Faktoren

Die Ausbreitung der Entzündung wird durch die Eigenbeweglichkeit des Erregers bestimmt. Zum andern wird sie gefördert, wenn die Erreger über Enzyme verfügen, mit denen sie die Proteoglykane (Hyaluronidasen) der kollagenen Faser (Kollagenasen) oder das die Entzündung begrenzende Fibrinnetz (Fibrinolysin) auflösen. So breiten sich Streptokokkeninfektionen diffus in locker gebauten Geweberäumen aus, da sie Fibrinolysin (die körpereigene Fibrinolyse aktivierende Streptokinase) und Hyaluronidase bilden. Andere Bakterien und auch Würmer bilden Kollagenasen, einige Pseudomonasstämme proteolytische Enzyme. Weiterhin wird die Ausbreitung durch alle Faktoren, die zu einer Schwächung der unspezifischen und spezifischen Abwehr führen, gefördert.

6.4.3 Hemmende Faktoren

Der wichtigste hemmende Faktor der Ausbreitung ist das Fibrinnetz, das aus plasmatischem Fibrinogen entsteht. Die Fibrinpolymerisation wird teilweise durch Bakterienprodukte, wie die Koagulase der Staphylokokken, begünstigt. Weiterhin sind alle während der Entzündung ausgelösten Reaktionen der unspezifischen und spezifischen Abwehr für die Begrenzung einer Entzündung von Bedeutung.

6.4.4 Systemische Reaktionen

Die lokale entzündliche Reaktion geht abhängig von bestimmten Faktoren (Erregertyp, Abwehrlage, lokale Ausdehnung, Lokalisation) mit allgemeinen, d.h. den gesamten Organismus betreffenden Symptomen einher:

- **Fieber.** Der als Fieber bezeichnete Anstieg der Körpertemperatur beruht auf einer Erhöhung des

Sollwertes der hypothalamischen Thermoregulation durch insbesondere von Makrophagen freigesetzten Zytokine (Interleukin-1, Interleukin-6, TNFα, Interferone). Die Ausschüttung dieser endogenen Pyrogene wird durch exogene Pyrogene (z.B. bakterielle Endotoxine), aber auch durch körpereigene Stoffe (z.B. Immunkomplexe, Gallensäuren) stimuliert. In den hypothalamischen Regelzentren regen die fiebererzeugenden Zytokine die Produktion von Prostaglandin E_2 als »second messenger« an. Durch die Temperatursteigerung werden gleichzeitig zentrale antipyretische Systeme aktiviert, die (vor allem über CRH-stimulierte Hormonproduktion) den Anstieg der Körpertemperatur begrenzen und wieder rückgängig machen. Über die gleichen Mechanismen wirken verschiedene Formen von Streß fieberhemmend (z.B. Hypovolämie, Angstzustände).

- **Leukozytose.** Das zelluläre Zeichen der akuten entzündlichen Reaktion (z.B. bei einer bakteriellen Infektion) ist der Anstieg der Zahl der neutrophilen Granulozyten im peripheren Blut. Dieser erfolgt durch Ausschwemmung der Leukozyten aus dem Knochenmark durch LRF (Leucocyte Releasing Factor), Komplementfaktor (C3e) und Interleukin 1. Bei *überstürzter Reaktion* können unreife Granulozyten mit unvollkommen abgeschnürten Kernen im peripheren Blut erscheinen *(Linksverschiebung)*. Von Lymphozyten und Makrophagen produzierte humorale Faktoren (CSF = Colony Stimulating Factor) beeinflussen das Knochenmark im Sinne einer gesteigerten Granulopoese.

Bei *langdauernder Stimulation* folgt ein Überwiegen überreifer (übersegmentierter) Granulozyten *(Rechtsverschiebung)*. Bei Virusinfektionen kommt es – im Gegensatz zu bakteriellen Infektionen – zum Anstieg der Lymphozyten im Blut (Lymphozytose). Bei allergischen Reaktionen und durch Parasiten hervorgerufenen Entzündungen liegt eine Bluteosinophilie vor.

- **Veränderungen der Plasmaproteine** Die Erhöhung der Blutsenkungsgeschwindigkeit (BSG) ist ein unspezifischer, aber diagnostisch wertvoller Hinweis auf Veränderungen der Zusammensetzung der Plasmaproteine. Plasmafibrinogen und Alpha-2-Makroglobulin sind bestimmende Faktoren. Zudem kommt es zu einer Vermehrung von verschiedenen Proteinen, die unter dem Begriff Akute-Phase-Protein zusammengefaßt werden (Serumamyloid AA, C-reaktives Protein, Haptoglobin, Coeruloplasmin). Im weiteren Sinne gehören auch Komplement- und Gerinnungsfaktoren zu den Akute-Phase-Proteinen.

- **Wirkung der systemischen und der Allgemeinreaktionen.** Fieber ist Teil einer Allgemeinreaktion (Akute-Phase-Reaktion) mit Beschleunigung von Herzschlag und Atmung, Produktionsleukozytose, Umstellung auf katabolen Stoffwechsel (Appetitlosigkeit) und verminderter Leistungsfähigkeit. In der Leber wird eine vermehrte Produktion von Akute-Phase-Proteinen (C-reaktives Protein, Fibrinogen, Fibronektin u.a.) ausgelöst, deren Konzentrationsanstieg im Plasma an der erhöhten Aggregationsneigung der Erythrozyten erkennbar ist (beschleunigte Blutsenkung).

Die Temperaturerhöhung steigert die Proliferation von T-Lymphozyten und die Produktionsrate von Antikörpern. Mononukleäre Zellen produzieren vermehrt toxische Sauerstoffradikale. In den erwärmten Körperzellen kann die Produktion zytoprotektiver Hitzeschock-Proteine ausgelöst werden.

Das Wachstum von Mikroorganismen, die ein niedrigeres Temperaturoptimum haben (z.B. *Streptococcus pneumoniae*), wird gehemmt. Sehr hohe, die Nervenzellen schädigende Temperaturen (über 42 °C) werden beim selbstlimitierenden Fieber normalerweise nicht erreicht. Allerdings kann es bei Kleinkindern zu funktionellen Störungen (Fieberkrämpfe) kommen.

Die **Leukozytose** ist Ausdruck einer Bereitstellung einer größeren Anzahl von Granulozyten für die unspezifische Abwehr.

Die **erhöhte Blutsenkung** ist u.a. durch eine Fibrinogenvermehrung bedingt, das für die Begrenzung und Ausschaltung der entzündungserregenden Noxe von Bedeutung ist. Die Akute-Phase-Proteine sind an Abräumreaktion und Immunregulation beteiligt und induzieren Repair-Mechanismen.

6.5 Mediatoren der Entzündung und ihre Funktion

Chemische Substanzen, die den Ablauf der Entzündung und einzelne pathogenetische Mechanismen der entzündlichen Reaktion steuern, werden als *Mediatoren* bezeichnet. Sie stellen eine sehr inhomogene Gruppe von Substanzen unterschiedlicher chemischer Natur und Herkunft dar. Auch in ihrem Angriffspunkt und in ihrer Wirkungsweise unterscheiden sie sich wesentlich voneinander. Diese Stoffgruppen bilden Wirkkreise, die vielfach miteinander vernetzt sind. Mediatoren sind zum Teil bereits in aktiver Form gespeichert, zum Teil werden sie erst im Laufe der entzündlichen Reaktion produziert.

6.5.1 Mediatoren aus Thrombozyten

Wenn Blutplättchen durch Kontakt mit subendothelial freigelegtem Kollagen bzw. von-Willebrand-Protein oder durch Botenstoffe (Adrenalin, ADP, Thromboxan A_2, Thrombin) aktiviert werden, setzen sie eine Reihe von präformierten oder neu synthetisierten Mediatoren frei. Durch Degranulation schütten sie vorher aus dem Plasma aufgenommenes Serotonin aus. Neu produziert und freigesetzt werden Lipid-Botenstoffe, wie Thromboxan A_2 und der entzündungsauslösende plättchenaktivierende Faktor (PAF).

6.5.2 Mediatoren aus Mastzellen

Auch Mastzellen enthalten als präformierten Mediator Histamin, außerdem bilden sie bei Reizung Prostaglandine, Leukotriene und Thromboxane, welche den Entzündungsprozeß an verschiedensten Stellen beeinflussen. Freisetzung und Neubildung der Mastzellmediatoren werden im Rahmen einer Entzündung durch eine IgE-Reaktion sowie durch Komplementfaktoren, bakterielle Enzyme und neutrophile Granulozyten ausgelöst. Granulozyten und Makrophagen können selbst Leukotriene und Prostaglandine bilden.

6.5.3 Mediatoren aus dem Blutplasma: Kinin-, Komplement- und Gerinnungsystem

• **Das Kininsystem.** Zentrale Effektorsubstanz des plasmatischen Kininsystems durch Kallikrein ist das Nonapeptid Bradykinin, das aus HMW-Kininogen durch Kallikrein (Serinproteinase) freigesetzt wird. Die Aktivierung des Zymogens Präkallikrein durch partielle Proteolyse zu Kallikrein wird vor allem durch den aktivierten Hageman-Faktor (XIIa) bewirkt, dem Startenzym des intrinsischen Wegs der Gerinnungsaktivierung. Die (rasche) Inaktivierung von Bradykinin erfolgt durch Hydrolyse, die vor allem von der Kininase II (identisch mit Angiotensin-Konversions-Enzym) katalysiert wird. Bradykinin erweitert die Blutgefäße, steigert ihre Wanddurchlässigkeit (Ödembildung) und sensibilisiert Nozizeptoren (Schmerzauslösung).

• **Das Komplementsystem.** Die Aktivierung des Komplementsystems erfolgt auf dem klassischen Weg (über C1) durch Antigen-Antikörper-Komplexe oder gebundenes C-reaktives Protein, auf dem alternativen Weg (über C3) direkt durch Fremdorganismen. (Funktion des Komplementsystems siehe Kapitel 5)

• **Das Gerinnungssystem.** Der aktivierte Hageman-Faktor kann – neben dem Kininsystem – auch (nach Überführung in die nicht mehr oberflächengebundene Form XIIf) das Komplementsystem aktivieren. Bei der Gerinnung entstehende Fibrinopeptide wirken chemotaktisch auf Entzündungszellen.

6.5.4 Weitere Mediatoren

- **Lysosomale Enzyme** wirken nicht direkt als Mediatoren, sondern führen im Gewebe zur Kallikreinfreisetzung und damit zur Bildung von Kininen.
- **Lymphokine** (siehe Immunpathologie).

6.6 Teilaspekte der entzündlichen Reaktion

Initiales Ereignis einer Entzündung ist eine Schädigung, die je nach auslösendem Agens unterschiedlich ist. So führen ionisierende Strahlen zu einer lokalen Bildung von Radikalen, mechanische Ereignisse zu Gewebszerstörungen, giftige Chemikalien und Toxine zu einer toxischen Gewebsschädigung. Gemeinsam ist wahrscheinlich allen, daß es zu einer Mangeldurchblutung (Ischämie) mit Anreicherung saurer Stoffwechselprodukte (Azidose) und zur Freisetzung lysosomaler Enzyme kommt.

Der Organismus antwortet auf eine plötzliche (akute) Schädigung mit einer exsudativen Reaktion mit drei unterschiedlichen Reaktionsmustern, die zeitlich aufeinander folgen, sich dabei aber vielfach überschneiden:

- Störung der Mikrozirkulation (= entzündliche Kreislaufstörung)
- Permeabilitätssteigerung mit Austritt von Blutflüssigkeit (= nichtzelluläre Komponente)
- Auswanderung von Blutzellen in das Entzündungsfeld (= zelluläre Komponente).

6.6.1 Entzündliche Kreislaufstörung

Die Mikrozirkulationsstörung verläuft in drei sich überlappenden Phasen.

- **1. Phase.** Zunächst reagiert das Gefäßsystem am Ort des entzündungsauslösenden Schadens mit einer Konstriktion der Arteriolen. Diese dauert nur einige Minuten. Sie kommt wahrscheinlich durch eine direkte Reizung der kontraktilen Elemente der Arteriolen und der präkapillären Sphinkteren zustande und fehlt nach Reizen (starke Hitze oder UV-Strahlung). Die Kontraktion führt zu einer Mangeldurchblutung mit einer Abblassung im betroffenen Gebiet.

- Als **2. Phase** folgt eine Dilatation der präkapillären Arteriolen, so daß alle Kapillaren im Entzündungsfeld dilatiert und prall mit Blut gefüllt sind. Gleichzeitig kommt es zu einer Ausweitung der Venolen. Mediatoren dieser Phase sind Prostaglandine, Bradykinin und in geringerem Maße auch Histamin. Die pralle Blutfülle (aktive Hyperämie) führt zu einer Rötung (Rubor) und Überwärmung (Calor). Gleichzeitig wirken die Prostaglandine, Bradykinin und Histamin schmerzerregend (Dolor).

- In der **3. Phase,** die nach etwa 3 Minuten beginnt und eine Stunde dauert, überlagern sich Mikrozirkulations- und Permeabilitätsstörungen. Durch Konstriktion der postkapillären Venolen steigt der hydrostatische Druck innerhalb der Kapillaren und begünstigt das Austreten von Flüssigkeit aus dem Gefäß in den extravasalen Raum (Ödem) mit einer zunehmenden Eindickung des Blutes, die eine Erhöhung des Strömungswiderstandes bewirkt und damit zu einer Verlangsamung der Blutströmung führt. Diese Strömungsverlangsamung begünstigt die Entmischung des Blutes mit Verklumpung der Erythrozyten (Geldrollenbildung = Sludge-Phänomen) und ruft eine weitere Erhöhung des Strömungswiderstandes hervor, die schließlich zum Strömungsstillstand (Stase) führen kann. Andererseits begünstigt die Strömungsverlangsamung den weiteren Austritt von Blutflüssigkeit. Im Extremfall kommt es zur Bildung von Blutgerinnseln (Thrombose). Mediator dieser Phase ist das Histamin. Durch die Verlangsamung der Blutströmungsgeschwindigkeit treten korpuskuläre Elemente an den Rand des Blutstromes und kommen so in Kontakt mit den Endothelzellen. Sowohl Endothelzellen als auch Leukozyten exprimieren unter dem Einfluß von Zytokinen Adhäsionsmoleküle (Selektine mit Affinität für Kohlenhydratgruppen, Integrine und immunglobulinähnliche Rezeptoren). Über diese Adhäsionsproteine können sich die Leukozyten an das Gefäßendothel haften und danach ins Gewebe auswandern (Diapedese). Die notwendigen Lücken in der Basalmembran schaffen sich die Phagozyten selbst durch Sekretion von Proteinasen (Kollagenase).

6.6.2 Nichtzelluläre Komponenten

Die Permeabilitätsstörung im Rahmen der Entzündung betrifft vorwiegend die Kapillaren und die postkapillären Venolen und beruht auf einer Verstärkung der interzellulären Passage, also zwischen den Endothelzellen hindurch. In der Entwicklung der Permeabilitätsstörung lassen sich zwei Phasen unterscheiden:

- **Frühphase** (sofort vorübergehender Typ). Diese Phase setzt nach 3 Minuten ein, dauert etwa eine Stunde und entspricht zeitlich der dritten Phase der Mikrozirkulationsstörung. Die Permeabilitätssteigerung beruht auf einer Kontraktion der Endothelzellen, die hauptsächlich durch Histamin verursacht wird. Im gleichen Sinne wirkt Bradykinin.

- **Spätphase** (verzögert anhaltender Typ). Auch in dieser Phase, die nach 1 Stunde beginnt und mehrere Stunden anhält, beruht die Permeabilitätsstörung auf einer Kontraktion und Schwellung der Endothelzellen. Sie wird aber durch andere Mediatoren ausgelöst, vor allem Prostaglandine und Leukotriene (Slow Reaction Factor), die von Mastzellen, Makrophagen und neutrophilen Granulozyten gebildet werden. Zusätzlich können in dieser Phase auch Komplementfaktoren wirksam sein.

Weiterhin kann auch eine Permeabilitätsstörung infolge unmittelbarer Schädigung der Endothelien durch das entzündungsauslösende Agens auftreten. Dieser Typ der Permeabilitätsstörung wird nach Traumen, Verbrennungen oder Verätzungen gesehen und beruht auf einer Nekrose der Endothelien. Er tritt unmittelbar nach der Schädigung auf und hält mehrere Tage an, bis die nekrotischen Endothelzellen durch Regeneration ersetzt sind.

Die Permeabilitätssteigerung ist für die Beseitigung und Neutralisation der schädigenden Noxe von erheblicher Bedeutung. Der Austritt von Blutflüssigkeit führt zu einer Verdünnung des Entzündungsreizes. Die im Blutplasma vorhandenen Antikörper reagieren mit dem entzündungserregenden Antigen und machen es für Makrophagen angreifbar (Opsonierung). Das Serumkomplement wird spezifisch über eine Antigen-Antikörper-Reaktion oder unspezifisch über den alternativen Weg aktiviert und zerstört die Erreger. Der wichtigste Faktor, der die Ausbreitung der Entzündung hemmt, ist das Fibrinnetz, das aus dem mit der Blutflüssigkeit ausgetretenen Fibrinogen entsteht. Weiterhin sind die dem Fibrinnetz anhaftenden Bakterien auch ohne Opsonine für Mikro- und Makrophagen angreifbar.

6.6.3 Zelluläre Komponenten

Folgende Zellarten sind bei der entzündlichen Reaktion beteiligt:

- Granulozyten (neutrophile, eosinophile und basophile Granulozyten)
- Lymphozyten: B-Zellen und ihre Abkömmlinge (Plasmazellen), T-Zellen
- Monozyten und ihre Abkömmlinge: eingewanderte Monozyten (Makrophagen, Epitheloidzellen, Riesenzellen vom Langhans- und Fremdkörpertyp), ortsständige Monozyten
- Fibroblasten und Endothelzellen
- Thrombozyten.

6.6.3.1 Granulozyten. Die neutrophile Granulozyten stammen aus dem Knochenmark. Die Transitzeit (Vermehrung, Ausreifung und Ausschleusung) beträgt ca. 8 Tage, die Lebenszeit im extravasalen Gewebe 2 bis 3 Tage. Eine periphere Entzündung führt innerhalb von 1 bis 6 Stunden zu einer verstärkten Neubildung von Granulozyten im Knochenmark mit einer Zunahme der unreiferen Formen (Linkssverschiebung) und einer Verkürzung der Transitzeit. Die neutrophilen Granulozyten wandern hauptsächlich in der frühen Phase der Entzündung aus, und bereits 10 bis 15 Minuten nach Einsetzen der entzündlichen Reaktion lassen sich auswandernde Granulozyten feststellen, die aktiv zwischen den Endothelzellen hindurchtreten.

- Die **neutrophilen Granulozyten** sind zusammen mit den Makrophagen die Träger der unspezifischen zellulären Abwehr. Neutrophile Granulozyten sind zur Phagozytose befähigt. Durch Antikörper oder Komplement (C3b), die sich an die Fremdsubstanz anbinden, kann die Phagozytose erleichtert werden, da Granulozyten an der Zelloberfläche spezifische Rezeptoren für das Fc-Fragment der Immunglobuline bzw. für Komplement tragen. Aktivierte Granulozyten reagieren mit starker Steigerung des oxidativen Stoffwechsels (»respiratory burst«) und mit Produktion von Abwehrstoffen, u.a. von toxischen Sauerstoffradikalen. Diese Radikale sind hochaktiv und wirken synergetisch mit lysosomalen Enzymen. Weiterhin können neutrophile Granulozyten aus ihren Granula lytische Enzyme, wie Lysozym, Phospholipase A_2, saure Hydrolasen, Kollagenase und Elastase, freisetzen, die eine extrazelluläre Verdauung ermöglichen.

- Die **eosinophilen Granulozyten** stammen ebenfalls aus dem Knochenmark, tragen Rezeptoren für IgG und IgE und sind durch die starke Anfärbbarkeit mit Eosin histologisch charakterisiert. Nach Aktivierung können sie Parasiten durch Bildung von Oxydantien und Freisetzung von kationischen Proteinen bekämpfen. Daneben spielen eosinophile Granulozyten eine Rolle bei der Hemmung allergischer Reaktionen, sind aber auch als Effektorzellen der Hypersensitivitätsreaktion wirksam. Insbesondere beim Asthma bronchiale scheinen sie zellzerstörend (in diesem Falle auf das Bronchialepithel) zu wirken.

• Die **basophilen Granulozyten** (und die ihnen verwandten Gewebsmastzellen) enthalten im Zytoplasma metachromatisch färbbare Granula. Mastzellen und basophile Granulozyten spielen nicht nur bei der allergischen Reaktion vom Typ I, sondern auch allgemein bei der entzündlichen Reaktion eine regulierende Rolle. Darüber hinaus sind sie an der Induktion der Fibrose (Kollagensynthese) beteiligt.

6.6.3.2 Lymphozyten und ihre Abkömmlinge. Lymphozyten stammen aus dem Knochenmark und dem lymphatischen Gewebe. Die Plasmazellen entstehen aus B-Lymphozyten oder B-Immunoblasten, die über Plasmoblasten zu Plasmazellen ausreifen, und bilden Antikörper, die spezifisch gegen das auslösende Antigen gerichtet sind. Die T-Lymphozyten sind Träger der zellulären Immunreaktion, welche zytotoxisch wirken oder über Kinine zur Aktivierung der unspezifischen zellulären Abwehr beitragen. Die T-Helfer- und T-Suppressorzellen steuern zudem die humorale und zelluläre Immunantwort. T-Killerzellen und Natürliche Killerzellen, die eine gesonderte lymphatische Population außerhalb der B- und T-Reihe darstellen, können zerstörend wirken. Lymphozyten lassen sich frühestens 3 Tage nach Entzündungsbeginn im Entzündungsfeld nachweisen und beherrschen das histologische Bild bei der chronischen Entzündung.

6.6.3.3 Monozyten und ihre Abkömmlinge. Die Monozyten leiten sich mit den neutrophilen Granulozyten von einer gemeinsamen Stammzelle im Knochenmark ab. Sie verbleiben mehrere Stunden bis Tage im Blut, treten dann in die Gewebe über und reifen dort zu Makrophagen heran. Dabei lassen sich *ortsständige Makrophagen*, die einen festen Bestandteil der Gewebe darstellen und je nach Organ unterschiedlich bezeichnet werden, und *exsudative Makrophagen*, die erst im Rahmen eines Entzündungsprozesses einwandern, unterscheiden. Makrophagen behalten – im Gegensatz zu Granulozyten – auch im Gewebe ihre Proliferationsfähigkeit.

Bei einer Entzündung wandern die Monozyten in gleicher Weise wie die Granulozyten in das Gewebe aus, indem sie aktiv zwischen den Endothelzellen hindurchtreten. Man beobachtet sie – erstmals etwa 5 Stunden nach Entzündungsbeginn – während der ganzen akuten Phase. Bereits im Gewebe liegende Monozyten *(ortsständige Histiozyten)* werden aktiviert. Die Makrophagen sind vorwiegend phagozytotisch tätig und eliminieren so Erreger und zerstörte Gewebsbestandteile, können aber auch Enzyme freisetzen und zur Auflösung des Exsudats und der Erreger beitragen. Ferner spielen sie eine zentrale Rolle in der Immunabwehr und bei der Auslösung von Allgemeinreaktionen.

Epitheloidzellen sind modifizierte Makrophagen, die bei granulomatösen Entzündungen vorkommen. Sie besitzen einen breiten Zytoplasmaleib und enthalten reichlich Organellen sowie einen relativ großen Golgi-Apparat. Lysosomen fehlen weitgehend, und das Zytoplasma erscheint lichtmikroskopisch klar und durchsichtig. Der bohnenförmig gestaltete Kern liegt meist zentral und besitzt ein lockeres Chromatingerüst. Der Nukleolus ist meist gut abgrenzbar. Im elektronenmikroskopischen Bild besitzt die Oberfläche zahlreiche schmale Zytoplasmaausläufer, über die die Epitheloidzellen miteinander verzahnt sind und so einen epithelähnlichen Verband bilden. Mit der Gestaltsänderung kommt es auch zu einer Stoffwechseländerung. Während die aktivierten Makrophagen vorwiegend phagozytieren, zeichnen sich die Epitheloidzellen durch eine verstärkte Sekretion von Enzymen (Proteasen, Elastasen, Kollagenasen) aus. Die Epitheloidzellen fließen zum Teil zu *mehrkernigen* (bis zu 100 Kerne) *Riesenzellen* zusammen, wobei sich zwei Typen unterscheiden lassen: die Fremdkörperriesenzelle und die Langhans-Zelle.

- Bei der *Fremdkörperriesenzelle* liegen die Zellkerne in unterschiedlich dichter Verteilung und werden jeweils von den zugehörigen Organellen umgeben. Häufig sieht man eingeschlossene Fremdkörper, die in einem membranös abgegrenzten Hohlraum liegen.
- Bei den *Langhans-Zellen* sind die Kerne glockenförmig in der Peripherie angeordnet; in den zentralen Anteilen finden sich riesige Zentrosphären mit Zentriolen, Golgi-Apparaten und Mikrotubuli.

6.6.3.4 Fibroblasten und Endothelzellen. Die Fibroblasten sind zusammen mit den Endothelzellen (Kapillaren) Träger der proliferativen Reaktion, die durch eine Neubildung von Kapillaren

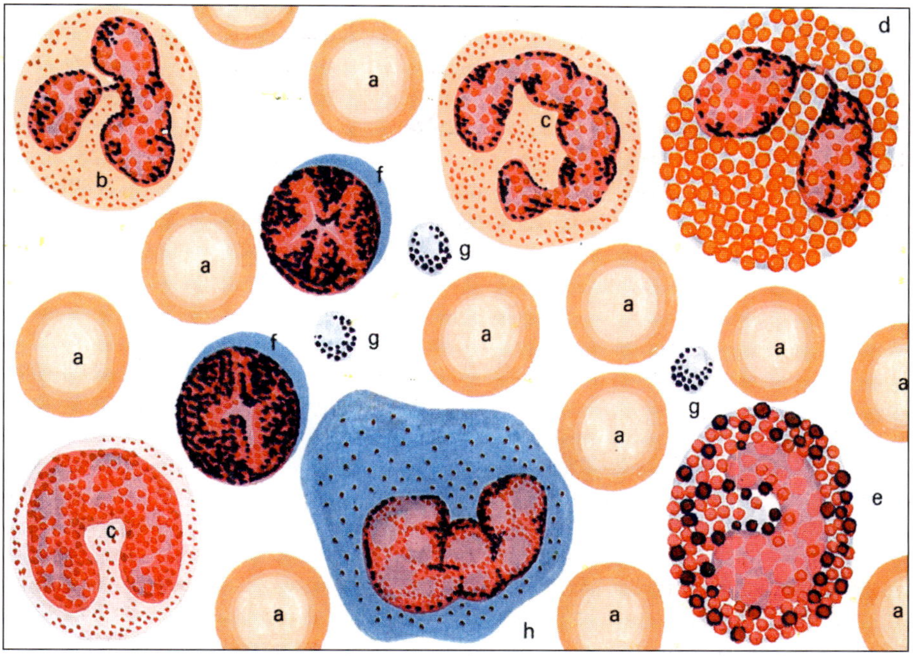

Abb. 6-1. Korpuskuläre Blutbestandteile, die an einer Entzündung beteiligt sein können. **a:** Erythrozyten, **b:** segmentkerniger neutrophiler Leukozyt, **c:** stabkerniger neutrophiler Leukozyt, **d:** eosinophiler Leukozyt, **e:** basophiler Leukozyt, **f:** Lymphozyten, **g:** Thrombozyten, **h:** Monozyt. Giemsa-Fbg.

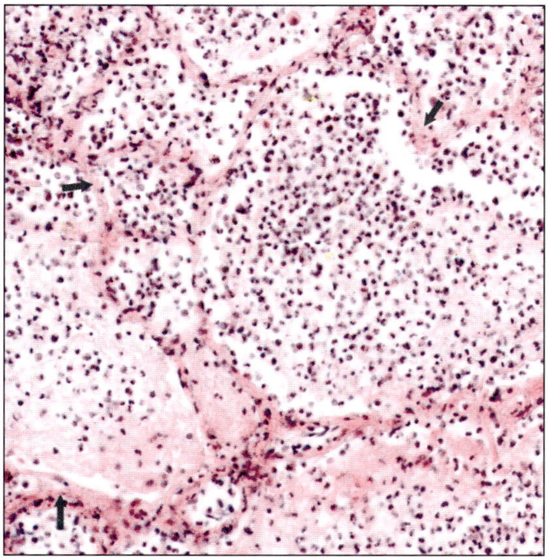

Abb. 6-2. Fibrinös-eitrige Entzündung. Lobärpneumonie im Stadium der graugelben Hepatisation. Links ein fibrinreiches Exsudat, in Bildmitte reichlich Eiterzellen (pyknotisch zerfallende, segmentkernige Leukozyten). Alveolarsepten (Pfeile). HE-Fbg.

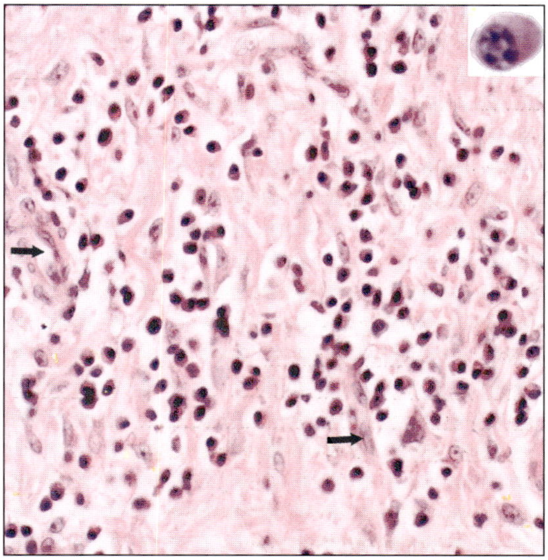

Abb. 6-3. Chronische granulierende und vernarbende Entzündung. In einem kapillar- (Pfeile) und kollagenfaserreichen Stroma reichlich Lymphozyten und Plasmazellen. Inset: Plasmazelle mit eosinrotem Zytoplasma und exzentrischem Kern mit grobscholligem Chromatin. HE-Fbg.

und Bindegewebszellen (Fibroblasten) gekennzeichnet ist. Überwiegt die Kapillarproliferation, so spricht man auch von einer *granulierenden Entzündung*, überwiegt die Faserbildung, von einer *fibrosierenden Entzündung*. Endothel- und Fibroblastenproliferation werden durch Mediatoren gesteuert, die von neutrophilen Granulozyten und Makrophagen freigesetzt werden. Weiterhin scheinen Fibrinablagerungen eine Fibroblastenproliferation zu begünstigen.

6.6.4 Chemotaxis

Unter Chemotaxis versteht man die aktive Wanderung von Zellen in Richtung eines auslösenden Reizes. Chemokinetische Faktoren erleichtern oder erschweren diese Wanderung. Die Chemotaxis gewährleistet, daß die Entzündungszellen nach dem Austreten aus dem Gefäßraum den Ort der Zell- und Gewebsschädigung erreichen. Dies gilt auch für die ortsständigen Zellen, die zum Entzündungsort hin wandern müssen. Die Orientierung wird durch Signale gesichert, die vom Entzündungsherd ausgehen. Die Wanderung wird durch positiv chemokinetische Substanzen begünstigt, wie Albumin und Fibrinogen, die im Rahmen der entzündlich bedingten erhöhten Gefäßpermeabilität reichlich in das Interstitium austreten. Chemotaktisch wirkende Faktoren (Zytotaxine) sind teilweise hoch spezifisch und beeinflussen nur eine Zellart.

Auf Granulozyten wirkende Chemotaxine (Leukotaxine) finden sich vorwiegend im Mastzell- und im Bradykinin-, aber auch im Komplementsystem. Die wichtigsten chemotaktischen Faktoren für Granulozyten sind – neben bakteriellen Peptiden – Leukotrien B_4, das aktivierte Komplementprotein C5a, Interleukin-1 und die Gewebsmastzellen-sezernierten ECF-A und NCF-A. Auf Makrophagen wirkende Mediatoren finden sich im Komplement- und T-Zell-System, auf Lymphozyten wirkende Mediatoren im T-Zell-System. Andere Mediatoren halten die in das Entzündungsfeld eingewanderten Zellen am Ort, wirken also migrationshemmend (negativ chemokinetisch), wie etwa der Makrophagen-Inhibitor-Faktor (MIF).

Bei der akuten Entzündung wird die Einwanderung von Granulozyten und Makrophagen jedoch vor allem durch Zytotaxine gesteuert, die von diesen Zellen selbst sezerniert werden. Aber auch aus Nekrosen werden Zytotaxine freigesetzt (Nekrotaxis). Hier wirken Prostaglandine und Leukotriene, welche durch die Lipaseaktivierung aus der Arachidonsäure freigesetzt werden. Auch zugrundegehende Erythrozyten und zerfallene Thrombozyten setzen Zytotaxine frei.

6.6.5 Schmerz

Schmerzen entstehen, wenn die Schmerzrezeptoren (Nozizeptoren), ihre afferenten Fasern oder ihre zentralen Bahnen und Zentren erregt werden. Nozizeptoren kommen nicht nur in der Haut vor, sondern auch in Sehnen, Bändern, Muskeln und allen viszeralen Organen. Jede Schmerzempfindung besitzt primär eine emotional unangenehme Komponente. Schmerzauslösende Mediatoren bei der Entzündung sind in der Peripherie Histamin, Bradykinin, Serotonin, Prostaglandin PGE_2, Prostazyklin PGI_2 und Azetylcholin.

Nach der Schmerzlokalisation unterscheidet man den Oberflächenschmerz (Haut), den tiefen Schmerz (z. B. Kopfschmerzen) und den Eingeweideschmerz, nach dem Schmerzcharakter den somatischen und den viszeralen Schmerz.

Entzündlich bedingte *Abdominalschmerzen* bestehen bei akuten Entzündungen der Bauchorgane, insbesondere der Gallenblase und der Appendix, weiterhin bei einer Peritonitis, entzündlich bedingte *Thoraxschmerzen* bei einer Perikarditis oder Pleuritis, entzündlich bedingte Kopfschmerzen bei einer Meningitis. Bei der Entzündung eines intraperitonealen Organs besteht zunächst ein dumpfer viszeraler Schmerz, nach Übergreifen auf das parietale Peritoneum entwickelt sich ein *somatischer Schmerz*. Bei der (fibrinösen) Pleuritis liegen atemabhängige Schmerzen im Bereich der Entzündung vor, die interkostal nach dorsal ausstrahlen.

6.7 Entzündungsformen, unter Berücksichtigung der vorherrschenden Komponente

Das klassische Einteilungsprinzip der akuten Entzündungen nach dem makroskopischen (bzw.

auch grobmikroskopischen) Aspekt erlaubt erste klinische Aussagen über den Schweregrad der Entzündung sowie über den möglichen Erreger und stellt somit auch erste Weichen für die Therapie.

6.7.1 Seröse Entzündung

Bei der serösen Entzündung ist die Permeabilitätsstörung im Rahmen der exsudativen Reaktion gering; es treten nur niedermolekulare Eiweiße aus der Blutbahn (Serodiapedese) aus. Der Eiweißanteil ist aber höher als bei einem nicht entzündlich bedingten Flüssigkeitsaustritt (Transsudat). Diese Form der serösen Entzündung bildet die Hauptform der passageren Reaktion (z.B. Insektenstich, Sonnenbrand Grad 1, Urtikaria), kann aber auch das frühe Stadium einer schweren Erkrankung sein.

Seröse Entzündungen sieht man häufig in den großen Körperhöhlen (Pleura-, Perikard- und Peritonealhöhle). Seröse und serös-fibrinöse Pleuritiden kommen bevorzugt bei der rheumatoiden Arthritis, dem disseminierten Lupus erythematodes, der Urämie und als Strahlenpleuritis vor. Auch bei malignen Tumoren können – allerdings seltener – exsudative Ergüsse auftreten. Eine seröse (serös-fibrinöse) Peritonitis kann durch chemische Reizung (= sterile Peritonitis) oder bakterielle Infektion entstehen. Zu den sterilen Bauchfellentzündungen zählt die gallige Peritonitis, am häufigsten Folge einer Gallenblasenperforation. Eine bakterielle Peritonitis ist in den ersten Stunden serös oder serofibrinös und geht dann in eine eitrige Entzündung über.

Makroskopisch ist bei der serösen Entzündung die Serosa gerötet und verdickt. Häufig findet man diskrete Fibrinauflagerungen. Im Exsudat lassen sich reichlich abgelöste Serosadeckzellen und Makrophagen nachweisen.

Eine schwere Form der serösen Entzündung ist die Cholera. Die Krankheit verläuft mit profusen voluminösen wäßrigen Durchfällen (Stuhlvolumen bis zu 25 Liter/Tag) und führt ohne Therapie innerhalb weniger Stunden zum Tode.

6.7.2 Serös-schleimige Entzündung

Bei der serösen Entzündung von Schleimhäuten kommt es meistens auch zu einer über nervale Reizung ausgelösten oder durch Mediatoren induzierten Aktivierung der Schleimproduktion und so zu einer verstärkten Schleimsekretion. Eine derartige Entzündung ist der Schnupfen (akute katarrhalische Rhinitis) durch Rhinoviren. Die Entzündung manifestiert sich in der Nasen- und Rachenschleimhaut, gelegentlich sind auch Kehlkopf, Trachea und Bronchien beteiligt. Die Schleimhaut ist gerötet, ödematös geschwollen und von schleimigem Sekret bedeckt.

Histologisch besteht ein Stromaödem mit einer geringen rundzelligen Infiltration. Das Oberflächenepithel wird teilweise nekrotisch, später durch Regeneration ersetzt. Die entzündlichen Veränderungen klingen innerhalb von 3 bis 4 Tagen ab oder gehen, bei einer bakteriellen Superinfektion, in eine katarrhalisch-eitrige Entzündung über.

6.7.3 Fibrinöse Entzündung

Bei der fibrinösen Entzündung besteht eine stärkergradige Permeabilitätsstörung, so daß auch höhermolekulares Eiweiß (Fibrinogen) aus den Gefäßen austritt. Durch Gerinnung und Polymerisation entstehen Fibrinfäden, die das Bindegewebe durchsetzen. An Oberflächen bildet das Fibrin einen Filz (Pseudomembran), der bei Schleimhäuten dem noch intakten Epithel aufsitzt (pseudomembranöse Entzündung) oder eine Nekrose des Epithels – evtl. auf tiefere Wandschichten übergreifend – abdeckt (pseudomembranös-nekrotisierende Entzündung).

Bei der *pseudomembranösen Kolitis,* die durch ein Toxin des *Clostridium difficile* hervorgerufen wird, findet man weißliche, zum Teil auch gallig gefärbte Auflagerungen auf der Darmschleimhaut. Histologisch sieht man – je nach Schweregrad – unterschiedlich tief reichende Schleimhautnekrosen, die von Fibrinmassen durchtränkt und bedeckt werden. Ein ähnliches Krankheitsbild kann auch im Rahmen einer Staphylokokkenenteritis und einer Bakterienruhr sowie bei Schwermetallvergiftungen und Urämie beobachtet werden.

Eine pseudomembranöse bzw. pseudomembranös-nekrotisierende Entzündung, die sich vorwiegend an den Gaumen- und Rachenmandeln sowie der angrenzenden Rachenschleimhaut manifestiert, ist die *Diphtherie*. Die Fibrinausschwitzungen stellen sich als zunächst gelbliche, später bräunliche Pseudomembranen auf den Tonsillen und der Rachenschleimhaut dar. Sie können auf die Nase, den Kehlkopf und die Trachea übergreifen.

Bei der *fibrinösen Entzündung seröser Häute* kommt es in der Regel zu einer Verklebung der beiden Serosablätter. An der Pleura werden diese Verklebungen durch die Atemexkursionen, am Perikard durch die Herzaktion fädig ausgezogen. Ist die gesamte Epikardoberfläche von Fibrinausschwitzungen bedeckt, dann spricht man von einem Cor villosum (Zottenherz).

Das weitere Schicksal der Fibrinniederschläge hängt von ihrer Lokalisation ab. Innerhalb von Organen und Geweben wird das Fibrin durch Granulozyten und Makrophagen abgebaut. Fibrinniederschläge an serösen Häuten werden in der Regel organisiert und durch Narbengewebe ersetzt. Wenn die Fibrinausschwitzungen auf ein Pleurablatt beschränkt bleiben, entsteht als Spätfolge eine Pleurafibrose bzw. Pleuranarbe, wie bei einer tuberkulösen Kuppenschwiele. Bei einer Beteiligung beider Blätter kommt es zu strangförmigen oder flächenhaften Pleuraverwachsungen.

Ähnliche Spätfolgen treten am Perikard auf und können zu einer Perikardobliteration mit Beeinträchtigung der diastolischen Dehnbarkeit der Herzhöhlen (chronische konstriktive Perikarditis) führen. Fibrinöse Peritonitiden, die sich meist nach chirurgischen Eingriffen entwickeln, führen zu strangförmigen Verwachsungen, die nicht selten Ursache eines Strangulationsileus (Bridenileus) sind.

Bei der *serofibrinösen Pleuritis* bzw. *Perikarditis* findet eine Verklebung der Serosablätter nicht oder nur teilweise (gekammerter Erguß) statt. Das Fibrinogen kondensiert zu Fibrin und bildet an der Serosaoberfläche eine Pseudomembran. Serös-fibrinöse Entzündungen finden sich häufig auch an Gelenken, Sehnenscheiden und Schleimbeuteln.

6.7.4 Fibrinös-eitrige Entzündung

Bei der fibrinös-eitrigen Entzündung liegt eine schwere Permeabilitätsstörung mit Austritt von Fibrinogen und Granulozyten vor . Diese Entzündungsform ist typisch für die Lobärpneumonie (z.B. im Stadium der graugelben Hepatisation).

Bei der heute seltenen *Lobärpneumonie* handelt es sich um eine schlagartig einsetzende Entzündung eines ganzen Lungenlappens, selten mehrerer Lungenlappen mit (unbehandelt) stadienhaftem Ablauf. Erreger ist in 90% der Fälle *Streptococcus pneumoniae*. Die in die Alveolen gelangten Pneumokokken werden durch ihre Polysaccharidkapsel gegen eine Phagozytose geschützt und rufen gleichzeitig durch Toxine eine entzündliche Reaktion mit Exsudation einer serösen Flüssigkeit hervor. Hier vermehren sich die Erreger rasch und breiten sich über die Kohn-Poren aus, bis sie an die natürliche Grenze des Lungenlappens stoßen.

1. Stadium – Anschoppung (1 Tag). Die Lunge ist dunkelrot, flüssigkeitsreich und weich. Histologisch findet sich ein eiweißreiches Ödem mit Erythrozyten, Granulozyten und Makrophagen. Die Kapillaren sind prall mit Blut gefüllt. Erste Fibrinniederschläge sind sichtbar.

2. Stadium – rote Hepatisation (1–2 Tage). Die Lunge hat eine feste (»leberartige«) Konsistenz und ist dunkelrot gefärbt. Histologisch haben die Fibrinexsudation sowie die zellige Infiltration mit Neutrophilen und Makrophagen weiter zugenommen. Die Kapillaren sind noch prall mit Blut gefüllt.

3. Stadium – graue (und graugelbe) Hepatisation (3–4 Tage). Mit der weiteren Zunahme des Fibrins und des Exsudats werden die Kapillaren komprimiert und blutleer, so daß die Lunge eine mehr graue Farbe bekommt. Wenn die Phagozytose des Exsudats durch die Granulozyten (Eiterzellen) und Makrophagen stärkergradig einsetzt, kommt es zu einer resorptiven Verfettung dieser Zellen, so daß die Lungenfarbe mehr gelblich wird.

4. Stadium – Lysis. Mit der fortschreitenden Auflösung des Exsudats durch die Enzyme der

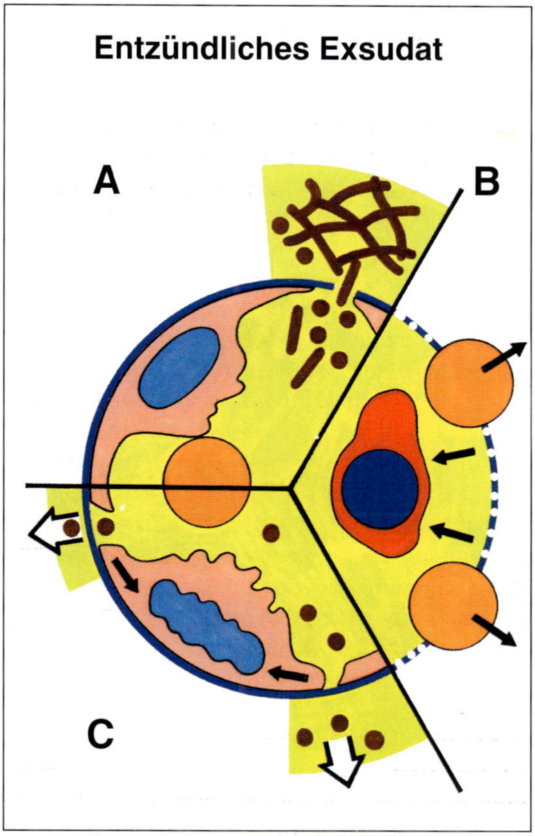

Abb. 6-4. Schematische Darstellung des entzündlichen Exsudats. A: fibrinöses Exsudat mit eiweiß- und fibrinogenreicher Flüssigkeit. Das Fibrinogen polymerisiert zu Fibrin. **B:** hämorrhagisches Exsudat mit Erythrozyten. **C:** seröse Entzündung mit Austritt einer eiweißreichen Flüssigkeit.

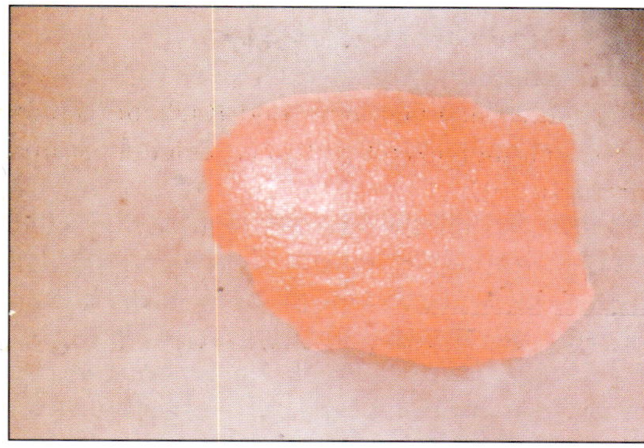

Abb. 6-5. Bienenstich als Ursache einer serösen Entzündung

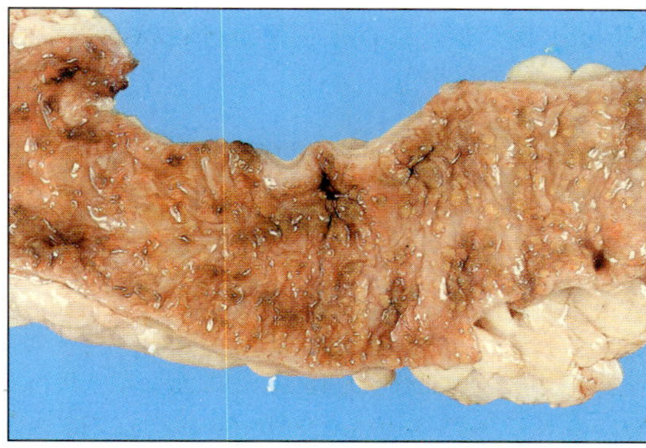

Abb. 6-6. Pseudomembranöse Entzündung. Fibrinmembranen bei peudomembranöser Kolitis nach Antibiotikatherapie.

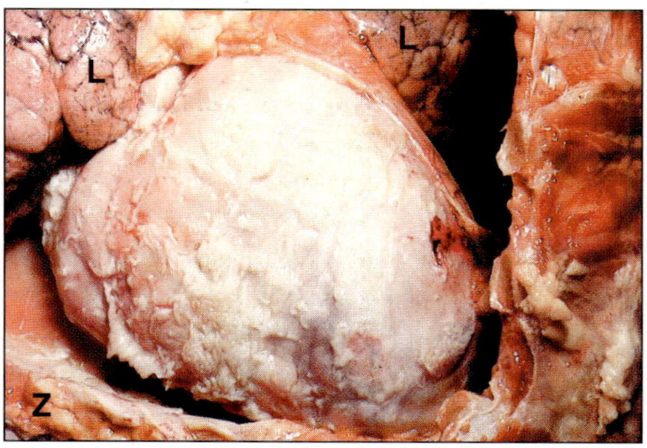

Abb. 6-7. Fibrinöse Entzündung. »Zottenherz« mit ausgedehnten epikardialen Fibrinauflagerungen. L: Lunge, Z: Zwerchfell.

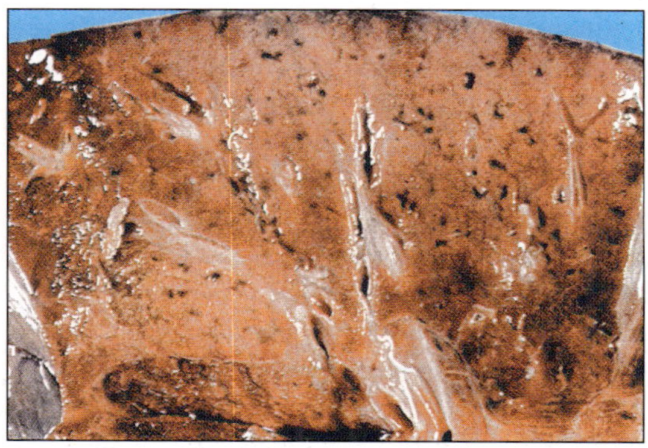

Abb. 6-8. Fibrinöse Entzündung. Intraalveoläre Lobärpneumonie im Stadium der grauen Hepatisation. Lungenschnittfläche.

Granulozyten und Makrophagen bildet sich eine trübe schleimige graugelbe Flüssigkeit, die überwiegend auf dem Lymphweg abtransportiert und vom MPS eliminiert wird.

Obligate Begleiterscheinung ist eine fibrinöse oder serofibrinöse Pleuritis. Bei bakterieller Infektion des Exsudats entwickelt sich eine eitrige Pleuritis mit Eiteransammlung im Pleuraraum (Pleuraempyem, in 1–2% der Lobärpneumonien), die auch auf den Herzbeutel übergreifen kann (eitrige Perikarditis). Intrapulmonal kann es zu Gewebseinschmelzungen (Lungenabszeß) und bei Superinfektionen mit Fäulniserregern zur Lungengangrän kommen. Bleibt die Verflüssigung des pneumonischen Exsudates aus, so wird es durch ein Granulationsgewebe organisiert und geht mit einer Verödung der Alveolen (chronische Pneumonie) einher. Treten die Erreger in die Blutbahn ein, so kann es zu einer Septikopyämie mit Keimabsiedlungen in anderen Organen kommen (Meningitis 1–2%; septische Endokarditis <1%; Arthritis, Osteomyelitis oder Hirnabszeß).

6.7.5 Eitrige Entzündung

Die eitrige Entzündung ist charakterisiert durch den Reichtum an phagozytierenden neutrophilen Granulozyten, die pyknotisch zerfallen. Nur bestimmte Erreger können eitrige Entzündungen verursachen (pyogene Keime).

6.7.5.1 Eitriger Katarrh. Eitrige Entzündungen an Schleimhautoberflächen gehen – ähnlich wie die serösen Schleimhautentzündungen – mit einer verstärkten Schleimbildung einher, so daß ein schleimig-eitriges Sekret abfließt. Am häufigsten sieht man einen derartigen eitrigen Katarrh im Anschluß an eine viral bedingte serös-katarrhalische Rhinitis (Schnupfen) oder Erkältung (Laryngotracheobronchitis) als Folge einer bakteriellen Superinfektion. Schwellung und Rötung der Schleimhaut werden weiter verstärkt, die Schleimbildung der Becherzellen im Oberflächenepithel nimmt zu, das Schleimhautstroma wird dicht von Granulozyten durchsetzt. An der Oberfläche sammelt sich ein zähes, granulozytenreiches Sekret, das infolge resorptiver Verfettung der Granulozyten gelb gefärbt ist. Greift die eitrige Bronchitis auf das Lungengewebe über, so entwickelt sich eine Bronchopneumonie.

Bei der *Bronchopneumonie* handelt es sich um eine von den Bronchien in die Alveolen fortgeleitete, herdförmige, multifokale Entzündung mit intraalveolärem Exsudat. Im Unterschied zur Lobärpneumonie sind die Entzündungsherde unterschiedlich alt und halten sich nicht scharf an die Lobulusgrenzen. Die Zusammensetzung des Exsudats hängt vom Erreger ab. Bei der Pneumokokkenherdpneumonie finden sich gleichzeitig alle Stadien der Lobärpneumonie, so daß das Bild bunt ist. Bei der Staphylokokkenpneumonie finden sich dagegen disseminierte, gelegentlich konfluierende gelbe Herde mit zentralen Nekrosen, aus denen später oft Abszesse entstehen.

6.7.5.2 Phlegmone. Eine eitrige Entzündung, die sich diffus in locker gebauten Geweberäumen ausbreitet und nicht zu Gewebseinschmelzungen führt, wird als Phlegmone bezeichnet. Derartige Entzündungen sieht man vor allem bei Streptokokkeninfektionen, da diese plasminogenaktivierende Streptokinase und Hyaluronidase bilden, die das begrenzende Fibrinnetz sowie die Interzellularsubstanz des kollagenen Bindegewebes auflösen. Infolge der uneingeschränkten Ausbreitung ist die Toxinkonzentration besonders hoch, so daß es zu Nekrosen kommt. Dementsprechend fehlen bei der reinen Phlegmone Abszesse. Typisches Beispiel einer Phlegmone ist das *Erysipel* (Rose, Wundrose). Dabei handelt es sich um eine Dermatitis, die durch betahämolysierende Streptokokken verursacht wird und am häufigsten im Gesicht und an den Unterschenkeln vorkommt. Die Erreger treten über Hautdefekte ein und führen zu einer scharf begrenzten, landkartenartigen Rötung und Schwellung der Haut, die sich peripher weiter ausbreitet. Histologisch bestehen ein massives Ödem und eine ausgeprägte granulozytäre Infiltration der Haut mit Übergreifen auf das subkutane Fettgewebe.

6.7.5.3 Abszeß. Bei der *abszedierenden Entzündung* handelt es sich um eine umschriebene, aber noch nicht abgekapselte eitrige Entzündung mit örtlicher Gewebseinschmelzung. Der Eiter besteht aus zugrundegegangenen Granulozyten, aktiven Granulozyten, Fibrin und einzelnen Makrophagen. Beim *akuten Abszeß* wird die eingeschmolzene Nekrose von einem dichten granulozytären Infiltrat umgeben, später entwickelt sich ein peripheres Granulationsgewebe, das die faser-

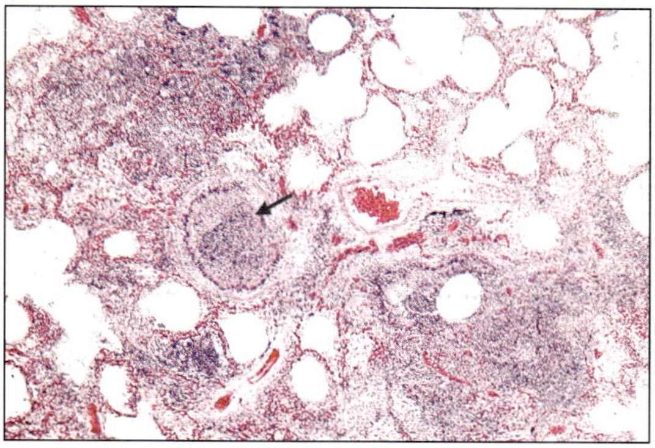

Abb. 6-9. Eitrige Entzündung. Bronchopneumonie. Eitrige Infiltration der Bronchuslichtung (Pfeil), die auf benachbarte Alveolen übergreift. HE-Fbg.

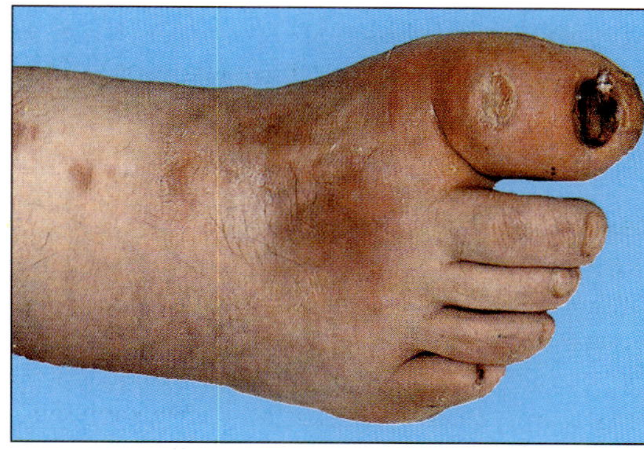

Abb. 6-10. Diffuse eitrige Entzündung. Phlegmone der Großzehe mit Übergreifen auf den Vorfuß.

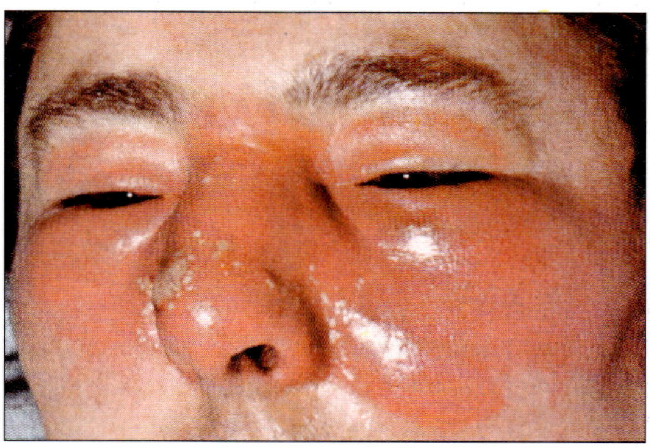

Abb. 6-11. Erysipel. Diffuse Rötung der Gesichtshaut.

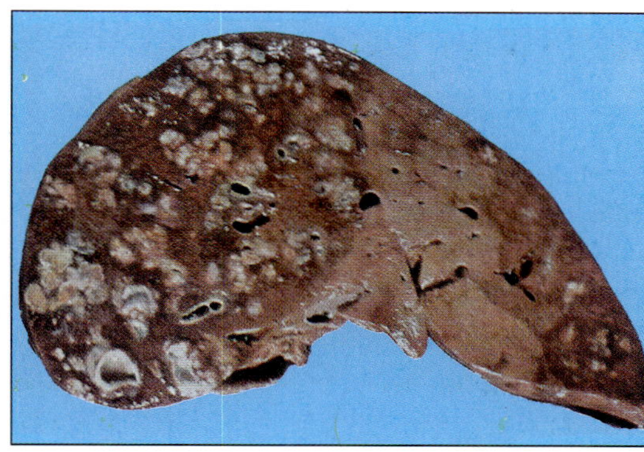

Abb. 6-12. Abszedierende Entzündung. Eitrige Pylephlebitis (Entzündung der Pfortaderäste), besonders im rechten Leberlappen; dazwischen Lebergewebe mit Blutstauung (Zahn-Infarkt).

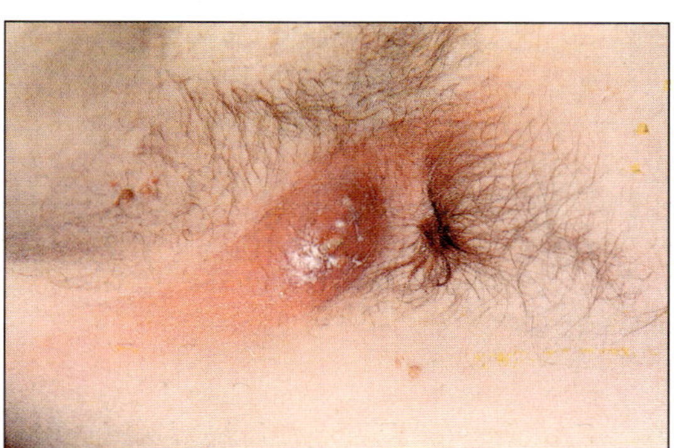

Abb. 6-13. Abszeß. Umschriebene eitrige Entzündung im Bereich der Schweißdrüsen der Achselhöhle.

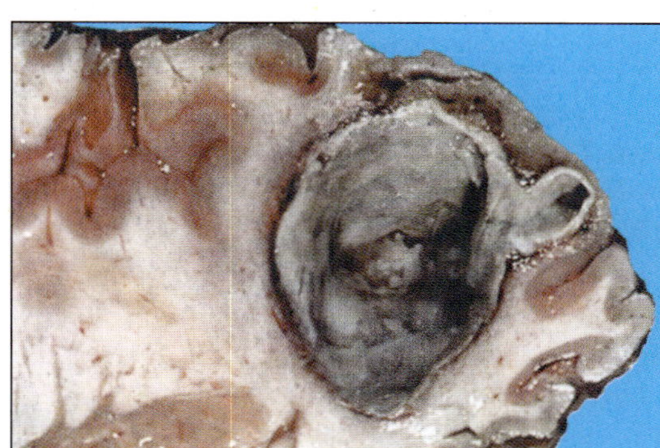

Abb. 6-14. Alter Abszeß. Auf der Schnittfläche des Großhirns ein alter Abszeß mit verdickter Abszeßwand. Inhalt herausgelöst.

reiche Abszeßkapsel bildet (granulierende Entzündung: Übergang zur chronischen Entzündung).

Abszesse entwickeln sich, wenn die lokale Schädigung besonders stark ausgeprägt ist und wenn sich die Erreger lokal verstärkt vermehren und somit eine hohe Toxinkonzentration entsteht. Häufigste Ursache sind Staphylokokkeninfektionen. Die Staphylokokken verfügen nicht über eine Hyaluronidase, die die Ausbreitung der Entzündung begünstigt. Sie produzieren eine Koagulase, welche zu einer Koagulationsnekrose des Gewebes und zu Gefäßthrombosen (Durchblutungsstörungen) führt. Typisches Beispiel ist das *Furunkel,* eine abszedierende Entzündung des Haartalgdrüsenapparates.

Auf dem Blutweg (Sepsis) in andere Organe verschleppte Erreger oder infizierte Thromben können auch dort zu abszedierenden Entzündungen führen (*metastatische Abszesse* bei Septikopyämie).

6.7.5.4 Empyem. Als Empyem bezeichnet man das eitrige Exsudat in einem anatomisch vorgegebenem Hohlraum bzw. der Lichtung eines Hohlorgans (Brust- und Bauchhöhle, Uterus, Tube, Gallenblase). Ein *Pleuraempyem* bildet sich meist durch Fortleitung eines intrapulmonalen Prozesses, selten lymphogen oder hämatogen. Der eitrige Erguß hat oft eine rahmige Konsistenz und enthält massenhaft Eiterzellen sowie abgeschilferte gereizte Mesothelien. Größere Empyeme führen zu einem Lungenkollaps. Gekammerte Pleuraempyeme entstehen, wenn bereits vor Ausbildung des eitrigen Ergusses flächenhafte Pleuraverklebungen oder -verwachsungen bestanden. Bei der Ausheilung eines Pleuraempyems kommt es häufig zu ausgedehnten Schwartenbildungen mit »Fesselung« der Lunge.

Als *Pyozephalus* bezeichnet man eine Eiteransammlung in den Hirnkammern, z.B. als Komplikation einer eitrigen Leptomeningitis, einer embolisch-eitrigen Herdenzephalitis, eines Hirnabszesses oder einer septischen Hirnvenenthrombose.

6.7.6 Hämorrhagische Entzündung

Bei einem massiven Austritt von Erythrozyten aus den Kapillaren in das Entzündungsfeld spricht man von einer hämorrhagischen Entzündung; sie ist immer Ausdruck eines schwersten Kapillarschadens. Hämorrhagische Entzündungen werden am häufigsten durch Virusinfektionen (z.B. Grippe) ausgelöst.

Die *Virusgrippe* manifestiert sich an der Nasen-, Rachen-, Trachea- und Bronchialschleimhaut (»flammende Rötung«). Bei Kindern und Patienten mit chronischen kardiopulmonalen Erkrankungen breitet sich die Entzündung unter dem Bild einer peribronchiolären interstitiellen Pneumonie aus. Meist kommt es zu einer bakteriell-eitrigen Superinfektion (»bunte Grippepneumonie«). Bei der primären hämorrhagischen Grippepneumonie sieht man aneurysmaartige Kapillarerweiterungen, Rhexisblutungen, hämorrhagisches Ödem sowie Alveolarepithelnekrosen und hyaline Membranen.

6.7.7 Granulierende Entzündung

Chronische Entzündungen, bei denen die Ausbildung von Granulationsgewebe im Vordergrund steht, werden als granulierende Entzündungen bezeichnet. Makroskopisch ist das Granulationsgewebe schwammig weich und blutet bei der kleinsten Berührung. Histologisch besteht es aus Kapillaren und Fibroblasten mit eingestreuten Makrophagen, Lymphozyten und Plasmazellen sowie vereinzelten Granulozyten.

Eine granulierende Entzündung findet sich
- bei der Demarkation und Organisation von Nekrosen, Thromben, Hämatomen und nicht verflüssigtem Fibrin,
- beim Abszeß,
- in der Ausheilungsphase eines größeren Gewebsdefekts an einer inneren oder äußeren Körperoberfläche (Ulkus = Geschwür) und
- bei einer Fistel.

Demarkation: Bei der Organisation von Nekrosen, Hämatomen und nicht verflüssigtem Fibrin bilden sich in der Peripherie – infolge der Aktivität der eingewanderten Mikro- und Makrophagen – Resorptionslakunen, in die Kapillaren und

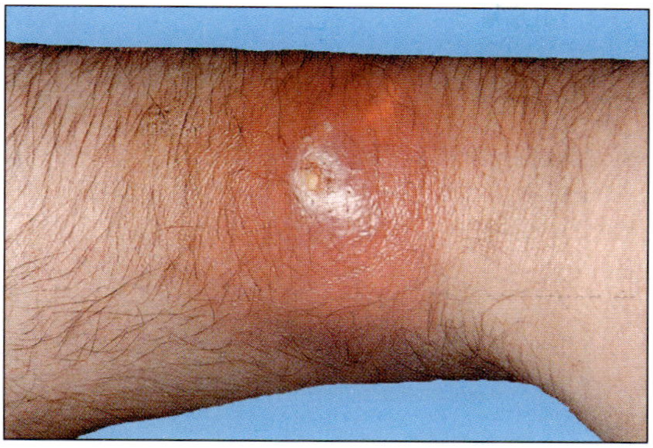

Abb. 6-15. Staphylokokken-Entzündung. Follikulitis mit zentraler eitriger Einschmelzung.

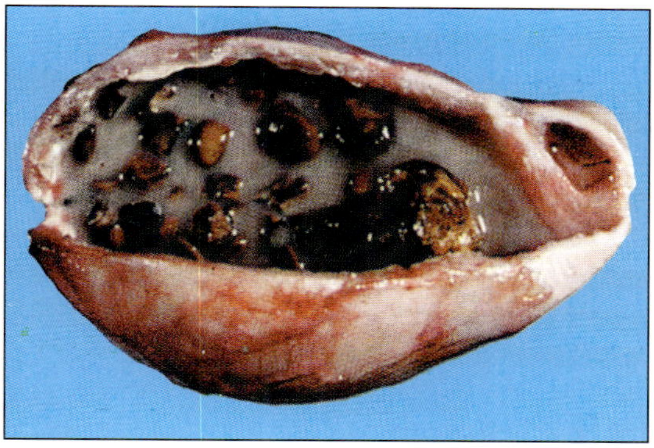

Abb. 6-16. Empyem. Eiter und Gallenblasensteine in der Lichtung einer stark narbig verdickten Gallenblase (»Porzellangallenblase«) .

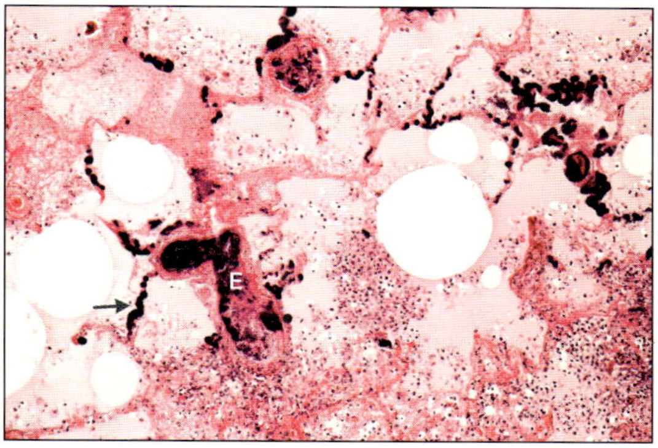

Abb. 6-17. Septikopyämie. Embolus (E) aus Bakterien (Kokken) in den Lichtungen eines Lungenarterienastes und benachbarter Kapillaren (Pfeil). HE-Fbg.

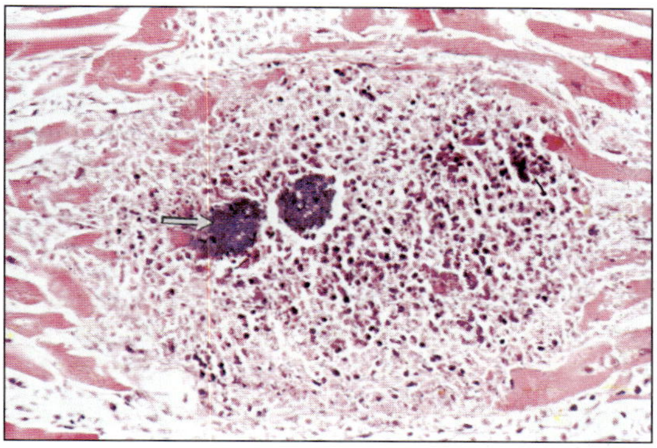

Abb. 6-18. Septikopyämischer Streuherd im Myokard. Umschriebene eitrige Entzündung mit dunklen Ansammlungen von Kokken (Pfeil). Untergang von Herzmuskelfasern im Bereich der Entzündung. HE-Fbg.

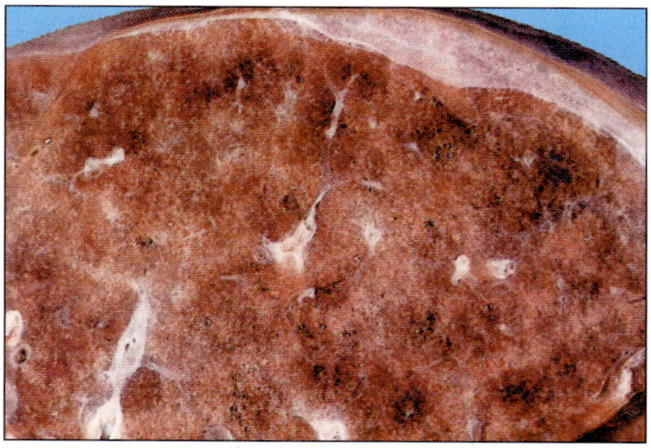

Abb. 6-19. Hämorrhagische Entzündung. Dunkle, blutreiche Lu[illegible]scher Grippepneumo[illegible]

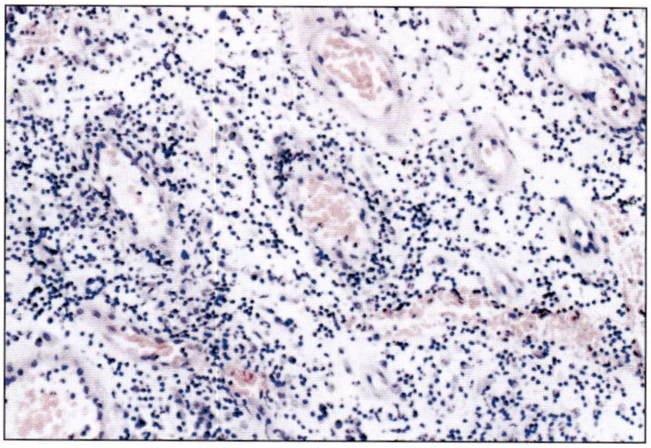

Abb. 6-20. Granulierende Entzündung. Blutreiche neugebildete Kapillaren mit rundzelliger entzündlicher Infiltration. HE-Fbg.

Fibroblasten einwachsen. Mit Fortschreiten der Organisation setzt in der Peripherie eine fibrosierende Reaktion ein, welche später auf die zentralen Teile übergreift und die Ausbildung eines zellarmen Narbengewebes zur Folge hat.

Ein frischer, nicht spontan oder durch Drainage entleerter Abszeß wird gegen die Umgebung durch eine *Abszeßmembran* begrenzt. Diese besteht in ihrer innersten Schicht aus Makrophagen, die reichlich phagozytiertes Material (insbesondere Fette) enthalten und der Membran eine gelbe Farbe geben. Es folgt eine breite Schicht eines kapillarreichen Granulationsgewebes, die außen von einem Narbengewebe begrenzt wird. Überwiegen die Abwehrkräfte des Organismus, so wird der Abszeß allmählich resorbiert und durch ein Narbengewebe ersetzt. Überwiegt die Virulenz der Erreger, so wird die Abszeßmembran teilweise nekrotisch: Die Entzündung breitet sich in die Richtung des geringsten Widerstandes aus. Schließlich erreicht der Prozeß eine innere oder äußere Körperoberfläche und bildet eine Fistel.

Nekrosen an der inneren oder äußeren Körperfläche werden abgestoßen und bilden ein *Geschwür* (Ulkus). Bei der Ausheilung wird der Defekt durch ein Granulationsgewebe ausgefüllt und sekundär von Epithel überhäutet. Bei Fortbestehen des Entzündungsreizes entwickelt sich ein chronisches Ulkus mit einer charakteristischen Schichtenbildung im Grund. Beim chronischen Magengeschwür sieht man an der Oberfläche nekrotisches Zellmaterial. Darunter findet sich – als Folge einer Säureverquellung und -verätzung des Geschwürgrunds – eine fibrinoide Nekrose. Diese wird von einem Granulationsgewebe begrenzt, das außen in Narbengewebe übergeht.

Als *Fistel* bezeichnet man die kanalartige Verbindung eines Entzündungsherdes mit einer inneren oder äußeren Körperfläche. Die Fistelwand besteht in ihrer innersten Schicht aus nekrotischem Material (Detritus) und/oder Eitermassen. Daran schließt sich ein Granulationsgewebe an, das an der Peripherie in ein Narbengewebe übergeht. Fisteln entstehen im Gefolge einer fortschreitenden abszedierenden oder ulzerierten Entzündung.

6.7.8 Granulomatöse Entzündungen

Die granulomatöse Entzündung ist Folge eines örtlichen Zusammenspiels verschiedener Entzündungszellen, vor allem von T-Lymphozyten und Makrophagen. Es entstehen 1 bis 2 mm große Knötchen mit einem charakteristischen Aufbau.

6.7.8.1 Das **verkäsende Epitheloidzellgranulom** weist im Zentrum eine käsige Nekrose auf, die von palisadenartig angeordneten Epitheloidzellen, Riesenzellen vom Langhans-Typ sowie einem peripheren Lymphozytenwall umgeben wird.

Verkäsende Epitheloidzellgranulome sind typisch für die *Tuberkulose*. Tuberkelbakterien bilden keine hochwirksamen Toxine oder gewebszerstörenden Enzyme. Bei der Reaktion der Tuberkelbakterien mit Immunzellen und Makrophagen entstehen jedoch hochtoxische Reaktionsprodukte und Kinine, die zu einer ausgeprägten exsudativen Reaktion und, wenn größere Mengen von Tuberkelbakterien vorliegen, zu käsigen Nekrosen führen. In der Regel tritt die exsudative Reaktion mit der fortschreitenden Entfaltung der Immunabwehr und der zunehmenden Aktivierung des mononukleären Phagozytensystems (MPS) sehr rasch zurück. Es wandern Makrophagen ein, die sich unter dem Einfluß der Lymphokine in Epitheloidzellen umwandeln, Riesenzellen vom Langhans-Typ bilden und die käsige Nekrose einschließen.

6.7.8.2 Nicht verkäsende epitheloidzellige Granulome enthalten Epitheloidzellen, Makrophagen, einzelne Lymphozyten und mehrkernige Riesenzellen vom Langhans-Typ. In der Peripherie finden sich oft mantelförmig angeordnete kollagene Fasern, die in das Granulom einstrahlen. Sehr häufig beobachtet man in den mehrkernigen Riesenzellen zentral gelegene intrazytoplasmatische Einschlußkörper (Schaumann- und Asteroidkörper). Nicht verkäsende Epitheloidzellgranulome sind charakteristisch für die *Sarkoidose*, treten aber auch bei der Tuberkulose auf, wenn die Abwehrlage gut ist oder nur wenige Erreger vorhanden sind *(proliferativ-produktive Tuberkulose)*. Weiterhin finden sie sich bei Berylliose, Morbus Crohn, Sarcoid-like Lesion, tuberkuloider Lepra, Wegener-Granulomatose, der exogen-allergischen Alveolitis und der primären biliären Zirrho-

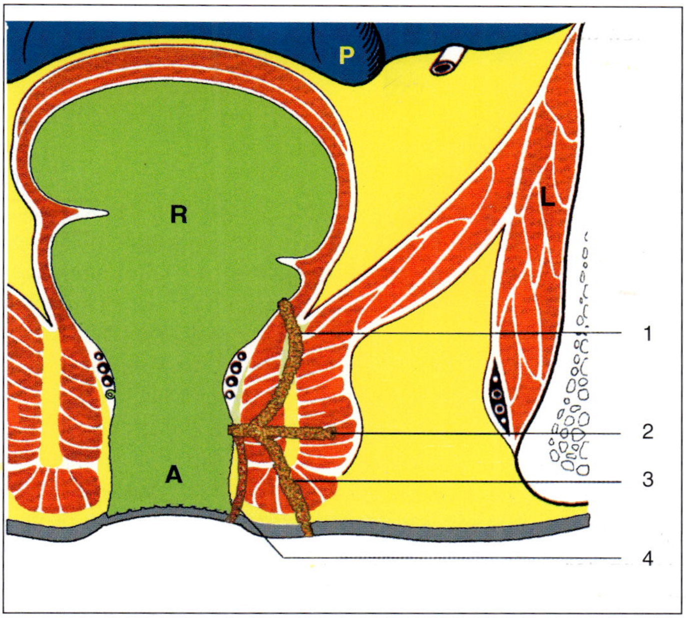

Abb. 6-21. Entzündlich bedingte anorektale Fisteln. 1: Komplette interne Fistel, 2: interne blinde Fistel, 3: transsphinkterische externe Fistel, 4: intrasphinkterische externe Fistel. P: Peritoneum (Douglas-Raum). R: Rektum. A: Analkanal.

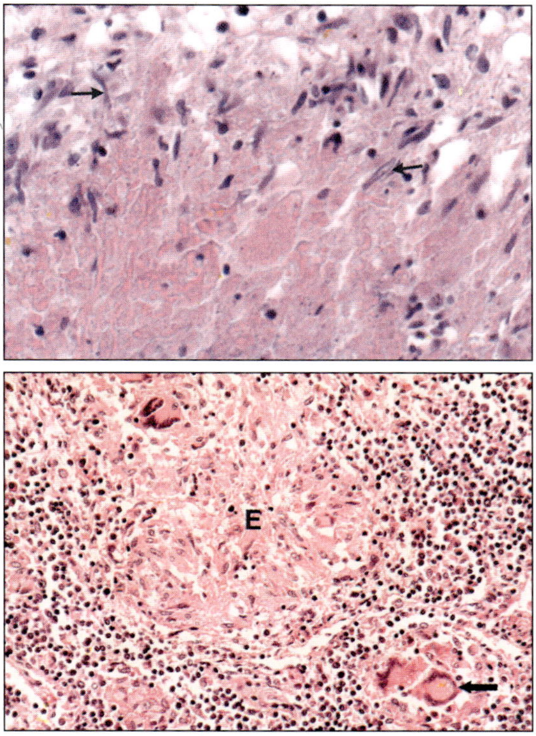

Abb. 6-22. Oben: **verkäsendes Granulom** mit Epitheloidzellen (Pfeile) bei Tuberkulose. Unten: **nichtverkäsendes Epitheloidzellgranulom** (E) bei Sarkoidose. Mehrkernige Riesenzellen vom Langhans-Typ (Pfeil). HE-Fbg.

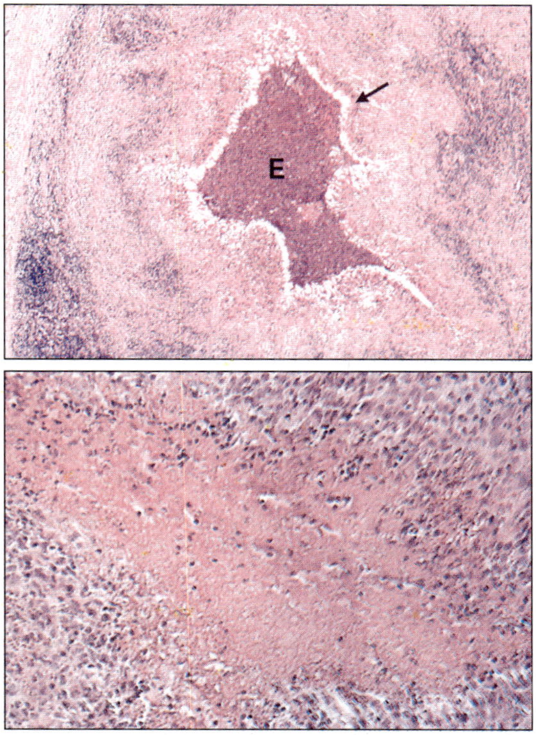

Abb. 6-23. Oben: **Granulom vom Pseudotuberkulosetyp** (retikulohistiozytär-abszedierte Entzündung) bei Katzenkratzkrankheit. E: Eiter. Histiozytärer Randsaum (Pfeil). HE-Fbg. Unten: **Granulom bei chronischer Polyarthritis** mit fibrinoider Nekrose•und wallartig gestellten Histiozyten. HE-Fbg.

se. Ferner können sie im Rahmen einer Fremdkörperreaktion auftreten.

6.7.8.3 Granulome vom Pseudotuberkulosetyp bestehen überwiegend aus Epitheloidzellen und Makrophagen; Riesenzellen sind selten oder fehlen völlig. Im Zentrum der Granulome findet sich eine Nekrose, die von neutrophilen Granulozyten durchsetzt und abgebaut wird. Diese Granulome entstehen aus knötchenförmigen Ansammlungen von Makrophagen (Makrophagengranulom), deren Enzyme die Erreger abtöten, gleichzeitig aber auch leukotaxisch wirken, so daß Granulozyten einwandern und über ihre Enzyme eine Nekrose mit eitriger Einschmelzung auslösen. Außerdem wandeln sich Makrophagen in Epitheloidzellen um, welche die zentrale Abszedierung palisadenförmig umgeben (retikulozytär-abszedierende Lymphadenitis). Granulome vom Pseudotuberkulosetyp finden sich bei *Yersiniosis pseudotuberculosa, Tularämie, Lymphogranuloma inguinale* und *Katzenkratzkrankheit.* Gemeinsam ist allen vier Krankheitsbildern, daß sich an der primären Infektionsstelle (Primäraffekt) – im Gegensatz zu den regionären Lymphknoten – nur geringe entzündliche Veränderungen entwickeln.

6.7.8.4 Fremdkörpergranulome werden durch schlecht abbaubare exo- oder endogene korpuskuläre Substanzen hervorgerufen. Sie bestehen histologisch aus ungeordneten Riesenzellen, die Fremdkörper einschließen oder sich ihnen anlagern. In unmittelbarer Nachbarschaft finden sich Makrophagen, in der Umgebung ein lymphoplasmazelluläres Infiltrat sowie einsprossende Kapillaren und Fibroblasten.

Die Fremdkörper begünstigen eine Einwanderung von Makrophagen. Gleichzeitig kommt es – wahrscheinlich ausgelöst durch die Mediatoren der Makrophagen – zur Ausbildung eines kapillar- und fibroblastenreichen Gewebes (Granulationsgewebe). *Kleine Fremdkörper* werden von den Makrophagen aufgenommen und in Phagolysosomen eingeschleust. Hier werden sie entweder langsam abgebaut (z.B. Cholesterin- und Uratkristalle) oder bleiben in der Zelle liegen. *Größere Fremdkörper* werden von zahlreichen Makrophagen umlagert, die zu einer Fremdkörperriesenzelle zusammenfließen. Wenn alle Fremdkörper auf diese Weise sequestriert sind, werden die Makrophagen inaktiv. Das Granulationsgewebe verwandelt sich in ein faserreiches, gefäßarmes Narbengewebe, das die geschrumpften Makrophagen und Riesenzellen mit den eingeschlossenen Fremdkörpern umgibt.

6.7.8.5 Beim **Granulom vom Typ des rheumatischen Fiebers** besteht zu Beginn eine fibrinoide Nekrose der Kollagenfasern (rheumatisches Frühinfiltrat). Um diesen Herd bildet sich nach 3 bis 8 Wochen das rheumatische Granulom (Aschoff-Knötchen). Es ist etwa 1 mm groß und besteht aus Lymphozyten, Plasmazellen und Makrophagen sowie Histiozyten mit großen länglichen Kernen. Im Zentrum dieser Kerne liegen charakteristische Chromatinklumpen (»Anitschkow-Zellen« = Kardiohistiozyt) und ein prominenter Nukleolus (Eulenaugen-Zellkern). Diese Zellen konfluieren und bilden mehrkernige Riesenzellen (»Aschoff-Zellen«). Nach Abklingen der akuten Entzündung und Abräumung des geschädigten Bindegewebes bleibt eine spindelförmige Narbe zurück.

6.7.8.6 Granulom vom Typ der chronischen Polyarthritis. Bei der chronischen Polyarthritis (rheumatoide Arthritis) entwickeln sich im tiefen Korium und im subkutanem Fettgewebe zum Teil konfluierende Knötchen (Rheumaknoten) bis zu einer Größe von mehreren Zentimetern. Sie bestehen aus einer zentralen Kollagennekrose, die von palisadenartig angeordneten Histiozyten umgeben wird. Angrenzend findet sich ein Granulationsgewebe, das in der Peripherie in ein faserbildendes kollagenes Bindegewebe übergeht. Diese Granulome treten bevorzugt an mechanisch beanspruchten Stellen (Olecranon, Hände) auf.

6.8 Sonderformen der Entzündung

6.8.1 Nekrotisierende Entzündung

Bei der nekrotisierenden Entzündung beherrschen Gewebsuntergänge das histologische Bild. Sie werden unmittelbar durch Erregertoxine verursacht oder sind Folge der entzündlich bedingten Kreislaufstörung. Nekrosen entstehen bei hoher Erregervirulenz oder bei schlechter Abwehrlage, wobei meist eine ungenügende Abwehrfähigkeit des Organismus entscheidend ist. Dementsprechend sieht man eine nekrotisierende Entzündung bevorzugt bei schwerer allgemeiner Abwehrschwäche (Hungerzustand, Tumorkachexie, zytostatische Therapie, Diabetes mellitus).

Eine entscheidende Rolle in der Abwehr kommt den Granulozyten zu. Jede *Verminderung der Granulozytenzahl* (Neutropenie) unter eine kritischen Grenze (Agranulozytose) begünstigt die Entstehung einer nekrotisierenden Entzündung. Mit dem Schwund der Granulozyten bricht die unspezifische Abwehr zusammen, so daß normalerweise von der Abwehr beherrschte Keime (Saprophyten, apathogene Keime) ihre pathogenen Eigenschaften entfalten können und ausgedehnte Gewebsnekrosen hervorrufen. Dabei ist charakteristisch, daß in diesen Nekrosen massenhaft Bakterien und/oder Pilze nachweisbar sind, die wie in Kulturen wachsen, während eine entzündliche Reaktion weitgehend oder völlig fehlt. Derartige areaktive Nekrosen treten vor allem in der Mundhöhle (reichlich Saprophyten!) auf, besonders im Bereich der Tonsillen und des Zahnfleischrandes. Sie bilden grünschwarze Membranen, nach deren Abstoßung tief reichende Geschwüre mit unterminierten Rändern entstehen.

Ähnlich wie ein Granulozytenschwund wirken sich schwerwiegende Störungen der Granulozytenfunktion aus. *Funktionelle Neutropenien* können angeboren oder erworben sein. Sie verursachen teilweise schwere granulomatöse Entzündungen; nekrotisierende Formen werden jedoch nur bei extremer Funktionsstörung gesehen.

6.8.2 Gangräneszierende Entzündung

Die gangräneszierende (gangränöse, putride) Entzündung entsteht, wenn es bei einer nekrotisierenden oder abszedierenden Entzündung zu einer Superinfektion mit Anaerobiern kommt. Diese Erreger zersetzen das Gewebe unter Bildung übelriechender Gase (Fäulnis).

Typisches Beispiel der gangräneszierenden Entzündung ist die *Lungengangrän.* Häufigste Ursache ist die Aspiration, bei der gewebeverdauender Magensaft zusammen mit Anaerobiern der Mundhöhle in die Lunge gelangt. Sie kann sich jedoch auch infolge Superinfektion eines Lungenabszesses entwickeln. Bei der Lungengangrän kommt es zu einem jauchigen Zerfall des Lungengewebes.

6.9 Bakterielle Sepsis

6.9.1 Definition

Eine lokale bakterielle (oder fungale) Infektion kann sich nicht nur auf die Umgebung ausbreiten, sondern auch in die Blutbahn einbrechen (Generalisation). Bei der hämatogenen Ausbreitung unterscheidet man:

- **Bakteriämie.** Die Keime sind vorübergehend im Blut nachweisbar und verursachen keine Krankheitssymptome. Eine Bakteriämie erfolgt, wenn auch in geringem Umfang, praktisch bei jeder Infektion. Die Keime werden aber durch Antikörper, Komplementfaktoren, zelluläre Immunreaktionen und das MPS eliminiert.

- **Sepsis.** Die Erreger werden konstant oder kurzfristig periodisch in die Blutbahn ausgeschwemmt und verursachen selbst oder durch ihre toxischen Produkte Krankheitszeichen. Eine Sonderform ist die Sepsis lenta, die einen langsamen schleichenden Verlauf aufweist und durch eine Endokarditis (Endocarditis lenta) mit wenig virulenten Erregern (meist *Streptococcus viridans*) hervorgerufen wird.

- **Pyämie.** Die Erreger bilden in verschiedenen Organen Absiedlungen mit Ausbildung eitriger (meist abszedierender) Entzündungsherde. Das gleichzeitige Auftreten einer Sepsis und einer Pyämie wird als **Septikopyämie** bezeichnet. Neuerdings werden Sepsis und Septikopyämie vielfach nicht mehr getrennt, sondern als **Septikämie** zusammengefaßt.

6.9.2 Pathogenese

Eine Septikämie kann sich nur entwickeln, wenn die Aggressivität und Vermehrungsfähigkeit der Erreger (Virulenz) die unspezifische und spezifische Abwehr des Organismus übertrifft. Die häufigsten Erreger sind *E. coli* (25%), *Staphylococcus aureus* (15%) und Pseudomonas spp. (10%). Während sich bei den außerklinisch entstandenen Septikämien Herdlokalisation und Erregerarten kaum geändert haben (Staphylokokken bei Haut- und Wundinfektionen, Pneumokokken bei Pneumonien, *E. coli* bei biliodigestiven und Harnwegsinfektionen), finden sich bei den nosokomialen Septikämien zunehmend fakultativ pathogene Mikroorganismen.

Eine Herabsetzung der Abwehrkräfte besteht bei Unterernährung, chronischen Infektionskrankheiten, bösartigen Tumoren, Leukämien, Agranulozytose, aber auch nach schweren operativen Eingriffen; sie kann auch therapiebedingt sein (Kortison, Immunsuppressiva, Zytostatika). Gefährdet sind vor allem ältere Menschen (62% der an Septikämie gestorbenen und 42% aller Septikämie-Patienten sind älter als 65 Jahre), Drogensüchtige und Alkoholiker.

Die Erregerausschwemmung in die Blutbahn erfolgt über den Lymphweg, über eine infizierte Thrombophlebitis oder durch direkten Einbruch in das Blutgefäßsystem. Bei der lymphogenen Ausbreitung gelangen die Erreger zunächst in die abführenden Lymphgefäße des Sepsisherdes und rufen hier eine eitrige Entzündung (Lymphangitis) hervor. Später durchwandern die Keime die gesamte Lymphknotenkette und gelangen über Ductus thoracicus und Sinus venosus in die Blutbahn.

Infizierte Venenthromben entstehen, wenn bakteriell oder fungal bedingte Entzündungen auf die Venenwand übergreifen, eine intravasale Blutgerinnung auslösen und Erreger diesen Thrombus besiedeln. Septikämien durch Verschleppung infizierter Venenthromben kommen bei Angina tonsillaris (Vena jugularis), eitriger Appendizitis (V. mesenterica), eitriger Cholezystitis (V. cystica, Pfortaderäste), Uterusinfektionen nach Abort oder Geburt (Uterusvenen, Puerperalsepsis) und bei peripherer Thrombophlebitis vor. Ein unmittelbarer Einbruch der Keime in die Blutbahn als Ursache einer Septikämie ist bei Pneumonie, Cholangitis, Osteomyelitis, Pyelonephritis und beim infizierten Abort (septischer Abort) möglich.

6.9.3 Morphologie

Die bei der Sepsis auftretende allgemeine Organschädigung und der septische Schock mit Verbrauchskoagulopathie infolge disseminierter intravasaler Gerinnung (DIC) sind Endpunkte einer pathogenetischen Kaskade, die von grampositiven Bakterien und Pilzen wie auch von Endotoxin-enthaltenden gramnegativen Bakterien ausgelöst werden kann. Unter dem Einfluß von Oberflächenstrukturen oder Toxinen dieser Mikroorganismen kommt es zur Freisetzung endogener Meadiatoren aus Makrophagen, Neutrophilen, Endothelzellen usw. sowie zur Aktivierung der Komplement- und Kininsysteme. Die prokoagulatorische, vasodilatierende und kardiodepressive Wirkung dieser überschießend produzierten Mediatoren (z. B. Interleukin-1 und Tumornekrosefaktor-α) führt zum Kreislaufzusammenbruch und letztlich zum Multiorganversagen.

Besonders eindrucksvoll ist die septische Milzschwellung. Die mäßig stark vergrößerte Milz (Gewicht 250–350, Normalgewicht 150) hat eine weiche zerfließliche Konsistenz. Histologisch finden sich eine ausgeprägte Hyperämie, ein Ödem der roten Pulpa mit einer starken Vermehrung der Granulozyten und Makrophagen sowie eine Hyperplasie des lymphatischen Gewebes (weiße Pulpa) mit Vergrößerung der Keimzentren.

Neben der Milz können bei der akuten Sepsis auch Lymphknoten eine reaktive Hyperplasie des lymphatischen Gewebes aufweisen. In der Leber manifestiert sich die Aktivierung des MPS in einer Vermehrung und Schwellung der Sternzellen.

Die Toxinwirkung führt zu einer Hyperämie, einer toxischen Zellschwellung und einem Ödem des Gehirns und der parenchymatösen Organe (Herz, Leber, Nieren). Leber-, Herz- und Nierenzellen können toxisch verfetten. Kleine oder größere Zelluntergänge (septische Nekrosen) finden sich in Lymphfollikeln (Lymphknoten, Peyer-Plaques, Milz), Knochenmark, Nierentubuli und Gehirn.

Die Streuherde bei der Pyämie und der Septikopyämie liegen in der Lunge bevorzugt subpleural *(metastatische Herdpneumonien).* Meist handelt es sich um etwa erbsengroße Abszesse, die durch Einschmelzung septischer Infarkte entstehen. Werden diese Abszesse zu sekundären Streuherden, so führen sie zu Absiedlungen in den Organen des großen Kreislaufs mit Ausbildung von eitrigen Entzündungen (Arthritis, Osteomyelitis), besonders häufig zu Mikroabszessen (Herz, Nieren) oder größeren Gewebseinschmelzungen (Leber, Gehirn). Eine derartige Pyämie kann auch zu einer akuten ulzerösen oder thrombulzerösen bakteriellen Endokarditis führen, die weiter fortbesteht, wenn die übrigen entzündlichen Veränderungen unter der Chemotherapie abgeheilt sind. An diesen Klappen finden sich massenhaft Bakterien, die mit dem arteriellen Blutstrom, teilweise mit abgerissenen infizierten Thromben in die Peripherie (Nieren, Gehirn, Milz und Herz) verschleppt werden und zu septischen Infarkten und Abszessen führen.

Bei der *Endokarditis lenta* (Sepsis lenta) kommt es in der Milz zu einer Hyperplasie der roten und weißen Pulpa (Gewicht unter 500 g). Die rote Pulpa enthält massenhaft Makrophagen, Plasmazellen sowie Granulozyten und deren Vorstufen. Die Lymphfollikel zeigen eine reaktive Hyperplasie mit großen Keimzentren. Weiterhin bilden sich hyaline Thromben als Ausdruck einer allergischen Reaktion vom Immunkomplextyp in einzelnen Glomerulumschlingen mit nachfolgender Schlingennekrose und -vernarbung (Löhlein-Herdnephritis, Häufigkeit: 30%). Gleicher Genese sind die Osler-Knötchen, stecknadelkopf- bis erbsengroße, schmerzhafte Vorwölbungen, die bevorzugt an den Endphalangen der Finger und Zehen auftreten, und die Janeway-Läsionen (1 bis 4 mm große, flache schmerzlose Flecken an Handflächen und Fußsohlen).

6.10 Entzündliche Reaktionen bei nicht / nicht unmittelbar erregerbedingten Erkrankungen

6.10.1 Morbus Crohn

Der Morbus Crohn (Ileitis terminalis, Ileitis granulomatosa, Ileitis regionalis) ist eine chronische segmentale ulzerierende granulomatöse Entzündung des Gastrointestinaltraktes mit Bevorzugung des terminalen Ileums. In 20 bis 25% ist nur der Dünndarm, in 15% nur der Dickdarm befallen, in 50% Dünn- und Dickdarm. Die Erkrankung beginnt überwiegend im jugendlichen Alter (Adoleszenz) sowie in den frühen Jahren des 3. Dezenniums. Die Ätiologie ist nicht geklärt. Ethnische, immunologische und genetische Faktoren sowie Infektionen (Viren, membrandefekte Bakterien) werden diskutiert.

In der floriden Phase sieht man unregelmäßig begrenzte, längsgestellte, asymmetrisch angeordnete Geschwüre, die teils flach, teils aber auch gletscherspaltenartig unterschiedlich tief sind. Histologisch erkennt man eine Hyperplasie des lymphatischen Gewebes und ein Ödem der Schleimhaut. Ferner finden sich nicht selten Lymphangiektasien. Typisch sind epitheloidzellige Granulome, die sich sowohl intramural als auch in den regionären Lymphknoten entwickeln. Im Spätstadium stehen Narbenbildungen und Stenosen im Vordergrund. Weiterhin bilden sich Fisteln aus, die fuchsbauartig zwischen den verklebten Darmschlingen verlaufen oder in angrenzende Strukturen (meistens Dünn- oder Dickdarmschlingen) perforieren.

6.10.2 Colitis ulcerosa

Die Colitis ulcerosa ist eine meist in Schüben, gelegentlich auch kontinuierlich verlaufende chronische entzündliche Erkrankung des Dickdarmes, die vom Rektum aus unterschiedlich weit in das Colon hinein reicht. Sie kommt in allen Altersklassen vor, am häufigsten in der 3. und 4. Lebensdekade. Die Ursache ist nicht geklärt. Eine familiäre Häufung spricht für das Vorliegen von genetischen Faktoren. Immunhistochemisch bestehen in der Lamina propria Störungen der Neutrophilen- und Makrophagenfunktion.

Zu Beginn ist die Schleimhaut feinhöckrig granulär geschwollen, hochrot und blutet bei Berührung. Histologisch sieht man eine dichte entzündliche Infiltration des Schleimhautstromas mit Leukozytenansammlungen in Krypten. Aus diesen »Kryptenabszessen« entwickeln sich flache, auf die Schleimhaut begrenzte Geschwüre. Im chronischen Stadium sieht man neben Ulzera entzündliche Pseudopolypen, die aus entzündlich veränderten stehengebliebenen Schleimhautarealen und aus Granulationsgewebe bestehen. Eine Spätkomplikation der Colitis ulcerosa ist das kolorektale Karzinom, das sich besonders häufig bei der Pancolitis ulcerosa entwickelt.

6.10.3 Sarkoidose

Bei der Sarkoidose (Morbus Boeck) handelt es sich um eine weltweit verbreitete, nichtinfektiöse granulomatöse Allgemeinerkrankung mit stadienhaftem Ablauf und Neigung zur Spontanremission. Sie kann in allen Organen auftreten, bevorzugt in den thorakalen Lymphknoten und Lungen. Die Ätiologie der Sarkoidose ist ungeklärt; eine tuberkulöse Genese gilt als unwahrscheinlich.

Das histologische Bild wird von nicht verkäsenden epitheloidzelligen Granulomen beherscht. Als Vorläufer des Granuloms findet sich ein uncharakteristisches Infiltrat aus polymorphkernigen Granulozyten, Lymphozyten, Plasmazellen und Histiozyten in der Umgebung von kleinen Gefäßen und Kapillaren. Mit Fortschreiten des Prozesses bilden sich aus einwandernden Blutmonozyten Makrophagen, während die übrigen Zellen allmählich verschwinden. Der Umwandlungsprozeß dauert etwa 21 Tage. Im weiteren Verlauf kommt es zu einer fortschreitenden Fibrosierung der Granulome. Sie beginnt in der Peripherie, von der aus Kollagenfaserbündel in die Granulome einstrahlen und sie schließlich völlig ersetzen. Durch Konfluenz der Knötchen werden größere Narbenfelder gebildet. In der Lunge führt dieser Prozeß zu einer Fibrose, die zumeist auch den Verlauf und die Prognose der Erkrankung bestimmt (restriktive Ventilationsstörung, respiratorische Insuffizienz, Cor pulmonale).

6.10.4 Wegener-Granulomatose

Die Wegener-Granulomatose ist eine nekrotisierend-granulomatöse Vaskulitis mit Befall des oberen Respirationstraktes, der Lungen und der Nieren. Die Ursache ist unbekannt; diskutiert wird eine immunologische Genese (inhaliertes Antigen?).

Die Erkrankung manifestiert sich zunächst als chronische Rhinitis, Sinusitis, Otitis media und/oder Mastoiditis. Makroskopisch erscheint die Nasenhöhlenschleimhaut ulzeriert. Histologisch sieht man eine granulomatös nekrotisierende Vaskulitis, bevorzugt in den kleinen Arterien und Venen, mit Ausbildung von nicht verkäsenden epitheloidzelligen Granulomen. Ferner finden sich Lymphozyten, Plasmazellen und wechselnd reichlich Eosinophile. Später entstehen gleichartige Veränderungen in der Lunge und in den Nieren. In der Lunge können die Granulome zu großen infarktartigen Knoten zusammenfließen und einschmelzen.

6.11 Entzündliche und degenerative Erkrankungen mit rheumatischer Symptomatik

6.11.1 Akutes rheumatisches Fieber

Das akute rheumatische Fieber ist eine Erkrankung mit drei wesentlichen klinischen Manifestationsformen: rheumatische Polyarthritis, Chorea minor und rheumatische Karditis. Es tritt 3 bis 4 Wochen nach einer oft mild verlaufenden Angina oder Pharyngitis durch betahämolysierende Streptokokken auf, meist zwischen dem 5. und 15. Lebensjahr. Formalpathogenetisch handelt es sich um eine allergische Reaktion vom Typ II (zytotoxischer Typ), am ehesten infolge einer Kreuzreaktion des Streptokokken-Antikörpers mit körpereigenen Geweben. Wahrscheinlich finden aber auch allergische Reaktionen vom Typ III, möglicherweise auch vom verzögerten Typ IV statt.

6.11.1.1 Die **rheumatische Polyarthritis** (Häufigkeit: 50–80%) manifestiert sich an den großen und mittleren Gelenken mit Rötung, Schwellung, Ergußbildung und Schmerzen. Histologisch findet sich eine fokale oder diffuse Infiltration mit Neutrophilen, später auch Lymphozyten und Fibroblasten. Charakteristisch sind in der Synovialmembran gelegene Granulome mit zentraler fibrinoider Nekrose.

6.11.1.2 Die **Chorea minor** kommt nur selten vor (<1%) und wird durch eine vorübergehende Mitbeteiligung des Corpus striatum verursacht. Sie ist durch Hyperkinesen (schnelle unwillkürliche Kontraktionen wechselnder Muskeln oder Muskelgruppen) gekennzeichnet.

6.11.1.3 Die **rheumatische Karditis** (bevorzugt bei Kindern) manifestiert sich am Endo-, Myo- und Perikard. Die rheumatische Endokarditis führt am Schließungsrand der Mitralklappe (90%), der Aortenklappe (60%) und Trikuspidalklappe (20%) zu perlschnurartig angeordneten,

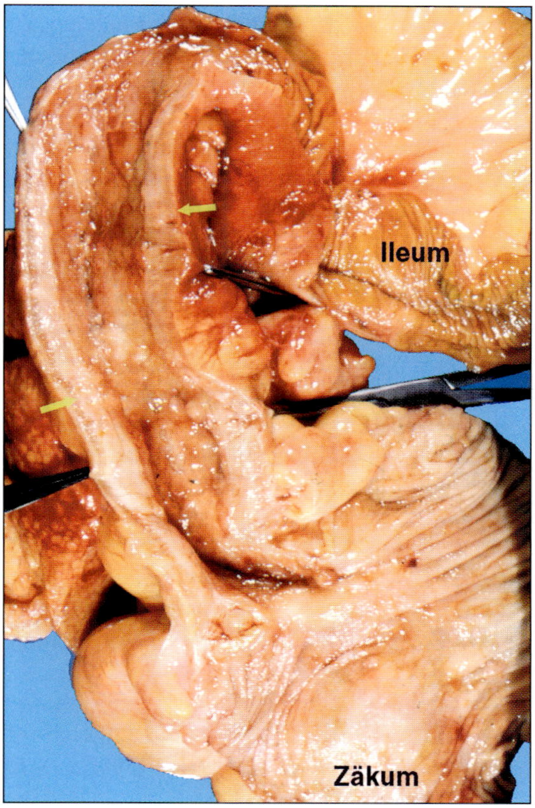

Abb. 6-24. Morbus Crohn. Rohrförmige Wandverdickung (Pfeile) im Endileum.

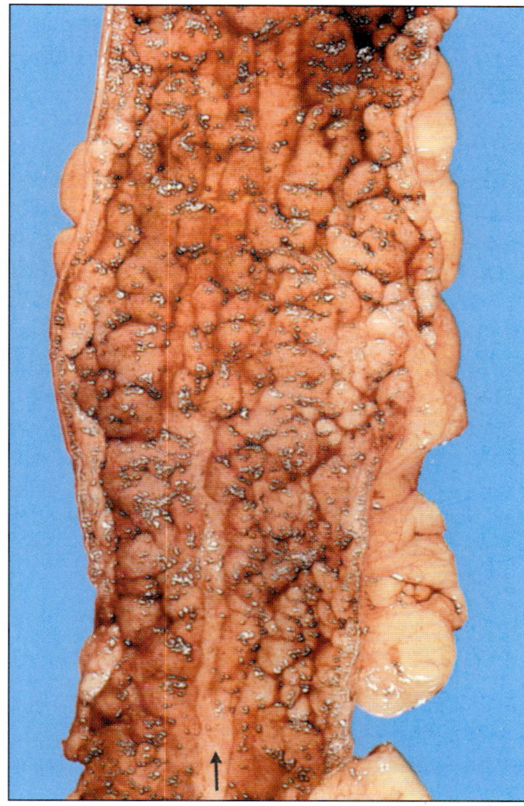

Abb. 6-25. Colitis ulcerosa. Flache, längliche Ulzera (Pfeil); polypöse Verdickung der erhaltenen Schleimhaut.

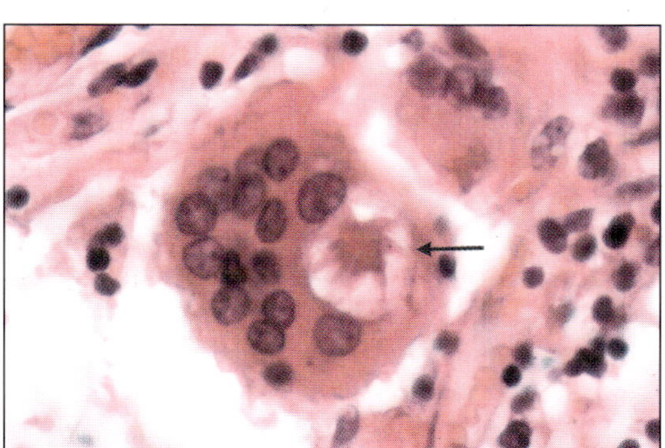

Abb. 6-26. Asteroid-Körperchen (Pfeil) in einer Riesenzelle bei Sarkoidose. HE-Fbg.

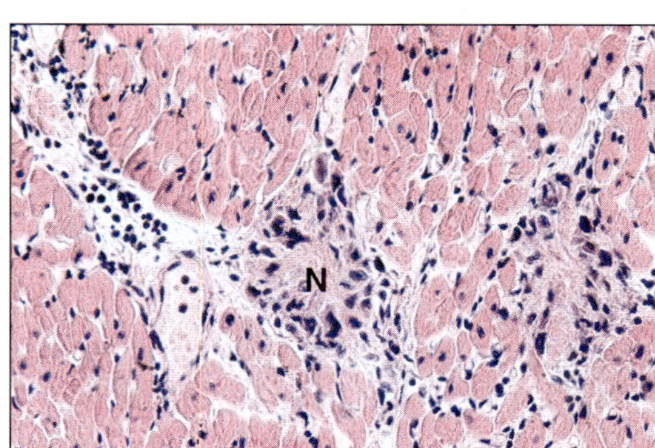

Abb. 6-27. Aschoff-Knötchen bei Myocarditis rheumatica. Große Zellen um eine zentrale fibrinoide Nekrose (N). HE-Fbg.

1 bis 3 mm großen wärzchenförmigen Auflagerungen (Endocarditis verrucosa) von Thrombozyten und Fibrin, die der Unterlage fest anhaften und auch auf die Sehnenfäden übergreifen können. Zunächst kommt es zu einer ödematösen Aufquellung und Fibrininsudation der Klappen. Später werden die Klappen vaskularisiert, die Fibrinein- und -auflagerungen organisiert und durch kollagenes Bindegewebe ersetzt. In einem Teil der Fälle führt diese Vernarbung zu einem Klappenfehler (Stenose oder Insuffizienz). Bei der rheumatischen Myokarditis sieht man als rheumaspezifische Läsion das Aschoff-Knötchen. Schwere Verlaufsformen können zu einer akuten oder chronischen Herzinsuffizienz führen. Am Epi- und Perikard manifestiert sich das rheumatische Fieber unter dem Bild einer fibrinösen oder serofibrinösen Entzündung, wobei jedoch größere Ergüsse selten sind.

6.11.2 Primär chronische Polyarthritis (rheumatoide Arthritis)

Wichtigste Manifestation des chronischen entzündlichen Rheumatismus ist die rheumatoide Arthritis, außerdem können Sehnen, Sehnenscheiden, Schleimbeutel, quergestreifte Muskulatur, Lymphknoten, Herz, Milz und das subkutane Gewebe beteiligt sein. Die Erkrankung beginnt am häufigsten zwischen dem 35. und 45. Lebensjahr; Frauen sind dreimal häufiger betroffen als Männer.

Ätiologie und Pathogenese der rheumatoiden Arthritis sind weitgehend unbekannt. Diskutiert werden eine Virusinfektion der ortsständigen Gelenkzellen, eine virusbedingte Störung der Immunregulation, eine Immunstimulation durch Bakterienwandbestandteile oder eine Autoimmunität gegen Bindegewebsbestandteile. Die Verknüpfung mit dem HLA-Typ DW4 spricht für eine genetische Komponente. Die Prädisposition von Trägern bestimmter MHC-II-Proteine, die von den HLA-Genen DR1 und DR4 (Subtypen Dw4 und Dw14) kodiert werden, weist auf eine genetische Komponente der rheumatoiden Arthritis hin.

Die Krankheit beginnt zunächst an den kleinen Gelenken; besonders häufig sind die Grundgelenke des 2. bis 5. Fingers sowie die Zehen- und Fingermittelgelenke betroffen. Mit zunehmender Dauer der Krankheit sind auch die großen Gelenke beteiligt.

Der Krankheitsprozeß manifestiert sich zunächst an der Gelenkkapsel, später am Gelenkknorpel und am subchondralen Knochen. Das entzündliche Infiltrat ist in der Frühphase auf die Oberflächenbereiche der Gelenkinnenhaut beschränkt und besteht aus vorwiegend perivaskulär gelegenen Lymphozyten und Plasmazellen. Kennzeichnend sind fibrinoide Gewebsnekrosen mit radiärem Fibroblastenwall, die aber nur selten nachgewiesen werden, sowie entzündliche Veränderungen von kleinen und mittelgroßen Arterien und Venen mit einer fibrinoiden Wandnekrose und einer Bindegewebsvermehrung.

Die Zerstörung des Gelenkknorpels erfolgt durch ein Granulationsgewebe (Pannus), das aus dem Gelenkrezessus vorwächst und den Gelenkknorpel überdeckt, durchsetzt und abbaut. Es wächst an der Knorpelknochengrenze auch subchondral vor und hebt den Knorpel von der knöchernen Unterlage ab. Im weiteren Verlauf kommt es zu einem Ersatz des Granulationsgewebes durch ein kollagenfaserreiches Narbengewebe, das zu einer Gelenkversteifung (bindegewebige Ankylose) führt.

Der gleiche Prozeß an der Gelenkkapsel geht mit einer Kapselschrumpfung mit teilweisen oder kompletten Verrenkungen (Subluxation und Luxation) einher. In etwa 20% der Patienten entwickeln sich Rheumaknoten, bevorzugt an mechanisch beanspruchten Stellen (Hände, Olekranon).

6.11.3 Gicht

Bei der Gicht liegt eine Purinstoffwechselstörung vor mit Natriumuratablagerungen an verschiedenen Körperstellen. Ursache ist eine zumindest zeitweise Erhöhung des Blutharnsäurespiegels (Hyperurikämie: Werte über 7mg/dl). Bei Überschreiten der pH-abhängigen Löslichkeitsgrenze fällt die Harnsäure in Form von nadelförmigen Natriumuratkristallen aus. Beim akuten Gichtanfall werden die Uratkristalle von Granulozyten phagozytiert. Es kommt zu einer Zerstörung dieser Zellen mit Freisetzung der lysosomalen Enzy-

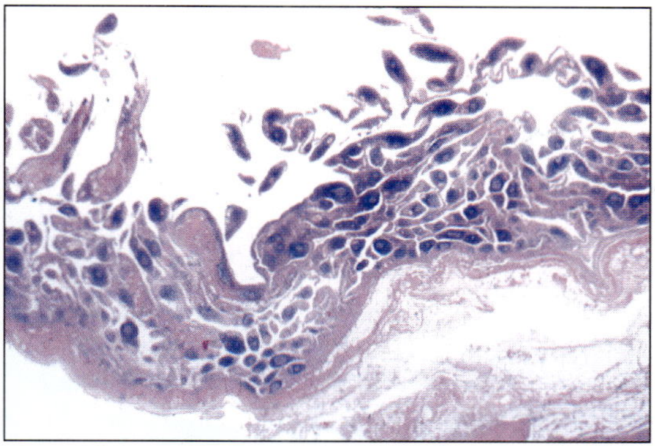

Abb. 6-28. Rheumatoide Arthritis (chronischer entzündlicher Gelenkrheumatismus). Polypöse Verdickung der Synovia. HE-Fbg.

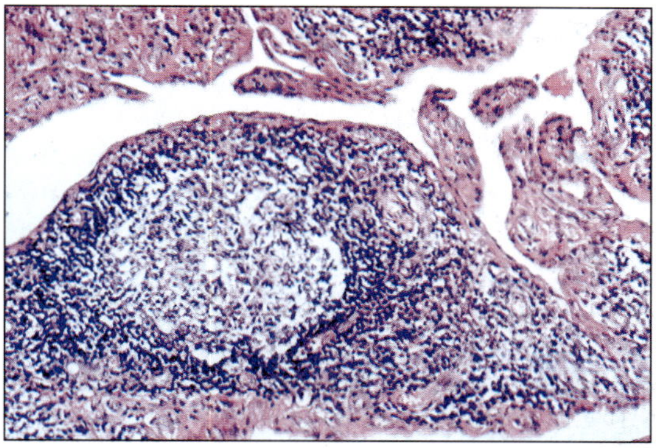

Abb. 6-29. Rheumatoide Arthritis. Im Stroma der Synovia umschriebene Knötchen aus Lymphozyten mit hellem Keimzentrum. HE-Fbg.

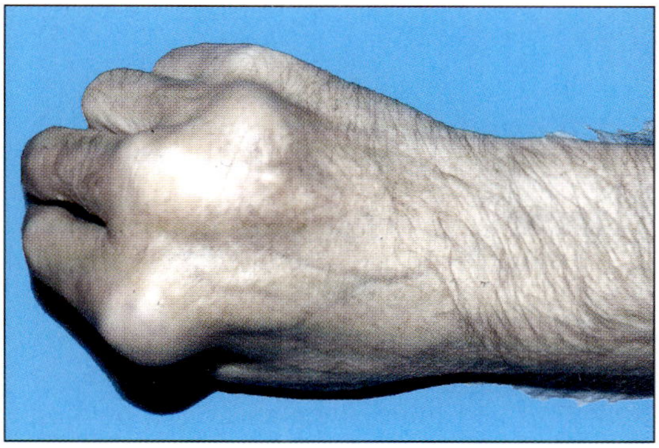

Abb. 6-30. Gicht. Deformierung der Hand durch subkutane Gichttophi.

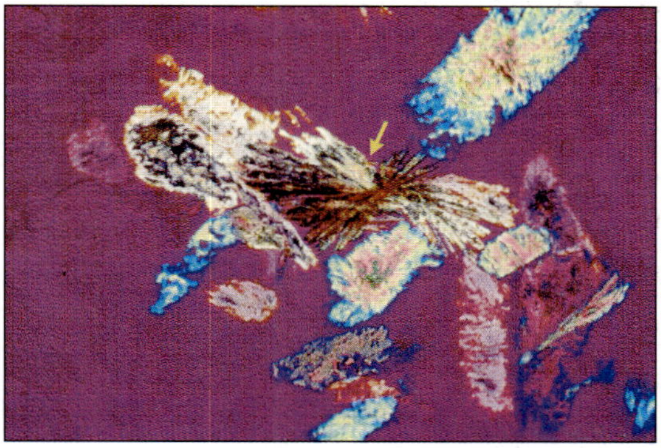

Abb. 6-31. Gicht. Im polarisierten Licht doppelbrechende Harnsäurenadeln mit typischer bündelförmiger Anordnung (Pfeil). Nativpräparat.

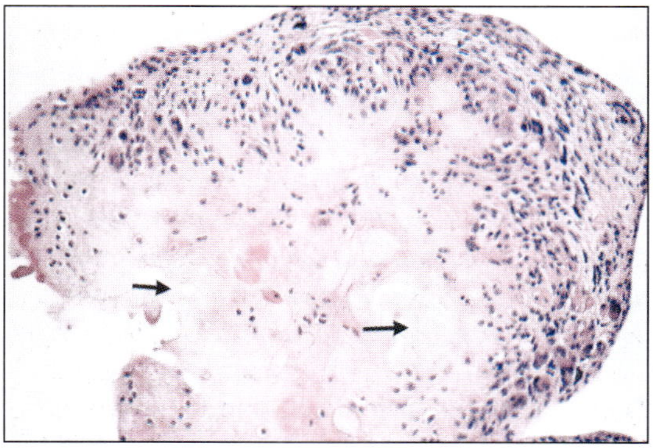

Abb. 6-32. Pseudogicht (Kalziumpyrophosphat-Arthropathie). Zellige Infiltration einer Synoviazotte mit leicht basophilen Ablagerungen (Pfeile). HE-Fbg.

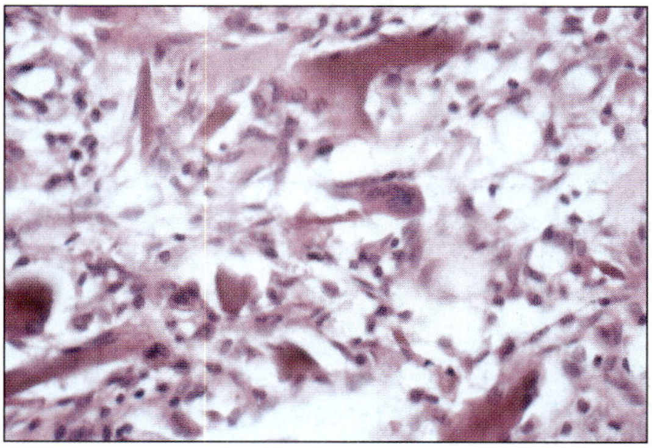

Abb. 6-33. Ochronose. Orangefarbene Ablagerungen von Polymerisaten aus Homogentisinsäure im Bindegewebe. HE-Fbg.

me, die eine schmerzhafte entzündliche Reaktion hervorrufen.

Die *primäre Gicht* (90% der Fälle) kommt bei 0,1 bis 0,8% der Gesamtbevölkerung vor und beruht auf einem angeborenen, noch unbekannten Stoffwechseldefekt, der bei Männern 20mal häufiger vorkommt als bei Frauen. Formalpathogenetisch wird eine tubuläre Ausscheidungshemmung der Nieren angenommen (renale Theorie). Beim seltenen *Lesch-Nyhan-Syndrom* besteht ein X-chromosomal gebundener, rezessiv erblicher Enzymdefekt (Hypoxanthin-Guanin-Phosphoribosyltransferase), der zu einer ungehemmten Bildung von Purinen führt. Exogene Faktoren, wie eine purinreiche Nahrung, Alkoholgenuß (steigert Harnsäuresynthese in der Leber), körperliche Anstrengung oder Unterkühlung, wirken manifestationsfördernd und anfallauslösend. Die *sekundäre (symptomatische) Gicht* beruht meist auf einer verminderten renalen Clearance, seltener auf einer Harnsäureüberproduktion, wie sie etwa bei Polycythaemia vera, Leukämien und zerfallenden oder massiv metastasierten Karzinomen vorkommt.

Bei der Gicht lassen sich vier Stadien unterscheiden:

- Die **asymptomatische Gichtanlage** ist die Hyperurikämie, die genetisch bedingt oder erworben sein kann, und Voraussetzung für die Entstehung des Krankheitsbildes ist. Nur bei 5% dieser Menschen wird die Krankheit manifest. Mit steigendem Harnsäurespiegel entwickeln sich Gichtsymptome mit zunehmender Häufigkeit (bei 16% mit 7–8 mg/dl, bei über 90% mit über 9 mg/dl Harnsäurekonzentration).
- Der **akute Gichtanfall** ist durch eine plötzlich auftretende, mehrere Stunden oder Tage anhaltende, äußerst schmerzhafte Gelenkschwellung mit Übergreifen auf das periartikuläre Gewebe und Rötung der bedeckenden Haut gekennzeichnet. Meistens ist nur ein Gelenk befallen, am häufigsten (50–90%) das Großzehengrundgelenk (Podagra). Ausgelöst wird der akute Gichtanfall durch Traumen, ungewohnte körperliche Anstrengungen, überreichliches Essen oder Alkoholexzesse.
- Die **interkritische Gicht** ist das symptomfreie Intervall zwischen den akuten Gichtanfällen, das Wochen bis Jahre anhalten kann.
- Die **chronische Gicht** ist durch schmerzlose knotige Uratablagerungen (Gichttophi) gekennzeichnet, die vorwiegend periartikulär sowie im subchondralen Knochen liegen. Sekundär treten arthrotische Veränderungen auf. Weiterhin bilden sich Gichttophi in bradytrophen Geweben (Ohrknorpel, Nasenflügel, Augenlider, Schleimbeutel des Olekranons und an der Streckseite des Ellbogengelenks). Ferner treten Uratablagerungen in den Sammelkanälchen und im Interstitium auf (Gichtniere = chronische destruktive interstitielle Nephritis). Histologisch bestehen die Gichttophi im Zentrum aus büschelförmigen Ansammlungen von Harnsäurenadeln (nach wasserfreier Fixierung!), die von Fremdkörperriesenzellen und Entzündungszellen umgeben werden. Ältere Gichttophi können verkalken oder verflüssigen.

6.11.4 Pseudogicht (Kalziumpyrophosphat-Arthropathie, Chondrokalzinose)

Diese Erkrankung ist durch Ablagerungen von Kalziumpyrophosphat-Dihydrat-Kristallen im Bereich der Gelenke (Kapsel, Knorpel, Menisken) gekennzeichnet. Sie kann alle Gelenke befallen (am häufigsten die großen Gelenke); sie kommt als hereditäre, idiopathische, sporadische oder als senile (nach dem 80. Lebensjahr) Form vor. Die Pseudogicht kann sich auch im Rahmen verschiedener Stoffwechselerkrankungen (Hyperparathyreoidismus, Gicht, Hämochromatose u.a.) entwickeln.

Histologisch bestehen körnige, leicht basophile kristalline Ablagerungen, besonders deutlich im hyalinen Gelenkknorpel und im Faserknorpel der Menisken. In der akuten Phase sieht man zudem ein Ödem, eine Hyperämie und eine leukozytäre Infiltration. Im chronischen Stadium liegt eine geringe rundzellige Infiltration (Lymphozyten, Plasmazellen, Makrophagen) mit fortschreitender Fibrose vor.

6.11.5 Ochronose (Alkaptonurie-Syndrom)

Bei der Ochronose handelt es sich um eine angeborene, zumeist rezessiv erbliche Störung des Phenylalanin-Tyrosin-Stoffwechsels nach Art eines »inborn error of metabolism«. Es fehlt das Enzym Homogentisinat-1,2,-Dioxygenase, so daß die Homogentisinsäure nicht weiter abgebaut werden kann. Diese wird mit dem Urin ausgeschieden und führt zu einer oft schon im Säuglingsalter erkennbaren dunkelbraunen Verfärbung des Harns an der Luft (Windeln!) oder nach Behandlung mit Kalilauge. Erst mit der nachlassenden Ausscheidungsfähigkeit im höheren Alter wird diese auch im stärkeren Umfang im Organismus (Knorpel und im Lidspaltbereich der Skleren) abgelagert und führt hier zu einer schwarzblauen Verfärbung (= Ochronose). Die Ablagerungen im Gelenkknorpel verursachen nach jahrzehntelanger klinischer Latenz eine polyartikuläre, arthrotische Gelenkdegeneration (Osteoarthrosis deformans alcaptonurica) sowie eine verstärkte Knochenbrüchigkeit. Weiterhin tritt eine Neigung zu Nierensteinbildung auf. Schließlich kann sich eine Störung der Herzfunktion infolge der Einlagerung von Homogentisinsäure-Polymerisaten im Endo- und Myokard entwickeln.

6.11.6 Arthrosen (Arthrosis deformans)

Die Arthrosis deformans ist eine nicht entzündliche Gelenkerkrankung infolge einer mechanischen Überbelastung oder einer primären Minderwertigkeit des Knorpels. Sie wird durch einen vorzeitigen Knorpelverschleiß eingeleitet und führt zu einem Umbau mit Deformierung des Gelenks. Ähnliche Gelenkveränderungen sieht man bei Blutern und Diabetikern sowie bei der Tabes dorsalis und Syringomyelie infolge neuraler Störungen (Neuroarthropathie). Knorpelschädigungen können auch im Rahmen von entzündlichen Gelenkprozessen auftreten, z. B. bei der rheumatoiden Arthritis.

Die Arthrosis deformans findet sich am häufigsten an den Knie- und Hüftgelenken sowie den Schultergelenken. Im Gefolge einer Bandscheibendegeneration mit Verschmälerung der Zwischenwirbelscheiben kann es auch zu Abnutzungsschäden an den kleinen Wirbelgelenken kommen *(Spondylarthrose)*. Die Knorpelschädigung manifestiert sich in einem Verlust der Knorpelgrundsubstanz sowie einer Freilegung der kollagenen Fasern (Asbestknorpel). An mechanisch beanspruchten Stellen entstehen erst oberflächliche, dann tiefe, in der Richtung der Faserzüge angeordnete Spalten. Der geschädigte Knorpel wird durch die Gelenkbewegungen abgeschliffen, so daß schließlich der subchondrale Knochen freiliegt. Der komplette Abschliff des hyalinen Knorpels führt zu einer Mehrbelastung des subchondralen Knochens, der nekrotisch wird. Synovialflüssigkeit im subchondralen Markraum bildet Hohlräume, in denen sich nekrotische Knochenreste ansammeln (Geröllzysten). Gleichzeitig kommt es auch zu einer subchondralen Knochensklerose. Durch den Schwund des Knorpels werden die Randanteile des Gelenks entlastet mit Ausbildung von Randexostosen (Osteophyten). Die Gelenkkapsel zeigt nicht selten sekundär entzündliche oder narbige Veränderungen.

6.11.7 Meniskopathie

Chronische übermäßige Druckbelastungen verursachen wahrscheinlich infolge einer mechanischen Kompression des Gefäßapparates eine chronische Ernährungsstörung. In gleicher Weise können wiederholte Mikrotraumen durch polytope Kontinuitätsunterbrechungen des Faserknorpelgewebes eine Ernährungsstörung hervorrufen. Als Folge entwickelt sich eine *chronische Meniskopathie*. Auf dem Boden dieser Vorschädigungen kann ein geringes Trauma zu einem Meniskusriß führen. Makroskopisch ist der Meniskus zerfetzt und wie erweicht. Histologisch finden sich ausgedehnte Nekrosefelder mit Zerfall der Fasern. Dabei kommt es zu Lückenbildungen, die Neutralfett und Mukopolysaccharide enthalten. Eine *sekundäre degenerative Meniskopathie* kann auch nach wiederholten Meniskusverletzungen infolge Einklemmungen des gespaltenen oder abgerissenen Knorpels auftreten.

6.12 Folgereaktionen und Residuen der Entzündungen

Eine lokale Ausbreitung der Entzündung findet so lange statt, bis die Abwehrfront des Organismus aufgebaut ist. Dann wird der Entzündungsprozeß durch ein Fibrinnetz und ein zelliges Infiltrat gegen das umgebende Gewebe abgegrenzt. Bei schlechter Abwehrlage bzw. hoher Virulenz der Erreger ist diese Abwehrfront nicht ausreichend oder wird durchbrochen. Der Entzündungsprozeß breitet sich lokal (Abszesse) oder systemisch

(Sepsis, Pyämie) aus. Bei entzündlich bedingten Ulzerationen kann es zur Perforation oder Gefäßarrosion mit Blutung kommen.

6.13 Heilung der Entzündungen

Die Heilung wird durch Auflösung und Abtransport des entzündlichen Exsudats (Abräumphase, resorptive Phase) eingeleitet. Die Auflösung erfolgt durch Makrophagen, welche die nicht gelösten Bestandteile im Entzündungsfeld (Fibrin, degenerierte neutrophile Granulozyten, zugrundegegangene Bakterien und nekrotisches Gewebe) phagozytieren und abbauen. Anschließend kommt es durch eine zeitlich begrenzte proliferative Reaktion mit Neubildung von Kapillaren und Fibroblasten zur Regeneration. Eine Restitutio ad integrum kommt regelmäßig bei serösen und serösschleimigen Entzündungen vor.

Bei der *fibrinösen Entzündung* ist eine vollständige Ausheilung möglich, wenn das Exsudat entweder verflüssigt und abtransportiert (Lobärpneumonie) oder in Form einer Pseudomembran abgestoßen wird (pseudomembranöse Kolitis). Kann das Fibrin jedoch weder verflüssigt noch abgestoßen werden, so wird es organisiert und durch faserreiches Bindegewebe ersetzt.

Bei den *eitrigen Entzündungen* heilen die serös-eitrigen, phlegmonös-eitrigen und katarrhalisch-eitrigen Formen im allgemeinen ohne Residuen aus, können aber auch in eine Vernarbung übergehen.

Eine Defektheilung erfolgt in der Regel bei der *abszedierenden Entzündung*. Hier wird die eitrig eingeschmolzene Nekrose von proliferierten Kapillaren und Fibroblasten umgeben, die später in ein faserreiches Bindegewebe übergehen. Durch Schrumpfung des Narbengewebes wird die Abszeßhöhle kleiner und kann unter günstigen Bedingungen veröden.

Größere Nekrosen werden durch ein Granulationsgewebe abgebaut und durch Narbengewebe ersetzt. An inneren oder äußeren Körperoberflächen können sie demarkiert und abgestoßen werden; es entsteht ein Ulkus. Im Ulkusgrund bildet sich ein Granulationsgewebe, das den Gewebsdefekt ausfüllt und von Epithel überhäutet wird. Im weiteren Verlauf geht das Granulationsgewebe in ein Narbengewebe über.

Die im Gefolge von Defektheilungen auftretenden *Narben* können zu schweren lokalen Folgeschäden führen. So kann die narbige Schrumpfung bei der Abheilung der rheumatischen Endokarditis eine Schlußunfähigkeit (Insuffizienz) der Mitral- und/oder Aortenklappen oder eine Ostiumstenose verursachen. Eine pylorusnahe Ulkusnarbe kann eine Pylorusstenose hervorrufen. Vernarbungen der Dünn- und Dickdarmwand beim Morbus Crohn sind häufig Ursache eines mechanischen (Sub-)Ileus. Gelenküberbrückende strangförmige Narben können zu Einschränkungen der Gelenkbeweglichkeit (Ankylose = Gelenkversteifung) führen. In gleicher Weise wirken eine periartikuläre narbige Schrumpfung der Gelenkkapsel (Pseudoankylose) oder intraartikuläre narbige Verwachsungen. Fibrinöse Entzündungen seröser Häute hinterlassen in der Regel strangförmige oder flächenhafte Verwachsungen.

Das in der Heilungsphase gebildete Granulationsgewebe und das junge Narbengewebe haben nur eine geringe Druck- und Zugfestigkeit, da sie nur wenige kollagene Fasern enthalten. Dementsprechend führt eine zu frühzeitige mechanische Belastung zu einer *Gefügedilatation mit Ausbildung eines Narbenbruchs*. Ähnlich entsteht ein chronisches Herzwandaneurysma, wenn das kollagenfaserarme Organisationsgewebe beim Myokardinfarkt einer starken mechanischen Belastung ausgesetzt ist.

Eine oft über Jahre bestehende Spätfolge einer Entzündung ist die *Fistel*, d.h. eine kanalartige, chronisch abszedierende Entzündung, welche das Ausgangsorgan durchbricht und im umgebenden Gewebe blind endet oder an einer inneren oder äußeren Körperoberfläche durchbricht. Man sieht sie besonders häufig bei der chronischen eitrigen Osteomyelitis, insbesondere wenn der Entzündungsprozeß durch Fremdkörper oder infizierte Knochensequester unterhalten wird. Fistelbildungen sind auch eine typische Komplikation des Morbus Crohn.

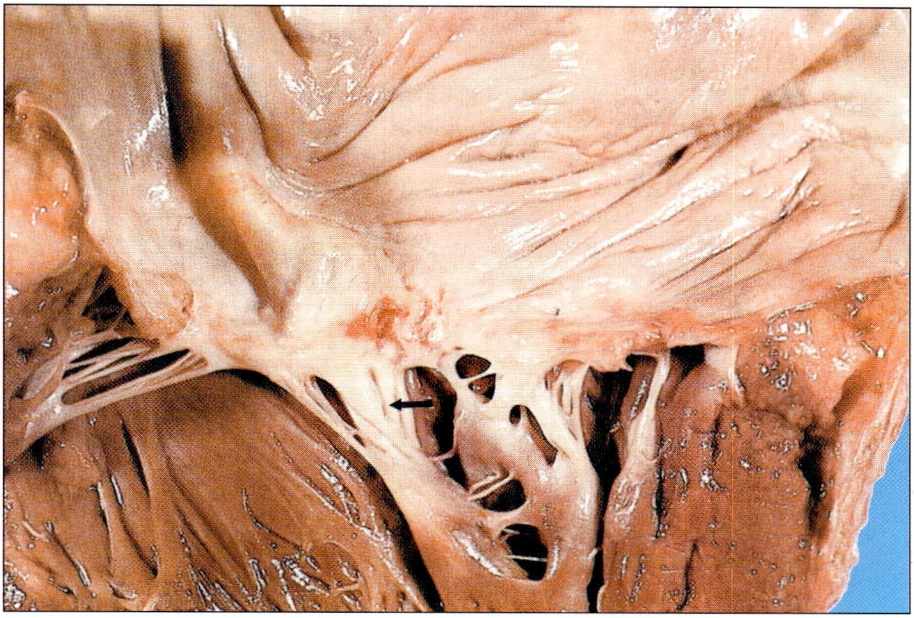

Abb. 6-34. Postrheumatischer Mitralklappenfehler (Klappenstenose und -insuffizienz). Verkürzte, verdickte und untereinander verwachsene Sehnenfäden (Pfeil) als Zeichen einer alten, abgelaufenen Endocarditis rheumatica der Valva mitralis.

6.14 Übergang in eine chronische Entzündung

Der Übergang in eine chronische Entzündung findet statt, wenn es dem Organismus nicht gelingt, das entzündungserregende Agens vollständig auszuschalten. Diese *sekundär chronische Entzündung* ist durch das Nebeneinander von exsudativen entzündlichen Veränderungen und proliferativen Prozessen (als Heilungsversuch) gekennzeichnet. Dabei hängt es von der Virulenz der Erreger ab, ob die Narbenbildung oder die exsudative Entzündung im Vordergrund steht. Nach Beseitigung der Entzündungsursache heilt der Prozeß unter Vernarbung ab.

Als Allgemeinsymptome finden sich bei der chronischen Entzündung Abgeschlagenheit, Müdigkeit, Appetitlosigkeit und Gewichtsverlust. Als Ausdruck der Stimulation des MPS kommt es bei Allgemeininfektionen zu einer Milz- und Lebervergrößerung (Splenohepatomegalie).

Chronische bakterielle Entzündungen gehen mit einer Leukozytose einher. Weiterhin besteht vielfach eine Anämie, für deren Entstehung ein erhöhter Eisenverbrauch im Entzündungsfeld, eine verstärkte Hämolyse und eine toxische Hemmung der Erythrozytenbildung und -reifung angeschuldigt werden. Im Blutserum verschwinden die Akute-Phase-Proteine. Statt dessen kommt es als Ausdruck der Immunantwort zu einer Vermehrung der Gammaglobuline.

7 Zellersatz

7.1 Regeneration – Fehlregeneration

7.1.1 Definition

Die meisten Zellen des Organismus sind auch nach Abschluß des Wachstums noch teilungsfähig und können die durch Abschilferung oder Apoptose *(Schrumpfnekrose = physiologischer Zelltod)* verlorenen Zellen ersetzen *(physiologischer Zellersatz)*. Sie können aber auch – im Rahmen einer Regeneration – Zellen ersetzen, die infolge pathologischer Einflüsse zugrundegegangen sind.

Entsprechend der unterschiedlichen Generationszeit der teilungsfähigen Zellen unterscheidet man labile, stabile und permanente Gewebe.

• Die meisten **labilen Gewebe** *(Wechselgewebe)* haben eine hierarchische Struktur, d. h., die Zellneubildung geht von »unsterblichen Stammzellen« aus. *Hierarchische Gewebe* sind die Epithelien des Magen-Darm-Kanals, das verhornte und nicht verhornte Plattenepithel, das Knochenmark und die Gonaden. Die Transitzeit der Zellen beträgt im Dünndarm 3 Tage, im Knochenmark bis 3 Wochen, in der Epidermis 3 Wochen.

• Zu den **stabilen Geweben** gehören Hepatozyten, Nierentubuli, Fibrozyten, Endothelien u. a. Diese Gewebe bauen sich aus ausdifferenzierten Zellen auf, die sich aber in undifferenzierte Zellen rückverwandeln können *(flexible Gewebe)*. In der Regel befinden sich die meisten Zellen in der Ruhephase (G0), nur wenige Zellen sind in Teilung. Die Lebensdauer des Hepatozyten beträgt ca. 150 Tage, der Nierentubuluszellen ca. 100 Tage und der Endothelzellen Monate bis Jahre.

• **Permanente Gewebe** bestehen aus hochdifferenzierten Zellen, die sich nach Abschluß des Wachstums nicht mehr vermehren können. Diese Bedingung erfüllen im strengen Sinne nur die Ganglienzellen. Bis vor kurzem rechnete man auch die Muskulatur zu den permanenten Geweben. In den letzten Jahren wurde nachgewiesen, daß die Satellitenzellen der Skelettmuskulatur teilungsfähige undifferenzierte Muskelzellen (Myoblasten) sind, die zumindest unter pathologischen Bedingungen zu einer geringen Muskelregeneration führen können. Auch der Herzmuskel besitzt eine allerdings nur geringe Regenerationsfähigkeit.

7.1.2 Prinzipien der Regeneration und Reparation nach Nekrosen in labilen und stabilen Gewebsarten

Ein unmittelbarer Ersatz von zugrunde gegangenen Epithelien ist nur möglich, wenn die Basalmembran bzw. das Gefäß- und Bindegewebsgerüst erhalten geblieben sind. Nur im Magen-Darm-Kanal und im Uterus kann die Schleimhaut wieder voll aufgebaut werden, auch wenn das Stroma zerstört wurde. In hierarchischen Geweben (Haut, Schleimhäute) wird der Epitheldefekt durch einwandernde teilungsfähige Zellen gedeckt, deren Tochterzellen in der Folgezeit ausdifferenzieren. Bei stabilem Gewebe (Hepatozyten und Nierentubuluszellen) verwandeln sich die ausdifferenzierten Zellen in teilungsfähige undifferenzierte Zellen und vermehren sich, bis der Parenchymdefekt ersetzt ist.

7.1.2.1 Haut und Schleimhäute (Wundheilung). Die Heilung verläuft in vier Phasen:

• In der **exsudativen Phase** kommt es zum Austritt von Blut oder Plasma aus verletzten Gefäßen, die anschließend thrombosieren. Das geronnene Blut deckt als wasserundurchlässige Schicht die Wundoberfläche ab *(Wundschorf)* und schützt sie vor Austrocknung und Infektion. Schnittwunden werden durch diesen Wundschorf verklebt, klaffende Wunden ausgekleidet oder ausgefüllt. Bei Wundheilungen ohne Komplikationen (z. B. Infektionen) mit dicht aneinanderliegenden Wundrändern findet eine primäre Wundheilung *(Sanatio per primam intentionem)* statt.

• In der **resorptiven Phase** (1.–3. Tag) bauen eingewanderte neutrophile Granulozyten und Makrophagen die Wundrandnekrosen sowie die Fibringerinnsel ab *(Abräumphase)*.

• In der **proliferativen Phase** (3.–6. Tag) wachsen in die von den Makrophagen geschaffenen

Hohlräume *(Resorptionslakunen)* Angioblasten und Fibroblasten ein, die Kapillaren und kollagenes Bindegewebe bilden. Außerdem finden sich Histiozyten, Lymphozyten und Plasmazellen. Es entsteht ein *Granulationsgewebe.* Die proliferative Phase dauert bei der primären Wundheilung vom 3. bis 6. Tag.

- In der **regenerativen Phase** (7.–8. Tag) kommt es zur Bildung von Kollagenfasern und Interzellularsubstanz. Zudem wird die Oberfläche von Epithel überhäutet. Endergebnis der primären Wundheilung ist eine *schmale Narbe.*

Größere Wunden erfordern die Ausbildung eines umfangreichen Granulationsgewebes zur Dekkung des Wunddefekts und Abräumung der Nekrosen. Die Wundheilung kann daher nur verzögert erfolgen (*Sanatio per secundam intentionem* = sekundäre Wundheilung).

Der zeitlichen Reihenfolge der vier Phasen der Wundheilung entspricht – besonders beim peptischen Magen- und Duodenalulkus – auch die räumliche Anordnung: Während im Randbereich bereits eine Regeneration nachweisbar ist, können in den zentralen Anteilen einer Wunde noch exsudative Vorgänge bestehen.

Komplikationen. Die Wundheilung kann durch lokale oder allgemeine Faktoren gestört und verzögert werden.

Lokal wirksame Faktoren

- Eine **Wundinfektion** wird durch Nekrosen und/oder Fremdkörper im Wundgebiet begünstigt, da eingewanderte Erreger vom Abwehrsystem nicht oder nur schlecht erreicht werden und sich so ungehemmt vermehren können. Aber auch ohne Infektion verursachen Fremdkörper eine verzögerte Wundheilung, da sie nicht abgebaut werden können und zur Ausbildung von *Fremdkörpergranulomen* führen.
- Kleinere **Ansammlungen von Blut, Plasma oder Lymphe im Wundgebiet** werden in der Regel resorbiert und/oder phagozytiert. Größere Flüssigkeitsansammlungen werden jedoch nur von Granulationsgewebe umgeben, das später in Narbengewebe übergeht. Das aus den zerfallenden Erythrozyten freigesetzte Hämoglobin wird abgebaut und resorbiert. Zurück bleibt ein mit klarer, gelblicher Flüssigkeit gefüllter Hohlraum *(Serom).*
- Eine **überschießende Bildung von Granulationsgewebe** sieht man an Hautwunden *(Caro luxurians = »wildes Fleisch«),* bei offenen Entzündungen der Zahnpulpa *(Pulpapolyp)* und bei Schleimhautwunden, besonders im Bereich von operativen Anastomosen *(Granulationspolyp* = entzündlicher Polyp). Sie stört die Reepithelisierung und muß meist operativ abgetragen werden.
- Eine **übermäßig starke Kollagenbildung** während der Wundheilung findet sich vor allem nach Verbrennungen. Folge ist eine tumorartig verdickte Narbe *(Narbenkeloid).*
- Eine **ungenügende Vaskularisation** führt infolge einer unzureichenden Blutversorgung zu einer verzögerten Heilungstendenz. Typische Beispiele sind das Strahlenulkus und das Unterschenkelgeschwür *(Ulcus cruris)* beim Krampfaderleiden *(Varikosis).*

Allgemeine Faktoren, welche die Wundheilung stören, betreffen die unspezifische Abwehr, die Kollagenbildung und die Regeneration. Abwehrstörungen und Störungen der Kollagenbildung bestehen bei Mangelernährung und erhöhtem Kortisonspiegel, so daß die Abräumung von Nekrosen und die Entwicklung eines Granulationsgewebes gehemmt wird. Vitamin-C-Mangel verzögert die Wundheilung, da dieses Vitamin als Kofaktor für die Kollagensynthese erforderlich ist. Zytostatika und Röntgenstrahlen wirken proliferationshemmend, so daß die Ausbildung des Granulationsgewebes und die Epithelregeneration unterdrückt werden.

Bei Hautwunden ist nur für die Epidermis eine *Restitutio ad integrum* möglich; Melanozyten, Talg- und Schweißdrüsen sowie Haare können dagegen nicht regeneriert werden. Bei großen Hautdefekten, insbesondere bei schlechtem Allgemeinzustand und höherem Alter, reicht die Regenerationskapazität der Epidermis nicht mehr aus, um den Hautdefekt zu decken. Auch die ursprüngliche bindegewebige Struktur des Korium wird nicht wieder hergestellt, es bleibt eine herdförmige Kollagenvermehrung als Narbe zurück. Ähnlich verhält sich die Lamina propria des nicht verhornten Plattenepithels (Mund, Ösophagus, Vagina), des respiratorischen Epithels und des

Urothels. Die Schleimhaut des Magen-Darm-Kanals ist dagegen zu einer vollständigen Regeneration des Oberflächenepithels und der Drüsen befähigt. Werden jedoch die Submukosa oder tiefere Wandschichten zerstört, so entstehen auch hier Narben.

7.1.2.2 Knochen. Eine **primäre Frakturheilung** kann als Kontakt- oder als Spaltheilung erfolgen; sie ist aber nur möglich, wenn die Bruchenden fixiert sind und dicht aneinander liegen. Bei der *Kontaktheilung* berühren sich die Knochenenden unmittelbar; die Osteone wachsen direkt von einem Knochenende in das andere. Bei der *Spaltheilung* bildet sich im Frakturspalt ein kapillarreiches Bindegewebe, das innerhalb einer Woche durch lamellären Knochen ersetzt wird. Zu einer Spaltheilung kommt es nur, wenn der Bruchspalt maximal 1 mm breit ist.

Bei der **sekundären Frakturheilung** entwickelt sich zunächst am Frakturrand eine schmale Nekrosezone, während der Frakturspalt von einem Blutgerinnsel ausgefüllt wird (*Frakturhämatom*, 1.–2. Tag). Später werden Nekrosen und Hämatom durch Makrophagen abgebaut und durch ein Granulationsgewebe ersetzt, das die Bruchenden locker miteinander verbindet (*bindegewebiger Kallus* am 2.–8. Tag). In der Folgezeit werden die vom Endost und Periost eingewachsenen Mesenchymzellen in Osteoblasten umgewandelt und bilden Osteoid, das anschließend mineralisiert wird. Es entsteht ein Faserknochen (*provisorischer knöcherner Kallus* in der 1.–4. Woche). In den folgenden Wochen wird dieser Faserknochen von Osteoklasten abgebaut und durch einen feinlamellären Knochen ersetzt (*endgültiger knöcherner Kallus* in der 4.–6. Woche). Die mechanische Belastung wirkt dabei als Reiz, so daß die ursprüngliche Trajektorenstruktur weitgehend wiederhergestellt und überschüssiger Faserknochen abgebaut wird. Wenn auf den bindegewebigen Kallus Scherkräfte wirken, dann bildet sich kein Faserknochen, sondern hyaliner Knorpel (*Knorpelkallus*), der wie beim wachsenden Knochen über eine enchondrale Ossifikation verknöchert.

Störungen der Frakturheilung

- Die **posttraumatische Osteomyelitis** entsteht bei offenen Frakturen, wenn pathogene Keime in das Frakturhämatom eindringen. Die Infektion wird durch Fremdkörper und nekrotisches Knochengewebe *(Knochensequester)* begünstigt und kann – auch nach Frakturheilung – über Jahre weiterbestehen.
- **Pseudarthrose.** Liegen die Bruchenden weit voneinander entfernt, so wird der Bruchspalt nur von bindegewebigem Kallus überbrückt; die Umwandlung in knöchernen Kallus bleibt aus. Das gleiche geschieht, wenn der bindegewebige Kallus starken Schubkräften ausgesetzt wird oder Weichteile zwischen den Frakturenden liegen. Es entwickelt sich eine Pseudarthrose *(falsches Gelenk)*, d. h., die Bruchenden bleiben gegeneinander beweglich.
- **Überschießende Kallusbildung.** Besonders bei einer fistelnden Osteomyelitis kommt es zu einer überschießenden Kallusbildung des Periost *(Callus luxurians)*. Dabei ist die Knochenfestigkeit vermindert; außerdem kann dieser Kallus mechanische Beschwerden (Druck auf angrenzende Strukturen) hervorrufen.
- Eine **Hemmung der Frakturheilung** besteht bei Störungen des Kalziumstoffwechsels und/oder bei D-Hypovitaminosen.

7.1.2.3 Leber. Die Leber ist durch eine hohe Regenerationsfähigkeit gekennzeichnet. Bei der Ratte wird nach 70%iger Hepatektomie die ursprüngliche Lebermasse innerhalb von 7 bis 10 Tagen regeneriert. Die Mitoserate, die normalerweise 1/20 000 beträgt, steigt innerhalb von 24 bis 30 Stunden auf 3% an. Die Proliferation der Hepatozyten wird durch eine Reihe von Wachstumsfaktoren stimuliert. Besonders wichtig für die Proliferationskontrolle sind die transformierenden Wachstumsfaktoren TGF-α und TGF-β. TGF-β wird in der Leber von nichtparenchymatösen Zellen (Endothelien) produziert, an speziellen TGF-β-Rezeptoren der Hepatozyten gebunden und hemmt deren Proliferationsneigung. TGF-α ist ein autokriner, von den Hepatozyten selbst sezernierter Wachstumsfaktor, der nach Bindung an EGF-Rezeptoren der Hepatozyten mitogen wirkt. Der EGF-Rezeptor besitzt Tyrosinase-Aktivität und kann nach Aktivierung verschiedene Signaltransduktionswege starten. Nach Internalisation des EGF-Rezeptor-Ligand-Komplexes kann sich dieser direkt an das Chromatin anlagern und die Transkription beeinflussen. Es kommt zur Aktivierung insbesondere der Protoonkogene *c-fos*, *c-myc* und *c-ras*. Auch beim Menschen ist eine

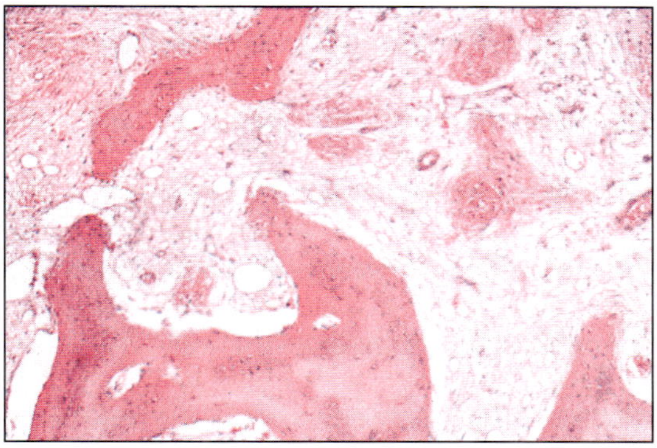

Abb. 7-1. Fibröser Kallus nach Fraktur. Faserreicher Kallus mit eingeschlossenen, unterschiedlich dicken Knochenbälkchen. HE-Fbg.

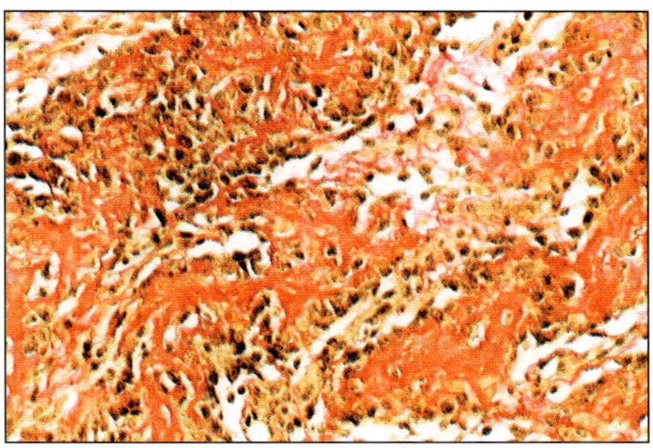

Abb. 7-2. Pathologischer proliferativer Kallus. Überschießende Knochenneubildung nach Fraktur. Rot: Osteoid. van-Gieson-Fbg.

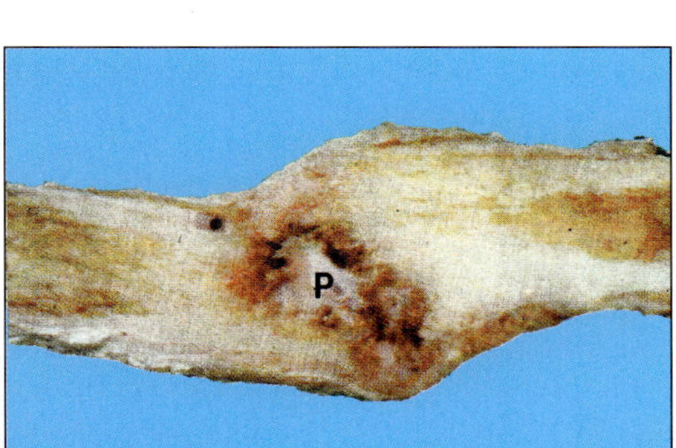

Abb. 7-3. Pseudarthrose (P) nach nicht konsolidierter Fraktur eines langen Röhrenknochens

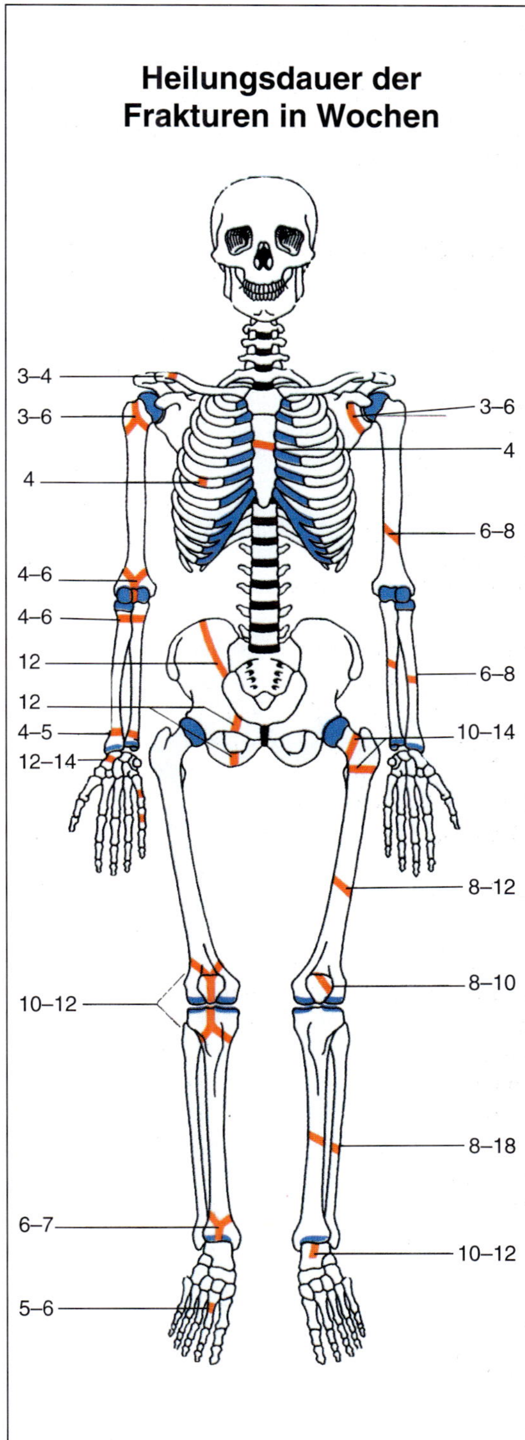

Abb. 7-4. Durchschnittliche Heilungsdauer der Fraktur verschiedener Knochen. Angabe in Wochen.

vollständige Regeneration nach Teilhepatektomie möglich. Sie dauert etwa 6 bis 8 Monate.

- **Intrahepatische Leberzellnekrosen** werden folgenlos ersetzt, wenn nur einzelne Hepatozyten *(Einzelzellnekrosen)* betroffen sind.
- Bei **Gruppennekrosen** ist eine *Restitutio ad integrum* nur möglich, wenn Gefäß- und Bindegewebe erhalten geblieben sind. Ist das Gitterfasernetz zerstört oder infolge verzögerter Regeneration kollabiert, dann entstehen Narben.
- **Translobuläre Nekrosen** *(Massennekrosen)* führen immer zur Narbenbildung.
- Wird die **Läppchenstruktur** zerstört, so ist eine Regeneration der Lobuli nicht mehr möglich, es entstehen knotigen Regenerate *(Pseudolobuli).*

7.1.2.4 Nieren. Nephrone werden nicht regeneriert. In den Glomeruli werden lediglich glomeruläre Kapillarschlingen erneuert. Ein Ersatz von Tubulusepithelien kann nur erfolgen, wenn nicht alle Epithelzellen in den jeweiligen Tubuli zugrundegegangen sind.

7.1.2.5 Quergestreifte Muskulatur. Die Skelettmuskulatur besitzt eine nur sehr geringe Regenerationsfähigkeit. Skelettmuskelzellen entstehen durch Verschmelzung von Myoblasten, die ihre Teilungsfähigkeit verlieren. Die endgültige Zahl von Skelettmuskelzellen wird beim Menschen schon vor der Geburt erreicht. Einige Myoblasten überdauern als kleine abgeflachte, inaktive Zellen *(Satellitenzellen).* Sie liegen in engem Kontakt zu den Skelettmuskelzellen innerhalb ihrer Basalmembranhülle und können – bei Verletzung oder Nekrose von Muskelfasern – proliferieren und zu Skelettmuskelzellen verschmelzen. Größere Muskelfasernekrosen werden jedoch nicht regeneriert, sondern durch ein Narbengewebe ersetzt. Das gleiche trifft für das Myokard zu.

7.1.2.6 Nervensystem. Säuger und Vögel weisen – im Gegensatz zu den niederen Vertebraten – nur eine minimale Fähigkeit auf, verletzte Axone im ZNS zu regenerieren. Nach einer Nervenfaserläsion findet lediglich ein abortives Aussprossen von Axonen statt. Das Längenwachstum bleibt aus, die Axonen erreichen nicht den peripheren Stumpf des Neuriten. Bei Fischen und Reptilien werden durchtrennte zentralnervöse Nervenbahnen vollständig regeneriert. Die Astrozyten proliferieren und bilden im Zusammenhang mit den auswachsenden Axonen tunnelartige Strukturen. Außerdem werden kontinuierlich Substanzen gebildet, welche das Wachstum beeinflussen. Bei höheren Vertebraten lassen sich solche Prozesse nicht feststellen. Die Oligodendrogliazellen bilden ein axonrepulsives Peptid. Die Axone der Säuger sind aber durchaus wachstumsfähig. So läßt sich eine Neuritenregeneration durch Implantation von embryonaler Hirnsubstanz, von Anteilen eines peripheren Nervens oder einer biokompatiblen Leitschiene, die Wachstumsfaktoren enthält, induzieren.

Eine Neubildung nekrotischer **Ganglienzellen** ist nicht möglich, da die Teilungsfähigkeit der Ganglienzellen schon vor der Geburt erlischt. Die abgestorbenen Zellen werden durch Mikrogliazellen abgeräumt und durch gewucherte Astroglia ersetzt *(Glianarben).* Gehen nicht nur einzelne Ganglienzellen, sondern größere Areale zugrunde, so wird das nekrotische Hirngewebe rasch verflüssigt *(Hirnerweichung).* Vom Rand her sprossen Astrozyten sowie Fibroblasten ein, welche eine gliös-bindegewebige Narbe bilden und den entstandenen Hohlraum gegen die übrige Hirnsubstanz abgrenzen *(Erweichungszyste).*

Im Gegensatz zum ZNS können **periphere Nerven** auch bei Säugern regenerieren. Die Heilung erfolgt am ehesten, wenn der Nerv lediglich gequetscht wurde oder wenn bei peripherer Durchtrennung der Abstand zwischen proximalem und distalem Stumpf unter 5 mm liegt. Die Ausbildung von Minifaszikeln und das gerichtete Einwachsen in den peripheren Stumpf ist nicht möglich, wenn die Schwann-Zellen fehlen. Diese proliferieren gemeinsam mit den auswachsenden Axonen und bilden Faktoren, welche das Längenwachstum der Axone begünstigen. Im peripheren Nervenstumpf zerfallen zunächst die Axone und die Myelinscheiden *(Waller-Degeneration).* Makrophagen entfernen die Zerfallsprodukte und interagieren wahrscheinlich mit den Schwann-Zellen bei der Bildung von Mitogenen und Zytokinen. Die Schwann-Zellen proliferieren entlang des distalen Nervenabschnittes weiter und bilden die Leitschiene für die einwachsenden Axone *(Büngner-Bänder).* Dabei werden pro Tag etwa 2 mm Nervengewebe regeneriert. Erreichen die Axone nicht den peripheren Nervenabschnitt, so

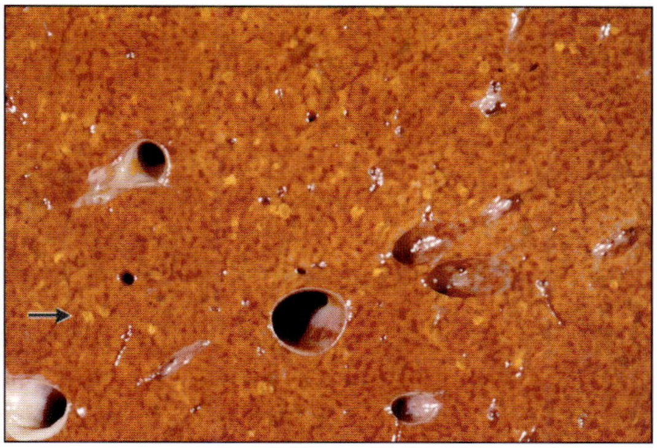

Abb. 7-5. Multiple kleine gelbe **Leberparenchymnekrosen** (Pfeil) bei Schock

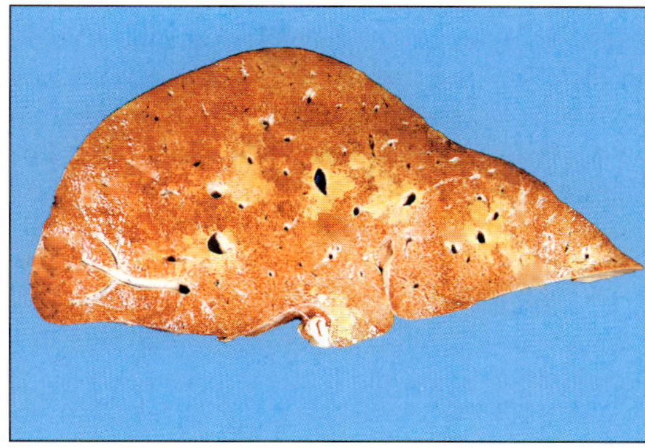

Abb. 7-6. Subakute Leberdystrophie mit großen gelben Parenchymnekrosen (anämische Koagulationsnekrosen) auf der Schnittfläche

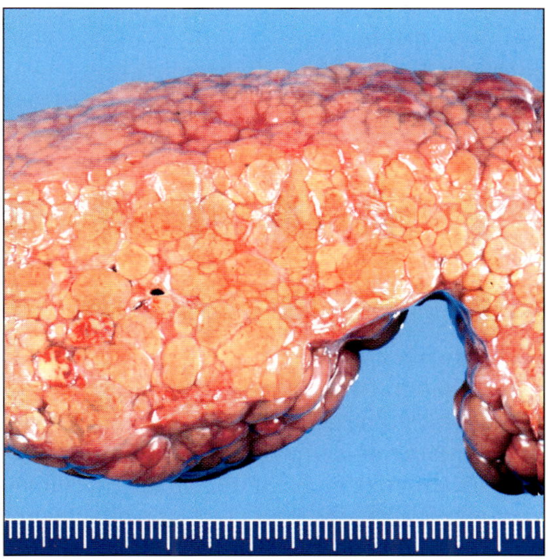

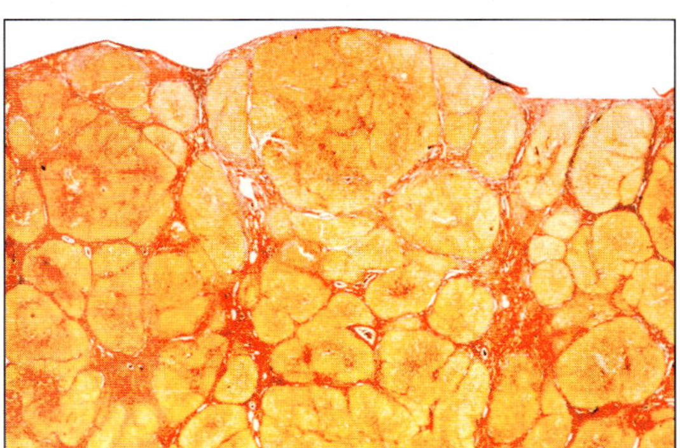

Abb. 7-7. Regeneratknoten bei Leberzirrhose. Oben: knotig umgebaute Schnittfläche und Oberfläche der Leber. Unten: histologisches Bild (rot: Bindegewebe, gelb: Parenchym) in der van-Gieson-Fbg.

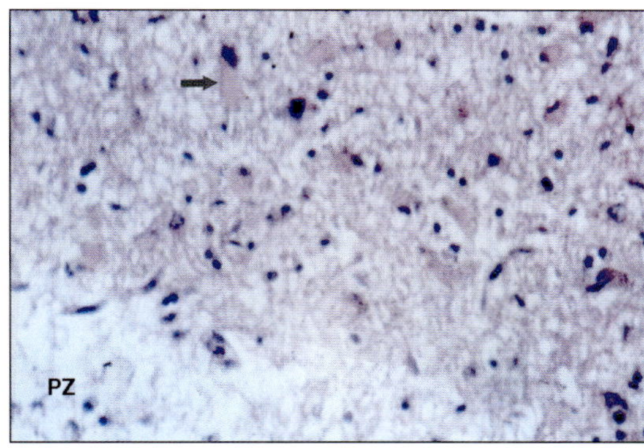

Abb. 7-8. Gliose. Narbige Vermehrung von Astroglia (Pfeil) in der Umgebung einer Pseudozyste (PZ). HE-Fbg.

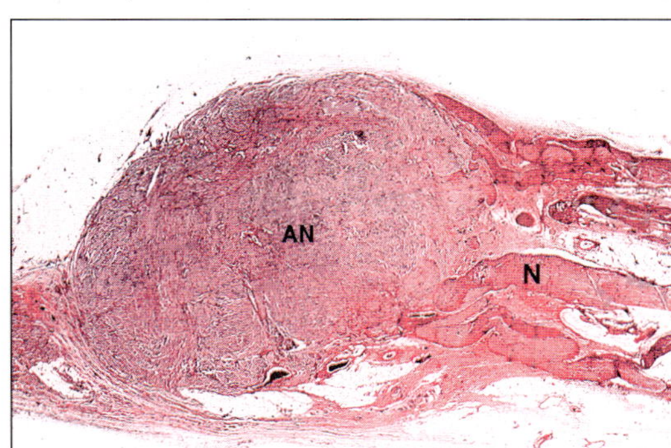

Abb. 7-9. Amputationsneurom (AN). Kolbenartige Verdickung des hyperplastisch regenerierten Nervengewebes. Rechts im Bild Nerven (N). HE-Fbg.

kommt es zu einer knotigen Verdickung am proximalen Nervenstumpf, die sich aus gewucherten Axonen, Schwann-Zellen und Bindegewebszellen des Perineurium aufbaut *(Narbenneurom, Amputationsneurom).*

7.1.3 Prinzipien der Riesenzellbildung

7.1.3.1 Physiologisch entstandene Riesenzellen sind normale Bestandteile des Organismus.

- **Polyploide Riesenzellen** entstehen durch mehrfache Endomitosen, d. h. eine Verdopplung des Chromosomensatzes ohne nachfolgende Kern- und Zellteilung. Derartige Polyploidisierungen erfolgen vor allem in hochdifferenzierten, stark belasteten Gewebe (z. B. bei Megakaryozyten).

- **Synzytiale Riesenzellen** entstehen durch ein Zusammenfließen ursprünglich getrennter Zellen (z. B. bei Skelettmuskelfasern oder Synzytiotrophoblasten der Plazenta).

- Bei **Plasmodium-Riesenzellen** entstehen neue Zellkerne durch Amitosen, die Zellteilung bleibt aber aus (z. B. bei Osteoklasten).

7.1.3.2 Pathologische Riesenzellen

- **Mehrkernige endomitotische Riesenzellen** finden sich in der Leber vor allem bei der frühkindlichen Hepatitis *(Riesenzellhepatitis)* sowie bei Neugeborenen mit Cholestase. Im Herzen treten sie bei der Riesenzellmyokarditis auf. Auch *bösartige Tumoren* können endomitotische Riesenzellen bilden.

- Bei der **Masernerkrankung** sieht man während der Inkubationsphase in den Keimzentren sowie in den unmittelbar angrenzenden Regionen des lymphatischen Gewebes die *Whartin-Finkeldey-Riesenzellen.* Sie enthalten bis zu 100 traubenförmig angeordnete Kerne. Die Fusion wird durch Kinine des Masernvirus ausgelöst.

- Die meisten Riesenzellen stammen von den **Monozyten** ab; sie treten besonders bei granulomatösen Entzündungen auf. Wenn ein Abbau der Antigene durch Phagozytose nicht oder nur unvollständig möglich ist, verwandeln sich die eingewanderten und zu Makrophagen aktivierten Monozyten in Epitheloidzellen. Diese können nicht mehr phagozytieren, sondern nur noch Enzyme (Proteasen, Elastasen, Kollagenasen) sezernieren. Die Konfluenz von Makrophagen und Epitheloidzellen zu Riesenzellen kann immunologisch ausgelöst werden, kann aber auch ohne immunologische Einflüsse zustande kommen.

Immunologisch bedingt sind in der Regel die **geordneten Riesenzellen** *(Langhans-Riesenzellen).* Die Kerne liegen glockenförmig in der Zellperipherie. Das Zellinnere bildet eine hellschaumige Zone, die aus großen Zentrosphären mit Zentriolen, Golgi-Apparaten und Mikrotubuli besteht. Als Zellsequester finden sich gelegentlich Asteroid- und Konchoidkörperchen. Die *Asteroidkörperchen* sind sternförmige Gebilde und bestehen aus sequestrierten Spindelapparaten. Die *Konchoidkörperchen* (= Schaumann-Körperchen) sind 20 µm große muschelförmige Gebilde und bestehen aus verkalkten Sequestern des Spindelapparats. Die Bildung von Langhans-Zellen wird durch eine Reihe von Zytokinen ausgelöst; den stärksten Effekt sieht man beim gleichzeitigen Einwirken von Interleukin-3 und Gamma-Interferon.

Nicht immunologisch bedingt sind die **ungeordneten Riesenzellen**. In diesen Zellen, die bis zu 100 Kerne enthalten können, sind lediglich die Zellmembranen der fusionierten Zellen verschwunden, jedem Kern bleibt aber sein ursprüngliches Zytoplasma mit Organellen zugeordnet. Prototyp ist die *Fremdkörperriesenzelle.* Diese entsteht bei Anwesenheit von schwer abbaubaren exogenen Fremdkörpern (Talkum, Fadenmaterial) oder körpereigenen Substanzen (Uratkristalle, Cholesterin, Keratin, Fett). Werden keine neuen Makrophagen mehr aufgenommen, so kann es zu einer Umorganisation der Zelle mit Ausbildung einer geordneten Riesenzelle kommen.

- **Touton-Riesenzellen** leiten sich von Monozyten/Makrophagen ab. Die Kerne liegen kranzförmig um eine zentrale homogene eosinophile Zone, während das periphere Zytoplasma schaumig strukturiert ist. Touton-Riesenzellen findet man bei zahlreichen stoffwechselbedingten (Hyperlipoproteinämie Typ 2a), entzündlichen (chronische lipophage Entzündung, verfettete, xantho-

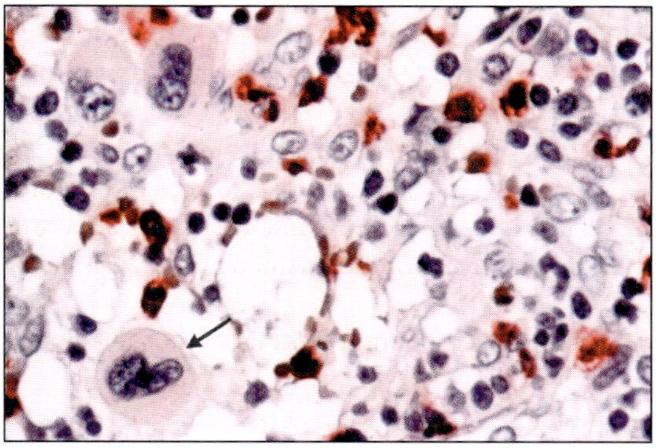

Abb. 7-10. Knochenmarkriesenzellen. Mehrkernige Megakaryoblasten (Pfeil) in der Milz bei extramedullärer Blutbildung. Zellen der myeloischen Reihe orangerot gefärbt. AS-D-Cl-Acetatesterase.

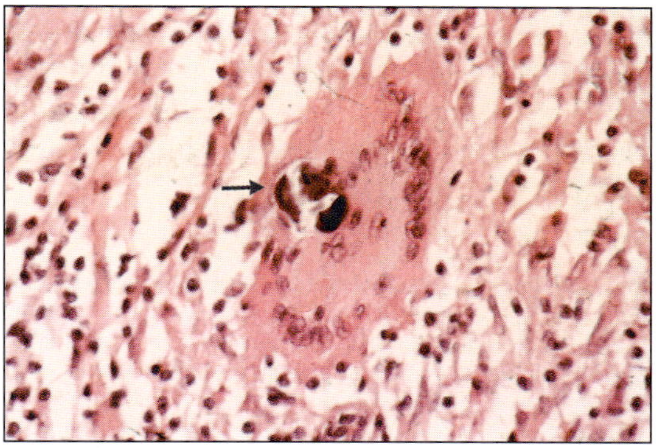

Abb. 7-11. Schaumann-Zelle bei Sarkoidose. Mehrkernige Riesenzelle mit Kalkeinlagerungen (Pfeil) im Zytoplasma. HE-Fbg.

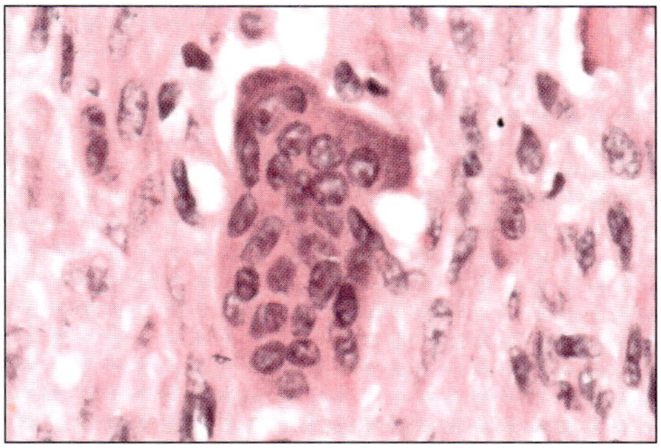

Abb. 7-12. Mehrkernige Riesenzelle bei Epulis gigantocellularis. HE-Fbg.

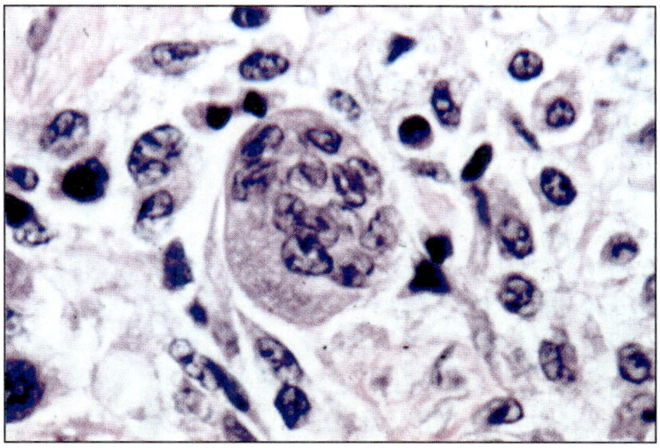

Abb. 7-13. Tumorriesenzelle. Mehrkernige Riesenzelle in einem Sarkom. HE-Fbg.

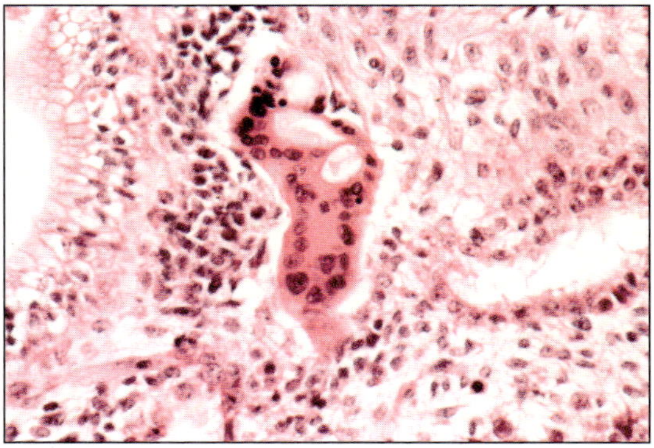

Abb. 7-14. Choriale Riesenzellen. Mehrkernige Riesenzelle mit Zytoplasmavakuolen in einem germinativen nichtseminomatösen Hodentumor.

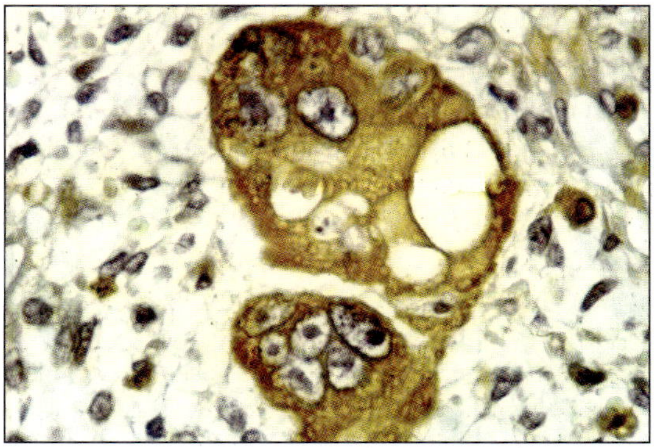

Abb. 7-15. Nachweis einer mehrkernigen **chorialen Riesenzelle** in einem Hodentumor. HCG-Immunhistochemie.

matöse Entzündung der Gallenblase, des Nierenbeckens und andere Organe), traumatischen (traumatische Fettgewebsnekrose) und tumorartigen Erkrankungen (Xanthome, Xanthofibrome, Histiozytome).

7.2 Metaplasie

Unter Metaplasie versteht man die Umwandlung eines differenzierten Gewebes in ein anderes differenziertes Gewebe. Eine Umwandlung von epithelialen Zellen in mesenchymale Zellen ist nicht möglich, da die Zellen mit der Differenzierung Teile ihrer genetischen Information verlieren.

Metaplasien werden durch chronische Reize unterschiedlicher Art ausgelöst und gehen in den meisten Fällen von undifferenzierten Zellvorstufen aus. Der auslösende Reiz realisiert die normalerweise blockierte genetische Information in der Stammzelle. Viel seltener ist die *indirekte Metaplasie,* bei der sich in flexiblen Geweben differenzierte Zellen in undifferenzierte Vorstufen zurückverwandeln und nach Proliferation eine andere Zellart bilden. Das Vorkommen einer *direkten Metaplasie,* d. h. die unmittelbare Umwandlung einer differenzierten Zelle in eine andersartige differenzierte Zelle, wird heute abgelehnt.

7.2.1 Metaplasie epithelialer Zellen

• **Plattenepithelmetaplasien des respiratorischen Epithels** gehen von den Reservezellen aus, deren Abkömmlinge sich normalerweise zu 80% in Flimmerepithelien und zu 20% in Becherzellen differenzieren. Auslösend wirken chronische Reize, wie chronische Entzündungen, chronische Inhalation von reizenden Gasen, chronisches Rauchen und Vitamin-A-Mangel. Dabei entsteht zunächst ein nicht verhorntes, später ein verhorntes Plattenepithel. Gegenüber dem normalen respiratorischen Epithel weist das metaplastische Epithel eine deutlich verstärkte Expression des Onkogens *c-myc* auf. Bei fortbestehender Reizung nimmt diese Genexpression weiter zu. Parallel dazu entwickelt sich eine zunehmende Zelldysplasie und schließlich ein Plattenepithelkarzinom. Die Plattenepithelmetaplasien bilden sich zurück, wenn der auslösende Reiz entfällt.

• **Plattenepithelmetaplasie der Zervixmukosa.** Das schleimbildende Zervixepithel schiebt sich während der Geschlechtsreife oder unter künstlicher Hormonzufuhr über den äußeren Muttermund auf die Ektozervix vor *(Ektopie).* Durch lokale Faktoren – wie saures Scheidenmilieu, chronische traumatische Irritation und zervikale Infektion sowie unter hormonellen Einflüssen – wird das ektopische Zervixschleimhautepithel durch Plattenepithel ersetzt. Dieser Vorgang kann in wenigen Tagen (4–5 Tage) auf zwei verschiedene Weisen erfolgen: Die äußeren zwei Drittel der Ektopie werden durch das angrenzende Plattenepithel der Portio ersetzt *(Regeneration)* bzw. im inneren Drittel bildet sich Plattenepithel aus Reservezellen des Zylinderepithels *(Metaplasie).* Überdeckt das Plattenepithel die Ausführungsgänge der Drüsen, dann entstehen im Bereich der Ektozervix bis erbsengroße Retentionszysten *(Ovula Nabothi).*

• **Plattenepithelmetaplasien bei chronischer Urozystitis** manifestieren sich in der Harnblasenschleimhaut als weiße, trockene Flecken *(Xerosis vesicae).* Sie können sich auch in Prostatadrüsen nach einer Östrogentherapie oder in der Umgebung von Infarkten entwickeln.

• **Becherzellmetaplasie.** Beim Asthma bronchiale, bei der chronisch obstruktiven Bronchitis sowie nach Einwirkung von Säure kommt es im respiratorischen Epithel zu einer Vermehrung der Becherzellen, die man als Becherzellmetaplasie (besser Becherzellhyperplasie) bezeichnet.

• Unter **intestinaler Metaplasie** versteht man den Ersatz von Magenschleimhaut durch ein Epithel, das histologisch, histochemisch und funktionell dem Darmepithel entspricht. Die Veränderung kann auf die oberflächennahen Schleimhautzonen beschränkt sein *(inkompletter Typ)* oder die gesamte Schleimhaut umfassen *(kompletter Typ).*
– Bei der **intestinalen Metaplasie vom Dünndarmtyp** baut sich das Epithel aus Enterozyten, Paneth-Zellen sowie Becherzellen auf und bildet Sialomuzine.
– Beim **Dickdarmtyp** besteht das metaplastische Epithel vorwiegend aus Becherzellen und bildet Sialo- und Sulfomuzine. Die intestinale Metaplasie entwickelt sich herdförmig und be-

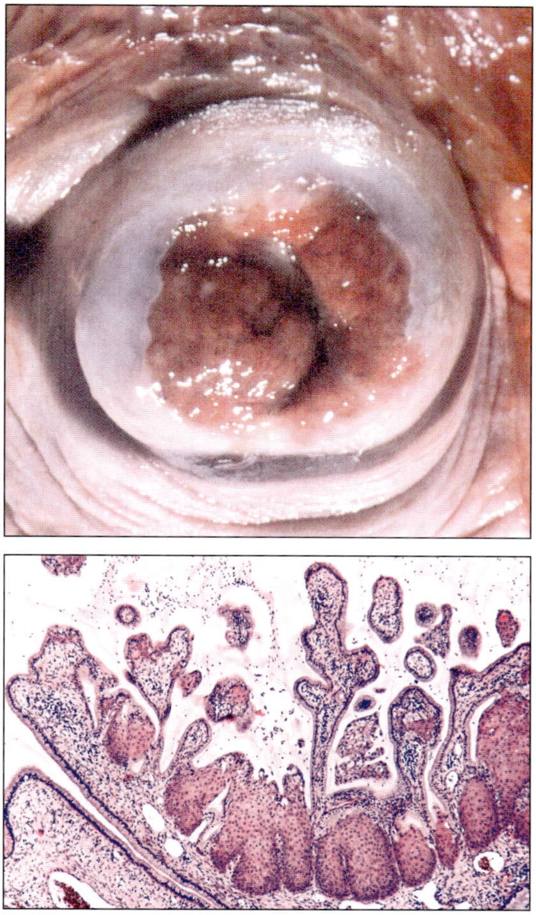

Abb. 7-16. Oben: **Pseudoerosion der Portio.** Rötung und Aufrauhung der Portioschleimhaut in der Umgebung des Muttermundes. Unten: Eosinrote **Plattenepithelmetaplasien** durch Reservezellhyperplasie in der Zervixmukosa. HE-Fbg.

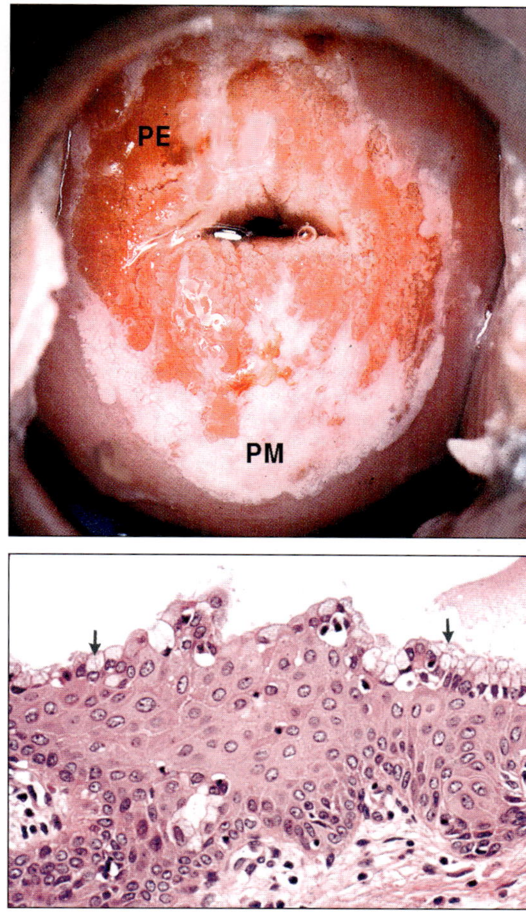

Abb. 7-17. Oben: Durch **Plattenepithelmetaplasien** (PM) teilüberhäutete (weiße Fläche) Pseudoerosion (PE). Unten: **Fortgeschrittene Plattenepithelmetaplasie** der Zervixmukosa. An der Oberfläche vereinzelte noch erhaltene Schleimzellen (Pfeile). HE-Fbg.

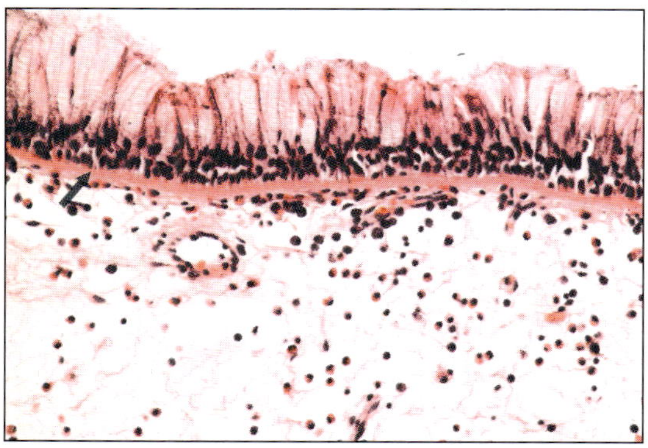

Abb. 7-18. Becherzellhyperplasie (-metaplasie) in der Nasenhöhlenschleimhaut bei allergischer Rhinitis. Vermehrung der Becherzellen, eosinrote, homogene Verdickung der Basalmembran (Pfeil). HE-Fbg.

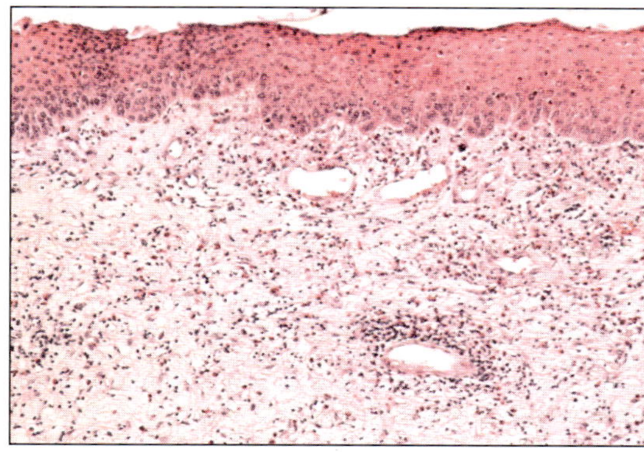

Abb. 7-19. Ersatz des respiratorischen Epithels durch ein mehrschichtiges **metaplastisches Plattenepithel** bei chronischer Rhinitis. Das darunterliegende Stroma ist faserreich und entzündlich-zellig infiltriert. HE-Fbg.

vorzugt im Antrum. Sie entsteht hauptsächlich im Rahmen der chronisch atrophischen Gastritis und nimmt wie diese mit dem Alter an Häufigkeit und Ausdehnung zu.

Bei Patienten mit Magenkarzinomen kommen intestinale Metaplasien gehäuft vor, insbesondere der inkomplette Dickdarmtyp. Es ist aber ungeklärt, ob es sich dabei um ein präkanzeröses oder um ein tumorbegleitendes Phänomen handelt. Weiterhin werden Erosionen und Ulzerationen häufig zunächst durch ein metaplastisches Epithel überhäutet, das persistiert, wenn eine chronisch atrophische Gastritis besteht, sonst aber später durch normale Magenschleimhaut ersetzt wird.

7.2.2 Metaplasie mesenchymaler Zellen

Zu den mesenchymalen Zellen zählen Fibroblasten, Knorpel-, Knochen-, Fett- und glatte Muskelzellen. Fibroblasten können sich in jede andere Form transformieren. Die Steuerung der Transformation erfolgt durch Zusammenwirken von Wachstumsfaktoren, Hormonen, Zellform und umgebender Matrix. So wird in der Kultur die Bildung von Adipozyten aus Fibroblasten durch das hypophysäre Wachstumshormon induziert.

Am häufigsten ist die **metaplastische Knochenbildung** des Bindegewebes. Bei der *Myositis ossificans* kommt es zu einer Knochenbildung innerhalb von einem Skelettmuskel nach einer einmaligen oder wiederholten traumatischen Muskelschädigung. Zu Beginn sieht man eine zellreiche, sehr polymorphe mesenchymale Proliferation mit eingestreuten regenerierenden oder abgestorbenen Muskelzellen, die einem Fibrosarkom ähnelt. Anschließend kommt es zur Ausreifung der Zellen mit Bildung von Osteoid. Schließlich erfolgt ein Umbau zu völlig ausgereiftem, feinlamellärem Knochen.

Eine derartige Verknöcherung sieht man auch bei der *Spondylarthritis ankylopoetica* in den Zwischenwirbelscheiben und im Bandapparat der Wirbelsäule, in Narbengeweben und im Bereich von Mediaverkalkungen muskelstarker Arterien. Für die Entstehung spielen wahrscheinlich die Anhäufung saurer Stoffwechselprodukte mit Ausfällung von Kalziumionen eine Rolle.

7.3 Dysplasie

7.3.1 Definition

7.3.1.1 Angeborene Dysplasien sind Störungen in der morphologischen Zell-, Gewebs- oder Organentwicklung, die zu Fehlbildungen oder zu Fehlentwicklungen mit Ausbildung minderwertiger Organe oder Gewebe führen.

- Bei der **Dysplasia cleidocranialis** handelt es sich um ein dominant erbliches Mißbildungssyndrom mit Fehlen der Schlüsselbeine, charakteristischer Schädelform (breiter kurzer Hirnschädel, vorspringende Stirn- und Scheitelbeinhöcker), Gebißanomalien und weiteren Skelettanomalien.

Bekannteste Form einer minderwertigen Organanlage ist die **Dysplasia coxae congenita**, die angeborene Hüftgelenkluxation, bei der die Hüftgelenkpfanne zu flach ausgebildet ist.

7.3.1.2 Erworbene epitheliale Dysplasien sind prinzipiell rückbildungsfähige Differenzierungsstörungen, die mit einer gesteigerten Zellproliferation einhergehen. Sie entwickeln sich vorwiegend in den plattenepitheltragenden Organen (Mundhöhle, Kehlkopf, Ösophagus, Portio), können aber auch in der Schleimhaut des Magens, des Dickdarms (kolorektale Adenome) sowie im Endometrium und in anderen Organen auftreten.

7.3.2 Schweregrad der Dysplasien

Aufgrund des histologischen und des zytologischen Bildes unterscheidet man drei Schweregrade. Histologische Kriterien sind die Anordnung und Schichtung des Epithels, zytologische Merkmale, die Zell- und Kernpolymorphie, die Zahl der Mitosen und das Vorkommen von atypischen Mitosen.

Für die **Plattenepitheldysplasie der Portio** (CIN = zervikale intraepitheliale Neoplasie) gelten folgende Befunde:

- **Leichte Dysplasie** (CIN I). Verbreiterung der Basalzellenschicht (Basalzellenhyperplasie), gehörige Schichtung der oberen Schichten, geringe Zell- und Kernpolymorphie.

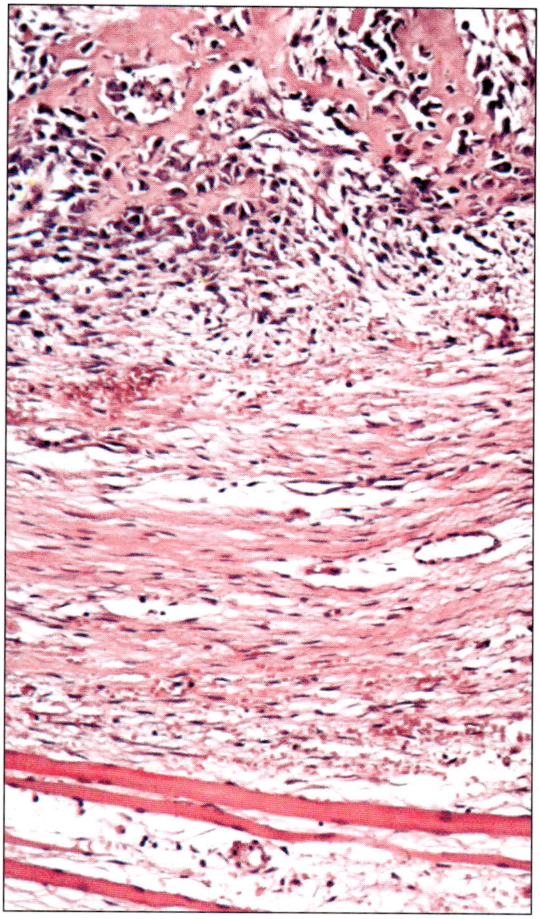

Abb. 7-20. Metaplastische Verknöcherung bei Myositis ossificans. Unten im Bild quergestreifte Muskulatur. In der Mitte faserreiche Zone. Oben im Bild neugebildetes eosinrotes Osteoid mit Osteoblasten. HE-Fbg.

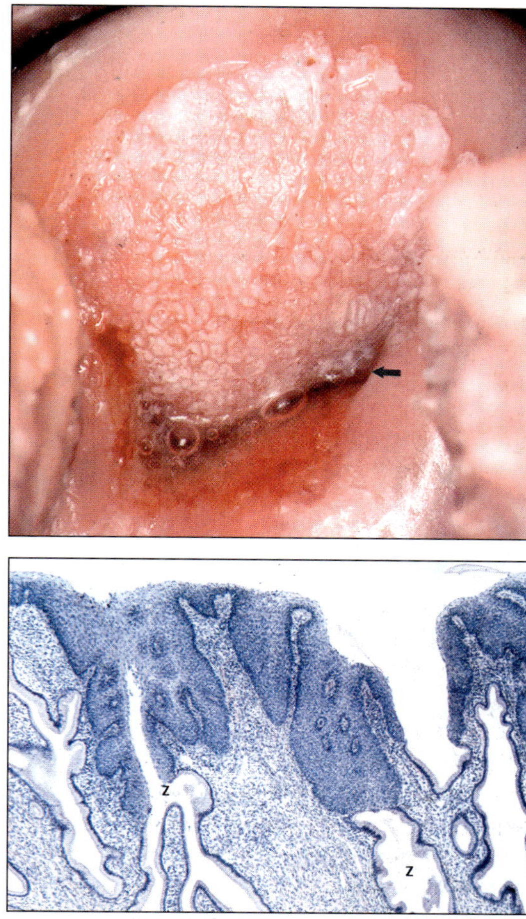

Abb. 7-22. Carcinoma in situ der Portio. Oben: aufgerauhte, grauweiße Portiooberfläche in der Umgebung des quergestellten Muttermundes (Pfeil). Unten: mehrschichtiges, atypisches Plattenepithel, das Oberflächenepithel und Zervixdrüsen (Z) ersetzt. H-Fbg.

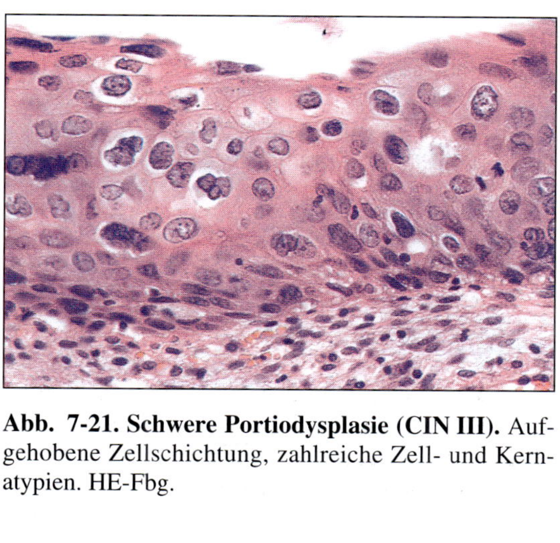

Abb. 7-21. Schwere Portiodysplasie (CIN III). Aufgehobene Zellschichtung, zahlreiche Zell- und Kernatypien. HE-Fbg.

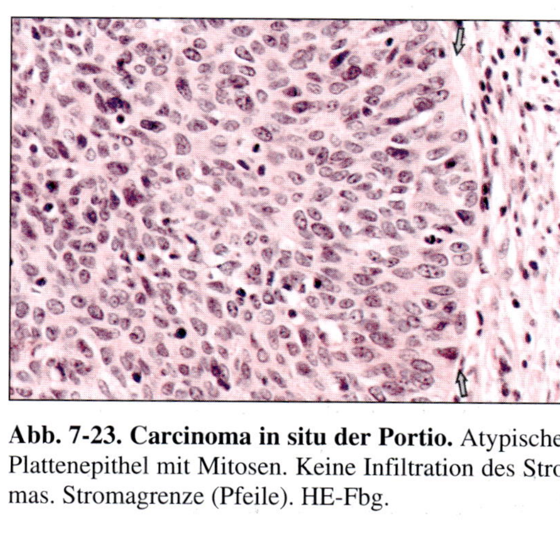

Abb. 7-23. Carcinoma in situ der Portio. Atypisches Plattenepithel mit Mitosen. Keine Infiltration des Stromas. Stromagrenze (Pfeile). HE-Fbg.

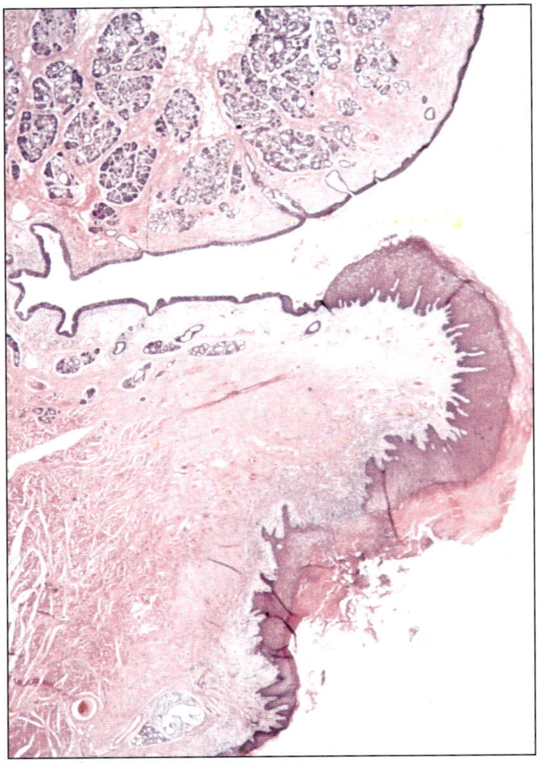

Abb. 7-24. Leukoplakie des Stimmbandes. Verdicktes und verhorntes Plattenepithel. HE-Fbg.

• **Mäßige Dysplasie** (CIN II). Übergreifen der vermehrten Basalzellen auf die mittlere Epithelschicht mit deutlicher Zell- und Kernpolymorphie. Mitosen (einzelne auch atypisch) sind in der basalen und mittleren Zellschicht nachweisbar.

• **Schwere Dysplasie** (CIN III). Epithelschichtung ist fast völlig aufgehoben; nur die oberflächliche Zellschicht ist noch etwas abgeflacht. Ausgeprägte Zell- und Kernpolymorphie sowie zahlreiche typische und atypische Mitosen sind im gesamten Epithel nachweisbar.

• Beim **Carcinoma in situ** ist die epitheliale Schichtung vollständig aufgehoben. Ein Carcinoma in situ unterscheidet sich vom eigentlichen Karzinom nur durch das fehlende invasive Wachstum (intakte Basalmembran).

Epitheldysplasien gehen in der Mundhöhle – als weißer Fleck – mit einer Hyperkeratose einher und werden daher als **Leukoplakie** bezeichnet. Sie gelten als fakultative Präkanzerosen (besonders die proliferativen Formen mit Atypien) und werden in der Regel von einer entzündlichen Strománfiltration begleitet. Abzugrenzen ist die **einfache Leukoplakie** *(Leukoplakia simplex)*, bei der lediglich eine Hyperkeratose ohne Atypien vorliegt. Eine Unterscheidung zwischen der einfachen und der präneoplastischen Leukoplakie ist nur histologisch möglich. Bei den weißen Flecken des Ösophagus handelt es sich um **glykogenreiche Akanthosen.**

7.4 Präkanzerosen

7.4.1 Begriffsbestimmung

Definitionsgemäß unterscheidet man

- **präkanzeröse Konditionen** (Präkanzerosen im weiteren Sinne): Erkrankungen, die mit einem statistisch erhöhten Entartungsrisiko einhergehen. Sie können *genetisch bedingt* (z. B. Xeroderma pigmentosum, familiäre Adenomatosis coli, Down-Syndrom) oder *erworben* sein (z. B. Mastopathie Grad III, Colitis ulcerosa, solare Keratose, progrediente Leberzirrhose).
- **präkanzeröse Läsionen** (Präkanzerosen im engeren Sinne): gutartige, aber potentiell maligne Gewebsveränderungen, die durch eine erhöhte Proliferation und eine Störung der normalen Differenzierung (Dysplasie) gekennzeichnet sind. Beispiele sind die Bowen-Krankheit, die Erythroplasie Queyrat und die solare Keratose.

Unter Berücksichtigung des **Entartungsrisikos** lassen sich zwei Präkanzeroseformen unterscheiden:

- **Fakultative Präkanzerosen** entarten nur gelegentlich (weniger als 20%) und erst nach längerer Zeit (mehr als 5 Jahre): Kraurosis vulvae, Leberzirrhose, Colitis ulcerosa, Neurofibromatose und die Gastritis Typ A.
- **Obligate Präkanzerosen** gehen häufiger (mehr als 20%) und frühzeitig (weniger als 5 Jahre) in einen bösartigen Tumor über. Hier ist das Carcinoma in situ zu nennen.

8 Tumoren

8.1 Einleitung

Krebs ist eine Erkrankung teilungsfähiger Zellen und kommt dementsprechend nicht nur beim Menschen und bei höheren Tieren vor, sondern auch bei Insekten und Pflanzen. Es handelt sich um eine besondere Erkrankung *(Morbus sui generis)*, die sich morphologisch und physiopathologisch erheblich von anderen Krankheiten unterscheidet. Der Begriff »Krebs« faßt aber auch verschiedene Tumorarten zusammen, die auf den ersten Blick kaum Gemeinsamkeiten aufweisen: Man vergleiche z. B. ein Magenkarzinom mit einer Leukämie.

8.1.1 Definition

Als **Neoplasie** bezeichnet man eine abnorme, funktionell nutzlose Gewebemasse, die durch eine autonome, progressive und überschießende Proliferation körpereigener Zellen entsteht.

Aus dieser Definition geht hervor:

1. Es liegt eine **abnorme Gewebemasse** vor.
2. Sie entsteht durch eine **exzessive, unkontrollierte und progressive Zellproliferation**. Diese Merkmale grenzen den echten Tumor von einer Entzündung (abnorme Gewebemasse durch Ödem, Blutstauung oder Infiltration von Entzündungszellen), von einer Regeneration (keine überschießende Gewebsneubildung) und von einer Hyperplasie (vom Organismus kontrollierte, zumindest zeitlich und räumlich begrenzte Zellproliferation) ab. Mit der *Proliferation verliert die Zelle in der Regel die Fähigkeit zur weiteren Differenzierung*. Gleichzeitig kommt es zu einer *Instabilität des Chromosomensatzes*, die sich in einer Prädisposition zum Auftreten von *Chromosomenbrüchen*, von *Chromosomenfehlverteilungen* (non-disjunction), von *abnorm vielen Chromosomensätzen* (Aneuploidie) und von *Genmutationen*. Nur letztere können über eine Änderung des Codes zur Produktion neuartiger Proteine, die bei Exprimierung an der Zelloberfläche oder bei Abgabe in den Extrazellulärraum als neue *Tumorantigene* von Antikörpern und spezifischen Immunzellen erkannt werden können. Ferner verlieren die Zellen die Eigenschaft der *Kontaktinhibition* (Sistieren einer Zellproliferation, wenn sie zusammenstoßen) sowie ihre lokale topographische Bindung (Positionskontrolle).
3. Ein bestimmter Reiz löst die **Zellproliferation aus, die später unabhängig (autonom) bleibt und keiner wirksamen hemmenden Wirkung von seiten des Organismus unterliegt** (z. B. unabhängig von externen Wachstumsfaktoren). Allerdings ist diese Autonomie nicht absolut. Viele Tumoren unterliegen in ihrem Wachstum hormonalen Einflüssen und sind auf die Blutversorgung durch den Wirt angewiesen.
4. Der **Tumor entsteht aus körpereigenen Zellen.** So werden die parasitären Erkrankungen (z. B. Echinokokkose) von Tumoren abgegrenzt.

In Anlehnung an diese Definition lassen sich auch einige Bezeichnungen ableiten. Die Begriffe *Tumor* oder *Geschwulst* gehören auch zu den Kardinalsymptomen der Entzündung (Calor, Rubor, Dolor et Tumor). Heute werden sie jedoch vorwiegend als Ausdruck einer echten Gewebsneubildung verwendet. Mit dem Wort *Gewebsneubildung* weisen wir auf das wichtigste Merkmal eines Tumors hin: auf die Zellproliferation als Ursache einer abnormen Gewebsmasse *(Neubildung, Neoplasie)*. Von dem Wort *Geschwulst* leitet sich die Bezeichnung »onkos« (= geschwollen: Onkogen, Onkologie, Onkozyt) ab. Bei zusammengesetzten Wörtern bezieht sich die Nachsilbe »om« auf einen Tumor (Myom, Papillom, Adenom).

8.1.2 Nomenklatur

Eine wesentliche Voraussetzung für die Formulierung einer Prognose und für die Aufstellung eines Therapieplans ist eine genaue Diagnose. Sie hat zum Ziel, der Erkrankung einen Namen zu geben, der bestimmte Voraussetzungen erfüllen muß:

- *Der Name muß eindeutig sein,* d. h., er muß ein bestimmtes Krankheitsbild sicher identifizieren.
- *Der Name muß international bekannt und anerkannt sein.* Aus diesem Grunde verzichtet die moderne Tumornomenklatur weitgehend auf

Eigennamen (zu den wenigen Ausnahmen zählen Morbus Hodgkin, Wilms-Tumor u. a.).

Tumorname und Tumorsystematik sind von der WHO definiert worden und somit für die pathologisch-anatomische Diagnostik bindend. Auf sie stützt sich die internationale Kodierung für Neoplasien (ICD-O).

8.1.3 Krebshäufigkeit

Man schätzt, daß jeder 4. Mensch im Laufe seines Lebens an Krebs erkrankt und daß jede 5. Todesursache auf eine maligne Geschwulst zurückzuführen ist. Wahrscheinlich liegt aber die kumulative Krebsinzidenz weitaus höher: Wenn man bedenkt, daß die Prävalenz histopathologisch nachgewiesener Karzinomherde in der Prostata von 10% bei 50jährigen auf 70% bei 80jährigen steigt, dürften mindestens 50% der Männer zum Zeitpunkt des Todes an einem in der Regel asymptomatischen Prostatakrebs erkrankt sein. Da bösartige Neubildungen vorwiegend bei älteren Menschen vorkommen, sterben viele Krebspatienten nicht an ihrem Tumorleiden, sondern an Herz-Kreislauf-Störungen. Die Krebsmortalität betrug 1991 in Deutschland für Männer 271 bzw. für Frauen 254 Todesfälle pro 100 000 Einwohner (Herz-Kreislauf-Mortalität 568/100 000).

In den letzten Jahren hat die **allgemeine Krebshäufigkeit** erheblich zugenommen. Die Mortalität an bösartigen Neubildungen stieg von 1960 bis 1991 um 30%. Die Inzidenz dürfte noch deutlich höher sein, denn die Verbesserung der therapeutischen Möglichkeiten hat die Inzidenz einer Reihe von Krebsformen reduziert bzw. zumindest die Überlebenszeit verlängert.

Von wesentlicher Bedeutung für die beobachtete Zunahme der Krebshäufigkeit ist die **demographische Alterung der Bevölkerung**. 1960 waren nur 11,5% der Deutschen über 65 Jahre alt, 1991 bereits 15%. Mit zunehmendem Alter steigt das Risiko der Realisation einer bösartigen Neubildung stark an. Einige Tumoren führen aufgrund ihrer langen Entwicklungszeit erst im fortgeschrittenen Alter zu Symptomen. Beispielsweise sind über 90% der Patienten mit neu entdecktem Kolonkarzinom älter als 55 Jahre; die Inzidenz vervierfacht sich vom 60. bis zum 80. Lebensjahr.

Der Anstieg der Krebshäufigkeit in den letzten Jahrzehnten ist nicht allein durch die Änderung der Altersstruktur der Bevölkerung zu erklären. Insbesondere der auf Zigarettenrauchen zurückgeführte Lungenkrebs, aber auch andere Krebsformen treten altersstandardisiert wesentlich häufiger auf als früher. Obwohl einige maligne Tumoren eine abnehmende Tendenz zeigen (z.B. die Karzinome der Cervix uteri und des Magens), ist das Krebsrisiko von in der zweiten Hälfte dieses Jahrhunderts geborenen Menschen etwa doppelt so hoch wie das der vor 100 Jahren geborenen.

Unterschiede in der **Altersverteilung der Patienten mit bösartigen Neubildungen** bestehen bezüglich der Tumorlokalisation und des histologischen Bilds. Einige Krebsformen kommen typischerweise bei Kindern (Retinoblastom, Wilms-Tumor), einige bei jüngeren Erwachsenen (Weichteilsarkome, Hodenkrebs) und andere erst im fortgeschrittenen Alter (Prostatakarzinome, Plasmozytome und chronische lymphatische Leukämien) vor.

Geschlechtsverteilung. Krebsmorbidität und -mortalität weisen bei Mann und Frau z. T. erhebliche Abweichungen auf. Lungen- und Ösophaguskarzinom kommen bei Männern wesentlich häufiger vor. Bei Frauen überwiegen dagegen die Karzinome der Mamma, der Geschlechtsorgane und der Gallenblase.

Zuverlässige Häufigkeitsangaben über maligne Tumoren liegen für Deutschland nicht vor, da es aus gesetzlichen Gründen (Erfassung der Daten nur in anonymisierter Form) kein bundesweites Krebsregister gibt. Obduktionen sind wegen der geringen Obduktionsfrequenz wenig repräsentativ. Eingeschränkte Aussagen (z. B. Angaben zur Alters- und Geschlechtsverteilung) können durch die Auswertung der bioptischen Untersuchungen eines Pathologischen Instituts mit weitem Einzugsgebiet gemacht werden.

Im Laufe der letzten Jahrzehnte hat sich auch das **Krebsspektrum** gewandelt, wobei neben der Änderung der Lebensgewohnheiten in den westlichen Ländern auch die zunehmende Überalterung der Bevölkerung eine Rolle spielt. Sehr auffällig ist die z. T. rasante Häufigkeitszunahme des Lungenkarzinoms beim Mann (in geringerem Maße

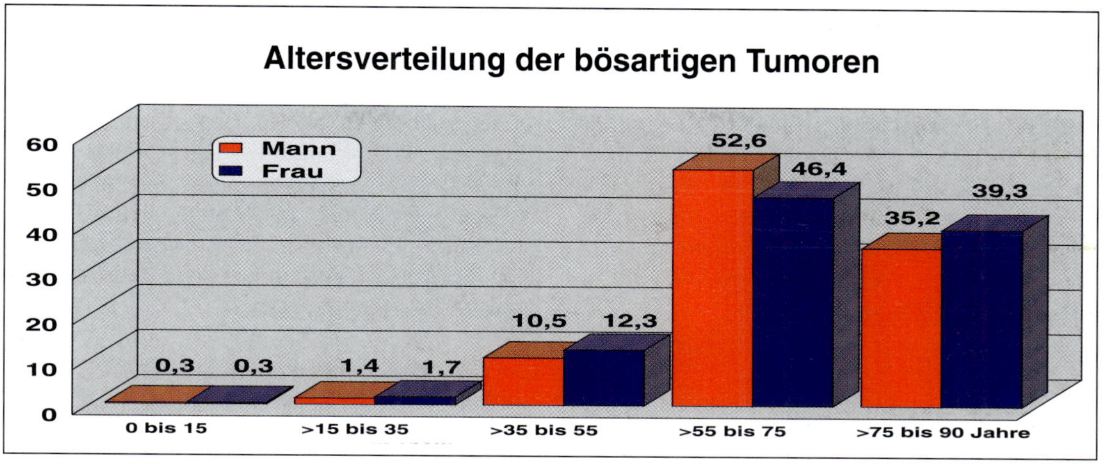

Häufigkeit der Krebstodesursachen in verschiedenen Altersklassen*

Maligne Tumoren beim Mann

0 bis 15 Jahre	
Leukämien	38%
ZNS	38%
Endokrine Organe	12%
Non-Hodgkin-Lymphome	7,5%
Weichteile	4,5%
über 15 bis 35 Jahre	
Leukämien	32%
Non-Hodgkin-Lymphome	22%
ZNS	20%
Haut (Melanome)	13%
Hodgkin-Lymphome	13%
über 35 bis 55 Jahre	
Lunge	57%
Kolon-Rektum	16%
Non-Hodgkin-Lymphome	10%
ZNS	9%
Pankreas	8%
über 55 bis 75 Jahre	
Lunge	60%
Kolon-Rektum	15%
Prostata	13%
Pankreas	7%
Non-Hodgkin-Lymphome	5%
über 75 Jahre	
Lunge	40%
Prostata	30%
Kolon-Rektum	18%
Pankreas	6%
Harnblase	6%

Maligne Tumoren bei der Frau

0 bis 15 Jahre	
Leukämien	37%
ZNS	34%
Endokrine Organe	15%
Weichteile	8%
Knochen	6%
über 15 bis 35 Jahre	
Mamma	33%
Leukämien	24%
Uterus	20%
ZNS	18%
Non-Hodgkin-Lymphome	9%
über 35 bis 55 Jahre	
Mamma	45%
Lunge	27%
Uterus	10%
Kolon-Rektum	10%
Ovar	8%
über 55 bis 75 Jahre	
Lunge	40%
Mamma	27%
Kolon-Rektum	16%
Ovar	10%
Pankreas	7%
über 75 Jahre	
Kolon-Rektum	28%
Lunge	27%
Mamma	25%
Pankreas	12%
Ovar	8%

* Angegeben sind die fünf häufigsten Todesursachen durch Krebs in jeder Altersklasse bei Mann und Frau. Die Angaben stammen aus »Cancer Statistics 1994« der American Cancer Society.

auch bei der Frau) sowie der Rückgang der Magenkrebsinzidenz.

Letztlich kommen auch erhebliche **geographische Häufigkeitsunterschiede** in der Tumorlokalisation vor. So ist der Hautkrebs (Basalzellenkarzinom, Plattenepithelkarzinom, malignes Melanom) in Australien 200mal häufiger als in Indien, während der Magenkrebs in Japan 25mal häufiger vorkommt als in Uganda.

8.2 Unterscheidungskriterien und Merkmale gut- und bösartiger Tumoren

Aufgrund ihres biologischen Verhaltens *(Dignität)* unterscheidet man gutartige und bösartige Neoplasien. Die **benignen Tumoren** sind, wenn sie nicht aufgrund ihrer besonderen Lokalisation lebenswichtige Organe schädigen, für den Patienten nicht lebensbedrohend. **Maligne Tumoren** führen unbehandelt zum Tod. Sie werden unter dem Oberbegriff *Krebs* oder *Cancer* zusammengefaßt. Maligne epitheliale Tumoren werden als *Karzinome*, maligne, mesenchymale Neubildungen als *Sarkome*, entdifferenzierte Neubildungen, die sich weder morphologisch noch histogenetisch einordnen lassen, als *Blastome* bezeichnet.

Der Begriff **Dignität** charakterisiert primär das biologische Verhalten eines Tumors und wird durch den Krankheitsverlauf bestimmt. Somit sind die Begriffe »gutartig« und »bösartig« zunächst klinische Bezeichnungen. In den meisten Fällen erlaubt jedoch die Erfahrung eine Aussage zur Tumordignität aufgrund des pathologisch-anatomischen Befundes.

8.2.1 Gutartige Tumoren

Gutartige Tumoren treten bevorzugt bei Jugendlichen auf, aber auch im Erwachsenenalter sind die meisten Geschwülste nicht bösartig. Sie kommen in allen Organen und Geweben vor. In manchen Organen überwiegen die gutartigen (z. B. in der Haut), in anderen die bösartigen Tumoren (z. B. in der Lunge).

Gutartige Neubildungen weisen ein langsames, expansiv verdrängendes Wachstum auf und können im Lauf von Jahren eine beträchtliche Größe erreichen (20 und mehr kg). Das umgebende Gewebe wird durch den Wachstumsdruck des Tumors zusammengedrückt (Druckatrophie); dabei gehen hochdifferenzierte Parenchymteile zuerst zugrunde. Es bleibt ein bindegewebiges Gerüst übrig, das eine Art Kapsel um den Tumor bildet. Wesentliche Kräfte beim expansiven Tumorwachstum sind die intratumorale Drucksteigerung und das passive Vordringen der Tumorzellen in präformierte Gewebespalten.

Die Geschwulst entspricht in ihrem Zell- und Gewebebild sowie in ihrer Konsistenz (Lipom: weich, Osteom: fest) dem Muttergewebe, aus dem sie hervorgegangen ist. Die Schnittfläche ist weitgehend einheitlich. Auch das zytologische Bild (Chromatingehalt und -verteilung, Chromosomensatz, Kern-Zytoplasma-Relation, Zytoplasmaanfärbung, Enzymausstattung) stimmt mit dem Muttergewebe überein. Entsprechend der niedrigen Wachstumsrate sind nur vereinzelt Mitosen (unter 0,1% pro Tumorfläche) zu finden; sie sind regelrecht gestaltet.

Gutartige Geschwülste sind häufig klinisch stumm, können aber bei einer besonderen Lokalisation (z. B. Tumoren des ZNS), durch Kompression des umgebenden Gewebes schwere Komplikationen hervorrufen. Erhebliche Beschwerden können auch durch eine bestimmte Zelleistung (z. B. eine endokrine Wirkung) entstehen.

8.2.2 Bösartige Tumoren

Die bösartigen Tumoren weisen ein schnelleres Wachstum auf. Sie unterscheiden sich von gutartigen Tumoren

- durch die Fähigkeit zum invasiven, destruierenden und metastasierenden Wachstum,
- durch einen partiellen oder völligen Verlust der Fähigkeit zur Differenzierung.

Makroskopisch sind die bösartigen Neubildungen gegen die Umgebung unscharf begrenzt und weisen eine meist »bunte Schnittfläche« (rote Blutungen, gelbe Nekrosen) auf. *Histologisch* infiltrieren Tumorausläufer das umgebende Gewebe. Besonders widerstandsfähig sind der Knorpel, die elastischen Fasern großer und mittelgroßer Arterien sowie sehr kollagenfaserreiche Membranen und Kapseln. In der Peripherie besteht keine oder eine nur unvollständige Pseudokapsel. Die Invasion von Blut- und Lymphgefäßen ist ein besonders wichtiges Zeichen. *Zytologie:* Gegenüber dem Muttergewebe sind die Zellen weniger differenziert und oft unterschiedlich groß. Die Kern-Zytoplasma-Relation (normal 1:4 bis 1:6) ist zugunsten des Kerns (bis 1:1) verschoben. Der Kern ist hyperchromatisch und atypisch gestaltet mit unregelmäßiger Anordnung des Chromatins. Der Nukleolus ist vergrößert oder es liegen mehrere Nukleolen vor. Das Zytoplasma ist aufgrund einer Vermehrung der Ribosomen (gesteigerte Eiweißsynthese) häufig leicht basophil. Die Mitoserate ist meist deutlich erhöht (>2%); dabei kommen häufig auch atypische Kernteilungsfiguren (z. B. tripolare Mitosen) vor. In der Umgebung des Tumors besteht eine perifokale entzündliche Reaktion.

Meist korreliert das biologische Verhalten eines Tumors mit seinem **Differenzierungsgrad** (wenig differenzierte Neubildungen sind von höherer Malignität).

Die **Morphologie des Zellkerns** ist ein wichtiger Befund; er ist Ausdruck der genetischen Instabilität. So zeigen Tumorzellen in Gewebekulturen einen ungewöhnlich instabilen Karyotyp; es kommt wesentlich häufiger als bei Normalzellen zu einer Amplifikation oder Deletion von Genen, zu Chromosomenverlusten, -verdopplungen und -translozierungen. Diese Störungen sind wahrscheinlich ein Zeichen, daß differenzierte Zellen auf Zellteilung umprogrammiert werden. Sie können aber auch auf einem mutationsbedingten Defekt im Replikations-, Reparatur- und/oder Rekombinationsapparat der DNA beruhen. Bei Tumorzellpopulationen, die einem Selektionsdruck ausgesetzt sind (z. B. bei einer zytostatischen Therapie), bilden sich häufig Zellklone, die gegen das Zytostatikum resistent sind. Oft entwickeln diese Zellen sogar eine Mehrfachresistenz. Auf der anderen Seite sind diese Zellen besonders empfindlich gegenüber Eingriffen (z. B. einer Bestrahlung) in den DNA-Stoffwechsel.

8.2.3 Übergänge und Grenzfälle

Die Umwandlung einer normalen Zelle in eine Krebszelle erfolgt nicht schlagartig, sondern schrittweise. Zunächst treten nur leichte, im Laufe der Zeit zunehmend schwerere Zellstörungen auf. Das morphologische Substrat einer derartigen frühen Zellveränderung ist die (präkanzeröse) Dysplasie, die in ein Carcinoma in situ und später in ein infiltrierendes Karzinom übergehen kann. Die verschiedenen Stufen der Kanzerisierung – von der normalen Zelle bis zum klinisch manifesten Karzinom – werden unter dem Begriff **Progression** zusammengefaßt. Dabei kann es auch zur Ausbildung gutartiger Geschwülste kommen, die später maligne entarten. Typische Beispiele sind die kolorektalen Adenome sowie bestimmte Ovarialtumoren. Insgesamt ist aber die maligne Entartung eines gutartigen Tumors selten.

Grenzfälle, bei denen eine eindeutige Unterscheidung zwischen einer schweren Dysplasie bzw. einem gutartigen Tumor mit Atypien oder einem beginnenden Karzinom nicht möglich ist, werden als »Borderline-Tumor« (oder »Borderline-Lesion«) bezeichnet. So gehören bis zu 10% der serösen und 6% der muzinösen Ovarialzystadenome in diese Kategorie.

Grenzfälle kommen aber nicht nur im Rahmen einer Tumorprogression vor. Gelegentlich fällt es schwer, eine stark proliferative oder granulierende Entzündung von einer echten Neoplasie abzugrenzen. So wurde vor einigen Jahrzehnten der Morbus Hodgkin – mit der Bezeichnung »Lymphogranulomatose« – als spezifische Entzündung gedeutet. Heute stellt uns eine andere Entität vor ähnliche diagnostische Schwierigkeiten, und zwar der **inflammatorische Pseudotumor.** Dabei handelt es sich um ein sich stark progredient und destruktiv ausbreitendes Granulationsgewebe mit reichlich neugebildeten kollagenen Fasern, Entzündungszellen und Kapillaren. Die Veränderung wurde in verschiedenen Organen (Leberhilum, Lunge, Retroperitoneum, Herz u. a.) beschrieben. Die Frage, ob es sich um eine echte Neubildung oder eine tumorartige Entzündung handelt, ist noch offen.

8.2.4 Besondere Begriffe

Zur Beschreibung bestimmter Wachstumsformen wurden die Begriffe *Carcinoma in situ, Mikrokarzinom* und *Frühkarzinom* eingeführt. Diese Abgrenzungen sind für die Therapie von Bedeutung, da das Ausmaß der lokalen Infiltration bzw. die Tumorzellmasse mit der lymphogenen Metastasierungsrate korreliert.

• Das **Carcinoma in situ** zählt zu den Krebsvorstufen. Es handelt sich um eine Epithelveränderung, die zytologisch einem bösartigen Tumor entspricht, histologisch aber keine Zeichen eines malignen Wachstums zeigt (intakte Basalmembran). Diese Schleimhautveränderungen wurden zunächst in der Portio beschrieben, kommen aber in allen epithelialen Organen (z. B. Kehlkopf, Dickdarm, Harnblase) vor.

Beim **Carcinoma in situ der Portio** entspricht der aneuploide DNS-Gehalt der Zellkerne einem malignen Tumor. Ein invasives Plattenepithelkarzinom entsteht jedoch nicht immer. Diese Beobachtung spricht dafür, daß die Fähigkeit zum invasiven Wachstum nicht nur an die Wachstumssteigerung und die Entdifferenzierung gekoppelt ist, sondern von weiteren Schritten in der Kanzerisierung abhängt.

• Als **Mikrokarzinom** werden sehr kleine Karzinome mit einer geringen lokalen Infiltration von den fortgeschrittenen Karzinomen mit ausgeprägter lokaler Ausbreitung abgegrenzt. Es handelt sich dabei um ein echtes Karzinom, das nur mikroskopisch erfaßt werden kann. So haben Mikrokarzinome der Cervix uteri (pT1a der TNM-Klassifikation) einen maximalen Durchmesser von 7 mm und eine größte Tiefeninfiltration von 5 mm.

• Die Bezeichnung **Frühkarzinome** wird für maligne epitheliale Tumoren des Magens verwendet, die auf die Schleimhaut *(Mukosatyp)* bzw. Mukosa und Submukosa *(Submukosatyp)* beschränkt bleiben. Bei kolorektalen Frühkarzinomen ist die Muscularis propria noch nicht infiltriert.

8.2.5 Tumorartige Läsionen

Ein Tumor kann durch reaktive Gewebewucherungen vorgetäuscht werden. Dies trifft u. a. für die Epulis und die Myositis ossificans zu.

• Bei der **Epulis** handelt es sich um ein halbkugeliges oder pilzartiges, bis zu 2 cm großes, dem Alveolarfortsatz aufsitzendes Gebilde, das heute als reaktives, reparatives und resorptives Granulom aufgefaßt wird. Die schwammig weiche *Epulis granulomatosa* besteht aus einem kapillarreichen Granulationsgewebe. Die *Epulis gigantocellularis* (Riesenzellepulis) ist die häufigste Form; sie setzt sich aus einem fein verzweigten Netzwerk von kollagenen Bindegewebsfasern mit dicht gelagerten Kapillaren zusammen. Außerdem finden sich zahlreiche mehrkernige osteoklastenähnliche Riesenzellen. In der Peripherie sieht man neugebildete Osteoid- oder Knochenbälkchen. Die *Epulis fibrosa* besteht aus faserreichem kollagenem Bindegewebe und gilt als Reifungsstadium der granulomatösen und der Riesenzellepulis.

• Bei der **Myositis ossificans** kommt es zu einer Knochenbildung innerhalb eines Skelettmuskels nach einer einmaligen oder wiederholten traumatischen Muskelschädigung. Zunächst sieht man ein zellreiches, polymorphes mesenchymales Gewebe, das einem Fibrosarkom ähnelt. Anschließend kommt es zur Ausreifung der Zellen mit Bildung von Osteoid. Schließlich findet ein Umbau in einen ausgereiften, feinlamellären Knochen statt. Dieser dreizonale Umbau ist sehr charakteristisch für die Myositis ossificans. In seltenen Fällen kann sich eine Myositis ossificans ohne Trauma entwickeln (»idiopathische Myositis ossificans«, z. B. bei Paraplegie oder Tetanus).

8.3 Metastasierung

Metastasen sind Absiedlungen des Primärtumors in andere Organen, die sich lymphogen, hämatogen oder innerhalb von Körperhöhlen *(Abklatschmetastasen)* bilden. *Implantationsmetastasen,* z. B. nach einer Punktion oder einem chirurgischen Eingriff, kommen sehr selten vor. Entwickeln sich Absiedelungen aus befallenen Lymphgefäßen zwischen dem Primärtumor und dem ersten regionalen Lymphknoten, dann spricht man von *In-transit-Metastasen*. Karzinome metastasieren meist zunächst lymphogen, während sich Sarkome früh hämatogen ausbreiten.

Nur wenige maligne Tumoren setzen keine oder nur selten Metastasen: z. B. maligne Gliome und Basalzellenkarzinome. Der Nachweis von Metastasen ist daher das sicherste diagnostische Malignitätskriterium, für die Praxis aber nicht geeignet: Der Tumor ist meist inoperabel, die Prognose sehr schlecht.

8.3.1 Pathogenese der Metastasenbildung

Für die Bildung von Metastasen sind folgende Schritte erforderlich (metastastische Kaskade):

1. Proliferation und Vaskularisierung des Primärtumors
2. Ablösen von Zellen des Primärtumors (Subklon aus metastasierungsfähigen Zellen), Zerstörung und Durchwanderung der extrazellulären Matrix sowie Durchbrechung der Basalmembran der Blut- und Lymphkapillaren bzw. der Serosa
3. Bildung eines Tumorthrombus und Verschleppung mit dem Blut- oder Lymphstrom bzw. der Flüssigkeit der serösen Körperhöhlen
4. Adhäsion der Tumorzellen an Endothelien der Gefäßwand bzw. an die Serosa.
5. Invasion des umgebenden Gewebes
6. Zellproliferation und Anschluß an das örtliche Gefäßsystem.

Voraussetzung für das **Wachstum eines Tumors** ist seine **Vaskularisierung** durch den Wirtsorganismus. Die Gefäßneubildung wird durch verschiedene Angiogenesefaktoren ausgelöst, die von den Tumorzellen gebildet werden. Diese Faktoren verkürzen in der Krebsperipherie die Zellerneuerungszeit der Endothelien von normalerweise einigen Monaten auf bis zu 50 Stunden. Erst wenn diese neugebildeten Gefäße die Tumorzellen erreichen, ist eine weitere Neubildung von Geschwulstzellen und ein invasiv destruktives Wachstum möglich.

Eine **Auswanderung von Tumorzellen** aus dem Primärtumor und die **Durchsetzung des Interstitiums und der Basalmembran** finden in jeder bösartigen Neubildung statt. Der Organismus ist jedoch in der Lage, über längere Zeit diese Tumorzellen mit Hilfe seines spezifischen und unspezifischen Abwehrsystems zu vernichten. Ein Primärtumor muß eine bestimmte Größe erreichen, ehe er genügend durch Mutation veränderte Zellen (metastasierungsfähige Subklone) freisetzen kann, die alle Stufen der metastatischen Kaskade überwinden können. So müssen die meisten malignen Tumoren eine Mindestgröße von 1 cm^3 = 10^9 Zellen erreicht haben, ehe sie zur Metastasierung befähigt sind (eine Ausnahme ist das maligne Melanom).

Um aus dem Primärtumor auszuwandern und in andere Gewebe zu gelangen, muß die Tumorzelle **extrazelluläre Barrieren** überwinden. Die extrazelluläre Matrix wird von kollagenen Fibrillen und Fasern durchzogen. Glykoproteine, wie *Laminin* und *Fibronektin,* verbinden die Kollagenmoleküle untereinander und (über Integrin-Rezeptoren) mit den Zellen. An der Grenzfläche zwischen unterschiedlichen Geweben verdichtet sich das Netzwerk zu hochorganisierten Strukturen (*Basalmembran* zwischen Epithel und Bindegewebe). Die Basalmembranen bestehen hauptsächlich aus Kollagen IV, dessen Bindung an die angrenzenden Zellen und an die übrige Matrix von Laminin und Fibronektin vermittelt wird. Die Tumorzellen besitzen *Lamininrezeptoren,* mit denen sie sich an die subzelluläre Matrix haften können. Danach sezernieren sie *Plasminogenaktivatoren* und *Metalloproteinasen,* die über die Aktivierung der Breitspektrum-Proteinasen *Plasmin, Gelatinase* und *Stromelysin* sowie spezifischerer Proteinasen (Kollagenasen) die invasionsbremsenden Strukturen der extrazellulären Matrix (wie die Basalmembran) auflösen und so die Einwanderung der Tumorzelle ermöglichen. Die matrixzerstörenden Enzyme aktivieren gleichzeitig durch partielle Proteolyse latente Angiogenesefaktoren (FGF und TGF-β).

Der **proteolytische Angriff** kann durch *gewebsständige Inaktivatoren* (Plasminogenaktivatorinhibitoren = PAI, Gewebeinhibitoren der Metalloproteinasen = TIMP) gehemmt werden, so daß die Invasivität von Tumorzellen – außer von ihrer Fähigkeit zur Sekretion von Proteinasen – auch von der Proteinasehemmkapazität des Gewebes abhängt. Spaltprodukte aus der extrazellulären Matrix können chemotaktische Eigenschaften aufweisen. Über die Bewegungsart der Tumorzellen ist wenig bekannt.

Im **strömenden Blut** bilden die Tumorzellen mit anderen Tumorzellen, Blutzellen und/oder mit Blutplättchen größere Aggregate, die in kleinen Venen oder Kapillaren steckenbleiben. Hier werden sie von Fibrin bedeckt und so gegen die lytischen Eigenschaften des Blutplasmas geschützt.

Die **Adhäsion** erfolgt über Oberflächenrezeptoren der Tumorzellen, mit denen sie sich an entsprechenden Adhäsionsmoleküle der Endothelzellen binden. Die Endothelzellen verlieren ihren festen Halt in der umliegenden extrazellulären Matrix und kontrahieren sich, so daß eine Lücke entsteht, durch welche die Krebszellen hindurchtreten können. Wie beim Eintritt in die Gefäßlichtung wird die Basalmembran durchbrochen.

8.3.1.1 Bedeutung der Metastasierungswege für den Ort der Metastasenbildung. Der Sitz der Metastasen hängt von der Lokalisation des Primärtumors ab.

• **Lymphogene Metastasen** treten zunächst in den regionären Lymphknoten auf. Es folgt eine Ausbreitung in die juxtaregionären und in die zentralen Lymphknoten. Bei einem vollständig infiltrierten Lymphknoten ist ein geregelter Lymphfluß nicht mehr gewährleistet: Es kommt zur Umkehr des Lymphflusses mit Eröffnung von lymphatikovenösen Kommunikationen.

• Bei der **hämatogenen Metastasierung** unterscheidet man fünf Formen:

1. **Lungentyp.** Von einem Lungentumor (z. B. Bronchialkarzinom) ausgehend gelangen Tumorzellen in die Lungenvenen und über das linke Herz und den großen Kreislauf in verschiedene Organe (Gehirn, Leber, Nebenniere, Knochen).

2. **Lebertyp.** Der Lebertumor (z. B. ein primäres Leberzellkarzinom) bricht in die Lebervenen ein und setzt Lungenmetastasen. Durch weitere Verschleppung – entsprechend einer Metastasierung vom Lungentyp – werden *Tertiärmetastasen* im großen Kreislauf gesetzt.

3. **Kavatyp.** Der Primärtumor sitzt im Einflußgebiet der V. cava (z. B. Nierenkarzinom) und metastasiert in die Lunge.

4. **Pfortadertyp.** Fast alle Darmtumoren breiten sich nach diesem Modus aus. Zunächst treten Absiedlungen in der Leber auf, die sich später wie metastasierende Tumoren vom Lebertyp verhalten.

5. **Zisternentyp.** Unter Umgehung der Pfortader wird die Cisterna chyli als Ausbreitungsweg benutzt. Die Tumorzellen gelangen direkt in den Venenwinkel und später – wie beim Kavatyp – in die Lungen.

Metastasierung in Körperhöhlen. In die Bauchhöhle ausgetretene Tumorzellen (Ovarial-, Magen-, Dickdarmkarzinome) sammeln sich in der Regel im Douglas-Raum des kleinen Beckens. Dort lagern sie sich der Serosa an und führen zu einer Nekrose des Mesothels, die von einer entzündlichen Reaktion der Subserosa begleitet wird. Nach einer örtlichen Gefäßneubildung entsteht eine *Implantationsmetastase*. Später entwickeln sich Serosametastasen am Dünndarmansatz des Mesenteriums sowie auf der Serosaoberfläche der intraperitonealen Organe. Pleurametastasen finden sich am häufigsten über dem Zwerchfell und im Zwerchfellrippenwinkel. Im Herzbeutel kommen Implantationsmetastasen seltener (z. B. beim Einbruch eines Bronchialkarzinoms) vor.

Eine **Tumorausbreitung auf epithelialen Oberflächen** ist zwar möglich, aber sehr selten (Absiedlungen in der Tube oder im Endometrium).

Eine **Tumorausbreitung im Liquorraum** tritt vor allem beim Medulloblastom auf. Eine derartige Metastasierung kommt auch bei Tumoren vor, die die Dura *(Meningiosis neoplastica)* infiltrieren. Dabei handelt es sich meist um maligne Lymphome, maligne Melanome oder um metastasierende Karzinome (Magen, Mamma, Lunge).

8.3.1.2 Weitere Faktoren, welche Lokalisation und Realisation von Metastasen begünstigen oder hemmen. Metastasen können in allen Organen (außer Augenlinse) auftreten; einige werden bevorzugt, andere nur selten befallen. So treten in Milz, Herz und der Skelettmuskulatur nur sehr selten Krebsmetastasen auf, obwohl 10%, 18% bzw. 5% des gesamten Blutvolumens durch diese Organe fließen. Einige Körperregionen sind als Sitz von Metastasen bei bestimmten Primärtumoren besonders häufig betroffen: Knochenmetastasen treten bevorzugt bei Prostata-, Mamma-, Nieren-, Schilddrüsen- und Bronchialkarzinomen auf.

Aus Gewebekulturen eines malignen Melanoms konnten Zellklone gezüchtet werden, die beim Tier selektiv Lungen- *oder* Hirnmetastasen bildeten, auch wenn die Zellen in das Pfortadersystem injiziert wurden. Die Lo-

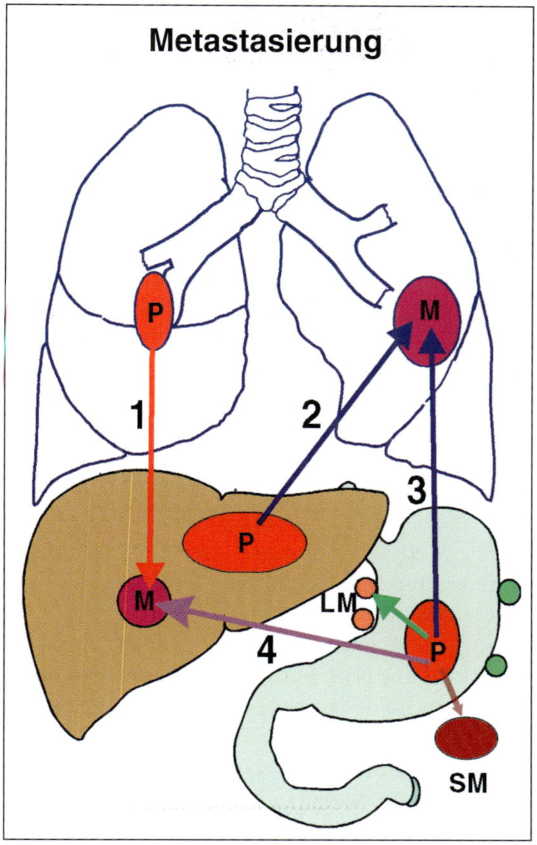

Abb. 8-1. Metastasierungswege. 1:Lungentyp, 2: Lebertyp, 3: Kavatyp, 4: Pfortadertyp, P: Primärtumor, M: Metastase, LM: Lymphknotenmetastase, SM: Serosametastase.

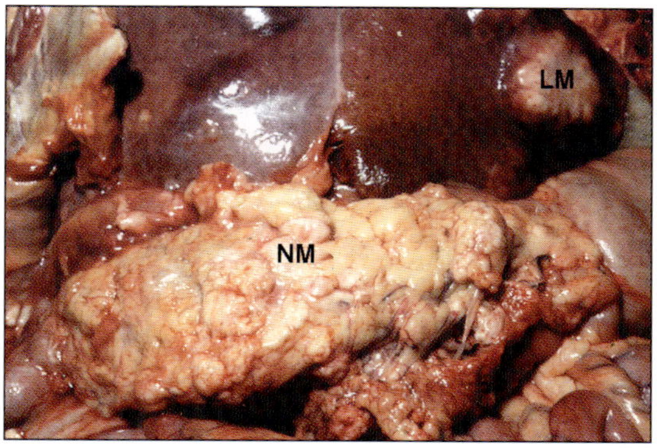

Abb. 8-2. Leber- und Netzmetastasen (NM) eines Dickdarmkarzinoms. **Krebsnabel:** eingezogene Oberfläche der Lebermetastase (LM).

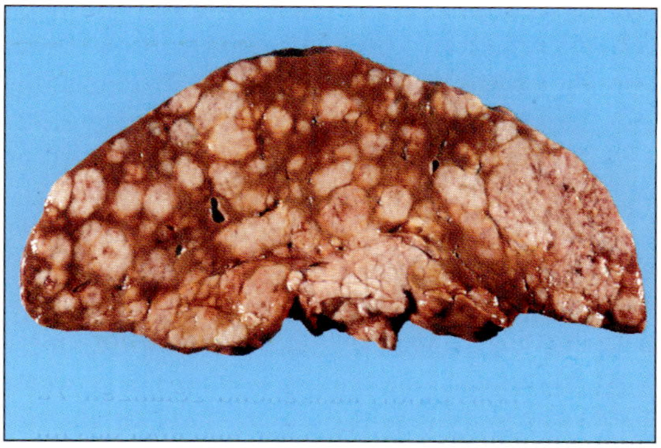

Abb. 8-3. Multiple **Metastasen** auf der Schnittfläche der Leber

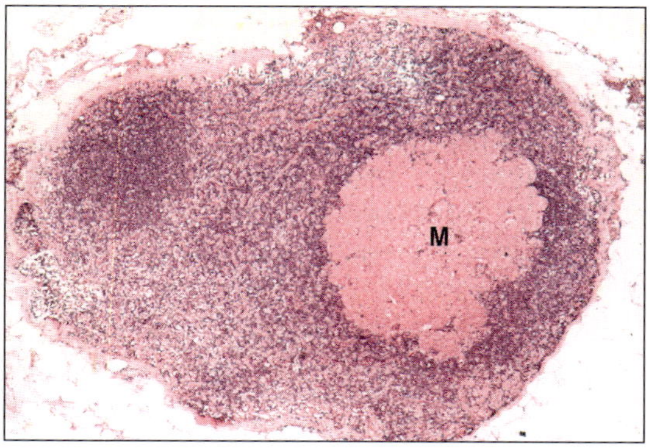

Abb. 8-4. Mikrometastase (M) eines soliden Karzinoms in einem Lymphknoten. HE-Fbg.

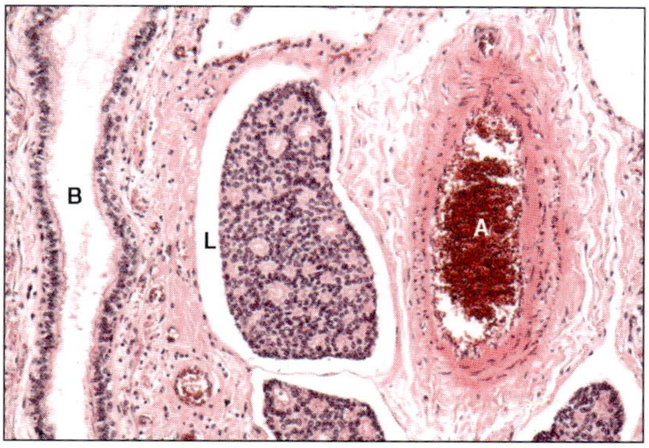

Abb. 8-5. Lymphangiosis carcinomatosa. Verbände eines Prostatakarzinoms in der Lichtung eines Lymphgefäßes (L). B: Endbronchus, A: Pulmonalarterie. HE-Fbg.

kalisation der Metastasen hängt also nicht nur vom Sitz des Primärtumors ab. Vielmehr wird die Ansiedlung auch durch individuelle Eigenschaften der Tumorzelle und durch die Wachstumsbedingungen des jeweiligen Organs beeinflußt. Die bisher vorliegenden Untersuchungsergebnisse sprechen dafür, daß diese Organbevorzugung durch Beziehungen zwischen den Zelloberflächenrezeptoren der Krebszelle und den entsprechenden Adhäsionsmolekülen der Endothelzellen vermittelt werden, daß also die Tumorzelladhäsion an die Endothelzelle die entscheidende Rolle für die Lokalisation der Metastasen spielt. Dabei ist zu berücksichtigen, daß das Gefäßendothel kein einheitliches Gewebe ist, sondern – je nach Lokalisation – sehr unterschiedliche Adhäsionsmoleküle exprimiert.

8.3.1.3 Aufbau, Differenzierung und biologisches Verhalten von Metastasen. Metastasen können histomorphologisch dem Primärtumor entsprechen, häufig sind sie jedoch weniger differenziert und weisen ein stärkeres proliferatives Wachstum auf. In statu nascendi sind wahrscheinlich alle Metastasen monoklonal. In der Folgezeit kommt es jedoch durch weitere Mutationen zur Ausbildung von Subpopulationen, wobei die schneller wachsenden Zellklone die übrigen überwuchern. Metastasen können nur entstehen, wenn der Organismus nicht mehr in der Lage ist, die zirkulierenden Tumorzellen zu vernichten. Dementsprechend weisen die Metastasen in der Regel eine geringe oder keine perifokale lymphohistiozytäre und plasmazelluläre Infiltration auf. T-Zellen, die perifokal und intratumoral im Primärtumor vorkommen, sind in Metastasen nur ganz vereinzelt nachweisbar oder fehlen. Im Terminalstadium eines Krebsleidens überwiegt die Tumorzellmasse der Metastasen: Die meisten Krebspatienten sterben daher nicht an ihrem Primärtumor, sondern an den Metastasen.

8.3.1.4 Okkulte und latente Primärtumoren. Nicht selten ist eine Metastase die erste klinische Manifestation eines bis zu diesem Zeitpunkt noch unbekannten Primärtumors. Man spricht dann von einem **okkulten Primärtumor**. Der Begriff ist vom **latenten Primärtumor** abzugrenzen. Dieser wird zufällig im Rahmen einer Obduktion (z. B. Rektumkarzinom) oder eines chirurgischen Eingriffs (z. B. ein Prostatakarzinom nach Prostatektomie wegen einer Adenomyomatose) entdeckt. Zu den häufigsten okkulten Primärtumoren zählen Nieren-, Lungen-, Schilddrüsen- und Prostatakarzinome. Bevorzugte Lokalisationen der Metastasen sind Lymphknoten (Halsregion), Leber und Knochen.

8.4 Tumorrezidiv und Regression von Tumoren

Wenn das Tumorgewebe durch die Therapie unvollständig entfernt (Tumorresektion) oder zerstört (Bestrahlung, Chemotherapie) wird, entwickelt sich aus den zurückgebliebenen Zellen erneut eine Geschwulst *(Rezidiv)*, die von Resten des Primärtumors *(Lokalrezidiv)* bzw. von lympho- oder hämatogenen Metastasen *(Fernrezidiv)* ausgehen kann.

Auch gutartige Tumoren bilden Lokalrezidive, wenn sie nur unvollständig entfernt wurden. Diese Rezidive kommen jedoch seltener vor, da gutartige Tumoren scharf begrenzt sind und meist im Gesunden entfernt werden. Bei bösartigen Neubildungen ist die makroskopische Bestimmung der Tumorgrenze schwieriger; daher sollte die Resektion mit einem ausreichenden Sicherheitsabstand *(Resektion im Gesunden)* stattfinden.

Unter Berücksichtigung des Zeitpunkts unterscheidet man **Frührezidive** (innerhalb der ersten Wochen und Monate) und **Spätrezidive** (frühestens nach 2 Jahren). Frührezidive entstehen, wenn größere Mengen von Tumorzellen im Organismus verblieben sind oder bei schlechter Abwehrlage des Organismus. Bei guter Abwehrlage kann über Jahre ein Gleichgewicht zwischen Neubildung und Zerstörung von Tumorzellen bestehen, so daß es zu keinem klinisch manifesten Tumorwachstum kommt (sog. dormant cells).

Der Erfolg einer Tumortherapie wird in der Regel anhand der **5-Jahres-Überlebensrate** quantifiziert. Nach diesem Zeitraum ist der Tod nur noch selten unmittelbare Folge des Tumorleidens. Bei einigen bösartigen Neubildungen entscheidet sich das Schicksal des Patienten schon früher (2-Jahres-Grenze beim germinativen Hodentumor) oder wesentlich später (10-Jahres-Grenze bei Mamma- und Nierenkarzinom).

Eine spontane oder therapieinduzierte Rückbildung des Tumors bezeichnet man als **Regression** oder **Remission.** Von einer **kompletten Remission** spricht man, wenn sich der Tumor unter der Therapie stark zurückbildet, so daß er klinisch mindestens für vier Wochen nicht mehr nachweisbar ist. Eine **partielle Remission** liegt vor, wenn das Tumorvolumen um mindestens 50% abnimmt und die Abnahme mindestens vier Wochen vorhält. Eine **spontane inkomplette Regression** ist meist Ausdruck einer Nekrose der Geschwulst infolge einer ungenügenden Vaskularisierung. Treten neue Tumorherde auf oder nimmt die Größe des Tumors um mehr als 25% zu, dann spricht man von einer **Progression.**

8.5 Kanzerogenese

Unter normalen Bedingungen entsteht aus einer Stammzelle eine weitere Stammzelle sowie eine Zelle, die sich differenziert und nicht mehr unbegrenzt teilungsfähig ist. Ein Krebs kann nur aus einer Stammzelle hervorgehen bzw. die Differenzierung darf die Fähigkeit zur Zellteilung nicht ausschließen. Letzteres trifft für die Leukämien zu: Erst nach einer bestimmten Zahl von Mitosen differenzieren sich die Zellen endgültig und sind nicht mehr mitosefähig. Die meisten bösartigen Tumoren können auf einen einzigen Primärtumor zurückverfolgt werden, der – als Klon – aus einer transformierten Zelle hervorgegangen ist. Diese Klonalität läßt sich bei einigen Krebsarten durch bestimmte morphologische oder funktionelle Zellbesonderheiten nachweisen: das Philadelphia-Chromosom (Ph1: Translokation zwischen den langen Armen der Chromosomen 9 und 22) bei der chronischen myeloischen Leukämie oder die selektive Sekretion von bestimmten Immunglobulinen beim Plasmozytom. Allerdings können im weiteren Krankheitsverlauf weitere Mutationen in den Tumorzellen zu erheblichen Abweichungen führen (z. B. Melanome mit und ohne Melaninbildung).

In einem Organ oder System können gleichzeitig *(synchron)* oder hintereinander *(metachron)* **mehrere Primärtumoren** entstehen, so daß man von einer multizentrischen Krebsentstehung ausgehen kann. Dieser Mechanismus ist typisch für die Kolonkarzinome bei Adenomatosis coli und für die multiplen Primärtumoren im Bereich der Schleimhaut der abführenden Harnwege. Auch in 30% der Mammakarzinome lassen sich multizentrisch entstandene Karzinomherde finden.

Die Kanzerogenese ist primär durch eine Änderung in der DNA-Sequenz gekennzeichnet, die durch Mutationen an Protoonkogenen bzw. Antionkogenen hervorgerufen wird. Dabei werden Onkogene gebildet und/oder Tumorsuppressorgene inaktiviert. In der Regel wird die Krebsentstehung *genetisch* bedingt sein, wobei auch *epigenetische Schäden* die funktionelle Zellstabilität (Zellproliferation und Zelldifferenzierung) stören können.

Im menschlichen Körper finden im Lauf eines Lebens ungefähr 10^{16} Zellteilungen statt. Spontanmutationen erfolgen mit einer Häufigkeit von 10^{-6} je Gen und Zellteilung infolge der grundsätzlichen Grenzen der Genauigkeit der DNA-Replikation und DNA-Reparatur. Gene mutieren im Lauf des Lebens, insgesamt bis durchschnittlich 10^{10} mal. Das gilt auch für die Gene, welche für die Regulation der Zellteilung von Bedeutung sind, also für Protoonkogene und für Tumorsuppressorgene. Der Mensch kann nur überleben, weil es einen mehrfachen Schutz vor Zellklonen gibt, die aufgrund eines Selektionsvorteils schneller wachsen als normale Zellen. Statistisch läßt sich abschätzen, daß drei bis sieben Mutationen, die jeweils einzeln sehr unwahrscheinlich sind, unabhängig voneinander auftreten müssen, um eine Zelle zur Krebszelle zu transformieren.

Die Krebsentstehung hängt nicht nur von der Mutationsrate ab, sondern auch von Faktoren, die das Überleben, die Vermehrung und die Ausbreitung der mutierten Zellen begünstigen. Um aus einem Klon ständig Nachkommen hervorzubringen, müssen entweder bei einer transformierten Stammzelle mehr als 50% der Tochterzellen wiederum zu Stammzellen werden, oder aber der Differenzierungsprozeß muß so verlaufen, daß die Tochterzellen die Fähigkeit zur Zellteilung behalten. Auf diese Eigenschaften ist wahrscheinlich die Entwicklung von Dysplasien – über das Carcinoma in situ – bis zum Karzinom zurückzuführen.

8.5.1 Familiäre Disposition

Mutationen werden meist durch exogene Einwirkungen hervorgerufen. Die Entstehung eines Karzinoms kann aber auch genetisch bedingt und somit Ausdruck einer familiären Disposition sein. Eine familiäre Häufung (großenteils autosomal dominante Vererbung) ist bisher für über 50 verschiedene bösartige Tumoren nachgewiesen. Zu den Erbkrankheiten, die mit einem erhöhten Krebsrisiko einhergehen, gehören

- die Fanconi-Anämie, bei der Chromosomenbrüche in den Leukozyten vorkommen. Die Patienten erkranken im frühen Alter an Leukämien.
- das Bloom-Syndrom, das Gardner-Syndrom, die Ataxia teleangiectatica, die Neurofibromatose Recklinghausen und das Basalzellnävus-Syndrom.

Über mehrere Generationen sind sog. Krebsfamilien verfolgt worden, bei denen Mitglieder vermehrt oder besonders früh an bestimmten Krebsarten (Mamma-, Magen- und Dickdarmkarzinome) erkrankt bzw. gestorben waren.

• Die **familiäre Adenomatosis coli** ist eine obligate Präkanzerose. Bei diesem autosomal dominanten Leiden konnte ein mutiertes Gen (Familial Adenomatous Polyposis-Gen) identifiziert werden: Es liegt auf dem langen Arm des Chromosoms 5 (5q21) und wirkt normalerweise als Tumorsuppressorgen. Sobald auch sein Pendant auf dem zweiten Chromosom 5 durch eine Zufallsmutation verändert wird, kommt es zu einer Stammzellproliferation mit einer fortschreitenden Vergrößerung des mutationsfähigen Zellpools. Für die Entstehung des Dickdarmkarzinoms sind wahrscheinlich drei Mutationen erforderlich.

• **Hautkrebs.** Mutationen treten gehäuft auf, wenn in der Zelle Replikation, Rekombination oder Reparatur von DNA defekt sind. Eine derartige Störung besteht beim autosomal rezessiv vererbten *Xeroderma pigmentosum*, und zwar als enzymatischer Defekt des DNA-Reparaturmechanismus. Dadurch werden die bei der Replikation und Rekombination zufällig entstandenen Sequenzänderungen sowie exogen ausgelöste Mutationen an die Tochterzellen weitervererbt und kumulieren, bis die Zelle schließlich krebsig entartet. Da derartige Mutationen verstärkt durch kurzwelliges UV-Licht ausgelöst werden, treten schon im Kindesalter in den belichteten Hautarealen bösartige Neubildungen, insbesondere Plattenepithelkarzinome und Basaliome, auf. Ein erhöhtes Melanomrisiko liegt auch vor, wenn ein Melaninschutz fehlt oder herabgesetzt ist. So kommen Melanome bei Farbigen – im Gegensatz zu Menschen kaukasischer Rasse – besonders selten vor. Eine hohe Melanominzidenz weisen auch rothaarige Iren auf, die im Kindesalter nach Australien ausgewandert sind und in sonnenreichen Regionen leben.

• **Familiäres Mammakarzinom.** Im Gegensatz zu Ostasien (insbesondere Japan) kommt in den westlichen Ländern das Mammakarzinom bei der Frau besonders häufig vor. Sind direkte Verwandte (Großmutter, Mutter, Schwester oder Tante) an einem Mammakarzinom erkrankt, dann erhöht sich das Mammakrebsrisiko um den Faktor 2,5. Außerdem tritt der Tumor bei diesen Patienten signifikant früher auf.

• **Retinoblastom.** Das Retinoblastom entwickelt sich bis zum 4. Lebensjahr in der Retina aus neuralen Vorläuferzellen. Es kommt in einer erblichen (40% der Fälle) und in einer nichterblichen oder sporadischen Form (60%) vor. Im Karyotyp des Retinoblastoms fehlt auf beiden Chromosomen 13q24 das Rb1(Retinoblastom)-Tumorsuppressorgen, oder es ist durch ein inaktives Allel ersetzt. Bei der *erblichen Form* werden die Kinder mit einer defekten und einer intakten Kopie des Rb1-Gens geboren. Das Retinoblastom entwickelt sich, wenn es durch Spontanmutation zu einem Ausfall der intakten Kopie kommt. Diese Kinder entwickeln ein- oder beidseitige, multizentrische (im Durchschnitt 3) primäre Retinoblastome. Bei der *sporadischen Form* liegt ein Ausfall beider Kopien durch somatische Mutationen vor.

• Auch bei **Versuchstieren** kommen unter bestimmten Bedingungen einige Geschwulstarten besonderes häufig vor.

- *Melanom beim Fisch:* Durch Zuchtversuch mit tropischen Fischen mit (Platy) und ohne Pigmentzellen (Schwertträger) lassen sich Platy-Schwertträger-Hybride züchten, die zwar Pigmentzellen besitzen, aber nicht die Gene, die die Pigmentzellproliferation kontrollieren. Diese Tiere entwickeln maligne Melanome.
- Es gibt männliche und weibliche Taufliegen *(Drosophila melanogaster)* mit einem mutier-

ten Protoonkogen in den Sehzellen im Gehirn. Bei einer Paarung dieser Fliegen entwickeln die Nachkommen im Larvenstadium einen Hirntumor.

- Bei bestimmten *Mäuseinzuchtstämmen* kommt das spontane Mammakarzinom besonders häufig vor. Die mammakrebserzeugende Noxe wird – als Bittner-Virus – über das befruchtete und infizierte Ei auf die Nachkommen übertragen.

8.5.2 Kausale Krebspathogenese (Wichtige Kanzerogene)

Zu den bekannten Ursachen verschiedener Krebsformen zählen chemische Kanzerogene, physikalische Noxen (z. B. Strahlen) und bestimmte Viren. Man schätzt, daß bis zu 90% der menschlichen Krebse durch Umweltfaktoren hervorgerufen werden, d. h. exogenen Ursprungs sind. In ca. 60% der Fälle werden die Kanzerogene mit der Nahrung und in 30% mit dem Tabakrauch aufgenommen; weitere 7% gehen auf eine berufliche Belastung zurück und nur 3% sind Folge einer Bestrahlung.

Beobachtungen über exogen induzierte Krebse beim Menschen sind schon seit Jahrhunderten bekannt. 1775 beschrieb der englische Arzt P. Pott den Schornsteinfegerkrebs (Krebs in der Skrotalhaut) und führte ihn auf die lokale Anreicherung von Ruß zurück. 140 Jahre später wurde diese Vermutung durch das Experiment bestätigt: Den Japanern Yamagiwa und Ichikawa gelang es erstmalig, einen bösartigen Tumor im Tierversuch zu erzeugen. Sie bepinselten die Innenseite des Kaninchenohrs mit Teer und erzeugten auf diese Weise Papillome. 1895 stellte der Frankfurter Chirurg Reen fest, daß Arbeiter der Anilin-Industrie häufiger an Blasenkrebs erkrankten. Ferner ist seit langem bekannt, daß Menschen, die der Sonne besonders stark ausgesetzt sind, häufiger maligne Tumoren in einer vorgeschädigten Haut (»Landmanns-« oder »Seemannshaut«) entwickeln.

8.5.2.1 Chemische Karzinogene sind Substanzen, bei deren Applikation sich mit hoher Wahrscheinlichkeit ein maligner Tumor entwickelt. Erst in den letzten vier Jahrzehnten hat man die Bedeutung der chemischen Noxen erkannt und sie systematisch epidemiologisch und im Tierversuch untersucht. Heute sind über 1500 verschiedene chemische Verbindungen bekannt, die krebserzeugend wirken. Sie entstehen durch industrielle und andere Umweltbelastungen (Kraftfahrzeuge) oder kommen als Naturstoffe vor. In chemisch reiner Form werden sie zu Forschungszwecken im Laboratorium hergestellt.

Die **Aussagekraft von Krebsversuchen an Tieren** ist nicht unumstritten. Es muß aber festgestellt werden, daß die für den Menschen krebserzeugenden Noxen – mit wenigen Ausnahmen – auch im Tierversuch Neubildungen hervorrufen. Bei der Programmierung eines Versuches ist zu berücksichtigen, daß die Tiere – gegenüber den verschiedenen Krebsnoxen – unterschiedlich reagieren. So ist bekannt, daß Meerschweinchen wesentlich krebsrefraktärer sind als Mäuse und Ratten. Die Fähigkeit, ein bestimmtes Präkanzerogen in die eigentliche Wirkform umzuwandeln, spielt wahrscheinlich eine wesentliche Rolle.

Tierexperimentelle Krebsuntersuchungen sind sehr teuer und zeitaufwendig. Als Vor-Screening (und z. T. auch als Ersatz des Tierversuchs) wurden verschiedene Tests eingeführt. Am verbreitetsten ist der **Ames-Test**, der sich auf die Erkenntnis stützt, daß Krebsnoxen auch mutagene Eigenschaften – und umgekehrt – aufweisen. Dementsprechend wird vorausgesetzt, daß alle mutagenen Noxen kanzerogen wirken. Beim Ames-Test werden besondere Stämme des Bakteriums *Salmonella typhimurium* verwendet, die die Aminosäure Histidin nicht synthetisieren und somit sich nur in histidinhaltigen Kulturen vermehren können. Durch Rückmutation (z. B. induziert durch eine getestete Substanz mit mutagener Wirkung) können aus den Histidin-minus-Mutanten wieder histidinproduzierende Revertanten entstehen, die auch in histidinfreien Kulturen wachsen. Um auch Prokarzinogene mit diesem Test zu erfassen, die erst durch Metabolisierung kanzerogene Eigenschaften entwickeln, wird ein Homogenat aus Ratten- oder Mäuseleber (mit Cytochrom P-450) zugegeben.

Man unterscheidet:

- **Direkt wirkenden Karzinogene** zeigen unmittelbare alkylierende oder acylierende Eigenschaften und stellen somit die eigentliche *Wirk-*

form dar. Sie werden in der Krebstherapie verwendet, z. B. Cyclophosphamid, Chlorambucil oder Cisplatin, da sie zytostatische Eigenschaften besitzen. Sie reagieren mit der DNA und zerstören die Tumorzelle. Nach Zytostatika-Behandlung sind vermehrt maligne Lymphome und Leukämien – als iatrogener Zweittumor – beobachtet worden. Eine starke direkte kanzerogene Wirkung zeigen die instabilen Formen der N-Nitrosoverbindungen (z. B. N-Nitrosomethyl-Harnstoff und N-Nitrosomethyl-Urethan).

- **Indirekt wirkende Karzinogene** entfalten alkylierende oder acylierende Eigenschaften erst nach metabolischer Umgestaltung; sie werden daher auch als **Prokarzinogene** (*Transportform* des eigentlichen Kanzerogens) bezeichnet. Sowohl direkt als auch indirekt wirkende Kanzerogene werden zu einem unmittelbar auf die DNA wirkenden Stoff *(ultimales Kanzerogen)* umgebaut.

• Aus der Gruppe der **aromatischen Kohlenwasserstoffe** sind das *20-Methylcholanthren* (20-MC), *3,4-Benzpyren* (3,4-BP) und das *1,2-Dimethyl-9,10-benzanthrazen* (DMBA) zu nennen. Im Tierversuch wirken sie vorwiegend lokal, d. h. am Ort der Applikation. Die eigentlichen Karzinogene vieler polyzyklischer Kohlenwasserstoffe sind *Dihydrodiol-Epoxide*, hochaktive elektrophile Metaboliten, die mit den nukleophilen Stellen der DNA reagieren. Beim *Benzol* ist die aktive Verbindung das Sauerstoffradikal p-Benzochinon, das neben anderen Substanzen beim Abbau des Benzols entsteht. Wie weit auch andere aromatische Kohlenwasserstoffe (z. B. Toluol, Xylol) kanzerogen wirken, ist noch offen.

Parenteral appliziert wirken kanzerogene Kohlenwasserstoffe am Ort der Applikation (Sarkome nach subkutaner Injektion, Papillome und Karzinome nach epikutaner Verabreichung). Nach *oraler Gabe* entstehen auf resorptivem Wege Mammatumoren.

Kanzerogene Kohlenwasserstoffe finden sich als Verunreinigung in Boden, Luft und Wasser. Sie lassen sich auch in geräuchertem und gegrilltem Fleisch nachweisen; insbesondere kommen sie aber im Tabakrauch vor. Sie sind mitverantwortlich für die hohe Lungenkrebsinzidenz bei Rauchern. Die endogene Bildung eines kanzerogenen Kohlenwasserstoffs (z. B. durch Umwandlung von Gallensäuren) ist bis jetzt nicht nachgewiesen worden.

• **Aromatische Amine**. Anfang der 30er Jahre entdeckten die Japaner Sasacki und Yoshida die kanzerogene Wirkung des *o-Aminoazotoluols*, ein Baustein des *Scharlachrot-Moleküls*. Diese Beobachtung führte zum Auffinden einer neuen Stoffklasse mit onkogenen Eigenschaften. 1920 wurde in den USA ein Insektizid patentiert mit *2-Acetylaminofluoren* als wichtigem Bestandteil. Spätere experimentelle Untersuchungen zeigten, daß es sich dabei um eines der stärksten Kanzerogene handelt, die wir bis heute kennen.1936 wurde die leberkrebserzeugende Wirkung von *Dimethylaminoazobenzol* (DAB) festgestellt. Diese Verbindung wurde damals – bekannt unter dem Trivialnamen *Buttergelb* – der Butter zugeführt, um ihr einen appetitanregenden gelben Farbton zu verleihen.

Krebserzeugend sind sowohl kondensierte als auch nichtkondensierte aromatische Amine. Ihr Grundbaustein ist der *Benzolring*. Bei den **kondensierten aromatischen Aminen** nimmt mit zunehmender Größe des Moleküls (durch Anellierung mehrerer Benzolringe) die kanzerogene Wirkung zu. So sind Substanzen mit nur einem Ring *(Anilin)* sehr schwach, mit zwei und mehreren Ringen (*β-Naphthylamin* und *β-Anthramin*) stärker kanzerogen.

Bei den **nichtkondensierten aromatischen Aminen** können 2 Benzolringe durch eine Azobrücke (–N=N–), z. B. beim Buttergelb, gebunden werden. Wird die Azobrücke durch eine Äthylenbrücke (–C=C–) ersetzt, dann bleibt die kanzerogene Wirkung erhalten; es werden aber keine Lebertumoren, sondern Mamma- und Darmgeschwülste hervorgerufen. Das jetzt vorliegende *Dimethylaminostilben* weist auch endokrine Eigenschaften auf. Durch Fortfall der Äthylenbrücke entsteht das *Dimethylaminodiphenyl*, das bei Ratten Gehörgangstumoren erzeugt.

Aromatische Amine sind **Transportformen**, die als solche keine krebserzeugende Wirkung ausüben. Erst ihre Stoffwechselprodukte (P-450-Oxygenase-System) können als **Wirkform** diese

Kanzerogene Kohlenwasserstoffe

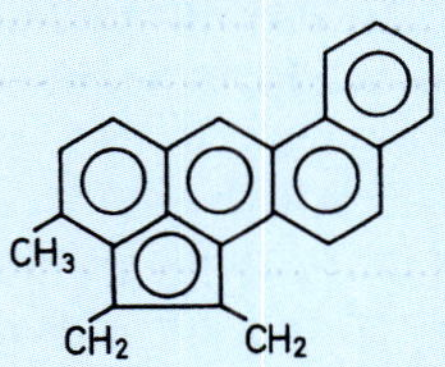

20-Methylcholanthren

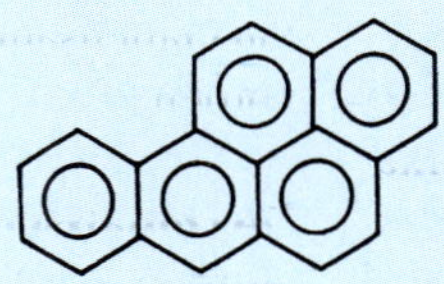

3,4-Benzpyren

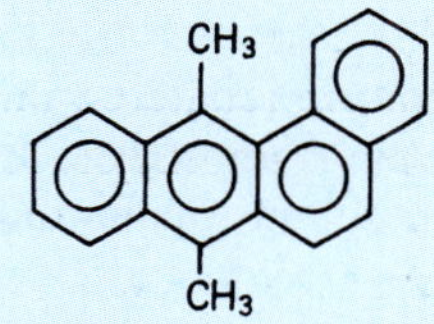

9,10-Dimethyl-1,2-benzanthracen

Kanzerogene aromatische Amine

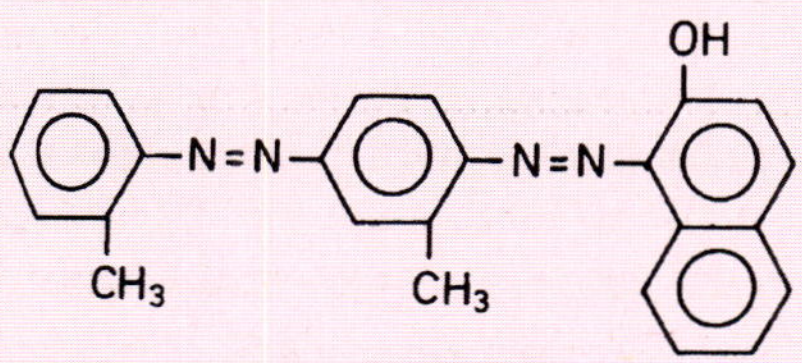

Scharlachrot

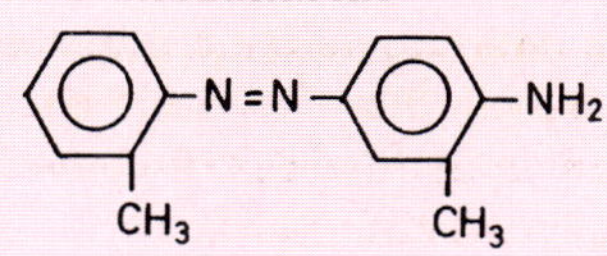

o-Aminoazotoluol

Kondensierte aromatische Amine

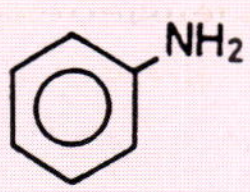

Anilin

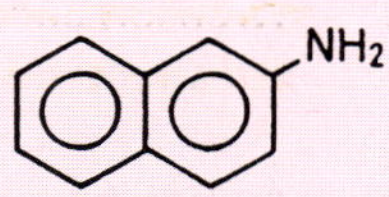

ß-Naphthylamin

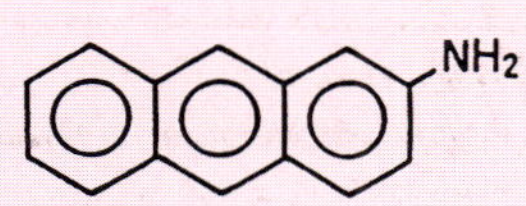

ß-Anthramin

Nichtkondensierte aromatische Amine

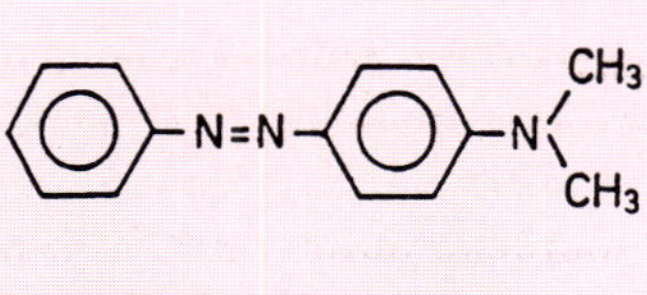

Dimethylaminoazobenzol

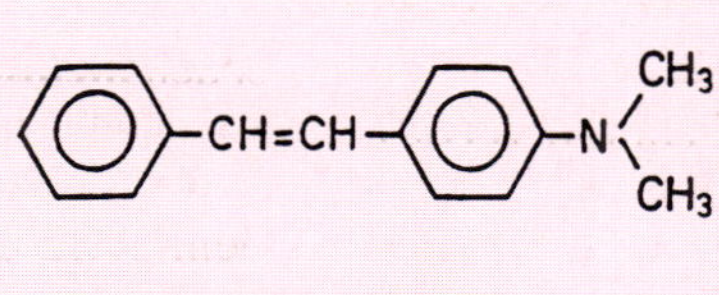

Dimethylaminostilben

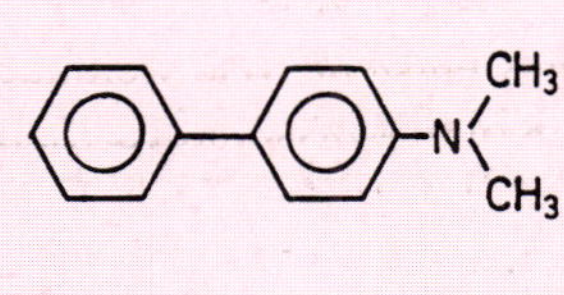

Dimethylaminodiphenyl

Hydroxylierung des β-Naphthylamins

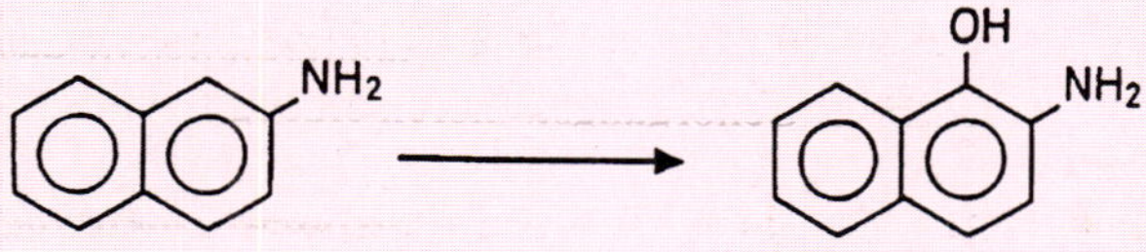

β-Naphthylamin 1-Hydroxy-aminonaphthalin

Eigenschaft entfalten. Das *Beta-Naphthylamin*, das für den Blasenkrebs bei den Anilinarbeitern (»Anilinkrebs«) verantwortlich war, wird in der Leber zu einem N-OH-Derivat hydroxyliert, das hochgradig elektrophil wirkt, jedoch durch unmittelbare Kopplung an Glukuronsäure inaktiviert wird. Nach der Ausscheidung über die Niere wird das Konjugat durch die Urin-Glukuronidase (sie kommt nur beim Menschen und einigen wenigen anderen Spezies vor) gespalten und so das wirksame Kanzerogen wieder freigesetzt.

Zur Entstehung von Kolonkarzinomen tragen wahrscheinlich *heterozyklische Amine* bei, die bei der Pyrolyse von Aminosäuren (Tryptophan, Glutaminsäure) z. B. auf der Oberfläche von scharf gebranntem Fleisch entstehen.

• **Nitrosoverbindungen.** Die eigentlichen Karzinogene sind Alkyl-diazonium-Ionen, die hochgradig elektrophil wirken und unter Einwirkung des mikrosomalen P-450-Systems entstehen. Die Nitrosamine spielen eine besondere Rolle, da sie im Gastrointestinaltrakt (Bindung von Nitrit mit körpereigenen Aminen) gebildet werden. Nitrosoverbindungen entstehen auch im Tabakrauch und stehen in kausalpathogenetischem Zusammenhang mit der hohen Krebsinzidenz in allen Organen der Raucher. Unter den kanzerogenen Nitrosoverbindungen unterscheidet man

- **Nitrosamine**. Dabei handelt es sich um stabile Verbindungen, die nur unter enzymatischer Einwirkung zu unmittelbaren Kanzerogenen gespalten werden. So führt die Applikation von *Diäthylnitrosamin* – unabhängig von der Applikationsart – zur Kanzerisierung der Leber. Nur bei hoher Dosierung sind andere Organe (Niere) betroffen.
- **Nitrosamide** sind instabile Verbindungen, die beim Kontakt mit Gewebe spontan gespalten werden. Sie wirken am Ort der Applikation bzw. Spaltung. Zu den wichtigsten Nitrosamiden zählen *Nitrosomethylharnstoff* (erzeugt nach intravenöser Applikation selektiv Tumoren im ZNS) und *Nitrosomethylurethan.*

• **Mustards und Äthylenimine.** Gemeinsam ist diesen Substanzen eine alkylierende Wirkung. Unter den **Mustards** sind besonders die *Schwefel-* und *Stickstoffverbindungen* hervorzuheben, die den ionisierenden Strahlen vergleichbar sind und dementsprechend als radiomimetische Stoffe bezeichnet werden: Im Tierversuch erzeugen sie Tumoren, bei Taufliegen wirken sie mutagen und auf Impftumoren wachstumshemmend. Ähnliche Eigenschaften zeigen auch die **Äthylenimine,** die als »Ruhekern-Gifte« gelten. Zu ihnen gehören *Triäthylenimin* (TEM) und *Triäthyleniminphosphoramid* (TEPA), die – wie auch andere Chemotherapeutika – im Tierversuch maligne Systemerkrankungen induzieren.

• **Harnstoffabkömmlinge.** Aus dieser Stoffklasse ist das *Urethan* zu erwähnen, das seit längerer Zeit als Narkotikum und als Lösungsmittel bekannt ist. Bei Mäusen erzeugt es Hämangioendotheliome der Leber und Adenome der Lunge. Auch *Thioharnstoff* und *Thioazetamid* sind hier zu nennen, die bei Tieren Schilddrüsentumoren bzw. Leberzirrhose und Hepatome hervorrufen.

• Zu den **halogenierten aliphatischen Verbindungen** zählen *Chloroform* ($CHCl_3$) und *Tetrachlorkohlenstoff* (CCl_4), die bei Nagern eine überwiegend lebertoxische, zirrhogene und leberkrebserzeugende Wirkung zeigen.

• **Halogenierte Kohlenwasserstoffe.** Verschiedene halogenierte aliphatische Kohlenwasserstoffe sind karzinogen. Das als Ausgangsstoff der PVC-Produktion dienende *Vinylchlorid* wird durch Monooxigenasen zum alkylierenden VC-Epoxid umgesetzt und induziert in der Leber maligne Hämangioendotheliome. Der direkt alkylierende *Bis(chlormethyl)ether* löst beim Menschen Bronchialkarzinome aus. Von den aromatischen halogenierten Kohlenwasserstoffen sind insbesondere *chlorierte Toluole* (4-Chlor-o-toluidin, Alpha-Chlortoluole) gesichert humankanzerogen.

• **Metalle und ihre Salze.** *Arsenoxide* und *Arsenate,* die man bis 1940 als Insektizide vor allem im Weinbau (Kaiserstuhl, Mosel) verwendete und lange Zeit auch zur Behandlung von Anämie, Appetitlosigkeit und Psoriasis eingesetzte, rufen bei langdauernder Einwirkung maligne Tumoren der Haut (Morbus Bowen, Plattenepithel- und Basalzellenkarzinome), der Bronchien und der Leber (maligne Hepatome und maligne Hämangioendotheliome) hervor. Typisch ist, daß häufig mehrere Tumoren synchron (gleichzeitig) und/ oder metachron (hintereinander) entstehen. Atembare Stäube von metallischem *Nickel* oder Nickelsalzen sowie *Zinkchromat* induzieren Karzinome der inneren Nase, der Nasennebenhöhlen und der Bronchien.

• **Mineralfasern**. Einatembare *Asbestfasern* (kritische Länge ab 5 µm, Durchmesser unter 3 µm) begünstigen auf bisher noch nicht bekannte Weise die Entstehung von Mesotheliomen der Pleura und – seltener – des Peritoneums sowie von Bronchialkarzinomen. Die Malignome kommen erst nach sehr langer Latenz (über 10 Jahre) vor. Auch *künstlich hergestellte Mineralfasern* (Keramik- und Glasfasern, Steinwolle) mit vergleichbarem Längen/Dicke-Verhältnis werden verdächtigt, kanzerogene Wirkungen zu besitzen.

• **Kanzerogene Naturstoffe**. Bisher sind über 100 chemische Kanzerogene bekannt, die von Pflanzen oder Mikroorganismen gebildet werden. Am wichtigsten ist das *Aflatoxin B1*, das hepatozelluläre Karzinome verursacht. Es wird von einigen Stämmen des Schimmelpilzes *Aspergillus flavus* gebildet, der besonders in nicht sachgemäß gelagertem Getreide und auf Erdnüssen einen optimalen Nährboden findet. Das Aflatoxin wird, wie die kanzerogenen polyzyklischen Kohlenwasserstoffe, zu einem Dihydrodiolepoxid umgebaut, das als Karzinogen wirkt.

Als Abwehrstoffe gegen Freßfeinde enthalten Pflanzen Toxine, von denen viele im Tierversuch kanzerogen wirken. Beispiele sind *Methoxypsoralen* aus Sellerie und Petersilie, *Allylisothiocyanat* aus Kohlgewächsen, *Estragol* aus Basilikum und Fenchel, *Benzylacetat* aus Jasmintee, Honig, Röstkaffee sowie *Kaffeesäure* aus Röstkaffee. Ferner sind zahlreiche Obstsorten, Salat- und Gewürzpflanzen, Kartoffeln und Karotten zu nennen. Die Bedeutung dieser mit der Nahrung aufgenommenen Mutagene und Clastogene (Induktoren von Chromosomenbrüchen) für die Krebsentstehung beim Menschen ist noch nicht quantifizierbar.

Als kanzerogene Naturstoffe sind auch *Feinstäube von Eichen- und Buchenholz* einzustufen, die vor allem bei beruflich bedingt intensiver Einwirkung Adenokarzinome der Nase und ihrer Nebenhöhlen hervorrufen können.

• **Kanzerogene im Tabak.** Seit über 50 Jahren wird in zahlreichen Publikationen und klinischen Studien auf die krankmachende und krebserzeugende Wirkung des Tabakrauchs aufmerksam gemacht. Zu nennen sind Herz-Kreislauf-Erkrankungen (Herzinfarkt), chronische Lungenerkrankungen (Bronchitis, Emphysem), Magenulkus sowie verschiedene Tumorlokalisationen (Lunge, Kehlkopf, Ösophagus, Blase u. a.). In den letzten 20 Jahren ist der Raucheranteil in der männlichen Bevölkerung von 65% auf 45% gefallen, der bei Frauen aber auf 30% gestiegen. So ist auch das Krebsrisiko bei Frauen gestiegen. Die weiterhin erfolgende Zunahme der Lungenkrebsinzidenz bei Männern ist als zeitversetzte Folge des vermehrten Rauchens in der Nachkriegszeit zu werten. Trotz andauernder Kampagne gegen das Rauchen greifen immer noch 40% der Jungen und 30% der Mädchen frühzeitig zur Zigarette; nur wenige kommen von der Sucht wieder los.

Im Tabakrauch kommen ca. 6000 verschiedene Substanzen vor, von denen mindestens 50 kanzerogene und mutagene Eigenschaften zeigen: kanzerogene Kohlenwasserstoffe (3,4-Benzpyren), Benzol, verschiedene Nitroso-Verbindungen (N-Butylnitrosamin, N-Nitrosodiethylamin, N-Nitrosopyrrolidon), Benzol, Nickelverbindungen, Arsen u.a. Ferner enthält der Tabakrauch giftige Substanzen (Kohlenmonoxid macht 5% des eingeatmeten Rauchs aus). Die Noxen wirken auf den Organismus nicht nur aktiv über den eingeatmeten Tabakrauch, sondern auch im Nebenstrom: Dabei handelt es sich um einen besonders kohlenmonoxid- und nitrosaminreichen Tabakrauch, der zwischen zwei Atemzügen gebildet und in den Raum abgegeben wird. Auf diese Weise nehmen auch Nichtraucher passiv Tabakrauch (bzw. Nebenstrom) auf.

Wirkungsmechanismus: *Direkt* (initiierend) wirken die im Tabakrauch vorhandenen Kanzerogene und *indirekt* – als Promotorwirkung – die induzierten Entzündungen bzw. Störungen der Clearance-Funktion der Atemwege. Die schädigende Wirkung des Rauchens läßt sich durch die herabgesetzte mittlere Lebenserwartung sowie durch die höhere Rate an Herz-Kreislauf- und Krebserkrankungen objektivieren. Diese Werte korrelieren auch mit dem Alter zu Beginn des Rauchens und mit der Zahl der täglich gerauchten

Zigaretten. Nach Einstellung des Zigarettenrauchens bildet sich die Lungenkrebsrate langsam zurück, ist aber auch nach 20 Jahren – gegenüber einem Nichtraucher – immer noch doppelt so hoch.

• **Kanzerogene in der Luft.** In hochindustrialisierten Städten ist die Luft reich an kanzerogenen Noxen, insbesondere an krebserzeugenden Kohlenwasserstoffen. Diese werden mit den Abgasen der Kraftfahrzeuge sowie durch die Emission von Fabriken freigesetzt. Eine wesentliche Rolle spielen auch die mit Öl betriebenen Heizungen der Wohnhäuser.

• **Kanzerogene im Trinkwasser.** Im Trinkwasser lassen sich bis zu 300 verschiedene Substanzen nachweisen, von denen einige als Initiator oder als Promotor wirken können. Die Substanzen stammen aus Industrieabfällen oder gelangen – als Pestizide und Herbizide – ins Trinkwasser. In den meisten Fällen ist das Trinkwasser, das aus Oberflächengewässern (Flüsse und Seen) gewonnen wird, stärker belastet als das Grundwasser. Gegenüber anderen möglichen Quellen (Luft, Nahrung) von Kanzerogenen spielt das Trinkwasser eine nur untergeordnete Rolle.

• **Kanzerogene in der Nahrung.** Ein großer Teil der menschlichen Krebserkrankungen ist auf Noxen zurückzuführen, die mit der Nahrung aufgenommen werden. Hier sind die kanzerogenen Naturstoffe (s. u.) zu nennen. Aber auch zwischen Alkoholkonsum und bestimmten Organkrebsen besteht eine statistisch signifikante Korrelation (Ösophagus- und Kehlkopfkarzinome bei Alkoholikern, die starke Raucher sind). In verschiedenen Nahrungsmitteln (z. B. in Babynahrung) sind Rückstände von Pestiziden und Herbiziden nachgewiesen worden. Das Fungizid Captan, das bei Bakterien Chromosomenbrüche erzeugt, ist zur Konservierung von Obst und Gemüse zugelassen. Nitrosamine können aus der Reaktion von körpereigenen Aminen mit Nitrit (Konservierungsmittel von Wurst und Fleisch) entstehen.

Auch die **Zusammensetzung der Nahrung** ist für Entstehung von Tumoren beim Menschen von Bedeutung. Eine fettreiche Diät korreliert mit einer erhöhten Rate an Dickdarm-, Mamma- und Pankreaskarzinomen. Erhöht ist das Krebsrisiko auch bei Mangel an *Vitamin A, C* und *E*. Biochemische und tierexperimentelle Untersuchungen haben gezeigt, daß Vitamin C die Entstehung von bestimmten Nitroso-Verbindungen aus der Reaktion von Aminen und Nitrit verhindert und somit die Ausbeute an experimentellen Tumoren deutlich senkt. Eine gewisse antikanzerogene Wirkung ist auch nach Verabreichung von *Selen* festgestellt worden. Ähnliche Wirkungen hat man auch bei verschiedenen Kohlformen nachgewiesen (Arylkohlenwasserstoff-Hydrolasen, die verschiedene chemische Kanzerogene zerstören, sind in Lunge und Darm erhöht).

8.5.2.2 Tumorentstehung nach Strahleneinwirkung oder nach Inkorporation von Radionukliden. Der Mensch ist konstant der natürlichen und kosmischen Strahlung, dem UV-Licht der Sonne und den Strahlen radioaktiver Stoffe ausgesetzt. Die als **Hintergrundstrahlung** aufgenommenen Dosen sind sehr gering und spielen unter normalen Bedingungen als Ursache menschlicher Tumoren keine wesentliche Rolle. Von größerer Bedeutung sind die Strahlen, die aus medizinischen, militärischen oder industriellen Gründen auf dem Menschen einwirken.

In den letzten Jahrzehnten haben die **UV-Strahlen** – als kausalpathogenetischer Faktor der Hautkrebse – an Bedeutung gewonnen. Zu nennen sind die verstärkte Sonnenexposition (Tourismus), der geringere UV-Schutz durch das zerstörte stratosphärische Ozon (sog. Ozonloch durch Fluorchlorkohlenwasserstoffe, Tetrachlorkohlenstoffe, Abgase von Pkws und Düsenflugzeugen) sowie die verstärkte UV-Exposition (insbesondere UVA) unter nichtgefilterten Solarien.

Aufgrund ihrer mutagenen Wirkung können auch **energiereiche Strahlen** und **Radionuklide** *tumorinitiierend* wirken. Die Wahrscheinlichkeit für das Vorkommen derartiger Mutationen steigt mit der Höhe der Strahlenenergie und der Dauer der Strahlenbelastung. Ferner können lokale Strahlenschäden auch *Tumorpromotoren* sein. Als Beispiele sind iatrogene maligne Tumoren nach lokaler Bestrahlung (Haut-, Schilddrüsenkarzinome, Osteosarkome u. a.), strahlenbedingte Berufskrebserkrankungen sowie Neubildungen in verschiedenen Organen bzw. Systemen bei den

Überlebenden der Atombombenexplosionen von Nagasaki und Hiroshima zu nennen.

Inkorporierte **radioaktive Isotope** wirken wie eine Organbestrahlung, wenn sie in bestimmten Zellen und Geweben gespeichert werden. So sieht man nach der ossärer Inkorporation von *Radiumsalzen* Knochensarkome. Verteilen sich die Radionuklide gleichmäßig im Organismus, dann entspricht ihre Wirkung einer Ganzkörperbestrahlung. Ein besonders tragisches Beispiel ist das *Thorotrast,* das in den 40er und 50er Jahren als Röntgenkontrastmittel verwendet wurde. Dabei handelt es sich um den Alpha-Strahler Thoriumdioxid, der aus diagnostischer Indikation intravenös bzw. intrakavitär injiziert wurde. Da Thorotrast metabolisch nicht ausgeschieden wird, kommt es zu einer lokalen Anreicherung (am Ort der Applikation) bzw. zur Speicherung im monozytären Phagozytensystem (MPS in Leber, Milz und Knochenmark). Nach einer Latenzzeit von mehreren Jahrzehnten entwickeln sich bösartige Tumoren, wie Hämangioendotheliome und Karzinome.

8.5.2.3 Tumorentstehung durch Einwirkung onkogener Viren. Man unterscheidet DNA- und RNA-Viren mit krebserzeugenden Eigenschaften. Besonders aus dem Tierversuch sind zahlreiche Viren bekannt, die Tumoren hervorrufen können. In diesen Fällen wird das Virus-Gen in das Zellgenom integriert. Nur selten bleibt das Virus-Gen außerhalb der DNA als extrachromosomales Plasmid und wird mit den Chromosomen repliziert. Eine Zelle kann durch Viren nur dann transformiert werden, wenn

- das Virus die Zelle nicht tötet,
- die Zelle teilungsfähig bleibt und
- die Virus-Gene auf die Tochterzelle übertragen werden.

Viele Viren werden instabil in Zellen eingebaut, die beim Replizieren des Genoms zugrunde gehen. Dabei werden neue Viren freigesetzt. In bestimmten Zellen kann eine Virusvermehrung nicht stattfinden: In diesen Fällen wird das Virus-Gen in das Zellgenom aufgenommen und kann dabei als Onkogen wirken.

Onkogene Wirkung von DNA-Viren
Normalerweise wird das Virusgenom nicht stabil in das Zellgenom eingebaut. Meist aktiviert das Virus den DNA-Replikationsapparat der Zelle und repliziert damit sein eigenes Genom (Replikationszyklus). Nach Abschluß der Virusreplikation stirbt die Zelle *(= permissive Zellen)* und setzt neugebildete infektiöse Viruspartikel frei. Eine maligne Transformation (Transformationszyklus) kann nur in Zellen erfolgen, in denen nicht der ganze Replikationszyklus abläuft *(= nichtpermissive Zellen).* Die für die Transformation verantwortlichen Teile des Virus-Genoms werden in ein oder mehrere Chromosomen integriert, können aber auch ein extrachromosomales Plasmid bilden, das zusammen mit den Chromosomen repliziert wird. Dabei müssen offenbar mehrere, von unterschiedlichen Virusgenen kodierte Tumorproteine gebildet werden, um den vollen Krebsphänotyp hervorzubringen.

Im Tierversuch weist das **SV40-Papovavirus** eine starke kanzerogene Wirkung auf. Affenzellen sind permissiv, Nagerzellen nichtpermissiv. Die Tumorwirkung wird durch Bindung an das Rb-Protein, ein Produkt des Tumorsuppressorgens, entfaltet.

Humanpathogene transformierende DNA-Viren sind die humanen Papilloma-Viren (HPV), das Epstein-Barr-Virus (EBV) und das Hepatitis-B-Virus.

- **HP-Viren** können beim Menschen Papillome (Verruca vulgaris) und Karzinome hervorrufen. Infektionen mit HPV Typ 6 oder 11 gehen mit einem niedrigen, mit HPV Typ 16 oder 18 mit einem hohen Entartungsrisiko einher (Low-risk- und High-risk-Infektionen).

Bei den **Low-risk-HPV-Infektionen** wird die episomale Virus-DNA nicht integriert; es kommt zu einer vollen Virusexpression in den infizierten Zellen, die eine Zellproliferation, Zellreifung und Koilozytose bewirkt. Zu den Low-risk-Infektionen zählen die anogenitalen Warzen (Feigwarzen, Condylomata acuminata) sowie der multifokale Typ der Larynxpapillome.

Bei den **High-risk-HPV-Infektionen** wird ein Teil des Virus-Genoms integriert und ruft in Zellkulturen – bei Kooperation mit dem *ras*-Onkogen – eine fokale Transformation der Zellen hervor. High-risk-HPVs finden sich immer bei der schweren zervikalen Epitheldysplasie (häufig auch beim Plattenepithelkarzinom der Zervix), während die übrigen Formen Low-risk-HPV's enthalten. Fast alle bekannten Risikofaktoren des Zervixkarzinoms (frühzeitiger erster Geschlechtsverkehr, häufiger Partnerwechsel und Verkehr mit risikoreichen männlichen Partnern [Peniskondylome]) weisen daraufhin, daß die Neubildung durch die transsexuelle Übertragung eines onkogen wirkenden Faktors verursacht wird (Zervixkarzinom als sexuell übertragene Krankheit).

• Das **Epstein-Barr-Virus** ruft meist eine Mononukleose hervor, eine spontan heilende Infektionskrankheit. Man nimmt an, daß in bestimmten Gebieten in Afrika mit endemischen Burkitt-Lymphomen die Immunabwehr durch Malaria gestört ist, so daß das Epstein-Barr-Virus eine unkontrollierte Vermehrung der B-Zellen induzieren kann. In diesem vergrößerten Pool proliferierender Zellen entsteht durch eine zufällige Mutation leichter die für das eigentliche Krankheitsbild verantwortliche t(8;14) Translokation. Ferner steht das Epstein-Barr-Virus mit den nasopharyngealen Karzinomen in Südostasien in kausalpathogenetischem Zusammenhang.

• Die **Hepatitis-B-Virus-Infektion** und das hepatozelluläre Karzinom korrelieren hoch signifikant. Zytogenetisch läßt sich in den meisten hepatozellulären Karzinomen in das Zellgenom integrierte HBV-DNA finden. Bislang ist aber noch nicht eindeutig geklärt, ob bei allen HB_sAg-positiven Leberkarzinomen die Zelltransformation unmittelbar durch das Virus erfolgte. Wahrscheinlich hat die viral bedingte chronische Entzündung, ähnlich wie bei anderen chronischen Lebererkrankungen (alkoholische Fettleberhepatitis, Hämochromatose) auch eine Promotorwirkung.

Onkogene Wirkung von RNA-Viren

Onkogene RNA-Viren (Retroviren) enthalten eine Reverse Transkriptase. Mit Hilfe dieser Transkriptase wird das RNA-Genom in einen komplementären DNA-Strang zurückgeschrieben, zu dem ein weiterer komplementärer DNA-Strang synthetisiert wird. Dieser DNA-Doppelstrang wird als Provirus in die chromosomale DNA eingebaut und dient als Matrize für die Bildung der Virus-RNA. In seltenen Fällen nimmt das Virus-Gen ein Steuerungsgen der Wirtszelle (Protoonkogen) auf und überträgt es auf andere Wirtszellen. Die meisten Retroviren sind für die Zelle ungefährlich: Sie werden ständig in der Zelle neu gebildet und verlassen sie – ohne sie zu töten – durch Abschnürungen der Plasmamembran. Eine krebsige Umwandlung kann auf zwei Wegen stattfinden:

– Ein Retrovirus nimmt zufällig ein Protoonkogen oder eine veränderte Kopie aus einer Wirtszelle auf. Ein solches Gen hat für den Lebenszyklus der Virusnachkommen keine Bedeutung, kann aber das Wachstum der Wirtszellen beeinflussen. Die Umwandlung des Protoonkogens in ein Onkogen erfolgt durch veränderte oder verstümmelte Sequenzen mit Bildung eines hochaktiven Genproduktes. Das aufgenommene Gen kann aber auch in das Virusgenom eingebaut werden und defekte Viren bilden, die sich ohne ein mitinfizierendes, normales »Helfer-Virus« nicht vermehren können. In beiden Fällen entstehen stark krebserregende Retroviren, die in Kulturen gezüchtete Zellen rasch transformieren und in den Wirtstieren innerhalb weniger Wochen Tumoren induzieren.
– Das Retrovirus baut seine DNA-Kopien in der Nähe oder in ein Protoonkogen der Wirtszelle ein und führt zu einer Funktionssteigerung des Protoonkogens. Die auf diese Art induzierten Tumoren haben eine Latenzzeit von mehreren Monaten. Dementsprechend werden diese Retroviren als schwach krebserregend angesehen.

Als **Beispiele von onkogene Retroviren,** die maligne Tumoren hervorrufen, sind zu nennen:

– *Mammatumor-Virus oder Bittner-Virus* (Adenokarzinom der Mamma bei der Maus)
– *Sarkom-* und *Leukämie-Viren,* die bei Nagern (Maus, Ratte, Hamster), Katzen (felines Leukämievirus), Rindern und Affen Leukämien und/oder Sarkome hervorrufen. Die Übertragung der Erreger kann direkt (vertikale Transmission) über Spermien, Ei oder Milch auf die Nachkommen erfolgen. Bei einer indirekten (horizontalen) Transmission findet sie über eine Verunreinigung mit Kot oder Speichel statt.
– Ein Retrovirus, das beim Menschen krebserzeugend wirkt, ist das *humane T-Zell-Leukämie-Virus* (HTLV-1). Dieses Virus enthält im

Unterschied zu allen anderen Retroviren nicht drei Gene *(gag, pol, env)*, sondern ein zusätzliches viertes Gen *(tat)*. Dieses Gen stimuliert in den infizierten T-Zellen die Produktion des Wachstumsfaktors (IL-2) und seines Rezeptors (IL-2R) und somit Wachstum und Vermehrung dieser T-Zellen. Da jedoch bei der voll ausgebildeten Leukämie die Tumorzellen für ihre Vermehrung kein IL-2 mehr benötigen, sind offenbar weitere genetische Veränderungen erforderlich, um die T-Zellen zu transformieren.

8.5.2.4 Berufskrebs (siehe Tabelle S. 183)

8.5.2.5 Iatrogene Kanzerogenese. Als iatrogene Kanzerogenese bezeichnet man den Entstehungsmechanismus eines bösartigen Tumors, der im Zusammenhang mit einer ärztlichen diagnostischen oder therapeutischen Maßnahme steht. Es handelt sich um ein ungewolltes und tragisches, aber gut dokumentiertes Experiment am Menschen selbst. Beispiele lassen sich aus verschiedenen Bereichen der Humanmedizin (Innere Medizin, Radiologie, Chirurgie, Kinderheilkunde u. a.) aufzählen.

> Als Regel kann man postulieren, daß besonders bei Medikamenten, die *langfristig, hochdosiert und kontinuierlich jüngeren Menschen* zugeführt werden, eine kanzerogene Wirkung ausgeschlossen werden sollte.

• **Strahlen:** Zu den ersten beobachteten Fällen von strahleninduzierten Tumoren – als Berufskrebs – zählen die Hautkarzinome bei Radiologen. Später sind auch bei Patienten lokale Tumoren sowie Systemerkrankungen beschrieben worden, die man auf eine Strahleneinwirkung zurückführen kann. Als Beispiele sind Schilddrüsenkarzinome bei Patienten zu nennen, die in der Kindheit wegen einer Halslymphknotentuberkulose oder einer Thymushyperplasie bestrahlt worden waren. Ferner sind in der Umgebung von bestrahlten Neubildungen Zweittumoren beobachtet worden. Iatrogen sind auch die bereits erwähnten Thorotrastgeschwülste (s. S. 72).

(Kontrastmittel – früher)

• **Medikamente:** Aus der älteren Literatur sind die Arsenkrebse zu nennen. *Anorganische Arsenverbindungen* (Fowler-Lösung) wurden zur Behandlung der Psoriasis, Anämie oder Appetitlosigkeit verabreicht. Diese Verbindung ruft beim Menschen Haut- (Plattenepithelkarzinome und Basaliome), Lungen- (Bronchialkarzinome) und Lebertumoren (Hämangioendotheliome) hervor. Eine wichtigere Rolle spielen heute Medikamente, die als *Chemotherapeutika* oder *Immunsuppressiva* eingesetzt werden. So ist bekannt, daß immunsupprimierte Transplantatempfänger wesentlich häufiger maligne Systemerkrankungen (Non-Hodgkin-Lymphome) entwickeln. Eine wichtige Rolle bei der Entstehung und Entwicklung maligner Tumoren spielen auch Hormone. Es besteht ein formalpathogenetischer Zusammenhang zwischen der Verabreichung von *Östrogenen* (z. B. in der Menopause oder bei Osteoporose) und der erhöhten Rate an Mamma- und Endometriumkarzinomen. Nachkommen von Müttern, die während der Schwangerschaft wegen eines drohenden Aborts mit *Diäthylstilböstrol* (DES) behandelt wurden, entwickelten das sonst extrem seltene Vaginakarzinom. *Makromolekulare Stoffe,* die als Prothesen oder als Plasmaexpander eingesetzt werden, zeigen im Tierversuch eine – allerdings nur sehr schwache – krebserzeugende Wirkung.

8.5.3 Formale Krebspathogenese (Ablauf der chemischen Kanzerogenese)

8.5.3.1 Mehrstufenablauf der Kanzerogenese. Die Aktivität eines krebserzeugenden Agens besteht aus zwei Einzelfunktionen: die Initiation und die Promotion (2-Stufen-Theorie von Berenblum). Der **Initiator** allein kann, in geringer Konzentration appliziert, keinen Krebs erzeugen. Der **Promotor** allein weist – auch nach wiederholter Applikation – keine kanzerogenen Eigenschaften auf, sondern wirkt lediglich als unspezifischer Proliferationsreiz. Ein Krebs entsteht, wenn – nach der Verabreichung eines Initiators – der Promotor in zeitlichen Abständen appliziert wird. Die umgekehrte Reihenfolge (zuerst Promotor und dann Initiator) führt nicht zur Krebsbildung. Die Initiation der Zelle ist irreversibel (initiierte Zellen verschwinden nur durch Absterben), d. h., die Genveränderung wird an die Tochterzellen weitervererbt. Die initiierte Zelle ist jedoch noch keine Tumorzelle.

Verbindungen, die gleichzeitig Initiator- und Promotoreigenschaften zeigen, sind **komplette Karzinogene**. Nur initiierend wirkende Karzinogene bezeichnet man dagegen als **inkomplette Karzinogene.** Für die Initiation einer Zelle durch ein Karzinogen müssen drei Voraussetzungen erfüllt werden:

- Das Karzinogen muß eine Mutation mit Umwandlung eines Protoonkogens in ein Onkogen bzw. eine Inaktivierung oder Deletion eines Tumorsuppressorgens hervorrufen.
- Die mutierte Zelle muß teilungsfähig sein.
- Die Mutation darf nicht durch die Reparaturmechanismen der Zelle beseitigt werden.

• **Protoonkogen – Onkogen.** Bisher wurden ca. 60 Protoonkogene entdeckt, die in Onkogene umgewandelt werden können. Diese stammen von normalen Zellen (Protoonkogene = *c-Onkogene*) ab oder sind viralen Ursprungs *(v-Onkogene)*. Protoonkogene üben regulatorische Funktionen aus und treten als Wachstumsfaktoren *(sis)*, Tyrosin-Proteinkinasen (*src*-Familie, *abl*), G-Proteine (*ras*-Familie), Rezeptoren der Zellmembran *(erbA, erbB)* auf oder manifestieren sich durch Funktionen im Zellkern *(fos, myb, myc)*. Die meisten Onkogene wurden zunächst in verschiedenen Leukämie- und Sarkomviren bei Tieren (*sis* = Simian Sarcoma Virus, *fms* = Feline Sarcoma Virus, *ras* = Rat Sarcoma Virus) identifiziert. Die **Mutation eines Protoonkogens** in ein Onkogen kann erfolgen durch

- **Punktmutation**. Ein Beispiel ist das *ras*-Onkogen, das in verschiedenen Tumoren beim Menschen gefunden wurde. Folge ist eine Störung in der Interaktion des G-Protein p21 mit einem GTPase-aktivierenden Protein.
- **Translokation**. Beispiele sind die chronische myeloische Leukämie (Philadelphia-Chromosom, s. S. 185) und das Burkitt-Lymphom (Veränderungen des Protoonkogens c-*myc*).
- **Retroviren.** v-Onkogene stammen von Retroviren ab und werden in das Zellgenom integriert (HTL-Viren, s. S. 180).

• **Tumorsuppressorgene.** Ein Verlust der Wachstumskontrolle setzt die Zerstörung oder Veränderung von beiden Kopien des Tumorsuppressorgens voraus. Dieser Pathomechanismus spielt besonders bei der erblichen Form des Retinoblastoms eine Rolle (s. S. 172). Ähnliche Vorgänge, die beim Wilms-Tumor gesichert wurden, spielen möglicherweise auch bei anderen menschlichen Neubildungen eine Rolle. So konnte bei mehreren Linien von kleinzelligen Bronchialkarzinomen eine Überexpression des Protoonkogens *myc* sowie der Gene *N-myc* und *L-myc* nachgewiesen werden. In Gewebekulturen ist eine *myc*-Amplifikation mit einer erhöhten Zellproliferation und einer verstärkten Entdifferenzierung verbunden. In einigen Fällen ist bei einer der elterlichen Kopien ein defektes Immunsuppressorgen auf dem Chromosom 3 nachgewiesen worden. Die zweite Kopie wurde wahrscheinlich später durch Punktmutation ausgeschaltet. Auch beim kolorektalen Karzinom wird der Verlust eines Tumorsuppressorgens (p53-Allel) als erbliche Vorbelastung diskutiert.

Dosis-Wirkungs-Beziehungen. Die genetische Wirkung eines Kanzerogens ist stochastisch (zufällig) und hat keinen Schwellenwert. Schon kleinste Dosen können zu einer Tumorinitiation führen. Da jedoch nur ein geringer Teil der Gene Protoonkogene bzw. antiproliferative Gene (= Tumorsuppressorgene) darstellt, ist die Wahrscheinlichkeit einer Tumorinitiation minimal. Erst bei höherer Kanzerogendosierungen wird die Mutation eines wachstumsregulierenden Gens in der Zelle immer wahrscheinlicher. Dabei ist es belanglos, ob das Karzinogen in wenigen hohen oder in vielen kleinen Dosen appliziert wird.

Am Beispiel bestimmter chemischer Kanzerogene (N-Nitroso-Verbindungen, Dimethylaminoazobenzol u.a.) konnte im Tierversuch nachgewiesen werden, daß zwischen der Dosierung und der Tumorwirkung eine enge **Korrelation** besteht. Diese läßt sich quantifizieren durch

- die **Tumorausbeute** (Zahl der tumortragenden Tieren im Versuchskollektiv sowie Zahl der erzeugten Tumoren pro Tier)
- die **Latenzzeit,** d. h. der Zeitraum zwischen der ersten Kanzerogenapplikation und dem Auftreten des Tumors (bzw. Tod an Krebs).

Krebsversuche an Ratten mit Diäthylnitrosamin (DÄNA) haben gezeigt, daß die Tiere an einem Leberkrebs sterben, wenn sie eine bestimmte DÄNA-Gesamtdosis (D = 1000 mg/kg Körpergewicht [KG]) aufgenommen haben. Diese Tumorbildung kann bei einer Tagesdosis von 10 mg/kg

Berufskrebserkrankungen

1. Durch chemische Noxen verursachte Karzinome

Metalle und Metalloide

Erkrankungen durch Chrom und seine Verbindungen. Krebs der oberen Luftwege und der Lunge. Gefährdung: Galvanotechnik, Holzimprägnation, Fotoindustrie, Lacke.

Kadmium und seine Verbindungen. Im Tierversuch krebserzeugend. Gefährdung: Kadmiumlegierungen, Nickel-Kadmium-Akkumulatoren, Kadmiumhaltige Farbstoffe.

Nickel und seine Verbindungen: Tumoren der oberen Luftwege und Lunge. Gefährdung: Akkumulatorenindustrie, Lichtbogenschweißen, Verwendung von nickelhaltigen Katalysatoren, Schleifen von nickelhaltigen Stoffen.

Arsen und seine Verbindungen: Haut- und Lungenkarzinome, Hämangioendotheliome der Leber. Gefährdung: Schädlingsbekämpfung (Winzerkrebs), arsenhaltige Beizmittel, Farben.

Beryllium und seine Verbindungen: wahrscheinlich kanzerogen für den Menschen. Gefährdung: Verarbeitung von berylliumhaltigem Spezialporzellan, Glühkörpern und Leuchtröhren.

Lösungsmittel, Schädlingsbekämpfungsmittel (Pestizide), kanzerogene Kohlenwasserstoffe

Aromatische Amine (ß-Naphthylamin, Benzidin, 4-Aminodiphenyl): Krebs der Harnwege (»Anilinkrebs«). Gefährdung: chemische Industrie (Farbstoffindustrie).

Nitroso-Verbindungen. Leberkrebs (Lungen-, Magenkarzinom). Gefährdung: Dimethylnitrosamin als Lösungsmittel in der Kunststoffindustrie.

Benzol: Leukämie, Non-Hodgkin-Lymphome. Gefährdung: Benzol als Reinigungs- und Lösungsmittel beim Lackieren, Gummiindustrie, in der Herstellung von Kunststoffen und Putzmitteln.

Nitro- und Aminoverbindungen des Benzols. Gefährdung: Farbstoff-, Sprengindustrie. Fertigung von Fotoprodukten sowie in der Seifen- und Schuhcremefabrikation.

Ruß, Teer, Pech, Rohparaffin: Hautkrebs (Skrotalkrebs der Schornsteinfeger). Gefährdung: Straßenbau, Holzimprägnierung, Herstellung von Farben, Lacken, Dachpappe und Steinkohlenbriketts.

Halogenierte Alkyl-, Aryl- oder Alkylaryloxide. Gefährdung: Desinfektionsmittel (Chlorphenole), Kunstoffindustrie (Epoxidharze).

2. Durch physikalische Einwirkung erzeugte Krebse

Erkrankungen durch ionisierende Strahlen: Verschiedene Organe entsprechend der Strahleneinwirkung: Haut, Knochen, Schilddrüse u.a. Maligne Systemerkrankungen: Leukämien. Historisch: Schneeberger Lungenkrebs (durch Einatmung von Radon in den Minen); Hautkrebs der Röntgenologen. Gefährdung: Röntgenstrahlen, Uranbergbau, kerntechnische Anlagen.

3. Krebs durch anorganische Stäube

Inhalation von Asbest: Pleuramesotheliom, Lungenkarzinom. Gefährdung: Herstellung und Verarbeitung von asbesthaltigen Textilien, Reibebeläge, Dichtungen, Wärmeisolierung.

4. Krebs durch organische Stäube

Stäube von Eichen- oder Buchenholz: Karzinome der Nasen- und Nasennebenhöhlen. Gefährdung: Möbelschreiner, Waldarbeiter, Parkettleger.

KG nach 100 Tagen oder bei einer Tagesdosis von 2 mg/kg KG nach 500 Tagen erreicht werden. Bei sehr hohen Einzeldosen (über 15 mg/kg KG) sterben die Tiere an der zirrhogenen oder toxischen Wirkung. Sind die Dosen sehr klein (d = 0,1 mg/kg KG), dann wird die Neubildung während der normalen Lebenserwartung einer Ratte (ca. 3 Jahre) nicht mehr realisiert. Diese Versuchsanordnung erklärt auch die beim Menschen so typische Korrelation zwischen Leberzirrhose und Leberzellkarzinom.

Bei malignen Tumoren des Menschen, bei denen *eine* bestimmte exogene Ursache (z. B. beim Berufskrebs) gesichert wurde, ist eine unterschiedlich lange Latenzzeit ermittelt worden: Sie beträgt für den Lungenkrebs durch Rauchen 10 bis 20 Jahre, für Leukämien nach Strahleneinwirkung (z. B. nach Atombombenexplosion) 5 Jahre sowie für verschiedene bekannte Berufskrebse 20 oder mehr Jahre.

Tumororganotropie. Nach Verabreichung von Kanzerogenen lassen im Tierversuch in praktisch allen Organen Neubildungen erzeugen, die dem menschlichen Krebs weitgehend entsprechen. Die Kanzerogenwirkung in einem bestimmten Organ bezeichnet man als **Organotropie,** die von folgenden Faktoren abhängt:

- **Tierspezies.** Besonders bei indirekt wirkenden Kanzerogenen muß der Organismus die Fähigkeit besitzen die chemische Verbindung zu spalten und den eigentlich Wirkstoff freizusetzen (z. B. β-Naphthylamin, s. S. 174).
- **Applikationsart des Kanzerogens.** Bei direkt wirkenden Noxen kann die Verabreichungsart die Lokalisation des Primärtumors bestimmen (epikutan = Hautpapillome und -karzinome, subkutan = Sarkome, intravenös = Lungentumoren).
- **Dosierung.** Die bei kleinen Dosen selektiv organotrop wirkenden Verbindungen (z. B. Leberkrebs durch DÄNA) können nach hochdosierter Verabreichung mehrere Tumoren in verschiedenen Organen hervorrufen.
- **Chemische Zusammensetzung des Kanzerogens.** Durch Änderungen im Molekül (z. B. die Brücke zwischen zwei Benzolringen bei den aromatischen Aminen, s. S. 175) lassen sich unterschiedlich lokalisierte Primärtumoren erzeugen. Nach intravenöser Injektion von N-Nitrosomethyl-Harnstoff entstehen – durch die Affinität des Harnstoffs zum ZNS – Hirntumoren; oral verabreicht kommen Magenkarzinome vor.

Die formale Pathogenese der frühkindlichen Tumoren konnte auch im Tierversuch reproduziert werden. Behandelt man trächtige Ratten mit N-Nitrosoäthyl-Harnstoff, dann entwickeln die Nachkommen bereits wenige Wochen oder Monate nach der Geburt Leukämien sowie Tumoren im Gehirn und im peripheren Nervensystem, die Folge einer **transplazentaren Kanzerogenese** sind. Bemerkenswert ist, daß bei diesen Jungtieren auch Mißbildungen häufig vorkommen.

Tumorinitiierte teilungsfähige Zellen geben die von ihnen erworbene Mutation an Tochterzellen weiter. Die Zellteilung muß aber so schnell nach der Initiierung stattfinden, daß die Mutation nicht durch das Reparatursystem der Zelle beseitigt wird. So wirken alkylierende Substanzen in der Leber nur dann als Karzinogene, wenn nach der Mutation innerhalb von 72 bis 96 Stunden eine Zellteilung stattfindet. Das Karzinogen muß also gleichzeitig *mitogene Eigenschaften* aufweisen, um seine Wirksamkeit entfalten zu können.

Tumorwachstum. Nach etwa 30 Zellteilungen bildet sich ein Krebsknoten von ca. 1 g Gewicht (= 10^9 Zellen), der die kleinste klinisch erfaßbare Tumoreinheit darstellt. Ab einem Tumordurchmesser von 10 mm kann man – z. B. beim Mammakarzinom – mit dem Auftreten von Metastasen rechnen. Nach dem 40. Verdoppelungszyklus würde theoretisch die Geschwulst ein Gewicht von 10 kg erreichen, die Grenze eines mit dem Leben noch zu vereinbarenden Krebsleidens. In der Regel ist jedoch nicht mit einem derartigen Verlauf zu rechnen: Nicht alle Tumorzellen überleben nach einer Mitose oder bleiben weiter teilungsfähig. Ferner gehen Tumorzellen zugrunde (Nekrosen sind typisch für maligne Neoplasien).

Die **Größe eines Tumors** wird abhängen

- von der **Verdoppelungszeit der Tumorzellen**, die bei einigen bösartigen Neubildungen – gegenüber normalen Zellen – wesentlich länger sein kann (z. B. 60 Stunden bei akuten Leukämien).

– vom **Proliferationspool,** der sich aus den teilungsfähigen Zellen zusammensetzt. Man spricht auch von einer **Wachstumsfraktion,** die durch den ^{3}H-Thymidin-Markierungsindex quantifiziert wird. Dabei werden alle Zellen autoradiographisch markiert, die sich während der Thymidin-Inkubation in der S-Phase befanden. Bei hochmalignen Lymphomen können bis zu 30% der ausgezählten Zellkerne markiert sein (im normalen Gewebe, z. B. in der Darmschleimhaut, sind es bis zu 16%). Bei vielen malignen Neubildungen ist der Markierungsindex wesentlich niedriger, z. B. wenn Tumorzellen sich differenzieren oder in eine G_0-Phase übergehen. Diese »schlafenden Zellen« können lokal oder lokoregional Jahre und Jahrzehnte überleben und erst dann als Spätrezidiv oder Spätrezidivmetastase (z. B. beim Mamma- oder beim Nierenkarzinom) klinisch manifest werden.

– Die **Zunahme der Tumorgröße** wird letztlich vom Ungleichgewicht zwischen Zellneubildung und Zellverlust bestimmt.

8.5.3.2 Tumorzytogenetik. Bei verschiedenen Tumoren ist die krebsige Entartung mit spezifischen karyotypischen Veränderungen assoziiert, so z. B. bei der chronischen myeloischen Leukämie, dem Burkitt-Lymphom und dem Retinoblastom.

• Bei der typischen **chronischen myeloischen Leukämie** findet man in den Blutvorläuferzellen das *Philadelphia-Chromosom*, das durch eine Translokation zwischen den langen Armen der Chromosomen 9 und 22 entsteht t(9;22). Durch diese Translokation wird das c-*abl*-Protoonkogen von seiner normalen Position in der Bande q34 des Chromosoms 9 in eine sehr umschriebene Region des Chromosoms 22, die sog »Breakpoint Cluster Region« (BCR-Gen), verlagert. Es resultiert ein »hybrides Gen«, das ein Protein kodiert, dessen Tyrosinkinase-Aktivität gegenüber dem von dem normalen c-*abl*-Protoonkogen kodierten Protein stark erhöht ist. Die so veränderte Zelle hat einen Wachstumsvorteil gegenüber den ursprünglichen Zellen der myeloischen Reihe, so daß diese überwuchert werden.

• Die **chronische myeloische Leukämie** geht nach einigen Jahren in eine Blastenkrise über, die weitgehend einer akuten myeloischen Leukämie gleicht. Zytogenetische Untersuchungen haben gezeigt, daß diese Veränderung des Krankheitsbildes Ausdruck einer klonalen Evolution ist. Dies bedeutet, daß die ursprüngliche Leukämie-Population von einem Subklon überwuchert wird, der weitere karyotypische Veränderungen aufweist. Als häufigste Veränderungen finden sich ein zweites Philadelphia-Chromosom, eine Trisomie 8, eine Trisomie 19 und/oder ein Ersatz des normalen Chromosoms 17 durch ein Isochromosom 17q oder 17p-.

• Bei der **primären akuten myeloischen Leukämie** sind zahlreiche strukturelle und numerische Chromosomenaberrationen gefunden worden. Die t(15;17)-Translokation ist häufig bei der akuten promyelozytären Leukämie, die Translokationen t((8;21)(q22;q22)) oder t(6;9) bei den AML-Subtypen M2 oder M4, ebenso die perizentrische Inversion des Chromosoms 16.

• Bei den **Tumoren des lymphatischen Systems**, insbesondere beim Hodgkin-Lymphom, finden sich gehäuft Translokationen t(14;18)(q32;q21). Bei der akuten lymphatischen Leukämie, der Hauptform der Leukämien bei Kindern, sind über 30 strukturelle Chromosomenanomalien festgestellt worden, darunter die Translokationen t(4;11), t(1;19), t(17;19), t(1;14) und t(11;14).

• Beim **Burkitt-Lymphom** handelt es sich um ein B-Zellen-Lymphom, dessen Stammzelle noch nicht eindeutig identifiziert ist (Präzentroblast? mittelgroßer B-Blast?). Es kommt *endemisch* in Afrika vor, vorwiegend bei Kindern, und ist dort in 90% mit dem Epstein-Barr-Virus assoziiert. Häufigste Lokalisation sind die Kieferknochen. Bei der *sporadischen Form* in den westlichen Ländern, die sich vorwiegend im Abdomen manifestiert, ist das Epstein-Barr-Virus nur in 10% der Fälle nachweisbar.

In 75% der endemischen und sporadischen Burkitt-Lymphome besteht eine t(8;14)(q24;q32)-Translokation. Bei den übrigen 25% sind dieselben Regionen des Chromosoms 8 betroffen; zusätzlich ist das Chromosom 2 oder 22 beteiligt. In allen Fällen führt die Translokation zu einer gestörten Expression des *c-myc*-Protoonkogens, das auf dem Chromosomenband 8q24 lokalisiert ist. Normalerweise ist die Transkriptionsaktivität des *myc*-Gens dem Proliferationsstatus der Zelle angepaßt. Man nimmt an, daß das Gen-Produkt, ein Kernbindungsprotein, mehrere kritische wachstumsregulierende Gene steuert. Offenbar hat das Gen durch die Translokation diese Anpassungsfähigkeit an den Proliferationsstatus verloren und führt so zur Expansion des neoplastischen B-Zellen-Klons.

• **Retinoblastom** (s. S. 172)

• Auch bei der Entstehung von **Karzinomen** und **Sarkomen** spielen chromosomale Translokationen und Deletionen eine wichtige Rolle, häufiger lassen sich aber Gen-Amplifikationen feststellen. Diese stellen sich in der Metaphase als homogen anfärbbare oder abnorm gebänderte Regionen dar bzw. bilden eigenständige kleine paarige Körper (Double-minute-Chromosomen). So ist das *c-neu*-Gen, dessen Produkt in seiner Wirkung dem Epidermis-Wachstumsfaktor entspricht, beim Mammakarzinom in 30% der Fälle amplifiziert, beim kleinzelligen Lungenkarzinom besteht eine Amplifikation des *L-myc*-Gens.

Eine tragende Rolle bei der malignen Entartung zahlreicher Zelltypen ist den mutationsbedingten Störungen des *Tumorsuppressorgens p53* mit der chromosomalen Lokalisation 17p13.1 zuzuschreiben, dessen Genprodukt als Nukleoprotein die Transkription zahlreicher anderer Gene reguliert. Mutationen von p53 werden in nahezu der Hälfte der Mamma- und Bronchialkarzinome (davon bei allen kleinzelligen Bronchialkarzinomen) sowie in 70% der Dickdarmkarzinome gefunden.

8.5.4 Ko- und Synkanzerogenese

Bestimmte Noxen, die eine normale Zelle nicht direkt transformieren (initiieren), können
- als **Kokarzinogen** die Wirkung eines Kanzerogens potenzieren (gleichzeitige Applikation) oder
- als **Promotor** die Progression einer initiierten Zelle bis zum klinisch manifesten Karzinom beschleunigen (Applikation nach dem Kanzerogen).

Die Begriffe »Kokarzinogen« und »Promotor« werden häufig synonym verwendet. Beide verstärken die Zellneubildung durch Entzündung oder durch Aktivierung von Kinasen. Im Tierversuch zeigt das epikutan applizierte Crotonöl (Phorbolester) nach Vorbehandlung mit einem kanzerogenen Kohlenwasserstoff (DMBA) eine derartige Wirkung. Crotonöl wirkt als Proliferationsreiz und erhöht so die Wahrscheinlichkeit für weitere Mutationen durch einwirkende exogene Faktoren.

Eine Promotorwirkung im Rahmen der Pathogenese des Gallenblasenkarzinoms weisen beim Menschen die Cholelithiasis und die lithogene Cholezystitis auf. Besonders gefährdet sind Patienten, bei denen die Entzündung zu Wandverkalkungen führt (Porzellangallenblase). Zu nennen sind auch die **präkanzerösen Konditionen**, wie die schwere chronische Urozystitis bei Bilharziose (Harnblasenkarzinom), die Colitis ulcerosa (Dickdarmkarzinom) und die Leberzirrhose (hepatozelluläres Karzinom).

Da die promotorbedingte Zellproliferation reversibel ist, bildet sich der vergrößerte Zellpool initiierter Zellen nach Absetzen des Promotors zurück.

Während sich im Tierversuch die krebserzeugende Wirkung verschiedener chemischer Krebsnoxen eindrucksvoll nachweisen läßt, bleibt beim Menschen der Nachweis *einer* bestimmten Krebsursache in der Regel aus. Es ist auch unwahrscheinlich, daß die meisten malignen Neoplasmen *nur auf eine Ursache* zurückzuführen sind, da nur selten *eine Noxe* kontinuierlich, langfristig und hochdosiert auf den Menschen einwirkt.

Experimentelle Untersuchungen mit chemischen und ionisierenden Noxen haben gezeigt, daß der Krebs das Endergebnis einer Summationswirkung ist (s. S. 182). So stellt sich die Frage, ob dieser Effekt auch durch die gleichzeitige Verabreichung verschiedener Krebsnoxen, die auf die gleiche Zelle einwirken, zu erreichen ist. Am Beispiel der leberkrebserzeugenden Verbindungen Diäthylnitrosamin (DÄNA) und Dimethylaminoazobenzol (DAB) konnte bei Ratten eine derartige synkarzinogene Wirkung (deutlich verkürzte Latenzzeit) nachgewiesen werden. Man kann annehmen, daß auch beim Menschen die **Synkarzinogenese** eine wichtige Rolle bei der Krebsbildung durch Umweltfaktoren spielt.

8.5.5 Hormonwirkung

Hormone wirken als Tumorpromotoren, wenn sie durch gesteigerte Zellproliferation den Zellpool initiierter Zellen vergrößern und so die Wahrscheinlichkeit steigern, daß in bereits initiierten Zellen weitere Mutationen von wachstumsregulierenden Genen erfolgen. Dabei kann es zur Ausbildung von gut- und bösartigen Tumoren kommen.

8.5.5.1 Hyperplasiogene Tumoren. Gutartige hyperplasiogene Tumoren treten bevorzugt nach langdauernder Hormoneinwirkung infolge einer Störung des endokrinen Regelkreises auf. So werden Hypophysenadenome beobachtet, wenn ein hypophysär gesteuertes endokrines Organ entfernt wird. In ähnlicher Weise können sich bei einer chronischen Niereninsuffizienz Adenome der Nebenschilddrüse als Folge einer Störung des Kalziumstoffwechsels entwickeln. Dabei kommt es zunächst durch Dauerstimulation zu einer gesteuerten Zellvermehrung *(Hyperplasie)*, später entstehen – nach zufälligen Mutationen – *hyperplasiogene Adenome*, die unabhängig vom auslösenden Reiz wachsen.

8.5.5.2 Bedeutung der Geschlechtshormone für die Entstehung und das Wachstum von Tumoren. Geschlechtshormone spielen eine wichtige Rolle sowohl bei der Entstehung als auch beim Wachstum von gutartigen und bösartigen Geschwülsten. So sind **Östrogene** von Bedeutung für die Entstehung und für das weitere Wachstum der Mammakarzinome. Für die normale Mammaepithelzelle ist Progesteron das wirksamste Mitogen, für die Tumorzelle ist es dagegen das Östrogen, möglicherweise infolge einer Vermehrung der Östrogenrezeptoren während der Initiierung. Da Östrogene die Bildung mehrerer Wachstumsfaktoren stimulieren, die in Mammakarzinomen im Überschuß vorkommen und autokrin wirksam sind, tragen sie möglicherweise zur endgültigen malignen Transformation der Zelle und auch zum weiteren Tumorwachstum bei. Östrogenbildende Ovarialtumoren oder eine langdauernde Östrogenbehandlung in der Postmenopause führen gehäuft zu Karzinomen der Mamma und des Endometriums. Auch die Entstehung und das Wachstum der Leiomyome des Uterus wird wahrscheinlich durch Östrogene stimuliert, zumindest nimmt ihr Wachstum in Schwangerschaften rapide zu, während sie sich in der Postmenopause verkleinern und nach Kastration weitgehend atrophieren.

Eine hormonale Stimulation ist auch Ursache der nodulären Prostatahyperplasie beim Mann, die durch eine Knotenbildung in den periurethral gelegenen Prostataabschnitten gekennzeichnet ist. Sie kommt nach dem 50. Lebensjahr vor und nimmt mit steigendem Lebensalter an Häufigkeit und Ausdehnung zu. An ihrer Entstehung sind sowohl **Androgene** als auch Östrogene beteiligt. Das Wachstum der Prostatadrüsen wird durch **Dihydrotestosteron,** einem Abkömmling des Testosterons, stimuliert. Die Expression der entsprechenden Rezeptoren wird durch Östrogene verstärkt. Beim alternden Mann läßt die Testosteronproduktion nach, so daß es zu einem relativen Überwiegen der Östrogene kommt. Folge ist eine verstärkte Rezeptorbildung mit verstärktem Wachstum der Prostatadrüsen. Auch beim Prostatakarzinom lassen sich Wachstum und Ausbreitung durch Kastration, Antiandrogene oder Östrogene verzögern. Ein kausalpathogenetischer Zusammenhang zwischen Hormonen und Entstehung eines Prostatakarzinoms konnte jedoch nicht gesichert werden.

8.5.6 Erhöhtes Tumorentstehungsrisiko bei immunologischen Defektzuständen

Das Immunsystem hat u. a. die Funktion, Tumorzellen zu zerstören. Dementsprechend führt jede Abschwächung dieses Immunsystems zu einem erhöhten Krebsrisiko. Menschen mit *angeborenen Immundefekten* haben gegenüber einem normalen Vergleichskollektiv eine wesentlich höhere Malignomrate. Bei ca. 10% der Patienten mit Ataxia teleangiectatica, Wiskott-Aldrich-Syndrom oder einer kongenitalen Agammaglobulinämie treten bösartige Neubildungen auf. Dabei handelt es sich überwiegend um (virusbedingte?) maligne Lymphome. Auch *erworbene Immundefekte* gehen mit einem erhöhten Krebsrisiko einher. Bei AIDS treten gehäuft das Kaposi-Sarkom sowie lymphoblastische und immunoblastische Lymphome auf. Eine langdauernde *immunsuppressive Therapie* geht ebenfalls mit einem erhöhten Krebsrisiko einher. Wegen Nierentransplantation immunsupprimierte Patienten erkranken 30mal häufiger an einem malignen Lymphom und 4mal häufiger an einem Karzinom als die Normalbevölkerung.

8.6 Lokale und allgemeine Wirkungen des Tumors auf den Organismus

8.6.1 Lokale Folgeveränderungen

Maligne Tumoren sind durch ein invasives und destruierendes Wachstum gekennzeichnet, das meist in weichen und lockeren Geweben stattfindet. Maligne Tumoren dringen bevorzugt in lockeres Bindegewebe, Muskelgewebe, Fettgewebe sowie in das Parenchym der meisten inneren Organe und in das Zentralnervensystem ein. Ferner breiten sie sich auf serösen Oberflächen aus. In straffem Bindegewebe (Faszien, Sehnen, Dura, Zwischenwirbelscheiben, elastisches Gewebe und Knochen oder Knorpel) ist die Ausbreitung dagegen erschwert.

8.6.1.1 Tumorbedingte Frühveränderungen. Folgen des infiltrierenden und destruierenden Wachstums manifestieren sich zunächst am unmittelbar befallenen Organ und bestimmen die Frühsymptomatik. **Nekrosen** entstehen innerhalb des Tumorgewebes infolge einer Mangeldurchblutung und werden in ihrer Entwicklung durch Infektionen begünstigt.

- **Ulzerationen** sind Folge von Ernährungsstörungen und/oder bakteriellen Infektionen. Magen-, Dickdarm- und Hautkarzinome neigen zu geschwürigem Zerfall.

- **Blutungen** sind häufige Komplikationen maligner Tumoren, insbesondere wenn sie in Hohlorganen lokalisiert sind. Blutungsquellen sind durch Nekrosen und/oder durch Arrosion eröffnete Gefäße.

- **Einengung und Verlegung von Hohlorganen** infolge einer Wandinfiltration oder einer intraluminalen Tumorausbreitung sind häufige »Frühsymptome« eines Karzinoms.

8.6.1.2 Spätveränderungen. Die Spätsymptomatik wird durch die lokale Ausbreitung (Organzerstörung) oder durch das Übergreifen des Tumors auf umgebende Strukturen bestimmt.

- Die **tumorbedingte Zerstörung von normalem Gewebe** kann zu einem Verlust spezifischer Organfunktionen führen: zentralnervöse Ausfallserscheinungen bei intrakraniellen Neubildungen, Leberinsuffizienz bei Metastasenleber oder eine metastasenbedingte Knochenfraktur (pathologische Fraktur).

- **Tumorbedingte Kreislaufstörungen** treten auf, wenn maligne Tumoren in Gefäße einwachsen, wobei Arterien der Infiltration größeren Widerstand entgegensetzen (elastische Membranen) als Venen. Durchblutungsstörungen können auch durch Druck auf ein Gefäß oder durch ein Ödem der Umgebung bedingt sein (venöse Einflußstauung im Kopf- und Armbereich bei Verschluß oder Druck auf die V. cava superior).

- **Thrombosen** können Folge einer Gefäßinvasion (z. B. beim Nierenkarzinom) oder -kompression auftreten. Nicht selten sind sie paraneoplastische Begleiterscheinungen bestimmter Geschwülste (Pankreas-, Prostata- sowie verschleimende Magen- oder Ovarialkarzinome).

- **Fisteln und Perforationen.** Bei nekrotisch zerfallenden oder geschwürsbildenden malignen Tumoren können abnorme Verbindungen zwischen anatomisch vorgebildeten Hohlräumen bzw. der Körperoberfläche (Vesikorektalfistel, Vesikovaginalfistel, Rektovaginalfistel) entstehen. Eine Perforation in Nachbarorgane (Trachea, Aorta) ist eine nicht seltene Komplikation beim Ösophaguskarzinom: Aspirationspneumonie oder schwallartiges Verbluten sind die Folgen.

- **Sekundäre Infektionen** werden in ihrer Entstehung und Ausbreitung durch Nekrosen, Ulzera, Fisteln oder Perforation begünstigt. Auch ein Sekretstau (Pyelonephritis bei stenosierendem Prostata- oder Harnblasentumor, poststenotische Pneumonie bei Bronchialkarzinom, Endometritis und Salpingitis bei Zervixkarzinomen) sind hier zu nennen.

• **Nervenläsionen**. Eine Kompression oder Zerstörung von peripheren Nerven durch Tumorgewebe führt zu Nervenläsionen, die sich als Paresen, Paralysen, Parästhesien, neurogene Muskelatrophien und vor allem als Schmerzen äußern können. Zu erwähnen sind auch paraneoplastische Neuropathien.

8.6.2 Auswirkungen des fortgeschrittenen Tumorstadiums auf den Stoffwechsel des Wirtsorganismus

Fortgeschrittene maligne Tumoren äußern sich häufig unter dem klinischen Bild der **Kachexie.** Sie ist gekennzeichnet durch Gewichtsverlust, Appetitlosigkeit, Erbrechen, Malabsorption, Diarrhö, Muskelschlaffheit, Anämie und Veränderungen des Stoffwechsels. Kachexie ist mit 40% auch heute noch die häufigste Todesursache des Krebspatienten. Kachexien schränken die Wirkungsbreite von Chemo- und Radiotherapie stark ein und schwächen auch die immunologische Antwort des Organismus auf das Krebswachstum. Die Ursache ist bis heute unklar. Es handelt sich offenbar um eine Kombination von verschiedenen Faktoren, die synergistisch zusammenwirken können:

- **Störung der Nahrungsaufnahme** durch Tumorstenose (Ösophaguskarzinom) oder durch tumorbedingte Anorexie
- **Störung der intestinalen Resorption** durch eine Tumorinfiltration der Dünndarmschleimhaut (z. B. beim MALT-Lymphom) oder durch gastrointestinale Hormone, die von Tumorzellen sezerniert werden
- **Katabole Stoffwechsellage** infolge eines gesteigerten Metabolitenbedarfs für das Tumorwachstum (»Stickstoff-Falle«).
- **Toxische Produkte**, die aus zerfallenem Tumorgewebe freigesetzt werden und insbesondere zu Funktionsstörungen der Leber führen.
- **Zytokine.** Im Rahmen der Abwehrreaktion gegen maligne Tumoren sezernieren Makrophagen, aber auch natürliche Killerzellen, B-Lymphozyten und sogar Gefäßendothelien den Botenstoff *Tumornekrosefaktor-α*, der zusammen mit dem weitgehend synergistisch wirkenden *Interleukin-1* eine massive katabole Stoffwechselumstellung mit zunehmender Erschöpfung der Fett- und Proteinvorräte des Organismus bewirkt. Nach der im Tierexperiment auslösbaren starken Abmagerung wird der Tumornekrosefaktor-α auch als *Kachektin* bezeichnet. T-Lymphozyten sezernieren einen strukturell und funktionell verwandten Botenstoff, den *Tumornekrosefaktor-β (Lymphotoxin)*.

Weitere Allgemeinreaktionen bei Tumorpatienten:

- **Fieber bei Krebspatienten** entsteht meistens infolge einer sekundären Infektion. Auch die Resorption von Nekrosen führt zu erhöhten Körpertemperaturen (Resorptionsfieber).
- Sehr häufig liegen der Tumoranämie nichtentdeckte (**okkulte**) **Blutungsquellen**, insbesondere im Magen-Darm-Bereich, zugrunde. Oft handelt es sich auch um eine aplastische Anämie, da das Knochenmark durch toxische Tumorzerfallsprodukte supprimiert wird. In seltenen Fällen ist die Anämie durch eine fast vollständige metastatische Durchsetzung des Knochenmarks bedingt (bei Prostatakarzinom, Plasmozytom oder Leukämie).
- Die **Abwehrschwäche des Immunsystems** ist meist durch die Kachexie oder durch Tumorinvasion und -zerstörung des lymphatischen Gewebes, besonders bei malignen Lymphomen, bedingt.

8.6.3 Paraneoplasien – Tumorsyntropien – Tumorsyndrome

8.6.3.1 Als **Paraneoplasien** bezeichnet man Symptome und/oder Befunde ungeklärter Pathogenese, die bei einem Tumor signifikant gehäuft auftreten, aber nicht durch direkte (lokale) Einwirkung der Geschwulst oder ihrer Metastasen hervorgerufen werden. Sie können vor, während oder nach einem Tumorleiden klinisch manifest werden, sich nach Entfernung des Tumors zurückbilden und bei einem Rezidiv wieder auftreten. In einzelnen Fällen kann die Paraneoplasie schon Monate vor dem symptomatischen Tumor vorliegen, bei anderen Patienten tritt sie erst im Endstadium des Geschwulstleidens auf und führt unmittelbar zum Tod. Als paraneoplastisches Syndrom kommen hämatologische, endokrine oder neurologische Störungen sowie Haut-, Gelenk- und Knochenveränderungen vor.

Paraneoplasien

1. Neurologische Paraneoplasien

Progressive multifokale Leukoenzephalopathie bei lympho- und myeloproliferativen Erkrankungen

Limbische Enzephalitis bei Bronchialkarzinom

Kleinhirnrindendegeneration bei Bronchial-, Ovarial- und Mammakarzinom

Subakute zerebellare Degeneration bei Bronchialkarzinom

Amyotrophe Lateralsklerose bei Bronchial- und Mammakarzinom

Subakute nekrotisierende Myelopathie bei Bronchialkarzinom

Sensomotorische Neuropathie bei Plasmozytom, Morbus Hodgkin und Bronchialkarzinom

2. Endokrine Paraneoplasien

ACTH- und *Cushing-Paraneoplasie* bei Bronchialkarzinom

Karzinoid-Paraneoplasie (Serotonin-Paraneoplasie) bei Bronchialkarzinom

Paraneoplastische Hypoglykämie
– *Doege-Potter-Syndrom* bei Fibrosarkom (große Fibrome der Pleura)
– *Nadler-Wolfer-Elliot-Syndrom* bei Leberkarzinom
– *Anderson-Syndrom* bei Nebennierenrindentumor
– *Rosenfeld-Syndrom* bei Pseudomyxom des Ovars

Paraneoplastisches Hyperkalzämiesyndrom bei Lungen- und Nierenkarzinom

Paraneoplastisches ADH-Syndrom bei Bronchialkarzinom

3. Hämatologische Paraneoplasien

Aplastische Anämie bei Thymom

Hämolytische Anämie bei Leukämien und Morbus Hodgkin

Paraneoplastische Polyglobulie (Forssel-Syndrom) bei Nierenkarzinom

Leukämoide Reaktion bei Magen- und Bronchialkarzinom

Paraneoplastische Makrokoagulopathie (Thrombosen) bei Magen-, Pankreas- und Prostatakarzinom

Paraneoplastische Verbrauchskoagulopathie bei Leukämien

4. Paraneoplastische Hautveränderungen

Acanthosis nigricans maligna bei Magenkarzinom

Paraneoplastische Akrokeratose Basex bei Zungen- und Tonsillenkarzinom

Erythema gyratum repens bei verschiedenen Neoplasien

Paraneoplastische Dermatomyositis bei Genital-, Mamma- und Magenkarzinom

Hypertrichosis lanuginosa et terminalis bei Karzinomen der Gallenblase, Harnblase und Lunge

Glukagonom-Syndrom bei Pankreastumor

Ichthyosis acquisita bei Morbus Hodgkin im Terminalstadium

Erythema exsudativum multiforme bei verschiedenen bösartigen Tumoren

Bullöses Pemphigoid bei Lungen-, Mamma-, Uterus- und Rektumkarzinom

Dermatitis herpetiformis Duhring bei malignen Lymphomen

Der **Entstehungsmechanismus dieser Paraneoplasien** ist definitionsgemäß noch unbekannt. Bei den neurologischen Formen werden die Aktivierung einer latenten Viruserkrankung, Autoimmunprozesse und ein tumorbedingter Verbrauch von Metaboliten, die das Nervengewebe benötigt, diskutiert. Endokrine paraneoplastische Störungen können durch die Produktion von Hormonen oder hormonähnlicher Substanzen durch die Tumorzelle hervorgerufen werden. Der Nachweis eines paraneoplastischen Syndroms kann von diagnostischer, prognostischer oder therapeutischer Bedeutung sein. Einzelne Paraneoplasien (z. B. die paraneoplastische aplastische Anämie) kommen selektiv bei bestimmten Tumoren (Thymom) vor und erlauben den frühen Nachweis einer klinisch noch stummen Geschwulst.

8.6.3.2 Tumorsyntropien. Etwa 70% der Patienten mit einem internistischen Leiden weisen gleichzeitig mehrere eigenständige Erkrankungen auf. Wir sprechen von einer **Syntropie,** wenn zwei oder mehrere Erkrankungen gleichzeitig *(synchrone Syntropie)* oder hintereinander *(metachrone Syntropie)* überdurchschnittlich häufig vorkommen und sich in ihrer Entstehung bzw. Entwicklung beeinflussen. Bekannt sind die Kombinationen von Lungentuberkulose und Lungenkarzinom (Narbenkrebs) sowie Leukämien beim Down-Syndrom. Bei anderen Grunderkrankungen (Diabetes mellitus, Arteriosklerose, Hochdruck) konnten kausalpathogenetisch keine Wechselwirkungen mit dem Krebs allgemein festgestellt werden. Es liegt ein gegenseitiges neutrales Verhalten **(Neutropien)** vor.

8.6.3.3 Tumorsyndrome. Wenn einige Befunde überdurchschnittlich häufig gemeinsam vorkommen, dann spricht man von einer syndromalen Kopplung **(Syndrom)**. Im Gegensatz zu den Syntropien handelt es sich aber nur um Einzelbefunde oder Symptome, und nicht um eigenständige Krankheitsbilder. Auch Tumoren können sich als Syndrome manifestieren. Dabei kann der formalpathogenetische Mechanismus gut nachvollziehbar sein (z. B. bei endokrinen Tumoren: Karzinoid-Syndrom, Cushing-Syndrom u.a.). Hier sind auch die Phakomatosen zu nennen.

8.7 Geschwulstsystematik

Die Geschwulstsystematik stützt sich auf die Morphologie der Tumoren. Ihr Ziel ist es, jeden Tumor seinem Herkunftsgewebe zuzuordnen *(histogenetische Systematik)*. In den meisten Fällen gelingt diese Zuordnung aufgrund des feingeweblichen Bildes, gelegentlich sind jedoch zusätzliche elektronenmikroskopische, histochemische sowie enzym- und immunhistochemische Untersuchungen erforderlich. In den letzten Jahrzehnten wurde von der WHO (»Blaue Bücher«) eine Tumorsystematik für fast alle Tumoren erarbeitet, die heute international verbindlich ist.

Ausgangspunkt der Systematik ist die Beziehung des Herkunftgewebes zu den Keimblättern. Neubildungen, die vom Oberflächenektoderm oder Entoderm stammen, sind epitheliale Tumoren. Sie können sich aber auch vom Mesoderm ableiten, und zwar von den Somitenstielen. Dem paraaxialen und dem Seitenplattenmesoderm sind die mesenchymalen Tumoren zugeordnet. Die meisten mesenchymalen Tumoren stammen von den Mesenchymzellen ab, also dem dreidimensionalen Verband pluripotenter embryonaler Zellen, die sich aus den Somiten des paraaxialen Mesoderms und des Seitenplattenmesoderms herausgelöst haben.

Zu den mesenchymalen Tumoren zählen aber auch Geschwülste der Skelettmuskulatur, die nicht vom embryonalen Mesenchym, sondern (außer im Kopfbereich) unmittelbar von den paraaxialen Somiten gebildet wird. Aus dem Neuroektoderm gehen die Tumoren des zentralen und peripheren Nervensystems sowie die Neubildungen der pigmentbildenden Zellen hervor.

8.7.1 Morphologische Prinzipien gutartiger und bösartiger mesenchymaler Tumoren

Mesenchymale Tumoren stammen aus glatter und quergestreifter Muskulatur, Bindegewebe, Fettgewebe, Knorpel- und Knochengewebe, blutbildendem Gewebe und lymphatischem Gewebe. Außerdem werden mesenchymale Tumoren von Blut- und Lymphgefäßen, von Mesothel- und Synovialgewebe sowie vom Hüllgewebe peripherer Nerven abgeleitet.

Die Bezeichnung der **mesenchymalen Tumoren** erfolgt nach ihrem Herkunftsgewebe. Im allgemeinen wird bei den gutartigen mesenchymalen Tumoren an den Gewebsnamen die Endung »om« angehängt, bei den bösartigen mesenchymalen Tumoren die Endung »sarkom«.

8.7.1.1 Tumoren der glatten und der quergestreiften Muskelfasern. Man unterscheidet gut- und bösartige Geschwülste, die von den glatten Muskelfasern (Leiomyome und Leiomyosarkome) und von der quergestreiften Muskulatur (Rhabdomyome und Rhabdomyosarkome) abgeleitet werden.

- Das *Leiomyom* besteht aus voll ausgereiften glatten Muskelfasern mit langgestreckten, am Ende walzenförmig abgestumpften Kernen. Sie bilden keine organoiden Strukturen, sondern sind unregelmäßig miteinander verflochten. Leiomyome finden sich am häufigsten und oft multipel im Uterus. Hier bilden sie scharf begrenzte Kugelgeschwülste mit regressiven Veränderungen (Blutungen, Hyalinisierung, Verkalkung und Verknöcherung). Ferner entwickeln sie sich in der Wand des Magen-Darm-Kanals und der großen Gefäße. Eine maligne Entartung von Leiomyomen ist sehr selten. Nur die Leiomyome des Retroperitoneums gelten als potentiell maligne.

Leiomyosarkome werden bevorzugt im Retroperitoneum gefunden und – im Gegensatz zu den gutartigen Neubildungen – nur sehr selten im Uterus. Histologisch besteht der Tumor aus spindeligen Zellen mit deutlicher Zell- und Kernpolymorphie. Von diagnostischer Bedeutung ist aber nur der Nachweis von vermehrten und atypischen Mitosen, da Atypien auch bei regressiv veränderten Leiomyomen auftreten können.

Tumoren der quergestreiften Muskulatur sind mit 2% *Rhabdomyomen* nur selten gutartig. Die malignen *Rhabdomyosarkome* treten – mit unterschiedlichen Wachstumsformen – vorwiegend bei Kindern und Jugendlichen auf.

8.7.1.2 Tumoren des kollagenen Bindegewebes. *Fibrome* sind häufig und ubiquitär lokalisiert. Histologisch bestehen sie aus unregelmäßig miteinander verflochtenen, ausgereiften Kollagenfasern. Ein großer Teil dieser kollagenfaserreichen Veränderungen sind aber keine echten Tumoren. So stellen die oft gestielten fibrösen Wucherungen der Haut, die je nach ihrem Bindegewebsgehalt als *Fibroma durum* (hartes Fibrom) oder *Fibroma molle* (weiches Fibrom) bezeichnet werden, eine reaktiven Hyperplasie dar. Kollagenbildende Tumoren können auch von anderen Zellen ableitet werden, wie das *fibröse Histiozytom,* das Neurofibrom oder das fibröse Mesotheliom.

Echte Bindegewebsneubildungen sind die unscharf begrenzten *Fibromatosen,* die – wegen ihres biologischen Verhaltens – eine Zwischenstellung zwischen den gutartigen und den eindeutig bösartigen fibrösen Läsionen einnehmen. Sie wachsen lokal invasiv und neigen zu Rezidiven, setzen aber keine Metastasen. Am häufigsten ist die *palmare Fibromatose* (Dupuytren-Kontraktur), ferner sind die *überschießende Narbe,* das *Desmoid,* die *aponeurotische Fibromatose* und die *Plantarfibromatose* (Morbus Ledderhose) zu nennen.

Fibrosarkome treten bevorzugt im mittleren Lebensalter auf und entwickeln sich meist (45%) in den unteren Extremitäten. Sie metastasieren fast nur auf dem Blutweg. Die 5-Jahres-Heilungsrate nach kurativer Resektion beträgt 40 bis 60%. Histologisch besteht der Tumor aus spindeligen Zellen, die in Größe und Form erheblich variieren, kaum Zytoplasma erkennen lassen und je nach Differenzierungsgrad unterschiedliche Mengen von Kollagen bilden. Typisch ist die faszikuläre Struktur der neugebildeten Fasern (storiformes Muster), wobei die Tumorzellen parallel in diese Faszikeln eingeschlossen sind.

8.7.1.3 Tumoren des Fettgewebes. *Lipome* gehören zu den häufigsten Weichteiltumoren und besitzen aufgrund ihres gutartigen Verhaltens eine nur geringe klinische Bedeutung. Sie manifestieren sich meist erst im Alter von 40 bis 60 Jahren und liegen subkutan oder submukös. Makroskopisch handelt es sich um abgekapselte, rundliche, bis zu 20 cm große, gelbe Tumoren von weicher bis mittelfester Konsistenz. Histologisch setzt sich das Lipom aus reifen, durch zarte Septen gegliederten und begrenzten Fettgewebszellen zusammen. Etwa 5% der Patienten haben multiple

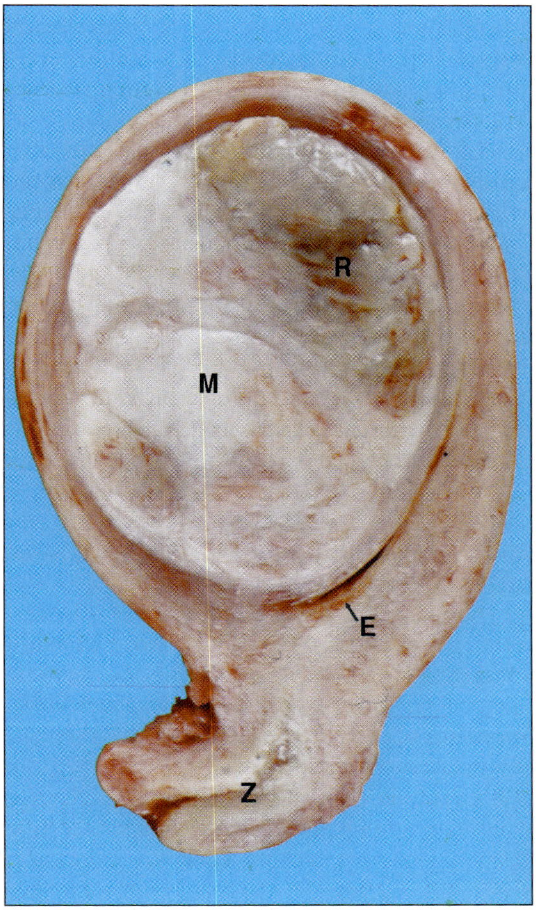

Abb. 8-6. Leiomyom des Uterus. Intramurales Leiomyom (M) mit regressiven Veränderungen (R). E: Endometrium, Z: Zervixkanal.

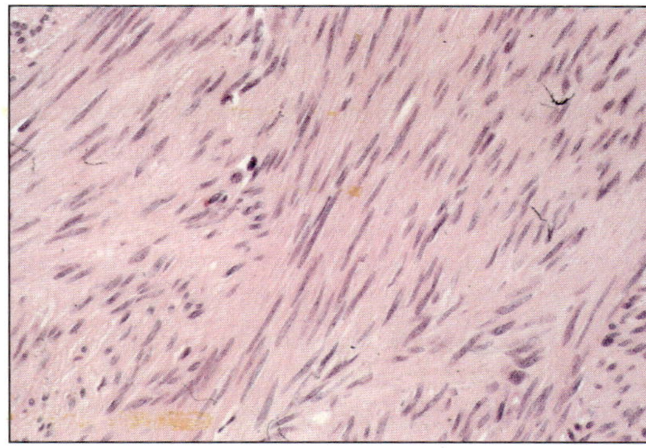

Abb. 8-7. Leiomyom. Spindelzelliger Tumor mit langgestreckten Kernen. HE-Fbg.

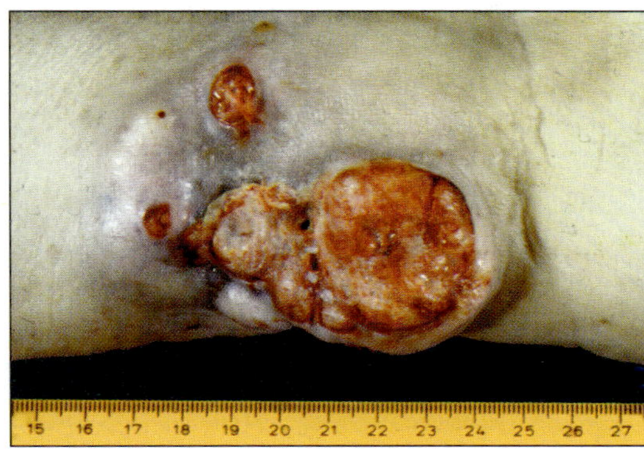

Abb. 8-8. Rhabdomyosarkom der unteren Extremität. Großer, geschwürig zerfallener Tumor.

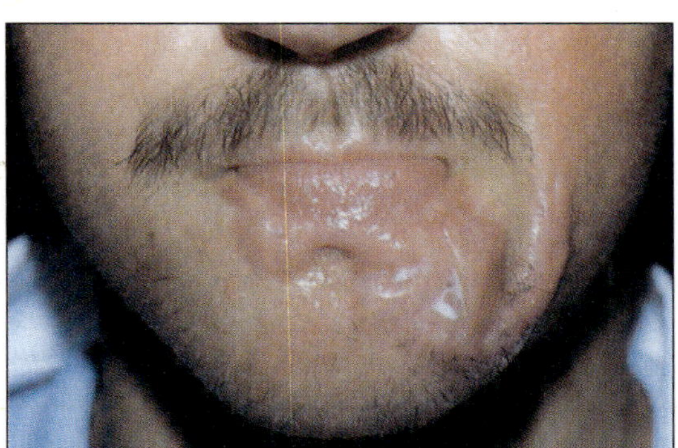

Abb. 8-9. Keloidnarbe. Wulstartige Verdickung der Unterlippe und des umgebenden Weichteilgewebes.

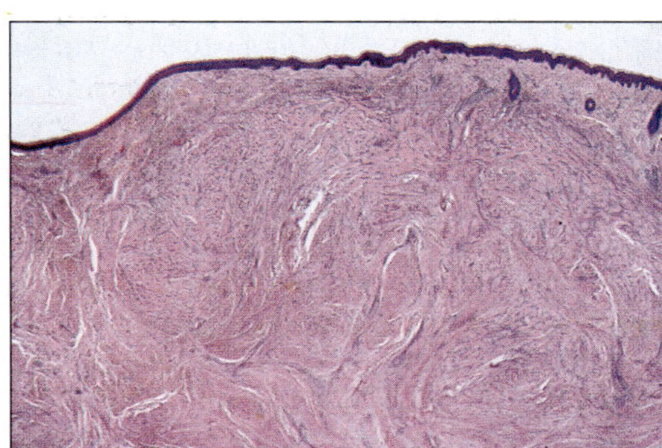

Abb. 8-10. Keloidnarbe. Fibromatose mit breiten kollagenen Fasern unter einer erhaltenen Epidermis. HE-Fbg.

Lipome. Von den banalen Lipomen werden mehrere seltene Sonderformen abgegrenzt. Tumoren des braunen Fettgewebes bezeichnet man als *Hibernome*.

Liposarkome, die malignen Tumoren des Fettgewebes, stellen mit ca. 20% das zweithäufigste Sarkom im Erwachsenenalter dar. Sie werden meist zwischen dem 40. und dem 70. Lebensjahr beobachtet. Typischerweise finden sie sich in der Muskulatur des Oberschenkels und der Hüfte oder im Retroperitoneum. Im subkutanen Gewebe sind sie dagegen selten. Makroskopisch sind Liposarkome knotig aufgebaut, teilweise von einer Kapsel begrenzt, und werden häufig von Satellitenknoten begleitet. Auf der Schnittfläche weisen sie ein buntes Bild (gelbe Nekrosen, dunkelrote Blutungen) auf. Histologisch finden sich je nach Wachstumsform vereinzelt oder reichlich unreife Fettzellen (Lipoblasten). Die häufigste Variante (50%) ist das *myxomatoide Liposarkom* mit reichlich Schleimmassen und typischen netzförmig angelegten Kapillaren. Die bösartigste Form stellt das polymorphe Liposarkom dar.

8.7.1.4 Tumoren des Knorpelgewebes. Gutartige Geschwülste des Knorpels *(Chondrome)* finden sich am häufigsten im Innern der Hand- und Fußknochen *(Enchondrome)*. Histologisch bestehen sie aus hyalinem Knorpel mit einem vaskularisierten fibrösen Stroma. In der Knorpelsubstanz treten unregelmäßig verteilt Chondrozyten auf, die einzeln in Knorpelhöhlen liegen. Als *Ekchondrome, Osteochondrome* oder *kartilaginäre Exostose* bezeichnet man kappenförmige Knorpelwucherungen, die einer meist pilzförmigen Knochenwucherung aufsitzen. Diese werden als Störungen in der Knochenentwicklung aufgefaßt.

Das *Chondrosarkom* entwickelt sich – im Gegensatz zum Chondrom – meist in den zentralen Skelettanteilen (Becken, Wirbelsäule, Rippen, Schulter) sowie in der Umgebung des Knies. Histologisch finden sich atypische Chondrozyten mit hyperchromatischen Kernen, wobei oft zwei und mehr Zellen in einer Knorpelhöhle liegen. Mehrkernige Zellen und bizarre Tumorriesenzellen kommen vor. Bei hochdifferenzierten Formen (Chondrosarkom Grad I) ist die Abgrenzung gegen das Chondrom schwierig. 25% der Chondrosarkome entwickeln sich aus vorbestehenden gutartigen Chondromen (besonders bei *Chondromatosen)*. Die Prognose korreliert mit dem Differenzierungsgrad der Neubildung.

8.7.1.5 Tumoren des Knochengewebes. Der gutartige Knochentumor wird als *Osteom* bezeichnet. Es handelt sich um eine umschriebene Neubildung aus kompakten oder spongiösen Lamellenknochen mit eingeschlossenem Fettmark. Osteome entstehen vorwiegend in Bindegewebsknochen (Nasennebenhöhlen, Kiefer, Schädeldach) und weisen ein langsames expansives Wachstum auf. Zu den gutartigen Knochentumoren zählen auch das *Osteoidosteom* und das *Osteoblastom.*

Der maligne Knochentumor *(Osteosarkom)* entwickelt sich am häufigsten in der Metaphyse der langen Röhrenknochen, insbesondere in der Knieregion. Der Altersgipfel liegt im 2. Lebensjahrzehnt. Bei älteren Menschen handelt es sich meist um sekundäre Osteosarkome *(Strahlen-Osteosarkome, Paget-Osteosarkome)*. Die Neubildung führt zu einer Knochenauftreibung mit osteolytischem oder osteoplastischem Wachstum. Histologisch liegt ein zellreiches sarkomatöses Stroma vor, das aus Spindelzellen, atypischen Osteoblasten mit Tumorosteoid und Tumorknochen sowie aus pathologischen Osteoklasten besteht.

8.7.1.6 Tumoren des blutbildenden Gewebes. Die Neubildungen des blutbildenden Gewebes werden als *myeloproliferative Erkrankungen* bezeichnet. Sie sind durch eine autonome Proliferation und einen verminderten Zellabbau nach Art eines bösartigen Tumors in einem oder in mehreren blutbildenden Systemen gekennzeichnet. Allen Formen gemeinsam ist die gestörte Zellkinetik im Knochenmark und das potentielle Auftreten einer extramedullären Blutbildung, bevorzugt in Organen, die während der Fetalzeit an der Hämopoese beteiligt waren (Milz und Leber). **Chronische myeloproliferative Erkrankungen** sind das *Osteomyelosklerose-Syndrom,* die *Polycythaemia vera,* die *essentielle Thrombozythämie* und die *chronische myeloische Leukämie*. Zu den **akuten myeloproliferativen Erkrankungen** gehören die *akuten Leukämien.*

- Die *chronische myeloische Leukämie* hat eine mediane Überlebenszeit von bis zu 4 Jahren. Eine

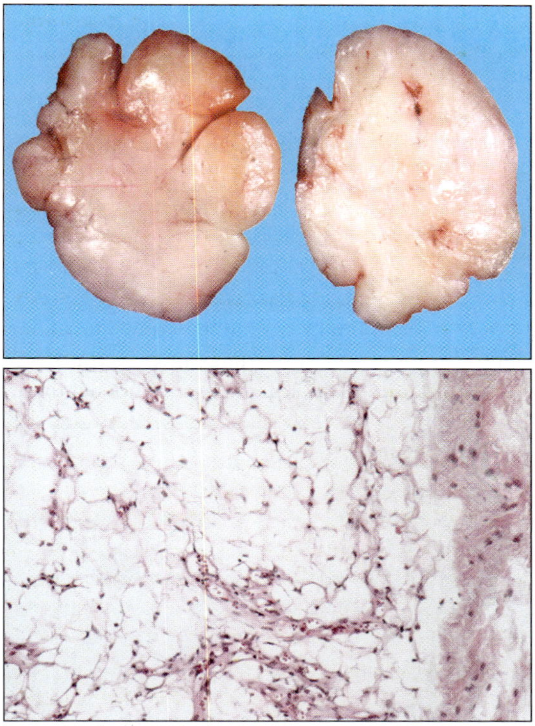

Abb. 8-11. Lipom. Oben: Ober- und Schnittfläche eines grobgelappten Lipoms. Unten: aus typischen Fettzellen bestehendes Lipom mit Faserkapsel (rechts im Bild) und neugebildeten Kapillaren (Bildmitte). HE-Fbg.

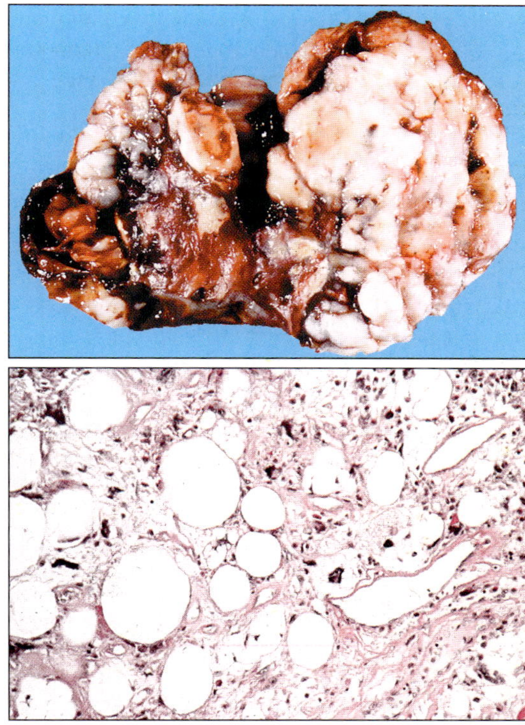

Abb. 8-12. Liposarkom. Oben: fischfleischartiges Sarkom mit »bunter Schnittfläche« (dunkle Blutungen). Unten: Liposarkom mit unterschiedlich großen Zellen mit deutlicher Kernpolymorphie. HE-Fbg.

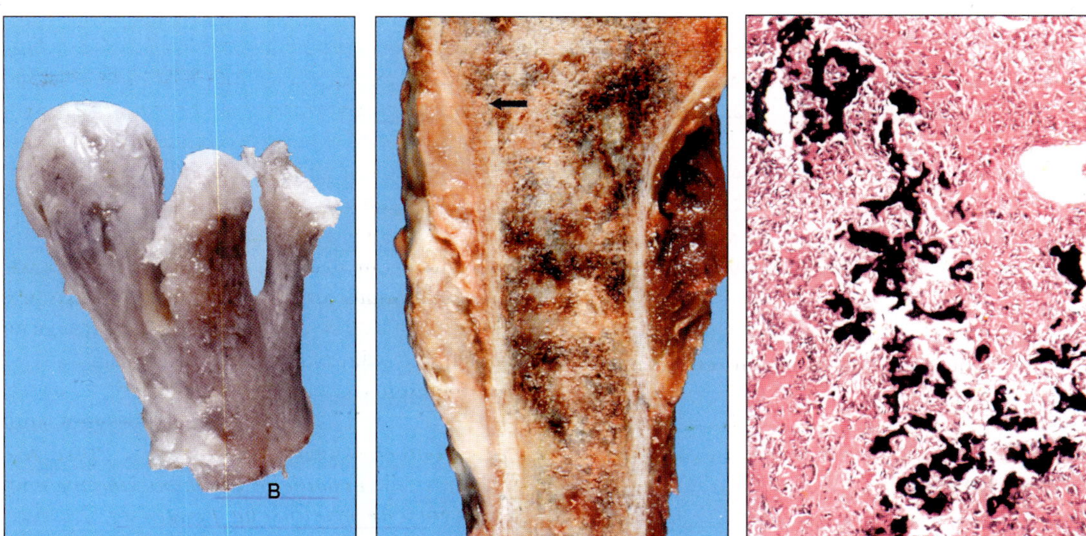

Abb. 8-13. Knochentumoren. Links: **Osteochondrom** (osteokartilaginäre Exostose). Knochenneubildung mit Knorpelüberzug. B: Implantationsbasis. Mitte: **Osteosarkom,** das Knochenmark und paraosseales Bindegewebe infiltriert und Kortikalis (Pfeil) zerstört. Rechts: **osteogenes Sarkom** mit neugebildetem Osteoid (hellrot), das z. T. verkalkt (dunkelblau bis schwarz). HE-Fbg.

erhöhte Leukämieinzidenz wurde bei den Überlebenden von Hiroshima und Nagasaki festgestellt. Benzol, Phenylbutazon, Arsen, Chloramphenicol und die meisten Zytostatika sind als mögliche Ursachen von myeloischen Leukämien beschrieben worden. Die Zellvermehrung beruht bei den chronischen Formen nicht auf einer gesteigerten Zellneubildung, sondern ist Folge einer verlängerten Verweildauer der Zellen im Knochenmark und im peripheren Blut. Die Erkrankung kommt bevorzugt im 6. Lebensjahrzehnt vor und ist hämatologisch durch eine starke Vermehrung der Vorläuferzellen im Knochenmark und eine hochgradige Zunahme der Granulozyten mit unreifen Zellen im peripheren Blut gekennzeichnet. Die Granulozyten weisen einen fast völligen Schwund der alkalischen Phosphatase (wichtiges Kriterium zur Differentialdiagnose gegenüber der leukämoiden Reaktion) auf. Charakteristisch ist die starke Vergrößerung von Leber und Milz (Hepatosplenomegalie). Unbehandelt führt der Krankheitsprozeß zu einer progredienten Verdrängung des blutbildenden Knochenmarks und somit zu einer zunehmenden Anämie, einer hämorrhagischen Diathese und einer verstärkten Infektanfälligkeit. Unter einer adäquaten Therapie entwickelt sich meist eine klinische und hämatologische Remission. Regelmäßig kommen aber Rückfälle vor, die immer seltener auf die Behandlung ansprechen. 80% der Patienten sterben unter dem Bild einer Myeloblastenkrise.

• Bei der *Polycythaemia vera* (Morbus Vaquez-Osler) liegt eine autonome Proliferation der erythropoetischen Zellen vor, die zu einer erheblichen Vermehrung der Erythrozyten im peripheren Blut sowie zu einer Erhöhung des Hämoglobingehalts und des Hämatokriten führt. Häufig sind auch Granulopoese und Thrombopoese beteiligt. Klinisch steht die erhöhte Blutviskosität im Vordergrund. Hochdruck, Thrombosen und Embolien werden nachgewiesen und stellen bei diesen Patienten nicht selten die Todesursache dar.

• Die *Osteomyelosklerose* (Osteomyelofibrose) kann das Spätstadium einer chronischen myeloischen Leukämie oder einer Polycythaemia vera sein. Die primäre Veränderung ist eine Wucherung abnormer Vorstufen der Myelo- und Erythropoese, vor allem der Megakaryozyten. Dabei kommt es zu einer reaktiven Faservermehrung im Knochenmark, die gelegentlich mit Knochenneubildung (Osteomyelosklerose) einhergeht.

• Bei der *primären Thrombozythämie* handelt sich um eine seltene Erkrankung, die durch Proliferations- und Differenzierungsstörung der Megakaryozyten gekennzeichnet ist.

• Typisch für die *akuten Leukämien* ist das Auftreten unreifer Blutzellen im Knochenmark und/oder im peripheren Blut, oft auch in Leber, Milz, Lymphknoten und anderen parenchymatösen Organen. Bei der akuten lymphatischen Leukämie (ALL) unterscheidet man vier Subtypen (Common ALL, Null-ALL[Prä-B-ALL], B-ALL und T-ALL), bei den akuten myeloischen Leukämien sechs Subtypen (Myeloblasten-, Promyelozyten-, Monoblasten-, Erythro-, Megakaryoblasten- und myelomonozytäre Leukämie).

Im *Kindesalter* liegen meist akute lymphatische oder undifferenzierte Leukämien vor, im *Erwachsenenalter* überwiegen die akuten myeloischen Formen. Bei den akuten lymphatischen Leukämien im Kindesalter kann durch Intensivtherapie in etwa 70% der Fälle eine Dauerheilung erreicht werden. Im Erwachsenenalter ist die Prognose schlechter. Bei der akuten myeloischen Leukämie werden in etwa 20% der Fälle Langzeitremissionen erzielt. Rezidive lassen sich nur noch unter Einsatz von Knochenmarktransplantation erfolgreich therapieren.

8.7.1.7 Tumoren des lymphatischen Gewebes. *Maligne Lymphome* sind Erkrankungen, die mit einer autonomen Wucherung lymphatischer Zellen einhergehen und sich isoliert oder generalisiert im lymphatischen System ausbreiten. Die malignen Neubildungen des lymphatischen Systems bestehen aus Hodgkin-Lymphomen und Non-Hodgkin-Lymphomen. Ferner kommen im Bereich der Lymphknoten auch Absiedlungen von malignen Neubildungen (Lymphknotenmetastasen, sekundäre Lymphome) vor.

• Das *Hodgkin-Lymphom* (Morbus Hodgkin) ist eine primäre bösartige Lymphknotenerkrankung, die bei Männern etwas häufiger als bei Frauen vorkommt. Die Altersverteilung zeigt zwei Gipfel, einen zwischen dem 20. und 30. Lebensjahr

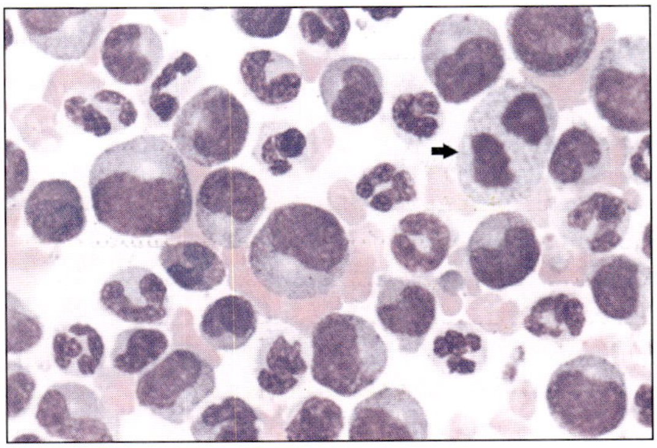

Abb. 8-14. Chronische myeloische Leukämie. Vermehrte unreife Blutzellen der myeloischen Reihe (Myelozyten bis segmentkernige Leukozyten) im Knochenmarkausstrich. Pfeil: Mitose. Giemsa-Fbg.

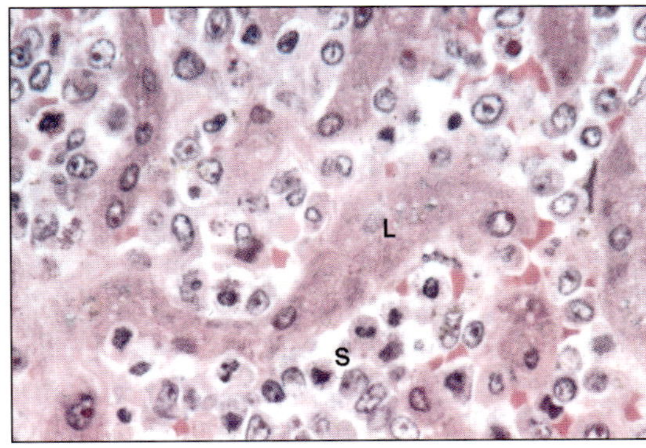

Abb. 8-15. Chronische myeloische Leukämie. Diffuse Durchsetzung der Sinus (S) zwischen den Leberbälkchen (L). Semidünnschnitt. Giemsa-Fbg.

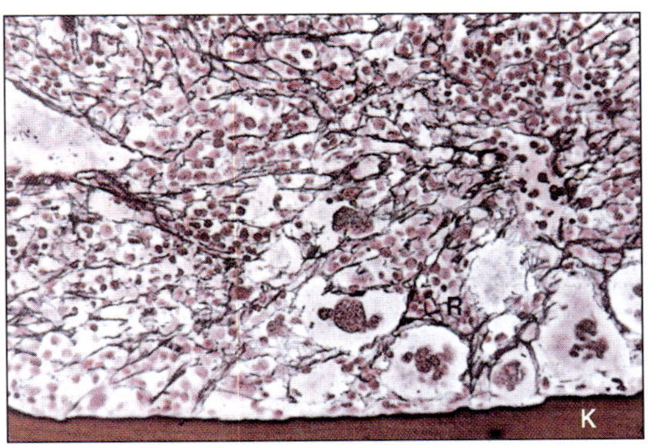

Abb. 8-16. Osteomyelofibrose. Dichtes Gitterfasernetz im Knochenmark sowie vermehrte und atypische Knochenmarkriesenzellen. K: Knochenbälkchen. Foote-Fbg.

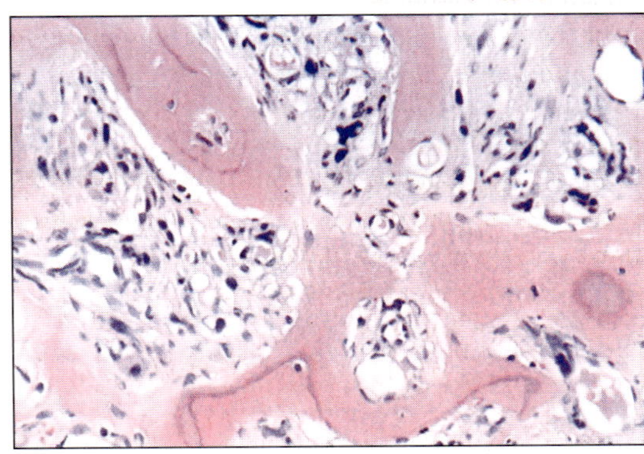

Abb. 8-17. Osteomyelosklerose. Faserreiches Knochenmark. Vermehrte und deutlich verdickte Knochenbälkchen. HE-Fbg.

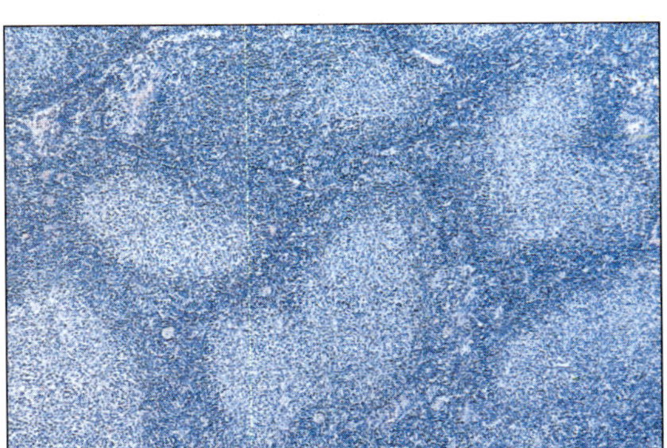

Abb. 8-18. Niedrigmalignes NHL. Zentrozytisch-zentroblastisches Lymphom mit großen, unscharfen Pseudokeimzentren. Giemsa-Fbg.

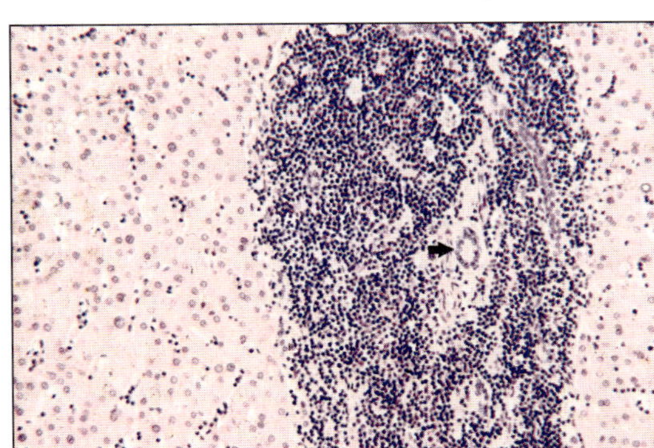

Abb. 8-19. Niedrigmalignes NHL. Chronische lymphatische Leukämie mit herdförmiger Infiltration eines Portalfeldes. Pfeil: Gallengang. HE-Fbg.

und einen zweiten Gipfel nach dem 55. Lebensjahr. Zunächst ist nur ein Lymphknoten oder eine Lymphknotengruppe befallen. Später sind mehrere Lymphknotenregionen (die Milz wird als Lymphknotenregion angesehen) beteiligt. Im Endstadium sind auch Organe (Knochenmark, Leber, Lunge u. a.) infiltriert. Morphologisch ist das Krankheitsbild durch die charakteristischen Hodgkin- und Sternberg-Riesenzellen gekennzeichnet. Die Hodgkin-Zelle zeigt einen fast ungefärbten Kern mit einem großen, tiefblau tingierten Nukleolus. Die Sternberg-Zelle entsteht aus der Hodgkin-Zelle durch endomitotische und amitotische Kernteilungen sowie durch Kernabschnürungen. Die Kerne liegen übereinander im Zentrum der Zelle, sind gelappt und besitzen große, intensiv angefärbte Nukleolen.

Histologisch werden beim Morbus Hodgkin vier Untergruppen unterschieden:

- Beim *lymphozytenreichen Typ* (ca. 10% aller Hodgkin-Lymphome) gibt es eine diffuse und eine noduläre Wachstumsform. In beiden finden sich reichlich kleine und große Lymphozyten, oft auch Makrophagen und Epitheloidzellen. Hodgkin- und Sternberg-Zellen sind nur spärlich vorhanden.
- Bei der *nodulär-sklerosierende Form* (40%) bildet das Lymphomgewebe knotige Strukturen, die durch Bindegewebe bandartig begrenzt werden. Das Tumorgewebe selbst enthält Lymphozyten, reichlich eosinophile und neutrophile Granulozyten sowie Hodgkin- und Sternberg-Zellen.
- Der *Mischtyp* (40%) entspricht der klassischen Lymphogranulomatose: Man findet große und kleine Lymphozyten, Plasmazellen, eosinophile und neutrophile Granulozyten sowie Makrophagen, Hodgkin- und Sternberg-Zellen. Nekrosen und herdförmige Vernarbungen können vorkommen.
- Beim *lymphozytenarmen Typ* (10%) wird das feingewebliche Bild von atypischen Hodgkin- und Sternberg-Zellen beherrscht, während die übrigen Zellen weitgehend zurücktreten. Diese Form wird auch als *Hodgkin-Sarkom* bezeichnet.

In den frühen Stadien I und II (Befall von einer oder von zwei Lymphknotenregionen) kann heute durch Intensivtherapie eine 5-Jahres-Überlebensrate von 80 bis 90% erreicht werden, im Stadium IV (diffuser oder disseminierter Befall extralymphatischer Organe) noch von ca. 60%.

Beim nodulär-sklerosierenden Typ ist ein Übergang in ein immunoblastisches malignes Lymphom möglich. Die übrigen Formen entwickeln sich – über die Mischform – zu der lymphozytenarmen Form.

• Bei den **Non-Hodgkin-Lymphomen** handelt es sich um eine große heterogene Krankheitsgruppe, die morphologisch eindeutig vom Hodgkin-Lymphom zu unterscheiden ist. Von prognostischer und therapeutischer Relevanz ist die Abgrenzung der **niedrig-** und **hochmalignen Lymphome** mit Überlebenszeiten von bis zu 20 Jahren bzw. von nur 12 Monaten. Auch bei den Non-Hodgkin-Lymphomen liegt zunächst ein isolierter Lymphknotenbefall (seltener eines Organs: MALT [Mucosa-Associated Lymphoid Tissue], SALT [Skin-Associated Lymphoid Tissue]) vor, später sind weitere Lymphknotenregionen bzw. Organe infiltriert. Bei der chronischen lymphatischen Leukämie werden hohe Lymphozytenwerte (über 500 000 Zellen/µl) im peripheren Blut nachgewiesen.

• Das **Plasmozytom** ist der häufigste Tumor der Zellen des Immunsystems. Es stammt von einer einzigen Zelle ab und behält diese monoklonale Eigenschaft bei *(maligne monoklonale Gammopathie)*. Plasmozytome bilden Immunglobuline (IgG in ca. 65% und IgA in 20%). In der Hälfte der Fälle kommt es auch zur Bildung von leichten Ketten, die im Urin als Bence-Jones-Protein nachweisbar sind. Etwa 6% aller Plasmozytome bilden nur diese Proteine (*Light chain disease* = Bence-Jones-Plasmozytom). Wesentlich seltener sind maligne Gammopathien, bei denen nur schwere Ketten vorkommen *(Heavy chain disease)*.

Das Plasmozytom ist vorwiegend im Knochen lokalisiert, seltener extraossär im Nasen-Rachen-Raum. Es tritt bevorzugt im hohen Lebensalter auf und manifestiert sich durch eine meist disseminierte knotige Infiltration des Knochenmarksystems (»multiples Myelom«). Seltener besteht eine diffuse Infiltration der Markräume. Plasmozytominfiltrate kommen – als osteolytische Herde – in Wirbelkörpern, Rippen und Schädeldach vor.

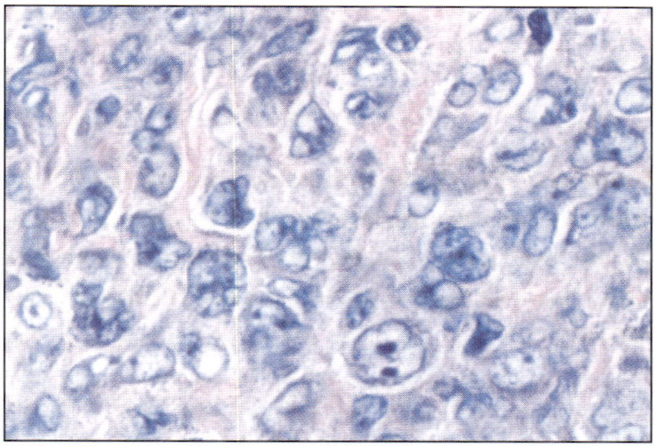

Abb. 8-20. Hochmalignes NHL. Immunoblastisches Sarkom mit großen, hellen Zellkernen, die prominente Nukleoli einschließen. Giemsa-Fbg.

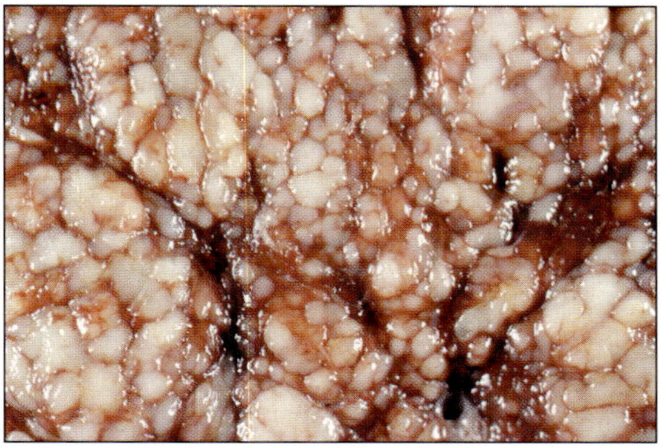

Abb. 8-21. Morbus Hodgkin. Milzschnittfläche mit dichten Hodgkin-Infiltraten.

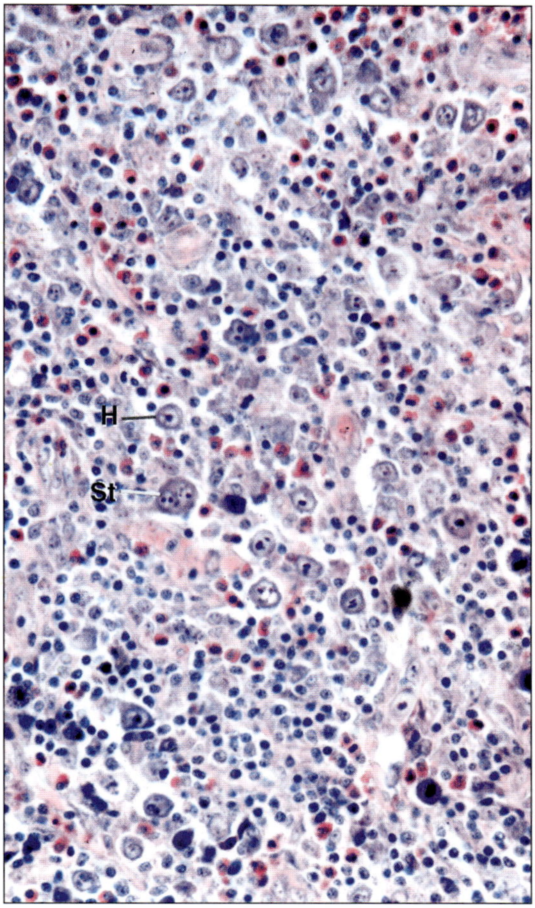

Abb. 8-22. Morbus Hodgkin vom gemischten Typ. Aufgehobene Lymphknotenstruktur mit (orangeroten) eosinophilen Granulozyten, Hodgkin-Zellen (H) und Sternberg-Riesenzellen (St). Giemsa-Fbg.

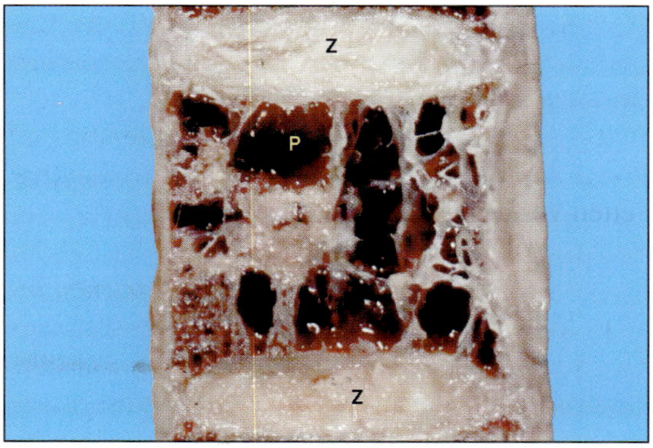

Abb. 8-23. Plasmozytom. Wirbelkörper mit großen Osteolyseherden. Zerstörung der Knochenbälkchen durch Plasmozytominfiltrate (P). Z: Zwischenwirbelscheiben.

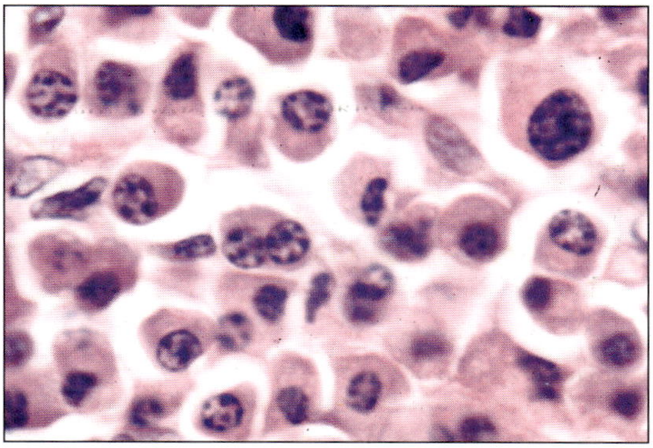

Abb. 8-24. Plasmozytom. Knochenmarkausstrich mit typischen und atypischen Plasmazellen. Riesenzellen sowie zweikernige Zellen kommen vor. HE-Fbg.

Histologisch findet man unreife Plasmazellen, Mitosen sowie mehrkernige Zellen.

Zu den **häufigen Komplikationen eines Plasmozytoms** zählen:

• *Plasmozytomniere.* Die Nierenschädigung wird durch die Ausscheidung von Bence-Jones-Proteinen und anderen Eiweißen bedingt, die histologisch als homogene Eiweißzylinder in den Tubuli präzipitieren. Sie führen zu einer Schädigung der angrenzenden Tubulusepithelien und rufen eine entzündliche Reaktion des Interstitiums mit Ausbildung von mesenchymalen und tubulären Riesenzellen hervor. Makroskopisch ist die Niere vergrößert und weist eine breite blasse Rinde auf (»große weiße Niere«).

• *Amyloidablagerungen* finden sich bei etwa 10% der Plasmozytome. Es handelt sich um Fragmente monoklonaler Leichtketten (Amyloidtyp AL), die sich perikollagen ablagern.

Die Prognose des ossären Plasmozytoms ist schlecht (mittlere Überlebenszeit 2 bis 3 Jahre). Die solitären extramedullären Plasmozytome haben eine wesentlich bessere Prognose, ebenso das Plasmozytom der Lymphknoten und der Tonsillen *(plasmozytisches Lymphom).*

8.7.2 Morphologische Prinzipien gutartiger und bösartiger epithelialer Tumoren

8.7.2.1 Unter den **gutartigen epithelialen Tumoren** unterscheidet man als wichtigste Wachstumsformen das Papillom und das Adenom.

• Das *Papillom* besteht aus einem zottig gestalteten, vaskularisierten, bindegewebigen Grundstock, der von Epithel überhäutet wird. Dabei können die Bindegewebspapillen kurz und breit oder schmal und lang gestaltet sein. Das Papillom kommt an der Schleimhautoberfläche vor; es sitzt der Basis breit auf oder ist gestielt. Papillome gehen von Epithelien aus, deren Lamina propria membranartig gestaltet ist. Man findet sie

- in der Haut (verhorntes Plattenepithel),
- im oberen Verdauungstrakt (nicht verhorntes Plattenepithel),
- im Respirationstrakt (respiratorisches Epithel, nicht verhorntes Plattenepithel)
- in der Vagina (nicht verhorntes Plattenepithel)
- in den ableitenden Harnwegen (Urothel)
- in Drüsenausführungsgängen (Mamma).

• Der häufigste papilläre Tumor ist das *Basalzellenpapillom* (Verruca seborrhoica, seborrhoische Keratose), das sich im mittleren und höheren Lebensalter am Stamm, an den Armen und im Gesicht entwickelt. Makroskopisch imponiert es als braune oder schwarze, scharf begrenzte, warzige Vorwölbung. Histologisch besteht das Epithel aus basaloiden Zellen, die an der Oberfläche in Hornschuppen übergehen. Bei der *solid-keratotischen Form* bilden sich zwischen den Papillen tief reichende, mit Hornmassen gefüllte Einstülpungen (Hornzysten), die dem Tumor ein mehr solides, gyriertes Aussehen verleihen. Bei der tiefsitzenden *adenoiden Form* wird die papilläre Struktur durch ein Epithelnetz ersetzt. Eine maligne Entartung der seborrhoische Keratose findet nicht statt.

• Bei den *Papillomen* der Mundhöhle, der Nase, des Nasopharynx, des Larynx, des Ösophagus und der Vagina sitzt ein gehörig geschichtetes Plattenepithel einem baumartig verzweigten, bindegewebigen Grundstock auf. In der Nasenhöhle kommen auch invertierte Papillome vor, die ein infiltratives malignes Wachstum vortäuschen.

• *Urothelpapillome* finden sich in den ableitenden Harnwegen (Nierenbecken bis Harnblase) und kommen oft multipel vor. Neubildungen mit mehr als sieben Zellagen werden – auch bei fehlendem infiltrativen Wachstum – bereits als Karzinome (exophytische oder non invasive Urothelkarzinome) bezeichnet.

• Als *Adenome* bezeichnet man gutartige epitheliale Tumoren drüsiger Organe sowie von Schleimhäuten, deren Lamina propria aus einem lockeren Bindegewebe aufgebaut ist und epitheliale Strukturen einschließt. Adenome drüsiger Organe bilden scharf begrenzte Knoten, die meist von einer bindegewebigen Kapsel begrenzt werden. Die Zellen können trabekuläre (Nebenniere, Leber), follikuläre (Schilddrüse), tubuläre (Mamma) oder zystische (Ovar) Strukturen bilden. Schleimhautadenome wölben sich polypenartig in die Lichtung vor und sind vorwiegend *tubulär,*

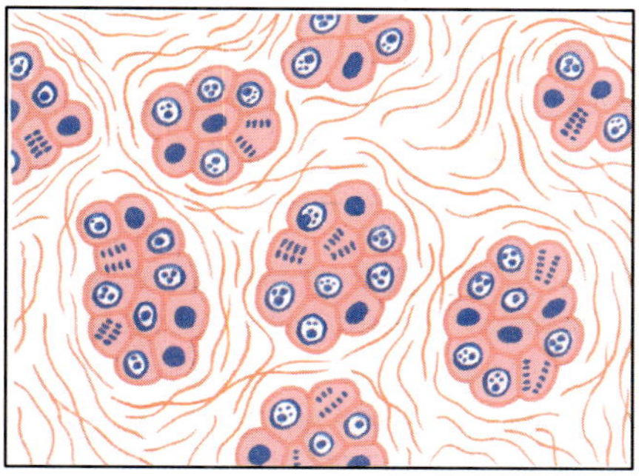

Solides Karzinom

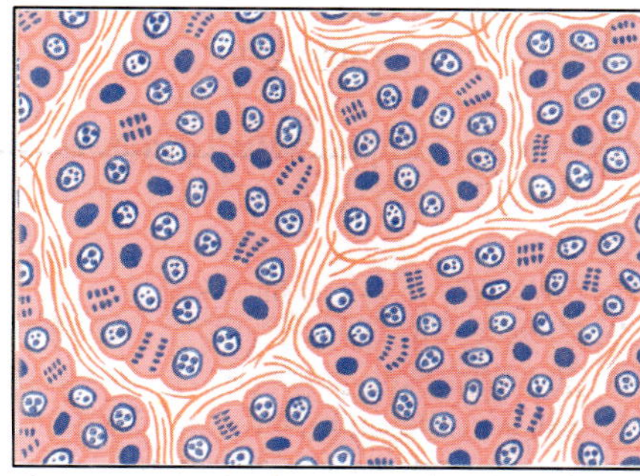

Medulläres Karzinom

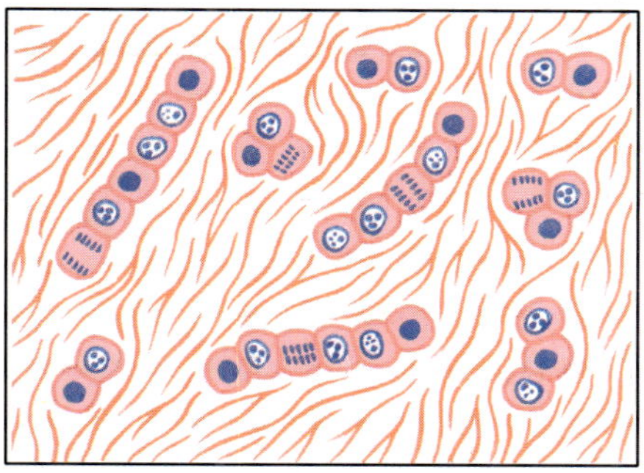

Szirrhöses Karzinom

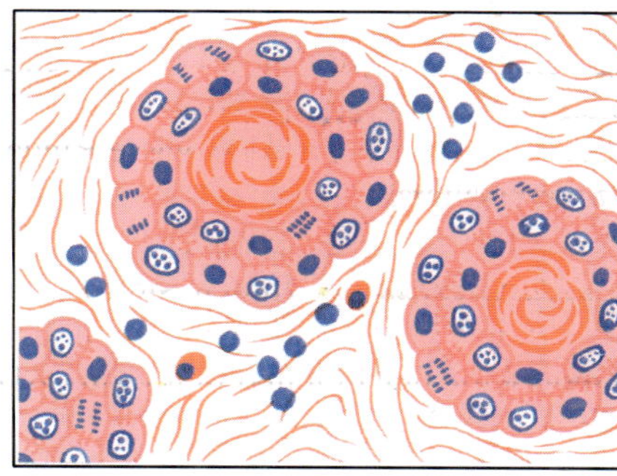

Plattenepithelkarzinom

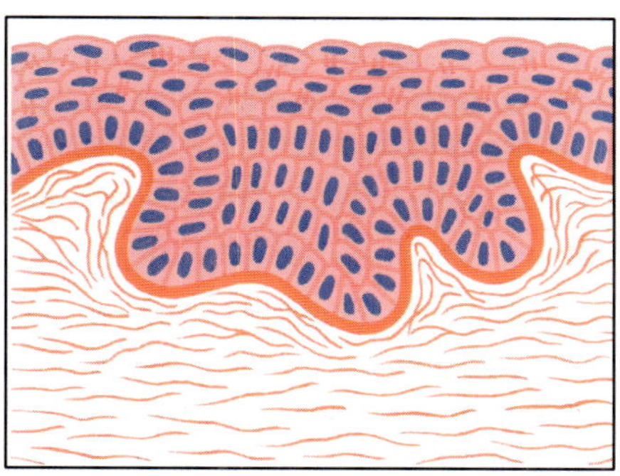

Basalzellenkarzinom (Basaliom)

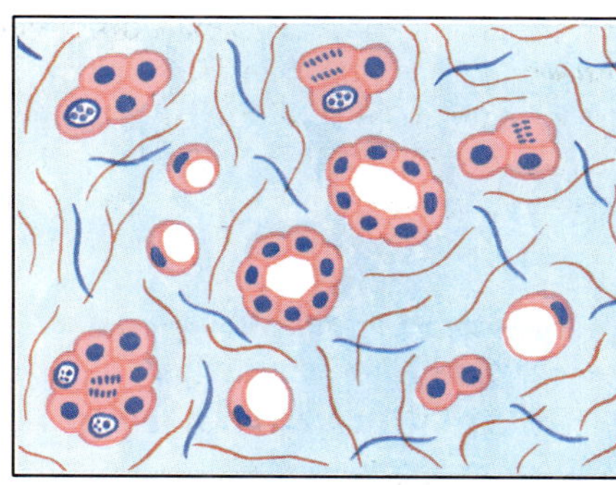

Gallertkarzinom mit Siegelringzellen

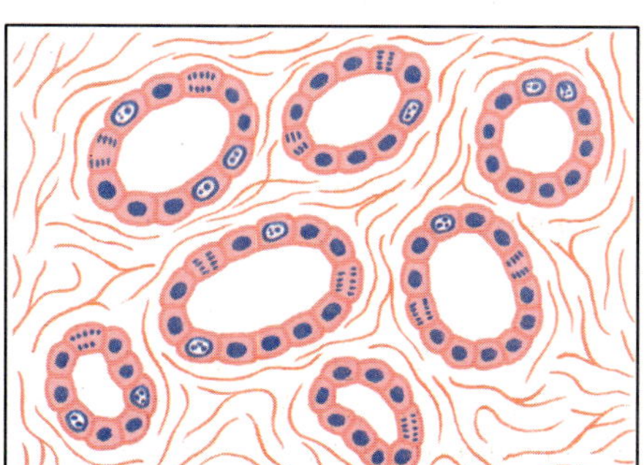

Drüsenbildendes Karzinom

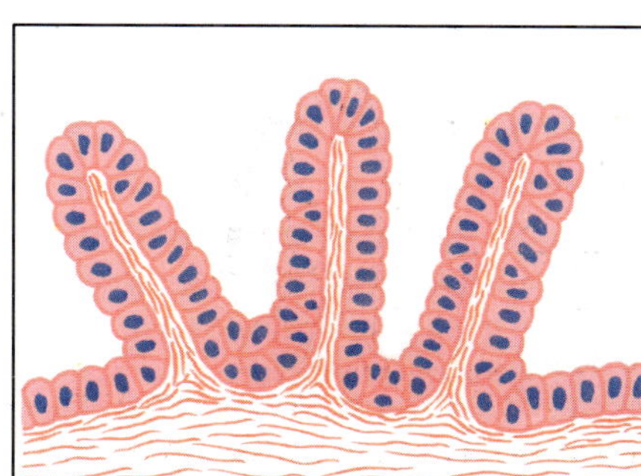

Papilläres exophytisches Karzinom

Abb. 8-25. Schematische Darstellung verschiedener Karzinomformen

villös (= papillär) oder *tubulovillös* gestaltet (besonders häufig im Kolorektum).

8.7.2.2 Bösartige epitheliale Tumoren. Maligne epitheliale Tumoren bezeichnet man als Karzinome. Ihre Unterteilung erfolgt nach histogenetischen Prinzipien (Muttergewebe, aus dem sie hervorgegangen sind), nach morphologischen Prinzipien (feingeweblicher Aufbau) und nach dem Differenzierungsgrad. Weitere Einteilungskriterien sind der Bindegewebsgehalt, besondere Differenzierungen und das Wachstumsverhalten.

• *Plattenepithelkarzinome* kommen in einer verhornenden und einer nicht verhornenden Wachstumsform vor. Sie treten in Organen auf, die normalerweise von Plattenepithel bedeckt oder ausgekleidet werden (Haut, Mundhöhle, Pharynx, Larynx, Ösophagus, Vagina, Portio), oder auf dem Boden von Plattenepithelmetaplasien (z. B. in Lunge, Gallenblase und ableitenden Harnwegen). Entsprechend dem Differenzierungsgrad lassen sich gut, mäßig, wenig differenzierte und undifferenzierte Wachstumsformen unterscheiden. Undifferenzierte Plattenepithelkarzinome sind in den meisten Fällen nur immunhistochemisch oder elektronenmikroskopisch sicher von spindelzelligen Sarkomen abzugrenzen.

• *Urothelkarzinome* stammen vom Übergangsepithel der ableitenden Harnwege ab. Man unterscheidet nichtinvasive und infiltrierende Wachstumsarten. Charakteristisch sind ihre multizentrische Entstehung und die Neigung zum Rezidiv.

• *Hepatozelluläre Karzinome* leiten sich von den Hepatozyten ab und bilden überwiegend trabekuläre oder pseudoglanduläre Strukturen. Sie exprimieren – wie das fetale Lebergewebe – Alpha-Fetoprotein.

• *Adenokarzinome* entstehen in drüsenbildenden Organen und Schleimhäuten. Sie bilden tubuläre, papilläre und zystische Formationen. Außerdem können sie Schleim sezernieren *(muzinöse Karzinome)*. Bei ausgeprägter extrazellulärer Verschleimung spricht man von einem *Gallertkarzinom* (Mamma). Der Schleim kann auch intrazellulär in Form einer großen Vakuole mit peripher verdrängtem Kern – als *Siegelringzellkarzinom* (Magen) – vorkommen. Bei *anaplastischen Adenokarzinomen* fehlt jede Differenzierung, so daß eine sichere histogenetische Zuordnung der Geschwulst nicht möglich ist.

• **Bindegewebsgehalt.** Die Karzinome stimulieren – wie andere Tumoren – über einen Angiogenesisfaktor die Gefäßneubildung und somit die Blutversorgung der Geschwulst. Außerdem kann die Krebszelle eine Bindegewebsreaktion (desmoplastische Reaktion) hervorrufen. Aufgrund dieser Stromakomponente lassen sich drei Wachstumsformen unterscheiden:

- Beim *medullären Karzinom* (z. B. Mamma) überwiegt der epitheliale Anteil. Der Tumor wird sehr groß und weist eine weiche, rückenmarkähnliche Konsistenz auf.
- Beim *szirrhösen Karzinom* (Mamma, Magen) steht die bindegewebige Komponente deutlich im Vordergrund. Die Karzinomzellen sind häufig reihenförmig (»im Gänsemarsch«) angeordnet. Besteht das Karzinom nur noch aus vereinzelten, aus dem Verband herausgelösten Zellen, dann spricht man von einem Carcinoma dissolutum. Szirrhöse Karzinome zeichnen sich makroskopisch durch ihre feste Konsistenz und durch ihre Neigung zur Ummauerung mit Kompression von Hohlorganen aus.
- Beim »einfachen Karzinom« *(Carcinoma simplex)* ist das Verhältnis Stroma zu Karzinom etwa 1:1.

• Nach dem **biologischen Verhalten** unterscheidet man Karzinome von niedrigem und von hohem Malignitätsgrad. Bei den **niedrigmalignen Karzinomen** zeigt der Primärtumor zwar ein eindeutiges infiltrierendes und destruierendes Wachstum, er wächst jedoch langsam und setzt erst spät oder nur selten Metastasen. Diese Neubildungen wurden früher als **semimaligne Tumoren** bezeichnet. Beispiele sind das *Basalzellenkarzinom* (Basaliom) der Haut, das *Ameloblastom* (aus Resten des Schmelzorgans) und das *adenoidzystische Karzinom* (früher Zylindrom) der Speicheldrüsen. Zu den niedrigmalignen Karzinomen werden auch die *Karzinoide* (mit Ausnahme des gutartigen Appendixkarzinoids) gezählt. Diese Tumoren stammen von den Zellen des diffusen endokrinen Systems (hauptsächlich im Magen-Darm-Trakt) ab. Sie kommen bevorzugt im Dickdarm – einschließlich Appendix – vor, aber auch in Dünndarm, Magen und außerhalb des Verdau-

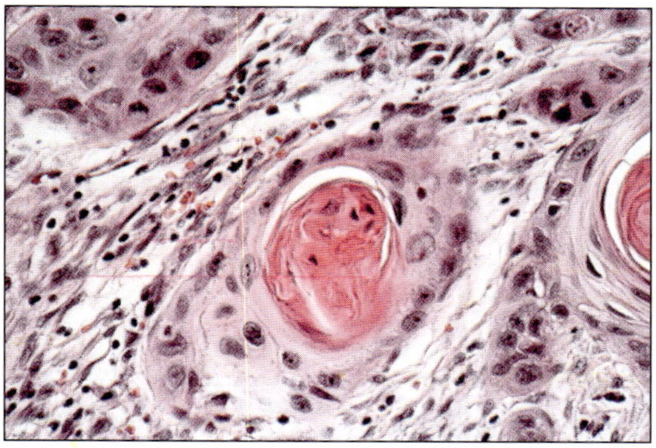

Abb. 8-26. Plattenepithelkarzinom. Karzinominsel mit zentraler Verhornung. Zellatypien und deutliche Kernpolymorphie. HE-Fbg.

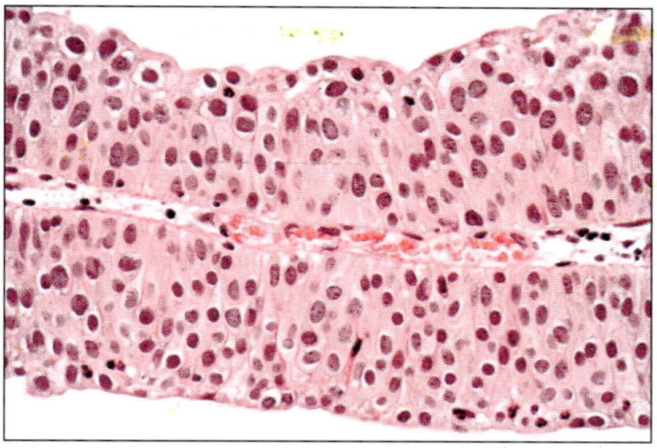

Abb. 8-27. Harnblasenpapillom. Auf einem zarten bindegewebigen Stroma ein mehrschichtiges Epithel vom Übergangszelltyp. Einheitliches Zellbild als Ausdruck der hohen Gewebsreife. HE-Fbg.

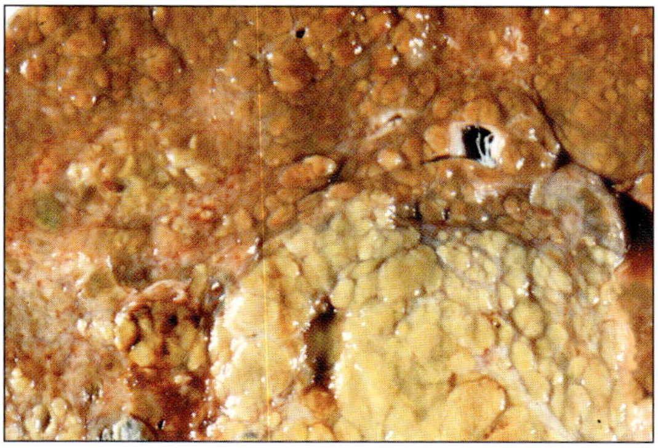

Abb. 8-28. Leberzellkarzinom auf dem Boden einer Leberzirrhose. Markiges Karzinomgewebe von gelber Farbe.

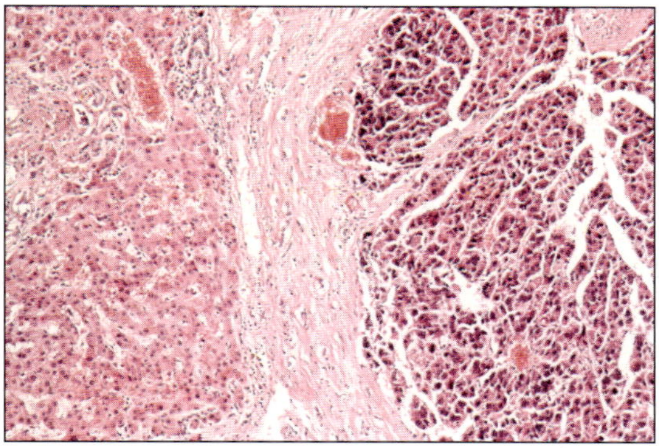

Abb. 8-29. Leberzellkarzinom. Links im Bild zirrhotisch umgebautes Leberparenchym, rechts das dunklere Karzinomgewebe. HE-Fbg.

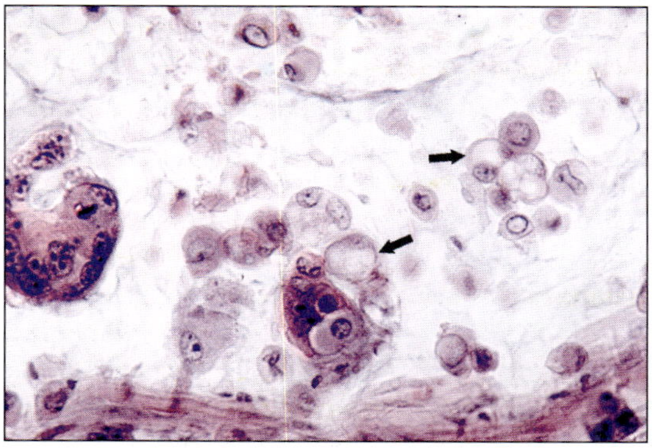

Abb. 8-30. Gallertkarzinom. In Schleimmassen eingebettete Tumorzellen, z.T. mit typischer Siegelringgestaltung (Pfeile). HE-Fbg.

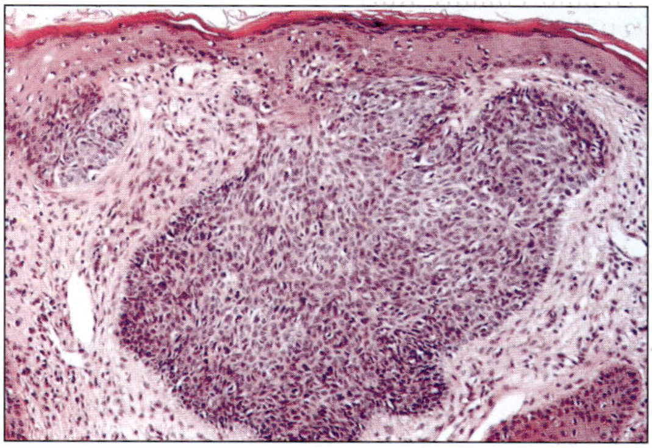

Abb. 8-31. Basalzellenkarzinom (Basaliom). Infiltrierend wachsender Tumor aus gewucherten Basalzellen. HE-Fbg.

ungstrakts im Bronchialbaum. Seltener werden sie auch in anderen Organen (Hoden, Ovar) diagnostiziert. **Karzinome von hohem Malignitätsgrad** sind durch ihr invasiv destruktives Wachstum und durch die Fähigkeit der Metastasierung gekennzeichnet.

- **Exokrine und endokrine sekretorische Leistung**. Differenzierte Karzinome besitzen in der Regel noch die sekretorischen Fähigkeiten des Stammgewebes. So bilden Karzinome endokriner Organe nicht selten Hormone. 90% der Epithelkörperchen-Karzinome schütten vermehrt Parathormon aus und gehen mit einem Hyperkalzämie-Syndrom einher. Nebennierenrindenkarzinome können die Ursache eines Hyperkortizismus (Morbus Cushing) sein. Auch die malignen Tumoren der Pankreasinseln weisen häufig eine endokrine Aktivität (Insulin, Gastrin) auf.

8.7.3 Morphologische Prinzipien von Tumorsonderformen

8.7.3.1 Als **Hamartom** bezeichnet man eine tumorartige Veränderung aus ortsständigem reifem Gewebe. Hamartome sind teilweise schon bei der Geburt vorhanden, andere entwickeln sich später. Die häufigste Form stellen die Naevi der Haut dar (*Pigmentnävus* aus Pigmentzellen, *Naevus verrucosus* aus verhornter, hyperplastischer Epidermis, *Naevus lipomatosus* aus Fettzellen, *Naevus flammeus* aus ektatischen Kapillaren). Häufig bestehen auch Hamartome aus Kapillaren. In diesen Formenkreis gehören die *kapillären Hämangiome* der Haut (besonders der Gesichtshaut) und das *kavernöse Hämangiom* der Leber, ebenso kleine Lungenknoten aus Knorpelgewebe, das von Epithelsträngen aus Flimmerepithel durchzogen wird (*Hamartochondrom*). **Phakomatosen** sind komplexe tumorartige Entwicklungsstörungen mit Beteiligung der Haut, der Augen und/oder des Nervensystems. Zu diesen Veränderungen zählen die *Neurofibromatose Recklinghausen*, das *Hippel-Lindau-Syndrom* u. a.

8.7.3.2 Choristome sind tumorartige Veränderungen aus ortsfremden Gewebe, die knotig hyperplastische Gewebsektopien darstellen. Nicht selten kommt versprengtes Gewebe aus Nebennierenrinden in Nieren (subkapsulär) und Leber, seltener am Hoden vor. Eine maligne Entartung eines Hamartoms oder eines Choristoms ist extrem selten.

8.7.3.3 Als **Mischtumor** bezeichnet man eine Geschwulst mit Tumorkomponenten aus zwei oder drei Keimblättern. Der häufigste gutartige Mischtumor ist das *Fibroadenom der Mamma*, das bei Frauen bevorzugt vor dem 30. Lebensjahr klinisch erkannt wird. Makroskopisch bildet es einen scharf begrenzten, gut verschiebbaren, 2 bis 4 cm großen Knoten. Histologisch liegen neugebildete Epithelschläuche mit einem peri- oder intrakanalikulär wachsenden Stroma vor. Die Wachstumsart ist nicht klinisch relevant. Stark proliferative und daher besonders große, aber nur selten metastasierende Mammamischtumoren werden als *Phylloidtumor* (früher Cystosarcoma phylloides) bezeichnet.

Kein echter Mischtumor ist dagegen das *pleomorphe Adenom der Speicheldrüse*, der früher als Parotismischtumor bezeichnet wurde. Diese Neubildung leitet sich von den Schaltstücken des Speicheldrüsengangsystems ab, wobei die äußere Zellschicht aus Myoepithelien ein myxoides, fibröses und/oder chondroides Tumorstroma bildet.

8.7.3.4 Dysontogenetische Tumoren gehen aus fetalen Gewebsresten hervor. Das *Ameloblastom* stammt von Resten der Hertwig-Zelleiste, dem Keimepithel des Zahnschmelzes, ab und manifestiert sich als langsam, aber infiltrierend wachsender, schmerzloser, niedrigmaligner Tumor im Ober- oder Unterkiefer. Histologisch zeigen diese Neubildungen meist zystische oder plexiforme Strukturen und ahmen frühe Wachstumsformen des Schmelzorgans nach (Zellen am Rand palisadenförmig, im Inneren netzartig angeordnet). Das *Kraniopharyngeom* geht von der Rathke-Tasche aus, sitzt im Mittelhirn und zählt – wegen seiner Lokalisation – zu den bösartigen Geschwülsten.

8.7.3.5 Embryonale Tumoren leiten sich von pluripotenten embryonalen Gewebsresten ab.

- Beim *mesoblastischen Nephrom* handelt es sich um eine einseitige Nierengeschwulst, die sich in 90% der Fälle bereits während der drei ersten Lebensmonate manifestiert. Sie bildet einen scharf begrenzten Knoten, der histologisch glatte Muskelfasern, kollagene Fasern, unreifes Nierenge-

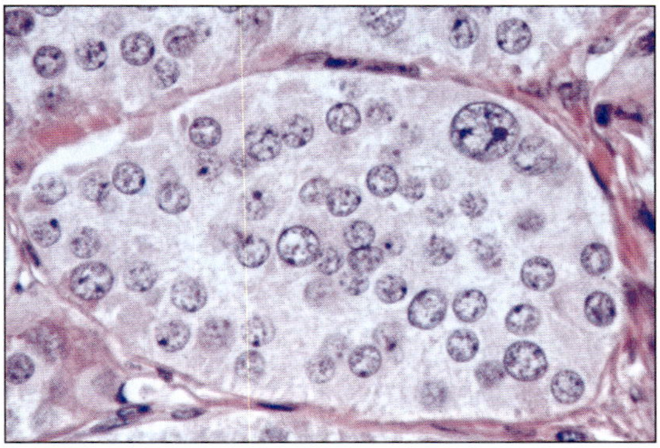

Abb. 8-32. Karzinoid. Inselförmig angeordnete Zellen mit deutlicher Kernpolymorphie. HE-Fbg.

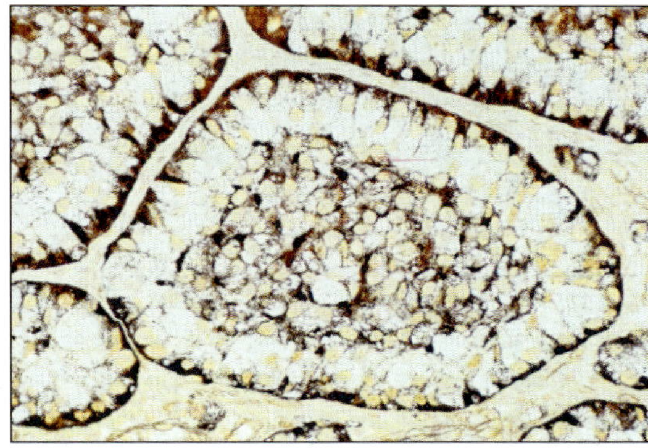

Abb. 8-33. Karzinoid. Basal lokalisierte Silbergranula. Versilberung nach Grimelius.

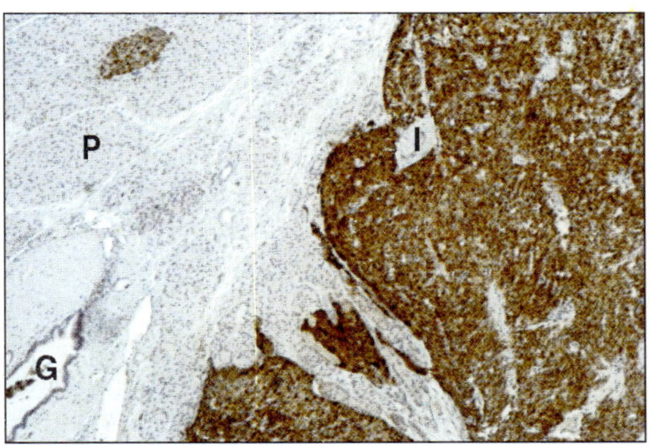

Abb. 8-34. Insulinom. Solides, insulinsezernierendes Inselzellkarzinom (I). P: exokrines Pankreasgewebe. G: Pankreasgang. Immunhistochemischer Insulinnachweis.

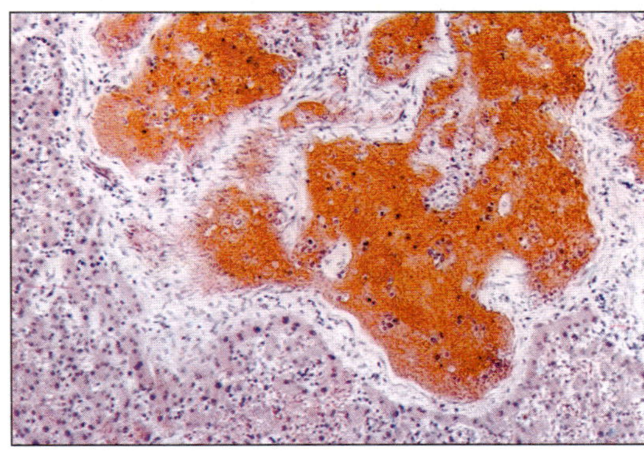

Abb. 8-35. Kavernöses Leberhämangiom. Große, von einer Endothelschicht ausgekleidete und mit Erythrozyten angefüllte Hohlräume. HE-Fbg.

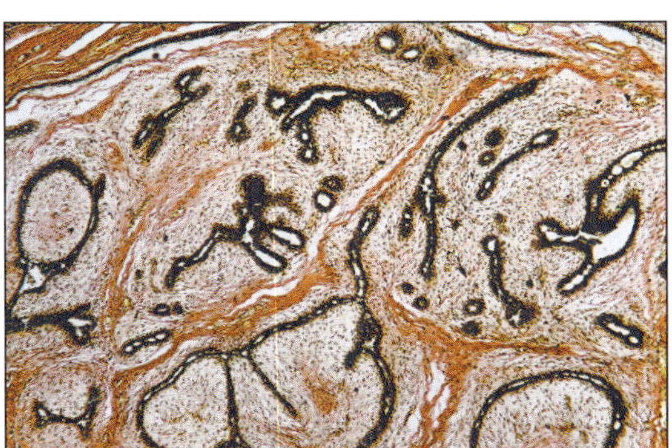

Abb. 8-36. Fibroadenom der Mamma. Drüsenschläuche von einem myxoid aufgelockerten neugebildeten Stroma eingeschlossen. van-Gieson-Fbg.

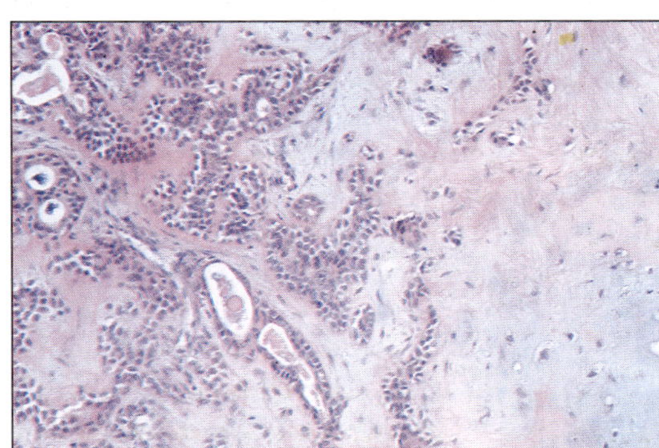

Abb. 8-37. Pleomorphes Speicheldrüsenadenom. Adenomanteile (links im Bild) mit knorpelartig umgewandeltem Stroma (rechts im Bild). HE-Fbg.

webe und fetales Blastem einschließt. Dieser Tumor gilt als potentiell maligne.

• Das *Nephroblastom* ist das maligne Gegenstück zum mesoblastischen Nephrom und kommt in verschiedenen histologischen Varianten vor. Molekularbiologisch wurden mehrere Suppressorgene identifiziert, deren Verlust für die Entstehung des Nephroblastoms verantwortlich sein kann: Das »Wilms-Tumor-Gen« ist auf dem Chromosom 11p13 lokalisiert, weitere noch nicht identifizierte Gene finden sich auf 11p15 und auf 16q. Das typische histologische Bild zeigt – neben einem sarkomatösen Stroma – pseudoglomeruläre und pseudotubuläre Formationen.

• Das *Neuroblastom* entsteht aus der Neuralleiste und gehört – zusammen mit dem Nephroblastom und der unreifen myeloischen Leukämie – zu den häufigsten malignen Tumoren im Kindesalter. Das meist früh metastasierende Neuroblastom ist in ca. 70% der Fälle primär im Nebennierenmark und im angrenzenden retroperitonealen Gewebe lokalisiert. Makroskopisch ist der Tumor weich, graurot und läppchenartig strukturiert. Histologisch sieht man solide Verbänden aus kleinen Zellen mit hyperchromatischen Kernen. Typische Neuroblastome zeigen rosettenartige Formationen mit peripheren Tumorzellen und einen zentralen Hohlraum mit unreifen Fibrillen. Mehr als 90% der Neuroblastome bilden Katecholamine, hauptsächlich Noradrenalin. Aufgrund der Chromosomenanalysen lassen sich zwei Entitäten unterscheiden:

- Die *günstigere Form* weist einen triploiden Chromosomensatz ohne weitere chromosomale Störungen auf. Sie kommt in jungen Jahren vor.
- Die *ungünstigere Form* zeigt einen pseudodiploiden Karyotyp mit einer Deletion des kurzen Arms im Chromosom 1 und einer Amplifikation des N-*myc*-Protoonkogens. Diesen Neuroblastomtyp sieht man bei älteren Patienten und in fortgeschrittenen Tumorstadien.

Neuroblastome können auch vom Riechepithel ausgehen und werden – je nach Differenzierungsgrad – als *Ästhesioneurozytome/-blastome* bezeichnet.

• Das *Retinoblastom* wird von den unreifen Vorstufen der Körnerschichten abgeleitet.

• Das *Medulloblastom* entsteht aus dem Medullarepithel.

• Das *Gangliozytom* (Ganglioneurom) ist die gutartige Variante des Neuroblastoms. Das Tumorstroma schließt einzelne Ganglienzellen ein; es besteht aus Bindegewebe und aus Schwann-Zellen. Eine Zwischenstellung nimmt das *Ganglioneuroblastom* ein.

8.7.3.6 Teratome enthalten organoid aufgebaute Gewebsstrukturen, die von allen drei Keimblättern abstammen und aus pluripotenten primitiven Zellen (Urgeschlechtszellen?) entstehen. Teratome treten bevorzugt in den Gonaden auf, werden aber auch längs der Keimbahn gefunden (vorderes Mediastinum, Retroperitoneum). Sakrokokzygeale Teratome leiten sich von Resten des Primitivstreifens ab. Nach dem Differenzierungsgrad unterscheidet man reife (adulte) und unreife (embryonale) Teratome.

• Das *Teratoma adultum* enthält durchmischtes, aber voll ausgereiftes Gewebe aller drei Keimblätter. Im Hoden sind sie – im Gegensatz zu den differenzierten Ovarialteratomen und bei Kindern unter 30 Monaten – bösartig. Die Neubildungen zeigen ein sehr langsames Wachstum, setzen aber lymphogene (retroperitoneale) und hämatogene (Lungen) Metastasen. Makroskopisch liegen scharf begrenzte Tumoren vor, die auf der Schnittfläche glattwandige Hohlräume zeigen. Histologisch findet man reifes organoid aufgebautes Gewebe: von Plattenepithel, respiratorischem oder intestinalem Epithel ausgekleidete Hohlräume sowie Inseln aus glatten Muskelfasern, Nerven- und Knorpelgewebe. Im Ovar finden sich häufig Dermoidzysten als einseitig differenzierte *reife Teratome*, die aus einem von Plattenepithel ausgekleideten und mit Talgmassen gefüllten Hohlkörper bestehen. In der Zystenwand findet man reichlich Haarfollikel und Talgdrüsen. An einer Stelle wölbt sich ein harter Knoten in die Lichtung vor: Es handelt sich um den Dermoidhöcker, der knöcherne Strukturen (manchmal als rudimentärer Zahn erkennbar) einschließt. Ein seltenes, einseitig differenziertes reifes Teratom stellt die die *Struma ovarii* dar, die aus reifen, kolloidhaltigen Schilddrüsenfollikeln besteht.

• *Unreife Teratome* aus embryonalen Gewebsstrukturen (Teratoma embryonale), treten bevorzugt – beim Mann – in den beiden ersten Lebensdekaden auf und verhalten sich wie bösartige Geschwülste.

8.7.3.7 Tumoren der Gonaden können vom germinativen Epithel ausgehen. Sie bilden komplex aufgebaute Neubildungen (Teratome) sowie einseitig differenzierte Geschwülste. Bestehen diese nur aus epithelialen embryonalen Strukturen, dann spricht man von einem *embryonalen Karzinom*. Das *Teratokarzinom* ist eine Kombination aus Teratom und embryonalem Karzinom. **Einseitig differenzierte Teratome** sind das hochmaligne *Chorionkarzinom*, (mit Zyto- und Synzytiotrophoblast) sowie der Alpha-Fetoprotein-positive *Yolksac-Tumor*.

8.7.3.8 Gliome (s. S. 305)

8.7.3.9 Pigmentierte Tumoren stammen von den Nävuszellen ab, die zusammen mit den Melanozyten von der Neuralleiste in das Ektoderm eingewandert sind.

• Bei den **gutartigen pigmentierten Tumoren** handelt es sich um *Nävi*, also um Hamartome. Kongenital kommen sie bei 2% der Neugeborenen – als meist kleine pigmentierte Herde – vor. In seltenen Fällen bedecken diese Nävi große Hautflächen *(Riesennävus, Nävus vom Badehosentyp)* und gehen mit einem erhöhten Entartungsrisiko einher. Die *erworbenen Nävi* entstehen im Kindesalter und machen eine charakteristische Umwandlung vom *Junktionsnävus* über den *Compound-Nävus* zum *intradermalen Nävus* durch. Diese Entwicklung ist normalerweise mit dem 40. Lebensjahr abgeschlossen. Das histologische Bild zeigt ballenförmig angeordnete, unterschiedlich stark melaninpigmentierte Zellen mit scharfen Grenzen und einem hellen Zytoplasma. Vereinzelte mehrkernige Riesenzellen kommen vor. Mitosen oder entzündliche Stromainfiltrate fehlen.

Beim *Junktionsnävus* findet man Nävuszellen an der Basalzellenschicht im Bereich der Spitzen der Epidermispapillen. *Compound-Nävi* sind papillär aufgebaut und zeigen Nester von Nävuszellen sowohl im Junktionsbereich als auch im Korium.

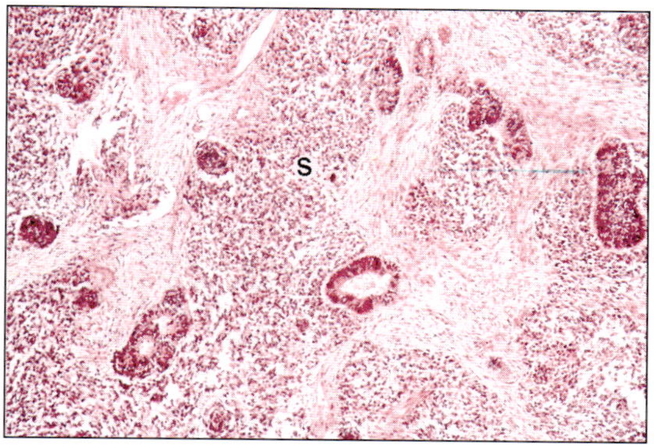

Abb. 8-38. Wilms-Tumor. Tumor mit sarkomatöser Komponente (S) und drüsigen Strukturen. HE-Fbg.

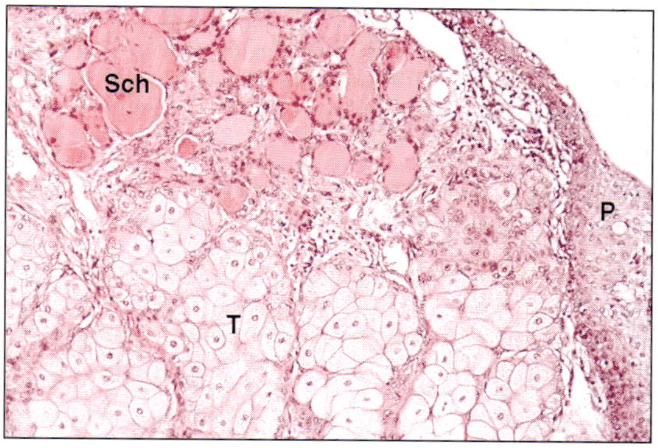

Abb. 8-39. Reifes Teratom des Ovars mit Talgdrüsen (T), Plattenepithel (P) und Schilddrüsenfollikeln (Sch: Struma ovarii). HE-Fbg.

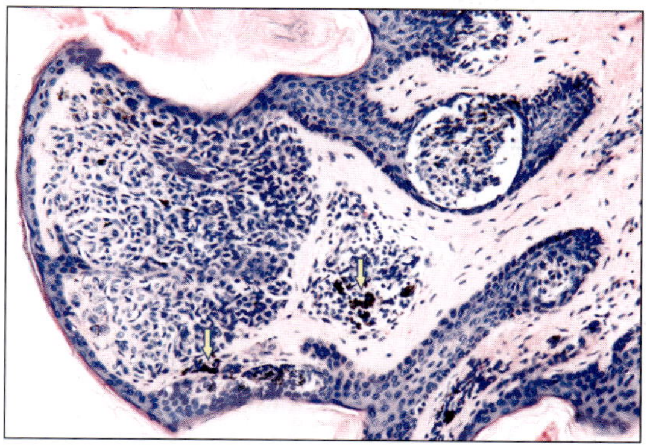

Abb. 8-40. Nävus. Unter der Epidermis ballenförmig angeordnete Nävuszellen. Pfeile: Melaninpigment. HE-Fbg.

Beim *intradermalen Nävuszellnävus* sind die Nävuszellen ausschließlich im Korium lokalisiert. Sonderformen sind der *Spitz-Tumor* (juveniles gutartiges Melanom, epitheloid- und/oder spindelzelliger Nävus) und der *dysplastische Nävus.*

Im tiefen Korium gelegene *blaue Nävi* stellen sich als blau bis graublau verfärbte Hautveränderung dar *(Naevus coeruleus = blauer Nävus).*

- Die **malignen Tumoren der pigmentbildenden Zellen** sind die *malignen Melanome.* Etwa ein Drittel der malignen Melanome entsteht aus einem Pigmentnävus. Berücksichtigt man aber die Häufigkeit der Nävi, dann ist das Entartungsrisiko minimal. Für die Entstehung eines malignen Melanoms ist formalpathogenetisch die UV-Bestrahlung von wesentlicher Bedeutung. Daneben werden auch noch andere Faktoren diskutiert, wie genetische Disposition oder hormonale Einflüsse. Makroskopisch unterscheidet man folgende Melanomformen:
  - Das *noduläre Melanom* (NM) breitet sich primär vertikal aus und manifestiert sich als rasch wachsender, exulzerierender, bräunlich-schwarzer bis hautfarbener Knoten.
  - Das *Lentigo-maligna-Melanom* (LMM) entwickelt sich als Knoten im Bereich einer Lentigo maligna. Man findet im Stratum basale bandartig angeordnete atypische Melanozyten, die an einer Stelle in eine knotenförmige Wucherung (vertikales Wachstum) übergehen.
  - Das *superfiziell spreitende Melanom* (SSM) zeigt eine oberflächlich zentrifugale Tumorausbreitung, die sich wahrscheinlich über mehrere Jahre erstreckt und die Epidermis als Leitschiene benutzt (s. S.31). Die zentralen Areale erscheinen perlmuttartig weiß, die Peripherie dunkelbraun bis schwarz pigmentiert. Histologisch sieht man kleine Tumorinseln im epidermisnahen Korium. Im weiteren Verlauf kann auch diese Melanomart in eine knotige Form mit vertikalem Wachstum übergehen. Häufige Lokalisationen sind nicht chronisch lichtexponierte Areale (z. B. Rückenhaut).
  - Das *akral-lentiginöse Melanom* (ALM) stellt eine Sonderform im Bereich der Fußsohle und Handinnenfläche dar. In diesen Formenkreis gehört auch das subunguale maligne Melanom.

Das **Tumorstaging** wird unter Berücksichtigung der Infiltrationstiefe (Mikrolevel: Angabe in mm oder der betroffenen Hautschicht) nach dem **Clark-Schema** angegeben. Die schlechteste Prognose weisen daher die Melanome mit vertikalem Wachstum (insbesondere die noduläre Form) auf. Das maligne Melanom neigt frühzeitig zur Metastasierung in die regionären Lymphknoten. Im weiteren Verlauf bilden sich hämatogene Metastasen, die in allen Organen vorkommen können.

8.8 Tumordiagnose – Tumorkodierung

Eine Tumordiagnose muß diagnostisch, prognostisch und therapeutisch relevant sein, außerdem soll sie EDV-gerecht formuliert werden.

Die **Tumordiagnose** setzt sich zusammen aus:

- Angabe zur **Lokalisation des Primärtumors.** Der Tumorlokalisationsschlüssel wird durch die ICD-O (International Classification of Disease for Oncology) festgelegt.

- **histologischer Diagnose.** Tumorname und -systematik sind von der WHO festgelegt und in der ICD-O kodiert. Diese Angabe wird ergänzt:

/0 = gutartiger Tumor
/1 = Grenzfalltumor (Borderline Lesion)
/2 = Nichtinvasive oder In-situ-Tumoren
/3 = maligne Tumoren
/6 = Metastase

bei malignen Systemerkrankungen
/5 = T-Lymphozyten
/6 = B-Lymphozyten
/7 = Null-Zellen

- **Tumor-Staging**. Alte Bezeichnungen, wie *Früh-/Spätstadium eines Krebsleidens* bzw. *operabler/inoperabler Tumor,* weisen bereits auf die Bestimmung der Tumorausbreitung als prognostisches Kriterium hin. Das **TNM-System** zählt zu den international bekanntesten Vorschlägen zur Klassifizierung der Ausbreitung einer malignen Neubildung. Es berücksichtigt die lokale Flächen- oder Tiefenausbreitung des *Primärtumors*

(T = Tumor), die *regionale lymphogene* (N = Lymphknotenmetastasen) und die *lymphogene und hämatogene Fernausbreitung* (M = Metastasen). Ein Tumor kann klinisch, röntgenologisch und/oder endoskopisch stadienmäßig erfaßt und später – nach einem operativen Eingriff – durch die histologische Untersuchung (**pTNM** = pathologisches TNM) bestätigt, ergänzt oder korrigiert werden. Hat bereits vor der Operation eine Krebstherapie stattgefunden, dann ist dem TNM das Präfix **y** voranzusetzen. Das Präfix **r** steht für das Staging eines Tumorrezidivs.

Durch die Kombination der verschiedenen TNM-Befunde (4 für T, 4 für N und 2 für M) kann man 32 verschiedene **Tumorkategorien** zusammenstellen. Diese werden aus Gründen der Praktikabilität (z. B. um höhere Patientenkollektive zusammenzustellen) in der Regel zu 4 Gruppen zusammengefaßt.

Die Aussagekraft eines TNM-Systems hängt von der angewendeten Untersuchungsmethode ab und wird durch den **Faktor C** (= Certainty) gekennzeichnet (C1 = niedrigste Aussagekraft bei einer rein klinischen Untersuchung, C5 = höchste Aussagekraft nach Obduktion). Für jeden Organtumor sind bestimmte Untersuchungsmethoden als Minimalerfordernisse festgelegt worden.

• **Tumordifferenzierung (Grading)**. In der Regel korreliert der Differenzierungsgrad der Neubildung mit dem biologischen Verhalten: Hochdifferenzierte Neoplasien zeigen einen günstigeren Verlauf als entdifferenzierte oder anaplastische Geschwülste. Aber auch sehr bösartige Tumoren können einen hohen morphologischen oder funktionellen Differenzierungsgrad aufweisen, so z. B. melaninbildende Melanome, keratinbildende Plattenepithelkarzinome, Rhabdomyosarkome mit Querstreifung im Zytoplasma und hormonsezernierende Karzinome (z. B. das kleinzellige Bronchialkarzinom). Die feingewebliche Differenzierung eines Tumors wird durch das Grading bestimmt. Dabei werden histologische und zytologische Malignitätskriterien unter Berücksichtigung des Muttergewebes quantitativ oder semiquantitativ ausgewertet.

G1 = Hochdifferenzierter Tumor, der histologisch und zytologisch mit dem Muttergewebe weitgehend übereinstimmt.

G2 = Mittlerer Grad der Differenzierung. Der Tumor nimmt eine Mittelstellung zwischen gut und schlecht differenzierten Neubildungen ein.

G3 = Geringer Grad der Differenzierung. Der Tumor ist nur durch Anwendung von Spezialmethoden (Immunhistochemie, Elektronenmikroskopie) einem Muttergewebe zuzuordnen.

G4 = Ein **anaplastischer Tumor** ist vollständig verwildert und nicht mehr einzuordnen. Häufig ist sogar die Abgrenzung Karzinom/Sarkom schwierig.

GX = Differenzierungsgrad eines Tumors kann **nicht bestimmt werden.**

EDV-Kodierung. Eine vollständige Tumordiagnose umfaßt folgende Angaben:

- *Lokalisation des Primärtumors* nach dem C-Schlüssel (ICD-O)
- *Histologische Bezeichnung des Tumors* (M-Schlüssel der WHO)
- Angabe des *Differenzierungsgrades* (Grading)
- *Staging* (TNM- oder pTNM-Klassifizierung, FIGO u. a.).

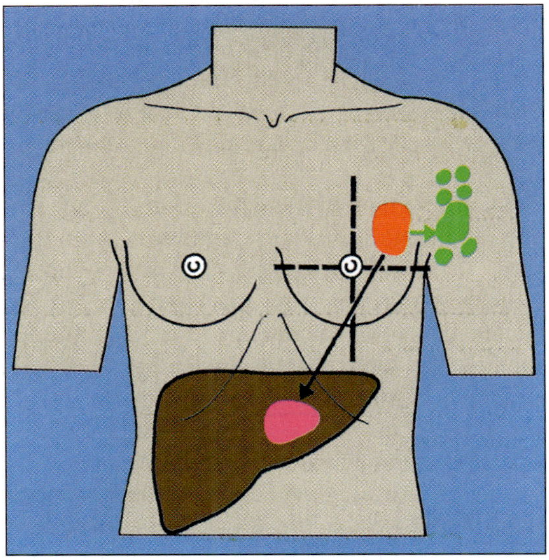

Abb. 8-41. TNM-Kodierung: C50.4 M8140/3 pT2 pN1 pM1. 3 cm großes Adenokarzinom der Mamma im oberen äußeren Quadranten mit Lymphknoten- und Lebermetastasen.

9 Pathologie des Kreislaufs

9.1 Atherosklerose

Atherosklerose ist der Überbegriff für die Arteriosklerose, die Arteriolosklerose und die kalzifizierende Mediasklerose (Mönckeberg-Sklerose).

9.1.1 Definition

Die Atherosklerose wird von der WHO wie folgt definiert: »Variable Kombination von Intimaveränderungen der Arterien, die aus einer fokalen Anhäufung von Lipiden, komplexen Kohlenhydraten, Blut und Blutprodukten, fibrösem Gewebe und Kalkablagerungen bestehen und mit Mediaveränderungen einhergehen«.

9.1.2 Verlauf

Entsprechend dem zeitlichen Ablauf unterscheidet man:

- **Frühe Läsionen** (fatty streaks) sind leicht erhabene gelbe Flecken *(Lipidflecke)*, die sich streifenförmig in Längsrichtung des Gefäßes vergrößern. Sie liegen in der Aorta bevorzugt am Ostium der Interkostalarterien und sind nach dem ersten Lebensjahr bei allen Kindern nachzuweisen. Lipidflecken nehmen in der ersten Lebensdekade etwa 10%, in der dritten Dekade 30 bis 50% der Aortenintima ein, sind jedoch prinzipiell voll reversibel. Histologisch finden sich reichlich lipidspeichernde Makrophagen (Schaumzellen).

- Bei der **fortgeschrittenen Läsion** (fibrous plaque, atheromatöser Herd, Atherom) handelt es sich um beetartige Herde, die vorwiegend im Bauchabschnitt der Aorta am Abgang der großen Gefäße liegen; sie stimmen in ihrer Lage mit den Lipidflecken nicht überein. In den Koronararterien kommen Atherome in den proximalen Gefäßabschnitten vor. Sie treten erstmals in 3. Lebensjahrzehnt auf und nehmen mit dem Alter an Häufigkeit und Ausbreitung zu. Im Zentrum größerer Herde findet sich ein breiartiger fettiger Kern, der aus nekrotischem Gewebe mit Zelltrümmern und Lipiden (hauptsächlich Cholesterinester) besteht. Größere Nekrosen greifen auf die Media über und führen zu einer Zerstörung der elastischen Fasern und der glatten Muskelfasern. Gegen die Lichtung wird die Nekrose durch eine bindegewebige Kappe begrenzt. Kleinere Herde, wie sie in kleinen Arterien (z. B. Koronararterien) vorkommen, enthalten meist nur wenig Fett und bestehen überwiegend aus glatten Muskelfasern und fibrösem Bindegewebe.

- Eine **komplizierte Läsion** liegt vor, wenn das Atherom sekundär durch Verkalkungen des nekrotischen Materials oder durch einen geschwürigen Aufbruch (Cholesterinkristallembolie als Komplikation) verändert wird. Es kann auch zur Bildung von parietalen Thromben über einem aufgebrochenen Atherom kommen, die zu einer weiteren Einengung bzw. zum Verschluß der Arterie führen oder die Quelle von Embolien darstellen.

9.1.3 Lokalisation

Eine Atherosklerose manifestiert sich am frühesten in der Aorta, besonders im Bauchabschnitt (Gefäßabgänge und Bifurkation). Bei den Extremitäten sind die Beine stärker atherosklerotisch verändert als die Arme. Im Halsbereich ist besonders stark der proximale Abschnitt der A. carotis interna befallen. An der Hirnbasis finden sich atherosklerotische Veränderungen vorwiegend in den Karotiden, den Aa. vertebrales und der A. basilaris.

Die **Koronararteriensklerose** kann durch Wandblutungen oder Parietalthrombosen kompliziert werden, die dann zu einem plötzlichen Verschluß der Gefäßlichtung führen. Man unterscheidet

- eine **ektatischen Koronarsklerose** einer Kranzarterie, die in ein weites, starres, kalkhartes Rohr umgewandelt wird.
- Eine **stenosierende Koronarsklerose** ist umschrieben, taillen- oder manschettenförmig gestaltet und kommt bevorzugt im Ramus interventricularis anterior 10 bis 20 mm distal des Abgangs aus der Aorta vor.

9.1.4 Pathogenese

Von Bedeutung für die Entstehung der Atherosklerose ist die **Schädigung des Endothels**, die zu einer erhöhten Endotheldurchlässigkeit für

Plasmabestandteile (Lipoproteine) und zur Anlagerung von Thrombozytenaggregaten und Monozyten am Endothel bzw. im subendothelialen Bindegewebe führt. Die aus diesen Zellen freigesetzten Mediatoren, insbesondere der **PDGF** (Platelet Derived Growth Factor) stimulieren die Einwanderung von Myozyten in die Intima; dabei kommt es zur Neubildung von kollagenem Bindegewebe und Proteoglykanen. Die Monozyten werden zu Makrophagen und phagozytieren die in die Intima ausgetretenen Lipoproteine. Während die Fettsäuren leicht abgebaut werden, reichert sich das Cholesterin intrazellulär an und schädigt die Zelle bis zur Nekrose. Die atheromatösen Herde werden immer größer und führen zu Änderungen des Blutstroms, die wiederum Endothelschäden zur Folge haben können. Besonders gefährdet sind Areale, in den schon normalerweise Strömungsstörungen auftreten, z. B. Gefäßabgänge und Krümmungsbogen.

9.1.5 Risikofaktoren

Risikofaktoren spielen eine wesentliche pathogenetische Rolle bei der Entstehung der Atherosklerose.

- **Irreversible Risikofaktoren**
  - **Alter** (über 40 Jahre). Der Alterseinfluß äußert sich in der mit jeder Lebensdekade zunehmenden Todesrate an ischämischen Herzkrankheiten.
  - **Männliches Geschlecht.** Bei Männern ist die Todesrate 3- bis 5mal höher als bei Frauen. Erst jenseits des 75. Lebensjahrs egalisieren sich die Werte.
  - **Genetische Faktoren.** Der Einfluß genetischer Faktoren wird besonders deutlich bei den genetisch bedingten Hyperlipoproteinämien und der genuinen Hypertonie.

- Bei den **potentiell reversiblen Faktoren** werden entsprechend dem Gefährdungsgrad Risikofaktoren erster und zweiter Ordnung unterschieden.

Risikofaktoren erster Ordnung

- Bei den **Hyperlipoproteinämien** wird entsprechend des erhöhten Plasmagehalts an cholesterinreichen Lipoproteinen verstärkt Cholesterin in die Gefäßwand eingelagert.
- Im Rahmen einer **Hypertonie** kommt es unabhängig von ihrer Genese zu einer verstärkten Endothelbelastung, die sich nicht nur in den großen, sondern auch in den kleinen Arterien bemerkbar macht.
- **Rauchen.** Die Bedeutung des Zigarettenrauchens für die Entstehung der Atherosklerose ist statistisch eindeutig gesichert, insbesondere für die Koronarsklerose. Dabei kann das schädigende Agens an zahlreichen Stellen ansetzen: Störung der Myokardfunktion, Vasokonstriktion und Hypertonie, Endothelschädigung mit Permeabilitätserhöhung, Vermehrung des Plasmafibrinogens und der weißen Blutzellen, Reduktion des HDL/LDL-Quotienten, Imbalance zwischen Prostazyklin und Thromboxan A_2 mit Erhöhung der Thromboseneigung, Aktivierung der Thrombozyten.
- Der **Diabetes mellitus** löst eine sekundäre Hyperlipoproteinämie aus, die mit einem erhöhten Atheroskleroserisiko einhergeht. Dementsprechend ist beim Diabetiker gegenüber dem Nichtdiabetiker das Myokardinfarktrisiko verdoppelt und das Risiko einer Gangrän der unteren Extremität verzehnfacht.

Risikofaktoren zweiter Ordnung:

- Die **Adipositas** begünstigt das Entstehen von sekundärer Hyperlipoproteinämie, von arterieller Hypertonie sowie die Manifestation eines latenten Diabetes mellitus und damit auch die Ausbildung einer Atherosklerose. Ab einem Körpermassenindex (BMI) von 35 bis 40 kg/m² sind insbesondere kardiale Morbidität und Mortalität erhöht.
- Für den **Bewegungsmangel** wurde in prospektiven Studien ein erhöhtes Risiko einer ischämischen Herzkrankheit, nicht aber zerebrovaskulärer Erkrankungen festgestellt.
- **Psychischer** und **emotionaler Streß** sowie **Angst** können zumindest die Manifestation einer akuten ischämischen Herzschädigung begünstigen.

9.1.6 Folgen und Komplikationen

- **Gefäßstenose.** Eine Lumeneinengung kleinerer, organischer oder funktioneller Endarterien führt zu ischämischen Schädigungen des nachgeschalteten Gewebes. Diese treten vor allem im

Herzen, an den unteren Extremitäten, in den Nieren und im Gehirn auf.

- **Gefäßverschluß.** Noch stärkere ischämische Schädigungen entstehen, wenn sich auf einem atherosklerotischen Beet ein die Lichtung verschließender Thrombus entwickelt. Besonders in den Koronarien kann es zu einer Plaque-Vaskularisation und zu einem Wandhämatom kommen.

- **Aneurysma** (s. 9.4)

9.2 Arteriolosklerose

Die **Arteriolosklerose** ist eine Wandveränderung der Endaufzweigung der Arterien vor ihrem Übergang in Kapillaren. Sie kommt bevorzugt in Milz, Pankreas, Nebennieren, Gehirn und Nieren vor. In der **Milz** tritt die Arteriolosklerose unabhängig vom Blutdruck schon im jugendlichen Alter auf. In den übrigen Organen wird sie vorwiegend bei einer Hypertonie gefunden, besonders stark in den **Nieren.** Ursache ist eine druckbedingte Aktivitätssteigerung der Endothelzellen mit einer verstärkten Bildung von Kollagen IV, Laminin und Fibronektin. Außerdem wird die Gefäßwand mit Plasmabestandteilen und Lipoproteinen durchtränkt. Eine *Arteriolosklerose der Nieren* findet sich – als *Glomerulosklerose* – beim Diabetes mellitus. Sie beruht auf einer vermehrten Bildung von Kollagen IV infolge einer nichtenzymatischen Glykosylierung von Hydroxylysingruppen.

Histologisch ist die Arteriolenwand stark verbreitert und besteht aus eosinroten, nichtstrukturierten Massen *(Gefäßhyalinose)*, die sich auch mit Fettfarbstoffen anfärben *(Gefäßlipoidose)*. Die Media ist atrophisch, die Lichtung hochgradig eingeengt.

Folgeveränderungen der Arteriolosklerose finden sich hauptsächlich in den Nieren und im Gehirn. An den **Nieren** führt die mangelnde Durchblutung der Glomeruli zu einer Verödung des Nephrons. Die von den Arteriolen versorgten Tubuli zeigen alle Stadien der Tubulusatrophie mit interstitieller Fibrose bis zum Subinfarkt, der vorwiegend subkapsulär liegt und zu stecknadelkopfgroßen narbigen Einziehungen der Nierenoberfläche führt. Mit zunehmendem Schwund der Nephrone kommt es zu einer Verkleinerung der Niere. Gleichzeitig versucht die Niere, durch eine kompensatorische Hypertrophie der erhaltenen Nephrone ihre Funktion aufrecht zu erhalten. So entsteht eine körnige Nierenoberfläche (*rote Granularatrophie* = arteriolosklerotische Schrumpfniere).

Im **Gehirn** entwickelt sich die Arteriolosklerose vorwiegend in den Aa. perforata und führt zur Ausbildung von kleinen subkortikalen Infarkten, die nach Abräumung Pseudozysten (Lakunen) hinterlassen.

9.3 Mediaverkalkung

Bei der **Arteriosklerose vom Typ Mönckeberg** handelt es sich um spangenförmige Verkalkungen der Media, die sich vorwiegend in den mittelkalibrigen Arterien vom muskulärem Typ (A. femoralis) entwickeln. Die Veränderung tritt meist erst nach dem 50. Lebensjahr auf und kommt bei Frauen und Männern gleich häufig vor. Eine besondere klinische Bedeutung hat diese Veränderung nicht, sie ist jedoch oft mit einer fortgeschrittenen Atherosklerose in den unteren Extremitäten vergesellschaftet.

9.4 Aneurysmen

Als **Aneurysma** bezeichnet man eine umschriebene, durch eine Wandveränderung bedingte, irreversible Ausweitung einer Arterienlichtung. Sie ist – in Abhängigkeit vom Gefäßdurchmesser – pfefferkorn- bis kindskopfgroß und kann sack-, spindel- oder kahnförmig gestaltet sein. Auch geschlängelte Formen kommen vor *(A. serpens)*.

Insgesamt werden die erworbenen Aneurysmen in etwa 80% durch eine Atherosklerose mit Hypertonie hervorgerufen, ca. 10% entstehen im Rahmen der Medionecrosis aortae Erdheim-Gsell, 5% bei Lues und 1% sind traumatisch bedingt. Besonders seltene Ursachen sind tumor- oder entzündlich bedingte Gefäßarrosionen. Hier sind auch die bakteriell induzierten Aneurysmen *(mykotisches Aneurysma)* zu erwähnen, die am häufigsten bei einer bakteriellen Endokarditis auftreten und durch infizierte Emboli verursacht werden.

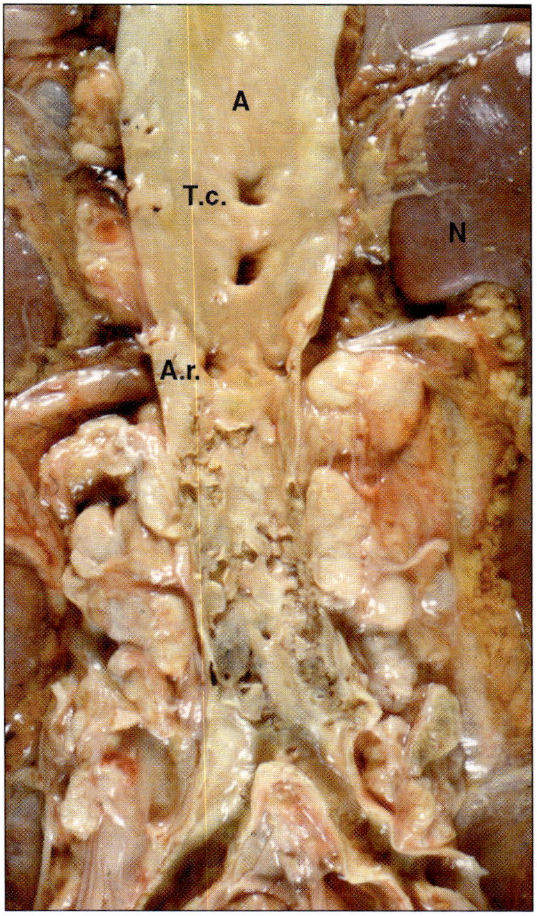

Abb. 9-1. Arteriosklerose der Bauchaorta. Aufgeschnittene Aorta (A) mit geschwürigen Intimaeinlagerungen, besonders unterhalb der Nierenarterien (A.r.). T.c.: Truncus coeliacus. N: Niere

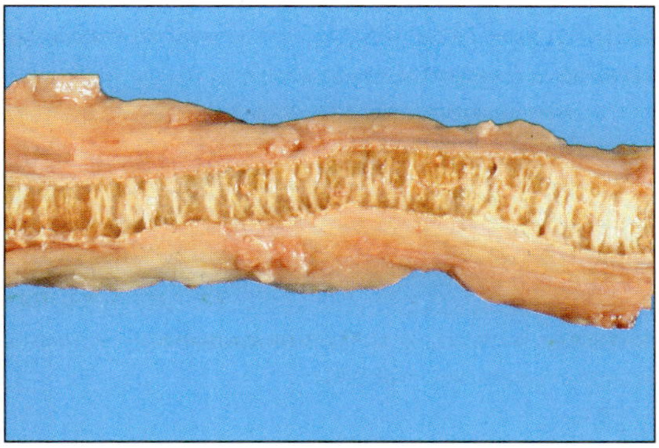

Abb. 9-2. Mediaverkalkung der Femoralarterie. Quer verlaufende, in die Lichtung vorragende Kalkspangen.

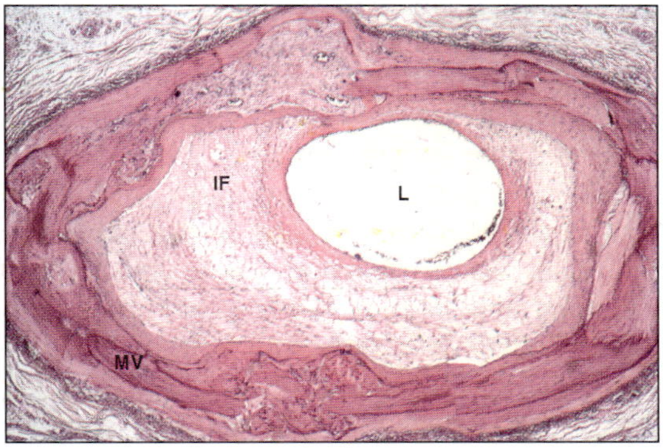

Abb. 9-3. Mediaverkalkung der A. femoralis. Querschnitt einer Femoralarterie mit Mediaverkalkung (MV) und Intimafibrose (IF), die die Lichtung (L) einengt. HE-Fbg.

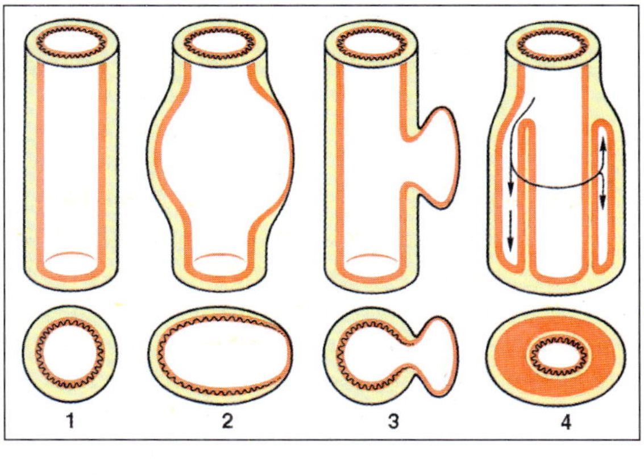

Abb. 9-4. Aneurysmaformen. Schematische Darstellung im Längs- und Querschnitt. **1:** Normal, **2:** Aneurysma verum, **3:** Aneurysma spurium, **4:** Aneurysma dissecans.

- Das **Aneurysma verum** wird von allen Wandschichten der betroffene Arterie gebildet und entsteht infolge einer angeborenen oder erworbenen Wandschwäche. Die Arterienwand ist hochgradig verschmälert und besteht aus einem faserreichen kollagenen Bindegewebe, während die elastischen Fasern und glatten Muskelfasern mit der Zeit weitgehend oder völlig verschwinden. Oft wird das Aneurysma durch einen Abscheidungsthrombus ausgefüllt.

Auf dem Boden einer **angeborenen Wandschwäche** (Fehlen oder mangelhafte Entwicklung der inneren elastischen Faserschicht und Media) entstehen die Aneurysmen der Hirnbasisarterien. Sie liegen bevorzugt auf den Aufzweigungsstellen der Arterien des Circulus arteriosus Willisii, entwickeln sich meist erst nach der Pubertät und rupturieren gehäuft im 4. und 5. Lebensjahrzehnt mit oft tödlichen Blutungen in den Subarachnoidalraum.

Erworbene echte Aneurysmen entstehen am häufigsten auf dem Boden einer Atherosklerose. Sie finden sich vorwiegend in der Aorta, besonders im Bauchabschnitt zwischen Nierenarterienabgang und Bifurkation sowie in bestimmten Extremitäten- (A. poplitea) und Organarterien (A. basilaris, A. renalis, A. lienalis). Die Aneurysmen werden meist zwischen dem 50. und 70. Lebensjahr klinisch manifest. Aneurysmen der Aorta ascendens waren in der Vergangenheit oft luetisch bedingt; sie entstanden auf dem Boden einer Mesaortitis luica, die zu einer Zerstörung der elastischen Lamellen und damit zu einer Wandschwäche der Aorta führte. Heute sind auch diese Aneurysmen überwiegend atherosklerotischen Ursprungs.

- Das **Aneurysma spurium** (falsum) ist ein zwischen dem periarteriellen Bindegewebe bzw. der Adventitia der Arterie gelegenes Hämatom, das über einen (meist engen) Kanal mit der Arterienlichtung kommuniziert. Es entsteht am häufigsten infolge einer perforierenden Gefäßverletzung, seltener nach einer entzündlichen Zerstörung der Gefäßwand.

- Das **Aneurysma dissecans** entsteht – meist im Bereich der Aorta – nach einem Einriß der Intima. Die Einrißstelle liegt typischerweise als Querriß ca. 4 cm über den Aortenklappen. Das Blut zirkuliert parallel zur Arterienlichtung zwischen Intima und Adventitia. Oft reißt weiter distal die Adventitia ein und führt zu einer schweren (tödlichen) Blutung in die umgebenden Weichteile oder in den Herzbeutel. Manchmal kommt es zu einem zweiten Intimaeinriß, in der Regel unterhalb der Nierenarterien, so daß der Blutstrom wieder in die Gefäßlichtung gelangt. Dabei werden aber große Gefäße (Karotiden, Interkostalarterien, Arteria mesenterica, Truncus coeliacus) abgeklemmt.

Ursache eines Aneurysma dissecans kann ein stumpfes Thoraxtrauma sein. Begünstigt wird die Entstehung durch Atherosklerose, Mesaortitis luica oder durch eine idiopathische zystische Medianekrose (Gsell-Erdheim-Krankheit).

Die **Erdheim-Gsell-Krankheit** tritt in der Regel erst nach dem 50. Lebensjahr auf und ist durch eine Degeneration der elastischen Fasern und glatten Muskelfasern sowie durch seeartige Ablagerungen von sauren Proteoglykanen in der Aortenmedia gekennzeichnet. Ähnliche Veränderungen finden sich bei bestimmten angeborenen Stoffwechselerkrankungen *(Marfan-Syndrom, Ehlers-Danlos-Syndrom, Osteogenesis imperfecta)*, die auch mit einem erhöhten Aneurysmarisiko einhergehen.

- Beim **arteriovenösen Aneurysma** handelt es sich um eine sackartige Ausweitung einer Kurzschlußverbindung zwischen Arterie und Vene. Sie entsteht meist im Bereich präexistierender Anastomosen, kann aber auch Folge einer einschmelzenden Entzündung oder eines Traumas sein.

- **Mikroaneurysmen** finden sich – z. B. im Rahmen einer Polyarteriitis nodosa – beim Ersatz der fibrinoiden Nekrose durch Granulationsgewebe. Dieses lockere Bindegewebe ist der Blutdruckbelastung nicht gewachsen und wird sackförmig ausgebuchtet. Die Mikroaneurysmen können perforieren und zu schweren Blutungen führen. Häufiger kommt es jedoch zu einem Verschluß der Lichtung mit schweren peripheren Durchblutungsstörungen.

9.5 Relative Koronarinsuffizienz

9.5.1 Definition

Die relative Koronarinsuffizienz ist eine Form der ischämischen Herzkrankheit, bei der eine relative, akute oder chronische arterielle Ischämie infolge eines Mißverhältnisses zwischen Blutangebot und Blutbedarf des Herzens besteht. Je nach Schweregrad der Ischämie treten nur funktionelle Störungen oder zusätzlich reversible oder irreversible Zellveränderungen auf.

9.5.2 Pathogenese

Die häufigste Ursache der relativen Koronarinsuffizienz ist eine arteriosklerotisch bedingte Einengung der Kranzarterien. Weiterhin ist die Blutzufuhr bei Aortenvitien und im Schock gedrosselt. Eine pathologische Steigerung des Sauerstoffbedarfs besteht insbesondere bei einer Vermehrung der Herzmuskelmasse über 500 g. Eine herabgesetzte Sauerstoffzufuhr liegt bei Anämien, bei der CO-Vergiftung und bei O_2-Mangel-Atmung (z. B. respiratorische Insuffizienz) vor.

9.5.3 Folgen

• Bei der **Angina pectoris** (Enge der Brust) handelt es sich um eine akute, relative Koronarinsuffizienz, die Ausdruck einer kurzfristigen Sauerstoffunterversorgung des Myokards ist. Sehr charakteristisch sind die plötzlich retrosternal auftretenden Schmerzen von kurzer Dauer (bis zu 5 Minuten), die in den linken Arm ausstrahlen und sich durch Nitroglyzeringaben lindern oder beseitigen lassen. In der Regel treten die Anfälle nach Belastung des Herzens auf. Schwere Angina-pectoris-Anfälle führen zu herdförmigen Muskelfasernekrosen in der Innenschicht der linken Herzkammer, zuerst in den Trabekeln und Papillarmuskeln. Die Nekrosen werden innerhalb weniger Tage durch Makrophagen abgeräumt, durch proliferierende Fibroblasten ersetzt und in kleine Narbenfelder umgewandelt.

• Bei der **chronischen Koronarinsuffizienz** vermindert die negative Bilanz zwischen Angebot und Bedarf an Sauerstoff die Koronarreserve. Es sterben einzelne Myokardzellen oder -zellgruppen ab, das interstitielle Bindegewebe nimmt mengenmäßig zu und es entwickelt sich schleichend eine chronische Herzinsuffizienz.

• Als **plötzlichen Herztod** (Sekundenherztod, PHT) aus natürlicher Ursache bezeichnet man den Tod innerhalb von 24 Stunden nach Einsetzen einer akuten Herzsymptomatik (pektanginöse Beschwerden, Bradykardie, Tachykardie). Bei einem Drittel der PHT-Fälle liegt als Ursache eine schwere Koronarsklerose mit einer über 75%igen Stenose vor.

9.6 Herzinfarkt

9.6.1 Definition und Pathogenese

Unter einem Herzinfarkt versteht man eine umschriebene Nekrose der Herzmuskelfasern und des Interstitiums infolge einer länger dauernden Ischämie. Er ist somit die schwerste Form der koronaren Herzkrankheit.

Ursache eines Herzinfarkts ist eine *akute, absolute Koronarinsuffizienz,* die sich als Folge eines ungenügenden Sauerstoffangebots, eines erhöhten Sauerstoffbedarfs und nicht selten durch ein Zusammentreffen beider Faktoren entwickelt. In ca. 80% der Fälle besteht ein kompletter Verschluß einer oder mehrerer Koronararterien infolge eines Parietalthrombus auf einem arteriosklerotischen Beet. Für die Entstehung und Entwicklung der Koronarsklerose sind Risikofaktoren verantwortlich. Ein **Risikofaktor erster Ordnung** (Hyperlipidämie, Hypertonie oder Rauchen) ist bereits allein wirksam. **Risikofaktoren zweiter Ordnung** (Übergewicht, Diabetes mellitus und Gicht) sind nur dann wirksam, wenn mindestens zwei von ihnen gleichzeitig vorliegen. Fragliche Risikofaktoren sind Streß, Ovulationshemmer u. a.

Weitere seltene Ursachen eines Herzinfarkts sind eine *Embolie* (z. B. Endocarditis polyposis aortae), eine *Verlegung des Koronarostiums* durch Mesaortitis luica oder durch entzündliche Gefäßveränderungen (Polyarteriitis nodosa, Thrombangiitis obliterans).

Für die Entstehung und Ausdehnung eines Infarktes sind Kollateralen von Bedeutung. Normalerweise sind die Koronarien physiologische Endarterien. Rasch entstehende Gefäßeinengungen (z. B. durch Thrombosen) führen zu einer Ischämie im gesamten nachgeschalteten Versorgungsgebiet. Bei einer langsam sich entwickelnden Gefäßeinengung kommt es zur Ausbildung von funktionell wirksamen Kollateralen zwischen den Koronarien und – über die Vorhofäste – sogar mit den Aa. bronchiales.

9.6.2 Morphologie

Makroskopisch ist ein Myokardinfarkt erst nach 8 Stunden sichtbar. Man sieht eine lehmfarbene, trockene, feste, landkartenartige **Nekrose.** Größe und Lokalisation hängen von der verschlossenen Koronararterie ab. Das Herz ist ballonförmig dilatiert (Myokardinsuffizienz). Auf der Herzoberfläche kommt es bei transmuralen Infarkten zu einer fibrinösen **Begleitperikarditis** *(Pericarditis epistenocardica)*. Nach einer Woche ist ein kapillarreiches (rotes) *Granulationsgewebe im Infarktrandbereich* erkennbar. Der **Nekroseabbau** erfolgt von der Peripherie und setzt sich in Richtung Nekrosenmitte mit einer Geschwindigkeit von 1 mm/Woche fort. Nach 6 bis 8 Wochen (in Abhängigkeit der Größe der Nekrose) entsteht durch Kollagenfaserneubildung eine **Myokardnarbe** *(Bindegewebsschwiele)* von weißer, derber, sehniger Beschaffenheit. (Submikroskopische und histologische Veränderungen siehe 3.4)

9.6.3 Lokalisation – Ausdehnung

Die **Lokalisation** eines Herzinfarkts richtet sich nach dem Versorgungsgebiet des verschlossenen Kranzarterienastes. Am häufigsten befallen sind der absteigende Ast der linken Kranzarterie (RIVA: 42%) und die rechte Kranzarterie (31%), seltener der linke umlaufende Ast (25%) und der Stamm der linken Kranzarterie (2%). Dementsprechend ergeben für die Herzinfarkte folgende typische Lokalisationen:

Lokalisation der Myokardinfarkte

Vorderwandinfarkt (anteroseptal)	50%
Hinterwandinfarkt (posteroseptal)	30%
Seitenwandinfarkt (lateral)	10%
Kammerseptum (septal)	1%
Kombinierte Formen	9%

Bei einem Verschluß beider Kranzarterien kommt es zum **Zirkumferenzinfarkt,** der die gesamte linke Kammer umfaßt. **Infarkte in der rechten Kammer** sind selten, eine Beteiligung bei einem Hinterwandinfarkt kommt dagegen häufig (bis zu 60%) vor.

Die Ausdehnung des Infarkts hängt vom Sitz der Gefäßeinengung und der Entwicklung von Kollateralen ab. Von einem **Makroinfarkt** spricht man, wenn die Nekrose einen Mindestdurchmesser von 2,5 cm hat. Beim häufigen **transmuralen Myokardinfarkt** sind alle Wandschichten betroffen, lediglich unter dem Endokard sind noch vereinzelte Myozyten erhalten. Beim selteneren **subendokardialen Infarkt** (Innenschichtinfarkt) finden sich in der inneren Hälfte der Kammerwand multiple, zusammenfließende Nekrosen. Der Innenschichtinfarkt wird meist nicht durch einen thrombotischen Gefäßverschluß, sondern durch eine arteriosklerotische Gefäßstenose hervorgerufen, ist also Zeichen einer länger bestehenden Koronarsklerose.

9.6.4 Komplikationen – Folgen

Komplikationen des akuten Herzinfarkts sind:

- **Herzrhythmusstörungen.** Bei fast allen Patienten mit einem frischen Herzinfarkt treten bradykarde oder tachykarde Herzrhythmusstörungen auf. Besonders häufig werden *Kammerextrasystolen* (in über 80% der Fälle) beobachtet. Von klinischer Bedeutung sind *Vorhofflimmern* und *Kammerflimmern* (Sekundenherztod).

- **Akute Linksherzinsuffizienz.** In Abhängigkeit von der Größe des Infarkts wird die linksventrikuläre Pumpleistung eingeschränkt. In etwa einem Viertel der Fälle von akutem Herzinfarkt entwickelt sich eine Linksherzinsuffizienz.

- Der **kardiogene Schock** – als Extremform einer Linksherzinsuffizienz – entwickelt sich in etwa 10 bis 20% der Fälle. Der Schock wird häufiger beim Vorderwandinfarkt als beim Hinterwandinfarkt beobachtet.

- **Herzwandaneurysma.** Etwa 10% aller Patienten mit Myokardinfarkt weisen ab der 2. Krankheitswoche Aussackungen der Herzwand (Herz-

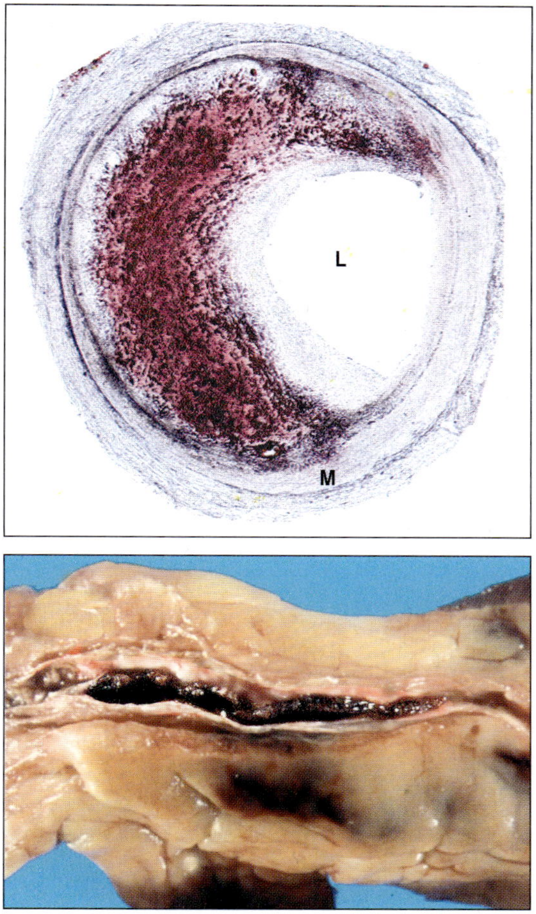

Abb. 9-5. Oben: **Koronarsklerose.** Lipideinlagerungen in der Intima. Halbmondförmige Intimaverdikkung. Einengung der Lichtung (L). M: Media. Unten: **Koronarthrombose.** Frischer roter Thrombus verlegt die Gefäßlichtung.

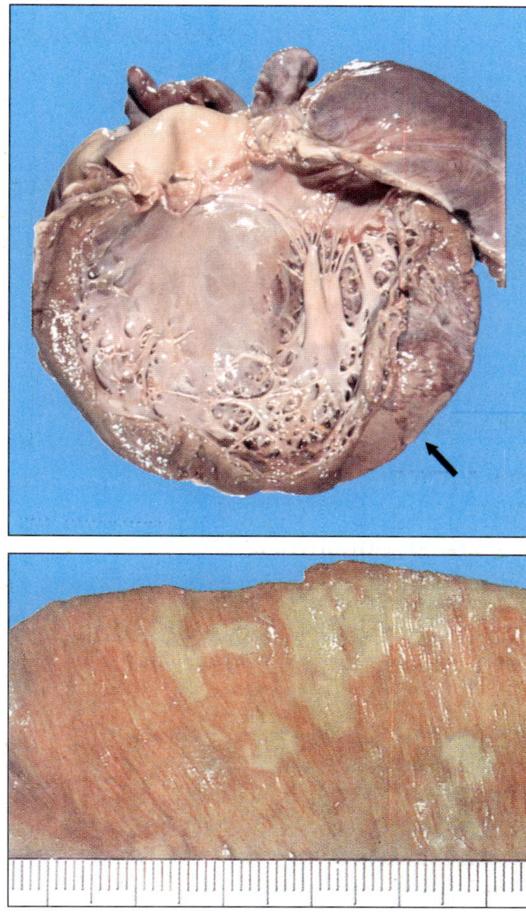

Abb. 9-6. Myokardinfarkt. Oben: ballonförmige Dilatation der linken Kammer bei Infarkt (Pfeil). Unten: frischer lehmfarbener Infarkt mit leichter umgebender Hyperämie.

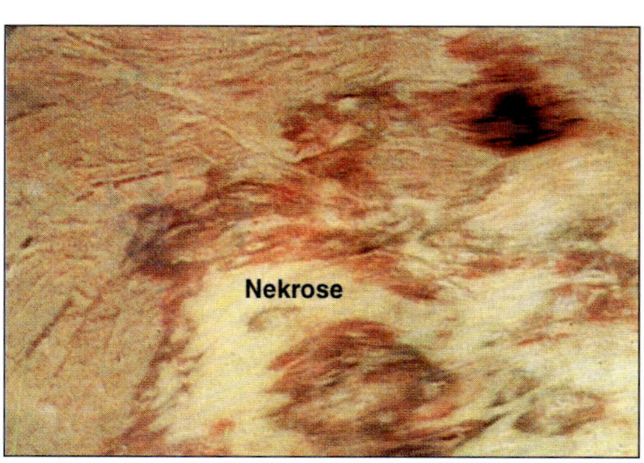

Abb. 9-7. Myokardinfarkt. Wochen alter Infarkt, der peripher von Granulationsgewebe (roter Randsaum) abgebaut wird.

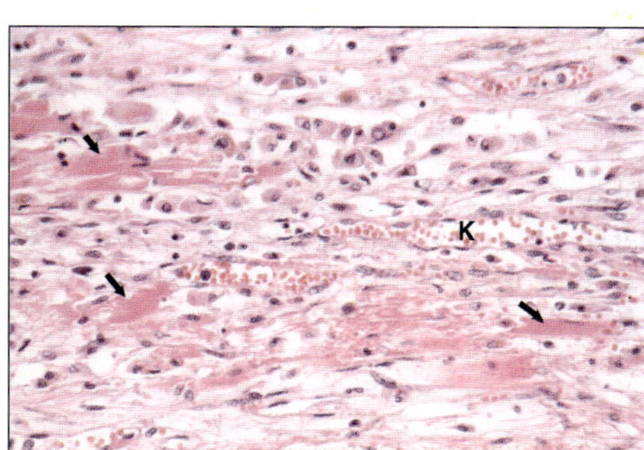

Abb. 9-8. Myokardinfarkt. Kapillarreiches (K) Granulationsgewebe mit eingeschlossenen nekrotischen Muskelfasern (Pfeile). HE-Fbg.

wandaneurysma) auf, die zu arteriellen Embolien, Herzrhythmusstörungen, Herzinsuffizienz sowie – selten – zur Herzwandruptur führen können.

• **Parietale Endokardthromben** kommen bei ca. 50% der akuten Myokardinfarkte infolge einer Freisetzung von gerinnungsfördernden Substanzen vor. Über dem Infarkt bilden sich auf dem parietalen Endokard Thromben (mögliche Quelle von Embolien).

• **Herzwandruptur.** Diese Komplikation tritt in 5% der tödlich verlaufenden Fälle auf. Das Ereignis wird in der Regel zwischen dem 4. und 12. Tag nach der Akutsymptomatik beobachtet. Folgen der Herzwandruptur sind ein *Hämoperikard mit Herzbeuteltamponade*. Eine Perforation der Kammerscheidewand wird in etwa 1% aller Vorderwandinfarkte nachgewiesen. Die Patienten entwickeln eine akute, meist letal verlaufende Linksherzsinsuffizienz.

• **Abrisse eines Papillarmuskels** liegen vor, wenn der Infarkt auf diesen übergreift. Derartige Komplikationen kommen nur bei 1% der Infarkte vor und äußern sich als schwere Mitralinsuffizienz mit Linksherzinsuffizienz.

• Die **Pericarditis epistenocardica** ist eine relativ häufige Komplikation eines Myokardinfarktes und verläuft als fibrinöse oder serofibrinöse Entzündung beider Perikardblätter. Spätfolgen sind Perikardverwachsungen.

9.6.5 Prognose

Die Prognose eines Herzinfarkts hängt von der Größe und der Lokalisation des Infarkts ab, vom Lebensalter, vom Geschlecht, dem Zeitpunkt des Behandlungsbeginns sowie von der Überwachung, den Komplikationen im Verlauf und den bestehenden Risikofaktoren. Nach einem Herzinfarkt leben im Mittel nach 4 Wochen noch etwa zwei Drittel der Patienten, nach 10 Jahren weniger als 30%, und nach 20 Jahren nur noch 10%.

9.7 Hypertonie

9.7.1 Hypertonie im großen Kreislauf

Als Hypertonie bezeichnet man eine chronische Erhöhung des arteriellen Blutdrucks über 160 mmHg systolisch und/oder von mindestens 95 mmHg und darüber diastolisch. Die Blutdruckwerte sind altersabhängig. So sind Werte von 140/90 mmHg bei Kindern unter 14 Jahren bereits pathologisch, während bei älteren Menschen Blutdruckwerte von 160–170/90–95 mmHg noch normal sein können.

9.7.1.1 Systematik. Unter Berücksichtigung der Pathogenese unterscheidet man primäre und sekundäre Hypertonien.

• Die **primäre** oder **essentielle Hypertonie** (>90%) ist unbekannter Genese und durch eine Blutdrucklabilität gekennzeichnet. Es besteht eine vermehrte Reagibilität auf äußere Reize, ein bestimmter spezifischer Mechanismus im nervalen, endokrinen oder biochemischen Bereich – als auslösender Faktor – kann aber nicht nachgewiesen werden. Eine primäre Hypertonie entwickelt sich auf dem Boden einer multifaktoriellen genetischen Prädisposition, und ihre Entstehung wird durch Umweltfaktoren begünstigt (hohe Kochsalzzufuhr, Überernährung, endokrine und metabolische Erkrankungen [z. B. Morbus Cushing, Diabetes mellitus, Gicht], Alkoholismus und psychischer Streß).

• Als **sekundäre** oder **symptomatische Hypertonien** bezeichnet man jene Formen des Bluthochdrucks, die sich auf dem Boden einer anderen Grundkrankheit entwickeln.

• **Renale Hypertonien** (5%) können durch Überaktivierung des Renin-Angiotensin-Aldosteron-Systems und durch renale Kochsalz- und Wasserretention (z. T. mit initialer Hyperzirkulation) entstehen. Man unterscheidet renoparenchymatöse und renovaskuläre Hochdruckformen. Die *renoparenchymatöse Hypertonie* kommt bei akuter und chronischer Glomerulonephritis, Pyelonephritis, Zystennieren, chronischer interstitieller Nephritis (z. B. bei Gicht), Nierentumoren, Nierentuberkulose und bei systemischen Erkrankungen mit Befall der Nieren (Polyarteriitis nodosa,

Lupus erythematodes) vor. Bei der *renovaskulären Hypertonie* besteht meist eine einseitige Nierenarterienstenose.

• Eine **kardiovaskuläre Hypertonie** (1–2%) findet sich als isolierte systolische Hypertonie bei (z. B. altersbedingt) verschlechterter Windkesselfunktion der proximalen Arterien und (reversibel) bei erhöhtem Schlagvolumen (Aortenklappeninsuffizienz, Bradykardie). Eine Hypertonie der prästenotischen Bereiche des großen Kreislaufs entwickelt sich bei der *Aortenisthmusstenose.*

• **Endokrine Hypertonien** (3%) sind durch eine Funktionsstörung von Nebennierenrinde oder Nebennierenmark bedingt. In der Regel liegt eine Hormonüberproduktion vor: *Aldosteron* bei Adenomen der Nebennierenrinde (Conn-Syndrom), *Cortisol* beim Cushing-Syndrom oder *Noradrenalin, Adrenalin* und *Dopamin* bei Tumoren des Nebennierenmarks (Phäochromozytom). Auch bei der Hyperthyreose wird eine systolische Hypertonie durch eine Steigerung der Herzzeitvolumens beobachtet.

• **Neurogene Hypertonie** (0,5%) ist (meist vorübergehende) Folge einer Schädigung der für die Blutdruckregulation verantwortlichen Bereiche des zentralen oder peripheren Nervensystems. Als Ursache kommen Enzephalitiden und Meningitiden, Hirntumoren, hirndrucksteigernde Erkrankungen und Traumen, Polyneuritiden (auch toxisch, z. B. durch Blei oder Thallium) sowie ein Ausfall der Pressorezeptoren (*Entzügelungshochdruck* bei Schädigung der Barorezeptoren des Karotissinus) in Frage.

9.7.1.2 Komplikationen eines chronischen Hochdrucks betreffen das gesamte arterielle Gefäßsystem, insbesondere Augenhintergrund, Herz, Gehirn und Nieren. Die Veränderungen korrelieren mit der Höhe der Blutdruckwerte und der Dauer des Leidens.

• An der **Netzhaut** bzw. den versorgenden Gefäßen entstehen Blutungen, Flüssigkeitsaustritte (Exsudate) und Papillenödem mit Sehstörungen oder Erblindung.

• Am **Herzen** führt die durch die Hypertonie bedingte Muskelhypertrophie – nach Überschreiten des kritischen Herzgewichts – zu einer Linksherzinsuffizienz. Außerdem begünstigt und verstärkt die Hypertonie die Ausbildung einer Koronarsklerose, die zu einer relativen oder absoluten Koronarinsuffizienz führen kann. In prospektiven Studien hatten 50- bis 60jährige Hypertoniker eine fast viermal höhere Herzinfarktsterblichkeit als Normotoniker.

• Am **Gehirn** geht die hochdruckbedingte Arteriosklerose mit einem Durchblutungsmangel einher, der durch Hirninfarkte kompliziert wird. Die häufigste zerebrale Komplikation einer Hypertonie ist die *intrazerebrale Massenblutung,* die bei etwa 16% der Hypertoniker zum Tod führt.

• An den **Nierenarterien** kommt es bei chronischem Hochdruck zu einer Arterio-/Arteriolosklerose mit Verdickung der Media und Intima bzw. Mediahyalinose. Diese führen zu einer Einengung der Gefäßlichtung und somit zu einer relativen Ischämie im nachgeschalteten Nierengewebe. Folgen sind Niereninfarkte bzw. eine *rote Granularatrophie.* Bei der malignen Hypertonie (diastolische Druckwerte über 120 mmHg) kommt es außerdem zu einer *Arteriolonekrose.*

9.7.2 Hypertonie im kleinen Kreislauf

Eine Hypertonie im kleinen Kreislauf wird verursacht durch

- eine Linksherzinsuffizienz,
- eine Mitralstenose oder durch
- eine primäre Lungenerkrankung.

Herzveränderungen (meist als Rechtsherzhypertrophie), die auf eine primäre Lungenerkrankung zurückzuführen sind, bezeichnet man als Cor pulmonale, das akut oder chronisch verlaufen kann.

• Das **akute Cor pulmonale** entsteht infolge einer rasch verlaufenden pulmonalen Hypertonie (akute Verlegung der Lungenstrombahn durch eine Lungenarterienembolie, beim Spontanpneumothorax, bei akutem schwerem Sauerstoffmangel und beim akuten Asthma bronchiale). Morphologisch ist es durch eine massive Dilatation der rechten Herzkammer mit Abblassung des Myokards gekennzeichnet.

- Das **chronische Cor pulmonale** wird bei primären Lungenparenchymerkrankungen (chronische Bronchitis, Bronchiektasen, chronisches Asthma bronchiale, Lungenemphysem, Lungenfibrosen), bei alveolärer Hypoventilation (verminderte Beweglichkeit des Thorax, nach Entzündungen im zentralen Nervensystem, bei muskulärer Dystrophie), bei chronischer Höhenexposition sowie bei Lungengefäßerkrankungen (rezidivierende Lungenembolien, primäre Angiopathien, periphere Pulmonalarterienstenosen, Amyloidose oder Sichelzellanämie) beobachtet. Morphologisch besteht eine konzentrische Hypertrophie der rechten Kammer, die nach Dekompensation in eine exzentrische Form übergeht. Außerdem sieht man als Folge der pulmonalen Druckerhöhung eine Pulmonalarteriensklerose.

9.8 Herzmuskelhypertrophie

Als Herzhypertrophie bezeichnet man eine Zunahme der Herzmuskelmasse (Normalgewicht: 350 g = 0,5% des Körpergewichts). Sie betrifft alle Herzabschnitte, ist jedoch in der Kammerwand besonders deutlich zu erkennen. Die Vermehrung der Herzmuskelmasse erfolgt durch eine Verbreiterung und eine Verlängerung der Herzmuskelfasern. Gleichzeitig kommt es auch zu einer entsprechenden Zunahme der Kapillaren, so daß die Muskelfaser-Kapillar-Relation von 1:1 erhalten bleibt. Der Gesamtquerschnitt der Kranzarterien reicht bei einem Herzgewicht von über 500 g nicht mehr für eine ausreichende Blutversorgung aus.

9.8.1 Ursachen der Myokardhypertrophie

- **Physiologisch** ist eine Herzhypertrophie infolge vermehrter körperlicher Belastung *(Sportlerherz)*, wobei das Herzgewicht 500 g erreichen kann.

- Eine **pathologische Hypertrophie der linken Herzkammer** entsteht bei erhöhter Druckarbeit *(Druckbelastung:* Hypertonie, Aortenisthmusstenose, Aortenklappenstenose) oder gesteigerter Volumenleistung *(Volumenbelastung*: Aorten- oder Mitralklappeninsuffizienz, Ventrikelseptumdefekt, offener Ductus arteriosus Botalli). Anders als die physiologische linksventrikuläre Hypertrophie (Anpassung an erhöhte Ausdauerleistungen) ist die hochdruckbedingte Hypertrophie ein von Beginn an pathologischer Prozeß, der u. a. zur Abnahme der diastolischen Erschlaffungsgeschwindigkeit und ektoper Erregungsbildung (Kammerextrasystolie) führt.

- Eine **Hypertrophie der rechten Herzkammer** infolge erhöhter Druckleistung kann durch pulmonale Faktoren *(Cor pulmonale)*, eine Erschwerung des venösen Abflusses (Linksherzinsuffizienz, Mitralstenose) oder eine Pulmonalklappenstenose bedingt sein. Eine erhöhte Volumenleistung des rechten Herzens besteht beim arteriovenösen Lungenaneurysma und beim Vorhofseptumdefekt.

Solange die Herzleistungsfähigkeit erhalten ist, ist lediglich die Herzmuskelmasse vermehrt, während das Kammervolumen konstant bleibt *(konzentrische Hypertrophie)*. Kommt es jedoch zu einer verminderten Herzleistungsfähigkeit (Herzinsuffizienz), so tritt eine Ausweitung der Herzkammern hinzu *(exzentrische Hypertrophie)*.

9.8.2 Morphologie der Myokardhypertrophie

Bei der **konzentrischen Linksherzhypertrophie** wird die Herzspitze vom linken Ventrikel gebildet. Die Wand (Normaldicke 12–15 mm) ist bis 20 mm breit, die Lichtung eng und die Trabekelmuskulatur vergröbert. An der **rechten Kammer** (Normaldicke 3–4 mm) weisen schon Werte von 6 mm auf eine hochgradige Hypertrophie hin. Bei der **exzentrischen Linksherzhypertrophie** ist das Herz vergrößert, die Herzspitze abgerundet. Im Querschnitt erscheint die Lichtung deutlich ausgeweitet. In gleicher Weise erscheint bei der **exzentrischen Rechtsherzhypertrophie** die rechte Herzkammer ballonförmig ausgeweitet. Histologisch sind die Myozyten breit, der Kern ist groß, tonnenförmig und als Korrelat zur Polyploidisierung hyperchromatisch.

9.8.3 Kardiomyopathien (KM)

Als **Kardiomyopathien** (Myokardiopathien) werden nach der WHO-Definition Herzerkrankungen bezeichnet, die nicht Folge einer koronaren Herzkrankheit, eines Herzklappenfehlers oder

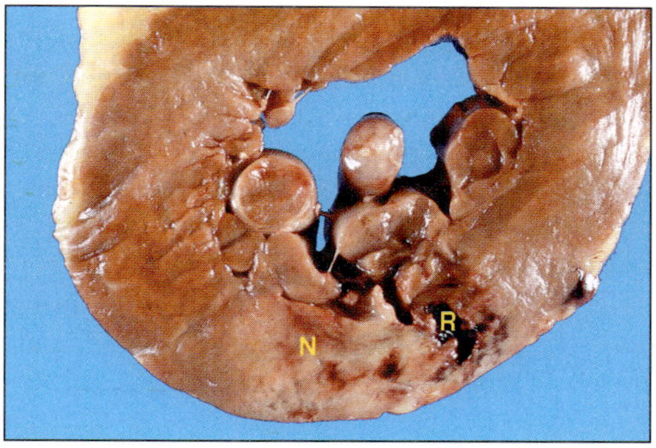

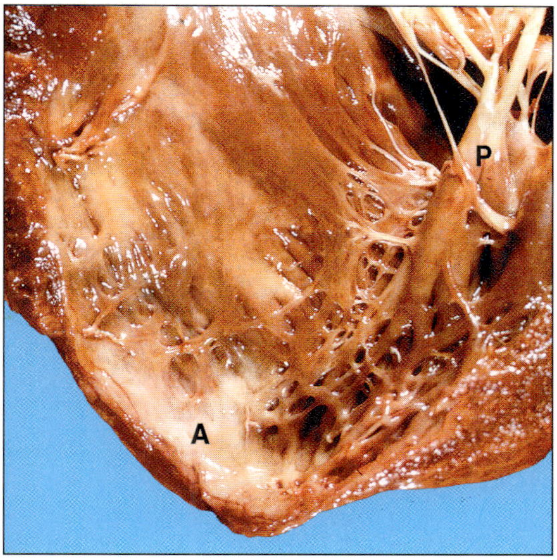

Abb. 9-9. Oben: Transmuraler Myokardinfarkt mit **Wandruptur** (R). N: Nekrose. Unten: Von verdicktem Endokard ausgekleidetes **chronisches Herzwandaneurysma** (A) im Bereich der Herzspitze. P: Papillarmuskel.

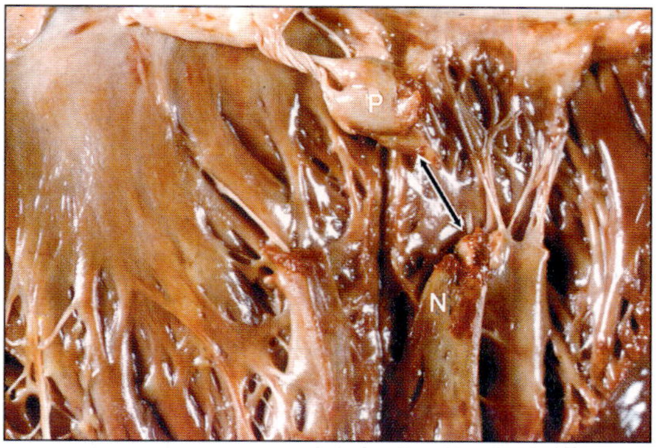

Abb. 9-10. Abriß und Retraktion (Pfeil) eines **Papillarmuskels** (P) nach Nekrose (N)

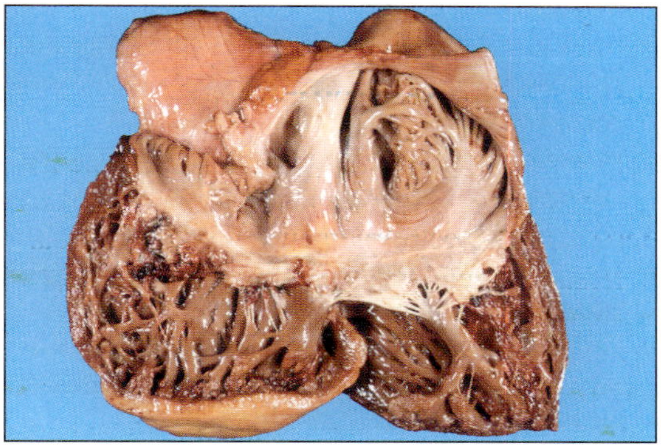

Abb. 9-11. Cor pulmonale. Ausgeprägte Hypertrophie der rechten Kammerwand (Verdickung der Papillarmuskeln). Dilatation des rechten Vorhofs und der Valva tricuspidalis.

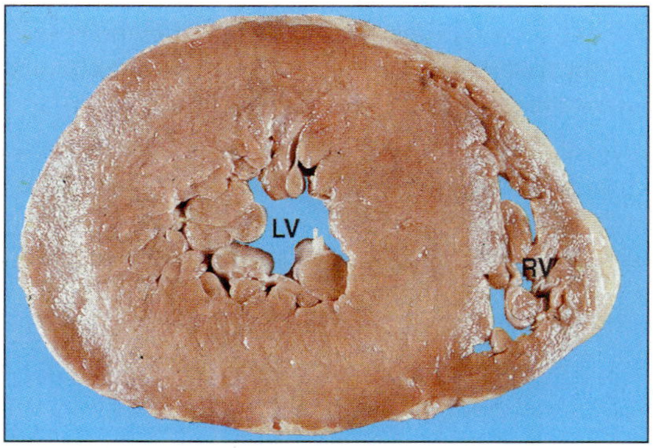

Abb. 9-12. Konzentrische Linksherzhypertrophie bei Druckbelastung. LV: linker Ventrikel, RV: rechter Ventrikel.

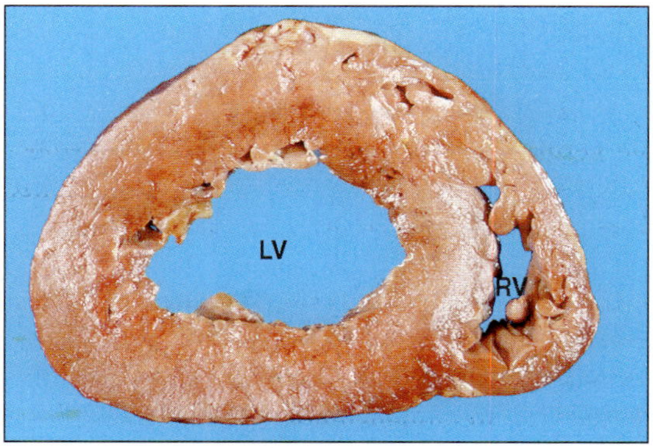

Abb. 9-13. Exzentrische Linksherzhypertrophie bei Volumenbelastung. LV: linker Ventrikel, RV: rechter Ventrikel.

einer Lungenveränderung sind. Man unterscheidet primäre Formen unbekannter Genese von den sekundären Kardiomyopathien, die auf eine bestimmte, nachweisbare Ursache zurückzuführen sind. Zu den primären Kardiomyopathien zählen folgende Sonderformen:

- **Primäre dilatative (kongestive) Kardiomyopathie.** Das Herz (mit einem Durchschnittsgewicht von 600 g) ist typischerweise hochgradig biventrikulär dilatiert. Betroffen sind vorwiegend Männer im Alter von 40 bis 59 Jahren. Klinisch steht die Herzinsuffizienz im Vordergrund. Die Prognose ist schlecht.
- Die **primäre hypertrophische Kardiomyopathie** wird auch unter anderen Bezeichnungen (obstruktive KM, idiopathische subvalvuläre Aortenstenose) geführt. Charakteristisch sind folgende Befunde: asymmetrische Hypertrophie des Septums mit fakultativer Einengung der linksventrikulären Ausflußbahn sowie bizarr angeordnete, hypertrophe Herzmuskelzellen. Diese KM kommt in allen Altersklassen, bei Mann und Frau gleich häufig vor. Klinisch unterscheidet man Formen mit und ohne Obstruktion.
- Die **primäre restriktive (obliterative) Kardiomyopathie** geht mit einer Verminderung des Ventrikelvolumens (klinisch herabgesetzte enddiastolische Füllung) einher und kommt als *tropische Endokardmyofibrose* sowie als *Endocarditis fibroplastica Löffler* vor.

- **Sekundäre Kardiomyopathien** gehören in den Formenkreis der *degenerativen Herzmuskelerkrankungen,* die infolge einer toxischen Einwirkung (Alkohol [Kobalt-KM], Adriamycin) oder einer Speicherung von bestimmten Substanzen (Glykogen, Amyloid, Kalzium [Hyperparathyreoidismus], Eisen [Hämochromatose], Oxalat u.a.) entstehen.

9.9 Herzinsuffizienz

Eine Herzinsuffizienz liegt vor, wenn ein oder beide Ventrikel – trotz ausreichenden venösen Blutangebots – nicht fähig sind, eine dem peripheren Bedarf entsprechende Blutmenge zu fördern. Das Herzzeitvolumen kann dabei insgesamt erniedrigt oder erhöht sein (high output failure u. a. bei Anämie, Hyperthyreose). Die Herzinsuffizienz kann sich akut oder chronisch entwickeln. Reicht die Leistungsfähigkeit des Herzens noch für ein bedarfsgerechtes Herzzeitvolumen bei körperlicher Ruhe, nicht mehr aber bei Arbeit aus, dann spricht man von einer *Belastungsinsuffizienz,* bei Versagen schon unter belastungsfreien Bedingungen von einer *Ruheinsuffizienz.*

9.9.1 Ursachen

Als Ursache einer Herzinsuffizienz kommen Myokardschwäche, Störungen der kardialen Mechanik, Erregungsbildungs- und Leitungsstörungen sowie extrakardiale Ursachen in Frage. Die Leistungsfähigkeit des Herzens kann durch verminderte Relaxationsgeschwindigkeit und Dehnbarkeit der Kammerwand herabgesetzt werden. Die Abnahme der Kontraktionskraft bei Myokardinsuffizienz beruht auf
- unzureichendem Ansprechen auf Dehnung (verminderter Frank-Starling-Effekt)
- gestörter Frequenzinotropie (keine Zunahme der Kontraktionskraft bei steigender Schlagfrequenz)
- funktioneller Sympatholyse (verminderte Wirkung von Katecholaminen).

- **Myokardiale Ursachen**
- **Primäre Kontraktionsinsuffizienz:** Kontraktionsschwäche bei primären Kardiomyopathien
- **Sekundäre Kontraktionsinsuffizienz:** Myokardschwäche infolge metabolischer Störungen (Hyper- und Hypothyreose, Glykogenosen, Hämochromatose, Amyloidose, Alkoholkardiomyopathie), ischämische Myokardschädigung (Koronarinsuffizienz, Infarkt), Dekompensation bei akuter oder chronischer Drucküberlastung (arterielle Hypertonie, Lungenembolie, obstruktive Lungenerkrankung)
- **Erregungsbildungs- und Leitungsstörungen:** Asystolie, Syndrom des kranken Sinusknotens, tachykarde Kammerautomatie bis zum Kammerflimmern, Vorhofflimmern (bei vorgeschädigtem Ventrikel), AV-Block III. Grades, Schenkelblöcke
- **Störungen der Herzmechanik**: Pericarditis constrictiva, Herzklappenfehler, Links-rechts-Shunts, Kontraktionsasynergie (u. a. bei Herzwandaneurysma), Obstruktion von Ein- und /oder Ausflußbahn

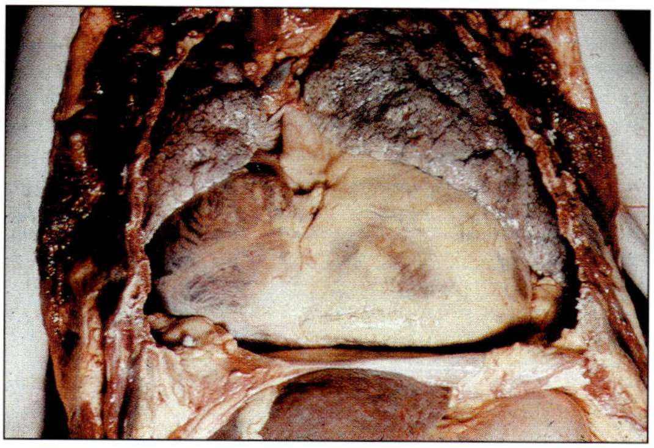

Abb. 9-14. Kardiomegalie bei Kardiomyopathie. Stark vergrößertes, querliegendes Herz.

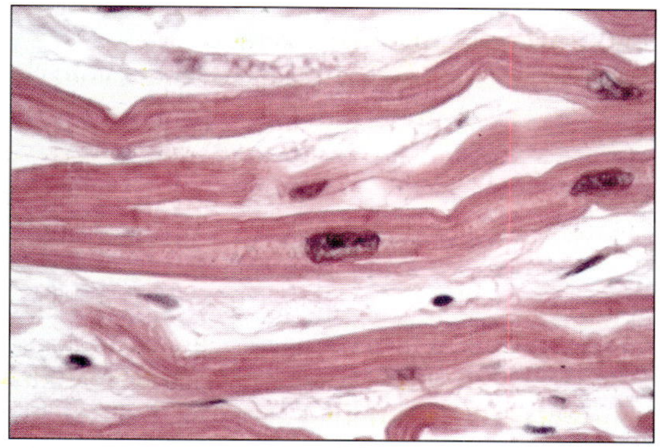

Abb. 9-15. Primäre Kardiomyopathie vom dilatativen Typ. Große hyperchromatische Zellkerne (Polyploidisierung) bei nicht wesentlich verdickten Herzmuskelfasern. HE-Fbg.

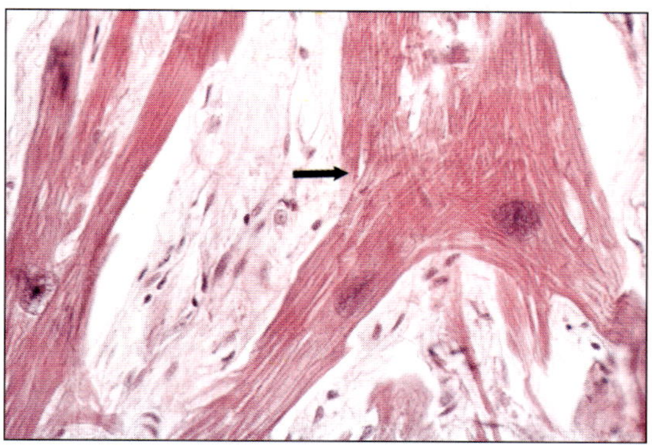

Abb. 9-16. Kardiomyopathie vom hypertrophischen Typ. Bizarr gestaltete Herzmuskelfasern (Pfeil: Y-förmige Kardiomyozyten). HE-Fbg.

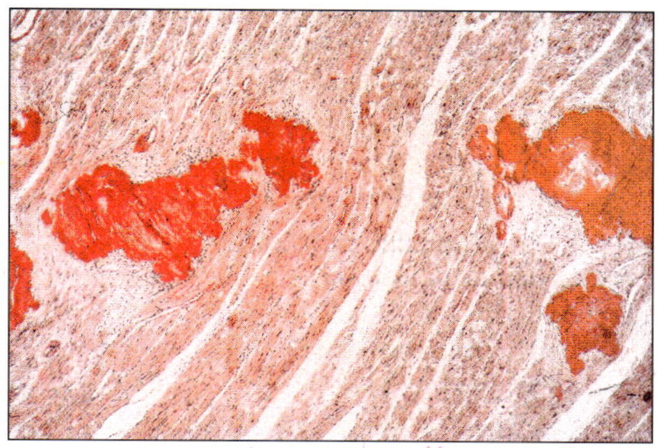

Abb. 9-17. Sekundäre Kardiomyopathie bei Amyloidose. Kongorote Ablagerungen im Myokard.

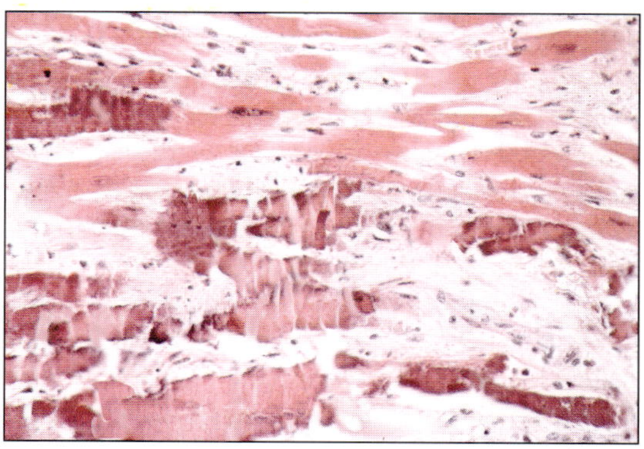

Abb. 9-18. Sekundäre Kardiomyopathie bei Hyperparathyreoidismus. Nekrosen und Verkalkungen von Herzmuskelfasern. HE-Fbg.

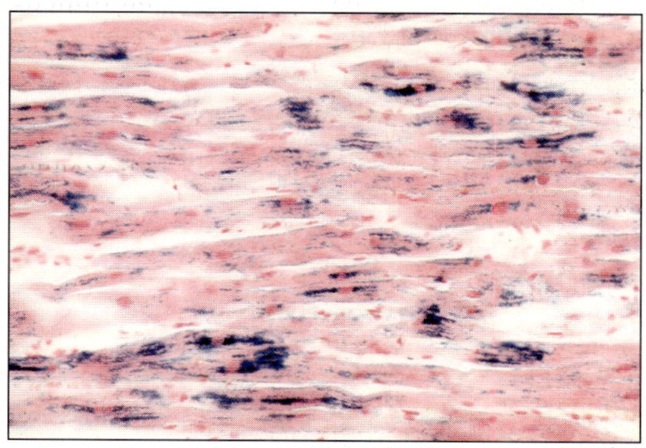

Abb. 9-19. Sekundäre Kardiomyopathie bei Hämochromatose. Mit Eisen beladene Herzmuskelfasern. Berliner-Blau-Reaktion.

- **Extramyokardiale Ursachen**
Anämie, Volumenüberlastung bei Hyperzirkulation (z. B. bei Hyperthyreose oder peripheren arteriovenösen Shunts), chronische hypoxische Hypoxie

9.9.2 Merkmale der akuten und chronischen Herzmuskelinsuffizienz

Jede Herzmuskelinsuffizienz führt zu einer Verminderung des Herzzeitvolumens und äußert sich morphologisch in einer Herzdilatation und in einer Erhöhung der endsystolischen Restblutmenge.

9.9.2.1 Morphologie und Pathogenese

- Die **akute Herzmuskelinsuffizienz** manifestiert sich in einer Ausweitung der Kammerlichtung sowie einer Verschmälerung der Kammerwand. Auch histologisch sind die Fasern verschmälert. Gleichzeitig kommt es zu einer Dehnung der Sarkomere von diastolisch 2,0 µm auf 2,2 µm und damit zu einer Überdehnung der Herzmuskelfasern. Es entstehen Lücken zwischen den Muskelfasern, in die sich andere Fasern hineinschieben, so daß die Zahl der Muskelschichten in der Herzwand abnimmt. Eine weitere Überdehnung wird durch die kollagenen Fasern im Herzen und durch den Herzbeutel verhindert. Die Dehnung der Sarkomere ist jedoch nicht Ursache der mangelnden Kontraktionsfähigkeit der Fasern. Störungen in der Erregungs-Kontraktions-Kopplung und im Energiestoffwechsel führen zu einer Abnahme sowohl der Kontraktionsgeschwindigkeit als auch der erreichten Kontraktionskraft der Myokardfasern.

- Die **chronische Herzinsuffizienz** entwickelt sich langsam progredient bei einer chronischen Herzüberlastung und manifestiert sich morphologisch als dilatierte hypertrophe Herzkammer *(exzentrische Hypertrophie)*. Da Perikard und Epikard mitwachsen können, ist die Herzdilatation häufig viel ausgeprägter als bei der akuten Insuffizienz. Die Ausweitung der Herzkammer beruht nicht auf einer Überdehnung der Fasern, sondern auf einer *Gefügedilatation*. Die verlängerten Fasern verschieben sich infolge kleinster Muskelnekrosen gegeneinander. Sobald aber eine Kammerdilatation vorliegt, kommt es zu einer zusätzlichen Mehrbelastung dieses Herzabschnitts. Die zirkumferenzielle Wandspannung σ, die vom sich kontrahierenden Myokard aufgebracht werden muß, nimmt proportional nicht nur mit dem Ventrikelinnendruck P, sondern auch mit dem Innenradius des Ventrikels ri zu und ist zudem umgekehrt proportional zur Wanddicke h ($\sigma = Pri/2h$, wenn der Ventrikel als kugelförmig angesehen wird). Durch die Dilatation des Ventrikels wird so die Wandspannung auch bei gleichem Innendruck stark erhöht, und die steigende Belastung des Myokards führt in einem Circulus vitiosus zu weiterer Ausweitung des insuffizienten Herzens.

Die Abnahme der Kontraktionskraft und -geschwindigkeit der Myokardfasern bei chronischer Insuffizienz beruht auf einer partiellen elektromechanischen Entkopplung. Der Rücktransport der zur Kontraktionsauslösung freigesetzten Ca^{++}-Ionen in das sarkoplasmatische Retikulum (SR) ist verlangsamt (dadurch auch verzögerte Relaxation), und bei abnehmender Ca^{++}-Füllung des SR setzt das Aktionspotential weniger Ca^{++} frei. Typische Folge ist der Verlust der »Herztreppe« (Kontraktionskraftsteigerung mit zunehmender Schlagfrequenz).

9.9.2.2 Folgen der Herzinsuffizienz. Die Herzmuskelinsuffizienz führt zu einer Einflußstauung in den vorgeschalteten Organen und kann das linke Herz (Linksherzinsuffizienz), das rechte Herz (Rechtsherzinsuffizienz) oder das gesamte Herz (Globalinsuffizienz) umfassen.

- Die **akute Linksherzinsuffizienz** ist durch eine *akute Blutstauung* im Lungenkreislauf mit einem Lungenödem als extremer Manifestationsform gekennzeichnet. Da der Lunge – im Verhältnis zu anderen Organen – für Flüssigkeitsbewegungen eine nur geringe Kapazität im extravasalen Raum und in den Lymphgefäßen zur Verfügung steht, kann es bei einem relativ geringen Flüssigkeitsaustritt zu einem *interstitiellen* und später zu einem *intraalveolären Ödem* kommen.

- Bei einer **chronischen Linksherzinsuffizienz** löst das interstitielle Ödem eine Neubildung kollagener Fasern aus, die zu einer Lungenfibrose mit Verminderung der Compliance und Verlängerung der Diffusionsstrecke sowie zu einer erhöhten Brüchigkeit der Kapillaren führt. Die Lunge ist dunkelrot gefärbt und hat eine feste Konsistenz *(rote Stauungsinduration)*. Bei Kapillareinrissen – bevorzugt in Regionen mit gesteigerten Scherkräften, also den Aufhängungspunkten des Lungenparenchyms am Gefäß- und Bronchialbaum – kommt es zu Blutungen in die Alveolen und in das Interstitium. Das beim Abbau des Hämoglobins zurückbleibende Siderin läßt sich in den Alveolarmakrophagen des Sputums nachweisen *(Herzfehlerzellen)* und gibt der Lunge eine braune Farbe *(braune Stauungsinduration)*. Der Blutrückstau führt zu einer Widerstandserhöhung im Lungenkreislauf, dem sich das rechte Herz mit einer Erhöhung des Blutdrucks und einer konsekutiven Rechtsherzhypertrophie anpaßt. Als Folge dieser Blutdruckerhöhung entwickelt sich – wie bei der Atherosklerose im großen Kreislauf – eine *Pulmonalarteriensklerose*.

• **Rechtsherzinsuffizienz**. Folge einer Rechtsherzinsuffizienz ist eine Blutstauung vor dem rechten Herzen im Bereich der großen Venenstämme, der Unterschenkel und im gesamten Bauchraum. Hierdurch kommt zu Funktionsstörungen verschiedener Organe (Enzymveränderungen der Leber, Resorptionsstörungen am Magen, Ausscheidungsstörungen der Niere mit Eiweiß im Urin). Bei der **akuten Rechtsherzinsuffizienz** erscheinen die Bauchorgane geschwollen und blutreich. In der Leber sind die Sinusoide prall mit Blut gefüllt. In ausgeprägten Fällen entwickeln sich läppchenzentral Stauungsnekrosen. Auch Milz und Nieren weisen eine pralle Blutfülle auf mit einer deutlichen Erhöhung des Organgewichts.

• Bei der **chronischen Rechtsherzinsuffizienz** kommt es in der Leber durch die Verlangsamung der Blutströmung zu einer läppchenzentralen ischämischen Atrophie und durch das interstitielle Ödem zur Fibrose *(Stauungsinduration)*. Bei besonders schweren und lange bestehenden Fällen entwickelt sich eine Stauungszirrhose *(Cirrhose cardiaque)*. Auch in der Milz führt das interstitielle Ödem zu einer Fibrose der Sinuswände und einer Kapselfibrose. Es resultiert die *rechtskardiale Stauungsmilz*, eine deutlich vergrößerte und verfestigte Milz, die oft eine Kaspelhyalinose aufweist *(Zuckergußmilz)*. Die Stauungsniere ist hyperämisch, fest und zyanotisch. Der Blutrückstau in den großen Venen geht mit einem subkutanen Ödem *(Anasarka)* einher, besonders in den abhängigen Körperpartien. Weiterhin entstehen Ergüsse im Herzbeutel *(Hydroperikard)* und in der Bauchhöhle *(Aszites)*. Ein Hydrothorax entwickelt sich in der Regel nur bei einer Globalinsuffizienz.

9.10 Schock und Schockorgane

Als Schock bezeichnet man einen Zustand, bei dem ein akutes generalisiertes Kreislaufversagen zu einer Störung der Mikrozirkulation und somit zum ischämischen Zellschaden führt. Dabei kann die auslösende Ursache unmittelbar die Mikrozirkulation stören, sie kann aber auch primär am Herzen oder an der Makrozirkulation ansetzen.

9.10.1 Gliederung des Schocks nach seiner Pathogenese

9.10.1.1 Kardiogener und hypovolämischer Schock. Der **kardiogene Schock** entwickelt sich als Folge eines Pumpversagens des Herzens, meist als Folge eines Myokardinfarkts. Das verminderte Schlagvolumen wird vorübergehend durch eine Tachykardie kompensiert, später kommt es zu einem Blutstau *(Rückstau)* und zuletzt zu einem verminderten Auswurf *(Vorwärtsversagen)*.

Ein **hypovolämischer Schock** entsteht durch Verminderung der zirkulierenden Blutmenge. Entscheidend ist jedoch nicht der Erythrozytenverlust, sondern die Verkleinerung des Blutvolumens. Dementsprechend führen alle Schädigungen zum Schock, die mit einer Reduktion des intravasalen Flüssigkeitsvolumens einhergehen (innere oder äußere Blutung = *hämorrhagischer Schock*, Verbrennungen, Exsikkose, Diarrhö, Erbrechen, massive Diurese, akute Ödem- und Ergußbildung, Gewebsquetschung [= Crush-Syndrom]). Kardiogener und hypovolämischer Schock verlaufen unter dem Bild des **hypodynamischen Schocksyndroms** mit einem reversiblen und einem irreversiblen Stadium.

• **Frühveränderungen.** Am Beginn steht eine Reduktion des Minutenvolumens mit Blutdruckabfall. Er löst über Reizung der Barorezeptoren eine sympathikoadrenerge Reaktion aus, die zu einer Tachykardie und in den Organen mit Alpharezeptoren (Haut, Muskulatur, Nieren, Splanchnikusgebiet) durch prä- und postkapilläre Vasokonstriktion zu einer Erhöhung des peripheren Widerstands führt; außerdem wird der venöse Rückfluß durch Mobilisation von venösen Depots vermehrt. Die Durchblutung von Organen mit überwiegend Betarezeptoren (Herz, Gehirn) bleibt unverändert. In dieser Phase weisen die Patienten eine kalte, blasse Haut mit kollabierten oberflächlichen Venen auf. Die Urinproduktion ist als unmittelbare Folge der Vasokonstriktion bei noch genügendem Filtrationsdruck vermindert.

• **Spätveränderungen.** Bei einem Fortbestehen des Schocks entwickeln sich – als Folge einer gestörten Perkussion – eine Hypoxydose und Azidose. Der Schock wird irreversibel, wenn die Milchsäureanhäufung so hohe Werte erreicht, daß sie die Katecholaminwirkung auf die glatten Muskelfasern der Arteriolen blockiert und so zu einer Weitstellung dieser Gefäße führt, während die Venolen nach wie vor verengt bleiben. Es resultiert eine Verlagerung des Bluts in die Kreislaufperipherie *(Dezentralisation)* sowie eine Erhöhung des kapillären Filtrationsdrucks mit verstärktem Flüssigkeitsaustritt in das Interstitium und Erhöhung des Hämatokriten (= Erhöhung der Blutviskosität), die zu einer weiteren Verstärkung der Gewebehypoxie mit ATP-Abfall und pH-Abfall führen. Dadurch kommt es zu einer Änderung der Fließeigenschaften des Bluts, die sich als Blutentmischung mit Plasmaanreicherung *(Plasmaskimming)* in den kleinen und Erythrozytenanreicherung *(roter Sludge)* in den größeren Kapillaren manifestiert. Schließlich werden auch die Endothelien geschädigt. Durch vorwiegend aus Monozyten, aber auch aus anderen Leukozyten und Thrombozyten freigesetzte Botenstoffe (Interleukin-1, Tumornekrosefaktor, Plättchenaktivationsfaktor, Thromboxan A_2 und Endothelin) wird die normale gerinnungshemmende Funktion des Gefäßendothels in eine prokoagulatorische umgewandelt. In der Mikrozirkulation kommt es zur Bildung von hyalinen Thromben *(Mikrothromben)*, die aus Thrombozyten und Fibrin bestehen.

Die **disseminierte intravasale Gerinnung** (DIC) ruft eine Verbrauchskoagulopathie mit hämorrhagischer Diathese hervor. Außerdem führt die periphere Mangeldurchblutung häufig zu ischämischen Nekrosen der Darmschleimhaut mit Zusammenbruch der Darmbarriere, so daß gramnegative Erreger einwandern können und zusätzlich zu einer Endotoxinschädigung – wie beim septischen Schock – führen. Ein **Multiorganversagen** ist die terminale letale Komplikation.

9.10.1.2 Der **septische Schock** wird häufig bei Sepsis mit gramnegativen Erregern *(Endotoxinschock)*, seltener bei einer Virämie oder Fungämie beobachtet und ist auf ein Versagen der peripheren Kreislaufregulation zurückzuführen. Grampositive Erreger (Streptokokken, Pneumokokken) sind nur selten die Ursache eines septischen Schocks. Die aus dem Sepsisherd freigesetzten Endotoxine werden zunächst von den Makrophagen des MPS phagozytiert. Gleichzeitig setzt das Endotoxin exzessive Mengen von Zytokinen, insbesondere aus den aktivierten Makrophagen, frei. Dabei wird auch der *Tumornekrosefaktor* (TNF) in hohen Konzentrationen gebildet. TNF induziert eine *allgemeine Schädigung des Endothels* (mit entsprechender Permeabilitätssteigerung) und der *Thrombozyten*, die schon frühzeitig zur Entstehung von *hyalinen Thromben* (Mikrothromben) führt. Die aus der Kreislaufperipherie entfernten Gerinnungsprodukte (Fibrinmono- und -oligomere) werden von den Zellen des MPS aufgenommen, soweit diese nicht durch das bereits phagozytierte Endotoxin blockiert sind und ihre Phagozytosekapazität (vorübergehend) erschöpft ist *(MPS-Blockade)*. Da die Makrozirkulation zunächst nicht gestört ist, beginnt der septische Schock häufig als **hyperdynamisches Syndrom**, das durch ein normales oder erhöhtes Herzzeitvolumen, eine erhöhte zentralvenöse Sauerstoffsättigung (Haut warm, trocken und rosig) und eine Laktatazidose gekennzeichnet ist.

9.10.1.3 Der **anaphylaktische Schock** entsteht im Rahmen einer generalisierten allergischen Reaktion vom Reagin-Typ, wobei die Schädigung unmittelbar an der Kreislaufperipherie ansetzt. Eine massive Freisetzung von präformierten Mastzellmediatoren, insbesondere Histamin, ruft eine Weitstellung der präkapillären Arteriolen, eine erhöhte Permeabilität der Kapillaren und eine Engstellung der postkapillären Venolen hervor, so daß sich das intravasale Blutvolumen in der Kreislaufperipherie (vorwiegend im Splanchnikusgebiet) ansammelt. Außerdem erfolgt eine

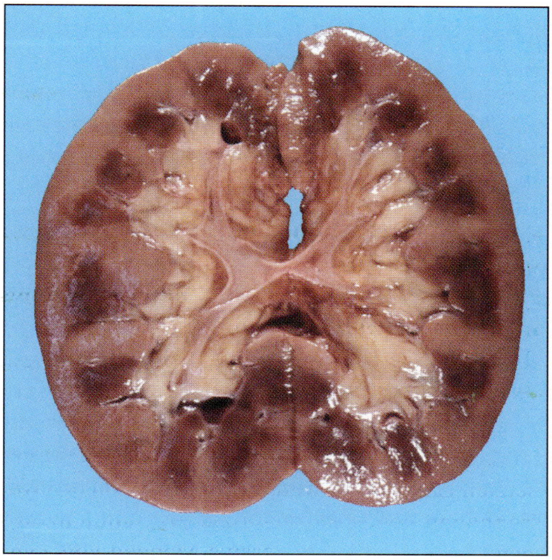

Abb. 9-20. Schockniere. Große, blasse Niere mit breiter heller Rinde.

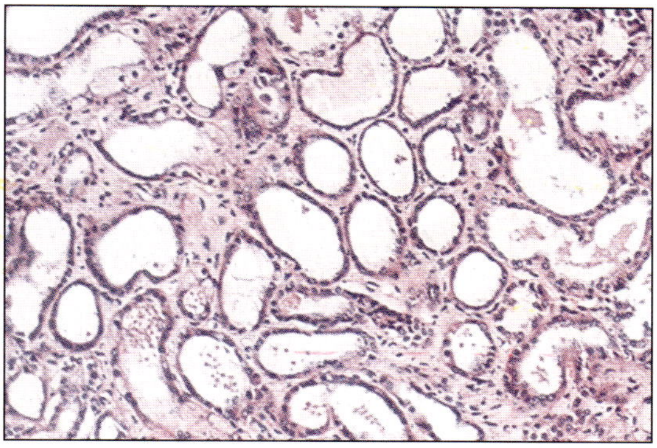

Abb. 9-21. Schockniere. Ektasie der Tubuluslichtungen mit Abflachung der Tubulusepithelien als Zeichen der Niereninsuffizienz. HE-Fbg

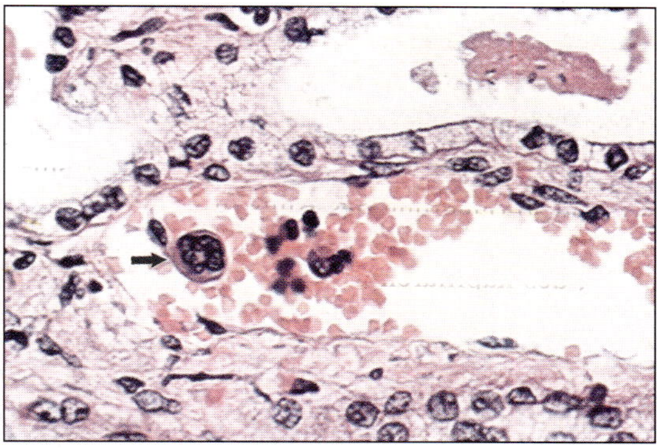

Abb. 9-22. Schockniere. Unreife Blutzellen in den Markkapillaren zwischen den Tubuli (Pfeil: Megakaryozyt). HE-Fbg.

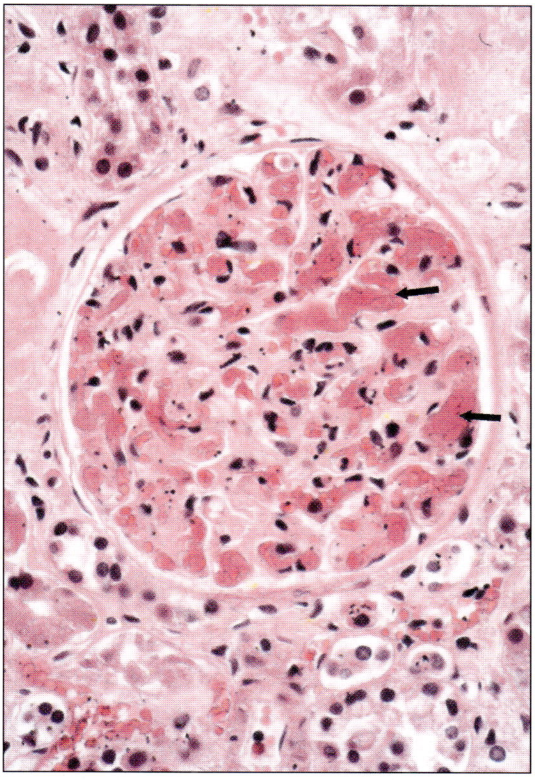

Abb. 9-23. Schockniere. Intravasale Gerinnung im Bereich der Glomeruluskapillaren. Homogene eosinrote Ablagerungen (Pfeile). HE-Fbg.

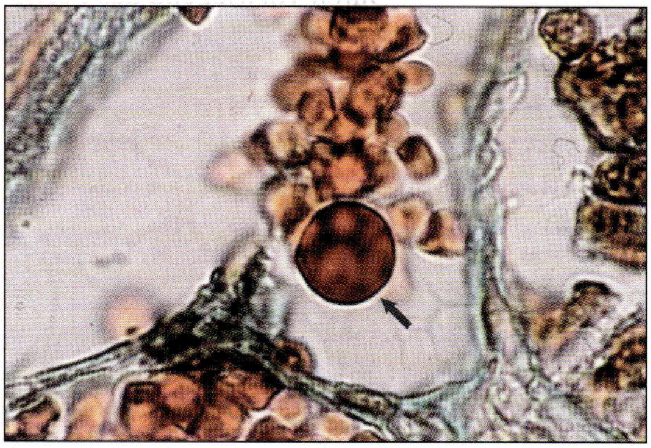

Abb. 9-24. Hyaline Kugeln (Pfeil: »shock bodies«) in einer Venole bei Schock. Goldner-Fbg.

massive pulmonale Gefäßkonstriktion, die bis zum akuten Cor pulmonale reichen kann.

9.10.1.4 Neurogener Schock. Eindeutig neurogenen Ursprungs ist der spinale Schock, z. B. nach Spinalanästhesie. Dabei kommt es zu einer Weitstellung der den betäubten Segmenten zugeordneten Arterien und Venen mit Verminderung des peripheren Gefäßwiderstands. Beim Schädel-Hirn-Trauma bricht der Kreislauf in der Regel erst zusammen, wenn bereits Atemstörungen und lichtstarre, weite Pupillen vorliegen, also unmittelbar präterminal.

9.10.2 Pathologie des Multiorganversagens

Das beim letal verlaufenden Schock auftretende Multiorganversagen wird durch eine Ischämie infolge von Mikrozirkulationsstörungen verursacht. Derartige hypoxische Schädigungen entwickeln sich vor allem in den sog. Schockorganen (Nieren, Leber, Darmtrakt und Lunge).

• Als morphologisches Substrat der **Verbrauchskoagulopathie** finden sich in allen Organen **Mikrothromben,** besonders reichlich in der Lunge infolge einer Einschwemmung mit dem venösen Blut. Die infolge der disseminierten intravasalen Koagulopathie (DIC) sich entwickelnde hämorrhagische Diathese äußert sich in generalisierten, punkt- und fleckförmigen Haut- und Schleimhautblutungen.

• **Schocknieren** sind groß und geschwollen. Die Rinde ist blaß, das Mark dunkelrot. Histologisch sieht man ausgeweitete Hauptstücke mit geschwollenen Epithelien. Häufig lassen sich auch Epithelnekrosen nachweisen. In den Glomerulusschlingen stellen sich gelegentlich hyaline Thromben und »shock bodies« (atypisch polymerisierte Fibrinkugeln) dar.

• In der **Leber** entwickeln sich läppchenzentrale Leberzellnekrosen sowie (insbesondere beim kardialen Schock) eine massive akute Blutstauung. In etwa 30% der Fälle sind hyaline Thromben nachweisbar.

• Im **Magen** finden sich als Folge der Durchblutungsstörungen und der dadurch bedingten Minderung der defensiven Faktoren Erosionen und akute Ulzera sowie Blutungen. Im **Darm** treten – allerdings selten – gleichartige Veränderungen auf. Wichtig ist der hypoxisch bedingte Zusammenbruch der Darmbarriere mit Auswanderung von Darmkeimen.

• Für den Verlauf eines Schocks sind heute meist die **Lungenschäden** entscheidend, die sich unter dem Bild des ARDS (Adult Respiratory Distress Syndrome) manifestieren.

• Am **Herzen** sieht man – als Folge der Gerinnungssteigerung – kleine wärzchenförmige fibrin- und thrombozytenhaltige Auflagerungen auf der Mitral- und/oder Aortenklappe (*Endocarditis verrucosa simplex, Schockendokarditis*). Eine klinische Bedeutung kommt dieser Endokarditis nicht zu.

9.11 Thrombose

9.11.1 Grundbegriffe

Als Thrombose bezeichnet man eine intravitale Blutgerinnung innerhalb des kardiovaskulären Systems (Herz, Arterien, Kapillaren, Venen). Der Thrombus ist von den ebenfalls intravasal, jedoch erst nach dem Tod auftretenden postmortalen Blutgerinnseln abzugrenzen. Diese entstehen infolge postmortaler Freisetzung von Gerinnungsfaktoren aus den Thrombozyten und setzen die Gerinnungskaskade in Gang. Postmortale Blutgerinnsel sind – im Gegensatz zu den intravital entstehenden Thromben – nicht brüchig, sondern elastisch, und haften der Herz- bzw. Gefäßwand nicht an. Aufgrund der Farbe und Zusammensetzung unterscheidet man:

• **Kruorgerinnsel** sind dunkelrot gefärbt und enthalten reichlich Erythrozyten sowie relativ wenig Fibrin. Sie entstehen, wenn die postmortale Blutgerinnung rasch nach dem Tode einsetzt.

• **Speckhautgerinnsel** sind gelblich glasig und enthalten keine Erythrozyten. Sie werden gebildet, wenn infolge einer hohen Blutsenkungsgeschwindigkeit die postmortale Blutsedimentation schneller verläuft als die Blutgerinnung.

9.11.2 Morphologie – Pathogenese

Morphologisch werden vier verschiedene Thrombusformen unterschieden:

- Der **Abscheidungsthrombus** ist grauweiß bis graurot *(weißer Thrombus)*, brüchig, hat eine geriffelte Oberfläche und haftet der Wand an. Er kann die Lichtung teilweise *(parietaler Thrombus)* oder vollständig *(obturierender Thrombus)* verschließen. Die erhabenen Anteile der Riffelung bestehen aus Plättchenaggregaten, die im Innern des Thrombus ein korallenstockähnliches Gerüst bilden. In den Maschen sind Fibrinfäden ausgespannt, zwischen denen Granulozyten und Erythrozyten liegen. Der Abscheidungsthrombus entwickelt sich im Bereich von Endothelläsionen. Beim appositionellen Wachstum des Thrombus entwickeln sich die Ablagerungen bevorzugt in Regionen mit verlangsamter Strömung; sie sind – entsprechend den lokalen Strömungsturbulenzen – rhythmisch angeordnet.

- Der **Gerinnungsthrombus** ist dunkelrot *(roter Thrombus)*, brüchig, und trocken. Er hat eine glatte Oberfläche, füllt die Gefäßlichtung aus und haftet der Gefäßwand kaum an. Histologisch sind die korpuskulären Blutelemente wie im strömenden Blut verteilt und werden von einem zarten Fibrinnetz zusammengehalten. Für die Entstehung der Gerinnungsthromben kommt der Strömungsverlangsamung, wie sie bei Rückstau und Abflußhindernissen, aber auch in Totwasserzonen von Strömungswirbeln auftritt, die größte Bedeutung zu *(Stagnationsthromben)*. Zusätzlich besteht häufig eine erhöhte Gerinnungsneigung des Blutes.

- Der **gemischte Thrombus** entsteht vorwiegend in Venen und enthält nebeneinander Abscheidungs- und Gerinnungsthromben. Im allgemeinen besteht der Thrombuskopf aus einem Abscheidungsthrombus, der Thrombusschwanz aus einem Gerinnungsthrombus. Auslösend für die Entstehung des roten Thrombusteils ist die Strömungsverlangsamung, welche durch den Abscheidungsthrombus verursacht wurde.

- **Hyaline Thromben** – das morphologische Substrat einer Verbrauchskoagulopathie – können in Arteriolen, Kapillaren und Venolen vorkommen. Sie bestehen aus Fibrin, zerfallenen Thrombozyten und Plasmaeiweiß. Im histologischen Bild weisen sie keine Innenstrukturen auf, sondern sind homogen und färben sich intensiv mit Eosin an.

9.11.3 Ursachen der Thrombusbildung (Virchow-Trias)

- **Veränderung der Gefäßwand.** Endothelläsionen spielen eine entscheidende Rolle für die Entstehung eines Thrombus. Normale Endothelzellen wirken antithrombotisch, indem sie Adhäsion und Aggregation von Blutplättchen sowie die Bildung von Thrombin verhindern, Thrombin inaktivieren und Blutgerinnsel über das fibrinolytische System auflösen. Bei Endotheldefekten entfällt diese Schutzwirkung. Auch intaktes Gefäßendothel kann unter dem Einfluß von Botenstoffen (Tumornekrosefaktor, Interleukin-1 und Plättchenaktivationsfaktor) seine antikoagulatorische Wirkung verlieren und sogar durch Exprimierung von Phospholipiden (vergleichbar mit dem Plättchenfaktor 3) die Basis für die Bildung von Prothrombinase-Komplexen und den Start von intravasaler Gerinnung bilden.

Die Abdeckung von Endothelläsionen erfolgt durch Thrombozyten. Nach Anlagerung werden die in den Alpha-Granula und den »dense bodies« gespeicherten Faktoren freigesetzt und induzieren durch eine Aktivierung der Gerinnungskaskade eine weitere Thrombozytenaggregation. Außerdem lösen sie eine Plättchenkontraktion aus, so daß die Thrombozyten sich zu einer homogenen Masse zusammenballen (visköse Metamorphose). Eine weitere Stabilisierung des Thrombus erfolgt durch eine Umwandlung des umgebenden Fibrinogens. Weiterhin haben die Thrombozyten und die Gerinnungsfaktoren Kontakt mit den Bausteinen des kollagenen Bindegewebes, von denen Kollagen, Laminin, Fibronektin und der Willebrand-Faktor Adhäsionsrezeptoren für die mit der Bindung aktivierten Thrombozyten aufweisen. Durch die Exprimierung von Gewebsfaktor III und durch die Aktivierung von Faktor XII (vor allem durch Kollagen) werden sowohl extrinsische als auch intrinsische Gerinnung aktiviert.

- **Veränderungen der Blutzusammensetzung.** Änderungen der Blutzusammensetzung, die zu einer gesteigerten Gerinnungsneigung oder zu einer gesteigerten Viskosität führen, begünstigen die Entstehung einer Thrombose. So ist die Verschlechterung der Fibrinolyseaktivität bei Hypertriglyzeridämie eine wichtige Mitursache des erhöhten Thromboserisikos bei Fettsüchtigen. In gleicher Weise kann eine Zunahme gerinnungsfördernder Faktoren, z. B. bei Neoplasien des hämatopoetischen Gewebes (myeloproliferative Erkrankungen), Ursache einer gesteigerten Thromboseneigung sein. Eine Zunahme von Gerinnungsfaktoren besteht auch bei den mit einer Thromboseneigung einhergehenden paraneoplastischen Syndromen.

Die erhöhte Blutviskosität, wie sie bei Exsikkose, Polyzythämie, Kryoglobulinämie oder Makroglobulinämie gesehen wird, begünstigt – über eine Erhöhung des peripheren Strömungswiderstands und eine dadurch bedingte Verlangsamung des Blutstroms – die Entstehung von Thrombosen.

- **Veränderungen der Blutströmungsgeschwindigkeit**. Strömungsverlangsamungen und Turbulenzen sind thrombosebegünstigende Veränderungen der Blutzirkulation.

9.11.4 Kardiale Thrombose

Kardiale Thrombosen entwickeln sich meist auf den Klappen oder auf dem parietalen Endokard. Thromben an den Herzklappen entstehen im Rahmen einer *rheumatischen Endocarditis valvularis* (Endocarditis verrucosa rheumatica) oder einer *Schockendokarditis* (Endocarditis verrucosa simplex); sie bestehen nur aus Thrombozyten und Fibrin, die am Schließungsrand der Mitral- und Aortenklappen wärzchenförmige Auflagerungen bilden. Bei den *bakteriell bedingten Endokarditiden* (Endocarditis ulceropolyposa und Endocarditis lenta) bilden sich auf den Klappengeschwüren polypenartige, in der Lichtung flottierende Thromben. Parietalthrombosen treten vorwiegend beim Herzinfarkt und bei Myokarditis auf. Man findet sie auch auf dem Boden einer Strömungsverlangsamung (z. B. bei Herzinsuffizienz) nicht selten in ausgeweiteten Herzohren. Bei der Mitralstenose können sich Herzohrthromben kugelförmig in die Vorhoflichtung vorwölben und nach Abriß frei im Vorhof liegen oder embolisieren.

9.11.5 Arterielle Thrombosen

Arterielle Thromben entstehen vorwiegend über aufgebrochenen atherosklerotischen Plaques und in Aneurysmen. Die Freilegung von Kollagen, Lipiden und Myozyten führt zu einer Aktivierung der Plättchen und der Gerinnungskaskade. Atherosklerotisch bedingte Thrombosen liegen am häufigsten in der Aorta, in mittelgroßen Arterien und den Koronarien. An den größeren Arterien bilden sich in der Regel nur Parietalthromben, die zu keiner wesentliche Behinderung der Blutströmung führen. Je kleiner die Arterie, desto größer ist die Gefahr, daß der Thrombus die Gefäßlichtung weitgehend oder völlig verschließt.

9.11.6 Venöse Thrombosen

Venöse Thromben **(Phlebothrombose)** entstehen vorwiegend auf dem Boden einer Strömungsverlangsamung, die kardial (Rechtsherzinsuffizienz) oder vasal (Varikosis) bedingt sein kann. Sie werden in ihrer Entstehung durch Bettlägerigkeit und Adipositas begünstigt. Besonders häufig treten sie nach chirurgischen Eingriffen auf.

Venöse Thromben finden sich hauptsächlich in den Venen der unteren Extremitäten und des Beckens. Die Thrombose tiefer Venen verläuft vielfach klinisch stumm. Eine Komplikation, z. B. eine Lungenarterienembolie, kann die erste Manifestation sein. Thrombosen der oberflächlichen Venen gehen nicht selten mit einer schmerzhaften sterilen Entzündung **(Thrombophlebitis)** einher. Sie ist abzugrenzen von der eitrigen Thrombophlebitis, die sich auf dem Boden von infizierten Thromben entwickelt und häufig Ausgangspunkt einer Sepsis ist.

Schwerwiegende Folgen haben Thrombosen in den Durasinus sowie in äußeren und inneren Hirnvenen, da sie zu einem Blutaufstau in der vorgeschalteten Gefäßprovinz mit Ausbildung einer blutig durchtränkten Nekrose (hämorrhagische Infarzierung) führen.

Venenthrombosen kommen **als Paraneoplasie** bei verschiedenen malignen Tumoren (Magen-, Ovarial- und Pankreaskarzinome) vor. Sie zeichnen sich durch meist atypische Lokalisationen (Venen der oberen Extremitäten) und einen unge-

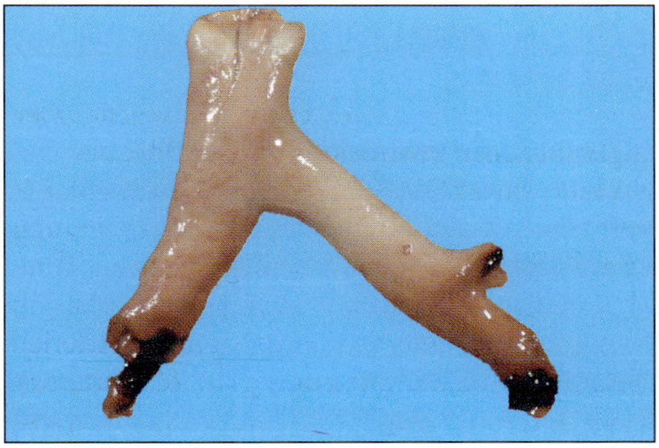

Abb. 9-25. Speckhautgerinnsel. Postmortale Gerinnung bei vorbestehender hoher Blutsenkungsgeschwindigkeit.

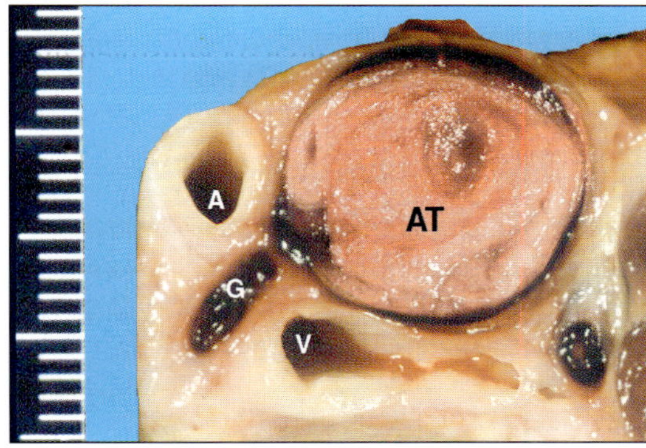

Abb. 9-26. Abscheidungsthrombus (weißer Thrombus). Heller, konzentrisch geschichteter Thrombus (AT) in einer Venenlichtung. G: dunkler Gerinnungsthrombus. A: Arterie. V: Vene.

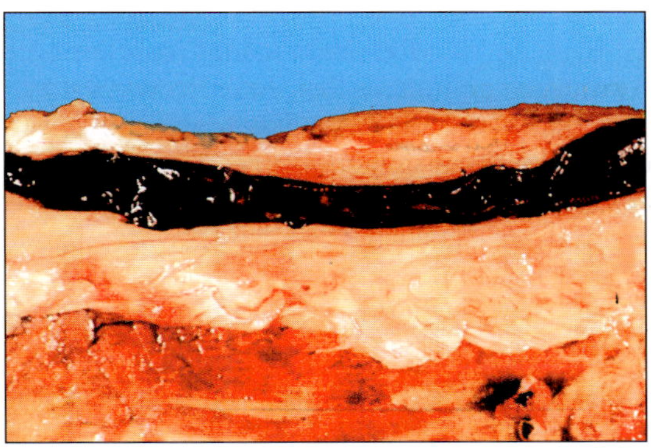

Abb. 9-27. Gerinnungsthrombus (roter Thrombus) in einer Venenlichtung

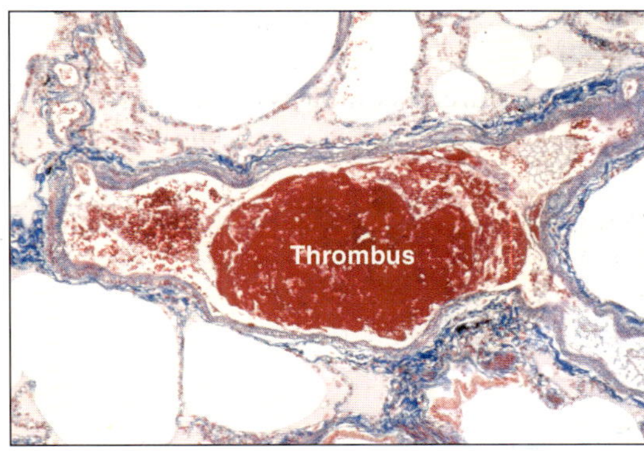

Abb. 9-28. Hyaliner Thrombus. Aus Fibrin und Thrombozyten bestehender Thrombus bei Schock (DIC). Lunge. Azan-Fbg.

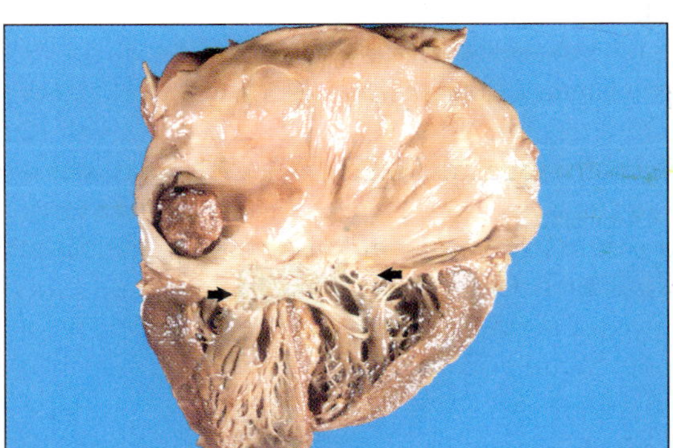

Abb. 9-29. Kugelthrombus im dilatierten linken Vorhof bei Mitralstenose. Die Pfeile markieren den Klappenumfang der Valva mitralis.

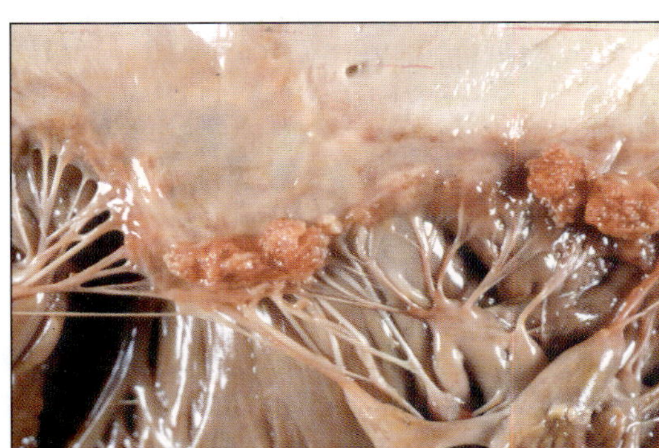

Abb. 9-30. Endocarditis verrucosa paraneoplastica. Kleine thrombotische Auflagerungen auf dem Klappenschließungsrand bei Lungenkarzinom.

wöhnlichen Verlauf (*Thrombophlebitis saltans* = diskontinuierliche Venenthrombose) aus.

9.11.7 Postthrombotisches Syndrom

Thromben in den tiefen Beinvenen können weitgehend rekanalisiert werden; dabei kommt es aber meist zu einer Zerstörung der Venenklappen mit Klappeninsuffizienz und permanenter Erhöhung des hydrostatischen Drucks in dieser Gefäßprovinz. Zunächst fließt das Blut über die Vv. perforantes und oberflächlichen Venen ab. Später kommt es zu einer Überlastung der oberflächlichen Venen, die sich ausweiten (**Varikosis** = Krampfadern), so daß ihre Klappen schließungsunfähig werden. Die dadurch bedingte weitere Verstärkung der venösen Stauung führt zu einer entsprechenden Verlangsamung des Blutstroms und erneuten Thrombosen. Schließlich stellt sich das klinische Bild der **chronischen venösen Insuffizienz** ein, gekennzeichnet durch ein lokales Ödem mit Ödemsklerose, ein dichtes subkutanes Venennetz oberhalb des Fußes, eine Atrophie der Epidermis und durch Ulcera cruris.

9.11.8 Schicksal von Thromben

• Das **Thrombuswachstum** ist vor allem bei der Venenthrombose von Bedeutung. Die tiefen Beinvenenthrombosen beginnen in der Regel in den kleinen Wadenvenen. Der in die Mündung einer größeren Vene reichende Thrombusschwanz führt hier zu Turbulenzen und löst die Ausbildung eines Abscheidungsthrombus aus, dem sich wiederum ein Gerinnungsthrombus anlagert. Auf diese Weise kann der Thrombus – über die Beckenvenen – bis in die Vena cava wachsen.

• Eine **intravitale fibrinolytische Auflösung** findet häufig bei den hyalinen Thromben (Mikrothromben) und nur gelegentlich bei den Wadenvenenthromben statt.

• Unter **puriformer Erweichung** versteht man eine zentrale Auflösung des Thrombus mit Ausbildung rahmig-gelber, eiterähnlicher Massen. Sie erfolgt durch proteolytische Enzyme, die von eingewanderten und eingeschlossenenen Granulozyten und Makrophagen freigesetzt werden. Derartige Erweichungen findet man vorwiegend in großen Thromben (Herz, Aneurysma), da hier die Enzyme nicht durch das strömende Blut verdünnt werden.

• **Thrombusorganisation.** Schon am ersten Tag wird die Thrombusoberfläche von Makrophagen bedeckt; von der Anhaftungsstelle beginnt das Überwachsen von Endothelzellen. Einwandernde Makrophagen bauen das thrombotische Material phagozytotisch und proteolytisch ab. Am 5. Tag wachsen Fibroblasten, am 10. Tag Kapillaren in den Thrombus ein und ersetzen ihn durch Granulationsgewebe. Thrombuskapillaren weiten sich aus und finden Anschluß an den proximalen und distalen Gefäßabschnitt (**Thrombusrekanalisation**). Nach 4 bis 6 Wochen ist der Thrombus in ein Narbengewebe umgewandelt. Parietale Thromben, wie sie vor allem im Herzen und in den Arterien vorkommen, hinterlassen eine fibröse Wandverdickung. Die Rekanalisierung obturierender Thromben gelingt in den Arterien des großen Kreislaufs nur unvollständig. Die venösen Thromben lösen sich infolge der Fibrinretraktion schon in den ersten Stunden in weiten Abschnitten von der Gefäßwand, so daß fast die gesamte Thrombusoberfläche endothelialisiert. Nach der Rekanalisation bleiben schmale, strickleiterartige Narbenzüge zurück.

• **Hyalinisierung und Verkalkung.** Bei einer unvollständigen Organisation des Thrombus verdichtet sich dieser zu einer homogen strukturlosen (hyalinen) Masse. Eine derartige Organisationsstörung liegt vor, wenn die Gefäßwand stark fibrosiert ist, so daß keine Kapillaren in den Thrombus einwachsen können (z. B. beim arteriosklerotisch bedingten Aortenaneurysma). Aber auch bei kleinen venösen Thromben (z. B. im Plexus uterovaginalis oder paraprostaticus) kann die Organisation unterbleiben. Hier verkalken die hyalinisierten Thromben und bilden *Phlebolithen*.

• Ablösung und Verschleppung mit dem Blutstrom (**Thrombembolie**)

9.12 Embolie

9.12.1 Grundbegriffe

Unter Embolie versteht man die hämatogene Verschleppung und periphere Einkeilung von kör-

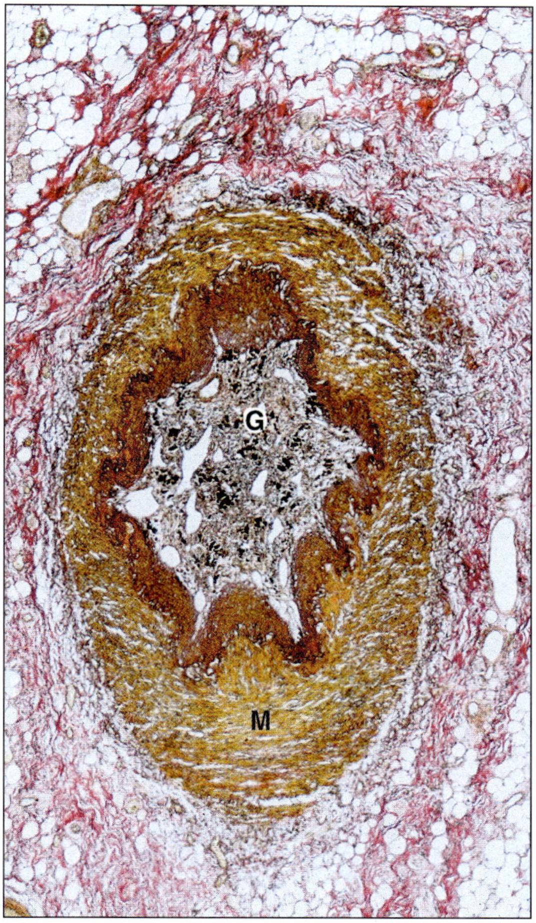

Abb. 9-31. Venenthrombus in Organisation. In der Venenlichtung Granulationsgewebe (G) mit ektatischen Kapillaren und Hämosiderinablagerungen. M: Media. Van-Gieson-Fbg.

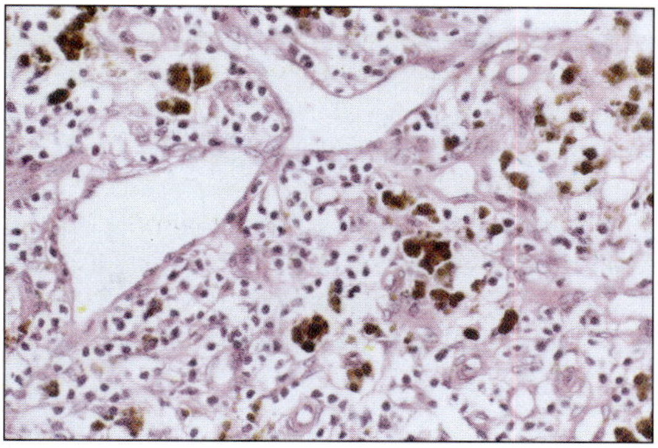

Abb. 9-32. Thrombus in Organisation. Granulationsgewebe mit Kapillaren. Ausgeweitete Lichtung als Zeichen der Rekanalisation. Dunkelbraune Hämosiderinablagerungen. HE-Fbg.

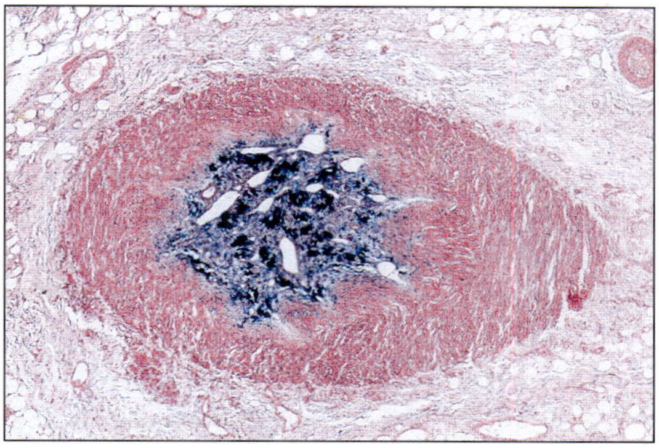

Abb. 9-33. Venenthrombus in Organisation. In der Venenlichtung reichlich eisenhaltiges Pigment als Zeichen des Abbaus eines Thrombus. Berliner-Blau-Reaktion.

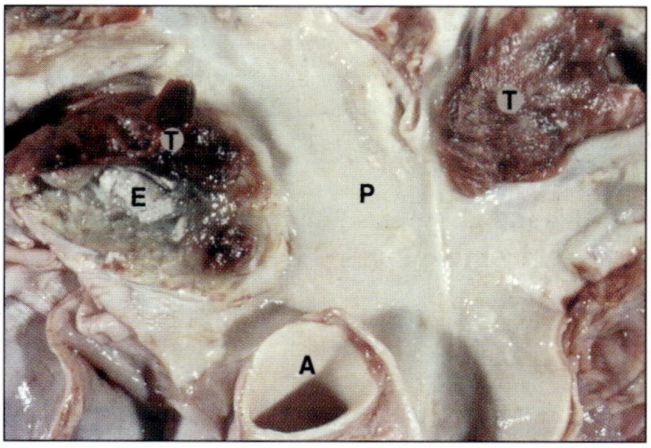

Abb. 9-34. Alte Thrombembolie (T) in der Lichtung der Pulmonalarterien (P). E: Puriforme Erweichung. A: Aorta.

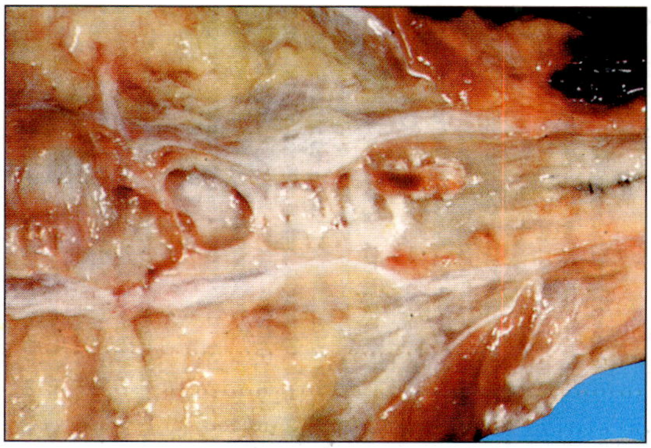

Abb. 9-35. Alte organisierte und rekanalisierte Venenthrombose (»Strickleitersystem«)

pereigenen oder körperfremden Substanzen (Emboli), die sich mit dem Plasma nicht homogen mischen. Bei dem embolisierten Material handelt es sich meist um Thromben. Ferner kann es sich um Fett, Gase (Luft), Fruchtwasser, Fremdkörper (z. B. abgebrochene Infusionsnadeln oder Katheterspitzen), Zellen (besonders häufig metastasierende Tumorzellen), Bakterienhaufen (bei Septikopyämie) oder tierische Parasiten handeln.

9.12.2 Lungenarterienembolie

Die Lungenembolie (besser Lungenarterienembolie) gehört zu den häufigsten letalen Komplikationen von hospitalisierten Patienten. Mit dem Auftreten von Lungenembolien ist bei über 10% der stationär behandelten Patienten (insbesondere nach größeren operativen Eingriffen) zu rechnen. Die Mehrheit der Lungenembolien bleibt aber symptomlos oder wird klinisch nicht erkannt.

Zu den **begünstigend wirkenden Faktoren**, die die Entstehung venöser Thromben fördern, zählen insbesondere Bettlägerigkeit, Adipositas und operative Eingriffe. Die Ablösung eines Thrombus wird durch Wadenmuskelkontraktionen (Steigerung des Strömungswiderstands infolge des Einsetzens der Muskelpumpe), Hustenstöße und Bauchpresse (plötzliche venöse Druckschwankung) ausgelöst.

Bevorzugte Lokalisationen. Der Quellthrombus liegt in über 80% aller Lungenembolien in den großen Beinvenen (V. femoralis, V. poplitea). Thromben der oberflächlichen Beinvenen (bei Varikosis), der Wadenvenen und anderer Venen dieses Kalibers (periprostatische, uterine, periovarielle Venen) gelangen nur selten in die Lunge.

Für die **Folgen der Thrombembolie** sind das Ausmaß der mechanischen Gefäßokklusion und der Grad der pulmonalen Vasokonstriktion entscheidend. Eine Vasokonstriktion wird durch Mediatoren verursacht, die bei periembolischen Gerinnungsvorgängen freigesetzt werden: Endotheline von Endothel- und Bindegewebszellen, Thromboxan A_2 und PAF von Thrombozyten und Leukozyten, Leukotriene von Granulozyten, Makrophagen und Parenchymzellen.

Nach dem **Verlauf** unterscheidet man perakute (fulminante), akute und chronische Lungenembolien. Eine *tödlich verlaufende perakute (fulminante) Lungenembolie* sieht man, wenn mehr als 60% der pulmonalen Strombahn durch einen großen oder multiple kleine, knäuelartig zusammengerollte Thrombemboli verschlossen sind. Infolge eines reflektorisch bedingten Koronarspasmus kommt es zum Sekundenherztod. Bei den *akuten Embolien* stehen die koronare Minderdurchblutung (akute Koronarinsuffizienz) oder die Druckbelastung des rechten Herzens (akutes Cor pulmonale) klinisch im Vordergrund. Da die Widerstandserhöhung durch die mediatorbedingte Vasokonstriktion innerhalb der ersten Stunden ständig weiter zunimmt, wird der kritische Wert für ein Herzversagen manchmal erst nach Stunden erreicht.

Das Bild einer *chronischen Lungenembolie* sieht man bei rezidivierenden Lungenembolien, bei denen sich das rechte Herz jeweils der Widerstandserhöhung in der Lungenperipherie durch eine konzentrische Hypertrophie der rechten Herzkammer anpaßt (chronisches Cor pulmonale). Aber auch einzelne massive Embolien können zu einer langdauernden Rechtsherzbelastung führen, wenn das akute Ereignis überlebt wird.

In den meisten Fällen wird eine mittelgroße Lungenembolie folgenlos überlebt, da die Blutversorgung des nachgeschalteten Lungenparenchyms über die Vasa privata aufrechterhalten wird. Als Folge der relativen Unterversorgung kommt es zu Blutaustritten in das Interstitium und die Alveolen (infarktartige Hämorrhagien). Embolische Verschlüsse kleinerer Lungenarterien werden in der Regel innerhalb von Stunden bis Tagen fibrinolytisch aufgelöst. Nicht aufgelöste Thrombemboli bzw. -anteile werden in gleicher Weise wie ein Thrombus organisiert und hinterlassen eine umschriebene Intimaverdickung der Arterie oder strickleiterartige Narben.

Ein **Lungeninfarkt** tritt nur dann auf, wenn die Blutversorgung des hinter dem Thrombembolus gelegenen Lungengewebes über die Vasa privata nicht ausreicht. Häufigste Ursache einer derartigen Minderversorgung ist eine Linksherzinsuffizienz mit einer pulmonalen Blutstauung. Infolge der bereits vorher entstandenen Hämorrhagien entwickeln sich praktisch immer hämorrhagische Infarkte. Die Ausdehnung hängt von der Größe des verschlossenen Gefäßes ab und reicht von eben sichtbaren Herden bis zu großen, den Lappen weitgehend ausfüllenden Infarkten (sog. *Infarktpneumonie*). Am häufigsten betroffen sind die mittleren Pulmonalarterienäste. Entsprechend dem Versorgungsbereich der verschlossenen Arterien ist der Infarkt keilförmig gestaltet, wobei die Pleura die Keilbasis bildet. Lungeninfarkte sind von dunkelroter Farbe und haben eine feste Konsistenz. Die bedeckende Pleura ist infolge einer Begleitpleuritis getrübt. Histologisch sind die Alveolarlichtungen im frischen Infarkt prall mit Blut gefüllt, während die Alveolarsepten – als Ausdruck der Nekrose – ihre Kernfärbbarkeit verloren haben.

Anämische (weiße) Lungeninfarkte sind selten und entwickeln sich nur dann, wenn die Alveolarlichtungen bereits verlegt sind (z. B. durch Entzündungszellen bei Lobärpneumonie).

9.12.3 Arterielle Thrombembolien

Auch im großen arteriellen Kreislauf kann thrombotisches Material verschleppt werden und bleibt als Thrombembolus in den peripheren Arteriolen und Kapillaren stecken. In dem nachgeschalteten Areal kommt es – bei fehlendem Kollateralkreislauf – zu Durchblutungsstörungen, in der Regel zum Infarkt. Arterielle Thrombemboli stammen in 80% der Fälle aus dem Herzen (70% entstehen als parietale Thromben über einem Herzinfarkt, bis zu 10% auf dem Boden einer rheumatischen Endokarditis, 5% bei Kardiomyopathien. Ferner besteht bei Vorhofflimmern ein erhöhtes Embolierisiko). Seltenere kardiale Ursachen sind eine bakterielle Endokarditis, künstliche Herzklappen oder eine **paradoxe Embolie** (Verschleppung eines Thrombembolus aus der venösen Strombahn über ein offenes Foramen ovale in die arterielle Strombahn). In den Arterien entstehen Thromben vor allem über einen aufgebrochenen atherosklerotischen Herd, in Aneurysmen oder in Gefäßprothesen.

70% aller systemischen Thrombembolien führen zu Gefäßverschlüssen an den unteren Extremitäten, 10% im Gehirn, 8% in den oberen Extremitäten und 10% in den viszeralen Gefäßen (Mesenterial-, Nieren-, Milzarterien).

9.12.4 Fettembolien

Als Fettembolie bezeichnet man die hämatogene Verschleppung von Fetttropfen (= nicht emulgiertes Fett) und ihre Einkeilung in Kapillaren. Fettembolien führen primär zu einer Verlegung von Lungenkapillaren und Präkapillaren, deren Durchmesser unter 20 µm liegt *(venöse Fettembolie)*. Passiert das Fett die Lunge, so wird es in den großen arteriellen Kreislauf verschleppt *(arterielle Fettembolie)*.

Die hirschgeweihartige Verlegung der Kapillaren und der präkapillären Gefäßabschnitte in der Lunge wird durch eine Anlagerung von Thrombozyten und Fibrin verstärkt; sie verursacht eine Perfusionsstörung, die bei massiven Fettembolien ein akutes Cor pulmonale hervorruft. Fettsäuren, die bei der Hydrolyse der Triglyzeride durch Endothelien freigesetzt werden, führen zu einer Endothelschädigung mit Zunahme der Permeabilität sowie zu einer Inaktivierung des Surfactant-Faktors. Es entsteht ein interstitielles Ödem mit Erhöhung des Diffusionswiderstands (Fluid Lung) und eine mangelhafte Lungenentfaltung mit Ausbildung einer schweren arteriellen Hypoxämie unter dem Bild eines ARDS.

Passieren die Fetttropfen die Lungenkapillaren, so treten Folgeveränderungen vor allem an Haut und Gehirn auf. An der Haut (und den Konjunktiven) sieht man petechiale Blutungen in der oberen Körperhälfte. Im Gehirn finden sich multiple, überwiegend im Mark lokalisierte, punktförmige Blutungen *(Purpura cerebri)*. Im Augenhintergrund erkennt man fettgefüllte Gefäße. In der Niere passiert das Fett die Glomeruluskapillaren und wird in Form von Fetttropfen mit dem Harn ausgeschieden.

Fettembolien treten bei Knochenbrüchen oder umfangreichen Weichteilverletzungen auf und sind bei polytraumatisierten Patienten regelmäßig nachzuweisen. Jedoch nur 10% der Patienten mit multiplen Knochenfrakturen und nur 2% mit einer Tibia- oder Femurfraktur entwickeln klinisch das Bild des **Fettemboliesyndroms**. Außerdem wird ein derartiges Syndrom auch bei nicht traumatisierten Schockpatienten gefunden. Man nimmt daher an, daß – neben der traumatischen Fettembolie – auch eine *metabolische Fettembolie* vorkommen kann. Formalpathogenetisch werden zwei Theorien diskutiert:

- **Obstruktionstheorie.** Durch einen bisher nicht geklärten Mechanismus – möglicherweise werden aus der Fraktur freigesetzte Mediatoren wirksam – kommt es zur Instabilität in der Emulsion der Blutfette, so daß sie zu größeren Tropfen zusammenfließen. Diese Fetttropfenbildung wird durch eine Hypertriglyzeridämie begünstigt, da die schockbedingte erhöhte Katecholaminausschüttung zur vermehrten Freisetzung von Fettsäuren führt, die in der Leber reesterifiziert und als VLDL in die Blutbahn sezerniert werden.

- **Toxische Theorie.** Die beim Schock freigesetzten sowie die beim Abbau der Fettembolie entstehenden Fettsäuren wirken toxisch auf die Lungenendothelien, so daß ihre Lipoproteinlipase-Aktivität erlischt und die Lipoproteine zusammen mit Thrombozyten und Fibrin in den Lungenkapillaren aggregieren.

9.13 Arterielle Durchblutungsstörungen und Hypoxie

Arterielle Durchblutungsstörungen manifestieren sich als relative oder absolute Ischämie. Bei der **relativen Ischämie** besteht ein Mißverhältnis zwischen Blutangebot und Blutbedarf. Bei der absoluten Ischämie wird der Sauerstoffdruck im Gewebe für eine bestimmte Zeit unter einen kritischen Wert erniedrigt. In den meisten Fällen beruht die absolute Ischämie auf dem Verschluß eines arteriellen Gefäßes.

9.13.1 Absolute Ischämie

Die häufigste Ursache eines arteriellen Verschlusses ist eine atherosklerotisch bedingte Thrombose, seltener eine Thrombembolie bei Atherosklerose. Noch seltener kommen Gefäßerkrankungen, wie z. B. eine Thrombangiitis obliterans, Polyarteriitis nodosa oder Tumorobstruktion bzw. -kompression, in Frage.

- Folge des **Verschlusses einer Endarterie** ist eine ischämische Nekrose des gesamten nachgeschalteten Gewebes, die an den Extremitäten als **Gangrän** (= Extremitäteninfarkt) und an den Organen als **Infarkt** bezeichnet wird. Die Ausdehnung des Gewebsuntergangs hängt nicht nur von der Größe der verschlossenen Arterie, d. h. ihrem Versorgungsgebiet ab, sondern auch vom Gefäßversorgungstyp.

- Einen **doppelten Blutkreislauf** weisen Lunge und Leber auf. Der Verschluß eines Gefäßes führt in diesen Organen nur dann zu Nekrosen, wenn die Blutversorgung über den zweiten Kreislauf ebenfalls gestört ist.

- Eine **doppelte Blutversorgung über parallel verlaufende Arterien** besteht z. B. an den Unterarmen. Arteria radialis und A. ulnaris sind über den Hohlhandbogen miteinander verbunden und können bei einem Gefäßverschluß wechselseitig die Blutversorgung übernehmen. Ähnliches gilt für die über den Circulus arteriosus Willisii verbundenen Gefäße.

- Eine **einfache arterielle Versorgung mit reichlich interarteriellen Anastomosen** ist das arkadenartig aufgebaute Gefäßsystem des Dünndarms. Nur Verschlüsse im Bereich der primären Aufzweigungen können in diesem System nicht kompensiert werden und führen zu Infarkten. An den unteren Extremitäten besteht ebenfalls ein – aber wesentlich weniger effizienter – Kollateralkreislauf über das Rete arteriosum coxae, das Rete articulare genus und das Rete malleolare.

- Bei einer **einfachen arteriellen Versorgung mit funktionellen Endarterien** (z. B. Herz, Nieren, Milz, Gehirn) führen akute Verschlüsse immer zu Infarkten. Bei einem sich langsam entwickelnden Gefäßverschluß können sich in einigen Organen (z. B. Herz) Kollateralen entwickeln, so daß kein oder nur ein kleiner Infarkt entsteht.

Die Ausdehnung der ischämischen Nekrose wird vom Allgemeinstatus des Kreislaufs beeinflußt. Eine Anämie begünstigt die Entstehung einer hypoxischen Schädigung, in gleicher Weise jede Verlangsamung des Blutstroms. So sieht man bei schwerer Koronarsklerose nicht selten einen Myokardinfarkt auch ohne vollständigen Ge-

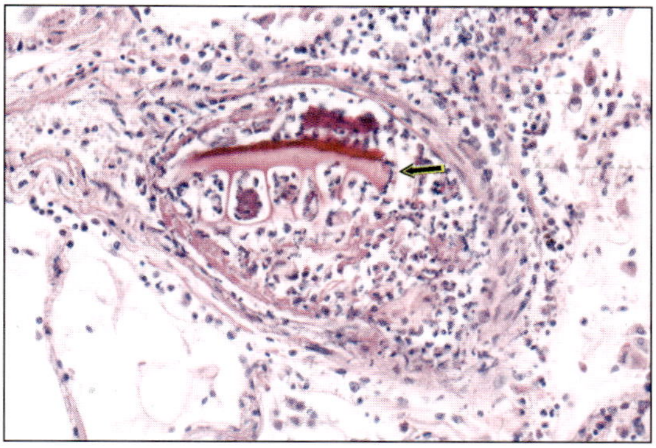

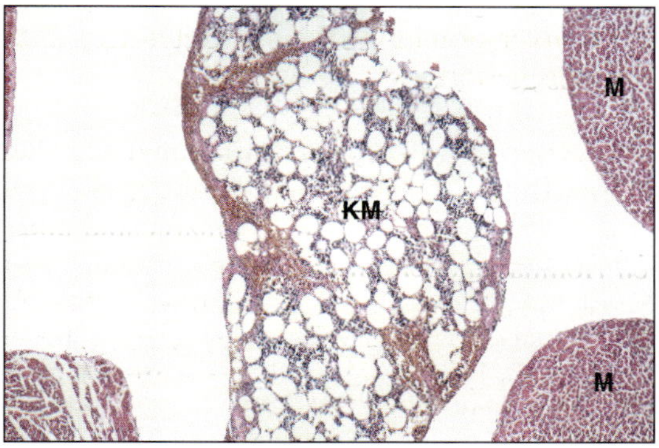

Abb. 9-36. Oben: **Embolie aus Pflanzenzellen** (Pfeil) in die Lungen bei enterokavaler Fistel. HE-Fbg. Unten: **Knochenmarkembolus** (KM) in der Herzhöhle nach Knochenfraktur. M: Myokard. HE-Fbg.

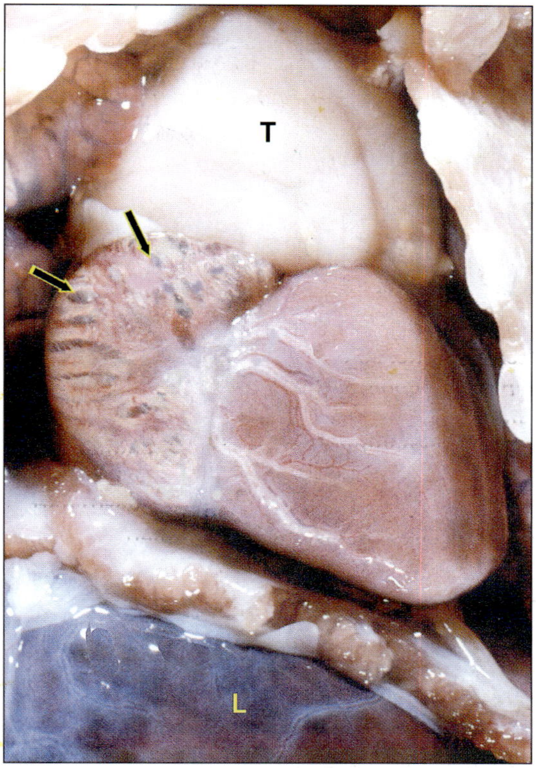

Abb. 9-37. Luftembolie. Perlschnurartig angeordnete Luftblase (Pfeil) in oberflächlichen Herzvenen nach traumatischer Eröffnung einer Halsvene. T: Thymus, L: Leber.

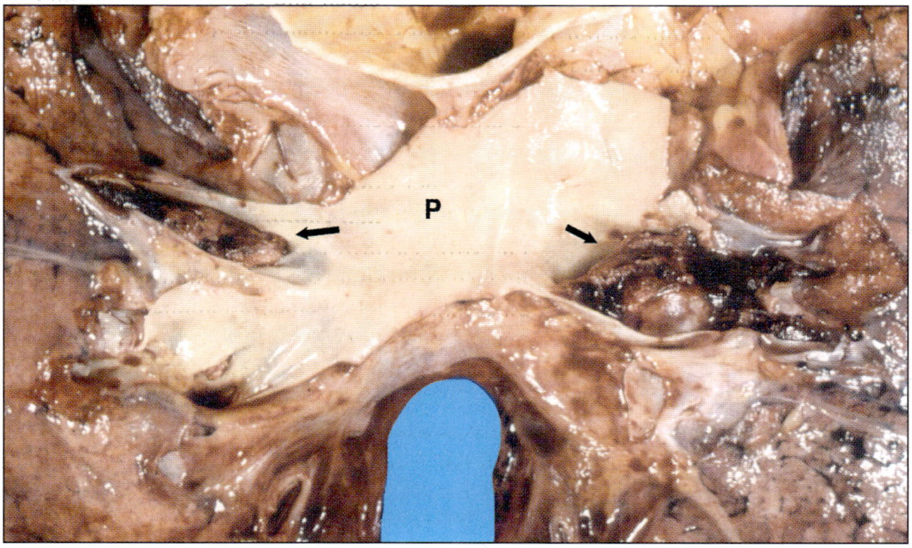

Abb. 9-38. Lungenembolie. Thrombemboli (Pfeile) in beiden Pulmonalarterien. P: Hauptstamm der A. pulmonalis.

fäßverschluß, wenn eine schwere Anämie und/oder ein plötzlicher Blutdruckabfall vorliegen.

Die Infarkte manifestieren sich meist unter dem Bild einer **Koagulationsnekrose,** die – in Abhängigkeit vom Blutversorgungstyp – sich als anämische oder hämorrhagische Infarkte manifestieren. Nur im Gehirn entstehen **Kolliquationsnekrosen** (Hirnerweichungen; s. S. 241).

9.13.2 Organ- und Extremitäteninfarkte

9.13.2.1 Ein **anämischer Infarkt** entsteht beim Verschluß einer anatomischen oder funktionellen Endarterie und manifestiert sich als Totalnekrose des Parenchyms und des Interstitiums.

- Der **anämische Niereninfarkt** entsteht in 90% der Fälle infolge eines thrombembolischen Verschlusses eines Nierenarterienastes, wobei Form und Größe des Infarkts vom Kaliber der verschlossenen Arterie abhängen. Der frische Infarkt ist blaß-gelblich gefärbt und wird von einem hämorrhagischen Randsaum umgeben. In der Folgezeit schrumpft das nekrotische Gewebe durch Wasserentzug. Anschließend wird es peripher durch ein Granulationsgewebe organisiert und durch Narbengewebe ersetzt. Makroskopisch hinterläßt der Infarkt eine tiefe narbige Einziehung der Nierenoberfläche.

- Auch der **anämische Milzinfarkt** wird meist durch arterielle Embolien hervorgerufen. Er ist keilförmig gestaltet und zu Beginn dunkelrot. Nach Resorption des Hämoglobins sieht er in der zweiten Woche gelb aus und hat eine trockene Schnittfläche sowie einen breiten hämorrhagischen Randsaum. Später wird der Infarkt resorbiert und hinterläßt eine trichterförmige Narbe. Multiple, vorwiegende kleine Infarkte *(»Fleckmilz«)* entwickeln sich auf dem Boden einer Polyarteriitis nodosa.

- **Anämischer Herzinfarkt** (siehe 9.6)

9.13.2.2 Beim **hämorrhagischen Infarkt** besteht eine Nekrose des Parenchyms und des Interstitiums mit einer massiven Einblutung. Hämorrhagische Infarkte entstehen in Organen mit doppelter Gefäßversorgung (Lunge, Leber) sowie in Organen mit ausgeprägten arteriellen Kollateralen (Dünn- und Dickdarm). Schließlich können hämorrhagische Infarkte auch auftreten, wenn es infolge Rekanalisierung zur Wiederdurchblutung eines bereits schwer ischämisch geschädigten Gewebes kommt.

- **Lungeninfarkt** (s. 9.12.2)

- **Leberinfarkte.** Hämorrhagische Infarkte der Leber sind selten und kommen bei Angiitiden oder bei Tumorkompression von Gefäßen vor. Ein Verschluß von Lappen- oder Segmentarterien führt meist zu anämischen Infarkten, ein Verschluß kleiner Äste zu hämorrhagischen Infarkten, während Verschlüsse mittlerer Äste über Kollateralen ausgeglichen werden und keine Folgen hinterlassen. Der Verschluß eines Pfortaderastes (z. B. durch Metastasen) hat einen *Zahn-Infarkt* zur Folge. Dabei handelt es sich um eine umschriebene Blutansammlung, die erst später mit einer Parenchymnekrose einhergeht.

- **Mesenterialinfarkt.** Verschlüsse der Mesenterialarterien werden meist durch Emboli verursacht, seltener durch eine Atherosklerose mit aufgepfropfter Thrombose. Makroskopisch sieht man eine ödematös verdickte und von Blutungen durchsetzte dunkelrote bis schwarze Darmwand, die an der Oberfläche von Fibrinausschwitzungen bedeckt wird. Histologisch besteht zunächst eine Koagulationsnekrose der Kryptenepithelien, während die Zottenepithelien mit noch erhaltener Kernfärbung bereits abgestoßen werden. Die Darmwand ist ödematös durchtränkt und wird von Erythrozyten durchsetzt. Innerhalb weniger Stunden treten zusätzlich polymorphkernige Leukozyten auf. Infolge einer Keimdurchwanderung entwickelt sich frühzeitig eine Peritonitis. Eine weitere Komplikation ist die Darmperforation mit Peritonitis. Für die hämorrhagische Durchtränkung der Darmwand ist der gegenüber dem Cava-System höhere Druck im Pfortaderkreislauf verantwortlich, der zu einem Blutreflux in den nicht mehr arteriell versorgten Darmabschnitt führt. Zusätzlich kommt es zu Sickerdurchblutungen über die arteriellen Kollateralen. Eine umschriebene hämorrhagische Darmwandnekrose infolge einer venösen Abflußstörung **(hämorrhagische Infarzierung)** kann sich auch auf dem Boden eines hochsitzenden Pfortaderverschlusses ent-

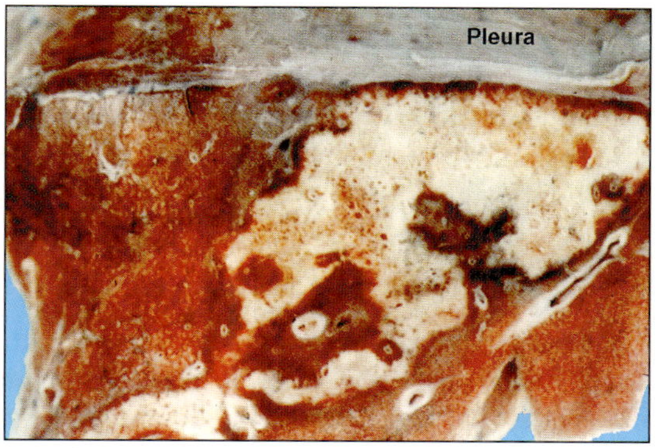

Abb. 9-39. Anämischer Lungeninfarkt. Landkartenartiger heller Infarkt auf dem Boden einer Pneumonie.

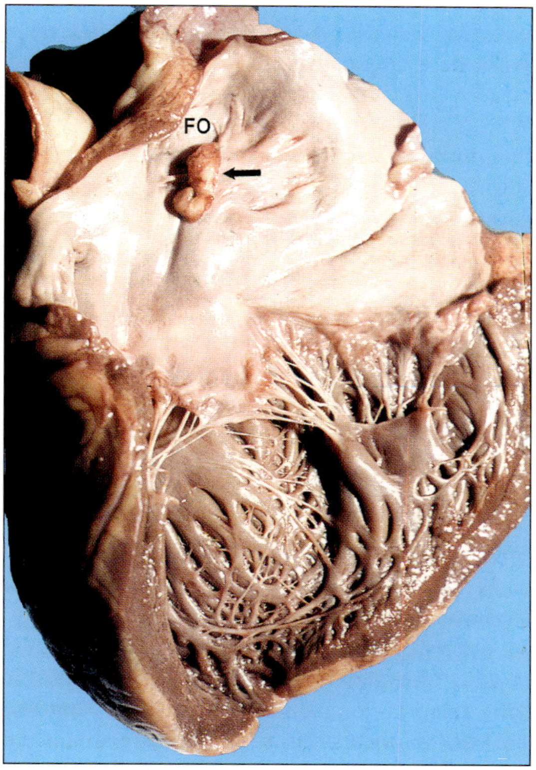

Abb. 9-41. Paradoxe Embolie. Ein kleiner Thrombembolus (Pfeil) wandert durch ein schlitzförmig offenes Foramen ovale (FO).

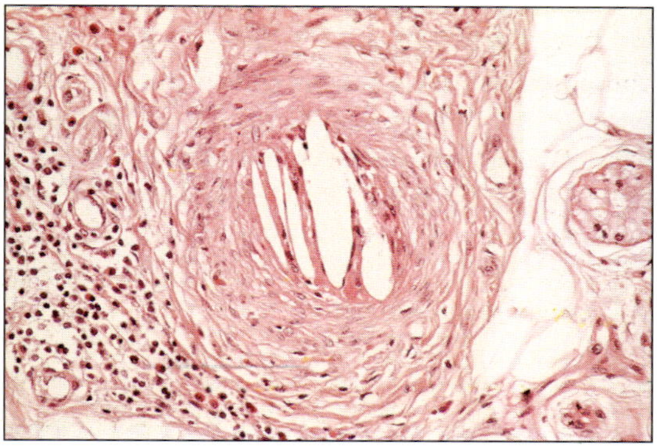

Abb. 9-40. Cholesterinembolie. Die Lichtung einer kleinen Arterie wird durch Cholesterin (Cholesterinlücken nach Paraffineinbettung) ausgefüllt. Emboliequelle: aufgebrochene atheromatöse Beete in der Aorta. HE-Fbg.

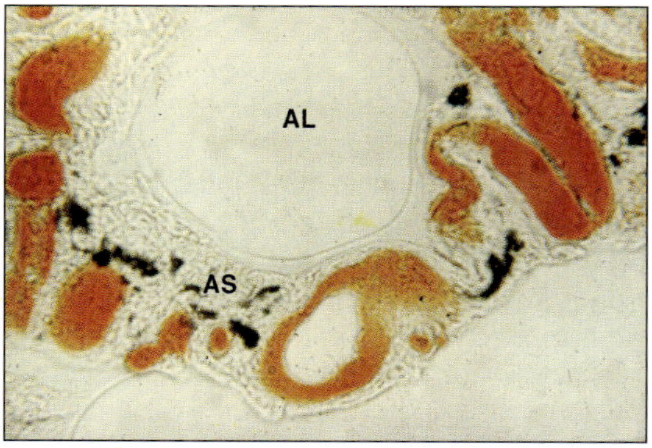

Abb. 9-42. Fettembolie. Die Kapillaren in den Alveolarsepten (AS) sind mit orangerotem Material angefüllt. AL: Alveolarlichtung. Sudan-Fbg.

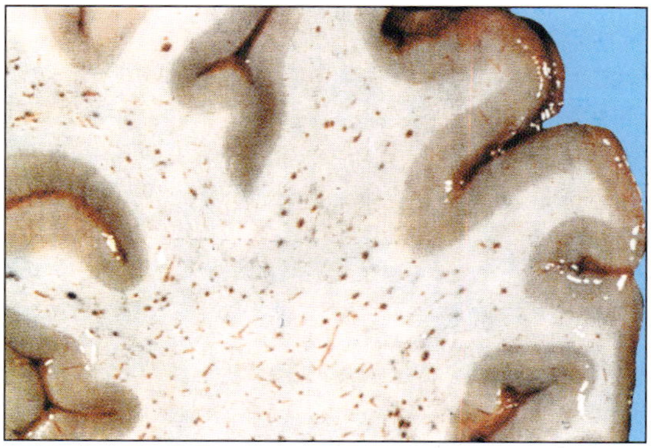

Abb. 9-43. Purpura cerebri. Multiple punktförmige Blutungen in der weißen Substanz des Großhirns.

wickeln, wenn ein Blutabfluß über Kollateralen nicht mehr möglich ist.

9.13.2.3 Extremitätengangrän (= Extremitäteninfarkt). Häufigste Ursache ist ein thrombotischer Gefäßverschluß auf dem Boden einer Atherosklerose. Infolge einer Unterbrechung der arteriellen Blutversorgung ist die Extremität kalt und bläulich. Später kommt es durch zunehmende Austrocknung zur Schwarzverfärbung des Gewebes (Mumifikation oder trockene Gangrän = *trockener Brand*). Bei einer zusätzlichen Anaerobierinfektion entwickelt sich eine feuchte Gangrän (*feuchter Brand*): Das Gewebe bekommt eine weiche, zerfließliche Konsistenz und zerfällt jauchig stinkend.

9.13.2.4 Eine **relative chronische Ischämie** entsteht, wenn es zur permanenten Einengung einer Endarterie kommt, die so stark ist, daß bereits unter normaler Belastung eine Minderdurchblutung besteht. Häufigste Ursache ist eine Atherosklerose. Weiterhin kommen Thrombosen und Entzündungen (Thrombangiitis obliterans) sowie bei jüngeren Menschen eine fibröse Dysplasie der Arterien in Frage.

- An der **Niere** sind diese Durchblutungsstörungen fast immer atherosklerotisch bedingt und wirken sich vor allen an den Hauptstückepithelien (Gewebe mit dem höchsten Sauerstoffbedarf) aus. Es kommt zu einer Tubulusatrophie. Die Glomeruli bleiben zunächst weitgehend erhalten; sie veröden später infolge fehlender Funktion. Das Interstitium der Rinde und des Marks fibrosiert (*Subinfarkt*). Je nach Größe des stenosierten Gefäßes entwickeln sich entsprechend große narbige Einziehungen der Nierenoberfläche. Bei der Arteriolosklerose treten kleine Subinfarkte auf, die vorwiegend subkapsulär liegen und zu stecknadelkopfgroßen Einziehungen der Nierenoberfläche führen (*rote Granularatrophie*).

- Ausdruck einer chronischen relativen Ischämie ist auch der **Zahn-Infarkt der Leber**. Er entsteht beim Verschluß eines Pfortaderastes (Thrombose, Metastasen) bei gleichzeitiger Einschränkung der arteriellen Blutversorgung (Arteriosklerose, Blutdruckabfall). Der Blutdruck reicht nicht mehr aus, um das Blut mit adäquater Geschwindigkeit in die Vena hepatica zu drücken; es kommt zu einer umschriebenen Blutstauung mit Ausweitung der Sinusoide und sekundärer Atrophie der Hepatozyten. Primär liegt also keine Nekrose vor. Makroskopisch imponiert der Zahn-Infarkt als scharf begrenztes, dunkelrot gefärbtes Areal.

9.13.3 Relative temporäre akute Ischämie

Eine relative temporäre akute Ischämie tritt auf, wenn im Versorgungsgebiet einer stenosierten Endarterie die Durchblutung für die normale Belastung (Ruhedurchblutung) noch ausreicht, nicht jedoch bei einem erhöhten Bedarf. Typische klinische Beispiele sind *Angina pectoris*, *Angina abdominalis* und *Claudicatio intermittens*.

- **Angina pectoris** (s. 9.5.3)

- **Angina abdominalis** (Claudicatio intermittens abdominalis, Orthner-Krankheit). Meist unmittelbar nach der Nahrungsaufnahme treten uncharakteristische abdominale Schmerzattacken auf, die oft mit einer Malabsorption einhergehen. Ursache ist eine Einengung der Darmarterien, so daß der während der Verdauung erhöhte Blutbedarf nicht gedeckt werden kann. Die Stenose liegt meist im Anfangsteil der A. mesenterica superior und ist in der Regel arteriosklerotisch, seltener thrombotisch bedingt.

- Auch die **Claudicatio intermittens** (intermittierendes Hinken) ist als akute temporäre Belastungsischämie ein typisches Symptom im Stadium II der arteriellen Verschlußkrankheit. Sie beruht in der Regel auf einer stenosierenden Arteriosklerose der Beinarterien; seltener liegt eine Thrombangiitis obliterans vor. Die Patienten können nur eine kurze Strecke gehen. Dann kommt es infolge einer Hypoxie mit Ansäuerung der Gewebe zu krampfartigen Schmerzen, so daß sie stehenbleiben müssen, bis die Blutversorgung sich wieder normalisiert hat.

- Eine **hypoxische Schädigung am Nervensystem** trifft besonders die nicht regenerationsfähigen Nervenzellen, die empfindlich gegen Sauerstoffmangel sind. Die hypoxische Schädigung der Nervenzelle wird im allgemeinen als *ischämische Nervenzellschädigung* bezeichnet (ICC = Ischemic Cell Change) und manifestiert sich als Schrumpfung und Homogenisierung von Zytoplasma und Zellkern. Im HE-Präparat zeichnen sie sich oft durch eine ausgeprägte Eosinophilie aus.

Veränderungen, die einer ischämischen Zellschädigung vorausgehen, sind eine Chromatolyse und eine Zellschwellung. Es folgt der Einriß der Zellmembran mit manchmal sichtbaren Membranausstülpungen und danach die Schrumpfung. Offenbar ist die Chromatolyse noch ein reversibler Vorgang, während die Schädigung der Zellmembran irreversibel ist. Ein selektiver Untergang von Nervenzellen im Kortex oder einer Untergruppe der kortikalen Ganglienzellen in einer bestimmten Rindenschicht wird als *elektive Parenchymnekrose* bezeichnet. Ein bekannter Ort der elektiven Vulnerabilität im menschlichen Gehirn ist der Sommer-Sektor der Ammonsformation. *Grenzwertige Hypoxien* führen zu Untergängen in diesem ventrikelnah gelegenen Abschnitt des Ammonshorns. Als Reaktion folgt eine laminäre Gliose, die sich bei starker Ausprägung als *Ammonshornsklerose* manifestiert. Ein selektiver Ganglienzelluntergang des gesamten Kortex (z. B. nach Kreislaufstillstand) führt zum *apallischen Syndrom*.

Neben den elektiven hypoxischen Parenchymnekrosen gibt es im Hirn noch zwei regelmäßig vorkommende Formen von hypoxischen Nekrosen: Lakunen und Territorialinfarkte. *Lakunen* sind kleinste, unregelmäßig gestaltete Nekrosen von etwa Millimetergröße. *Territorialinfarkte* sind Kolliquationsnekrosen, die einem Gefäßgebiet (auch einer kleinen Stammganglienarterie) zugeordnet werden können. Bei kleinen Territorialinfarkten ist der Übergang zu Lakunen fließend. Territorialinfarkte kommen im allgemeinen in einem einzelnen oder in nur wenigen Gefäßgebieten vor, während Lakunen in der klassischen Beschreibung als *Status lacunaris* (état lacunaire) disseminiert auftreten.

9.13.4 Hirninfarkte

Hirninfarkte entstehen am häufigsten als Folge einer atherosklerotisch bedingten, verschliessenden Thrombose oder einer Thrombembolie. Gestalt und Lokalisation eines Hirninfarkts richten sich nach dem Versorgungsgebiet und den Möglichkeiten der vikariierenden Kollateralversorgung.

Für die *vikariierende Kollateralversorgung* kommen in Frage: extra-/intrakranielle Anastomosen, intrakranielle Kollateralversorgung über den Circulus arteriosus Willisii und sog. leptomeningeale Heubner-Anastomosen. Aufgrund der besonders starken Variabilität der vikariierenden Blutversorgung und der Kollateralversorgung ist es im Einzelfall schwierig die Folgen vorherzusagen.

Prinzipiell sind Hirninfarkte anämisch. Bei venöser Drucksteigerung oder hämorrhagischer Diathese kann es jedoch zu einer sekundären Einblutung in die Nekrose kommen. Der Infarkt verläuft als Kolliquationsnekrose in drei morphologisch unterscheidbaren Stadien.

Stadien der Kolliquationsnekrose

Im **ersten Stadium** liegen eine reine ischämische Ganglienzellnekrose und ein Ödem, das das Infarktgebiet und die Umgebung betrifft, vor.

Im **zweiten Stadium** kommt es zu einer zunehmenden Erweichung und Abräumung durch Fettkörnchenzellen.

Im **dritten Stadium** bildet sich eine mit kalkmilchartiger Flüssigkeit gefüllte Pseudozyste, deren Ränder durch gewucherte Makroglia und Gefäße aufgerauht sind.

Infarkte können sämtliche Gefäßgebiete betreffen. Am häufigsten treten sie im Mediastromgebiet auf; sie führen zu den charakteristischen Schlaganfällen mit Hemiparese. Infarkte im Bereich der A. cerebri anterior sind seltener. Ein- oder beidseitige Infarkte im Gebiet der A. cerebri posterior sind charakteristische Folgen eines erhöhten Hirndrucks (Gefäßkompression) und fast immer hämorrhagisch. Im vertebrobasilären Stromgebiet kommen Infarkte durch Verschluß der A. basilaris, aber auch durch Minderdurchblutung einzelner kleiner Gefäße vor. Die letzteren ergeben die sog. *gekreuzten Hirnstammsyndrome*. Ein spezieller Infarkt ist der **Grenzlinieninfarkt**, der im Grenzgebiet von zwei Gefäßversorgungen, z. B. zwischen A. c .m. und A. c. a. oder A. c. m. und A. c. p. angeordnet ist. Er wird als Folge einer allgemeinen hämodynamischen Insuffizienz mit Minderversorgung der Randbereiche (»letzten Wiese«) sämtlicher Stromgebiete aufgefaßt.

10 Blutungen

Unter Blutung (Hämorrhagie) versteht man den Austritt von Blut aus den Gefäßen in das Gewebe bzw. an eine innere oder äußere Körperoberfläche.

Blutung = Gerinnung extravasal intravital

10.1 Blutungstypen

10.1.1 Rhexis

Bei der **Rhexisblutung** (*Haemorrhagia per rhexin* = Zerreißung) erfolgt die Blutung aus einem eröffneten Gefäß. Die Gefäßeröffnung kann nach einem Trauma oder auf dem Boden einer vorbestehenden Gefäßerkrankung auftreten (z. B. Atherosklerose, Medianekrose, Aneurysma und Polyarteriitis nodosa). Weiterhin können umgebende Prozesse auf die Gefäßwand übergreifen und sie zerstören. Diese **Arrosionsblutungen** *(Haemorrhagia per diabrosin)* können entzündlich bedingt sein (Magen- und Duodenalulkus, tuberkulöse Kavernen), im Gefolge von Nekrosen auftreten oder durch Tumoren verursacht werden. Schließlich kommen Gefäßzerreißungen auch bei einer Erhöhung des Druckgradienten zwischen Gefäßinnerem und Umgebung vor. So treten bei der Hypertonie arterielle Gefäßzerreißungen auf *(Hirnmassenblutung)*, bei zu raschem Ablassen eines Pleuraergusses oder in einer gestauten Harnblase findet man Blutungen aus geplatzten Venolen.

Bei **arteriellen Rhexisblutungen** ist das Blut hellrot und spritzt im Rhythmus der Pulswelle. Bei **venösen Blutungen** tritt dunkelrotes Blut im Schwall aus. Bei Wunden, bei denen keine größeren Gefäße eröffnet sind, entleert sich an der ganzen Wundfläche dunkelrotes Blut *(parenchymatöse Blutung)*. Rhexisblutungen in Weichteile oder Zwischengewebsräume nennt man Hämatome *(Bluterguß)*.

10.1.2 Diapedeseblutung

Die **Diapedeseblutung** *(Haemorrhagia per diapedesin)* erfolgt aus Kapillaren, die histologisch unverändert erscheinen (Durchwanderungsblutung). Diese Blutungen können hypoxisch (Ischämie, Asphyxie, Anämie), infektiös-toxisch (Schlangengifte, Medikamente), durch Viren (Pocken, Grippe), bakteriell (Milzbrand, Meningokokkensepsis), allergisch oder metabolisch (Vitamin-C-Mangel = Skorbut) bedingt sein. Ferner werden sie auch bei Störungen im Gerinnungssystem gesehen. Die Ursache der Kapillardurchlässigkeit kann einmal eine herabgesetzte Abdichtung der interendothelialen Spalten und der Basalmembran sein, bei der Fibrinogen eine wesentliche Rolle spielt (z. B. bei Verbrauchskoagulopathien, immunkomplexbedingten Vaskulitiden, Skorbut). Außerdem kann sie Folge einer primären, toxisch oder hypoxisch bedingten Schädigung der Endothelien sein.

Diapedeseblutungen sind meist punktförmig *(Petechien* = Durchmesser bis 3 mm) oder kleinherdig *(Ekchymosen)*. Flächenhafte Blutungen in der Haut und Schleimhaut werden als *Sugillationen* oder *Suffusionen* bezeichnet. Bei einer *Purpura* liegen zahlreiche dichtstehende Petechien an Oberflächen oder Organschnittflächen vor.

10.1.3 Hämorrhagische Diathese

Als hämorrhagische Diathese bezeichnet man eine erhöhte Bereitschaft zu Blutungen in Haut und innere Organe, die sich spontan oder als Folge von Bagatelltraumen entwickelt.

Eine hämorrhagische Diathese kann auf thrombozytär (Thrombopathien) oder plasmatisch bedingten Gerinnungsdefekten (Koagulopathie) sowie auf Gefäßstörungen (vaskuläre Diathese) beruhen. **Thrombozytär** oder **vaskulär bedingte Blutungsneigungen** führen vorwiegend zu punktförmigen und kleinfleckigen Blutungen (Petechien und Ekchymosen) an Haut, Schleimhäuten, Serosa, Meningen und parenchymatösen Organen. **Plasmatisch bedingte Koagulopathien** rufen häufiger flächenhafte Haut- und Schleimhautblutungen (Sugillationen, Suffusionen) sowie ausgedehnte Weichteilblutungen (Hämatome) hervor.

10.1.3.1 Thrombozytär bedingte hämorrhagische Diathese. Die Thrombozyten sind wesentlich an der primären Hämostase beteiligt. Durch Exprimierung von Phospholipiden an der Membranoberfläche (Plättchenfaktor 3) liefern aktivierte Thrombozyten die Basis für die Bildung des Prothrombinasekomplexes und spielen somit auch eine wichtige Rolle bei der sekundären Hämostase. Eine Störung kann durch Thrombozytenmangel *(Thrombozytopenie* als Folge einer verminderten Bildung oder eines erhöhten Abbaus) bzw. durch funktionelle Thrombozytendefekte *(Thrombozytopathien)* hervorgerufen werden.

• **Bildungsstörungen der Thrombozyten** sind selten genetisch *(angeborene Thrombozytopenie)* bedingt. Häufiger sieht man sie als Folge einer *erworbenen Knochenmarkschädigung* bei bösartigen Neoplasien, nach toxisch-medikamentöser Einwirkung, nach Strahlenschädigung sowie bei Vitaminmangel (Vitamin B_{12}, Folsäure).

• **Umsatzstörungen** sind durch eine *verkürzte Überlebenszeit der Thrombozyten* gekennzeichnet und in den meisten Fällen immunologisch bedingt durch Autoantikörper (Werlhof-Krankheit = idiopathische thrombozytopenische Purpura), nach medikamentöser Sensibilisierung sowie durch antithrombozytäre Isoantikörper als Folge einer Blutübertragung oder einer Schwangerschaft. Aber auch *mechanische Thrombozytenschädigungen*, z. B. durch Herz-Lungen-Maschinen, künstliche Nieren oder künstliche Herzklappen, können zu einem gesteigerten Thrombozytenabbau führen.

10.1.3.2 Plasmatisch bedingte hämorrhagische Diathesen *(Koagulopathie)* sind durch eine fehlende Aktivierbarkeit eines oder mehrerer plasmatischer Faktoren während des Gerinnungsvorgangs gekennzeichnet. Angeborene oder erworbene Ursachen sind

- eine *quantitative Verminderung des betroffenen Faktors* infolge einer herabgesetzten Synthese oder eines vermehrten Umsatzes,
- ein *qualitativer Defekt des Faktors,* der seinen gerinnungsfördernden Einfluß hemmt, oder
- die *Anwesenheit eines Inhibitors,* welcher die gerinnungsfördernde Aktivität des Faktors blockiert.

Die bekanntesten angeborene Koagulopathien sind die **Hämophilie A** (Faktor-VIII-Mangel) und die **Hämophilie B** (Faktor-IX-Mangel). Die Blutungsneigung manifestiert sich in größeren tiefen Hämatomen sowie in Hautblutungen und Gelenkblutungen, die bereits im frühen Kindesalter auftreten und häufig durch stumpfe Bagatelltraumen hervorgerufen werden.

• **Erworbene Bildungsstörungen** betreffen die Vitamin-K-abhängig synthetisierten Gerinnungsfaktoren II (Prothrombin), VII, IX und XII. Die Störung kann auf Vitamin-K-Mangel, einer Vitamin-K-Verwertungsstörung oder auf einer Hemmung der Prothrombinsynthese (z. B. durch Cumarinderivate) beruhen.

• **Umsatzstörungen.** Die häufigste Ursache einer plasmatischen Gerinnungsstörung ist eine Umsatzstörung infolge einer **Verbrauchskoagulopathie.** Die Aktivierung des Gerinnungssystems führt zu einer Thrombinbildung im Rahmen eines diffusen intravasalen Gerinnungsprozesses, später zu einer sekundären Aktivierung des Fibrinolysesystems. Man spricht von einer *disseminierten intravasalen Koagulation* (DIC). Die Auslösung erfolgt durch

- *Einschwemmung thromboplastischer Substanzen* in die Blutbahn mit Aktivierung des Extrinsic-Systems der Blutgerinnung (bei Operationen, Polytraumen, Verbrennungen, Fruchtwasserembolie),
- *Aktivierung von Faktor XI und XII* an geschädigten Endothelien mit Auslösung des Intrinsic-Systems (Endotoxin, Komplement, Azidose, Anoxie) oder
- *Aktivierung von Faktor X* und *Prothrombin* durch proteolytische Enzyme (akute Pankreatitis).

10.1.3.3 Vaskulär bedingte hämorrhagische Diathesen können angeboren (selten) oder erworben sein. **Angeboren** ist die autosomal dominant erbliche hereditäre Teleangiektasie *(Rendu-Osler-Weber-Krankheit).* Dabei handelt es sich um umschriebene punktförmige Gefäßerweiterungen *(Teleangiektasien)*, die in der Regel nach dem 20. Lebensjahr in der Haut und in den Schleimhäuten (Magen-Darm-Kanal, Urogenitaltrakt) aufschießen, sehr vulnerabel sind und zu lokalen Blutungen führen. Typisches Beispiel einer **erworbenen Vaskulopathie** ist die allergisch bedingte *Purpura anaphylactica* (Schoenlein-Henoch). Die Blutungen sind in der Regel punktförmig bis kleinfleckig.

10.2 Organblutungen

10.2.1 Intrazerebrale Massenblutungen

Als intrazerebrale Massenblutungen bezeichnet man Hirnblutungen, die zur Ausbildung eines Hämatoms führen. Sie können primär im Gehirn entstehen oder sekundär in das Gehirn einbrechen. Bei den primären Formen werden – unter Berücksichtigung der Lokalisation der Blutung – typische (ca. 80%) und atypische (ca. 20%) Massenblutungen unterschieden.

10.2.1.1 Typische Massenblutungen liegen im Putamen-Claustrum-Gebiet und im Thalamus, in der Brücke sowie im Kleinhirn. Sie werden praktisch immer durch eine essentielle Hypertonie verursacht (Häufigkeitsgipfel: 6. und 7. Lebensdekade) und gehen mit einer Verlagerung bzw. Kompression der angrenzenden Hirnabschnitte sowie einer Hirndrucksteigerung einher.

Die **Putamen-Claustrum-Blutung** (Häufigkeit ca. 80%) führt zu einer schlagartig einsetzenden kontralateralen Hemiparese, bricht häufig in das Ventrikelsystem *(Haematocephalus internus)* ein und verläuft dann tödlich. 80% der brachiofazial betonten Hemiparesen (klinisch als Apoplexie = Schlaganfall) werden durch einen Mediainfarkt und nur 20% durch eine hypertone Massenblutung ausgelöst. Die **Thalamusblutung** (Häufigkeit ca. 3%) führt zu sensiblen Reiz- und Ausfallserscheinungen, besonders zu Störungen des Lagesinns. **Kleinhirnblutungen** (Häufigkeit ca. 5%) verursachen klinisch Nystagmus, Ataxie, Intentionstremor und Sprachstörungen. Größere Blutungen wirken raumfordernd und komprimieren das Ventrikelsystem. **Ponsblutungen** (Häufigkeit ca. 12%) gehen frühzeitig in ein Koma mit spastischer Tetraparese, Streckkrämpfen und vegetativen Störungen über.

10.2.1.2 Atypische Massenblutungen sind in der Regel Lappenblutungen und liegen im Mark. Sie entstehen infolge von Gefäßmißbildungen oder Angiomen, auf dem Boden einer hämorrhagischen Diathese, bei bösartigen Tumoren (meist Glioblastom) oder traumatisch. Sekundär in das Gehirn einbrechende Blutungen treten vor allen bei rupturierten Hirnbasisarterienaneurysmen auf.

10.2.2 Blutungen aus dem Verdauungstrakt

Von klinischer Bedeutung sind sowohl massive akute als auch chronische Blutungen. Bei **Magenblutungen** wird das Hämoglobin durch die Magensalzsäure in salzsaures Hämatin umgewandelt, das beim Erbrechen als »kaffeesatzartige Masse« imponiert. Größere Blutungen (mehr als 100 ml) aus dem **oberen Magen-Darm-Kanal** stellen sich im Stuhl als schwarze klebrige Massen *(Melaena, Teerstuhl)* dar, da das Hämoglobin durch die Verdauungsenzyme verändert wird. Bei **Blutungen aus den unteren Darmabschnitten** behält das Hämoglobin seine Eigenfarbe. Geringe Blutbeimengungen im Stuhl *(okkultes Blut)* lassen sich nur mit speziellen Untersuchungsmethoden (Benzidinprobe) erfassen. Akute massive Blutverluste können zu einem hypovolämischen Schock führen. Chronische Blutverluste verursachen eine Eisenmangelanämie.

> **Häufige Blutungsquellen** sind im
> **Ösophagus:** rupturierte Varizen bei Leberzirrhose
> **Magen:** Hiatushernien, Mallory-Weiss-Syndrom, peptische Geschwüre, geschwürig zerfallene Karzinome
> **Dünndarm:** Duodenalulkus, ulzeröse Entzündungen
> **Dickdarm:** Divertikel, Angiodysplasien, Adenome, Karzinome, Hämorrhoiden.

10.2.3 Hämarthros

Einmalige Gelenkblutungen sind meist traumatisch bedingt (Kontusion, Distorsion, Luxation). Sie führen in Abhängigkeit vom Ausmaß der Blutung zu einer Siderose des Stratum synoviale und hinterlassen eine geringe Kapselfibrose.

Wesentlich schwerwiegendere Gelenkveränderungen entwickeln sich bei rezidivierenden Gelenkblutungen, wie sie bei Hämophilie A und B gesehen werden. Bei diesen Krankheiten verursachen – infolge der gestörten Blutgerinnung – be-

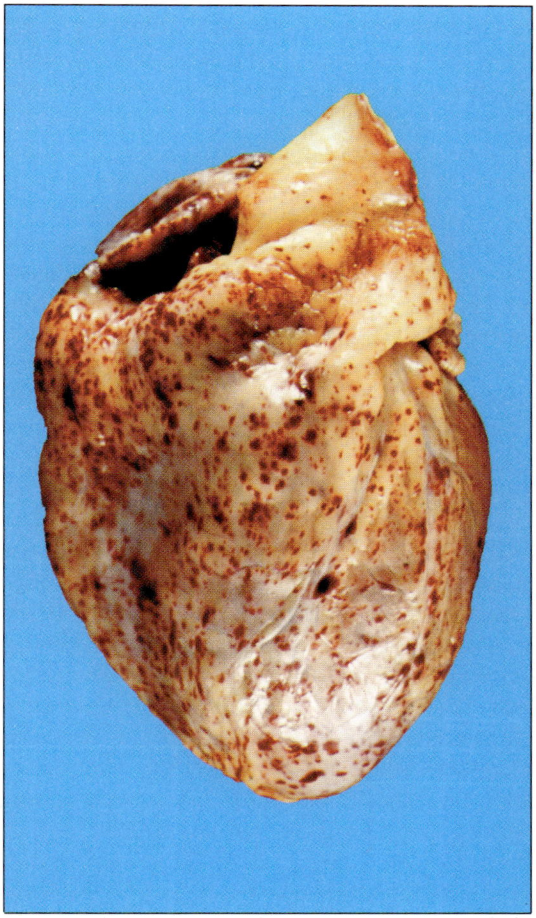

Abb. **10-1. Subepikardiale Blutungen** bei hämorrhagischer Diathese (Leukämie)

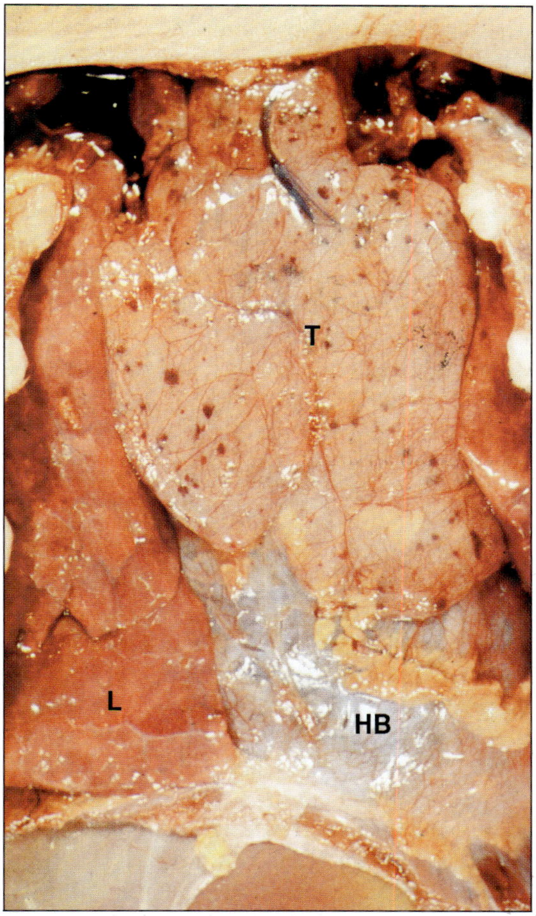

Abb. **10-2. Subkapsuläre Thymusblutungen** (Tardieu-Flecken = Erstickungsblutungen) beim Neugeborenen. T: Thymus, L: Lunge, HB: Herzbeutel.

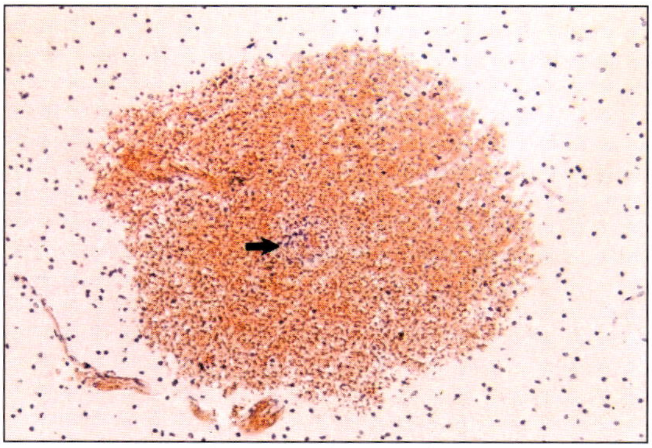

Abb. **10-3. Kugelblutung im Großhirn.** Blutung um ein eingeschlossenes Blutgefäß (Pfeil) bei Purpura cerebri.

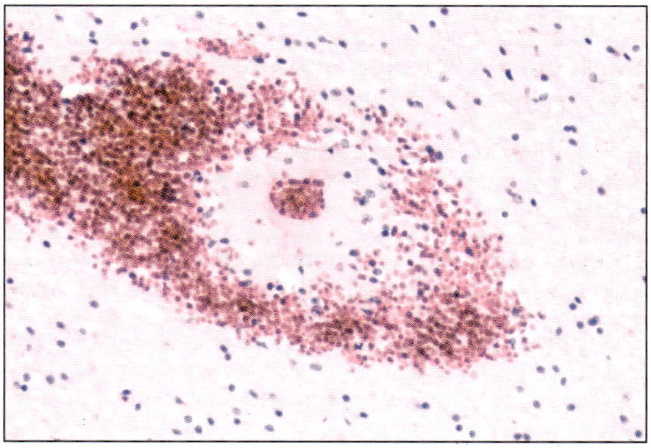

Abb. **10-4. Ringblutung im Großhirn.** Blutgefäß umgeben von einem Ring innen aus nekrotischer weißer Substanz und außen aus Erythrozyten (Leukämie).

reits Mikrotraumen Gelenkblutungen, die zu einer massiven Siderose des Stratum synoviale führen. Außerdem kommt es im Bereich von Fibrinablagerungen zu einer gesteigerten Gewebsproliferation mit zottiger Umgestaltung der Synovialmembran. Ferner wird der Knorpel zerstört bis zum völligen Knorpelschwund. Als Ursachen nimmt man an, daß aus Granulozyten und Synovialzellen Enzyme freigesetzt werden und daß die Proteoglykansynthese durch das Hämoglobin gehemmt wird. Folgen sind schwere deformierende Arthrosen mit bindegewebiger oder knöcherner Ankylose *(Blutergelenk)*.

10.2.4 Organisation von Hämatomen

Bei der Organisation von Hämatomen dringen – in gleicher Weise wie bei der Organisation von kompakten Nekrosen – zunächst Makrophagen ein und bauen das Blut ab. Später wachsen Kapillaren in die entstandenen Resorptionslakunen vor, so daß jetzt die Makrophagen auch die zentralen Hämatomanteile erreichen können. Auf diese Weise wird das gesamte Hämatom durch Kapillaren und begleitende Fibroblasten, also *Granulationsgewebe* (Organisationsgewebe) ersetzt, das dann verstärkt Kollagenfasern bildet und in ein *Narbengewebe* übergeht. Das aus dem Hämoglobin anfallende Eisen wird als Ferritin und bei Überfüllung des lokalen Ferritin-Pools in Form von *Siderin* in den Makrophagen gespeichert. Dieses Siderin bildet goldgelbe bis braune Granula, die sich mit der Berliner-Blau-Reaktion im histologischen Präparat selektiv darstellen. Freigesetztes, nicht phagozytiertes Hämoglobin wird zu Bilirubin umgebaut, das sich extrazellulär als schollige, rotbraune bis gelbe Kristalle ablagert *(Hämatoidin-Kristalle)* und später verschwindet. Siderin läßt sich meist längere Zeit im Narbengewebe nachweisen.

10.3 Anämien als Blutungsfolgen

10.3.1 Entstehungsmechanismen

Chronische Blutungen kommen vor allen dann vor, wenn sie vom Patienten nicht erkannt werden *(okkulte Blutung)*. Bei Frauen im generationsfähigen Alter sind verstärkte Menstruationsblutungen (Menorrhagien) sowie Metrorrhagien die häufigste Ursache eines *Eisenmangels*. Blutungen verursachen über einen Eisenverlust *Störungen in der Eisenhomöostase*. Wenn der arterielle Sauerstoffgehalt bei blutungsbedingter Anämie abfällt, wird in der Niere die Produktion des Erythrozyten-Wachstumsfaktors Erythropoetin stimuliert. Erythropoetin stimuliert im Knochenmark die Proliferation der Erythrozytenvorläuferzellen und beschleunigt ihre Ausreifung. Bei erschöpften Eisendepots wird die Hämoglobinsynthese reduziert, der Hämoglobingehalt der neugebildeten Erythrozyten herabgesetzt. Im Ausstrich erscheinen diese Erythrozyten klein *(Mikrozyten)* und ringförmig *(Anulozyten)* gestaltet.

10.3.2 Folgen der Blutungsanämie

Makroskopisch manifestiert sich eine **Anämie** als Blässe der Haut und der inneren Organe. Bei längerem Bestehen führt die mangelhafte Sauerstoffversorgung zu einer **degenerativen Verfettung** der Herzmuskelfasern, Leber- und Nierenepithelien. Sie entwickelt sich vorwiegend und zuerst am venösen Schenkel der Kapillaren, da dort eine Unterschreitung der kritischen Sauerstoffspannung am frühesten erfolgt. Dementsprechend findet die Triglyzeridspeicherung in der Leber in Form kleinerer oder größerer Tröpfchen in den zentrolobulären Hepatozyten (= Zone 3 des Rappaport-Läppchens) statt. Im Myokard werden die Triglyzeride in Form kleinster Tröpfchen längs der Myofibrillen gespeichert. Wegen der stufenförmigen Anordnung der terminalen Strombahn kommt es zu einer fleckigen Verfettung des Myokards, die makroskopisch als eine gelbe Zeichnung *(Tigerfellzeichnung, tigroide Verfettung)* imponiert. In der Niere liegen die Fetttropfen bevorzugt in den Tubulusepithelien der Hauptstücke.

Die verstärkte Erythropoetinbildung, die durch eine herabgesetzte Sauerstoffspannung ausgelöst wird, führt zu einer **Stimulation und kompensatorischen Hyperplasie des Knochenmarks** mit Zunahme von unreifen Zellformen. In den langen Röhrenknochen wird das Fettgewebe durch blutbildendes Gewebe ersetzt *(intraossäre myeloische Metaplasie)*, in schweren Fällen auch in den fakultativ blutbildenden Organen (Milz, Leber, Lymphknoten) als **extraossäre myeloische Metaplasie**.

11 Pathologie des Endokriniums

11.1 Mechanismen von Endokrinopathien

Hormone sind Signalsubstanzen, die von spezialisierten Zellen gebildet und an die Umgebung abgegeben werden. Man unterscheidet folgende Sekretionsmechanismen:

- **Endokrine Sekretion.** Die Botenstoffe gelangen mit dem Blutkreislauf zu entfernten Zielzellen (z. B. Parathormon, Thyroxin, Aldosteron)
- **Parakrine Sekretion.** Die Hormone diffundieren über den interstitiellen Raum zu benachbarten Zielzellen (z. B. Somatostatin im Pankreas).
- **Neurokrine Sekretion.** Die Hormone werden von Nervenzellen gebildet und im Bereich der Synapsen freigesetzt (Noradrenalin, VIP, Substanz P und Enkephaline).
- **Autokrine Sekretion.** Die hormonproduzierende Zelle ist gleichzeitig Zielzelle.

Hormone werden über Rezeptoren an die Zielzelle gebunden. Die *Transduktion des hormonellen Signals,* d. h. eine Umsetzung in eine den Zellstoffwechsel beeinflussende interne Reaktion, geht vom Rezeptormolekül aus. Zur Vermittlung – und nicht zuletzt auch zur Verstärkung der Botschaft – dienen *zelleigene Signalsysteme*. Die Inaktivierung erfolgt bei einigen parakrin sezernierten Hormonen (Serotonin, Noradrenalin) durch Wiederaufnahme in die hormonbildenden Zellen. Zirkulierende Hormone werden durch Spaltung oder durch chemischen Umbau unwirksam gemacht. Endokrinopathien können auf jeder Stufe des Hormonstoffwechsels erfolgen.

Hormonbildende Zellen und Zielorgane sind über Rückkopplungen miteinander zu einem Regelkreis verbunden. Eine Besonderheit des Aufbaus *hormoneller Regelkreise* besteht darin, daß die Hormonausschüttung endokriner Drüsen häufig selbst Gegenstand der Regelung durch andere Hormone ist. Die meisten hormonellen Regelkreise besitzen Abschnitte, die auch Bestandteil anderer Regelkreise sind, so daß sie zu komplexen Regelsystemen verknüpft sind. Störungen des Rückkopplungsmechanismus können sich an der hormonbildenden Zelle, aber auch am Zielorgan als Über- oder Unterfunktion auswirken.

11.2 Hypophysenvorderlappenhormone

11.2.1 Unterfunktionen

Eine Insuffizienz des Hypophysenvorderlappens (HVL) kann zum Ausfall einzelner *(partieller Hypopituitarismus)* oder aller Hormone *(Panhypopituitarismus)* dieses Organs führen. Beim Panhypopituitarismus *(Simmonds-Krankheit)* besteht eine generelle Unterfunktion der Adenohypophyse. Wird diese durch eine postpartale Infarzierung des HVL hervorgerufen, dann spricht man von einem *Sheehan-Syndrom.* Beim Ausfall des HVL macht sich zunächst das Fehlen von Wachstumshormon bemerkbar, zeitlich gefolgt von den Ausfallsymptomen der Gonadotropine (LH, FSH), des Thyreotropins (TSH), des Corticotropins (ACTH) und des Prolaktins. Beim Sheehan-Syndrom versiegt aufgrund des Prolaktinausfalls die Laktation. Der sich bei Panhypopituitarismus entwickelnde Mangel an somatotropem Hormon (STH) und Cortisol (Ausfall des ACTH) führt zu Störungen in der Regulation des Glucosestoffwechsels (Hypoglykämie).

11.2.2 Überfunktion

• Eine zu hohe Sekretion von **Prolaktin** geht meist von prolaktinbildenden Adenomen aus und führt zu einem Hypogonadismus, der sich bei der Frau als Amenorrhö, beim Mann als Infertilität und Verlust der Libido manifestiert. Bei etwa zwei Drittel der Frauen setzt eine irreguläre Milchproduktion der Brustdrüse ein *(Galaktorrhö).*

• Eine **erhöhte Bildung von STH** (GH : Growth Hormone) besteht beim seltenen Krankheitsbild *Gigantismus* bzw. *Akromegalie.* Ursache ist ein Adenom der STH-produzierenden Zellen der Adenohypophyse. Da der Beginn der STH-Überproduktion in der Regel nach dem Abschluß der eigentlichen Wachstumsperiode liegt, resultiert (von Ausnahmen abgesehen) kein proportionierter Riesenwuchs (Gigantismus), sondern eine selektive Vergrößerung von Knochen, in denen das Wachstum noch nicht durch den Schluß der Epiphysenfugen abgestoppt ist (Akromegalie), also

Nase, Kinn, Stirnwülste, Hände und Füße. Ferner kommt es zu einer Vergrößerung der inneren Organe *(Splanchnomegalie)*.

• Unter den seltenen **Hypersekretionssyndromen glandotroper Hormone** ist die von **Corticotropin** (ACTH) am häufigsten. Ursache sind meist multiple Mikroadenome, die sich weitgehend der Rückkopplungshemmung durch die effektorischen Glukokortikoide entziehen, aber durch das hypothalamische Releasing-Hormon (CRH) beeinflußbar bleiben. Das Krankheitsbild entspricht dem adrenal bedingten *Cushing-Syndrom.*

11.3 Hypophysenhinterlappenhormone

Die Hormone des Hypophysenhinterlappens (antidiuretisches Hormon [ADH] und Oxytocin) werden von hypothalamischen Neuronen synthetisiert und in der Neurohypophyse freigesetzt, so daß Störungen vor allem bei pathologischen Prozessen im Hypothalamus zu erwarten sind. Bei zu **niedriger ADH-Produktion kommt** es zum *Diabetes insipidus centralis* mit extrem hoher renaler Wasserausscheidung (über 3 l/Tag). Eine **inadäquat hohe ADH-Sekretion** *(Schwartz-Bartter-Syndrom)* mit nur geringer Ausscheidung hochkonzentrierter Urinmengen führt zu Hyperhydratation mit Hypoosmolalität und Hyponatriämie.

11.4 Schilddrüsenhormone

Funktionsstörungen der Schilddrüse äußern sich in einem unzureichenden *(Hypothyreose)* oder einem erhöhten *(Hyperthyreose)* Angebot an Schilddrüsenhormonen an den Zielorganen.

11.4.1 Hypothyreosen

• Als Ursache einer **angeborenen irreversiblen Hypothyreose** kommen in Frage:
- Dysgenesien (Agenesie, Hypoplasie, Ektopie) der Schilddrüse
- Störungen der Hormonsynthese oder der TSH-Bildung
- Störungen der Schilddrüsenhormonrezeptoren.

• Die **erworbene Hypothyreose** entwickelt sich meist postnatal und geht am häufigsten auf eine Autoimmunthyreoiditis zurück. Zu einer Hypothyreose kommt es auch bei iatrogenem Verlust an Schilddrüsengewebe (Thyreoidektomie, Radiojodbehandlung oder Strahlentherapie) sowie nach hochdosierter thyreostatischer Behandlung. Die Sekretion der Schilddrüsenhormone wird zudem sowohl bei extremem Jodmangel als auch bei exzessiver Jodzufuhr insuffizient.

Die Schilddrüsenhormone sind für das Wachstum und die Ausreifung des Nervensystems von Bedeutung. Wenn der Hormonmangel bei einer bereits zum **Zeitpunkt der Geburt** bestehenden Hypothyreose nicht durch exogene Zufuhr ausgeglichen wird, kommt es innerhalb der ersten Lebensmonate zur irreversiblen Störung der geistigen und körperlichen Entwicklung bis zum Vollbild des *Kretinismus.*

Beim **Erwachsenen** äußert sich die Hypothyreose als allgemein herabgesetzte Stoffwechselaktivität und verminderte Leistungsfähigkeit des Nervensystems. Charakteristisch sind eine Makroglossie sowie eine trockene, schuppige und blasse Haut, die durch Einlagerung von wasserbindenden Glykosaminoglykanen wachsartig verdickt *(Myxödem)* ist. Die unzureichende Rückkopplungshemmung im hypothalamisch-hypophysären Regelkreis (Enthemmung der TRH-Bildung) führt zu Hyperprolaktinämie, denn TRH (Thyreotropin-Releasing-Hormon) ist auch das Releasing-Hormon für Prolaktin. Entsprechend kommt es zu Libido- und Potenzstörungen, bei Frauen zu Menstruationsstörungen (Amenorrhö).

11.4.2 Hyperthyreose

Ursachen einer **Überfunktion der Schilddrüse** sind
- *Immunthyreopathien* (Basedow-Krankheit),
- eine *ausgeschaltete hypothalamisch-hypophysäre Kontrolle der Hormonproduktion* (disseminierte oder fokale Autonomie des Schilddrüsengewebes, pathologische Enthemmung der TSH-Produktion der Hypophyse oder Produktion TSH-ähnlicher Botenstoffe durch eine hydatiforme Mole),
- eine *exzessive Jodzufuhr* (Jod-Basedow nach mehrwöchiger Gabe von 500 μg Jod/Tag oder

nach Verabreichung von jodhaltigen Kontrastmitteln),
- eine *exogene Thyroxinzufuhr* (Hyperthyreosis factitia durch Schilddrüsenhormonüberdosierung) und
- sehr selten ein *Schilddrüsenkarzinom.*

Morphologisch lassen sich bei einer Hyperthyreose folgende Schilddrüsenveränderungen nachweisen: eine diffuse Hyperplasie (M. Basedow), eine Knotenstruma, ein solitäres Adenom oder im Ausnahmefall ein Schilddrüsenkarzinom.

• Bei der **Basedow-Erkrankung** (Autoimmunthyreose, Struma basedowiana, M. Graves) wird die Schilddrüsenüberfunktion durch Autoantikörper ausgelöst, die sich an den TSH-Rezeptor binden und diesen wie TSH aktivieren. Makroskopisch ist die Schilddrüse diffus bis auf das 4fache der Norm vergrößert. Histologisch ist das Follikelkolloid deutlich vermindert und eingedickt, während die Follikelepithelien zylindrisch gestaltet sind. Typisch sind herdförmige Ansammlungen von Lymphozyten im Stroma. Bei vielen Patienten besteht zudem eine *endokrine Orbitopathie* mit Lidödem, Protrusio bulbi und Augenmuskelparesen.

• Bei der **hyperthyreoten Knotenstruma** (Struma basedowificata) liegt eine jodinduzierte Hyperthyreose vor, die sich aus einer zunächst euthyreoten Stoffwechsellage entwickelt. Die ursprünglich knotige Kolloidstruma ist in der Regel noch deutlich zu erkennen. Sie schließt Gruppen von Thyreozyten mit funktioneller Autonomie ein, die histologisch die Zeichen einer inkretorischen Hyperaktivität aufweisen.

• **Schilddrüsenadenome.** Bei langdauerndem Jodmangel und durch den entsprechend niedrigen Schilddrüsenspiegel enthemmter TSH-Produktion können sich in der Schilddrüse disseminiert autonome, der TSH-Kontrolle entzogene Follikel bilden. Wenn die Jodzufuhr ansteigt, kann sich – infolge einer unkontrolliert zunehmenden Thyroxinausschüttung aus den autonomen Bezirken – eine Hyperthyreose (exzessiv als sog. **Jod-Basedow**) entwickeln. Derartige autonome Bezirke treten meist solitär auf *(solitäres autonomes Adenom),* können sich aber auch multipel entwickeln *(multinoduläre Struma adenomatosa).* Morphologisch sind die Adenome durch einen mikrofollikulären Aufbau mit den histologischen Zeichen der inkretorischen Hyperaktivität charakterisiert.

• Ein **Adenokarzinom der Schilddrüse** geht nur selten (weniger als 1% aller Hyperthyreosen) mit den klinischen Zeichen einer endokrinen Hyperfunktion einher.

11.4.3 Struma (Kropf)

Jede nicht neoplastische und nicht entzündlich bedingte Schilddrüsenvergrößerung (Organgewicht über 60 g) wird als **Struma** bezeichnet. Sie kann bei Patienten mit euthyreoter, hypothyreoter oder hyperthyreoter Stoffwechsellage auftreten.

Der **Kropf mit normaler Funktion** (*Struma mit euthyreoter Stoffwechsellage*, blande Struma) kommt sporadisch oder endemisch (besonders in Gebirgsgegenden) vor. Formalpathogenetisch spielt der Jodmangel (Aufnahme unter 150 µg Jod/Tag) eine wichtige Rolle. Frauen sind bis zu 5mal häufiger betroffen als Männer. Eine strumigene Wirkung besitzen auch verschiedene Nahrungsmittel (Wirsingkohl, Weißklee, Grünkohl, Samen von Raps, Sojabohnen) und Medikamente, indem sie die Bildung bzw. Freisetzung des Schilddrüsenhormons blockieren. Die unzureichende Hormonbildung führt zu einer gesteigerten TSH-Produktion, die eine Thyreozytenhyperplasie auslöst.

Die vergrößerte Schilddrüse behält zunächst ihre Form bei *(Struma diffusa)* und ist kolloidarm *(Struma parenchymatosa)* oder kolloidreich *(Struma colloides).* Im Erwachsenenalter kommt es zu einer knotigen Hyperplasie kolloidreicher Follikel *(Struma nodosa),* die das benachbarte Gewebe komprimieren und zu regressiven Veränderungen, wie Nekrosen, Blutungen, Ablagerungen von Cholesterinkristallen und Hyalin sowie zur Bildung von Narben führen.

11.5 Epithelkörperchenhormone (Parathormon, D-Hormon)

Die Regulierung des Kalziumphosphathaushalts erfolgt in erster Linie durch das in den Epithelkörperchen gebildete Parathormon (Parathyrin), das in den C-Zellen der Schilddrüse gebildete Calcitonin und durch das D-Hormon (Calcitriol = $1{,}25(OH)_2D_3$, das in der Niere aus dem in der Leber zu $25(OH)D_3$ hydroxylierten Vitamin D_3 [Cholecalciferol] entsteht). Regelgröße ist die Plasma-Kalziumkonzentration. Weiterhin wird der Kalziumphosphatstoffwechsel durch Somatotropin, Glucocorticoide, Östrogene, Androgene, Schilddrüsenhormone, Insulin und Prostaglandine beeinflußt.

11.5.1 Epithelkörperchen

11.5.1.1 Hypoparathyreoidismus. Die häufigste Ursache einer unzureichenden Produktion von Parathormon (PTH) ist die Zerstörung der Epithelkörperchen bei Thyreoidektomie (*parathyreopriver Hypoparathyreoidismus:* Komplikation bei 1 bis 4% der Strumaoperationen).

• Beim **akutem Hypoparathyreoidismus** führt die Hypokalzämie zu einer Enthemmung der neuromuskulären Erregungsübertragung mit allgemeiner Krampfneigung *(Tetanie).* Charakteristisch ist die Verkrampfung der Armmuskulatur (Pfötchenstellung der Hand).

• Beim **chronischen Hypoparathyreoidismus** manifestiert sich die Krampfneigung auch an der glatten Muskulatur (Bauchschmerzen, Harndrang). Außerdem kommt es zur Osteosklerose und Hyperphosphatämie.

11.5.1.2 Ein **Hyperparathyreoidismus** (HPT) kann primär oder sekundär bedingt sein. Bei der **primären Form** (pHPT) liegt die Ursache der PTH-Überproduktion in den Epithelkörperchen selbst. Ein **sekundärer Hyperparathyreoidismus** (sHPT) entwickelt sich bei chronischer Überstimulation der Epithelkörperchen durch eine Hypokalzämie und Hyperphosphatämie infolge renaler Insuffizienz oder (seltener) durch eine Hypokalzämie bei unzureichender intestinaler Ca^{++}-Aufnahme aus der Nahrung. Der anhaltende Sekretionsreiz wirkt mitogen und führt zu einer diffusen Hyperplasie der Epithelkörperchen.

Die **Folgen der Parathormonüberproduktion** sind Ausdruck der Hyperkalzämie:
- *Störung der Nierenfunktion:* Hyperkalzurie, Nephrokalzinose und Nephrolithiasis
- *Überstimulation der Verdauungsdrüsen:* Neigung zu rezidivierenden Magen- und Darmulzera und akuter Pankreatitis, Pankreatikolithiasis und Cholelithiasis.
- *Vermehrte Mobilisierung des Knochenkalziums:* Demineralisierung des Skeletts, Spontanfrakturen, metastatische Verkalkungen.

Morphologisch besteht als Ursache eines pHPT in 80% der Fälle ein solitäres Adenom, in 2% multiple Adenome (Doppeladenome), in 3% ein Karzinom und in 15% eine diffuse Hyperplasie. Histologisch findet man eine diffuse oder knotige (pseudoadenomatöse) Vermehrung von dunklen und/oder wasserklaren, funktionell aktiven Zellen. Ferner erkennt man fokal vermehrte, inaktive oxyphile Zellen.

11.6 C-Zellen-Hormon

Ein **Calcitoninmangel** wurde beim Menschen bisher nicht festgestellt. Es wird jedoch vermutet, daß bei der Entstehung der prä- und postmenopausalen Osteoporose ein relativer Calcitoninmangel eine Rolle spielt. Eine **Calcitoninüberproduktion** tritt bei den calcitoninproduzierenden C-Zellen-Karzinomen der Schilddrüse auf. Weder bei C-Zellen-Karzinomen noch bei therapeutischem Einsatz hoher Calcitonindosen kommt es zu Hypokalzämie. Bei Knochenmetastasen kann der Kalziumspiegel sogar erhöht sein.

11.7 Nebennierenrindenhormone (NNR-H)

11.7.1 Angeborene Biosynthesestörungen

Das **angeborene adrenogenitale Syndrom** (AGS) beruht auf einem genetisch bedingten Enzymdefekt (meist 21ß-Hydroxylase-Mangel). Der Enzymdefekt in der Steroidsynthese führt durch Cortisolmangel zu einer verstärkten ACTH-Bildung. Die in der überstimulierten und dadurch hyperplastischen NNR im Überschuß anfallenden

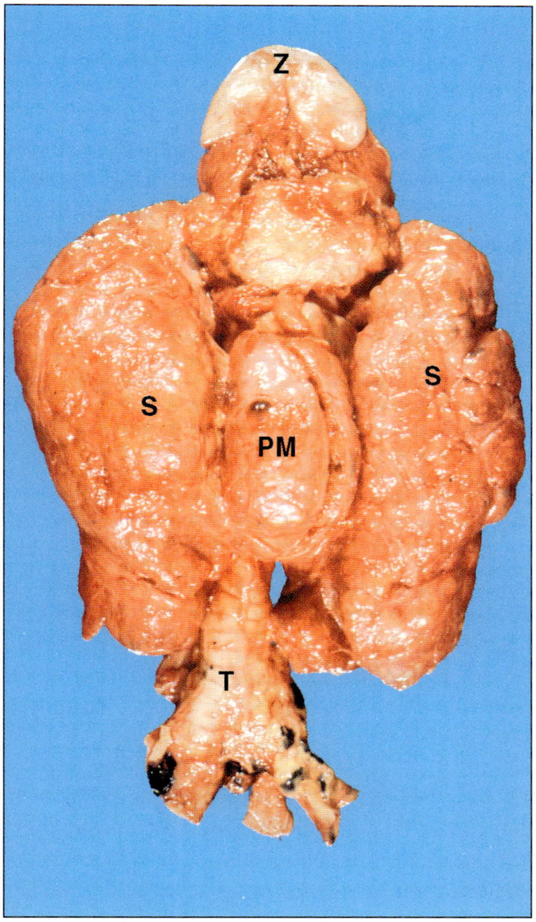

Abb. 11-1. Struma colloides nodosa. Vergrößerte Seitenlappen (S) und Ausbildung eines Pseudomittellappens (PM). Z: Zunge, T: Trachea.

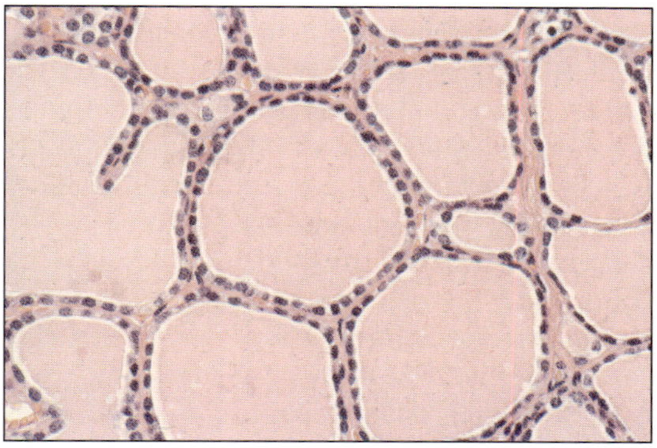

Abb. 11-2. Normofollikuläres Schilddrüsengewebe. Kubische Thyreozyten schließen ein homogenes eosinrotes Kolloid ein. HE-Fbg.

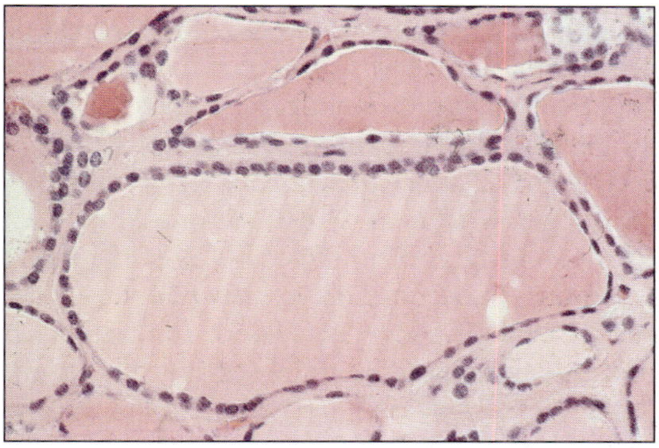

Abb. 11-3. Struma colloides. Vergrößerte kolloidreiche Follikel, die von einem abgeflachten Epithel ausgekleidet werden. HE-Fbg.

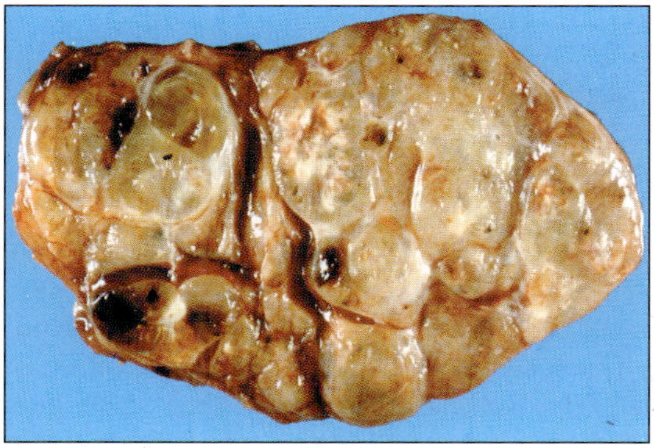

Abb. 11-4. Struma colloides nodosa. Knotig umgebauter Schilddrüsenlappen mit honigartigem Glanz und regressiven Veränderungen (Blutungen).

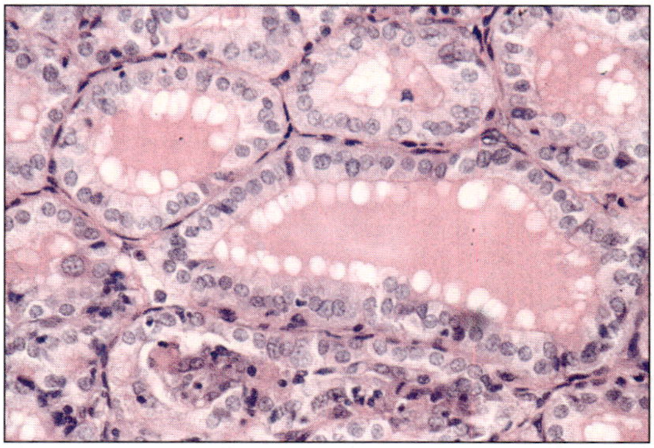

Abb. 11-5. Schilddrüsengewebe mit inkretorischer Hyperaktivität. Zylindrisches Follikelepithel, eingedicktes Kolloid und Resorptionsvakuolen. HE-Fbg.

Zwischenprodukte, wie 17-Hydroxyprogesteron, werden über Androstendion in den Androgensyntheseweg umgeleitet. Es resultiert eine *Androgenüberproduktion.* Die bereits intrauterin überschießende adrenokortikale Androgenproduktion führt beim weiblichen Fetus zur *Virilisierung der äußeren Geschlechtsmerkmale* (hypertrophische Klitoris und verwachsene Schamlippen) bei normalem innerem Genitale *(Pseudohermaphroditismus femininus).* Männliche Neugeborene mit AGS erscheinen zunächst normal. Wenn das AGS nicht erkannt und behandelt wird, führt der Androgenüberschuß bei Mädchen und Knaben zu einer Wachstumsbeschleunigung, wobei allerdings aufgrund vorzeitigen Epiphysenfugenschlusses die erreichte Endgröße unter der Norm bleibt. Typisch ist auch das frühzeitige Auftreten von Achsel- und Schambehaarung (Adrenarche). Beim männlichen Geschlecht führt die hohe Androgenkonzentration zu einer vorzeitigen Ausreifung der äußeren Geschlechtsmerkmale. Gleichzeitig unterdrückt sie die Gonadotropinsekretion der Adenohypophyse. In den mangelhaft mit LH und FSH versorgten Hoden sind Testosteronbildung und Spermatogenese unzureichend *(Pseudopubertas praecox).* In etwa zwei Drittel der Fälle von klassischem 21ß-Hydroxylase-Defekt, in denen auch die Aldosteronproduktion blockiert ist, tritt ein Salzverlustsyndrom mit Hyponatriämie, Hypovolämie und Hyperkaliämie auf.

11.7.2 Erworbene Biosynthesestörungen

Erworbene Biosynthesestörungen der Nebennierenrindenhormone manifestieren sich als Über- oder Unterfunktion.

11.7.2.1 Eine **Unterfunktion der NNR** kann primär oder sekundär bedingt sein. Wenn eine funktionell unzureichende Produktion von adrenokortikalen Hormonen auf einer Zerstörung oder Hypoplasie des NNR-Gewebes selbst beruht, liegt eine **primäre NNR-Insuffizienz** vor. Bei einer **sekundären NNR-Insuffizienz** fehlt eine ausreichende Stimulation der Hormonproduktion infolge Schädigung der Adenohypophyse (unzureichende ACTH-Produktion).

• Bei der **primären adrenokortikalen Insuffizienz** *(Addison-Krankheit)* liegt meist eine autoaggressiv bedingte, schleichende Zerstörung des NNR-Gewebes vor. Die Insuffizienz wird erst klinisch manifest, wenn mindestens 90% des NNR-Gewebes zerstört sind.

• Bei einer **primären NNR-Insuffizienz mit Ausfall der Gluko- und Mineralokortikoide** sind Stoffwechsel (insbesondere Energiestoffwechsel) und Mineralhaushalt gestört. Typisches Symptom der *Addison-Krankheit* ist eine vermehrte Hautpigmentierung vor allem mechanisch belasteter Partien und der Handfurchen sowie eine fleckige Pigmentierung der Wangenschleimhaut. Ursache ist eine vermehrte Ausschüttung des melanozytenstimulierenden Hormons (MSH), das bei der nach Ausfall der Glukokortikoide enthemmten ACTH-Synthese als weiteres Bruchstück des Vorläufermoleküls Proopiomelanocortin anfällt. Bei *sekundärer NNR-Insuffizienz* fehlt die Pigmentierung *(weißer Addison);* dabei ist auch die Aldosteronproduktion in der Regel normal (keine Hypovolämie, keine wesentlichen Störungen im Mineralhaushalt). Die Exazerbation einer chronischen Insuffizienz führt zu einem akuten NNR-Versagen *(Addison-Krise).*

11.7.2.2 Bei einer **Überfunktion der NNR** werden in der Regel nur einzelne Hormongruppen (Glukokortikoide, Mineralokortikoide oder Sexualhormone) vermehrt ausgeschüttet. Bei hoher Produktion von Glukokortikoiden (Cortisol) liegt ein *Cushing-Syndrom* (Hyperkortisolismus) vor, bei überhöhter Aldosteronsekretion ein *Hyperaldosteronismus.* Ursache einer vermehrten Androgenproduktion der NNR ist in der Regel ein AGS. Eine pathologisch erhöhte Östrogensekretion durch endokrin aktive NNR-Tumoren ist sehr selten.

• **Hyperkortisolismus** (Cushing-Syndrom). Beim endogenen Cushing-Syndrom wird die exzessive Cortisolsekretion der NNR meist durch ein Überangebot an adrenokortikotropem Hormon induziert. Beim seltenen Morbus Cushing *(zentrales Cushing-Syndrom)* sezerniert die Adenohypophyse zu viel ACTH. Als Ursache sind meist Hypophysenadenome nachzuweisen. Quelle ektopen ACTH-Überschusses bzw. ACTH-ähnlicher Peptide sind auch endokrin aktive Malignome (paraneoplastisches Cushing-Syndrom, z. B. beim kleinzelligen Bronchialkarzinom). Beim *peripheren Cushing-Syndrom* sind NNR-Tumoren (meist

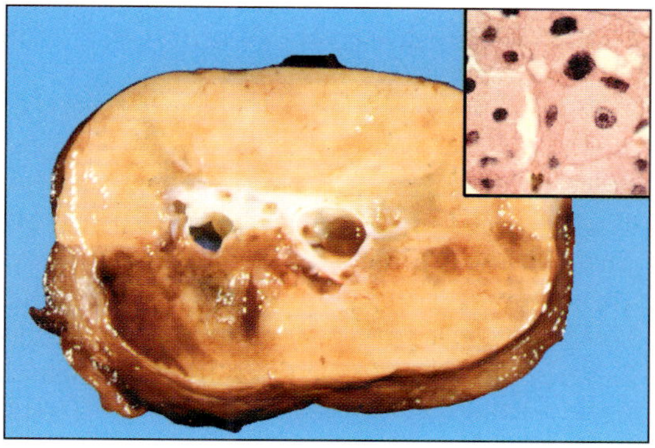

Abb. 11-6. Schilddrüsenonkozytom. Tumor von rehbrauner Farbe. Inset: Onkozyten mit eosinrotem, granuliertem Zytoplasma und chromatindichtem Kern. HE-Fbg.

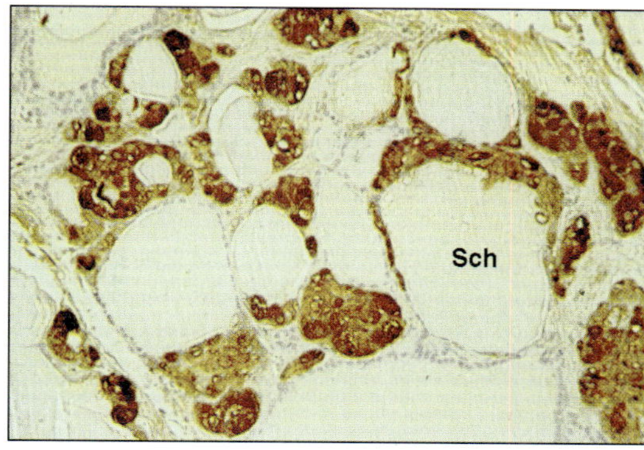

Abb. 11-7. C-Zellen-Hyperplasie. Zwischen Schilddrüsenfollikeln (Sch) inselförmig hyperplastische C-Zellen. Kalzitonin-Immunhistochemie.

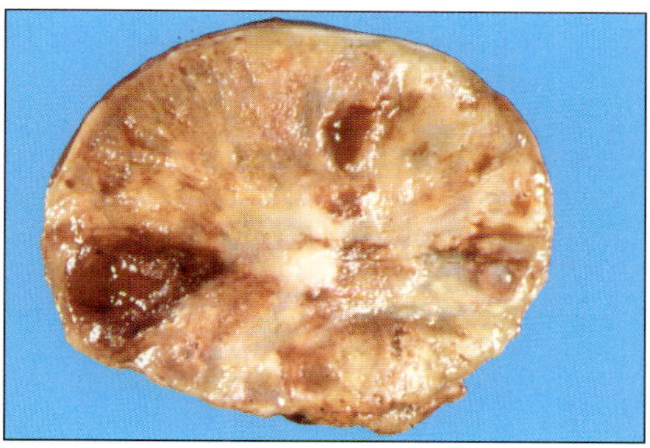

Abb. 11-8. Epithelkörperchenadenom mit regressiven Veränderungen

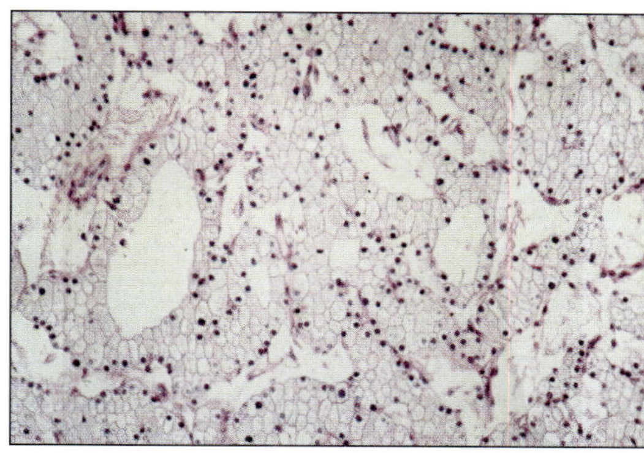

Abb. 11-9. Hellzelliges Epithelkörperchenadenom. HE-Fbg.

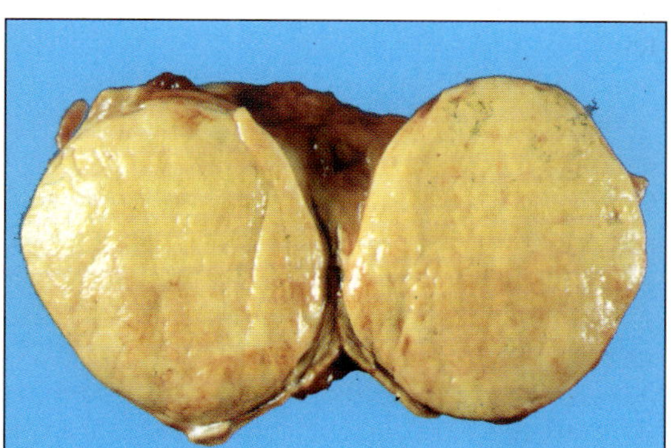

Abb. 11-10. Adenom der Nebennierenrinde bei Conn-Syndrom

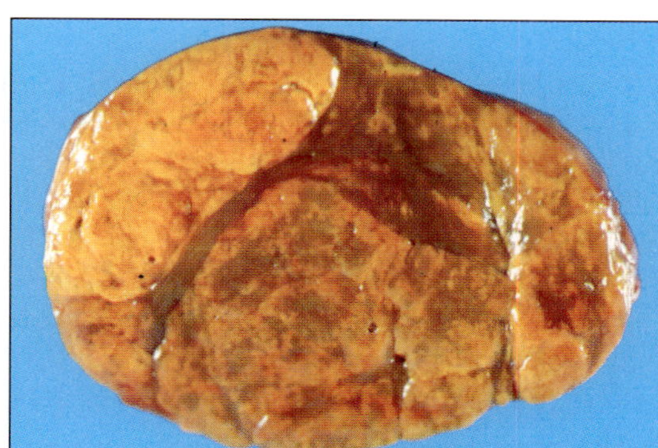

Abb. 11-11. Adenom der Nebennierenrinde bei Cushing-Erkrankung

Adenome) für die Cortisolüberproduktion verantwortlich. Häufigste Ursache des Cushing-Syndroms ist eine hochdosierte, langdauernde Glukokortikoidtherapie, z. B. bei rheumatischen oder renalen Erkrankungen *(iatrogener Cushing)*. Klinisch ist das Cushing-Syndrom durch eine Stammfettsucht (86%) mit Vollmondgesicht (88%) und Hypertonie (85%) gekennzeichnet. Bei der Frau treten Hirsutismus (73%) und Amenorrhö (77%) hinzu.

• **Hyperaldosteronismus.** Der *primäre Hyperaldosteronismus* kann durch ein hormonproduzierendes Adenom der Nebenniere (Conn-Syndrom), in seltenen Fällen auch durch ein endokrin aktives NNR-Karzinom ausgelöst werden. Daneben gibt es den idiopathischen Hyperaldosteronismus, bei dem morphologisch häufig eine Hyperplasie der aldosteronproduzierenden Zona glomerulosa der Nebennieren zu finden ist. Beim *sekundären Hyperaldosteronismus* wird die Aldosteronsekretion durch Überaktivität des Renin-Angiotensin-Systems gesteigert. Die Symptome des primären Hyperaldosteronismus sind das Ergebnis einer Störung des Mineralhaushalts (Na^+-Retention bei vermehrter K^+-Ausscheidung). Die Salz- und Wasserüberladung führt zur arteriellen Hypertonie, die Hypokaliämie zu Funktionsstörungen der Niere (Polyurie bei Hyposthenurie, Proteinurie) und der erregbaren Systeme (EKG-Veränderungen, Parästhesien und Paresen, Adynamie und Muskelschmerzen).

11.8 Hodenhormone

Funktionsstörungen der Hodenhormone treten in Form von Unterfunktionen auf und äußern sich klinisch als **Hypogonadismus**. Die Androgenproduktion der Hoden ist insuffizient und/oder die Spermatogenese gestört. Eine endokrine Unterfunktion der Hoden kommt vor als

- *primärer (hypergonadotroper) Hypogonadismus* durch testikuläre Störung
- *sekundärer (hypogonadotroper) Hypogonadismus* durch Insuffizienz der Adenohypophyse
- *tertiärer (hypothalamischer) Hypogonadismus* durch eine hypothalamische Störung.

11.8.1 Primärer Hypogonadismus

11.8.1.1 Die meisten **angeborenen Formen** eines primären Hypogonadismus sind durch numerische oder strukturelle Chromosomenanomalien bedingt. Häufigste Form (ca. 0,2% der männlichen Geburten) ist das klassische *Klinefelter-Syndrom,* bei dem infolge Non-Disjunction in der Reifeteilung (meist bei der Mutter) eine XXY-Konstellation besteht. Typisch für das Klinefelter-Syndrom ist das Ausbleiben des Hodenwachstums in der Pubertät (hyaline Degeneration der Samenkanälchen mit Fibrose).

11.8.1.2 Ein **erworbener primärer Hypogonadismus** tritt auf, wenn beide Hoden entfernt werden oder das Hodengewebe als Folge von Traumen, Entzündungen (Orchitis, z. B. nach Parotitis epidemica) oder Versorgungsstörungen (Hodentorsion, Operationsfolgen) zerstört wurde. Auf Überwärmung ist die selektive Störung des germinativen Epithels bei normaler Funktion der Leydig-Zellen zurückzuführen, die bei Lageanomalien der Hoden beobachtet wird (Retention des Hodens im Bauchraum oder im Leistenkanal statt Deszensus in das ca. 4 °C kühlere Skrotum).

11.8.1.3 Ein **sekundärer Hypogonadismus** ist das Ergebnis einer unzureichenden LH(Lutotropin)- und/oder FSH(Follitropin)-Produktion infolge einer Störung der Adenohypophyse. Typisch ist ein sekundärer Hypogonadismus bei extragenitaler Androgenüberproduktion (z. B. AGS). Exogen wird ein sekundärer Hypogonadismus vor allem durch Verabreichung von Östrogen (z. B. als Palliativtherapie beim Prostatakarzinom) erzeugt, da Östrogen in pharmakologischen Dosen sowohl die LH- als auch die FSH-Produktion hemmt.

11.8.1.4 Ein **tertiärer Hypogonadismus** – als hypothalamisch bedingte Schädigung – ist bei isolierter Insuffizienz der Gonadotropinsekretion der Hypophyse *(hypogonadotroper Eunuchoidismus)* anzunehmen.

Angeborene Androgenmangelzustände führen zu **intersexueller Ausprägung der Geschlechtsmerkmale** *(Pseudohermaphroditismus)*. Beim postnatalen endokrinen Hypogonadismus weicht die körperliche Entwicklung erst in der Pubertät vom Normalverlauf ab. Die Virilisierung bleibt entsprechend dem Ausmaß des Androgenmangels aus. Beim Vollbild des *Eunuchoidismus* bleiben Penis und Skrotum infantil klein, Prostata und Samenblasen entwickeln sich nicht oder nur wenig. Achselbehaarung und Bartwuchs fehlen, die Schambehaarung bleibt spärlich und ist von weiblichem Typ (Auswirkung der adrenalen Androgene). Es kommt nicht zum Stimmbruch. Infolge des Testosteronmangels schließen sich die Epiphysenfugen verzögert (Längenwachstum bis ins vierte Lebensjahrzent möglich), und die Verkalkung des Knochens bleibt unzureichend (Osteoporose).

11.9 Ovarialhormone

Die von den Ovarien gebildeten Sexualhormone bewirken die embryonale Differenzierung und die pubertäre Entwicklung der Geschlechtsorgane sowie die Ausbildung der sekundären Geschlechtsmerkmale. Sie lösen die zur Eiaufnahme erforderlichen Veränderungen der Schleimhaut und die zur Milchsekretion erforderlichen Umwandlungen der Brustdrüsen aus. Zudem bestimmen sie das Sexualverhalten. Daneben haben die Ovarialhormone extragenitale Wirkungen. So beeinflussen die Östrogene zusammen mit anderen Hormonen das Knochenwachstum und die Knochenneubildung. Progesteron steigert den Grundumsatz und führt zu einer Erhöhung der Körpertemperatur.

11.9.1 Primärer Hypogonadismus

Ein **angeborener primärer Hypogonadismus** tritt als **Gonadendysgenesie** auf. Ursache ist meist eine numerische Chromosomenaberration mit Karyotyp 45XO *(Ullrich-Turner-Syndrom).* Bei diesen Frauen finden sich anstelle endokrin aktiver Ovarien bindegewebig degenerierte Gebilde (streaks). Die sexuelle Reifung bleibt aus (infantile äußere Geschlechtsmerkmale), das Wachstum stoppt frühzeitig (mittlere Endgröße ca. 140 cm). Die *erworbene primäre Ovarialinsuffizienz* ist nach operativer Entfernung beider Ovarien oder nach Einwirkung ionisierender Strahlen zu beobachten oder kommt infolge einer Autoimmunschädigung des endokrin aktiven Gewebes vor. Physiologisch entwickelt sich mit zunehmendem Alter ein primärer Hypogonadismus, da das Ovar seine endokrinen Leistungen im Verlauf des Klimakteriums einstellt. Typisches Zeichen der Ovarialinsuffizienz ist die Amenorrhö.

11.9.2 Sekundärer Hypogonadismus

Ein **sekundärer Hypogonadismus** als Folge einer funktionellen Störung der Adenohypophyse kann das Ergebnis einer Durchblutungsstörung *(Sheehan-Syndrom),* einer traumatischen Schädigung, einer Kompression durch einen Tumor (Hypophysenadenom, Kraniopharyngeom) oder einer endokrinen Hemmung der Gonadotropinsekretion durch eine Hyperprolaktinämie (Galaktorrhö) oder Hyperandrogenämie (beim adrenogenitalen Syndrom) sein.

11.9.3 Tertiärer Hypogonadismus

Ein **tertiärer Hypogonadismus** tritt bei Entwicklungsstörungen des Hypothalamus auf. Eine unzureichende Produktion von Gonadotropin-Releasing-Hormon (GnRH) wird auch als Ursache der Ovarialinsuffizienz bei Anorexia nervosa und anderen psychisch bedingten Störungen angesehen. Bei Störungen der Ovarialfunktion als Folge schwerer körperlicher Anstrengung (reaktive Amenorrhö von Ausdauersportlerinnen) sinken sowohl die GnRH-Sekretion als auch die GnRH-Empfindlichkeit der Adenohypophyse ab.

11.10 Störungen der sexuellen Differenzierung

Die Ausdifferenzierung des Keimgewebes in Richtung männlicher oder weibliche Gonaden wird von einem Satz von Genen gesteuert, die vor allem auf dem Y-Chromosom sowie auf X-Chromosomen und Autosomen lokalisiert sind. Die Sexualentwicklung des männlichen Embryos ist für Störungen anfälliger als die des weiblichen Embryos: Die Entwicklung des männlichen Embryos verläuft dem Einfluß der maternalen und plazentaren Hormone entgegengesetzt und muß durch die vom Fetus produzierten Androgene aktiv gesteuert werden.

Testosteron regt die Umwandlung der Wolff-Gänge in Nebenhoden, Samenleiter und Samenblasen an. Das in den Sertoli-Zellen des embryonalen Hodens produzierte Anti-Müller-Hormon erzwingt die Rückbildung der Müller-Gänge, aus denen Uterus und Tuben des weiblichen Fetus entstehen. Um die Ausbildung eines männlichen äußeren Genitale zu induzieren, muß Testosteron in den Zielorganen in die Wirkform Dihydrotestosteron umgewandelt werden.

Eine teilweise oder vollständige **Feminisierung** von männlichen Feten kann verursacht werden durch eine *genetisch bedingte Störung* der
- Entwicklung funktionsfähiger Hoden,
- Testosteronsynthese,
- Reduktion von Testosteron zu Dihydrotestosteron oder
- Bindung von Androgenen an ihre Rezeptoren.

Bei allen Formen der **Intersexualität mit männlichem Genotyp** fehlen die inneren weiblichen Geschlechtsorgane, weil die Sekretion des Anti-Müller-Hormons, das die Entwicklung von Uterus und Tuben blockiert, nicht betroffen ist.

Eine **unzureichende Produktion von Anti-Müller-Hormon** durch die fetalen Sertoli-Zellen des männlichen Embryos bzw. eine Unempfindlichkeit der Zellen der Müller-Gänge gegen dieses Peptidhormon führt zu *Oviduktpersistenz*. Betroffene Männer sind phänotypisch – bis auf eine Deszensusstörung der Hoden – normal, besitzen aber ein männliches und ein (unterentwickeltes) inneres weibliches Genitale mit Tuben, Uterus und oberem Vaginateil.

11.11 Pankreashormone

Die wichtigste Funktionsstörung der Pankreashormone ist der Diabetes mellitus (s. 12.1).

11.12 Gastrointestinale Hormone

Gastrointestinale Hormone *(Peptid-Enterohormone)* sind Botenstoffe, die vom Pankreas und von den in der Schleimhaut des Verdauungstrakts eingestreuten endokrin bzw. parakrin tätigen Zellen gebildet werden. Ihre Hauptaufgabe ist die Anpassung der Motorik des Magen-Darm-Trakts und der Sekretion der Verdauungsdrüsen an die Bedürfnisse der Nahrungsverwertung.
- **Gastrin**: Steigerung der Magensaftsekretion, Hemmung des Tonus des Magenfundus bei Förderung der antralen Peristaltik
- **Cholezystokinin-Pankreozymin**: Gallenblasenkontraktion, aber Erschlaffung des Sphinkter Oddi, Hemmung des Tonus des Magenfundus und des unteren Ösophagussphinkters, Konstriktion des Pylorus, Anregung der Enzymsekretion des Pankreas, Förderung der glucoseinduzierten Insulinfreisetzung
- **Sekretin**: Steigerung der Wasser- und Bikarbonatsekretion des Pankreas, Anregung der Gallensekretion der Leber, Hemmung der Magensaftsekretion, Hemmung von Tonus und Peristaltik des Magens
- **Enteroglukagon**: Hemmung der Magen- und Darmmotorik
- **Galanin:** Hemmung der Magenentleerung, Hemmung der glucoseinduzierten Insulinsekretion
- **GLP-1** (Glucagon-like Peptide 1): blutglucoseabhängige Stimulation der Insulinsekretion
- **GIP** (Gastric Inhibitory Polypeptide): Hemmung der Magensaftsekretion, Anregung der Insulinsekretion
- **VIP** (Vasoactive Intestinal Polypeptide): Gefäß- und Bronchienerweiterung, Anregung der Abgabe von Wasser und Elektrolyten ins Darmlumen
- **GRP** (Gastrin Releasing Peptide): weitgehend identisch mit Bombesin vom Frosch; Anregung der Sekretion von Gastrin (Gegenspieler des Somatostatins), Hemmung der Magenperistaltik, Kontraktion der Gallenblase
- **Somatostatin**: Hemmung der endokrinen und exokrinen Sekretion der Verdauungsdrüsen, Hemmung der Magenperistaltik
- **Motilin**: Anregung der Magen- und Darmmotorik
- **PP** (Pancreatic Polypeptide): Beschleunigung der Magenentleerung, Steigerung der Darmmotorik
- **Substanz P**: Steigerung der Magensaftsekretion über Histaminfreisetzung
- **Neurotensin**: Gefäßerweiterung, Blutdruckabfall, Hemmung der Magensäuresekretion
- **Peptid YY**: Vasokonstriktion, Hemmung der Darmmotorik.

Viele Enterohormone sind auch in Neuronen des Zentralnervensystems und peripheren Nervenzellen nachgewiesen worden. Der Cholezystokiningehalt des Gehirns z. B. ist in manchen Bereichen höher als der der Darmwand. Die als *Neuropeptide* bezeichneten Substanzen werden bei Erregung der Nerven (z. T. zusammen mit klassischen Neurotransmittern, wie Noradrenalin oder Glutamat) freigesetzt. Die physiologische Bedeutung der Neuropeptidfreisetzung ist bisher nur bei wenigen Mechanismen bekannt (z. B. *Substanz P* als Transmitter der peripheren Nozizeption oder *Cholezystokinin* als hypothalamischer Mediator der Appetithemmung).

11.13 Biogene Amine

11.13.1 Katecholamine

Funktionsstörungen der Katecholamine treten bei Erkrankungen des Nebennierenmarks auf. Ein isolierter Ausfall des Nebennierenmarks hat – auch wenn er bilateral erfolgt – keine klinischen Konsequenzen. Eine inadäquat **hohe Produktion an Katecholaminen** geht von endokrin aktiven Tumoren des Nebennierenmarks (Phäochromozytome) oder (seltener) der sympathischen Paraganglien (hauptsächlich des Bauchraums) aus. Auch periphere Neuroblastome können Katecholamine bilden, sezernieren aber gleichzeitig Dopa, Dopamin und Normetanephrin. Die Symptomatik wird durch die verstärkte Wirkung der sympathischen Überträgerstoffe bestimmt: paroxysmale oder andauernde arterielle Hypertonie, Tachykardie, Hyperglykämie (Glucosurie) und vermehrte Lipolyse (Gewichtsverlust).

11.13.2 Dopamin

Dopamin (Hydroxityramin) ist die biochemische Vorstufe von Noradrenalin und Adrenalin. Es wirkt als Neurotransmitter an den adrenergischen Nerven und ist zusammen mit Acetylcholin entscheidend an der Regulation des extrapyramidalen Systems beteiligt. Beim *Parkinson-Syndrom*, das durch Akinese, Rigor und Ruhetremor gekennzeichnet ist, liegt ein Untergang der Ganglienzellen in der Substantia nigra vor, die über dopaminerge Fasern cholinerge Interneurone im Striatum hemmen. Dementsprechend ist eine Besserung des Krankheitsbildes durch Gabe von L-Dopa möglich (Dopamin selbst ist unwirksam, da es die Blut-Hirn-Schranke nicht passiert). Eine Überdosierung von L-Dopa kann zu schizophrenieartigen Krankheitsbildern führen, während umgekehrt die zur Schizophrenietherapie verwendeten Phenothiazine (sog. Neuroleptika) die zentralen Dopaminrezeptoren blockieren (Dopaminantagonisten).

11.13.3 Serotonin

Serotonin, das biogene Amin des 5-Hydroxytryptophans, wird wie Histamin von zerebralen Neuronen als Transmitter und von endokrinen Zellen des Verdauungstrakts (häufig zusammen mit anderen Enterohormonen wie Motilin oder Substanz P) als Hormon sezerniert. Die komplexe Wirkung von Serotonin auf die glatte Muskulatur und auf afferente Nervenendigungen ist in ihrer funktionellen Bedeutung bisher noch nicht ausreichend bekannt. Die Sekretion von Serotonin durch aktivierte Thrombozyten ist von (allerdings nur geringer) Bedeutung für die Blutstillung, denn Serotonin fördert die Thrombozytenaggregation. Ob es den Verschluß verletzter Gefäße durch vasokonstringierende Wirkung unterstützt, ist fraglich, denn im Plasma enthaltenes Serotonin wirkt über Freisetzung von endothelialem Erschlaffungsfaktor vasodilatorisch.

Karzinoide sind Neubildungen aus serotoninproduzierenden Zellen. Sie kommen bevorzugt im Gastrointestinaltrakt und im Tracheobronchialbaum vor. Bei überschießender Serotoninfreisetzung kommt es zum **Karzinoidsyndrom** (Flush, rechtsseitige Endokardfibrose, Hyperperistaltik, Diarrhö, Bronchokonstriktion mit Dyspnoe).

11.13.4 Histamin

Als Botenstoff wird Histamin, das biogene Amin des Histidins, vor allem von den basophilen Granulozyten und den Gewebsmastzellen im Rahmen der Steuerung von Abwehrreaktionen sezerniert. Außerdem kann es von Haut- und Schleimhautzellen produziert werden. Die Histaminwirkungen werden über verschiedene Membranrezeptoren vermittelt (H_1- und H_2-Rezeptoren). Ins Blut gelangtes Histamin führt über beide Rezeptortypen zu einer Weitstellung der Widerstandsgefäße mit Steigerung der Gewebedurchblutung (Gesichtsrötung bei Histaminfreisetzung im Körper).

Zusammen mit den Eikosanoiden und den Kininen fungiert Histamin als Mediator entzündlicher Prozesse. In der Lunge erhöht es durch Konstriktion der Bronchialmuskeln den Atemwegswiderstand (Asthma). Die histaminerge Stimulation der Magensaftsekretion über H_2-Rezeptoren ist Grundlage der Behandlung von Magenschleimhauterkrankungen und Duodenalulzera mit H_2-Rezeptoren-Blockern.

12 Stoffwechselkrankheiten

12.1 Diabetes mellitus

Ein Diabetes mellitus liegt vor, wenn der Betriebsstoffwechsel infolge unzureichender Insulinproduktion der Langerhans-Inseln entgleist.

Pathophysiologisch ist bei inadäquater Versorgung mit Insulin die Aufnahme von Glucose in die Zellen der Skelettmuskulatur und des Fettgewebes infolge unzureichender Anregung des insulinabhängigen Glucosetransportsystems reduziert. In die Leberzellen kann der Traubenzucker zwar ungehindert gelangen, dort aber wegen der ausbleibenden insulinvermittelten Induktion der Glucokinase nicht rasch genug verstoffwechselt werden.

Die periphere Lipolyse mit Abgabe von freien Fettsäuren ins Blut ist enthemmt. Aus dem Überangebot langkettiger freier Fettsäuren entstehen in der Leber Ketonkörper (Acetessigsäure, ß-Hydroxybuttersäure und Aceton), die nach Abgabe ins Blut den Körper übersäuern. Weiterhin führt der Blutzuckeranstieg zu einer Zunahme der Osmolalität des Extrazellulärraums mit Dehydratation des Intrazellularraums (hypertone Dehydratation).

Die hohe Glucosekonzentration im Plasma und somit auch im Primärharn überfordert die Reabsorptionskapazität der Niere. Es kommt zur Glucosurie und, da die hohe Glucosekonzentration in den Nierenkanälchen die Wasserabsorption im proximalen Nierentubulus behindert, zur Polyurie (osmotische Diurese).

Eine nichtenzymatische Glykosylierung führt zur Quervernetzung von Proteinmolekülen, die sich morphologisch als Verdickungen der kapillären Basalmembranen und Nervenscheiden sowie als Akkumulation mesangialer Matrix in den Nierenglomeruli manifestiert. Ferner wird die intrazelluläre Aldosereduktase aktiviert mit Ablagerung von Sorbit und Fructose in der Zelle, die zu einer osmotischen Zellschwellung führt.

Nach ätiologischen Gesichtspunkten unterscheidet man folgende Diabetesformen:

Primärer Diabetes mellitus

Typ-I-Diabetes (juveniler oder insulinabhängiger Diabetes) mit absolutem Insulinmangel

Typ-II-Diabetes (nichtinsulinabhängiger Diabetes vom adulten Typ) ohne (Typ IIa) oder mit Adipositas (Typ IIb)

Sekundärer Diabetes mellitus

In der **WHO-Klassifikation** ist anstelle der ätiologisch begründeten Unterscheidung nach den Typen I und II die Unterteilung nach dem Kriterium Insulinabhängigkeit in *Insulin-dependent Diabetes Mellitus* (IDDM) und *Non-Insulin-dependent Diabetes Mellitus* (NIDDM) eingeführt worden.

12.1.1 Primärer Diabetes mellitus

12.1.1.1 Der **Typ-I-Diabetes** (juveniler Diabetes) beruht auf einer Autoimmunerkrankung, deren Entstehung genetisch bedingt ist (Assoziation mit HLA-DR3 und/oder HLA-DR4). Dementsprechend finden sich bei diesen Patienten zumindest zeitweilig Autoantikörper gegen zytoplasmatische Inselzellantigene und in manchen Fällen gegen Insulin, Proinsulin oder Insulinrezeptorprotein. Bei bestehender Prädisposition wird die zur Inselzellzerstörung führende Autoimmunreaktion durch Einwirkung eines noch unbekannten Auslösers, möglicherweise einer Virusinfektion, gestartet. Beim Einsetzen der Erkrankung läßt sich eine lymphozytäre Infiltration (vor allem durch zytotoxische T-Zellen) und eine Zerstörung des Inselgewebes nachweisen. Die präklinische Phase des Typ-I-Diabetes, in der die fortschreitende Zerstörung der Langerhans-Inseln noch kompensiert wird, kann einige Jahre dauern.

12.1.1.2 Der **Typ-II-Diabetes** ist über zehnmal häufiger als der Typ I (kumulative Inzidenz 6 bis 10% der Bevölkerung bei Hochrechnung bis zum 80. Lebensjahr). Geschwister oder Kinder von Patienten mit Typ-II-Diabetes haben ein Risiko von 30 bis 40%, bis zum 80. Lebensjahr an Diabetes zu erkranken.

Beim klinisch manifesten Typ-II-Diabetes (nichtinsulinabhängiger Diabetes vom adulten Typ) wird die Stoffwechselstörung von einer *Insulinresistenz* vor allem der Skelettmuskulatur und des Fettgewebes sowie einer inadäquaten Insulinsekretion geprägt. Trotz eines zur Kompensation der verminderten Insulinempfindlichkeit erhöhten Nüchterninsulinspiegels besteht eine Hyperglykämie.

12.1.2 Sekundärer Diabetes mellitus

• Der **Mangelernährungsdiabetes** findet sich bei jugendlichen Patienten in subtropischen und tropischen Entwicklungsländern.

• **Endokrin bedingter Diabetes.** Mehrere Endokrinopathien gehen mit einem milden bis starken Diabetes mellitus einher (z. B. Akromegalie, Cushing-Syndrom, Glukagonom u.a.).

• **Diabetes nach Zerstörung von Pankreasgewebe.** Bis zu 95% der Inseln müssen zerstört sein, um einen Insulinmangeldiabetes auszulösen. Zerstörungen treten bei der akuten (5%) und chronischen (50%) Pankreatitis, bei Hämochromatose (80%), bei Mukoviszidose sowie bei ausgedehnten Pankreaskarzinomen mit obstruktiver Pankreatitis auf.

Zu den wichtigsten **morphologisch nachweisbaren Inselveränderungen** bei Diabetes mellitus zählen *Inselamyloidose* (80% der über 50 Jahre alten Diabetiker), *Inselfibrose, Insulitis* und die *Verminderung der B-Zellen.*

12.1.3 Morphologisch faßbare Folgen des Diabetes

12.1.3.1 Mikro- und Makroangiopathie. Die Mikroangiopathie läßt sich zuerst beim juvenilen Diabetes, die Makroangiopathie beim Altersdiabetes nachweisen, in Spätstadien kommen dann beide nebeneinander vor. Bei der Mikroangiopathie handelt es sich um eine PAS-positive Verbreiterung der Basalmembran der Kapillaren, Arterien, Arteriolen und Venolen. Ferner kommt es im Bereich der kleinen Arterien und der Arteriolen zu einer Intimaproliferation mit Einengung der Lichtung. Die Mikroangiopathie manifestiert sich bevorzugt an Retina *(diabetische Retinopathie)* und Niere *(diabetische Glomerulosklerose).*

• Die **Retinopathie** entwickelt sich meist erst 5 bis 10 Jahre nach Krankheitsbeginn und führt am Augenhintergrund zu Mikroaneurysmen sowie punkt- und strichförmigen Blutungen. Bei Organisation der Blutungsherde entstehen polygonale, scharf begrenzte gelbe Herde, die girlandenförmig in der Netzhautmitte liegen. Im Spätstadium sieht man flächenhafte Netzhautblutungen sowie präretinale Strang- und Schwartenbildungen.

• Die **diabetische Glomerulosklerose** ist durch eine diffuse Verbreiterung oder knotige Auftreibung des Mesangiums infolge Einlagerung von Basalmembransubstanz gekennzeichnet, wobei die diffuse in die knotige Form *(noduläre Glomerulosklerose Kimmelstiel-Wilson)* übergehen kann. Glomeruläre Knotenbildungen können auch die Folge einer Organisation von Mikroaneurysmen sein. Die Glomerulosklerose ist gewöhnlich mit einer schweren Arteriolosklerose vergesellschaftet. Sie entwickelt sich meist erst nach mehrjährigem Bestehen des Diabetes und geht mit einer konstanten Proteinurie einher. Nur selten ist der Prozeß so ausgeprägt, daß er zu einer dialysepflichtigen Niereninsuffizienz führt.

• Die **Makroangiopathie** entspricht in ihrer Morphologie und ihren Folgen der Arteriosklerose und betrifft bevorzugt die größeren Arterien von Herz, Gehirn und unteren Extremitäten. Die ischämischen Erkrankungen der Beine – als Spätkomplikationen des Diabetes mellitus – werden meist durch eine Kombination von Makro- und Mikroangiopathie sowie einer autonomen Neuropathie ausgelöst. Die Durchblutungsstörung der Beine, die im wesentlichen durch Einengungen größerer Arterien bedingt ist, führt in leichteren Fällen zu Funktionseinschränkungen *(Claudicatio intermittens),* in schweren zu Nekrosen *(Gangrän).* Das Risiko einer ischämischen Hirnerkrankung oder eines Herzinfarkts ist beim Diabetiker – gegenüber dem Nichtdiabetiker – mehr als doppelt so hoch. Besonders häufig sind Herzinfarkt und Schlaganfall bei Diabetikern mit arterieller Hypertonie und Proteinurie.

12.1.3.2 Diabetische Polyneuropathie. Bei etwa jedem zweiten Diabetiker entwickelt sich inner-

Diabetes mellitus

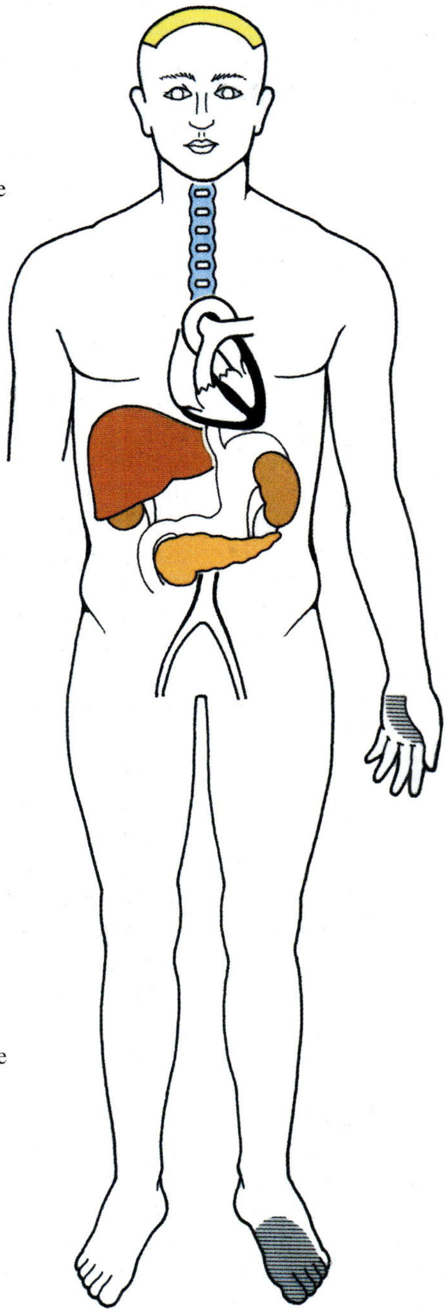

Retinopathie
Sialadenose mit doppelseitiger Parotisschwellung

Lunge:
rezidivierende und karnifizierende Pneumonien, Abszesse, Tuberkulose

Leber - Gallenblase:
Hepatomegalie, Leberzellverfettung, Lochkerne (Glykogen) in Hepatozyten, Sternzellverfettung, Cholelithiasis

Exokrines Pankreas:
Atrophie des Parenchyms, interstitielle Fibrose, Lipomatose, Pankreatitis, Karzinom, Mukoviszidose

Langerhans-Inseln:
Atrophie, Insulinitis, Amyloidose, Hämochromatose

Gefäße:
Makroangiopathie (Arteriosklerose, arterielle Verschlüsse mit Extremitätengangrän)
Mikroangiopathie (diabetische Kapillaropathie)

Nerven:
Periphere diabetische Neuropathie

Fetopathia diabetica:
Riesenkinder (>4,5 kg KG)
Hyperplasie der Langerhans-Inseln
Hypertrophie des Unterhautfettgewebes
Erythroblastenvermehrung

Steifes Hirnödem

Knochen:
Osteoporose, Arthropathien
gelbes Schädeldach
vertebrale Hyperostosen

Herz:
Hypertonikerherz
Koronarsklerose
Myokardinfarkt

Magen:
Gastrektasie

Nieren:
Glomerulosklerose Kimmelstiel-Wilson,
Arterio-/Arteriolosklerose
Tubulusepithelverfettung
Glykogenspeicherung in Tubulusepithelien
Pyelonephritis
Papillenspitzennekrosen

Haut:
Palmarerythem, Entzündungen (Furunkulose),
Mykosen (Candidiasis),
Necrobiosis lipoidica
Xanthoma diabeticum

Todesursachen beim Diabetes mellitus:
65% sterben an unmittelbaren Komplikationen: Makro- und Mikroangiopathien, Hypertonie, Myokardinfarkt, arterielle Verschlußkrankheit, Urämie, Entzündungen (Septikopyämie, Tuberkulose, Pneumonien, Mykosen)
Coma diabeticum (5%)
andere Todesursachen (30%)

Abb.12-1. Diabetes mellitus. Schematische Darstellung der wichtigsten morphologisch erfaßbaren Befunde.

halb von 25 Jahren eine periphere Neuropathie des sensorischen, motorischen und autonomen Nervensystems. Ursächlich verantwortlich sind Durchblutungsstörungen bei Mikroangiopathie, Ernährungsstörungen infolge einer Verdickung der Nervenscheiden und/oder eine osmotische Zellschädigung durch Anreicherung von Fructose und Sorbit. Morphologisch äußerst sich die diabetische Neuropathie in einem meist distal beginnenden Axonzerfall *(axonale Dystrophie)* und einer *segmentalen Demyelinisierung*.

12.1.3.3 Erhöhte Neigung zu Infektionen. Bei unzureichend stoffwechselkontrolliertem Diabetes mellitus besteht eine erhöhte Infektanfälligkeit mit Auftreten von Entzündungen an Haut, Schleimhäuten und inneren Organen. Für die erhöhte Infektanfälligkeit ist nicht, wie früher angenommen, der erhöhte Glucosegehalt der Gewebe verantwortlich (günstige Wachstumsbedingungen für Bakterien und Pilze), sondern eine Störung der unspezifischen zellulären Abwehr (Chemotaxis). Zu den häufigsten Entzündungen zählen Harnwegsinfekte, Balanitis und Vulvitis. Bei der feuchten Gangrän liegt die Superinfektion einer ischämischen Extremitätennekrose vor. Eine harmlose Begleiterkrankung des Diabetes ist die Leberverfettung *(diabetische Fettleber)*.

12.1.3.4 Ein eigenes Krankheitsbild bildet die **diabetische Fetopathie**. Sie entwickelt sich bei Kindern von zuckerkranken Müttern, die nicht optimal eingestellt sind oder bei denen ein unbekannter Diabetes unter der Schwangerschaft manifest wurde (die Schwangerschaft wirkt diabetogen). Die Mütter entwickeln Riesenkinder (Geburtsgewicht über 4,5 kg) mit einer allgemeinen Gewebsunreife. Ferner sind beim Neugeborenen (zur Kompensation des mütterlichen Insulinmangels) die Langerhans-Inseln vergrößert, die B-Zellen vermehrt. Postpartal besteht bei diesen Kindern die Gefahr eines hypoglykämischen Schocks.

12.2 Gicht (s. Kap. 6.11.3)

12.3 Hämochromatose

Die Hämochromatose *(Eisenspeicherkrankheit)* ist durch generalisierte Siderinablagerungen gekennzeichnet, wobei Leber, Herz und Pankreas besonders stark betroffen sind. Formalpathogenetisch wird zwischen einer primären idiopathischen und einer sekundären Hämochromatose, die im Rahmen verschiedener Grundkrankheiten auftreten kann, unterschieden.

• Bei der **primären Hämochromatose** besteht eine genetisch bedingte verstärkte Eisenresorption, die autosomal rezessiv mit inkompletter Penetranz vererbt wird. Als Ursache wird ein Mangel an Gastroferrin, einem im Magen sezernierten eisenbindenden Protein, diskutiert. Im *Frühstadium* wird das Eisen zunächst in den Lysosomen der läppchenperipheren Hepatozyten als Ferritin und Siderin gespeichert. Bei einer weiteren Steigerung des Eisenangebots kann das Eisen nicht mehr lysosomal gebunden werden und führt aufgrund seiner zelltoxischen Potenz zur Zellnekrose. Möglicherweise wird das Eisen auch durch Zerfall von Lysosomen freigesetzt. Das aus den nekrotischen Hepatozyten freiwerdende Eisen wird von Makrophagen aufgenommen, die Nekrose durch Bindegewebe ersetzt. Das *Vollbild der Erkrankung* ist gekennzeichnet durch eine feinknotige Pigmentzirrhose. Das bindegewebige Faserwerk ist ausgesprochen dicht und zellarm. Eisenpigment findet sich im Parenchym, in den Sternzellen, aber auch in Endothelien, Fibrozyten und gelegentlich frei in Gewebsspalten. Pathognomonisch sind Eisenpigmentablagerungen in den Gallengangsepithelien. Im Pankreas führen die Eisenpigmentablagerungen zu einer Zerstörung des exkretorischen und inkretorischen Parenchyms mit starker Bindegewebsvermehrung *(Pankreaszirrhose)*. Die Zerstörung der Inseln hat meist einen Diabetes mellitus zur Folge, der wegen der gleichzeitig bestehenden Melaninpigmentierung der Haut als *Bronzediabetes* bezeichnet wird. Im Herzen führen die Ablagerungen zu einer *chronischen Kardiomyopathie* mit Arrhythmien (bei Befall des Reizleitungssystems) und Herzinsuffizienz. Auch Nieren, endokrine Drüsen und Speicheldrüsen weisen Eisenablagerungen auf. Die Erkrankung wird bei Männern im Erwachsenenalter, bei Frauen nach der Menopause manifest.

• **Sekundäre Hämochromatosen** sieht man nach langandauernder parenteraler Eisenzufuhr sowie im Rahmen hämolytischer Anämien (Tha-

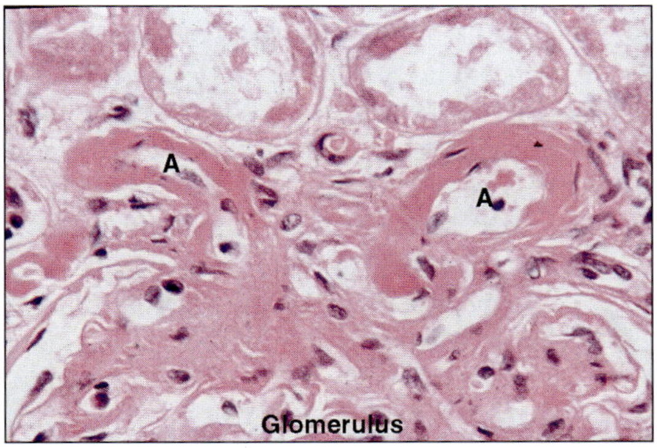

Abb. 12-2. Arteriolosklerose der zu- und abführenden Arteriolen (A) eines Glomerulus. HE-Fbg.

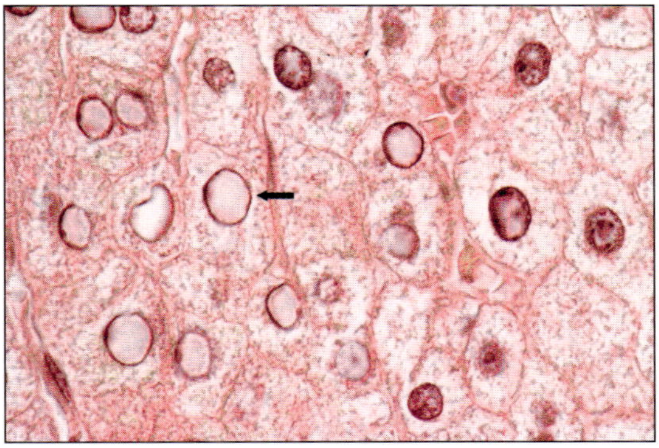

Abb. 12-3. Lochkerne (Pfeil: herausgelöstes Kernglykogen) in Hepatozyten bei Diabetes mellitus. HE-Fbg.

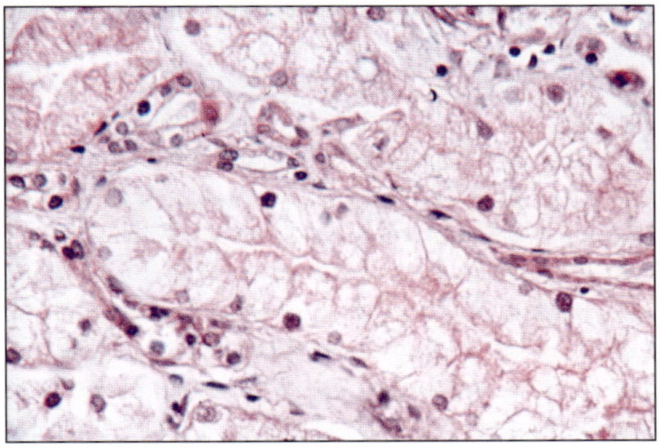

Abb. 12-4. Glykogen in Tubulusepithelien bei Diabetes mellitus. HE-Fbg.

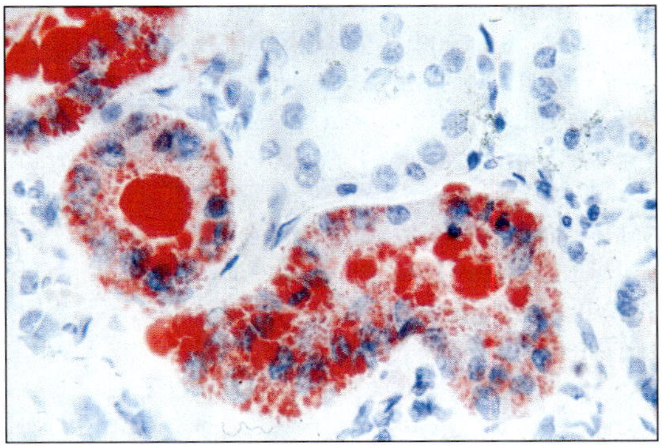

Abb. 12-5. Verfettung der Tubulusepithelien der Niere bei Diabetes mellitus. Sudan-Fbg.

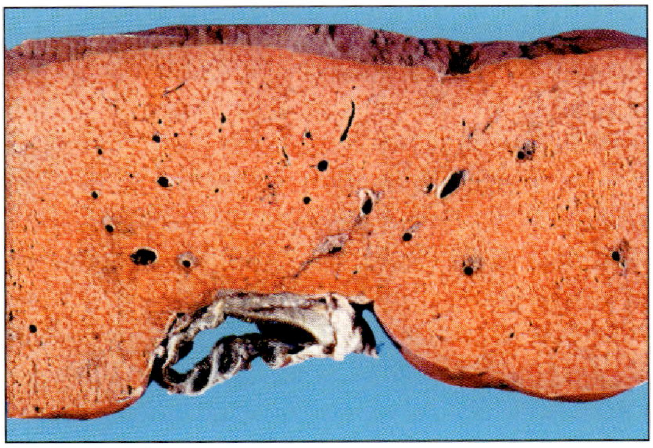

Abb. 12-6. Hämochromatose. Leberschnittfläche von rostbrauner Farbe durch Eisenspeicherung.

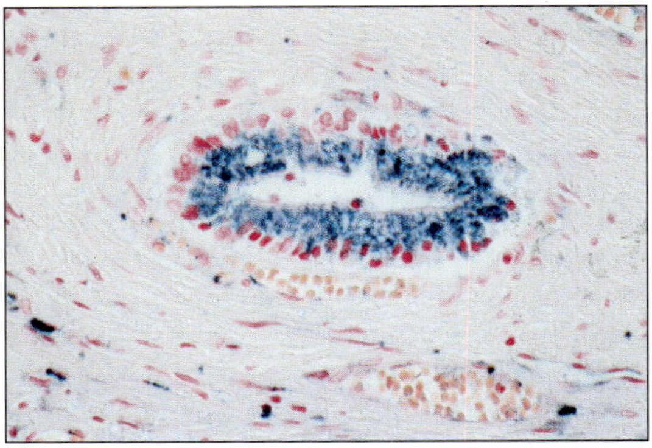

Abb. 12-7. Hämochromatose. Hämosiderinablagerungen in Gallengangsepithelien. Berliner-Blau-Reaktion.

lassaemia major, hereditäre Sphärozytose), die über eine gesteigerte Erythropoese zu einer erhöhten Eisenresorption führen. Dabei wird das Eisen zunächst in den Zellen des MPS und erst später von Parenchymzellen gespeichert. Aber auch eine langdauernde überhöhte orale Eisenzufuhr kann zu einer Eisenüberladung der Leber führen. Dabei wird das Eisen von Beginn an in den Hepatozyten gespeichert und kann zu einer Pigmentzirrhose sowie zum Vollbild der Hämochromatose führen.

12.4 Grundlagen der angeborenen Stoffwechselerkrankungen

Genetisch bedingte Enzymdefekte kommen in allen Stoffwechselbereichen vor. Bis heute wurden weit über 100 Erkrankungsformen beschrieben. Auf 1250 Neugeborene kommt ein Fall. Etwa 4% der Gesamtbevölkerung sind heterozygote Merkmalsträger. Die Enzymdefekte beruhen auf der Mutation eines Gens, das die Ausbildung eines bestimmten Enzyms steuert. Diese Mutation führt zur Bildung eines veränderten Enzyms, das seiner Funktion nicht oder nur ungenügend nachkommen kann und so einen Stoffwechselblock verursacht. Das führt einmal zu einen Aufstau von Stoffwechselprodukten vor dem Block, zum andern zum Mangel von Stoffwechselprodukten hinter dem Block.

Ist eine Ausscheidung nicht möglich, so werden die angestauten Stoffwechselprodukte in den Zellen angereichert mit nachfolgender Zellschädigung. Derartige **Thesauropathien** (primäre Speicherkrankheiten) kommen in allen Stoffwechselbereichen vor, am häufigsten als Glykogen- und die Lipoidspeicherkrankheiten.

12.4.1 Phenylketonurie

Bei der autosomal rezessiv erblichen **Phenylketonurie** (Phenylurie, Oligophrenia phenylpyruvica), bei der im Enzymsystem der Leber die Phenylalaninhydroxylase fehlt, kommt es zu einer Anreicherung des Phenylalanins im Blut sowie in der Gewebsflüssigkeit (Liquor), die zu einer *Schädigung des ZNS* führt mit geistiger Retardierung bis zum Schwachsinn. Zum andern kann Phenylalanin nicht in Tyrosin umgewandelt werden, das für die Melaninbildung erforderlich ist. Es resultiert ein *allgemeiner Pigmentmangel* (hellblonde Haare, hellblaue Augen) mit Photosensibilität und Neigung zu *Lichtdermatosen.* Die vor dem Block angestauten Stoffwechselprodukte werden, wenn auch verzögert, über andere Stoffwechselwege metabolisiert und ausgeschieden. So wird das Phenylalanin in eine Phenylketosäure (Phenylbrenztraubensäure) umgewandelt und über die Nieren abgegeben *(Phenylketonurie).*

Ist eine Ausscheidung nicht möglich, so werden die angestauten Stoffwechselprodukte in den Zellen angereichert mit nachfolgender Zellschädigung. Derartige **Thesauropathien** (primäre Speicherkrankheiten) kommen in allen Stoffwechselbereichen vor, am häufigsten als Glykogen- und Lipoidspeicherkrankheiten.

12.4.2 Glykogenosen

Bei den **Glykogenosen** (8 verschiedene Formen) wird das vermehrt gebildete, normale oder pathologisch strukturierte Glykogen in der Leber und/oder in anderen Organen (Skelettmuskel, Herzmuskel, Niere, Gehirn, Leukozyten, Erythrozyten, Thrombozyten und Fibroblasten) gespeichert. Diese Erkrankungen werden durch autosomal rezessiv vererbte Defekte von Enzymen verursacht, die an der Glykogensynthese oder am Glykogenabbau beteiligt sind. Am bekanntesten sind die Glykogenosen Typ I und Typ II.

12.4.2.1 Glykogenose vom Typ I (v. Gierke-Krankheit = hepatorenale Glykogenspeicherkrankheit). Bei diesen Patienten fehlt in Leber, Niere, Dünndarmschleimhaut und Thrombozyten die an das endoplasmatische Retikulum gebundene Glucose-6-Phosphatase, die aus dem Glucose-6-Phosphat die Glucose abspaltet. Es kommt zu einem verminderten Glykogenabbau; außerdem stimuliert das angereicherte Glucose-6-Phosphat die Glykogensynthese. Es resultiert eine Glykogenspeicherung in Leber und Nieren. Charakteristisch ist eine extreme Vergrößerung der Leber, die bis ins kleine Becken reichen kann. Histologisch sieht man reichlich Glykogen in den Hepatozyten. Oft besteht gleichzeitig eine erhebliche Verfettung. Da die Leber nicht genügend Glucose ins Blut abgeben kann, kommt es häufig zu Hypoglykämien mit Krampfanfällen. Die vermehrte

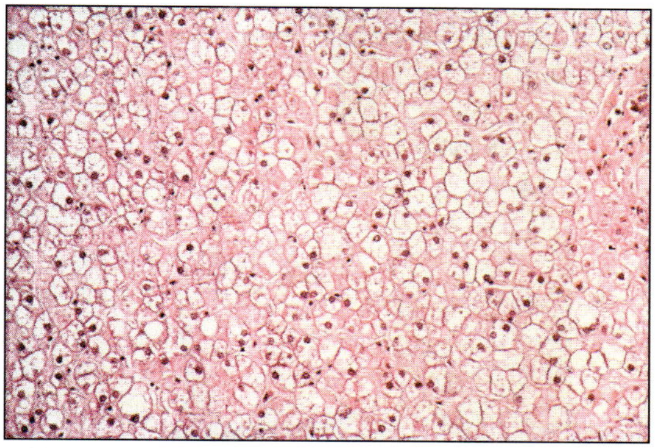

Abb. 12-8. Glykogenose. Hepatozyten mit optisch leerem Zytoplasma (herausgelöstes Glykogen). HE-Fbg.

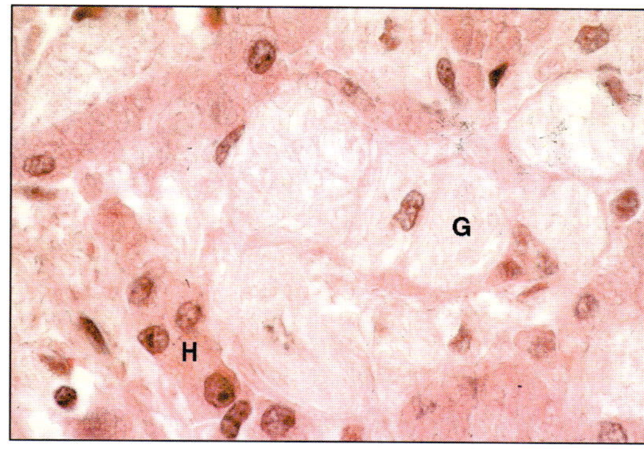

Abb. 12-9. Gaucher-Erkrankung. Leicht basophile Speicherzellen (G) zwischen druckatrophischen Leberbälkchen (H). HE-Fbg.

Bildung von Glyzerophosphat beim Glucoseabbau steigert die Triglyzeridsynthese der Leber mit einem Anstieg vor allem des LDL im Plasma und Ausbildung von Xanthomen (Ellbogen, Knie). Weiterhin sind die Thrombozytenadhäsion und -aggregation gestört; sie führen zur hämorrhagischen Diathese. Der Krankheitsverlauf wird durch die hypoglykämischen Episoden und durch interkurrente Infekte bestimmt, bei denen es zu azidotischen Krisen kommen kann. Sind das Säuglingsalter und die ersten Lebensjahre überstanden, werden Stoffwechselentgleisungen und sekundäre Schäden immer seltener. Die klinische Verdachtsdiagnose wird durch Bestimmung der Glucose-6-Phosphatase-Aktivität in einer Leberbiopsie gesichert.

12.4.2.2 Bei der **Glykogenose Typ II** fehlt das Enzym α-1,4-Glucosidase, das am lysosomalen Glykogenabbau beteiligt ist (lysosomale saure Maltase). Patienten mit dieser Krankheit speichern in Leber, Herzmuskel, Skelettmuskel, Zentralnervensystem, peripheren Nerven, Milz und Lunge vermehrt normal strukturiertes Glykogen, das sowohl in den Lysosomen als auch im Zytoplasma lokalisiert ist. Klinisch kann man drei Verlaufsformen unterscheiden:

- Bei der *frühinfantilen Form* fallen die Kinder etwa ab dem 3.Lebensmonat durch Muskelhypotonie, Kardiomegalie, mäßige Hepatomegalie, Makroglossie und kretinartigen Gesichtsausdruck auf. Sie sterben im 1. Lebensjahr an kardiorespiratorischer Insuffizienz.
- Bei der *spätinfantilen Form* können die Patienten bei gleicher, aber leichterer klinischer Symptomatik das Kleinkindesalter erreichen. Häufig ist das Herz nur gering vergrößert.
- Bei der *adulten Form* steht die Muskelhypotonie ganz im Vordergrund, während das Herz nur mäßig oder gar nicht vergrößert ist.

12.4.3 Lipoidosen

Bei den **Lipoidosen** kommt es durch lysosomale Enzymdefekte zu einer pathologischen Anreicherung von Lipoiden, die vom Sphingosin abgeleitet sind. Die Serumlipide sind dabei im allgemeinen nicht erhöht. Bei jeder einzelnen Enzymstörung finden sich mehrere klinische Varianten. Mehrere Lipoidspeicherkrankheiten befallen das zentrale Nervensystem und manifestieren sich bereits im Kindesalter. Wie bei vielen Stoffwechselstörungen sind die Heterozygoten meist unauffällig und haben nur geringe Stigmata der Erkrankung. Verminderte Enzymaktivitäten lassen sich aber meist auch bei ihnen in Granulozyten und Fibroblasten nachweisen.

12.4.3.1 Gaucher-Krankheit. Dieser Erkrankung liegt ein Mangel an Glucocerebrosidase (ß-Glucosidase) zugrunde, der zur Speicherung von Glucocerebrosid (Ceramidglucosid) führt. Genetisch lassen sich drei differente Typen unterscheiden:

- *Autosomal rezessiver Typ* mit frühinfantil-malignem Verlauf

- *Autosomal dominanter Typ* mit chronischem Verlauf
- *Autosomal rezessiver Typ mit juveniler Verlaufsform* und weiterem mehr oder weniger chronischem klinischen Ablauf.

Das Glucocerebrosid reichert sich vor allen in den Zellen des MPS an. Dementsprechend besteht als Leitsymptom eine ausgeprägte Hepatosplenomegalie. Histologisch finden sich stark vergrößerte Makrophagen, die im Paraffinschnitt ein knitteriges Zytoplasma aufweisen *(Gaucher-Zellen).* Sie sind PAS-negativ und enthalten enzymhistochemisch nachweisbare saure Phosphatasen. Bei der infantilen Form kommt es infolge Cerebrosidspeicherung in den Ganglienzellen zu einer Hirnschädigung mit Untergang von Ganglienzellen und Entmarkungen, deren Symptome in allgemeiner Spastik, Opisthotonus, Trismus, Strabismus und rascher Verblödung bestehen. Exitus letalis im 1. oder 2. Lebensjahr.

12.4.3.2 Das **Niemann-Pick-Syndrom** ist primär eine Speicherung von Sphingomyelin, hervorgerufen durch die ungenügende Aktivität der Sphingomyelinase. Bis heute sind fünf verschiedene Verlaufsformen bekannt. Die Speicherung erfolgt vorwiegend in den Zellen des MPS. Die vergrößerten Zellen (20–40 µm) weisen ein maulbeerartiges, in fixiertem Zustand schaumiges Zytoplasma auf. Pick-Zellen lassen sich in allen Organen in großer Zahl nachweisen. Die Zellen bleiben mit den üblichen Fettfärbungen und dem PAS-Reagenz ungefärbt, reagieren aber mit saurem Hämatein. Bei den Formen mit zentralnervöser Beteiligung findet auch eine Speicherung in Ganglienzellen statt. Makroskopisch sind Leber und Milz stark vergrößert und meist gelblichweiß verfärbt.

12.4.3.3 Krabbe-Krankheit (Globoidzellenleukodystrophie, Galaktosylceramidlipidose, ß-Galaktosidasemangel). Beim Morbus Krabbe handelt es sich um eine rasch progrediente *Leukodystrophie,* die nach dem 3. Lebensmonat mit Übererregbarkeit beginnt und nach einer hypertonen Phase in eine schlaffe Lähmung übergeht. Blindheit und Taubheit sind häufig. Die Kinder sterben innerhalb der ersten Lebensjahre, meist an einem interkurrenten Infekt. Ursache ist ein Defekt der Galaktosylceramidase, die normalerweise Cerebroside in Ceramid und Galaktose spaltet. Im ZNS kommt sie fast ausschließlich in den Myelinscheiden und in der Oligodendroglia vor. Morphologisch finden sich im ZNS ausgedehnte Entmarkungen, während die Markscheiden der peripheren Nerven intakt sind. Das Galaktocerebrosid wird in Makrophagen gespeichert, die sich in 20 bis 50 µm große vielkernige Riesenzellen *(Globoidzellen)* umwandeln. Bis zu 50% der weißen Substanz können aus Globoidzellen bestehen. Diese lassen sich mit dem PAS-Reagenz anfärben und enthalten enzymhistochemisch saure Phosphatase.

Der histologische Nachweis mit enzymhistochemischer Differenzierung von Gaucher-, Pick- oder Globoidzellen ist von klinischer Bedeutung. Heute ist es möglich, an Gewebsproben und an Zellkulturen die Enzymdefekte direkt biochemisch zu bestimmen. Diese biochemische Bestimmung des Enzymdefekts ist sogar pränatal an Kulturen von Amnionzellen (frühestens im 2. Trimenon) oder Chorionzotten (bereits im 1. Trimenon) möglich.

12.4.3.4 Tay-Sachs-Krankheit (infantile amaurotische Idiotie). Es handelt sich um die häufigste Sphingolipidose, bei der sich GM_2-Gangliosid mit der anhängenden, wegen Hexosaminidasemangels nicht abspaltbaren N-Acetylneuraminsäure im ZNS ansammelt. Die Krankheit wird als allgemeine geistige und körperliche Entwicklungsstörung bereits im ersten Lebensjahr manifest.

12.4.3.5 Steroid- und Phytansäure-Speicherkrankheiten. Xanthome als Ablagerung von Lipiden entstehen nicht nur bei Hyperlipidämien, sondern auch bei Aufstau von Metaboliten des Cholesterinstoffwechsels. Wenn infolge angeborener Enzymdefekte die Umwandlung von Cholesterin zu Gallensäuren auf der Stufe des Cholestanols stehen bleibt, lagert sich das Zwischenprodukt im ganzenKörper ab. Betroffen sind vor allem das ZNS und die Sehnen *(zerebrotendinöse Xanthomatose).*

13 Pathologie der Atmung

13.1 Äußere und innere Atmung und ihre Störungen

Eine regelrechte Funktion der **äußeren Atmung** ist Voraussetzung für einen ordnungsgemäßen Ablauf der inneren Atmung, also der Zellatmung. Nur dann ist gewährleistet, daß ausreichend Sauerstoff für den Zellstoffwechsel zur Verfügung steht und daß die aus der Zelle freigesetzte Kohlensäure aus dem Organismus entfernt wird. Außerdem muß das Blut über eine ausreichende Transportkapazität für Sauerstoff und Kohlensäure verfügen. Störungen der äußeren Atmung können in der Belüftung der Alveolen *(Ventilationsstörungen)*, im Sauerstoff- und Kohlensäureaustausch zwischen Alveolarluft und den in den Alveolarkapillaren gelegenen Erythrozyten *(Diffusionsstörungen)* oder in der Lungendurchblutung *(Perfusionsstörungen)* auftreten.

Störungen in der äußeren Atmung führen zu einer partiellen oder einer globalen respiratorischen Insuffizienz. Bei der **Partialinsuffizienz** ist die Sauerstoffspannung des arteriellen Blutes erniedrigt, während die CO_2-Spannung normal ist. Sie ist Folge einer ventilatorischen *Verteilungsstörung*, also einer ungleichmäßigen Belüftung der Alveolen. Dadurch bestehen nebeneinander über- und unterventilierte Lungenregionen. Da schon bei normaler Lungenbelüftung eine maximale Sauerstoffbeladung des Blutes erfolgt, kann in den hyperventilierten Lungenabschnitten nicht vermehrt Sauerstoff aufgenommen werden. In den hypoventilierten Regionen ist die Aufnahme jedoch reduziert. Es resultiert eine Hypoxämie. Demgegenüber erlaubt der herabgesetzte CO_2-Partialdruck in den hyperventilierten Alveolen eine gesteigerte Ausscheidung von Kohlensäure, so daß die Kohlensäurespannung im arteriellen Blut normal oder nur wenig erhöht ist.

Bei der **Globalinsuffizienz** ist die arterielle Sauerstoffspannung ebenfalls erniedrigt, die CO_2-Spannung jedoch erhöht. Die Ursache liegt in einer *Hypoventilation* für die Mehrzahl der Alveolen. Diese Hypoventilation führt zu einer Erniedrigung der alveolären Sauerstoffspannung und einer Erhöhung der alveolären Kohlensäurespannung. Dementsprechend zeigt das arterielle Blut eine Hypoxämie und eine Hyperkapnie.

Die Zunahme des reduzierten Hämoglobins manifestiert sich klinisch als **Zyanose**, d. h. einer Blaufärbung der Haut, besonders der Akren und Lippen. Bei einer Polyglobulie, also bei erhöhten Erythrozytenwerten, führt schon eine geringe arterielle Hypoxämie zu einer Zyanose; umgekehrt tritt sie bei Anämien, selbst bei schweren arteriellen Hypoxämien, nicht auf.

Unter **Hyperventilation** versteht man eine in Relation zu den Bedürfnissen des oxidativen Stoffwechsels zu hohe alveoläre Belüftung. Kennzeichnend ist der erniedrigte alveoläre bzw. arterielle CO_2-Partialdruck (respiratorische Alkalose). Der arterielle Sauerstoffpartialdruck ist bei Hyperventilation von Außenluft normal oder (z. B. in großer Höhe) erniedrigt.

Von der Hyperventilation ist die **Dyspnoe** abzugrenzen. Unter Dyspnoe versteht man Atemnot, also das Gefühl, mehr atmen zu müssen als zu können. Eine Dyspnoe tritt auch bei Gesunden bei schwerer körperlicher Anstrengung auf *(Belastungsdyspnoe)*, bei Kranken kann sie aber schon ohne körperliche Belastung vorliegen *(Ruhedyspnoe)*. Kann der Patient nur im Stehen bzw. Sitzen und unter Einsatz der Atemhilfsmuskulatur die Atemnot einigermaßen kompensieren, so spricht man von *Orthopnoe*.

13.2 Störungen der Transportkapazität des Blutes

Eine Störung der Transportkapazität des Blutes wird durch einen Mangel an Erythrozyten bzw. Hämoglobin hervorgerufen, also durch eine Anämie oder eine Störung der Sauerstoffbindung an das Hämoglobin.

- **Anämien** treten auf
  - bei *Störung der Proliferationskinetik* durch Störung der Zellteilung oder der Zellreifung (aplastische Anämie, megaloblastäre Anämie)
  - bei einer *Störung der Hämoglobinbildung* infolge Hypovitaminose (Vitamin B_{12}, Vit-

amin B_6, Folsäure) oder infolge zu geringer Verfügbarkeit von Eisen als Hämoglobinbaustein
- bei *genetisch bedingter Bildung fehlerhafter Häm-Moleküle* (Thalassämie, Sichelzellenanämie)
- infolge eines *erhöhten Erythrozytenverlustes* durch Blutungen, Hämolyse (hämolytische Anämie) oder verstärkten Erythrozytenabbau in der Milz (Hyperplenismus).

• **Störungen der Sauerstoffbindung an Hämoglobin** finden sich bei Kohlenmonoxidvergiftung und bei Methämoglobinämie. Das Kohlenmonoxid hat eine etwa 300fach höhere Affinität zum Hämoglobin als der Sauerstoff. Luftkonzentrationen von 0,3 bis 0,8% führen innerhalb weniger Minuten durch Atemlähmung und Herzversagen zum Tod. Hinweisend auf eine Kohlenmonoxidvergiftung sind hellrote Totenflecke.

Methämoglobin, d. h. oxidiertes Hämoglobin (Umwandlung des zweiwertigen in dreiwertiges Eisen) hat die Fähigkeit zur reversiblen Sauerstoffbindung verloren. Der Anteil des spontan gebildeten Methämoglobins wird normalerweise durch die Met-Hb-Reduktase unter 1% des Gesamthämoglobins (bei Rauchern unter 3 %) gehalten.

13.3 Ventilationsstörungen

Ventilationsstörungen sind als Störungen in der Lungenbelüftung definiert. Für die Lungenbelüftung ist ein Druckgefälle zwischen der Außen- und der Alveolarluft erforderlich. Dieses Druckgefälle wird durch eine Volumenänderung des Thorax erzielt, die sich auf die Lunge durch den nicht dehnbaren Flüssigkeitsfilm des Pleuraspaltes überträgt. Dabei müssen der *Strömungswiderstand der zuführenden Atemwege* und der bei jeder Gewebsverformung auftretende *plastische Gewebswiderstand* (zusammen = *visköser Widerstand*) sowie der durch die *alveoläre Oberflächenspannung* und durch die Anspannung der elastischen Lungenfasern bedingte *elastische Gewebswiderstand* überwunden werden.

Als Maß des elastischen Widerstands dient die **Compliance,** welche die Zunahme des Volumens in Abhängigkeit von der Drucksteigerung mißt. Nach dem Verhalten der Compliance lassen sich zwei Lungentypen zuordnen: die »schlaffe« und die »starre Lunge«. Eine **schlaffe Lungenkonsistenz** findet sich bei einem Schwund der elastischen Fasern, wenn nicht gleichzeitig obstruktive Veränderungen vorliegen, und äußert sich klinisch als gesteigerte Compliance. Prototyp der schlaffen Lunge ist das Altersemphysem. Eine **starre Lungenkonsistenz** ist Ausdruck einer intrapulmonalen Bindegewebsvermehrung, klinisch gekennzeichnet durch eine verminderte Compliance.

Jede Erhöhung des Strömungswiderstands sowie des elastischen und plastischen Gewebswiderstands ruft eine **Ventilationsstörung** hervor. Störungen infolge einer Erhöhung des Gewebswiderstands werden als *restriktiv* bezeichnet. Liegt die Ursache in einer Erhöhung des Strömungswiderstands, so spricht man von *obstruktiver Ventilationsstörung*. Da den elastischen Fasern der Lunge eine wesentliche Funktion für die Lungenretraktion zukommt, verursacht eine Herabsetzung dieser Retraktionskraft ebenfalls eine Ventilationsstörung. Schließlich können auch extrapulmonal bedingte Störungen in der Volumenänderung der Lunge eine derartige Störung herbeiführen.

13.3.1 Intrapulmonale Ventilationsstörungen

Intrapulmonale Ursachen einer **restriktiven Ventilationsstörung** sind Atelektasen, Pleuraverwachsungen, Lungenfibrosen und der Verlust von Lungengewebe. **Obstruktive Ventilationsstörungen** finden sich bei jeder Einengung oder Verlegung der zuführenden Luftwege durch Narben, Stimmbandlähmung, Kompression, Schleim oder Spasmen der Bronchien bzw. Bronchiolen. In gleicher Weise wirkt ein Kollaps der Atemwege infolge Instabilität der Wand (Tracheomalazie, Bronchiolarkollaps bei Emphysem). Einengungen der Trachea und der großen Bronchien behindern vorwiegend die Inspiration, Einengungen der kleinen Bronchien und der Bronchiolen vorwiegend die Exspiration. Häufigste Ursachen einer obstruktiven Ventilationsstörung sind die chronische obstruktive Bronchitis und das zentrolobuläre Lungenemphysem.

13.3.1.1 Atelektasen. Unter Atelektase versteht man eine fehlende oder unvollständige Belüftung der gesamten Lungen oder von umschriebenen Lungenabschnitten.

• **Primäre Atelektase.** Bei der primären Atelektase *(fetale Atelektase)* unterbleibt die bei der Geburt stattfindende Entfaltung und Luftfüllung der Lungen vollständig oder weitgehend. Sie kommt bei stark unterentwickelten Frühgeburten sowie bei Kindern mit geburtstraumatischen Hirn- und Hirnhautschädigungen vor und ist Ausdruck einer mangelnden Ansprechbarkeit des Atemzentrums auf einen hypoxischen Reiz. Makroskopisch sind diese Lungen klein, haben eine fleischige Konsistenz und gehen bei der Schwimmprobe im Wasser unter. Histologisch sind das Alveolarsystem, aber auch die Bronchioli terminales und respiratorii kollabiert und bleiben luftleer, oder es besteht lediglich in Hilusnähe eine Minimalentfaltung des Lungengewebes.

• **Sekundäre Atelektasen.** Bei der sekundären Atelektase handelt es sich um einen Kollaps von zunächst entfaltetem und belüftetem Lungengewebe.

- Die **Entspannungsatelektase** wird durch Lufteintritt in den Pleuraspalt mit Aufhebung des Unterdrucks hervorgerufen *(Pneumothorax).* Die Lunge retrahiert sich aufgrund ihrer Elastizität bis auf Faustgröße.
- Bei der **Kompressionsatelektase** wird Lungengewebe durch von außen einwirkende Kräfte zusammengepreßt. Sie können auf den gesamten Lungenflügel wirken, aber auch herdförmig wirksam sein. Eine Kompressionsatelektase des gesamten Lungenflügels entsteht bei ausgedehnten Pleuraergüssen *(Hydrothorax)* oder massivem Hämatothorax. Umschriebene Atelektasen können durch Tumoren der Pleura oder des Mediastinums, aber auch durch Thoraxdeformitäten (Kyphoskoliose, Zustand nach Rippenresektion) verursacht werden. Bei einem Zwerchfellhochstand treten umschriebene Atelektasen in den basalen Lungenabschnitten auf (*Platten-* oder *Streifenatelektasen*).
- **Obstruktionsatelektasen** *(Resorptionsatelektasen)* entstehen bei Unterbrechung der Belüftung, da dann die Alveolarluft vom Blut resorbiert wird. *Resorptionsatelektasen im Bereich der Acini und Lobuli* kommen im Gefolge einer Bronchiolitis obliterans vor, *Lappen* und *Segmentatelektasen* meistens durch Tumorverschluß des zugehörigen Bronchus oder seltener durch obturierende eingedickte Schleimmassen. Lappenatelektasen entwickeln sich am häufigsten im Mittellappen und in der Lingula. Bei multiplen schleimbedingten Bronchusverschlüssen findet man häufig eine *Dystelektase,* ein Nebeneinander von kollabierten und überblähten Lungenabschnitten, z. B. beim Status asthmaticus.

Makroskopisch erscheinen akute Atelektasen als meist scharf begrenzte, eingesunkene dunkelrote blutreiche Bezirke, die in Aussehen und Konsistenz der Milz entsprechen *(Splenisation).* Später sind sie infolge der physiologischen Durchblutungsdrosselung minderbelüfteter Lungenabschnitte mehr graurot und blutarm.

Akute und **subakute Atelektasen** können sich wieder vollständig entfalten, wenn die Ursache beseitigt wird. In länger bestehenden Atelektasen kommt es infolge eines chronischen Ödems in den Septen zu einer Neubildung von Kollagen mit einer Fibrose des alveolären und interstitiellen Bindegewebes *(atelektatische Induration)* mit Verlust der Entfaltbarkeit.

13.3.1.2 Pleuraverwachsungen, wie sie häufig nach einer Pleuritis auftreten, führen nur dann zu einer restriktiven Ventilationsstörung, wenn sie als ausgedehnte Pleuraverschwartung vorliegen. Die Lunge ist in diesen Fällen mantelförmig von einem derben Bindegewebe umgeben, das meist fest mit der Thoraxwand verwachsen ist und die Entfaltbarkeit der Lunge hochgradig einschränkt *(gefesselte Lunge).*

13.3.1.3 Lungenfibrosen. In der gleichen Weise wie eine Pleuraverwachsung wirkt eine intrapulmonale Bindegewebsneubildung, also eine Lungenfibrose *(starre Lunge).* Erkrankungen, die mit einer Lungenfibrose einhergehen, sind:

- Pneumokoniosen (Aluminium, Asbest, Beryllium, Hartmetallstaub, Quarz)
- exogen allergische Alveolitis
- arzneimittelbedingte Lungenfibrosen (z. B. Nitrofurane)
- Lungenkollagenosen (systemischer Lupus erythematodes, Dermatomyositis, Sklerodermie)

- Sarkoidose
- fibrosierende Tuberkulose
- chronische Pneumonie
- idiopathische Lungenfibrose Hamann-Rich (selten)
- Strahlenschädigung der Lunge (Strahlenfibrose)
- Stauungsinduration (bei chronischer Linksherzinsuffizienz).

13.3.1.4 Lungenemphysem

• Beim **akuten Lungenemphysem** handelt es sich um eine akute Überblähung der Lungen infolge Behinderung der Ausatmung durch aspirierte Fremdkörper, Schleim (z. B. Status asthmaticus) oder durch (bei Ertrinkenden) Wasser.

• Beim **chronischen Lungenemphysem** handelt es sich um eine irreversible Dilatation der Lufträume distal der Bronchioli terminales, die mit einer Zerstörung ihrer Wände einhergeht. Das chronische Emphysem manifestiert sich somit an den Bronchioli respiratorii, den Alveolargängen und den Alveolarsäckchen. Entsprechend dem Entstehungsmechanismus lassen sich primäre und sekundäre Emphyseme voneinander abgrenzen. **Sekundäre Emphyseme** entwickeln sich im Gefolge einer vorbestehenden Erkrankung, **primäre Emphyseme** entstehen ohne eine Vorerkrankung. Aufgrund des **morphologischen Bildes** werden folgende Formen unterschieden:

- Das **zentrolobuläre Emphysem** ist der häufigste Emphysemtyp. Es entsteht auf dem Boden einer chronischen obstruktiven Bronchitis und findet sich vornehmlich bei Rauchern. Der Prozeß beginnt mit einer Ausweitung der Bronchioli respiratorii; später werden die angrenzenden Alveolargänge und Alveolarsäckchen mehr und mehr in die blasige Umwandlung einbezogen, bis schließlich der ganze Lobulus umgebaut ist.
- Das **panlobuläre Emphysem** findet sich als primär atrophische Form beim alten Menschen *(seniles Emphysem)*. Schwere Formen des sekundären panlobulären Emphysems treten beim Proteaseninhibitormangel auf. Beim panlobulären Emphysem werden gleichzeitig die Bronchioli respiratorii, die Alveolargänge und die Alveolarsäcke in die blasige Umwandlung einbezogen. Es kommt zur Ausweitung aller Lufträume distal der Bronchioli terminales. Zunächst verschwinden die Interalveolarsepten, später auch die Septen zwischen den Alveolargängen und zwischen den Acini. Endergebnis ist der leere Lobulus.
- Das **umschriebene Emphysem** entsteht infolge von Bronchostenosen oder Pleuranarben. Es bildet sich in der Regel nur an einer Stelle aus und liegt bevorzugt subpleural. Selten sind mehrere Regionen befallen. Da es zu einer Ausweitung der distalen Azinusabschnitte führt, ist auch der Name *periazinäres Emphysem* gebräuchlich. Die respiratorische Lungenfunktion wird durch das bronchostenotische Lungenemphysem praktisch nie beeinflußt. Das umschriebene Emphysem kann sich auch längs der Interlobulärsepten entwickeln und wird dann als *paraseptales Emphysem* bezeichnet.
- Das **perifokale Emphysem** entsteht im Lauf der Zeit in der Umgebung von Lungenvernarbungen. Meist ist es funktionell bedeutungslos. Ausgedehnte umschriebene narbige Strukturzerstörungen, wie sie bei disseminierten vernarbenden Lungengranulomen (z. B. Sarkoidose) oder bei Anthrakosilikose auftreten, führen jedoch zu einem schwerwiegenden Emphysem, das einen erheblichen Krankheitswert hat. Das gleiche gilt, wenn es zur narbigen Ausheilung einer disseminierten Lungentuberkulose kommt.

Makroskopisch ist die **Emphysemlunge**, insbesondere beim zentrolobulären und beim panlobulären Emphysem, deutlich vergrößert. Infolge der Verminderung des Lungenparenchyms und dem damit einhergehenden Verlust an gespeichertem anthrakotischem Pigment erscheint die Lungenoberfläche blaß.

• Das **interstitielle Emphysem** ist kein Emphysem im eigentlichen Sinn. Vielmehr bestehen bläschenförmige Luftansammlungen im Interstitium, die sich den Septen folgend ausbreiten und vielfach perlschnurartig angeordnet sind. Ursache ist ein Einriß von Lungengewebe mit intraalveolärer Druckerhöhung (Thoraxkontusionen, Druckwellen von Explosionen, Überdruckbeatmung).

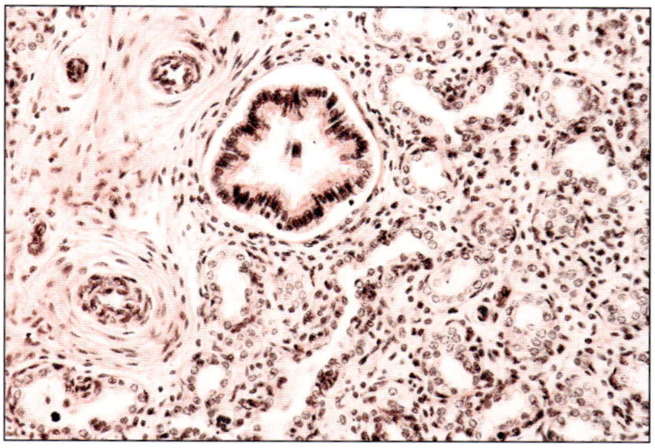

Abb. 13-1. Primäre fetale Atelektase. Nicht entfaltete Alveolen. In Bildmitte ein Endbronchus. HE-Fbg.

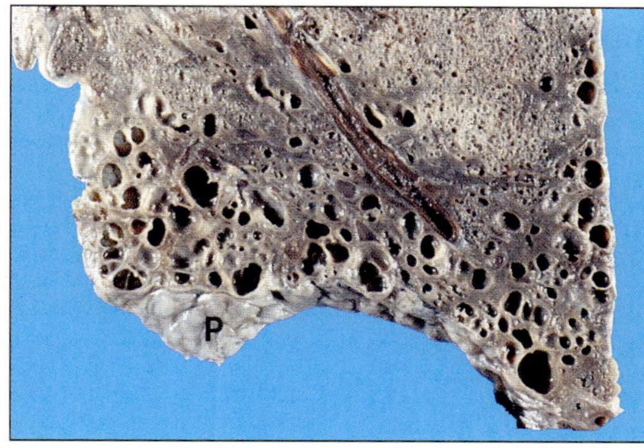

Abb. 13-2. Wabenlunge. Zystische Umwandlung der basalen Abschnitte des Lungenlappens bei Sklerodermie. Pleura (P)

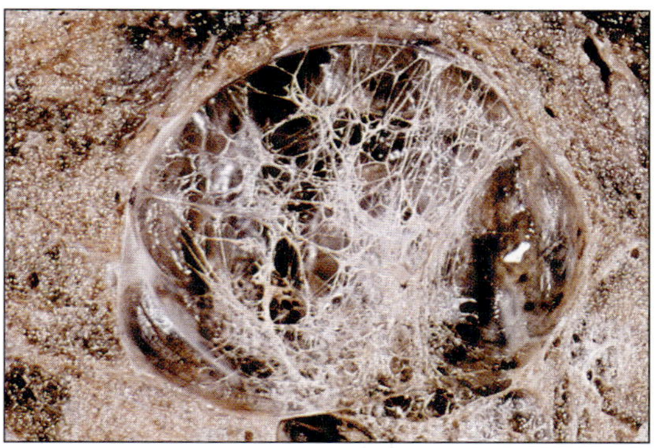

Abb. 13-3. Zentrolobuläres bronchostenotisches Lungenemphysem. Umschriebene Ausweitung der Alveolenlichtungen. Schnittfläche einer im expandierten Zustand formalinfixierten Lunge.

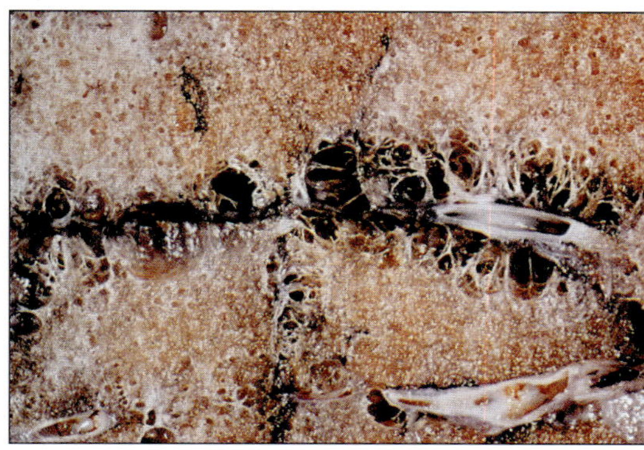

Abb. 13-4. Paraseptales Lungenemphysem. Alveolen in der Umgebung eines Septums zeigen eine ausgeweitete Lichtung. Formalinfixierte Lunge.

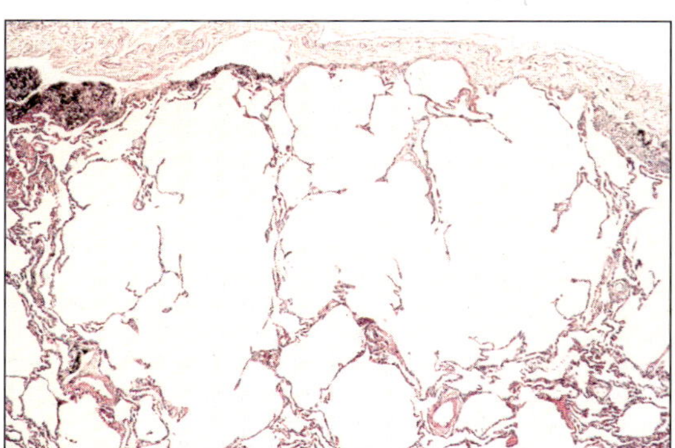

Abb. 13-5. Altersemphysem. Lungenalveolen mit ausgeweiteter Lichtung. Eingerissene Alveolarsepten ragen in die Lichtung. HE-Fbg.

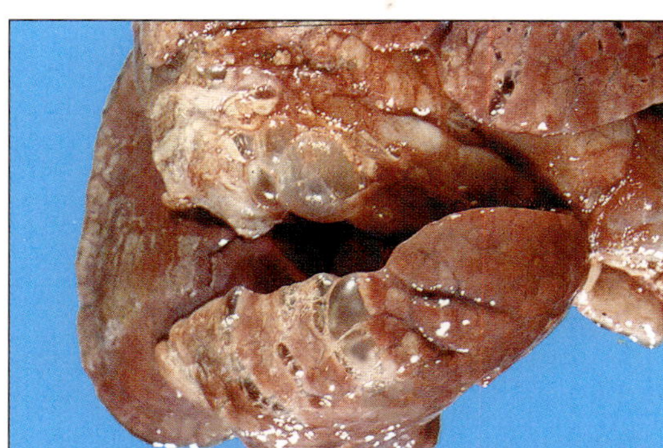

Abb. 13-6. Interstitielles Lungenemphysem. Unter der Pleura erkennt man perlschnurartig angeordnete Luftblasen.

13.3.1.5 Chronische Bronchitis. Laut Definition der WHO besteht eine chronische Bronchitis, wenn eine vermehrte Schleimsekretion an den meisten Tagen, mindestens aber während drei Monaten in jedem von zwei aufeinanderfolgenden Jahren besteht.

Ätiologisch sind an der chronischen obstruktiven Bronchitis exogene und endogene Faktoren beteiligt. Die häufigste exogene Ursache ist jahrelanges Inhalationsrauchen. Weitere *exogene Faktoren* sind rezidivierende virale und bakterielle Atemwegsinfekte sowie die Inhalation von chemisch-irritativ, toxisch oder allergisierend wirkenden Gasen, Dämpfen und Stäuben (Reizgase wie SO_2 und H_2S, Stäube aus Nickel-, Cadmium-, Vanadium-, Chrom- und Arsenverbindungen, Lösemittel, Pflanzenstäube). Als *endogene Faktoren* gelten eine angeborene Disposition, Mißbildung der Atemwege und/oder eine humorale oder zelluläre Abwehrschwäche.

- **Formen der chronischen Bronchitis**

– Bei der **chronischen katarrhalischen Bronchitis**, die klinisch durch eine verstärkte Schleimbildung gekennzeichnet ist, findet sich histologisch eine Vermehrung der Bronchialdrüsen und Becherzellen. Die entzündliche Infiltration ist oft spärlich und besteht meist aus Lymphozyten.

– Zusätzliche bakterielle Infektionen verursachen eine **schleimig-eitrige Bronchitis** mit einem granulozytenreichen dichten Infiltrat, das häufig bis in die Tunica fibroelastica reicht.

– Häufige Rezidive führen zu einer Verbreiterung der Schleimhaut und der glatten Muskulatur (**chronische hypertrophische Bronchitis**).

– Bei längerem Bestehen kommt es zu einer Schleimhautdestruktion mit Ausbildung einer **chronisch atrophischen Bronchitis**.

- **Folgeerscheinungen der chronischen Bronchitis**

– **Bronchostenotisches Emphysem.** Grundsätzlich kann jede Bronchuseinengung zu einer Überblähung des nachgeschalteten Lungengewebes mit Ausbildung eines bronchostenotischen Emphysems führen. Jedoch wurde die Bedeutung der chronischen Bronchitis für die Entstehung eines klinisch bedeutsamen sekundären Lungenemphysems in der Vergangenheit weit überschätzt.

– **Peribronchitis und Bronchopneumonie**. Eine Peribronchitis liegt vor, wenn das entzündliche Infiltrat über die Bronchuswand hinaus auf das angrenzende adventitielle Bindegewebe übergreift. Sie entwickelt sich bevorzugt im Bereich großer und mittlerer Bronchien im Gefolge schwerer eitriger Entzündungsschübe und heilt evtl. mit einer stenosierenden Narbenbildung aus. Bronchopneumonien entstehen, wenn bakteriell bedingte Bronchitiden über die Bronchiolen auf das Lungenparenchym übergreifen *(endobronchiale Herdpneumonie)*.

– **Bronchiektasen** sind irreversible Ausweitungen von Bronchien; sie sind zu etwa 25% der Fälle *angeboren,* d. h. Folge einer Differenzierungsstörung der Bronchien (Sack-, Zysten-, Wabenlunge). Die *erworbenen Bronchiektasen* sind meist Folge einer Bronchitis *(nichtobstruktive Bronchiektasen).* Bronchiektasen treten vorwiegend bei Kindern auf und sind oft Folge einer viralen (Masern, Keuchhusten) oder/und bakteriellen Lungeninfektion. Für die Ausweitung sind eine entzündlich bedingte Zerstörung der elastischen und muskulären Wandstrukturen und die Retraktion des umgebenden Narbengewebes verantwortlich. Nahezu regelmäßig entwickeln sich derartige Bronchiektasen bei der Mukoviszidose. Im Erwachsenenalter entstehen nichtobstruktive Bronchiektasen nur selten, es sein denn, man wertet die Ausweitung der kleinen Bronchien, die sich im Rahmen der atrophischen Bronchitis (besonders häufig in den Unterlappen) entwickelt, auch als Bronchiektasien. *Obstruktive Bronchiektasen* entstehen hinter einem Bronchusverschluß durch Obturation oder Kompression (Tumor, Fremdkörper, Narbe).

– **Chronische obstruktive Lungenerkrankung** (COLD). Die chronische obstruktive Lungenerkrankung bei einer chronischen Bronchitis ist durch die Einengung der Bronchiallichtung bedingt, verursacht durch einen Schleimstau infolge Reduktion des funktionsfähigen Flimmerepithel und Zunahme der Schleimproduktion sowie durch eine Wandverdickung der Bronchien. Sie führt über eine intraalveoläre Hypoxie und eine dadurch reflektorisch ausgelöste Engerstellung der Arterien zu einer Rechtsherzbelastung bis zum Cor pulmonale.

13.3.2 Intraalveoläre Ventilationsstörungen

Man findet sie bei beim Atemnotsyndrom der Erwachsenen (ARDS), beim Atemnotsyndrom des Neugeborenen (IRDS) und bei der Aspiration. Ferner treten sie bei Pneumonien und beim Lungenödem auf.

13.3.2.1 Atemnotsyndrom der Erwachsenen (ARDS = Adult Respiratory Distress Syndrome). Beim Atemnotsyndrom der Erwachsenen handelt es sich um eine diffuse Schädigung der Alveolarwand, die klinisch durch plötzlichen Beginn, schwere respiratorische Insuffizienz, Tachypnoe und ausgeprägte arterielle Hypoxämie gekennzeichnet ist. Häufigste Ursache ist ein Schock (bei Sepsis, nach Traumen, bei hämorrhagischer Pankreatitis oder bei Verbrennungen); daher auch die frühere Bezeichnung *Schocklunge*. Weiterhin sieht man dieses Syndrom bei diffusen (meist viralen) Lungeninfektionen, bei langdauernder Sauerstoffbeatmung *(Beatmungslunge)*, bei Inhalation von toxischen Substanzen (Rauchgasvergiftung, NO_2) bei allergischen Reaktionen auf organische Lösungsmittel, bei Narkoseüberdosierung, bei Gabe von Zytostatika (Busulfan, Bleomycin), bei Strahlenschädigung der Lunge, bei Verwendung extrakorporaler Herzpumpen (Herzchirurgie), nach Massivtransfusionen von Blut und bei Aspirationspneumonien. Je nach auslösender Ursache setzt die primäre Schädigung an den Endothelien oder den Alveolardeckzellen an und verursacht eine massive Störung der Kapillarpermeabilität mit Ausbildung einer exsudativen Alveolitis.

Makroskopisch sind die Lungen schwer, flüssigkeitsreich und luftarm. Histologisch finden sich ein interstitielles und ein eiweißreiches, fibrinhaltiges intraalveoläres Ödem, Nekrosen von Endothelzellen und Pneumozyten und die Alveolarwand bedeckende hyaline Membranen. Diese *Frühphase des ARDS* dauert etwa eine Woche. Die anschließende *Spätphase* ist durch eine fehlregeneratorische Fibrosierung der Alveolarwand gekennzeichnet, die zu einer therapie-(auch Sauerstoffbeatmungs-) resistenten Hypoxie führt. Die exsudative Alveolitis geht also in eine sklerosierende Alveolitis über. Die Alveolen werden von Pneumozyten des Typ II ausgekleidet. Das fibrinreiche interstitielle Ödem und die hyalinen Membranen werden durch Makrophagen abgebaut und bindegewebig ersetzt. Es resultiert eine interstitielle Fibrose.

13.3.2.2 Atemnotsyndrom des Neugeborenen. Das Atemnotsyndrom des Neugeborenen (IRDS = Infant Respiratory Distress Syndrome) umfaßt alle respiratorischen Störungen in den ersten Stunden und Tagen nach der Geburt. Ätiologisch sind vor allem Aspiration, Pneumonie, Streptokokken-B-Sepsis, traumatische Hirnschädigung, aber auch angeborene Mißbildungen auszuschließen. Die weitaus häufigste Ursache bildet das **Syndrom der hyalinen Membranen** (HMS), das durch einen Surfactant-Mangel hervorgerufen wird. Vielfach werden IRDS und HMS als Synonyma verwendet.

Der **Surfactant-Faktor** wird in den Pneumozyten II (sekretorische Alveolardeckzellen) gebildet und führt zu einer Herabsetzung der Oberflächenspannung. Somit begünstigt er die primäre Entfaltung und Luftfüllung der Alveolen und verhindert eine ungleichmäßige Luftverteilung in der Lunge mit Atelektase der kleineren Alveolen *(Antiatelektasefaktor)*. Gesicherte Risikofaktoren des HMS sind Frühgeburtlichkeit und Kaiserschnittentbindung ohne Wehentätigkeit.

Makroskopisch erscheinen die Lungen beim Hyaline Membranen-Syndrom dunkelrot gefärbt, fest und kaum belüftet, so daß die Schwimmprobe meist negativ ausfällt. Histologisch sind meist nur die Bronchioli terminales und respiratorii entfaltet, während die alveolären Lungenabschnitte infolge primärer Atelektase kollabiert bleiben. Die hyalinen Membranen sind frühestens nach 4 bis 5 Stunden Überlebenszeit nachweisbar und kleiden als eosinrotes, PAS-positives Material die respiratorischen Bronchioli aus. Sie sind Folge einer hypoxischen Schädigung, die zu Nekrosen der Bronchiolarepithelien und zu einer erhöhten Gefäßpermeabilität mit Eiweißaustritt führt.

13.3.2.3 Aspiration. Unter Aspiration versteht man eine während der Inspiration erfolgende Verschleppung von festem oder flüssigem Fremdmaterial in die Atemwege. Aspirationsbedingte intraalveoläre Ventilationsstörungen treten nur auf, wenn es bei der Aspiration zu einer massiven Verschleppung von Aspirationsmaterial in die Alveolen kommt. Eine völlige oder weitgehende Verlegung der Atemwege führt zur Erstickung (häufigste Todesursache bei Unfällen!).

Feste Fremdkörper bleiben je nach Größe in größeren oder kleineren Bronchien stecken und führen hier zu Verletzungen der Bronchialwand und Druckulzera sowie – falls sie infiziert sind – zu phlegmonöser, abszedierender oder gangränöser Entzündung. Kleinere Partikel und aspirierte Flüssigkeiten gelangen bis in die Lungenperipherie und führen, falls sie infiziert sind, zu azinären oder lobulären Herdpneumonien, bevorzugt in den Unterlappen.

Besonders schwer verlaufende **Aspirationspneumonien** treten auf, wenn saurer Mageninhalt (pH-Wert unter 2.5, beim Erwachsenen mehr als 50 ml) in die Lungen gelangt, z. B. bei Unfällen oder in der Narkose bei vollem Magen. Die Salzsäure führt innerhalb weniger Minuten zu einer Quellungsnekrose der Pneumozyten I und II sowie der Bronchiolarepithelien. Bereits nach 4 Stunden sind die Alveolen angefüllt mit Granulozyten und Fibrin. Werden größere Mengen Magensaft aspiriert, so erfolgt auch eine peptische Andauung des Lungengewebes *(peptische Pneumonie)* mit ausgedehnten Nekrosen, die bei keimhaltigem Aspirat die Entwicklung eitriger, abszedierender oder gangränöser Pneumonien begünstigen. Die Letalität beträgt auch unter Antibiotikatherapie noch 30 bis 60%.

Bei **Neugeborenen** können **Aspirationspneumonien** durch infiziertes Fruchtwasser (z. B. bei Amnionitis) hervorgerufen werden. Weiterhin kann keimhaltiges Material auch infolge einer asphyktisch ausgelösten Inspiration während der Austreibungsperiode aus dem Geburtskanal aspiriert werden.

Von der fetalen (konnatalen) Aspirationspneumonie ist die **blande Fruchtwasseraspiration** abzugrenzen, die durch eine intrauterine hypoxische Reizung des kindlichen Atemzentrums verursacht wird. Die Lungen sind teilweise entfaltet, enthalten aber keine Luft, sondern Fruchtwasser mit seinen korpuskulären Bestandteilen (abgeschilferte Epithelien der Kindshaut, Mekoniumkörperchen, Lanugohaare, Talgsubstanzen). Bei ausgeprägter Aspiration kann es auch zu einer leukozytären Reaktion kommen.

13.3.3 Extrapulmonale Ventilationsstörungen

Extrapulmonale Störungen der Ventilation finden sich bei Störungen des Atmungsantriebs und bei Störungen des neuromuskulären Systems sowie bei intraabdominaler Druckerhöhung.

• **Störungen des Atmungsantriebs** werden durch toxische oder hypoxische Hirnschäden hervorgerufen. So sieht man bei Schädigungen des Atemzentrums durch direkte Hirnverletzungen oder einen erhöhten intrakraniellen Druck (intrakranielle Blutung, Meningoenzephalitis, Hirnödem), eine Biot-Atmung, d. h. eine periodische Atmung mit kräftigen Atemzügen von gleicher Tiefe, unterbrochen von plötzlich auftretenden Atempausen, oder eine Cheyne-Stokes-Atmung, d. h. eine periodische Atmung mit langen Atempausen, nach denen die Atmung mit erst kleinen und dann immer tiefer werdenden Atemzügen wieder einsetzt. Sie gilt als *Signum mali ominis* (= unheilbringendes Vorzeichen). Ausdruck einer noch weitergehenden zentralen Hypoxie ist die Schnappatmung (unregelmäßige diaphragmale Atemzüge), die präfinal auftritt.

• **Störungen des neuromuskulären Systems** können in den motorischen Ganglien (Poliomyelitis anterior), in den Rückenmarkswurzeln (Polyradikulitis), in den peripheren Nerven (Neuritis), in den motorischen Endplatten (Myasthenia gravis) oder in der Muskulatur selbst (progressive Muskeldystrophie) lokalisiert sein. Läsionen des Nervus phrenicus führen zur isolierten Zwerchfell-Lähmung. Derartige Läsionen finden sich bei Affektionen der Wirbelsäule in Höhe der 3. und 4. Zervikalwurzel, bei toxischer (Alkohol) oder infektiöser (Diphtherie) Neuritis, bei Mediastinaltumoren und bei Aortenaneurysmen. Dyspnoen treten nur bei beidseitiger Lähmung auf.

Eine intraabdominale Druckerhöhung führt zu einem **Zwerchfellhochstand**. Häufige Ursache ist ein Aszites bei Leberzirrhose oder Peritonealkarzinose. Ein vorübergehender linksseitiger Zwerchfellhochstand kann durch eine starke Gasfüllung der Magens verursacht werden.

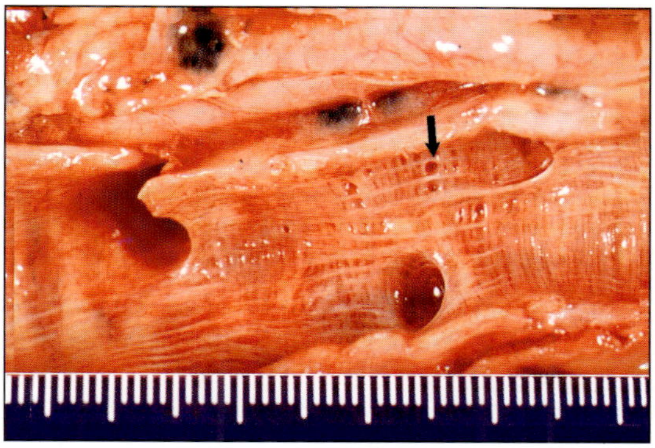

Abb. 13-7. Chronische Bronchitis. Gerötete Schleimhaut mit streifenförmiger Hypertrophie der Muskulatur. Hernienartige Ausweitung der Einmündung der Schleimhautdrüsen (Pfeil).

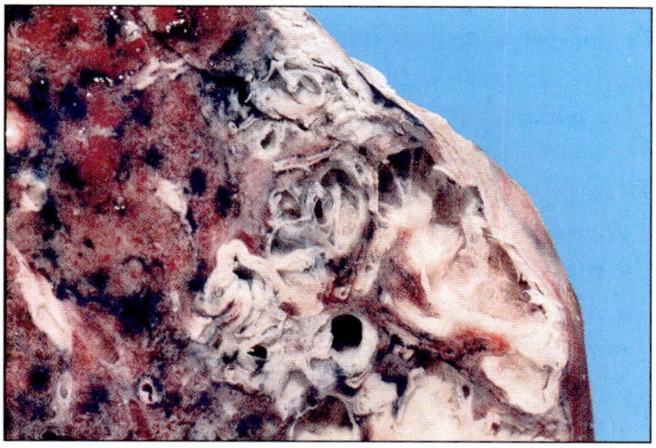

Abb. 13-8. Sackförmige Bronchiektasen. Unter einer verdickten Pleura stark ausgeweitete Bronchien. In der Bildmitte verdickte zylindrische Bronchiektasen.

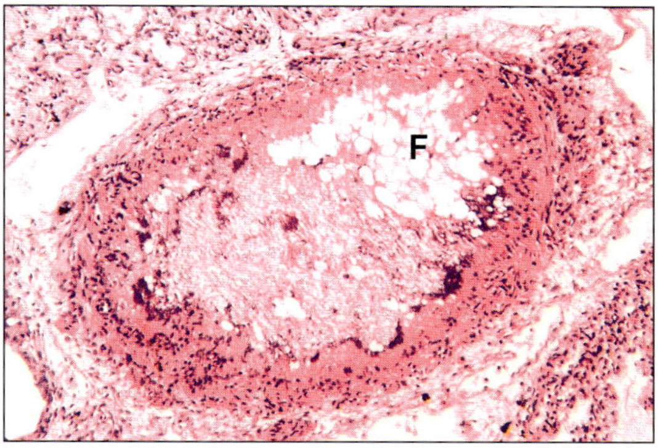

Abb. 13-9. Aspiration beim Säugling. Die Lichtung eines Bronchus wird von aspiriertem Material verlegt. Optisch leere Areale stellen Fettanteile (F) der Milch dar. HE-Fbg.

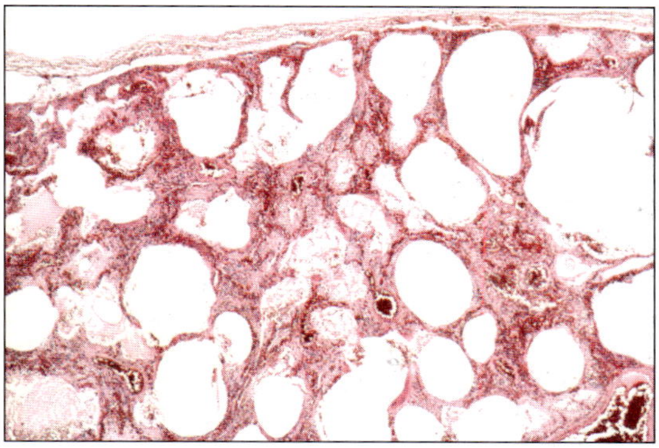

Abb. 13-10. Interstitielle Pneumonie. Die Alveolarsepten sind stark fibrös verdickt. Die Lichtungen der Alveolen sind nach Überdruckbeatmung unterschiedlich weit. HE-Fbg.

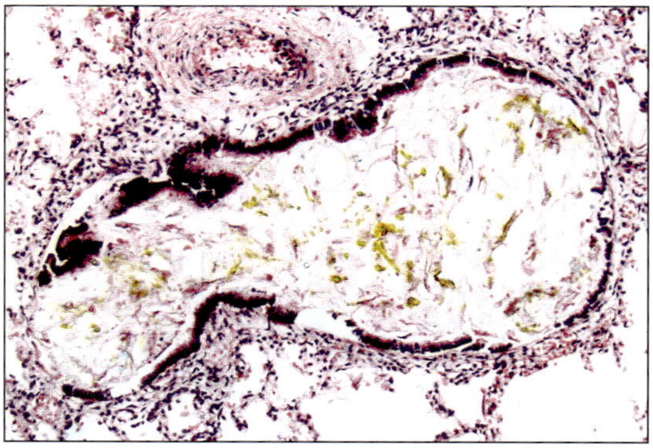

Abb. 13-11. Fruchtwasseraspiration. In einer Bronchiallichtung gelbes Mekonium und Amnionepithelien. HE-Fbg.

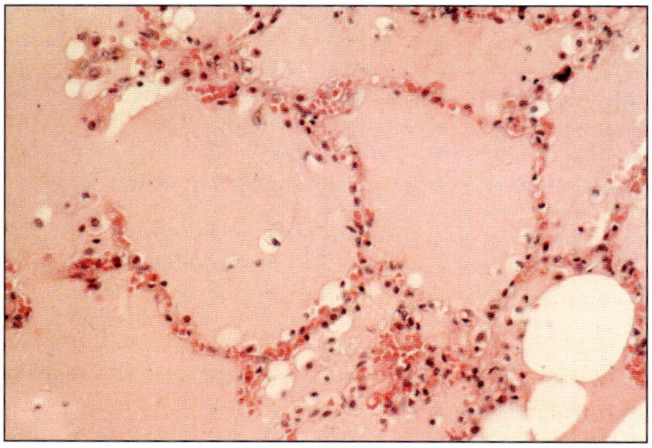

Abb.13-12. Akutes Lungenödem. Die Alveolarlichtungen sind mit einem homogenen eosinroten Material angefüllt. Blutreiche Alveolarsepten. HE-Fbg.

Ventilationsstörungen können auch durch Deformierung des Thoraxskeletts bedingt sein. Bei Skoliose ist die Volumendehnbarkeit des Thorax verringert, und ab einem Skoliosewinkel von 70° droht die Gefahr der Entwicklung einer respiratorischen Insuffizienz.

13.4 Perfusionsstörungen

Ventilation und Perfusion sind über einen vaskulären Regelmechanismus miteinander gekoppelt, der eine Optimierung des Ventilation-Perfusion-Verhältnisses gewährleistet *(Euler-Liljestrand-Reflex)*. Ein erniedrigter intraalveolärer Sauerstoffdruck ruft eine Verengung der präkapillären Pulmonalarterien (hypoxische Vasokonstriktion) hervor mit Umverteilung des Blutes aus schlecht ventilierten in besser ventilierte bzw. oxigenisierte Lungenregionen. Dabei besteht in weiten Bereichen ein lineares Verhältnis zwischen der Erniedrigung des Sauerstoffdruckes und der konstriktionsbedingten Flußumverteilung.

Alle Prozesse, die zu einer Verminderung des Lungengewebes, zu einer Abnahme der Lungendehnbarkeit und zu einer Gefäßeinengung bzw. -verlegung führen, reduzieren den Gesamtquerschnitt der Lungenstrombahn und behindern somit die Lungenperfusion, ebenso aber extrapulmonale Faktoren, welche an der Lunge den Blutzufluß oder -abfluß behindern. Perfusionsstörungen können somit durch hämodynamische und durch ventilatorische Einflüsse verursacht werden.

13.4.1 Hämodynamische Ursachen

- **Extrapulmonale Ursachen**
  - **Herzkrankheiten mit Links-rechts-Shunt.** Bei den Herzkrankheiten mit Links-rechts-Shunt handelt es sich vorwiegend um angeborene Herzmißbildungen, am häufigsten um einen Vorhofseptumdefekt. Eine Shunt-Umkehr findet statt, wenn der Blutdruck im kleinen Kreislauf höher ist als im großen Kreislauf.
  - **Blutabflußstörungen in den linken Vorhof** führen zu einer passiven Hyperämie (Blutstauung) der Lungen. Sie ist meist Ausdruck einer Leistungsschwäche der linken Herzkammer (Linksherzinsuffizienz). Die Lungenstauung tritt akut auf, wenn sich die Linksherzinsuffizienz rasch entwickelt (Myokarditis, Myokardinfarkt, toxische Herzmuskelschäden, Schock), und ist reversibel, wenn es gelingt, die ursächliche Herzinsuffizienz zu beheben. Bleibt die Ursache bestehen und der Patient überlebt, so entwickelt sich eine chronische Blutstauung der Lungen. Diese kann sich auch bei einer Stenose oder Insuffizienz der Mitralklappe entwickeln.

- **Pulmonale Ursachen**
  - **Erkrankungen des Lungenparenchyms mit nachfolgenden Lungengefäßveränderungen**. Unter den Erkrankungen des Lungenparenchyms, die zu Lungengefäßveränderungen und damit zu Perfusionsstörungen führen, sind an erster Stelle das chronische zentrolobuläre und das panlobuläre Emphysem zu nennen. Beide gehen mit einem beträchtlichen Schwund an Lungenkapillaren und damit einer Einengung des Lungenstrombettes einher. In gleicher Weise führen die narbig abheilenden entzündlichen Prozesse in der Lunge (Pneumonie, Tuberkulose) sowie alle Formen der interstitiellen Lungenfibrose zu einem Kapillarschwund. Zudem verursachen Lungenfibrosierungen, wie etwa die Silikose, auch eine narbige Kompression und Zerstörung größerer Gefäße, also eine zusätzliche Einengung des Lungenstrombettes.
  - **Erkrankungen der Lungengefäße mit Einengung der Lungenstrombahn**. Eigenständige Erkrankungen der Lungengefäße mit Einengung der Lungenstrombahn sind die sehr seltene primäre idiopathische pulmonale Hypertonie und die ebenfalls seltene venookklusive pulmonale Hypertonie.
  - **Obstruktion von Lungengefäßen.** Eine Obstruktion von Lungenarterien erfolgt vor allem durch eine Thrombembolie.

13.4.2 Ventilatorische Ursachen

Während beim Gesunden durch den Euler-Liljestrand-Reflex erreicht wird, daß das Blut weitgehend nur belüftete oder nur in geringem Umfang hypoventilierte Alveolen passiert und so das arterielle Mischblut eine Sauerstoffsättigung von ca. 96% erreicht, gelingt diese Umleitung des Blutstroms bei pathologischen Obstruktionen der Luftwege mit Ausbildung von Atelektasen nur unvollkommen. Demzufolge wird dem arterialisierten Blut aus den beatmeten Lungenarealen mehr oder weniger reichlich venöses Blut aus den nicht belüfteten Lungenabschnitten beigemischt (funktionelle arteriovenöse Shunts). Eine allgemeine alveoläre Hypoxie, wie sie bei herabgesetztem Sauerstoffdruck der äußeren Atmosphäre (Höhenkrankheit) oder bei hochgradigen Stenosierungen der oberen Atemwege, vor allem aber bei der obstruktiven Bronchitis gesehen wird, führt zu einer generellen Konstriktion der Lungengefäße mit Erhöhung des Strömungswiderstands. Aber auch schwere Formen des panlobulären Emphysems (z. B. Proteaseninhibitor-Mangel) oder des perifokalen Empysems, z. B. bei Silikose, können eine generelle Gefäßkonstriktion auslösen.

13.5 Diffusionsstörungen

Erhöhung des Diffusionswiderstands. Jede Verlängerung der alveolokapillären Transitstrecke führt zu einer Erhöhung des Diffusionswiderstandes. Eine derartige Verbreiterung wird verursacht durch

- ein *interstitielles Ödem* (akute Blutstauung, Frühphase des adulten Atemnotsyndroms, akute interstitielle Pneumonie)
- eine *Fibrosierung* (chronische Stauungslunge, chronische interstitielle Pneumonie, interstitielle Lungenfibrose)
- *Wandauflagerungen*, z. B. hyaline Membranen (Atemnotsyndrom des Neugeborenen und des Erwachsenen)
- *Auffüllung der Alveolen mit Flüssigkeit* (Aspiration, intraalveoläres Lungenödem). Dabei kann die Diffusion sogar völlig blockiert werden (alveolokapillärer Block).
- *Verkleinerung der Kontaktfläche.* Eine Verkleinerung der Kontaktfläche besteht vor allem beim Lungenemphysem, bei dem ja die Alveolarsepten verkürzt werden und verschwinden. Im weiteren Sinn sind hier alle Veränderungen zu nennen, welche zu einer Verkleinerung der Gasaustauschfläche führen, wie Pneumonien, Lungeninfarkte, Lungenfibrosen, schwere Kyphoskoliosen u. a.
- *Verkürzung der Kontaktzeit.* Grundsätzlich führt eine Kontaktzeit unter 0,1 s zu einem Abfall der Sauerstoffsättigung des Blutes. Wahrscheinlich erfolgt die Hyperperfusion bei Blutverteilungsstörungen jedoch nicht durch eine Beschleunigung des kapillären Blutstroms (= Verkürzung der Kontaktzeit), sondern durch Eröffnung und Weitstellung von Kapillaren (= Vergrößerung des kapillären Strombettes). Es ist aber noch nicht geklärt, ob nicht doch zusätzlich eine Beschleunigung des kapillären Blutstroms stattfindet.

13.6 Folgeveränderungen chronischer Lungenerkrankungen

Jede organische oder funktionelle Einengung der Lungenstrombahn führt zu einer Mehrbelastung der rechten Herzkammer. Besonders deutlich wird dies bei der **chronischen obstruktiven Lungenerkrankung** (COLD). Die intraalveoläre Hypoxie ruft eine reflektorische Kontraktion der arteriellen Lungengefäße hervor und führt so zu einer starken Erhöhung des Strömungswiderstandes der Lunge (Perfusionsstörung). Aber auch dem Emphysem kommt eine wesentliche Bedeutung für die Erhöhung des Strömungswiderstands zu, da der emphysembedingte Kapillarschwund den Gesamtgefäßquerschnitt des Lungenstrombettes verkleinert.

Das rechte Herz paßt sich der Widerstandserhöhung mit einer Vermehrung seiner Muskelmasse und einer entsprechenden Erhöhung des systolischen Blutdrucks an *(kompensiertes chronisches Cor pulmonale)*. Als Folge entwickeln sich in der Wand der größeren Pulmonalarterien atherosklerotische Beete. Zudem kommt es zu einer Endothelschwellung und zu einer Muskularisierung peripherer arterieller Gefäße bis hin zu den Kapillaren. Schließlich wird die Adaptationsfähigkeit des rechten Herzen überschritten; es kommt zu einer Gefügedilatation der rechten Kammer *(dekompensiertes chronisches Cor pulmonale)*.

14 Pathologie der Leber

14.1 Stoffwechselstörungen mit Leberschäden

14.1.1 Leberschädigung bei angeborenen Stoffwechselstörungen

Bei verschiedenen genetisch bedingten Enzymdefekten, die zu einer **Thesauropathie (Speicherkrankheit)** führen, ist die Leber beteiligt. Bei den **Glykogenosen** Typ I, III, IV, VI und VII wird Glykogen in die Hepatozyten eingelagert und so die Leber vergrößert. Beim Typ IV entwickelt sich außerdem eine Leberzirrhose. Bei den **Lipoidosen** Morbus Gaucher und Morbus Niemann-Pick erfolgt die Speicherung (Kerasin bzw. Sphingomyelin) vorwiegend in den MPS-Zellen in der Leber (Kupffer-Sternzellen). Leberschäden treten auch beim genetisch bedingten, rezessiv erblichen **Proteaseninhibitor-Mangel** (Alpha-1-Antitrypsinmangel) auf. Bei dieser Krankheit bildet die Leber – statt des normalen Proteaseninhibitors – Varianten mit herabgesetzter Aktivität. Das fehlerhafte Alpha-1-Antitrypsin wird vorwiegend periportal in Form von PAS-positiven, diastaseresistenten Tropfen in den Hepatozyten gespeichert. Ferner bestehen eine Cholestase sowie entzündliche Veränderungen, die der chronischen aggressiven Hepatitis entsprechen und im Lauf der Zeit zu einer Leberzirrhose führen.

14.1.2 Leberschädigung bei erworbenen Stoffwechselstörungen (Fettleber)

Prototyp einer Leberschädigung durch erworbene Stoffwechselstörungen ist die **Fettleber**. Definitionsgemäß liegt eine Fettleber vor, wenn mehr als 50% der Hepatozyten verfettet sind. Makroskopisch ist die Leber stark vergrößert, das Gewicht erheblich erhöht (5000 g und mehr). Häufigste Ursachen sind Diabetes mellitus Typ II (Altersdiabetes), chronischer Alkoholismus und chronische Eiweißmangelernährung.

Die harmlose Fettleber ist Ausdruck einer allgemeinen Stoffwechselstörung oder einer toxischen bzw. hypoxisch bedingten Störung des Leberstoffwechsels. Eine Ausnahme ist die sehr seltene, häufig tödlich verlaufende *Schwangerschaftsfettleber.*

14.2 Leberzellschädigung durch Medikamente

Bei den **fremdstoffbedingten Schäden** können verschiedene Erkrankungen der Leber auftreten (Verfettung, Cholestase, Fibrosierung sowie Adenome und Karzinome). Man unterscheidet:

- *obligate Leberschadstoffe,* die regelmäßig, dosisabhängig und voraussagbar zu einer Leberschädigung führen,
- *potentielle Leberschadstoffe*, die nicht regelmäßig, nicht dosisabhängig und nicht vorhersagbar leberschädigend wirken (idiosynkratische Schädigung).

• **Dosisabhängige Leberschäden** entstehen, wenn ein toxischer Fremdstoff in hoher Konzentration in die Leber gelangt und ausreichend schnell durch Biotransformation entgiftet werden kann, aber auch, wenn primär ungiftige Fremdstoffe durch Biotransformation in lebertoxische Verbindungen umgewandelt werden *(Giftung).* Der toxische Stoff kann entweder unmittelbar Strukturen des Hepatozyten zerstören (z. B. Membranschädigung durch Halogenkohlenwasserstoffe) oder mit Zellreaktionen interferieren (z. B. Hemmung der hepatischen Proteinsynthese). Die obligaten Leberschadstoffe rufen meist Nekrosen oder eine Verfettung hervor, die oft von einer Cholestase begleitet werden (cholestatische, hepatitische oder gemischte Leberveränderungen).

• **Nichtdosisabhängige Leberschäden** treten nicht bei allen exponierten, sondern nur bei prädisponierten Personen auf. Pathogenetisch kann vorliegen eine

- *immunologische Genese*, bei der der Fremdstoff oder seine Metaboliten als Hapten wirken und nach Bindung an Lebereiweiß eine Immunreaktion gegen sich selbst – und somit auch gegen ihr Trägerprotein – auslösen. Die leberschädigende Immunreaktion kann humoral oder zellulär sein.
- *metabolische Genese,* bei der genetisch determinierte abnorme Biotransformationsreaktionen zur Entstehung toxischer Metaboliten aus normalerweise unschädlichen Fremdstoffen führen (z. B. aus Isoniazid).

14.3 Alkoholische Hepatopathie

Eine schwerwiegende Folge des chronischen Alkoholabusus ist die Fettleberhepatitis, die in 80% als chronische und in 20% als akute Verlaufsform auftritt.

• Bei der **chronischen Fettleberhepatitis** sieht man als erste histologische Veränderung läppchenzentral vergrößerte und aufgehellte Zellen, die bandförmige oder klumpige, manchmal hirschgeweihartig verzweigte, deutlich eosinrote Massen enthalten *(alkoholisches Hyalin)*. Diese Zellen gehen in der Regel zugrunde und werden durch Granulozyten abgebaut. Letztere setzen Mediatorstoffe frei, welche die Ito-Zellen in Myofibroblasten umwandeln. Diese Zellen ersetzen die abgeräumten Nekrosen durch Narbengewebe. Es resultiert eine perivenöse (perizentrale) Fibrose.

Bei kontinuierlichem Alkoholabusus schreitet dieser Prozeß längs der Zone 3 des Rappaport-Läppchens fort und greift auf die angrenzenden Läppchenzentren mit Ausbildung von zentrozentralen Septen über. Gleichzeitig weitet sich der Prozeß auf die Zone 2 aus und bildet portozentrale Brücken. Durch diese Septen ist die Läppchenstruktur der Leber zerstört, so daß eine Regeneration des Parenchyms zu einem knotigen Umbau (Zirrhose) führt.

• Bei der **akuten Fettleberhepatitis**, die innerhalb weniger Monate in eine Zirrhose übergeht, sieht man ausgedehnte läppchenzentrale oder panlobuläre Nekrosen.

• Eine **alkoholische Zirrhose** entwickelt sich in der Regel erst nach langjährigem Alkoholabusus (Latenz 15–25 Jahre). Je höher Ausmaß und Dauer der Alkoholaufnahme, desto wahrscheinlicher ist das Auftreten einer schweren Leberschädigung. Welche Faktoren prädisponierend für die Entstehung einer Zirrhose bei Alkoholikern sind (auch nach langjährigem massivem Alkoholkonsum kommt es bei weniger als einem Drittel der Alkoholiker zu einer Leberzirrhose), ist noch ungeklärt.

14.4 Ikterus

Unter Ikterus versteht man die Anreicherung von Bilirubin in Geweben und Körperflüssigkeiten. Er manifestiert sich in einer Gelbfärbung *(Gelbsucht)*, die zuerst an den Skleren nachweisbar wird. Ein Ikterus tritt immer dann auf, wenn zuviel Bilirubin gebildet oder zu wenig ausgeschieden wird. Es lassen sich mehrere Ikterusformen unterscheiden, die isoliert oder kombiniert vorkommen können:

• Der **prähepatozelluläre Ikterus** ist fast immer Folge einer gesteigerten Hämolyse. Postnatal tritt er als physiologischer *Neugeborenenikterus* infolge eines gesteigerten Zerfalls HbF-haltiger Erythrozyten bei noch unzureichender Glukuronidierungskapazität der Leber auf.

• Beim **hepatozellulären Ikterus** kann die Störung die Aufnahme in die Leberzelle *(präretikulärer Ikterus)*, die Koppelung an Glucuronsäure *(retikulärer Ikterus)*, die Sekretion des bereits konjugierten Bilirubins *(postretikulärer präterminaler Ikterus)* oder die globale Ausscheidung der gallepflichtigen Substanzen *(terminaler Ikterus)* betreffen. Prä- und retikuläre Aufnahmestörungen bestehen beim autosomal dominant erblichen *Icterus juvenilis intermittens Meulengracht*. Bei der überwiegenden Mehrzahl der Patienten mit diesem heterogenen Krankheitsbild ist die Aktivität der UDP-GT massiv reduziert, die BSP-Clearance dagegen normal. Ein *retikulärer Ikterus* findet sich als funktionelle Hyperbilirubinämie bei Neugeborenen wegen eines relativen Mangels an Uridylglucuronyl-Transferase. Ein angeborener Mangel dieses Enzyms besteht beim *Crigler-Najjar-Syndrom,* der beim Typ I komplett, beim Typ II inkomplett ist. Es wird vermutet, daß das *Gilbert-Syndrom* eine heterozygote Ausprägung des Crigler-Najjar-Syndroms Typ II ist. Ein *postretikulärer präterminaler Ikterus* liegt bei dem seltenen autosomal rezessiv erblichen *Dubin-Johnson-Syndrom* vor, bei dem konjugiertes Bilirubin anfallsweise ins Plasma abgegeben wird. Bei diesem Leiden reichert sich in der Leber ein grobkörniges braunschwarzes Pigment an, bei dem es sich um ein Oxidationsprodukt des Metanephringlukuronids handelt, für das ebenfalls eine Ausscheidungsstörung besteht. Beim *terminalen Ikterus* sind sowohl für das Bilirubin als auch für die Gallensäuren Exkretion und kanalikulärer Transport gestört. Morphologisch manifestiert sich die Störung in Form von Gallepigmentablagerungen und Gallezylindern in den zentralen Läppchenanteilen. Häufigste Ursachen sind virale oder andere Hepatitiden, Medikamente oder eine alkoholinduzierte Leberschädigung.

• **Posthepatozellulärer Ikterus** (siehe S. 299)

14.5 Porphyrin-, Eisen- und Kupferstoffwechselstörungen

14.5.1 Porphyrien

Porphyrine sind Intermediärprodukte der Häm-Synthese. Die Störungen können sich vorwiegend in der Leber *(hepatische Porphyrien)* oder bevorzugt im Knochenmark *(erythropoetische Porphyrien)* manifestieren; sie beruhen auf einem genetisch bedingten Enzymdefekt oder einer erworbenen Enzymblockierung. Porphyrien manifestieren sich als akute oder chronische Krankheitsbilder.

• **Akute Verlaufsformen der genetisch bedingten hepatischen Porphyrien** sind
- die Porphobilinogen-Synthase-Defekt-Porphyrie,
- die akute intermittierende Porphyrie,
- die Porphyria variegata und
- die hereditäre Koproporphyrie.

• **Chronische Verlaufsformen**. In diesen Formenkreis gehört die Porphyria cutanea tarda (= chronische hepatische Porphyrie).
- Die **akuten hepatischen Porphyrien** werden oft durch Medikamente (Barbiturate, Sulfonamide, Östrogene) oder Alkohol ausgelöst. Sie führen zu anfallsweise auftretenden abdominalen Koliken sowie zu neurologischen Ausfällen, die von leichten Sensibilitätsstörungen bis zur Tetraplegie und zum zerebralen Koma reichen. Auch psychische Störungen kommen vor.
- Bei der **chronischen hepatischen Porphyrie** manifestiert sich der auslösende Enzymdefekt (Uroporphyrinogendecarboxylase) erst, wenn ein zusätzlicher Schaden die Leber trifft (meist eine chronische Alkoholschädigung). In der Haut führen die Porphyrinablagerungen zu einer Lichtdermatose mit Blasenbildung, Pigmentierung und Hypertrichose (verstärkter Haarwuchs), besonders an den Schläfen. In der Leber finden sich regelmäßig eine zonale Verfettung, eine Siderose und eine reaktive Hepatitis, in 20% bereits die Zeichen einer Zirrhose.

14.5.2 Eisenstoffwechselstörung (s. S. 262)

14.5.3 Kupferstoffwechselstörung

Die rezessiv erbliche Kupferspeicherkrankheit (hepatolentikuläre Degeneration = Wilson-Krankheit) wird durch einen *Caeruloplasmin-Mangel* und eine Störung der Kupferausscheidung in die Galle verursacht. Das Kupfer reichert sich in den Hepatozyten und in den Ganglienzellen extrapyramidaler Hirnkerne mit einer toxischen Schädigung an. In der Leber entwickelt sich das Bild einer chronischen aggressiven Hepatitis mit Übergang in eine Leberzirrhose. Die zerebralen Symptome beginnen schleichend und gehen in schwere extrapyramidale Störungen über. Morphologisch besteht eine Verschmälerung des Striatums, besonders des Putamens. Charakteristisch für den Morbus Wilson ist eine ringförmige braune Kupferspeicherung in der Kornea *(Fleischer-Hornhautring).*

14.6 Leberinsuffizienz

Das **akute Leberversagen** ist Folge von ausgedehnten Parenchymuntergänge nach Intoxikationen (Knollenblätterpilz, organische Lösungsmittel, Medikamente, z. B. Halothan, Paracetamol), Entzündungen (maligne Virushepatitis), EPH-Gestosen oder massiven Durchblutungsstörungen (Schockleber). Die **chronische Leberinsuffizienz** entwickelt sich in den meisten Fällen im Rahmen einer Leberzirrhose.

• **Schwerste Grade der Leberinsuffizienz** manifestieren sich klinisch als **hepatische Enzephalopathie.** Sie tritt bei der akuten Leberinsuffizienz schon sehr früh auf und ist das führende klinische Symptom. Auch die chronische Leberinsuffizienz endet meist in einer hepatischen Enzephalopathie. Dabei sind nicht selten Blutungen, Diätfehler, Infektionen, Diuretika, Sedativa oder eine Niereninsuffizienz die auslösenden Faktoren. Bei der hepatischen Enzephalopathie handelt es sich um eine prinzipiell reversible, stoffwechselbedingte Hirnschädigung. Sie äußert sich zunächst als Konzentrationsschwäche und Unruhe; im weiteren Verlauf kommt es zu Störungen des Gedächtnisses und endet – über Somnolenz und Stupor – in einer tiefen Bewußtlosigkeit *(Coma hepaticum)*. Enzephalopathie und Koma sind vorwiegend durch die portokavale Umleitung bei herabgesetzter Leberfunktion *(Leberausfallkoma)* bedingt, können aber auch Folge eines akuten Untergangs von Leberparenchym sein *(Leberzerfallkoma)*. Die fehlende Entgiftung führt zu einer Hyperammoniämie. Als weitere Neurotoxine werden Phenole und Merkaptane diskutiert.

• Bei der Leberinsuffizienz kann es zu einem **progressiv oligurischen Nierenversagen** *(hepatorenales Syndrom)* kommen. Als Ursache wird eine regionale Minderdurchblutung der Niere infolge Hypovolämie und der Einwirkung vasokonstringierender Stoffe (Angiotensin, Eikosanoide, Endotoxine) angenommen.

14.7 Leberzirrhose

14.7.1 Definition

Die Leberzirrhose ist eine Leberfibrose, die mit einer Zerstörung der Läppchenstruktur (mit meist knotigen Regenerationsprozessen) und mit einer Störung der intrahepatischen Zirkulation einhergeht. Die Zerstörung der Läppchenstruktur braucht nicht die gesamte Leber zu umfassen, muß aber prinzipiell gegeben sein.

14.7.2 Ätiologie

Bis zu 50% der Zirrhosen in Europa und in den USA entstehen auf dem Boden einer chronischen Alkoholschädigung. Bis zu 33% entwickeln sich nach einer chronischen Virushepatitis (B- oder C-Hepatitis). Als weitere Ursachen kommen eine Eisenstoffwechselstörung (Pigmentzirrhose bei Hämochromatose), eine Kupferstoffwechselstörung (Morbus Wilson) sowie hereditäre metabolische Erkrankungen (Alpha-1-Antitrypsinmangel, Glykogenose Typ IV, Galaktosämie, Tyrosinämie, Fructoseintoleranz) in Frage. Etwa 5% sind biliäre Zirrhosen. Ein Teil der Zirrhosen ist pathogenetisch ungeklärt *(kryptogene Zirrhosen)*.

14.7.3 Pathogenese

Ursache der Läppchenzerstörung und der Fibrosierung sind Parenchymnekrosen, die bei der Leberdystrophie als Massennekrosen auftreten. Häufiger entstehen sie aber chronisch schleichend im Rahmen einer chronischen Entzündung oder einer Stoffwechselstörung. Der bindegewebige Ersatz periportaler Nekrosen bildet *portoportale Septen,* der narbige Ersatz von straßenförmigen Parenchymausfällen (portozentrale Brückennekrosen) *portozentrale Septen*. Diese Septen verhindern bei der Leberzellregeneration die Wiederherstellung der ursprünglichen Läppchenstruktur: Es entstehen knotige Regenerate *(Pseudolobuli)*.

Über die Septen bilden sich Kurzschlußverbindungen zwischen den interlobulären Pfortaderästen und den Zentralvenen. Die Folge ist eine völlige Umstellung der Läppchendurchblutung mit einer Verschlechterung für die Leberzellplatten, die in der Peripherie einer derartigen Kurzschlußverbindung angeordnet sind. Dadurch kommt es zu einer erhöhten Vulnerabilität dieser Zellen, so daß schon leichte Stoffwechselbelastungen oder Durchblutungsstörungen, welche für die gesunde Leber keine Folgen haben, zum Untergang von Hepatozyten führen und so den zirrhotischen Prozeß weiter aufrechthalten. Zusätzliche Durchblutungsstörungen treten in den Regeneratknoten durch Kompression der angrenzenden Gefäße auf. Ferner besteht für die Hepatozyten der Regeneratknoten eine erhöhte Vulnerabilität, da sie infolge der Aufhebung der Läppchenstruktur nur über die A. hepatica und nicht über die Pfortader mit Blut versorgt werden. Dementsprechend ist ein großer Teil der Zirrhosen nur wegen dieser Durchblutungsstörungen progredient.

14.7.4 Formen

Nach der WHO-Systematik unterscheidet man folgende Formen:

14.7.4.1 Leberzirrhosen vom mikronodulären Typ. Leberoberfläche und -schnittfläche zeigen regelmäßige, 1 bis 3 mm große Knoten als Ausdruck einer über lange Zeit konstanten Leberschädigung mit Drosselung der Regeneration und gleichmäßiger Bindegewebswucherung. Diese Zirrhoseform findet man vorwiegend beim chronischen Alkoholabusus, bei einer chronischen aggressiven Hepatitis mit gleichmäßig hoher Aktivität, bei der Hämochromatose, bei chronischer toxischer (Arsen) oder aktinischer (Thorotrast) Leberschädigung, sowie nach intestinaler Bypass-Operation.

14.7.4.2 Leberzirrhosen vom makronodulären Typ. Die makronoduläre Form weist unterschiedlich große Knoten von 3 mm bis 3 cm Größe auf. Sie entsteht immer dann, wenn die Schädigung der Leber schubweise erfolgt und immer wieder von Ruhephasen unterbrochen wird, in denen eine Parenchymregeneration erfolgt. Man findet sie am häufigsten bei der rezidivierend verlaufenden chronischen aggressiven Hepatitis, bei der Kupferspeicherkrankheit (Morbus Wilson) und bei rezidivierenden Intoxikationen (z. B. Tetrachlorkohlenstoff). Ein Sondertyp der grobknotigen Form ist die *postdystrophische Leberzirrhose.* Sie entsteht nach einer akut auftretenden, massiven Leberschädigung mit ausgedehntem Parenchymuntergang (z. B. bei einer fulminanten Virushepatitis, der Knollenblätterpilzvergiftung oder nach Halothannarkose). Nach Abklingen der Schädigung werden die Nekrosen durch breite Narbenfelder ersetzt, während das Restepithel das verlorene Parenchym regeneriert. Dabei entstehen grobe Regeneratknoten mit z. T. erhaltener Läppchenstruktur. Abzugrenzen ist die *stationäre postdystrophische Narbenleber,* bei der keine intrahepatische Zirkulationsstörungen bestehen und der Prozeß stationär ist.

14.7.4.3 Leberzirrhosen vom Mischtyp. Beim Mischtyp kommen unter und über 3 mm große Knoten vor. Diese Zirrhoseform entsteht, wenn sich kontinuierliche und phasenhafte Leberläsionen ablösen, und sie entwickelt sich häufig infolge einer sekundären Überformung der mikro- oder makronodulären Form. Eine Aussage zur Ätiologie ist nicht mehr möglich.

Unter Berücksichtigung der **Aktivität des Umbauprozesses** unterscheidet man stationäre und progrediente Leberzirrhosen.

- Bei den **stationären Formen** sind die bindegewebigen Septen nicht oder nur gering lymphozytär infiltriert. Sie bestehen aus ausgereiftem Kollagen, die Abgrenzung gegen die Regeneratknoten ist scharf. Frische Leberzelluntergänge fehlen.

- Bei der **progredienten Form** sind die Septen deutlich infiltriert. In den angrenzenden Regeneratknoten finden sich Leberzellnekrosen *(Mottenfraßnekrosen).* Bei der alkoholinduzierten Leberzirrhose liegen die Zeichen einer floriden Fettleberhepatitis vor.

Bei der **Pigmentzirrhose** besteht – neben dem zirrhotischen Umbau – eine starke Eisenspeicherung. Diese kann als Begleitphänomen auftreten (z. B. bei der alkoholisch bedingten Leberzirrhose) oder die Ursache der Leberzirrhose (Hämochromatose) sein.

14.7.4.4 Biliäre Zirrhose. Wegen ihrer Pathogenese wird die biliäre Zirrhose als Sonderform herausgestellt.

- **Primäre biliäre Zirrhose.** Bei der chronischen, nicht eitrigen, destruierenden Cholangitis handelt es sich um eine seltene Autoimmunerkrankung, die mit einer Zerstörung portaler Gallengänge mittleren Kalibers einhergeht. Im weiteren Verlauf treten eine Cholestase, periportale Parenchymuntergänge sowie portozentrale Brükkennekrosen auf, die vernarben. Endstadium ist eine grobknotige Zirrhose. Frauen sind zehnmal häufiger betroffen als Männer, bevorzugt ist die Altersstufe von 50 bis 60 Jahren. In über 90% der Fälle lassen sich antimitochondriale Antikörper nachweisen.

- **Sekundäre biliäre Zirrhose.** Häufigste Ursache ist ein Verschluß der extrahepatischen Gallenwege durch Steine (Choledocholithiasis) oder Tumoren der Gallenwege bzw. der Papille. Die Gallensäuren der rückgestauten Galle führen zunächst zu einer (nicht bakteriellen) Cholangitis mit einer ödematösen Auflockerung der portalen Felder und einer Proliferation der Duktuli, später zu einer *periduktalen, periduktulären* und *porta-*

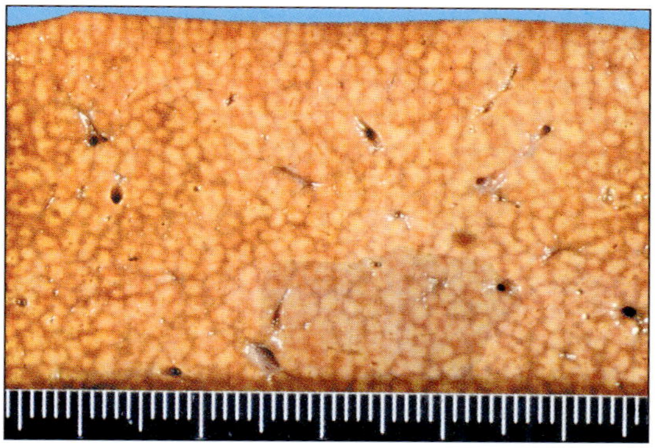

Abb. 14-1. Fettleber. Zentrale Verfettung bei Hypoxie.

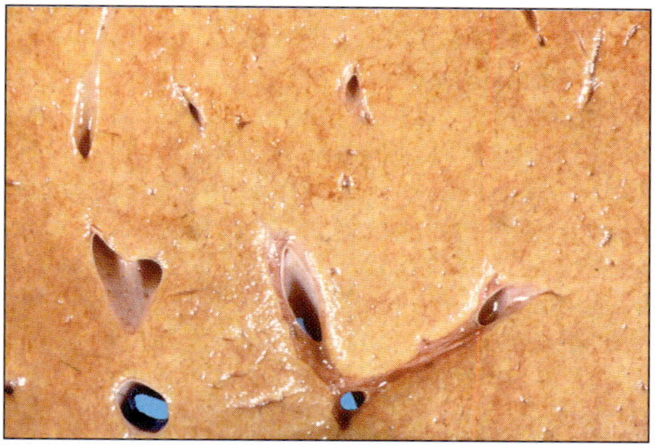

Abb. 14-2. Fettleberhepatitis. Fleckförmige Verfettung und Hyperämie der Leber bei Alkoholabusus.

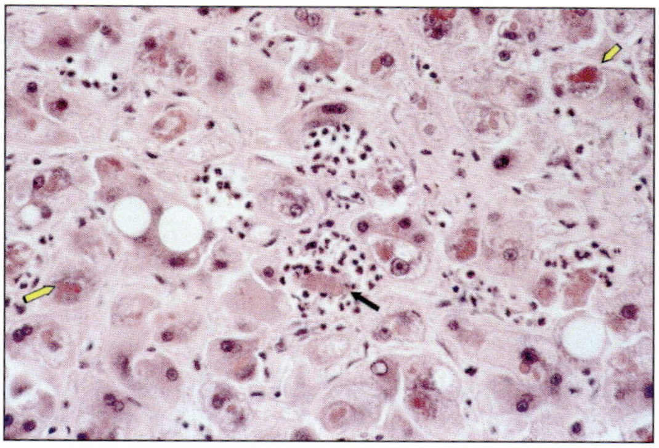

Abb. 14-3. Fettleberhepatitis. Umschriebene entzündliche Reaktion in der Umgebung nekrotischer Hepatozyten (Pfeil). Großtropfige Leberzellverfettung. Eosinrote Zytoplasmaeinlagerungen (Mallory-Körperchen). HE-Fbg.

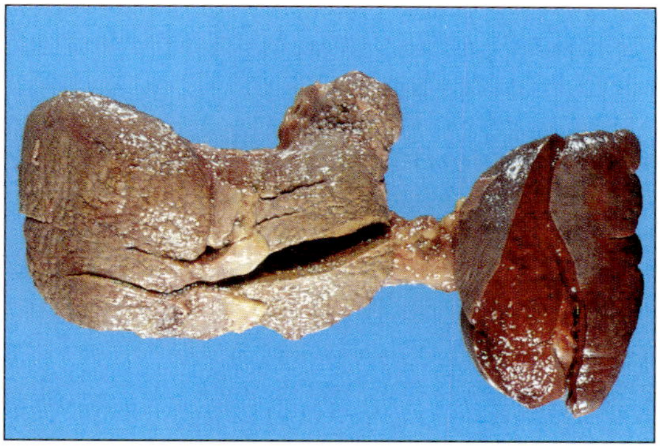

Abb. 14-4. Leberzirrhose mit »Milztumor«. Knotig umgebaute Leberoberfläche. Splenomegalie als Zeichen der portalen Hypertonie.

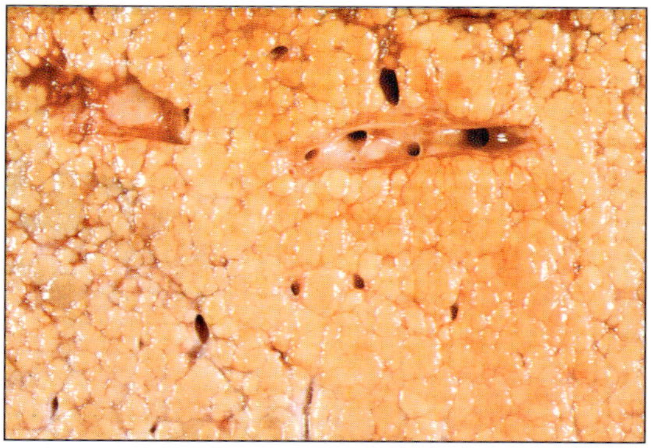

Abb. 14-5. Feinseptale Leberzirrhose. Dünne Septen unterteilen das Leberparenchym. Nur geringe knotige Parenchymregeneration.

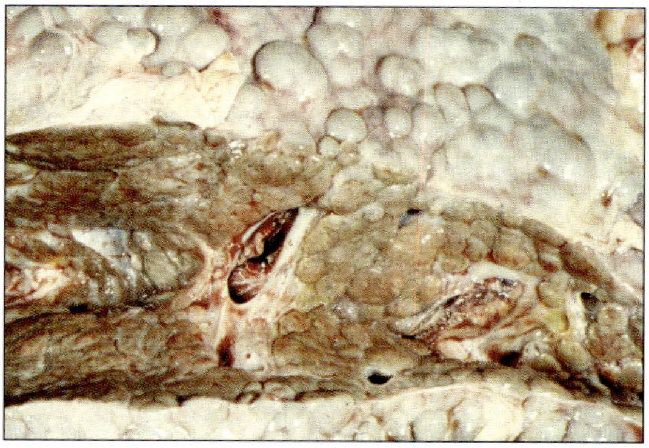

Abb. 14-6. Grobknotige Leberzirrhose. Ober- und Schnittfläche zeigen unterschiedlich große Regeneratknoten und breite Narben.

len Fibrose. Es treten periportale Parenchymabschmelzungen hinzu, die bindegewebig ersetzt werden *(perilobuläre Fibrose)* und zu portoportalen Septen zusammenfließen. Intralobulär ruft die Gallensäure eine hydropische Schwellung der Hepatozyten mit feinnetzigen Zytoplasmastrukturen *(federige Degeneration)* hervor, die häufig in Leberzellnekrosen übergeht *(Netznekrose)* und bei Fortbestehen der Cholestase durch Narbenfelder ersetzt wird. In fortgeschrittenen Fällen greift die periportale Fibrose entlang intralobulärer Gallegefäße auf die Läppchen über und bildet *portozentrale Septen,* so daß bei Regeneration der Leberzellen echte Pseudolobuli entstehen.

14.7.5 Folgen der Leberzirrhose

Für die Folgen sind entscheidend verantwortlich die hepatozelluläre Stoffwechselinsuffizienz und der Pfortaderhochdruck.

• Die **hepatozelluläre Stoffwechselstörung** wird durch die Verminderung der portalen Durchblutung verursacht. Dadurch gelangen alle Substanzen, die im Darm resorbiert und normalerweise in der Leber metabolisiert und/oder entgiftet werden, in den systemischen Kreislauf und erst über die arterielle Strombahn in die Leber. Außerdem durchfließt ein Teil dieses Blutes die Leber über die neugebildeten arteriovenösen Shunts und hat somit keinen Kontakt zu den Hepatozyten. Eine weitere Herabsetzung der Stoffwechselleistung der Leber ist dadurch gegeben, daß die Gesamtmasse an Parenchym reduziert ist. Durch die Kollagenablagerung im Disse-Raum wird der Substrataustausch zwischen Blut und Hepatozyten erschwert. Eine *Leberinsuffizienz* kann akut auftreten oder sich verschlimmern, wenn die Leber ein frischer dystrophischer Schub mit Untergang zahlreicher Leberzellen trifft, z. B. bei einem Blutdruckabfall.

• Die **portale Hypertension** ist auf eine Rarefizierung der Sinusoide mit Ersatz durch Bindegewebe, eine Kompression der Sinusoide durch Regeneratknoten, eine Kollagenablagerung im Disse-Raum und auf eine Sklerosierung der Zentralvenen zurückzuführen. Alle diese Veränderungen, die in unterschiedlicher Ausprägung und Kombination auftreten können, verursachen eine intrahepatische Einengung des Pfortaderkreislaufs mit Drucksteigerung in der Pfortader. Dabei kann der Pfortaderdruck gegenüber der Norm um mehr als das Fünffache erhöht sein. Die portale Hypertension führt zur Eröffnung portokavaler Anastomosen.

14.7.6 Komplikationen der Leberzirrhose

Die wichtigsten Komplikationen einer Leberzirrhose sind die obere gastrointestinale Blutung, die hepatische (portosystemische) Enzephalopathie und der Aszites.

• Die **obere gastrointestinale Blutung** erfolgt meist aus rupturierten Ösophagus- oder Magenfundusvarizen. Während diese Blutungen bei Lebergesunden meist spontan sistieren, verlaufen sie beim Zirrhotiker – infolge der mangelnden Bildung von Gerinnungsfaktoren und der dadurch bedingten hämorrhagischen Diathese – häufig tödlich.

• Die **hepatische Enzephalopathie** beruht auf einer Anreicherung neurotoxischer Substanzen infolge mangelnder Entgiftungsfähigkeit der Leber.

• Unter **Aszites** versteht man die Ansammlung eines Transsudats oder Exsudats in der Bauchhöhle. Bei der Leberzirrhose bewirken die Steigerung des hydrostatischen Drucks im Pfortadersystem, die Herabsetzung des onkotischen Drucks infolge verminderter Albuminsynthese und ein verminderter Lymphabfluß gemeinsam einen Flüssigkeitsübertritt in die Bauchhöhle. Wichtigste Bedingung der Aszitesbildung ist eine gesteigerte Natrium- und Wasserretention in der Niere, die durch hämodynamische, renale und hormonale Faktoren bewirkt wird. Ist der Aszites ausgeprägt, so kommt es zu einem Zwerchfellhochstand mit Querlagerung des Herzens und Behinderung des venösen Rückstroms. Bei einem länger bestehenden Aszites entwickelt sich oft eine Sekundärinfektion, meist durch Keime, die aus dem Darm ausgewandert sind.

• Als **Spätkomplikation der Leberzirrhose** kann ein *hepatozelluläres Karzinom* auftreten, am häufigsten bei der makronodulären Zirrhose und der Pigmentzirrhose (bei Hämochromatose). Weiterhin können bei der Leberzirrhose morphologi-

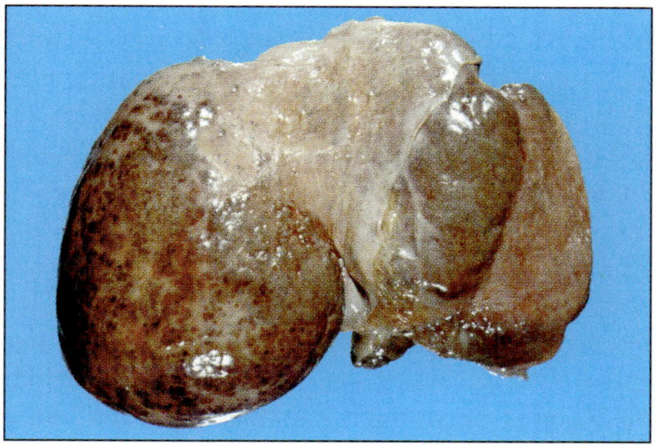

Abb. 14-7. Leberzirrhose mit großen Narbenfeldern

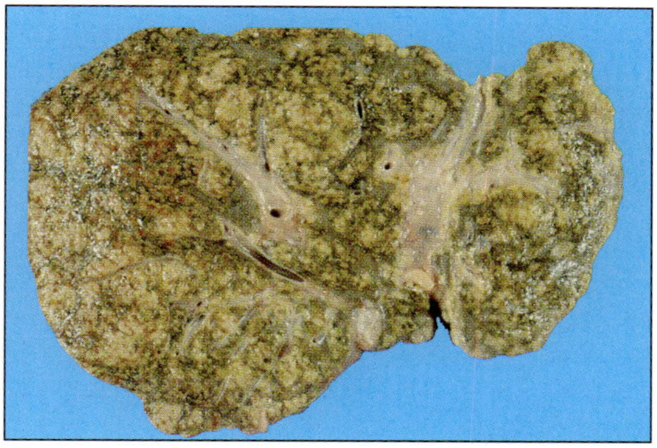

Abb. 14-8. Biliäre Leberzirrhose. Knotiger Umbau des Leberparenchyms mit Ikterus. Leberflachschnitt.

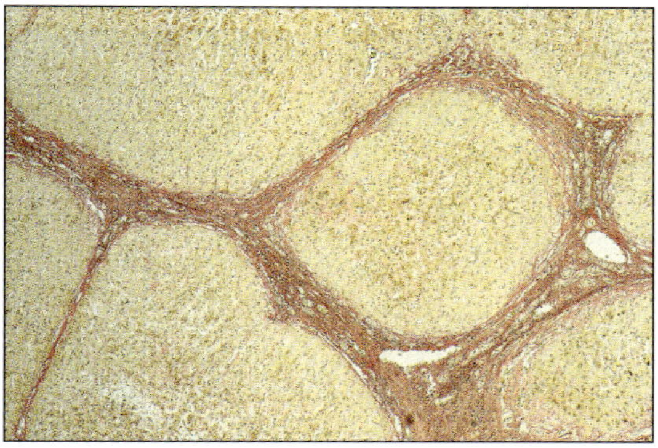

Abb. 14-9. Leberzirrhose. Bindegewebige Septen durchziehen das Leberparenchym, das knotenförmig umgebaut wird. Van-Gieson-Fbg.

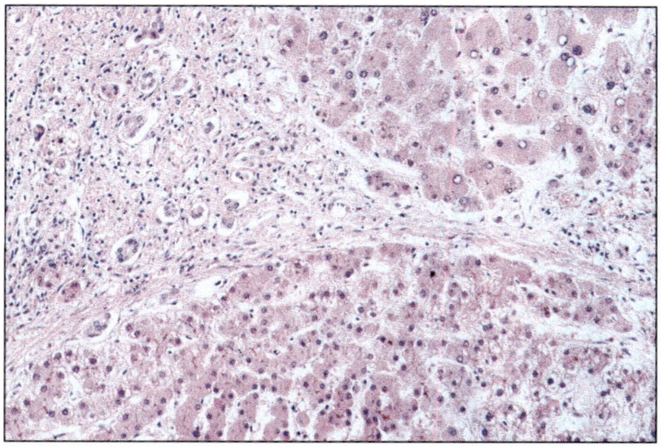

Abb. 14-10. Leberzirrhose. Zwischen zwei Regeneratknoten Bindegewebe mit gewucherten Pseudogallengängen (links im Bild). HE-Fbg.

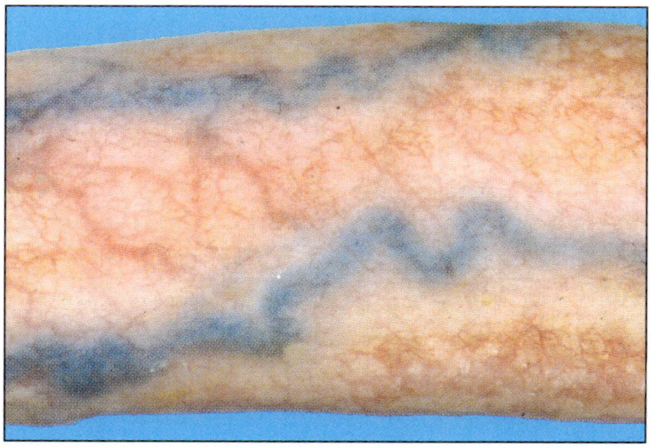

Abb. 14-11. Ösophagusvarizen. Unter der Schleimhaut erkennt man stark ausgeweitete, geschlängelt verlaufende Venen von dunkelblauer Farbe.

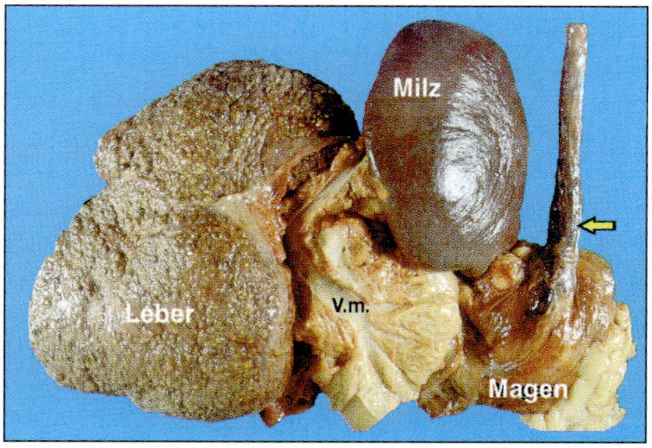

Abb. 14-12. Leberzirrhose mit »Milztumor« und Ösophagusvarizen (Pfeil). Leberunterfläche mit Hilum. V.m.: Vena mesenterica.

sche und funktionelle *extrahepatische Veränderungen* auftreten. Am häufigsten sind Muskelschwund, Palmarerythem, Spider-Naevi, Gynäkomastie, Parotisschwellung und beim Mann eine Hodenatrophie.

14.7.7 Prognose der Leberzirrhose

Insgesamt ist die Prognose der Leberzirrhose schlecht. Die 5-Jahres-Überlebensrate beträgt bei der kryptogenen Zirrhose 25%, bei der alkoholinduzierten Zirrhose und bei der posthepatitischen Zirrhose 47%.

14.8 Durchblutungsstörungen der Leber

14.8.1 Ursachen und Folgen der akuten und chronischen Leberstauung

Eine Blutstauung der Leber entsteht auf dem Boden einer Rechtsherzinsuffizienz, einer Einengung der herznahen Abschnitte der Vena cava inferior, einer Thrombose der Lebervenen und bei der venookklusiven Lebererkrankung. Die Leistungsschwäche der rechten Herzkammer kann pulmonal bedingt sein (chronisches Cor pulmonale) oder sich nach einer Linksherzinsuffizienz, einer Mitralstenose oder -insuffizienz entwickeln. Eine Einengung der herznahen V. cava inferior findet z. B. bei der obstruktiven Perikarditis statt, die die Herzaktionen hochgradig einschränkt (Panzerherz). Die Thrombose der Lebervenen *(Budd-Chiari-Syndrom)* sieht man bei einer Hyperkoagulopathie, nach Einnahme von Antikonzeptiva und bei einer Tumorkompression der Venen. Die *Venenverschlußkrankheit* wird durch chronische Vergiftung mit pflanzlichen Alkaloiden (Buschtee) verursacht und manifestiert sich an den Zentralvenen, den kleinen und mittleren Lebervenen. Gleichartige Veränderungen treten bei der Strahlenhepatitis auf. Alle führen zu einem Blutrückstau in die Leber.

- Bei der **akuten Stauungsleber** besteht eine pralle Blutfüllung der Sinusoide mit deutlicher Organvergrößerung (Gewicht bis 2500 g), schmerzhafter Überdehnung der Leberkapsel und Abrundung des vorderen Leberrandes.

- Die **chronische Blutstauung** ist durch Leberatrophie und Leberfibrose gekennzeichnet. Der verlangsamte Blutstrom führt in der Leber zu einer ischämischen Schädigung, die sich bevorzugt an den venösen Schenkeln der Sinusoide, also in der Zone 3 des Rappaport-Läppchens auswirkt. Es kommt zu einer Atrophie und schließlich zum apoptotischen Untergang der hier gelegenen Hepatozyten mit einer entsprechenden Ausweitung und Blutfüllung der Sinusoide, so daß schließlich die Zentralvenen untereinander durch *Stauungsstraßen* verbunden sind. Auf der Schnittfläche stellen sich diese Stauungsstraßen als rote Netzzeichnung dar *(Läppchenumkehr)*. Die angrenzenden Leberzellen der Zone 2 des Rappaport-Läppchens weisen als Ausdruck der hypoxischen Stoffwechselschädigung eine Verfettung auf. Die Leber bekommt dadurch ein geflecktes Aussehen *(Muskatnußleber)*. Das interstitielle Ödem löst in der Leber eine *perisinusoidale Fibrose* aus. Ferner tritt eine *Gerüstsklerose* in den epithelentblößten Arealen auf. Mit Zunahme und Schrumpfung der kollagenen Fasern entwickelt sich die *Stauungsinduration* der Leber (verfestigte Leber mit verdickter Kapsel).

Cirrhose cardiaque. Bei einer ausgeprägten und lange bestehenden Blutstauung der Leber, z. B. bei angeborenen Herzvitien oder einer in jungen Jahren erworbenen chronischen obstruktiven Perikarditis, kommt es auch zu Leberzelluntergängen in der Zone 2, die bis an die portalen Felder reichen, und somit zu einem knotigen Umbau der Leber.

14.8.2 Ursachen und Folgen der Pfortaderthrombose

Prähepatische Pfortaderthrombosen (Pylethrombosen) entwickeln sich bei einer verlangsamten Blutströmung (z. B. bei einer Leberzirrhose, bei Kompression durch Tumoren oder bei Stenosierung durch Verwachsungsstränge). Sie können auch auf dem Boden einer Venenentzündung *(Pylephlebitis)* entstehen. Ein akuter vollständiger Verschluß der Pfortader führt zu einer Dekompensation des Pfortaderkreislaufes mit akuter Milzstauung, hämorrhagischer Darminfarzierung und blutigem Aszites *(Hämaskos)*. Entsteht der Verschluß langsam, so können extrahepatische portokavale Anastomosen eröffnet wer-

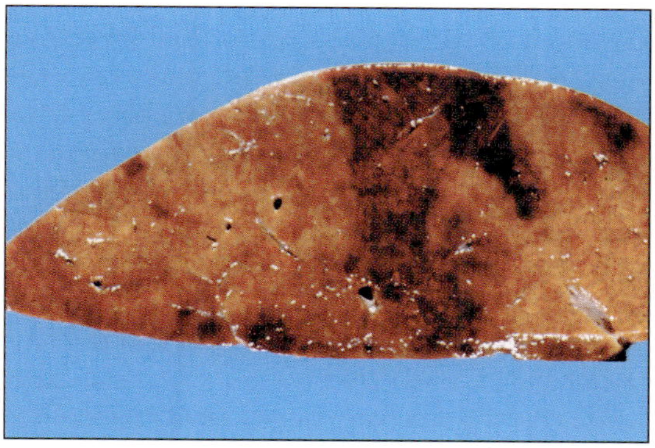

Abb. **14-13. Zahn-Infarkt.** Verstärkte Blutfülle in den Lebersinus.

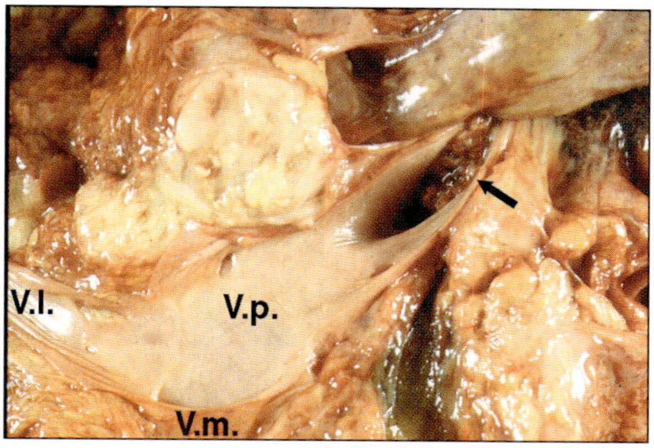

Abb. 14-14. Pfortaderthrombose. Thrombus (Pfeil) in der Lichtung der Pfortader (V. p.). V. l.: Vena lienalis. V. m.: Vena mesenterica.

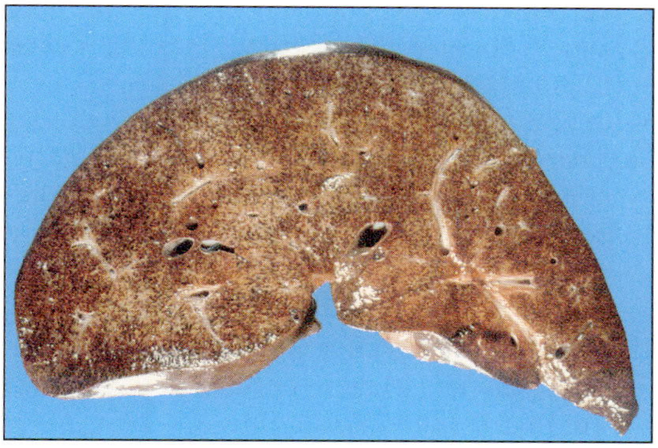

Abb. 14-15. Chronische Blutstauung der Leber. »Herbstlaubleber« mit vermehrter Blutfülle und Verfettung des dazwischen liegenden Leberparenchyms.

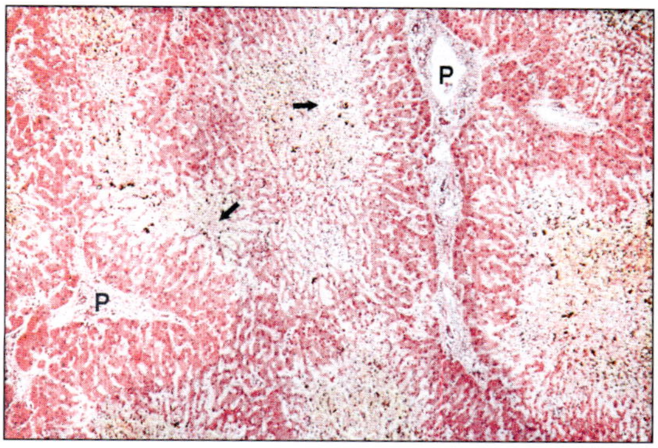

Abb. 14-16. Chronische Blutstauung der Leber. Blutstauung und Untergang des Parenchyms in der Umgebung der Zentralvenen (Pfeile). Erhaltenes Lebergewebe in der Umgebung der Portalfelder (P). HE-Fbg.

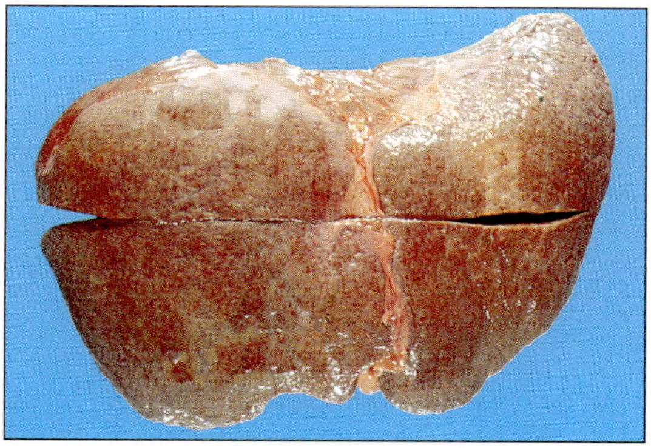

Abb. 14-17. Stauungsinduration der Leber. Fibrose, aber kein wesentlicher Parenchymumbau bei chronischer Blutstauung.

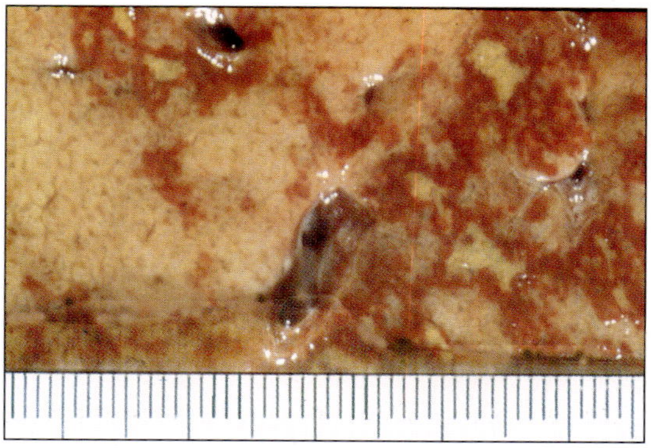

Abb. 14-18. Leberinfarkte bei Polyarteriitis nodosa. Multiple landkartenartige anämische Infarkte mit hämorrhagischem Randsaum.

den. Ältere thrombotische Verschlüsse der Pfortader werden häufig rekanalisiert, ohne jedoch einen ausreichenden Blutabstrom zu gewährleisten. Häufig sind derartige kavernöse Transformationen des Pfortaderstamms die Ursache eines prähepatischen Blocks.

14.8.3 Schockleber

Bei der Schockleber kommt es infolge mangelnder Parenchymdurchblutung zu ischämischen Nekrosen der Hepatozyten. Sie entwickeln sich – wie bei der Stauungsleber – in der Zone 3 des Rappaport-Läppchens. Etwa 24 Stunden nach Schockbeginn sind sie voll entwickelt und bilden scharf begrenzte, manchmal konfluierende Nekrosefelder, während das Gitterfasernetz intakt bleibt. Ausgedehnte Schocknekrosen können zu einer akuten Leberinsuffizienz führen. Meist werden die Nekrosen innerhalb von 4 Wochen regeneriert mit Wiederherstellung der ursprünglichen Leberstruktur.

14.8.4 Pathogenese, Einteilung und Folgen des Pfortaderhochdrucks

Unter **portaler Hypertension** (= Pfortaderhochdruck) versteht man eine Druckerhöhung im Pfortaderkreislauf infolge einer Strömungsbehinderung. Diese kann vor, in und hinter der Leber (prä-, intra- oder posthepatisch) lokalisiert sein.

- **Prähepatische Stenosen** werden vor allem durch Pfortaderthrombosen hervorgerufen. Prototyp der präsinusoidalen Gefäßverlegungen ist die Schistosomiasis, bei der Parasiteneier in den präsinusoidalen Pfortaderästen steckenbleiben.
- Eine **sinusoidal intrahepatisch bedingte Stenose** findet sich bei der fortgeschrittenen (alkoholtoxischen) Fettleberhepatitis.
- **Postsinusoidal bedingte intrahepatische Gefäßeinengungen** bestehen bei der Thrombose der intrahepatischen Lebervenen (Budd-Chiari-Syndrom), der venookklusiven Erkrankung der Leber und bei kongenitalen Klappen der hepatischen Venen. Bei der Leberzirrhose liegen die Blockierungen intra- und postsinusoidal, bei einigen Formen auch präsinusoidal.
- Eine **posthepatisch bedingte portale Hypertension** besteht bei Rechtsherzinsuffizienz und Pericarditis constrictiva.

Die portale Hypertension führt zu einer Eröffnung intra- und extrahepatischer Anastomosen zwischen dem Pfortadersystem und der oberen bzw. der unteren Hohlvene *(portokavale Kollateralen)*. **Intrahepatische Anastomosen** entstehen in Narbensträngen, die Pfortaderäste und Lebervenen verbinden. **Extrahepatische Anastomosen** bilden sich

- in der Submukosa des Ösophagus und des kardianahen Magenabschnitts zwischen den Kranzvenen des Magens und den unteren Ösophagusvenen,
- in der Submukosa des Rektums zwischen der V. rectalis superior und der V. rectalis inferior.
- an der vorderen Bauchwand zwischen der wieder eröffneten V. paraumbilicalis im Lig. teres und den epigastrischen Venen. Die Anastomosen sind, allerdings nur selten, als sternförmig vom Nabel ausgehende, geschlängelte Venen (Caput Medusae) zu sehen.
- im Zwerchfell über Kollateralvenen von der Leber- und Milzoberfläche,
- im Retroperitoneum zwischen Splanchnikusgebiet und Anteilen des Retroperitoneums, die über die V. cava drainiert werden,
- im Bereich des Darms zwischen Ästen der V. mesenterica inferior und kleinen Venen, die zur Vena cava ziehen, besonders häufig auf dem Boden von Verwachsungen,
- im Bereich von Milz und Niere über vorbestehende Anastomosen zwischen V. lienalis und V. renalis. Ein derartiger spontaner lienorenaler Shunt ist jedoch selten.

Weiterhin führt die portale Hypertension zu einer Ausweitung und Wandfibrose des Pfortaderstammes (Arterialisierung), selten auch zu einer Thrombose. An den Mesenterialvenen entwickelt sich eine muskuläre Hyperplasie. In der Darmwand und im Mesenterium kommt es infolge der Druckerhöhung zu einem Ödem mit nachfolgender Fibrose und Zottenatrophie. Am Magen sieht man eine hypoxische Schädigung der Schleimhaut mit einer erhöhten Vulnerabilität (Ausbildung sog. *zirrhogener Ulzera*). Die Milz ist vergrößert und fest. Nur wenn sie präfinal entblutet wurde (z. B. bei Ösophagusvarizenblutung), ist die Konsistenz schlaff. Histologisch ist die rote Pulpa verstärkt ausgebildet und weist eine Wandfibrose der Sinus mit knopfförmig vorspringenden Endothelkernen auf, während die Lymphfollikel weitgehend geschwunden sind *(Fibroadenie der Milz)*.

15 Pathologie der Verdauung

15.1 Pathologie der Nahrungsaufnahme

Störungen in der Nahrungsaufnahme sind vorwiegend durch Erkrankungen des Ösophagus bedingt und äußern sich als Schluckbeschwerden *(Dysphagie)*. Sie werden durch Ösophagusobstruktion bzw. -kompression oder durch Motilitätsstörungen hervorgerufen.

15.1.1 Ösophagusobstruktionen und -kompressionen

Obstruktionen und Kompressionen des Ösophagus werden durch Mißbildungen, Entzündungen, Tumoren und raumfordernde Prozesse im Mediastinum verursacht.

15.1.1.1 Mißbildungen, die sich bereits bei der ersten Nahrungsaufnahme nach der Geburt bemerkbar machen, sind die *Atresie, Stenose* oder *Fistel des Ösophagus*. Die *Dysphagia lusoria* wird dagegen oft erst im Erwachsenenalter klinisch manifest. Bei dieser Mißbildung handelt es sich um eine Ösophaguskompression durch eine aberrierend aus der linken Seite des Aortenbogens entspringende Arteria subclavia, die hinter dem Ösophagus nach rechts verläuft und den Ösophagus – insbesondere wenn sie arteriosklerotisch verändert ist – komprimiert.

15.1.1.2 Entzündlich bedingte Einengungen des Ösophagus finden sich nach narbig abgeheilten Verätzungen sowie bei schweren Formen der Refluxösophagitis. Die *Refluxösophagitis* ist die häufigste Form der Entzündung der Speiseröhre (ca. 98%) und Folge einer Insuffizienz des unteren Ösophagussphinkters am Übergang zur Kardia. Für die Entstehung der Epithelläsionen sind neben der Salzsäure die Verdaungsenzyme (Pepsin, Trypsin, Lipase) sowie Gallensäuren verantwortlich. Je nach Schweregrad der Entzündung bestehen Schleimhautrötungen, Erosionen oder Ulzera.

15.1.1.3 Tumoren. Eine tumorbedingte Ösophagusstenose liegt beim Ösophaguskarzinom vor, das in Höhe der physiologischen Engen (oberes Drittel 17%, mittleres Drittel 47%, unteres Drittel 36%) vorkommt. Histologisch handelt es sich praktisch immer um ein Plattenepithelkarzinom. Epidemiologisch spielen Tabak (Betelnußkauen, Pfeifen-, Zigarrenrauchen), Alkoholabusus (hochprozentige Alkoholika) sowie zu heiße Speisen und Getränke eine ätiologische Rolle.

15.1.1.4 Zu den **raumfordernden Prozessen im Mediastinum**, die den Ösophagus komprimieren, zählen maligne Lymphome und neurogene Tumoren sowie Entzündungen.

15.1.2 Motilitätsstörungen des Ösophagus

Eine fehlerhafte Ösophagusmotilität besteht bei Innervationsstörungen sowie bei muskulären Erkrankungen. Innervationsstörungen des Ösophagus liegen beim angeborenen *Megaösophagus,* bei der *Achalasie* und bei der *Chagas-Krankheit* vor. Eine Dysphagie infolge einer Störung in der Reizübertragung an der motorischen Endplatte der Skelettmuskulatur kommt bei der *Myasthenia gravis* vor. Auf einer Schädigung der Muskulatur beruhen die Schluckstörungen bei einer Dermatomyositis, bei Sklerodermie ist es die Ösophaguswandfibrose.

15.2 Entzündungen des Magens

15.2.1 Akute Gastritis

Auslösend wirken meist exogene Faktoren (Bakterien [Salmonellen, Staphylokokken], Alkohol). Die Bakterientoxine verursachen eine unmittelbare Schädigung der Schleimhaut mit entzündlicher Reaktion. Die Epithelläsionen und die entzündlich bedingten Durchblutungsstörungen führen zu einer Herabsetzung der protektiven Faktoren, so daß sich zusätzlich peptische Läsionen entwickeln. Makroskopisch (endoskopisch) ist die Schleimhaut bei der akuten *katarrhalischen Gastritis* gerötet, die Schleimhautfalten sind geschwollen. Bei stärkeren Entzündungen bestehen punktförmige und fleckförmige Hämorrhagien sowie multiple frische Erosionen *(hämorrhagisch-erosive Gastritis)*.

15.2.2 Chronische Gastritis

Bei der chronischen Gastritis werden aufgrund ihrer Ätiopathogenese drei Hauptformen unterschieden: die Autoimmungastritis (A-Gastritis), die infektiöse Gastritis (B-Gastritis) und die reaktive, chemisch induzierte Gastritis (C-Gastritis). Alle anderen Entzündungen der Magenschleimhaut (lymphozytäre Gastritis, granulomatöse Gastritis, eosinophile Gastritis, Crohn-Gastritis, kollagene Gastritis) sind selten und werden unter der Bezeichnung »Sonstige« geführt.

15.2.2.1 Bei der **Typ-A-Gastritis** (ca. 5% der Fälle) handelt es sich um eine Autoimmunkrankheit mit Antikörpern gegen Parietalzellen (95%) und gegen den Intrinsic-Faktor (70%). Der Entzündungsprozeß ist auf das Corpus ventriculi beschränkt und verläuft mit einer Atrophie des Drüsenkörpers *(atrophische Gastritis vom Korpustyp)*. Als Ausdruck der Autoaggression findet man innerhalb des Drüsenkörpers fokale und diffuse lymphozytäre Infiltrate (T-Lymphozyten), die auf die Korpusdrüsen übergreifen und sie herdförmig zerstören. Im Endstadium ist der Drüsenkörper völlig atrophisch. Das Oberflächen- und Grübchenepithel wird häufig durch ein Epithel ersetzt, das der Dünndarm- bzw. der Dickdarmschleimhaut ähnelt *(intestinale Metaplasie Typ I und Typ II, Umbaugastritis)*. Außerdem können die Korpusdrüsen durch mukoide Drüsen ersetzt werden, wie sie im Antrum vorkommen (*antrale* oder *pseudopylorische Metaplasie*).

Klinisch ist die A-Gastritis mit einer Achlorhydrie und (infolge mangelnder Vitamin-B_{12}-Resorption) mit einer megaloblastären Anämie (= perniziöse Anämie) kombiniert. Im fortgeschrittenen Stadium erkranken 10% der Patienten an einem Magenkarzinom.

15.2.2.2 Die **Typ-B-Gastritis** (ca. 70 bis 80% der Fälle) ist bakteriell bedingt, wobei als Erreger fast ausschließlich *Helicobacter pylori* gefunden wird. Die Entzündung beginnt im Antrum und breitet sich im Lauf der Zeit kardiawärts aus. Die Inzidenz der B-Gastritis steigt vom 15. (0%) bis zum 65. Lebensjahr jährlich um 1,25%. Kombinationen von Typ A und Typ B sind möglich (Typ A/B, 3% der Fälle). Bei der B-Gastritis findet sich ein lymphoplasmazelluläres Infiltrat, das zu Beginn meist auf den interfoveolären Bereich *(Oberflächengastritis)* beschränkt bleibt.

Im weiteren Verlauf nimmt das entzündliche Infiltrat an Dichte zu und greift auf die gesamte Schleimhaut über. Weiterhin entwickeln sich in der Schleimhautbasis Ansammlungen von Lymphozyten, die Follikel bilden. In aktiven Entzündungsphasen werden zusätzlich Granulozyten im Stroma der Schleimhaut und in den Foveolae nachgewiesen. Zerstörte Drüsenepithelien werden durch foveoläres Epithel ersetzt, so daß die Grübchen verlängert erscheinen *(foveoläre Hyperplasie)*.

Mit zunehmendem Schwund des Drüsenkörpers wird die Schleimhaut verschmälert *(partielle oder totale Atrophie)*. Auch die B-Gastritis ist vielfach mit einer intestinalen Metaplasie vom Typ I und/oder II vergesellschaftet.

Epidemiologische Untersuchungen sprechen dafür, daß auch die Typ-B-Gastritis mit einem erhöhten Krebsrisiko einhergeht. Dabei kommt es zunächst zu einer Dysplasie des intestinal umgebauten Epithels, die dann in ein Karzinom vom intestinalen Typ übergeht.

15.2.2.3 Die **Typ-C-Gastritis** (ca. 7% der Fälle) wird wahrscheinlich überwiegend durch einen Reflux von Gallensäuren bedingt und ist besonders ausgeprägt im Anastomosenbereich eines teilresezierten Magens. Diese Form der chronischen Gastritis sieht man vor allem nach Magenresektionen nach Billroth II als Folge eines duodenalen Refluxes *(Stumpfgastritis, Refluxgastritis)*. Hier ist auch die Gastritis nach Einnahme von nichtsteroidalen Antirheumatika zu nennen. Histologisch besteht eine deutliche Verlängerung der Grübchen *(foveoläre Hyperplasie)* mit einer verstärkten Basophilie der Epithelien, eine ödematöse Auflockerung des oberflächennahen Schleimhautstromas und eine Blutfülle der Kapillaren. Die entzündliche Infiltration ist demgegenüber oft nur gering; das Infiltrat enthält neben Lymphozyten und Plasmazellen auch Granulozyten. Für die C-Gastritis im Magenstumpf ist das erhöhte Krebsrisiko gesichert. Etwa 5% der Patienten mit einer Magenteilresektion nach Billroth I und 1% nach Billroth II – wegen eines nicht neoplastischen Grundleidens – erkranken nach 10 bis 20 Jahren an einem Magenkarzinom.

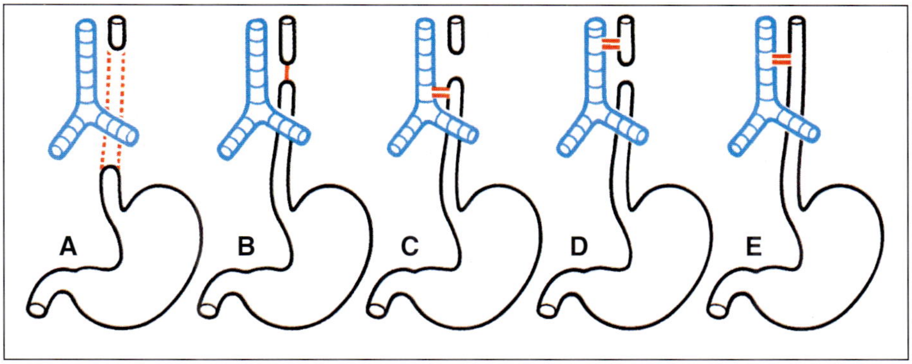

Abb. 15-1. Ösophagusmißbildungen. A: Ösophagusagenesie. **B:** Ösophagusatresie. **C:** Ösophagusatresie mit distaler ösophagotrachealer Fistel. **D:** Ösophagusatresie mit proximaler ösophagotrachealer Fistel. **E:** angeborene ösophagotracheale Fistel.

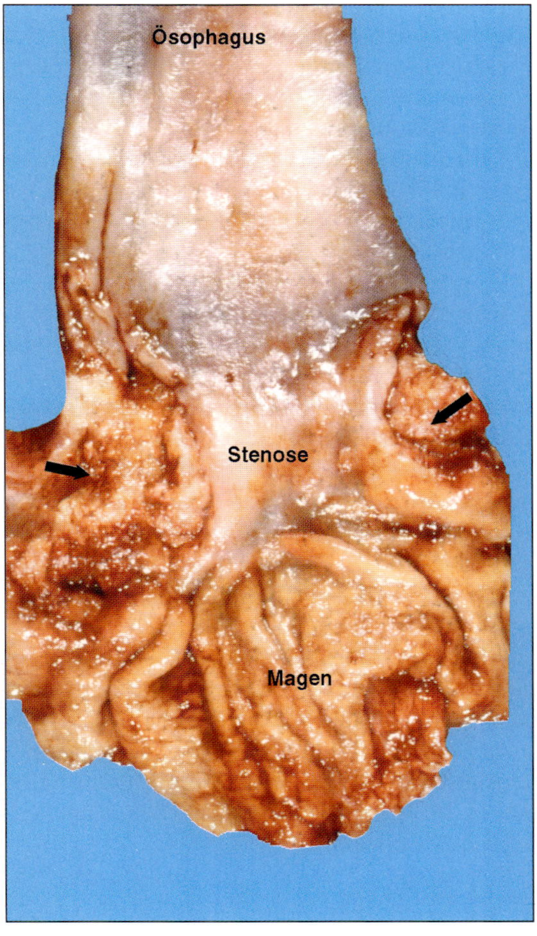

Abb. 15-2. Ösophaguskarzinom. Ringförmig wachsendes, die Lichtung einengendes Karzinom (Pfeile).

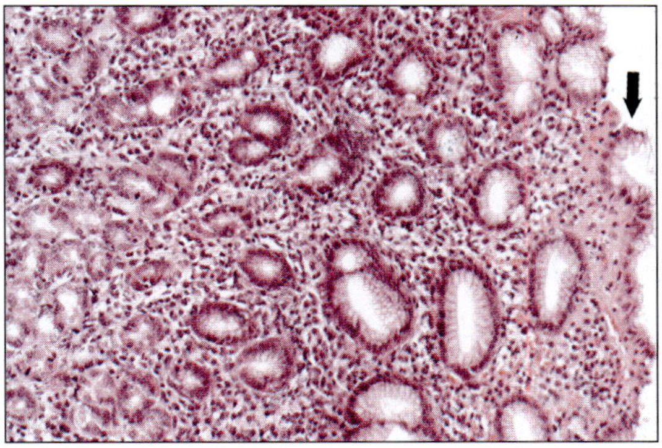

Abb. 15-3. Chronische Oberflächengastritis. Dichte rundzellige Infiltration des Schleimhautstromas. Pfeil: Deckepithel. HE-Fbg.

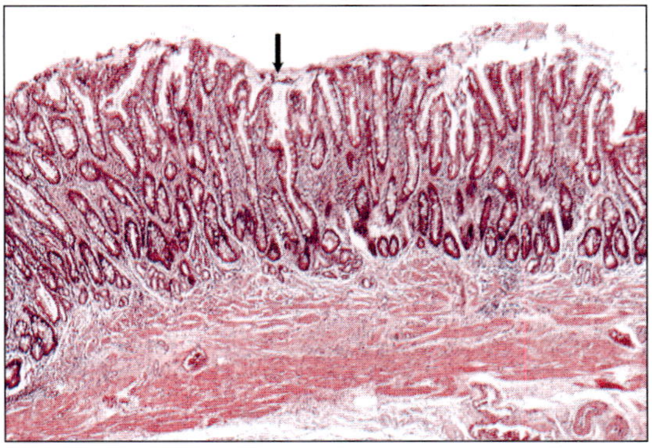

Abb. 15-4. Chronische Gastritis mit foveolärer Hyperplasie. Stark verlängerte und ausgeweitete Foveolae gastricae (Pfeil). HE-Fbg.

15.3 Substanzdefekte (Erosion und Ulkus)

15.3.1 Erosionen

Defekte der Magenschleimhaut, welche die Muscularis mucosae nicht überschreiten, werden als **Erosionen** bezeichnet. Diese treten im Rahmen einer hämorrhagisch-erosiven Gastritis auf, können aber auch isoliert vorkommen. Erosionen entsprechen in ihrer Pathogenese dem Magenulkus. Das Oberflächenepithel und das oberflächennahe Grübchenepithel weisen herdförmige Nekrosen auf. Hier sammeln sich Fibrinausschwitzungen und Granulozyten an *(inkomplette Erosion)*. Bei stärkergradigen Schädigungen erfassen die Veränderungen auch tiefere Schleimhautschichten, so daß die Erosionen bis an die Muscularis mucosae reichen *(komplette Erosion)*. Erosionen heilen in der Regel rasch, können aber auch über Wochen und Monate bestehen bleiben *(chronische Erosionen)*. Für das Fortbestehen der Schleimhautveränderungen ist ein Befall mit *Helicobacter pylori* von Bedeutung.

15.3.2 Peptisches Magen- und Duodenalulkus

Als Ulkus bezeichnet man einen Wanddefekt im Magen oder im Duodenum, der die M. mucosae überschreitet.

• **Pathogenese.** Voraussetzung für die Entstehung des Geschwürs ist eine Verschiebung des Gleichgewichts zwischen *aggressiven Faktoren* (Salzsäure, Pepsin, Reflux von Gallensäuren und Lysolecithin) und *defensiven Faktoren* (Mukosabarriere, Durchblutung, Bikarbonatsekretion, Prostaglandine) zugunsten der aggressiven Faktoren. Diese Verschiebung kommt beim *Magenulkus* durch eine Verminderung der protektiven Faktoren als Folge einer chronischen B-Gastritis zustande. Beim *Ulcus duodeni* findet sich stets eine erhöhte Säure- und Pepsinkonzentration im Duodenum.

• **Morphologie.** Das Ulcus pepticum tritt in der Regel solitär auf und liegt im **Magen** am häufigsten im Antrum, am Angulus und an der kleinen Kurvatur. Das *frische Ulkus* ist rund oder oval, mit scharfem Rand und erhabener, geröteter Umgebung *(Ulcus simplex, Ulcus rotundus)*. Beim *chronischen Ulkus* ist der Rand etwas abgerundet und auf der oralen Seite des Geschwürs treppenförmig gestaltet.

Das **Duodenalulkus** liegt meist an der Vorder- oder Hinterwand des Bulbus duodeni, unmittelbar hinter dem Pylorusring. Es ist selten größer als 1 cm. In ca. 15% bestehen gleichzeitig Geschwüre an Vorder- und Hinterwand *(kissing ulcers)*.

Peptische Geschwüre entstehen innerhalb von 1 bis 2 Tagen, bleiben einige Tage konstant und heilen in der Regel innerhalb einiger Wochen ab mit Ausbildung einer Narbe.

Histologisch zeigt der Ulkusgrund – von innen nach außen – einen typischen geschichteten Aufbau *(Askanazy-Schichten)*:
- Detritusschicht mit abgeschilferten Epithelien, Fibrin und Leukozyten
- fibrinoide Nekrosezone
- Granulationsgewebe mit neugebildeten Kapillaren, Fibroblasten und Entzündungszellen
- Narbenschicht mit neugebildeten kollagenen Fasern.

• **Komplikationen.** Charakteristisch für das peptische Ulkus ist die Neigung zur Spontanheilung und zum Rezidiv. Länger bestehende Geschwüre bilden strahlenförmige **Narben** *(Ulcus callosum)*. Etwa 20% der Ulkus-Patienten weisen eine massive **Blutung** auf. Blutungsquelle sind arrodierte größere Arterien oder Venen, aber auch arrodierte Kapillaren im Ulkusgrund. Bis zu 15% der Magen- und 3% der Duodenalgeschwüre werden durch eine **Ulkusperforation** kompliziert, die aber selten in die freie Bauchhöhle *(freie Perforation)* erfolgt. Meist findet eine Penetration *(gedeckte Perforation)* in ein angrenzendes Organ statt. **Stenosen** sieht man bei 2% aller Ulkus-Patienten; sie entwickeln sich beim chronischen pylorusnahen Ulkus. Eine **krebsige Entartung** ist nur in 1% der chronischen kallösen Magengeschwüre zu erwarten.

15.4 Malassimilationsyndrom

Eine verminderte Ausnutzung der Nährstoffe bezeichnet man als **Malassimilation.** Sie kann auf

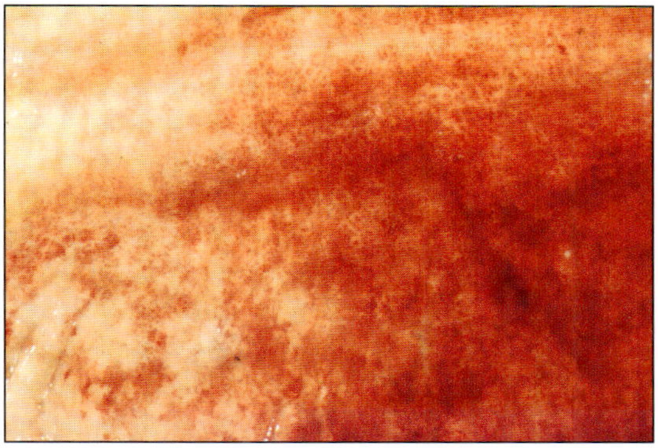

Abb. 15-5. Hämorrhagische Erosionen. Multiple stecknadelkopfgroße, rechts im Bild konfluierte Erosionen in der Magenschleimhaut.

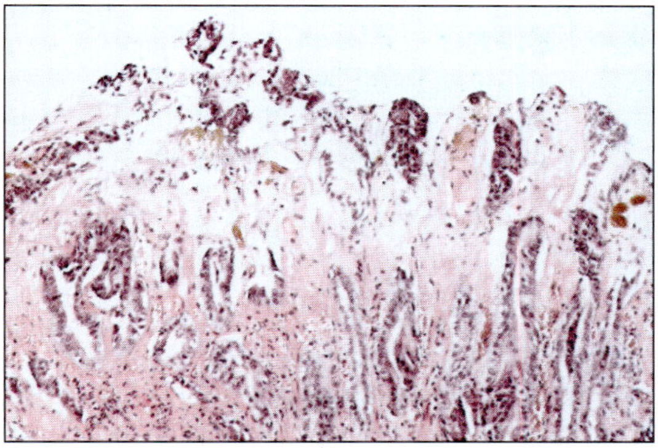

Abb. 15-6. Inkomplette Magenschleimhauterosion. Oberflächliche Nekrose mit eosinroten Fibrinausschwitzungen. HE-Fbg.

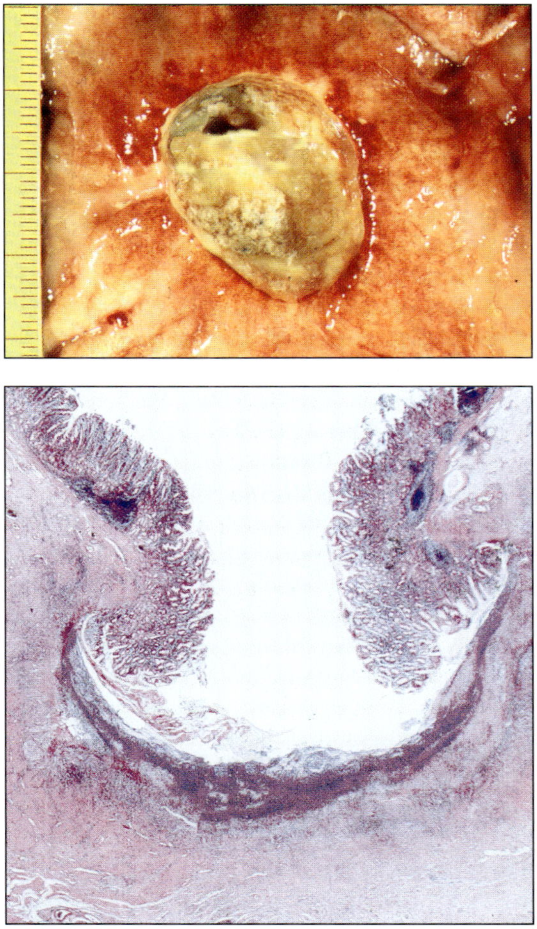

Abb. 15-7. Chronisches Ulcus pepticum des Magens. Oben: Magenschleimhautdefekt. Unten: histologisches Übersichtsbild. HE-Fbg.

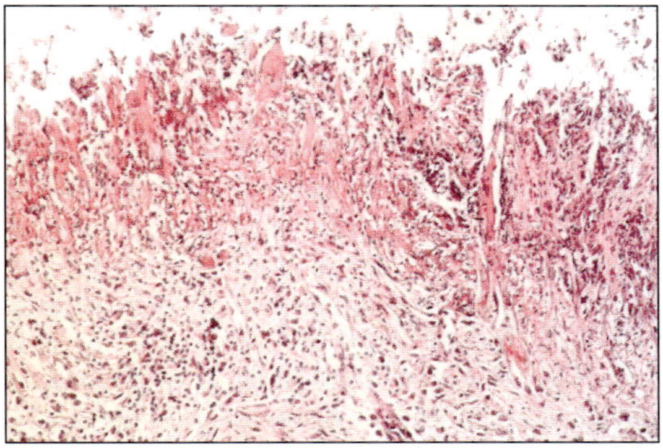

Abb. 15-8. Ulcus pepticum. Ulkusgrund mit eosinroten fibrinoiden Nekrosen. In der unteren Bildhälfte: kapillarreiches Granulationsgewebe. HE-Fbg.

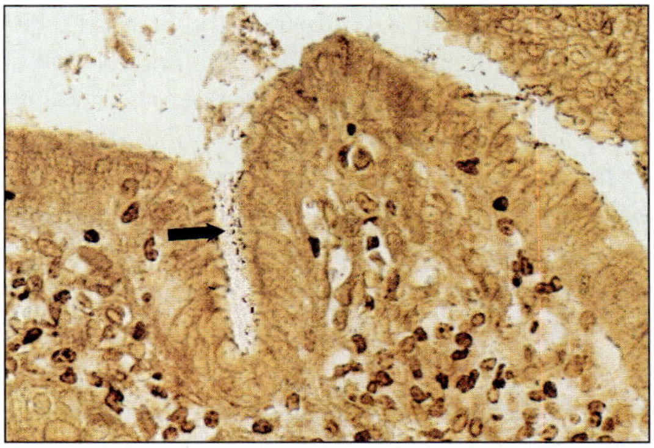

Abb. 15-9. *Helicobacter pylori.* In den Magengrübchen kleine versilberbare Erreger (Pfeil). Warthin-Starry-Fbg.

einer **Störung der Verdauung** *(Maldigestion)* oder der **Resorption** *(Malabsorption)* der Nahrungsstoffe aus dem Darm in die Blut- und Lymphgefäße der Dünndarmschleimhaut beruhen.

15.4.1 Maldigestion

Eine **Maldigestion** besteht bei Galleabflußstörungen (fehlende Emulgierung der Fette) und gelegentlich auch nach einer Magen(teil)resektion (plötzlicher Übertritt größerer Nahrungsmengen in den Darm mit Peristaltikanregung und beschleunigter Darmpassage sowie zu später Ausschüttung von Pankreassaft und Galle). Am häufigsten wird sie jedoch durch eine exkretorische Pankreasinsuffizienz ausgelöst, die sich als Spätkomplikation einer chronischen Pankreatitis entwickelt.

• Die **chronische obstruktive Pankreatitis** ist Folge eines Verschlusses des Ductus pancreaticus und des dadurch bedingten Sekretrückstaus. Sie wird am häufigsten durch Karzinome (Pankreaskopf, Papilla Vateri, distaler Ductus choledochus), Narben oder Pseudozysten hervorgerufen. Die distal des Gangverschlusses gelegenen Anteile des Gangsystems sind dilatiert. Zudem bestehen eine diffuse Atrophie und eine gleichmäßige Fibrose des Parenchyms.

• Die **chronische nichtobstruktive Pankreatitis** ist durch eine unregelmäßig fortschreitende Vernarbung gekennzeichnet, die mit einem zunehmenden Schwund des exokrinen Parenchyms und abwechselnden Ausweitungen und Stenosen des Gangsystems einhergeht. Die Vernarbung ist zunächst überwiegend perilobulär lokalisiert, später greift sie zerstörend auf die Lobuli über. Hauptursache der nichtobstruktiven Form ist der chronische Alkoholismus (mittleres Erkrankungsalter 38 Jahre), in den tropischen Ländern ein chronischer Eiweißmangel (mittleres Erkrankungsalter 12,5 Jahre).

• Frische entzündliche Schübe manifestieren sich als **Fettgewebs-** und **Parenchymnekrosen**. Nach ihrer Resorption bleiben *Pseudozysten* zurück (Häufigkeit bis zu 60%). Die Langerhans-Inseln bleiben zwar lange erhalten, zeigen aber eine Verminderung der B-Zellen. Später gehen die Inseln auch zahlenmäßig zurück.

15.4.2 Malabsorption

Eine Malabsorption kann einzelne *(partielle Malabsorption)* oder alle Stoffwechselbereiche *(globale Malabsorption)* betreffen. Partielle Formen finden sich vorwiegend bei genetisch bedingten Enzymdefekten des Dünndarmepithels. Globale Störungen sieht man bei primären (Zöliakie, tropische Sprue, Kollagensprue, Sojaprotein-Enteropathie) oder sekundären Schädigungen der Dünndarmschleimhaut (ausgedehnte akute oder chronische Dünndarmentzündungen, wie bakterielle Infektionen, Morbus Crohn und Morbus Whipple). Eine Malabsorption kann auch durch eine ausgedehnte Dünndarmresektion bedingt sein *(Kurzdarm-Syndrom)*.

Prototyp einer Malabsorptionskrankheit ist die **Zöliakie** (einheimische Sprue), eine hereditäre Erkrankung mit Überempfindlichkeit gegenüber der Gliadinfraktion des Glutens *(glutensensitive Enteropathie)*. Dabei ist noch offen, ob infolge fehlerhaftem Abbau des Gliadins schleimhautschädigende Toxine gebildet werden, ob die Dünndarmepithelien über spezielle Rezeptoren Gliadin binden und dann zugrundegehen oder ob die Zellzerstörung immunologisch bedingt ist. Der gesteigerte Untergang der Epithelien führt trotz verstärkter Regeneration zu einer Zottenatrophie (Zottenatrophie vom hyperregeneratorischen Typ). Die dadurch bedingte Verkleinerung der Resorptionsfläche, aber auch die Schädigung der resorbierenden Zellen ist die Ursache der schweren globalen Malabsorption, die sich in chronischen rezidivierenden Durchfällen mit Steatorrhö, Unterernährung, Vitamin- und Eisenmangel sowie in einer Wachstumsretardierung manifestiert.

15.5 Tumoren

Während gutartige Geschwülste im Magen-Darm-Kanal eine untergeordnete Rolle spielen, ist das kolorektale Karzinom der häufigste bösartige Tumor des Gastrointestinaltrakts.

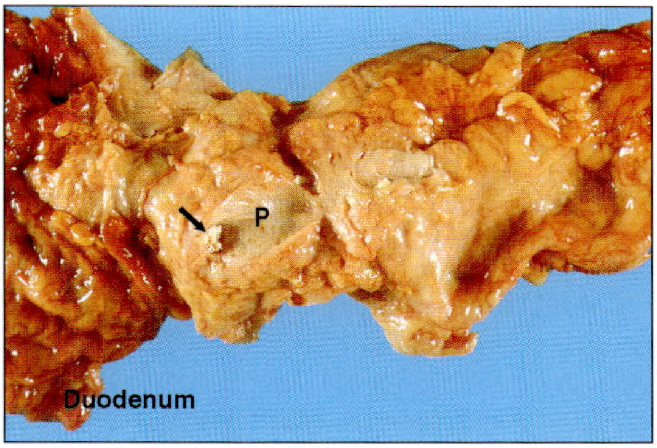

Abb. 15-10. Chronische Pankreatitis bei Pankreatolithiasis. Stein (Pfeil) im Pankreasgang und distale Gangektasie (P).

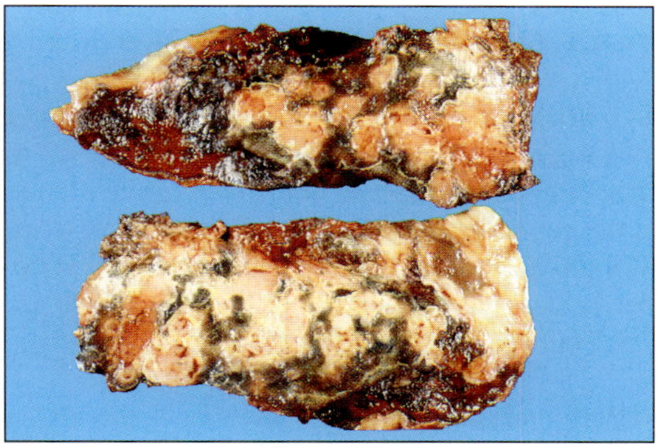

Abb. 15-11. Akute hämorrhagische Pankreatitis. Pankreasschnittfläche mit ausgedehnten gelben Nekrosen und dunkelroten Blutungen.

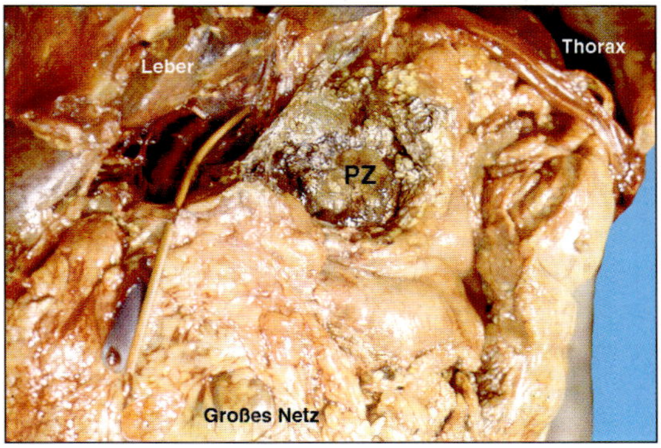

Abb. 15-12. Pseudozyste. Eröffnete Pseudozyste (PZ), bestehend aus nekrotischem Gewebe. Restzustand einer akuten Pankreatitis.

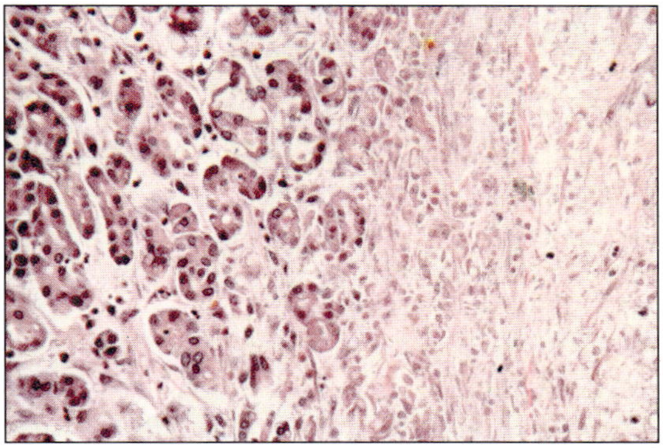

Abb. 15-13. Akute Pankreatitis. Nekrosen, die an teilweise erhaltenes Pankreasgewebe (links im Bild) angrenzen. HE-Fbg.

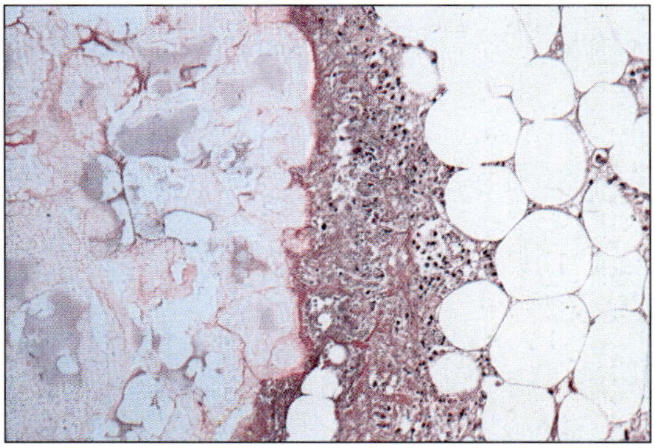

Abb. 15-14. Fettgewebsnekrosen (»Fettkalkspritzer«). Fettzellnekrosen mit bläulichen Kalkablagerungen. Mitte: entzündliches Infiltrat. HE-Fbg.

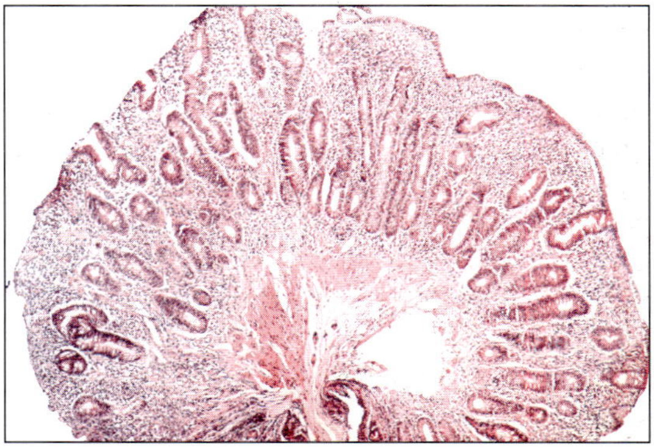

Abb. 15-15. Glutensensitive Enteropathie. Knipsbiopsie aus dem Ileum. Zottenatrophie unter dem Bild einer kolonartigen Schleimhautumwandlung. HE-Fbg.

15.5.1 Kolorektales Karzinom

Die Inzidenz der kolorektalen Karzinome zeigt große geographische Schwankungen. Sie ist in den Industrieländern in den letzten Jahrzehnten gestiegen und liegt derzeit bei Männern zwischen 100 (60jährige) und 500 (85jährige) pro 100 000, bei Frauen entsprechend zwischen 70 und 370 pro 100 000.

• **Pathogenese.** Mehr als 95% aller kolorektalen Karzinome entwickeln sich aus Adenomen *(Adenom-Karzinom-Sequenz)*. Dabei handelt es sich um umschriebene gutartige Neubildungen, die einen tubulären (75%), villösen (5%) oder tubulovillösen (20%) Aufbau zeigen. Aufgrund der Atypien im Drüsen- und Oberflächenepithel unterscheidet man Adenome mit geringer (70%), mäßiger (20%) und schwerer (10%) Epitheldysplasie. Das Entartungsrisiko nimmt vom tubulären über das tubulovillöse zum villösen Adenom zu, ebenso mit der Adenomgröße, dem Dysplasiegrad und der Zeit. Das Risiko, daß sich aus einem 1 cm großen Adenom ein Karzinom bildet, beträgt in 5 Jahren ca. 2,5%, in 10 Jahren ca. 8% und in 20 Jahren ca. 24%.

In Adenomen und bei den auf dem Boden von Adenomen entstandenen kolorektalen Karzinomen wurden Mutationen des FAB-Gens (s. 8.5.1) gefunden. Bei den kolorektalen Karzinomen fanden sich außerdem Alterationen des onkogen wirkenden K-ras-Gen in Chromosom 5 sowie der tumorsuppressiv wirkenden Gene FAP in Chromosom 5, DCC in Chromosom 18 und p53 in Chromosom 17, die offenbar die Adenom-Dysplasie-Karzinom-Sequenz in Gang setzen und halten. Welche exogenen Faktoren diese Mutationen auslösen, ist noch nicht eindeutig geklärt. Epidemiologische Untersuchungen sprechen dafür, daß der schlackenarmen Ernährung eine maßgebliche Rolle für die Entstehung der kolorektalen Karzinome zukommt.

• **Lokalisation.** Etwa 50% der Dickdarmkarzinome sind im Rektum und ca. 25% im Sigma lokalisiert, das restliche Viertel verteilt sich auf das Zäkum und die übrigen Dickdarmabschnitte.

• **Morphologie.** Makroskopisch finden sich am häufigsten *schüsselförmig ulzerierte Karzinome* mit einem wallartig aufgeworfenen Rand. Dickdarmkarzinome können sich auch polypoid vorwölben. *Zirkulär wachsende Karzinome* führen zu einer Einengung der Lichtung. Histologisch handelt es sich überwiegend um Adenokarzinome, seltener um muzinöse Formen. Lymphknotenmetastasen treten zuerst in den perikolischen bzw. perirektalen Lymphknoten, später auch in den Lymphknoten entlang der großen Darmgefäße auf. Hämatogene Metastasen finden sich am häufigsten in der Leber. Tiefsitzende Rektumkarzinome können auch über die V. cava in die Lunge metastasieren.

Karzinome, die auf die Schleimhaut beschränkt sind, werden heute als **Adenome mit schweren Atypien** (schwerer Dysplasie) bezeichnet, da sie nicht lymphogen metastasieren. Bei einer krebsigen Infiltration, die nur bis zur Submukosa reicht, spricht man von einem **Frühkarzinom**. Sind die tieferen Wandschichten infiltriert, dann liegt bereits ein **fortgeschrittenes Karzinom** vor.

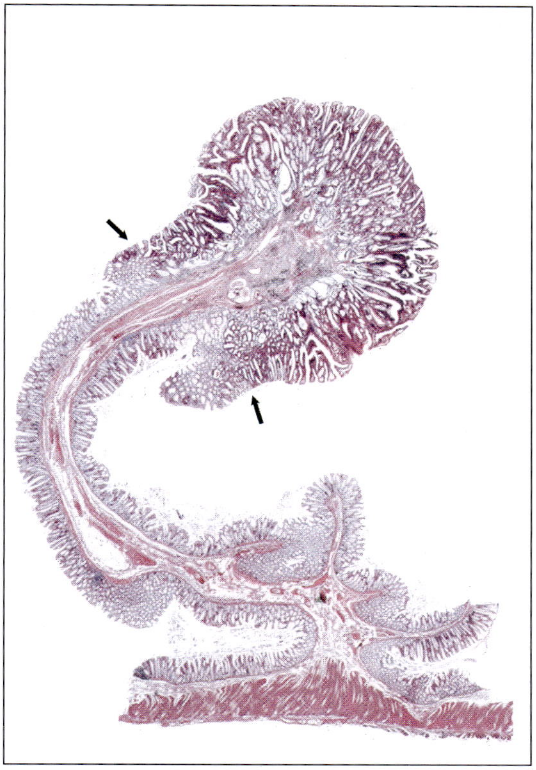

Abb. 15-16. Tubuläres Dickdarmadenom. Kolbenartige Auftreibung des Adenoms (Pfeile markieren die Grenze zur normalen Schleimhaut). Langer Stil, enge Implantationsbasis. HE-Fbg.

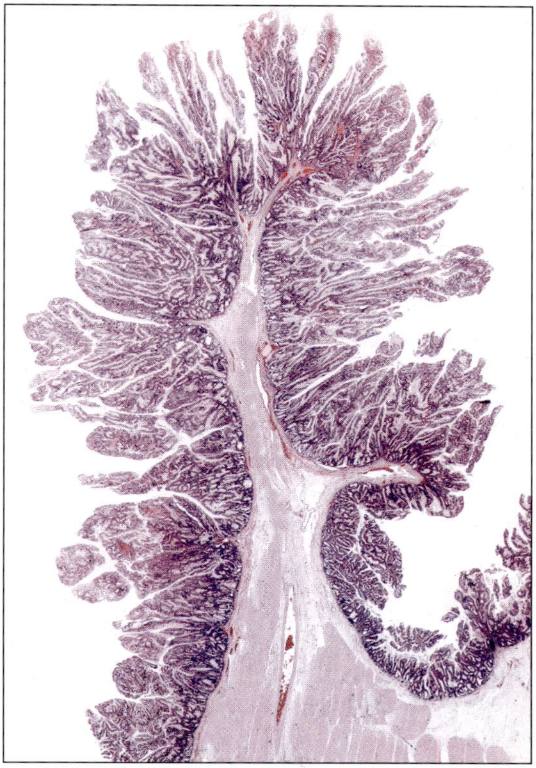

Abb. 15-17. Villöses Dickdarmadenom. Breitbasiges Adenom mit papillärem Aufbau. HE-Fbg.

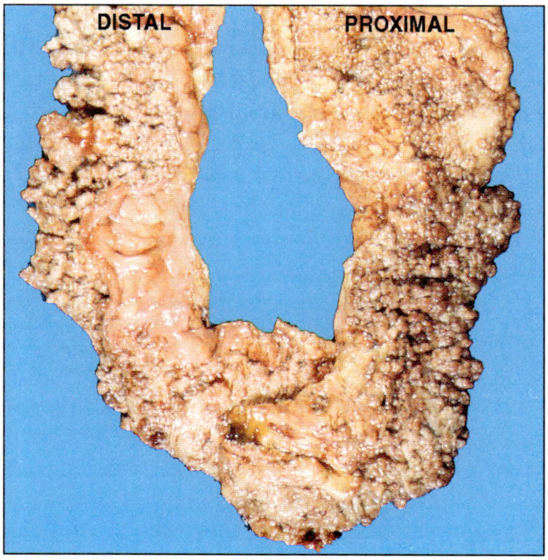

Abb. 15-18. Adenomatosis coli. Multiple, unterschiedlich große Adenome bedecken die Schleimhautoberfläche des Dickdarms.

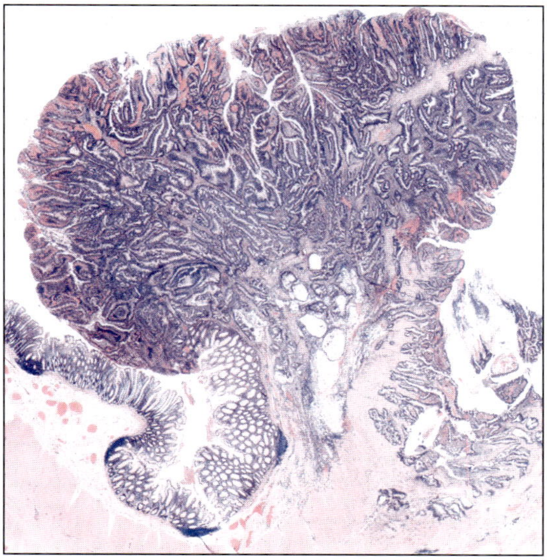

Abb. 15-19. Dickdarmkarzinom auf dem Boden eines villösen Adenoms. Links: normale Schleimhaut, rechts ein infiltrierend wachsendes Karzinom. HE-Fbg.

16 Pathologie der Ausscheidung

Unter Ausscheidung (Exkretion) versteht man die Entfernung von Stoffwechselprodukten, körperfremden Substanzen (z. B. Medikamente) sowie nicht verwertbarer Nahrungsbestandteile aus dem Organismus. Die Ausscheidung erfolgt für die nicht resorbierten Nahrungsbestandteile über den Dickdarm, für Stoffwechselprodukte und körperfremde Substanzen vor allem über die Niere (Harn) und Leber (Galle), außerdem über die Lunge und Haut sowie in geringen Mengen über den Speichel.

16.1 Störungen des Mundspeichelflusses

Dem Speichel kommen folgende physiologische Aufgaben zu:

- **Schutzwirkung.** Reinigung und immunologische Abwehr (protektive Proteine, Lysozyme, IgA) für Mundhöhle (Zähne) und Rachen
- **Verdauungsfunktion**. Einspeichelung der Speisen, Stärkespaltung
- **Exkretion** von körpereigenen (Gerinnungsfaktoren, Blutgruppensubstanzen) oder körperfremden Substanzen (Jod, Alkaloide, Viren).

16.1.1 Störungen in der Mundspeichelsekretion

Störungen in der Mundspeichelsekretion können die Zusammensetzung des Speichels *(Dyschylie)* und die Speichelmenge betreffen. Eine verstärkte Speichelsekretion *(Sialorrhö, Ptyalismus)* findet sich bei akuten Entzündungen der Speicheldrüsen, bei der Dentition sowie bei psychischen und neurologischen Erkrankungen (Schizophrenie, Epilepsie, Parkinsonismus, Tollwut). Viel häufiger ist die verminderte Speichelbildung (Xerostomie) infolge einer Störung der zentralen Regulation, bei Erkrankungen der Speicheldrüsen (Sjögren-Syndrom, Obstruktion, Infektion, Strahlenschädigung) oder Störungen des Elektrolytstoffwechsels.

16.1.2 Sialadenose

Bei der Sialadenose (Sialose) handelt es sich um eine nicht entzündliche, nicht neoplastische rezidivierende Vergrößerung der Speicheldrüsen, (besonders der Parotis) mit einer Verminderung der Speichelsekretion. Sie entsteht im Rahmen von endokrinen Störungen (Diabetes mellitus, M. Cushing, Akromegalie, Myxödem), bei Hungerdystrophie, Leberkrankheiten und chronischem Alkoholismus, kann aber auch medikamentös bedingt sein. Histologisch sind die Azinuszellen geschwollen, besitzen ein granuläres oder wabiges Zytoplasma und enthalten reichlich Sekretgranula.

16.1.3 Sialithiasis

Eine Konkrementbildung in den Speicheldrüsen *(Sialithiasis, Sialolithiasis)* wird durch Dyschylien begünstigt, insbesondere wenn die Kalziumkonzentration im Speichel erhöht ist. Weiterhin sieht man sie gehäuft bei Diabetes mellitus, Gicht, Abflußbehinderungen (Fremdkörper, Ganganomalien) sowie bei Entzündungen, bei denen die Erreger oder Zelldetritus als Kristallisationszentren wirken. Steine führen zu einer Behinderung des Sekretabflusses und begünstigen die Entstehung einer Sialadenitis.

16.1.4 Sialadenitis

Entzündungen der Speicheldrüse können akut oder chronisch verlaufen. Die häufigste **akute virale Sialadenitis** ist die *Parotitis epidemica* (Mumps, Ziegenpeter). Die *akute bakterielle Sialadenitis* befällt fast nur die Parotis und entwickelt sich aszendierend. Ursachen sind verminderter Speichelfluß, allgemeine Resistenzminderung (Kachexie, Diabetes mellitus, Urämie) oder lokale Faktoren (schlechte Mundhygiene, kariöse Zähne).

Auch bei der **chronischen Sialadenitis** wird die Infektion durch ein Abflußhindernis (Speichelstein, Ganganomalie), Resistenzschwäche oder Stoffwechselstörungen (Diabetes mellitus) begünstigt. Der Prozeß tritt in der Regel einseitig auf und betrifft meist Parotis oder Submandibularis. Mikroskopisch finden sich eine interlobuläre sowie periduktale Fibrose mit Parenchymatrophie, eine Proliferation der Streifen- und Schaltstücke sowie eine überwiegend rundzellige Infiltration.

Eine Sonderform der Speicheldrüsenentzündung besteht beim *Sjögren-Syndrom*, einer Autoimmunkrankheit, die durch Mundtrockenheit *(Xerostomie)* und Keratoconjunctivitis sicca *(Sicca-Syndrom)* gekennzeichnet ist und meist mit einer chronischen Polyarthritis einhergeht. Histologisch sieht man in den Speichel- und Tränendrüsen eine vorwiegend lymphozytäre entzündliche Infiltration, eine Atrophie der Drüsenendstücke und eine polsterförmige Proliferation myoepithelialer Gangepithelien *(benigne lymphoepitheliale Läsion; myoepitheliale Sialadenitis)*.

16.2 Störungen der Gallesekretion

Die Galle spielt im Ausscheidungssystem eine erhebliche Rolle. Über die Galle werden das abgebaute Hämoglobin als Bilirubin, Cholesterin und lipidlösliche Medikamente mit einem Molekulargewicht > 400 ausgeschieden.

16.2.1 Cholestase der Leber

Einen ungenügenden oder fehlenden Galleabfluß in den Darm bezeichnet man als **Cholestase.** Sie führt in der Leber zur Ablagerung von *Galletropfen* in den Hepatozyten sowie zur Ausbildung von *Gallezylindern* in den Canaliculi. Die Cholestase kann Folge einer Verlegung der Gallenwege sein (*obstruktiv bedingte Cholestase* = extralobuläre Cholestase), kann aber auch bei frei durchgängigen Gallenwegen auftreten *(nicht obstruktiv bedingte Cholestase* = intralobuläre Cholestase).

16.2.1.1 Bei den nicht obstruktiv bedingten Cholestasen liegt eine Störung der hepatozellulären Exkretion und des kanalikulären Transports der Gallefraktionen (Bilirubin und Gallensäuren) vor (globale Ausscheidungsstörung).

Bei der **reinen intralobulären Cholestase** finden sich läppchenzentral Galletröpfchen in Hepatozyten und Gallethromben in den normalerweise nur leicht bis mäßig ausgeweiteten Gallekapillaren. Diese Galleablagerungen treten am häufigsten nach Einnahme von Östrogen- oder Testosteron-Präparaten als *Steroid-Cholestase* auf.

Bei der **komplizierten intralobulären Cholestase** bestehen neben der zentrolobulären Cholestase entzündliche Veränderungen der portalen Felder und/oder Lobuli. Man findet sie beim Drogenikterus, bei der ikterischen Verlaufsform der Virushepatitis und bei der Fettleberhepatitis.

16.2.1.2 Bei den **obstruktiv bedingten Cholestasen** liegt das Hindernis meist extrahepatisch. Häufigste Ursache ist ein Steinverschluß. Seltener erfolgt der Verschluß durch ein Gallengangs- oder Papillenkarzinom bzw. durch eine externe Kompression (Pankreaskarzinom, Lymphknotenmetastasen). Intrahepatische Ursachen sind eine Cholangitis, eine Pericholangitis sowie die primäre biliäre Zirrhose und die sklerosierende Cholangitis. Histologisch finden sich reichlich dunkle Gallethromben in allen Läppchen. Weitgehend spezifisch, aber nicht sehr häufig, sind Gallethromben in den portalen Gallengängen. Läppchenzentral treten geschwollene helle Hepatozyten mit einem fedrig strukturierten Zytoplasma auf *(fedrige Degeneration)*. Die portalen Felder werden ödematös verbreitert, abgerundet und periduktal sowie intraduktal von Granulozyten infiltriert; die Cholangiolen proliferieren. Selten sieht man Galleextravasate mit Ausbildung von Galleninfarkten.

Folgen der Cholestase sind eine Leberschädigung, eine aseptische oder bakterielle Cholangitis, ein allgemeiner Ikterus, Pruritus, Fettstühle und eine Hypercholesterinämie sowie die biliäre Leberzirrhose.

16.2.2 Chole(docho)lithiasis

Als **Gallensteine** bezeichnet man Konkremente, die sich aus Bestandteilen der Galle zusammensetzen und in der Gallenblase oder den Gallengängen entstehen. Nach den Hauptkomponenten ihrer Zusammensetzung unterscheidet man Cholesterinsteine (75%) und Pigmentsteine (25%).

- **Cholesterinsteine** enthalten mehr als 80% Cholesterin, daneben Bilirubin und Kalzium. Sie treten meist multipel auf, sind hart und zeigen auf dem Anschliff eine schalenartige Schichtung.
- Bei den **Pigmentsteinen** unterscheidet man den schwarzen Pigmentstein (Pigmentstein

i.e.S.) und den *braunen Pigmentstein* (Pigmentkalkstein). Schwarze Pigmentsteine bestehen zu 30% aus dem Kalziumsalz des Bilirubins; sie kommen meist multipel vor, werden 1 bis 10 mm groß, sind hart und haben eine morgensternartige Oberfläche.
- Der **Pigmentkalkstein** enthält zusätzlich organische Kalziumsalze; er kommt überwiegend in den Gallengängen vor und hat eine erdige Konsistenz.

In der Regel manifestiert sich das Steinleiden als Cholezystolithiasis. In ca. 15% besteht gleichzeitig eine Choledocholithiasis mit meist aus der Gallenblase eingewanderten Steinen. Einen alleinigen Befall der Gallengänge sieht man nur in 5% der Steinleiden.

Komplikationen. 80% der Gallensteinträger bleiben ihr Leben lang symptomfrei *(stummer Gallenstein)*. Symptomatisch werden Gallensteine, wenn sie durch Behinderung des Galleabflusses zu einer Cholestase oder durch Drucksteigerung im Gallengangssystem zu einer Gallenkolik führen. Häufigste Komplikationen des Gallensteinleidens sind Infektionen (Cholezystitis, Cholangitis, Gallenblasenempyem), der Gallenblasenhydrops und die biliäre Pankreatitis. Eine Perforation in die freie Bauchhöhle – mit galliger Peritonitis – kommt selten vor. Gallensteine, die über eine Gallenblasen-Darm-Fistel in die Dünndarmlichtung gelangen, können Ursache eines Gallensteinileus sein.

16.2.3 Cholezystitis

Die **akute Cholezystitis** ist 8mal seltener als die chronische Entzündung und entwickelt sich meist als Komplikation einer Steingallenblase mit Verschluß des Ductus cysticus. Nur bei 5% der Fälle ist die Gallenblase steinfrei. Das histologische Bild hängt vom Schweregrad der Entzündung ab. Man unterscheidet serofibrinöse, phlegmonöse, ulzeronekrotisierende, hämorrhagische und gangränöse Entzündungen sowie das Gallenblasenempyem.

Die **chronische Cholezystitis** kann sich im Anschluß an eine akute Entzündung entwickeln oder primär entstehen. Makroskopisch ist die Gallenblase vernarbt bis zur Schrumpfgallenblase. Die Wand kann fleckförmig oder diffus verkalken *(Porzellangallenblase)*. Bei Steinverschluß des Blasenhalses oder des Ductus cysticus entwickelt sich ein *chronischer Hydrops*. Auch chronische Empyeme kommen vor.

16.2.4 Cholangitis

Die **bakterielle Cholangitis** entsteht meist nach einem extrahepatischen, meist steinbedingten Gangverschluß. Weitere Ursachen sind Tumoren, Strikturen, sklerosierende Papillitiden, Pankreatitiden und Operationsfolgen (z. B. Duodenalreflux nach Papillotomie). Die meist eitrige Cholangitis manifestiert sich vorwiegend an den mittleren und kleinen Gängen, während die Hauptstämme und ihre großen Äste selten beteiligt sind. Schwerste Verlaufsformen führen zu Gangzerstörungen mit Einschmelzung von Parenchym und Bindegewebe *(Cholangitis lenta)*. Makroskopisch (laparoskopisch) ist in der akuten Phase die Leber vergrößert. Die Kapsel weist häufig Fibrinausschwitzungen auf, die von einer zarten Kapseltrübung bis zu dicken Auflagerungen reichen und bevorzugt zwischen Leber und Zwerchfell liegen.

Bei der **chronischen Cholangitis** ist die Oberfläche infolge der Bindegewebsvermehrung gleichmäßig fein gehöckert.

16.3 Harnabflußstörungen

Die Niere kontrolliert über ihre Ausscheidung das Flüssigkeitsvolumen und die Elektrolytkonzentrationen im Körper. Weiterhin entfernt sie die für den Körper wertlosen oder schädlichen Stoffwechselendprodukte (*Eiweißstoffwechsel:* Harnstoff; *Purinstoffwechsel:* Harnsäure; *Muskelstoffwechsel:* Kreatinin). Zudem ist sie an der Regelung des Säure-Basen-Haushalts mitbeteiligt.

Jede Behinderung des Harnabfluß führt zu einer Störung der Ausscheidungsfunktion der Niere. Abflußhindernisse können im Nierenbecken (Pyelonephritis, Refluxnephropathie, Nephrolithiasis) oder in den ableitenden Harnwegen (Mißbildungen, Stenosen, Entzündungen, Urolithiasis, Tumoren, Prostatahyperplasie) liegen.

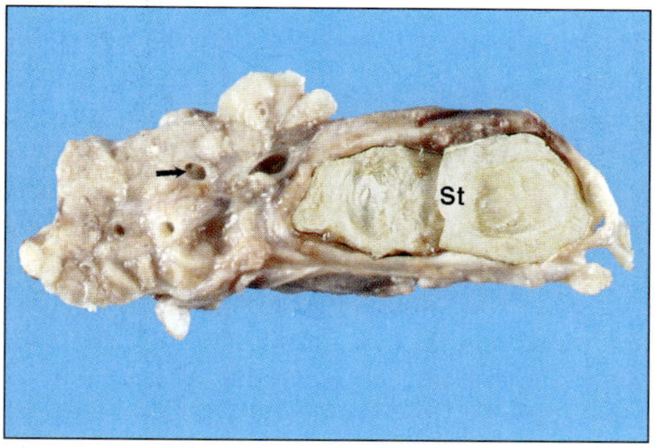

Abb. 16-1. Sialithiasis. Formalinfixierte Speicheldrüse mit zwei Steinen (St) im ausgeweiteten Ausführungsgang. Auch kleinere Ausführungsgänge (Pfeil) sind ausgeweitet.

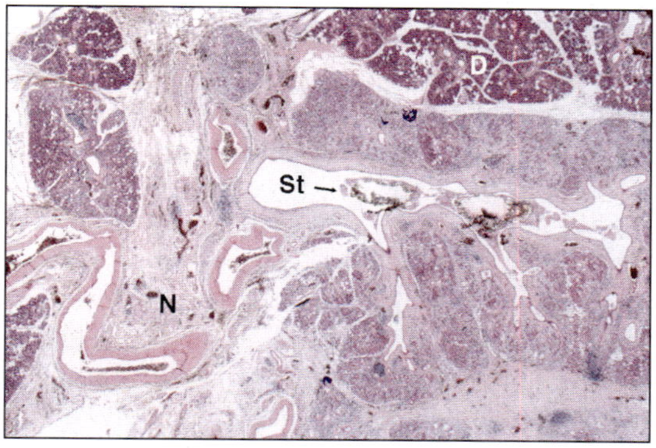

Abb. 16-2. Sialithiasis. Stein (St) in einem dilatierten Ausführungsgang. Das Speicheldrüsenparenchym (D) stärker vernarbt (N). HE-Fbg.

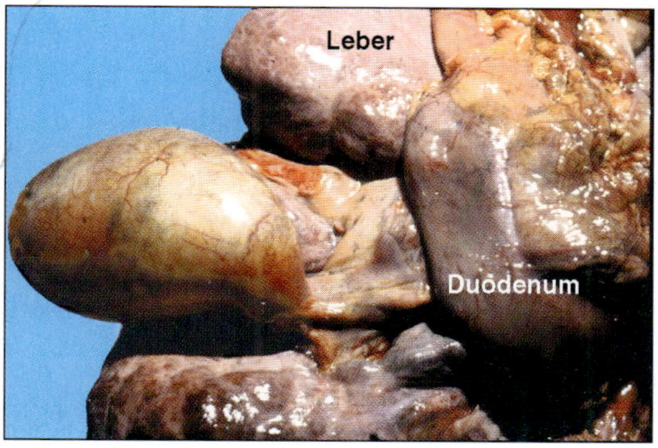

Abb. 16-3. Gallenblasenhydrops. Die stark dilatierte Gallenblase ragt über den Lebervorderrand. Gallenstau infolge einer steinbedingten Verlegung des D. cysticus.

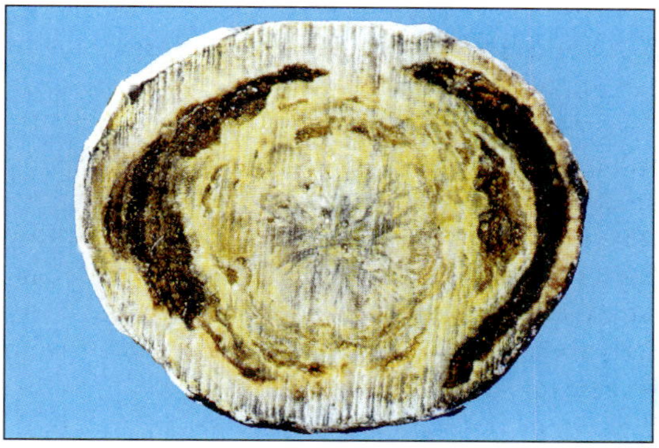

Abb. 16-4. Gallenblasenstein. Der Stein besteht aus einem Cholesterinkern, der innen von einem gelbbraunen Pigmentmantel und außen von einer weißen Kalkschale umgeben wird.

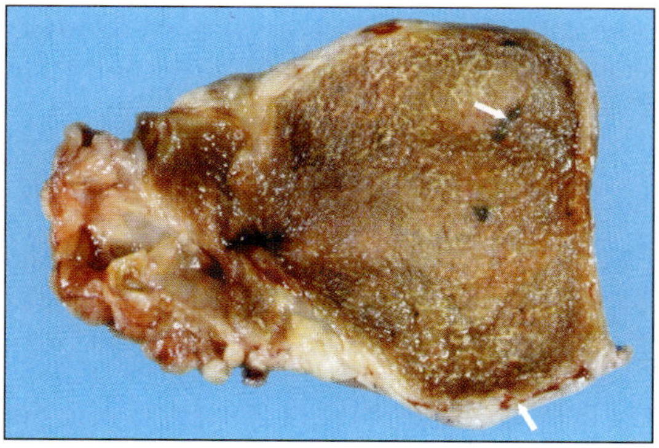

Abb. 16-5. Chronische Cholezystitis. Narbige Verdickung (unterer Pfeil) der Gallenwand. Steinbedingte Schleimhautdrucknekrosen (oberer Pfeil).

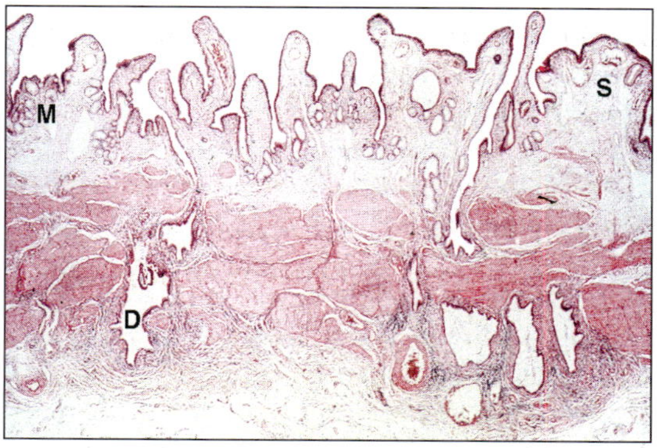

Abb. 16-6. Chronische Cholezystitis. Verdickung der Schleimhautfalten (S) mit enteralen Metaplasien (M). Druckbedingte Pseudodivertikel (D). HE-Fbg.

16.3.1 Niere

16.3.1.1 Pyelonephritis (PN, bakterielle, interstitiell-destruktive Nephritis). Bei der Pyelonephritis handelt es sich um eine bakterielle, häufig rezidivierende, primär herdförmige, später konfluierende, eitrige oder granulomatöse Entzündung der Niere mit fakultativer Beteiligung der ableitenden Harnwege. Bevorzugt sind Interstitium und Harnkanälchen befallen; sekundär kommt es zu einer Zerstörung des Nierenparenchyms mit Beteiligung des Gefäßsystems. Der häufigste Entzündungserreger ist Escherichia coli. Begünstigend wirken vor allem die Obstruktion der ableitenden Harnwege sowie funktionelle Harnentleerungsstörungen (z. B. bei multipler Sklerose, Querschnittslähmung) u. a.

Die **akute Pyelonephritis** ist in den meisten Fällen ein akutes Rezidiv eines bereits chronischen Niereninfekts. Dabei kommt es zur Ausbildung von gruppiert stehenden, später zusammenfließenden Eiterherden *(abszedierende PN)*. Im Mark findet man größere Eiterstraßen, die radiär verlaufen und in den Pyramidenspitzen konfluieren. Bei den perakut verlaufenden Formen stehen ausgedehnte Blutungen und Nekrosen im Vordergrund.

Bei der **chronische Pyelonephritis** ist das makroskopische Bild sehr wechselreich. Man sieht grobe, flache, blasse Narben. Im fortgeschrittenen Stadium kommt es zu einer Nierenatrophie (Verschmälerung des Parenchyms) sowie zu einer Erweiterung des Nierenbeckens mit narbiger Verdickung der Schleimhaut. Histologisch sieht man herdförmige, bevorzugt subkapsulär liegende Narben, die aus einem rundzellig infiltrierten Bindegewebe und aus hyalinisierten Glomeruli (eosinrote Kugeln) bestehen. Typisch sind eingedickte Eiweißmassen in den Tubuluslichtungen (strumoides Feld).

16.3.1.2 Als **Refluxnephropathie** bezeichnet man eine Nierenschädigung, die durch einen Rückfluß des Harns der Blase in den Ureter und später in das Nierenbecken verursacht wird. Ursache ist ein insuffizienter Ventilmechanismus am vesikoureteralen Übergang. Die vom Reflux betroffenen Parenchymanteile weisen ein interstitielles, lymphoplasmazelluläres Infiltrat, eine Vernarbung des Interstitiums und eine Atrophie der Tubuli auf.

16.3.1.3 Urolithiasis – Nephrolithiasis. Das Vorkommen von Konkrementen in Niere und ableitenden Harnwegen wird als **Urolithiasis** bezeichnet. Liegen sie im Nierenbecken, spricht man auch von **Nephrolithiasis.** Harnsteine können je nach Lage und Infektstatus symptomlos bleiben, heftigste Schmerzen (Koliken) verursachen oder zur (Uro-)Sepsis führen. Unter Berücksichtigung der Zusammensetzung werden organische (Harnsäure, Urate, Zystin) und anorganische (Kalziumoxalat [Whewellit], Kalziumphosphat [Apatit], Ammonium-Magnesium-Phosphat [Struvit]) Harnsteine unterschieden. Die Ursachen der Harnsteinbildung sind nur zum Teil bekannt. Eine Lithiasis findet erst dann statt, wenn die steinbildenden Ionen die Löslichkeit überschritten haben, d. h., wenn eine Übersättigung vorliegt. Da eine Übersättigung des Harns mit steinbildenden Ionen aber auch bei Nichtsteinbildnern häufig vorkommt, ist sie nicht die alleinige Ursache; Inhibitoren der Kristallbildung (z. B. Zitrat, Polyphosphate) scheint eine wesentliche Bedeutung zuzukommen, ohne daß durch sie die Steinbildung hinreichend erklärt werden könnte.

Die Urolithiasis kann an jeder Stelle der ableitenden Harnwege klinisch manifest werden, entsprechend unterschiedlich können Symptomatik und Folgen sein. Morphologisch unterscheidet man einerseits Solitär- und Ausgußsteine sowie Nierenkelch-, Nierenbecken-, Ureter-, Blasen- und Urethrasteine. Kommt es bei infizierten Harnwegen zu einer Abflußbehinderung, so droht eine obstruktive Pyelonephritis, die akut zu einer Urosepsis, chronisch zu einer Pyonephrose führen kann.

16.3.2 Ableitende Harnwege

Eine **Stenose der ableitenden Harnwege** kann einmal durch *angeborene Mißbildungen* bedingt sein; am häufigsten ist die subpelvine Stenose, also eine Wandeinengung an der Übergangsstelle des Nierenbeckens in den Ureter. Häufige Ursache ist auch eine aberrierende Arterie zum unteren Nierenpol, auf der der Ureter reitet und abgeknickt wird. *Erworbene Stenosen* der Ureteren sind meist durch Steine oder Tumoren, vor allem

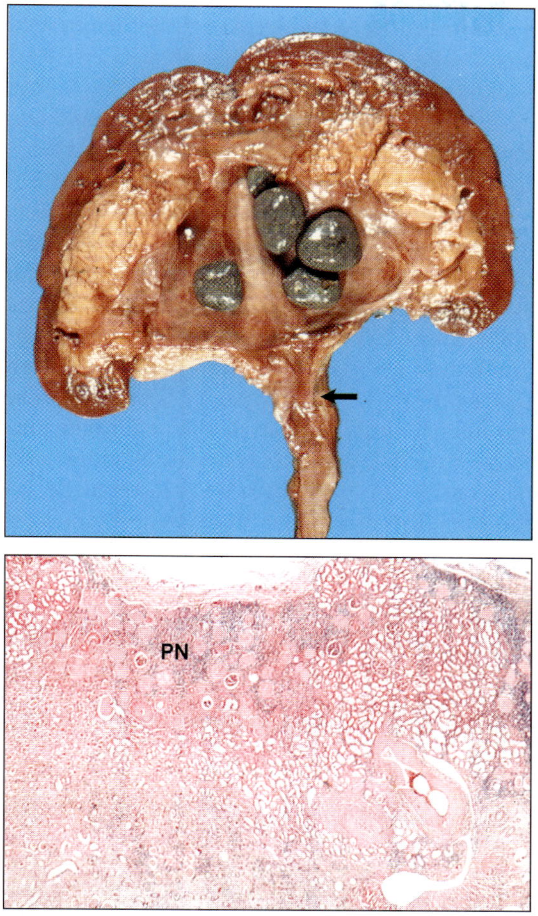

Abb. 16-7. Oben: **Nephrolithiasis.** Im hydronephrotisch ausgeweiteten Nierenbecken mehrere Steine. Narbige Stenose des Ureterabgangs (Pfeil). Unten: **chronische Pyelonephritis.** Eingezogene pyelonephritische Narbe (PN) mit hyalinisierten Glomeruli. HE-Fbg.

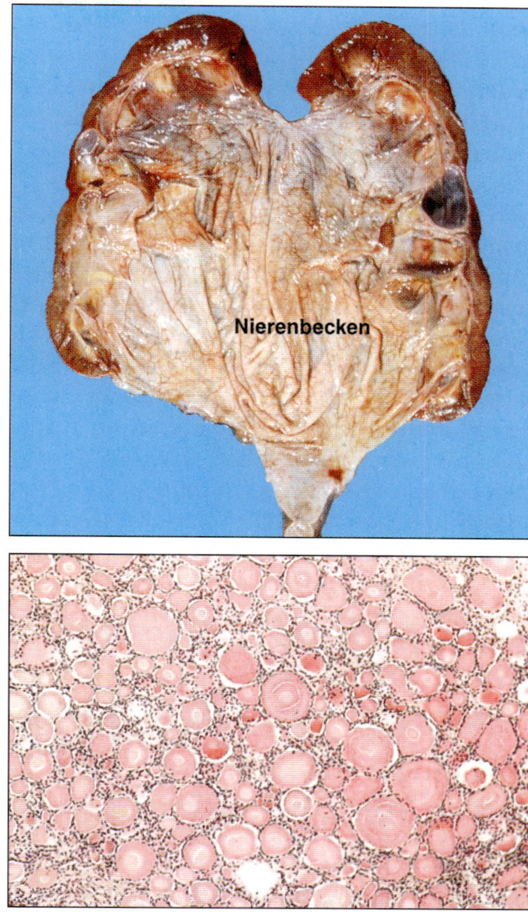

Abb. 16-8. Oben: **hydronephrotische Schrumpfniere.** Stark ausgeweitetes Nierenbecken mit Atrophie des Parenchyms. Vakatwucherung des Hilumfettgewebes. Unten: **strumoide Felderung** des Nierenparenchyms bei chronischer Pyelonephritis. HE-Fbg.

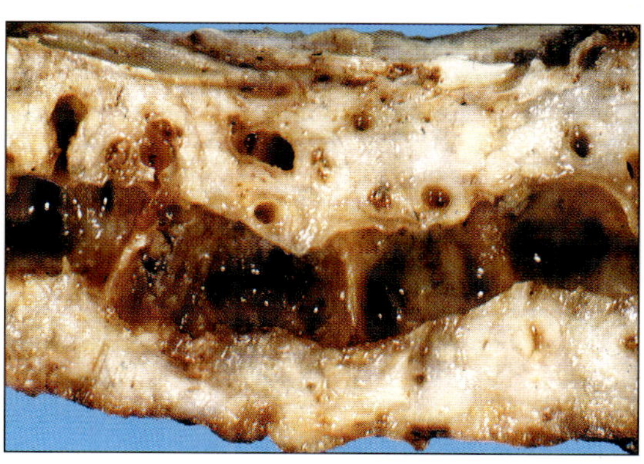

Abb. 16-9. Pankreas bei Mukoviszidose. Formalinfixiertes Pankreas mit dilatiertem Ausführungsgang und Retentionszysten im Parenchym.

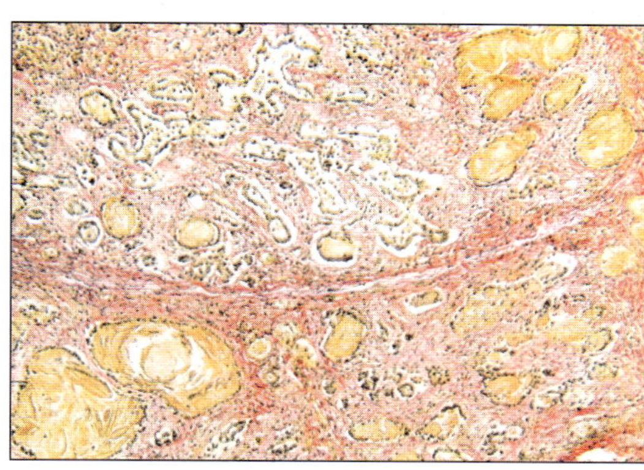

Abb. 16-10. Mukoviszidose. Ausgeweitete Ausführungsgänge, die z. T. mit eingedicktem gelbem Sekret angefüllt sind. Van-Gieson-Fbg.

durch umgebende tumoröse Prozesse (Zervix-, Uteruskorpus-, Ovarial-, Dickdarmkarzinome) bedingt. Beim alten Mann führt eine noduläre Prostatahyperplasie bzw. ein Prostatakarzinom häufig zu einem Harnaufstau.

Alle *subvesikal gelegenen Harnabflußhindernisse* führen zunächst in der Harnblasenwand zu einer kompensatorischen Muskelhypertrophie mit trabekelartiger Verbreiterung der Muskelbündel *(Trabekelharnblase, Balkenharnblase)*. Die zwischen den Muskelbündeln gelegenen Anteile der Harnblasenhinterwand werden durch den erhöhten intraluminalen Druck divertikelartig ausgesackt *(Pseudodivertikel)*. Im weiteren Verlauf staut sich der Harn in die Ureteren und das Nierenbecken zurück. Durch den Harnstau kommt es auf Dauer zu einer irreversiblen Erweiterung des Nierenbeckens und Kelchsystems mit Atrophie des Nierenparenchyms (Hydronephrose). Hämatogen oder kanalikulär eingebrachte Infekte führen zur sekundären Pyonephrose.

16.4 Mukoviszidose (zystische Pankreasfibrose)

Eine Ausscheidungshemmung besteht auch bei der Mukoviszidose, der häufigsten angeborenen Stoffwechselerkrankung im Kindesalter. Sie wird autosomal rezessiv vererbt und ist Folge einer unterschiedlich lokalisierten Punktmutation im langen Arm des Chromosom 7 (genotypische Heterogenität). Die Punktmutation verursacht einen Defekt des transepithelialen Chloridtransports, der die Verdünnung der mukösen Sekrete und die Kochsalzresorption in den Schweißdrüsen unterbindet, und führt zu einem abnormen Elektrolytverlust in Schweiß und Speichel sowie einer abnormen Zähflüssigkeit der mukösen Sekrete.

Die Krankheit manifestiert sich meist im Säuglings- und Kindesalter, selten erst im Erwachsenenalter. Folgende Organveränderungen treten auf:

- **Pankreas.** Bei 85% der Neugeborenen besteht eine Pankreasinsuffizienz. Morphologische Veränderungen entwickeln sich erst in der Folgezeit als zunehmende Gangektasie mit Zystenbildung, Parenchymatrophie und Fibrose. Die Langerhans-Inseln bleiben erhalten.

- **Mundspeicheldrüsen.** In der Glandula submandibularis und in der Gl. sublingualis findet sich eine *muköse Dyschylie* mit Anhäufung von eingedickten Schleimmassen in Acini (Azinusdilatationen und -zysten) und in den Gängen (Gangektasie) sowie eine geringe fleckige Fibrose des Interstitiums. Die Parotis bildet dagegen verstärkt Speichel, der auch vermehrt Kochsalz enthält, und ist so für den erhöhten Kochsalzgehalt des Speichels bei dieser Krankheit verantwortlich.

- **Darm.** In 10 bis 15% der Fälle besteht unmittelbar post partum ein *Mekoniumileus*. Histologisch sind die Krypten hochgradig erweitert und mit Schleim gefüllt.

- **Leber.** Der Verschluß intrahepatischer Gallenwege führt zu Gangektasie, Cholangitis und fokaler oder diffuser biliärer Zirrhose.

- **Respirationstrakt.** An der Lunge entwickeln sich bereits im frühen Kindesalter infolge des Sekretstaus *chronisch eitrige Bronchitiden* und Bronchopneumonien. Durch entzündliche Destruktion der Bronchuswand entstehen *Bronchiektasen.*

- **Genitalorgane.** Beim männlichen Geschlecht besteht eine *Azoospermie* infolge einer Hypoplasie bzw. Atrophie der Strukturen des Wolff-Ganges (Samenblasen, Ductus deferens, Ductuli efferentes testis, Nebenhoden)

- **Schweißdrüsen.** Für die klinische Diagnose ist die *erhöhte Kochsalzausscheidung* von entscheidender Bedeutung. Ein morphologisches Substrat für diese Funktionsstörung wurde bisher nicht gefunden.

17 Pathologie des Nervensystems

17.1 Besonderheiten des Nervensystems und seiner Schädigungsmuster

17.1.1 Pathomorphologie des gesteigerten intrakraniellen Drucks

Ursachen der intrakraniellen Raumforderung sind raumfordernde Größen, die primär lokalisiert oder primär generalisiert sein können. Als raumfordernde Größen kommen in Frage: Tumoren, Entzündungen, Blutungen und Infarkte.

• **Tumoren** wachsen intrazerebral oder gehen von den Meningen aus. Sie erzeugen perifokale Ödeme und lösen die Kaskade der Hirndruckerscheinungen aus. Die *Meningeosis neoplastica* (leucaemica, carcinomatosa) ist eine primär generalisierte Neubildung. Sie wächst zunächst im Subarachnoidalraum und besetzt somit einen Teil der zum Druckausgleich zur Verfügung stehenden Reserveräume (Subarachnoidal- und Liquorraum).

• Ähnlich ist es bei **diffusen Entzündungen**, insbesondere bei der eitrigen Meningitis, die im Subarachnoidalraum liegt. Primär lokalisierte Raumforderungen im Bereich des intrakraniellen Raumes stellen Hirnabszesse, Granulome und Gummen sowie typische und atypische Massenblutungen. Auch Infarkte im Stadium I können aufgrund eines perifokalen Ödems raumfordernd wirken.

Kaskade der Hirndruckfolgen bei lokalisierter Raumforderung:

• **Hernie unter der Falx** mit Massenverschiebung einer Großhirnhemisphäre nach der Gegenseite

• **Hernie am Tentoriumsschlitz** mit Massenverschiebung von Großhirnmaterial um das Mittelhirn in die hintere Schädelgrube. Diese Hernie hat als Folgen eine Okulomotoriuslähmung mit einseitiger Mydriasis, eine gleichseitige hämorrhagische Infarzierung des Okzipitallappens mit Hemianopsie nach der Gegenseite, eine Abklemmung des gegenseitigen Hirnschenkels mit einer ipsilateralen Hemiparese (falsch lokalisierendes Zeichen) und eine Hirnstammverschiebungsblutung mit Befall der Mittelhirn- und Brückenhaube und damit Bewußtseinstrübung und Bewußtlosigkeit, Tod.

• **Hernie am Foramen occipitale magnum** mit Beeinträchtigung der vitalen Strukturen der Medulla oblongata (Atemlähmung).

Der Hirndruck steigt weiter an, wenn die lokalen Ereignisse nicht unmittelbar zum Tode führen. Sind sämtliche Reserveräume ausgefüllt, dann erreicht der Hirndruck Werte, die den Blutdruck übersteigen. Auf diese Weise kommt es zu einer Durchblutungsstille, die zum Hirntod führt.

17.2 Tumoren

Gemeinsame Eigenschaft der Hirntumoren ist, daß sie im intrakraniellen Raum wachsen und so den Gesetzmäßigkeiten des intrakraniellen Raums mit Hirndrucksteigerung und Massenverschiebung folgen. Man unterscheidet:
- hirneigene, neurogene intrakranielle Tumoren
- extrazerebrale neurogene intrakranielle Tumoren
- nicht neurogene intrakranielle Tumoren
- Tumoren der Hirnanhangsgebilde
- lokale Ausbreitungen aus benachbarten Gebieten, Metastasen.

Ein pragmatischer Vergleich verschiedener Tumoren nach ihren Wachstumsformen führt zu einem **horizontalen Graduierungssystem** mit insgesamt vier Graden (I–IV). Einzelne Tumorentitäten sind mit 1, 2 oder max. 3 Graden als Varianten vertreten. Die Grade lassen sich pathologisch-anatomisch nach Isomorphie bzw. Polymorphie der Zellen oder anderen Kriterien bestimmen und korrelieren mit der mittleren postoperativen Überlebenszeit.

• **Pilozytisches Astrozytom** (I). Mittellinientumor meist des Jugendalters, pathologisch-anatomisch gekennzeichnet durch bipolar angeordnete Zellen (früher Spongioblastom), grobe, haarlokkenförmige Gliafasern und Degenerationsprodukte der Gliafasern (Rosenthal-Fasern, Proteintröpfchen). Diese Tumoren kommen in Nervus opticus, Chiasma opticum, Thalamus, Kleinhirn und im Hirnstamm vor. Sie wachsen langsam und rezidivieren in der Regel nicht, falls entfernbar.

• **Isomorphes Astrozytom** (II). Man unterscheidet fibrilläre oder gemistozytische Varianten und isomorphes Oligodendrogliom (II). Es handelt sich um Tumoren des frühen bis mittleren Erwachsenenalters. Astrozytome sind kleinzystisch (fibrillär oder kompakt) und wachsen in den Großhirnhemisphären. Nach Entfernung wird eine mittlere postoperative Überlebenszeit von etwa 5 Jahren erreicht. Isomorphe Oligodendrogliome zeichnen sich durch das charakteristische histologische Honigwabenbild aus; sie wachsen eher kortikal, Verkalkungen kommen vor. Die mittlere postoperative Überlebenszeit beträgt ebenfalls etwa 5 Jahre.

• **Polymorphe (anaplastische) Astrozytome** und **Oligodendrogliome** (III): Zusätzlich zu den bei den isomorphen Varianten nachweisbaren Strukturen findet man eine zelluläre Polymorphie und Gefäßproliferate. Es handelt sich um Tumoren des mittleren Erwachsenenalters.

• **Glioblastoma multiforme** (IV). Es handelt sich um einen malignen Tumor des höheren Erwachsenenalters. Die mittlere postoperative Überlebenszeit beträgt trotz Therapie ein Jahr oder weniger. Makroskopisch ist der Tumor bunt (Verfettungen, Blutungen, Nekrosen, floride Teile), histologisch besteht er aus mehreren Zelltypen: Riesenzellen, bipolare Zellen, globuliforme kleine Zellen, Astrozyten sowie strichförmigen Nekrosen mit Pseudopalisaden und Gefäßproliferaten.

• **Ependymome** (I–III) sind Tumoren des Kindes- und Erwachsenenalters, die in mehreren Varianten vorkommen. Gemeinsames Merkmal ist eine pseudorhythmische Anordnung mit Gruppierung der Zellen um Hohlräume (Ependymschläuche) oder Gefäße mit kernfreien Räumen.

• Das **Medulloblastom** (IV) ist ein maligner Tumor des Kindesalters, der nur im Kleinhirn vorkommt. Die Zellen sind rund bis karotten- und rübenförmig; Mitosen kommen häufig vor. Medulloblastome sind die einzigen Tumoren, die regelmäßig auf dem Liquorweg metastasieren und zu sog. Abtropfmetastasen vor allem an den Rückenmarkswurzeln und in der Cauda equina führen.

• **Ganglienzelltumoren.** Reife und unreife Ganglienzelltumoren werden als *Gangliogliome, Ganglioneuroblastome* und *Neuroblastome* beschrieben. Graduierungen: I, III und IV. Bei Gangliogliomen werden reife Ganglienzellen, teils auch mehrkernig, und Gliazellen differenziert. Ganglioneuroblastome bestehen aus reifen Ganglienzellen und unreifen, rundkernigen Neuroblasten mit mitotischer Tätigkeit, während Neuroblastome lediglich aus den letzteren bestehen.

• **Schwann-Zell-Tumoren (Neurinome).** Neurinome sind Tumoren der Schwann-Hüllzellen des peripheren Nervensystems. Im intrakraniellen Raum kommen sie an den Wurzeln der Hirnnerven vor. Am bekanntesten ist das Akustikusneurinom. Neurinome bilden lang ausgreifende Züge und Bänder. Oft kommt eine Pseudopalisadenstellung durch Kernreihen zustande. Sie sind meist gutartig und rezidivieren nicht nach Entfernung. Multiple Neurinome kommen bei der *Recklinghausen-Erkrankung* (Neurofibromatose) vor.

• **Meningeome** sind meist gutartige Geschwülste, die von den Pacchioni-Granulationen ausgehen und aus mehreren Unterformen bestehen. Im typischen endotheliomatösen Meningeom gibt es ein epithelähnliches Bild. Verkalkungen und Psammomkörner kommen vor. Übergangsmeningeome bilden besonders viele typische Einrollungsfiguren. Fibromatöse Meningeome weisen lange bipolare Züge auf.

• **Pinealistumoren.** In der Pinealis wachsen Parenchymtumoren (gutartige *Pineozytome* und maligne *Pineoblastome)* sowie *Germinome.* Letztere sind strahlensensibel und zeichnen sich durch einen besonders charakteristischen Zweizelltyp aus: große Tumorzellen und kleine straßenförmige oder diffus angeordnete Lymphozyten.

• **Hypophysenadenome** sind endokrine Tumoren mit einem sehr organähnlichen, allerdings etwas diffusen Bau. Unter Berücksichtigung der Zytologie wurden früher eosinophile, basophile und chromophobe Adenome unterschieden. Heu-

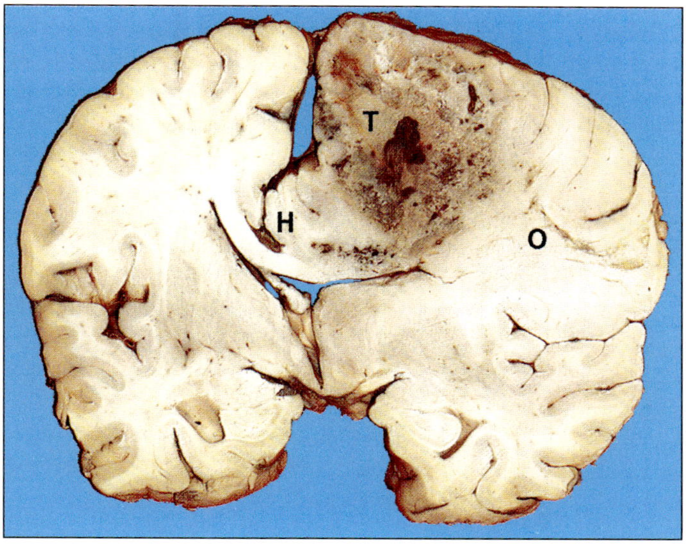

Abb. 17-1. Glioblastom (T) im Bereich der Hemisphäre mit erheblicher Hernie (H) unter der Falx und Ödem (O)

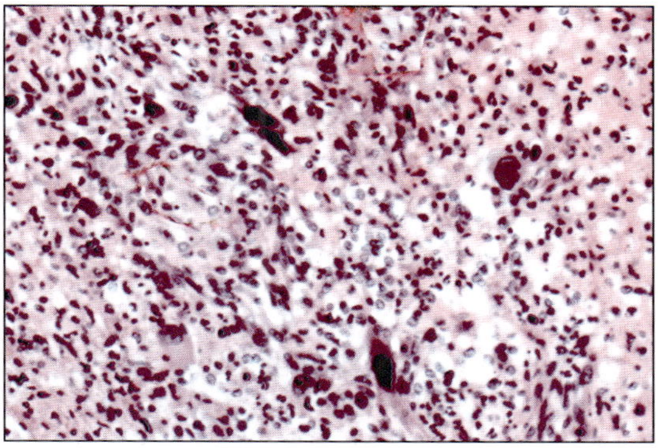

Abb. 17-2. Glioblastoma multiforme mit Tumorriesenzellen sowie ausgeprägter Zell- und Kernpolymorphie. HE-Fbg.

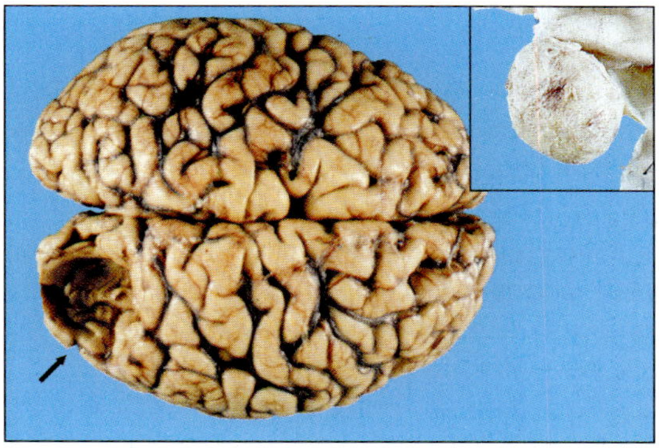

Abb. 17-3. Meningeom. Kugelförmiges Meningeom (Inset) an der Durainnenfläche. Druckatrophie (Pfeil) infolge des verdrängenden Wachstums.

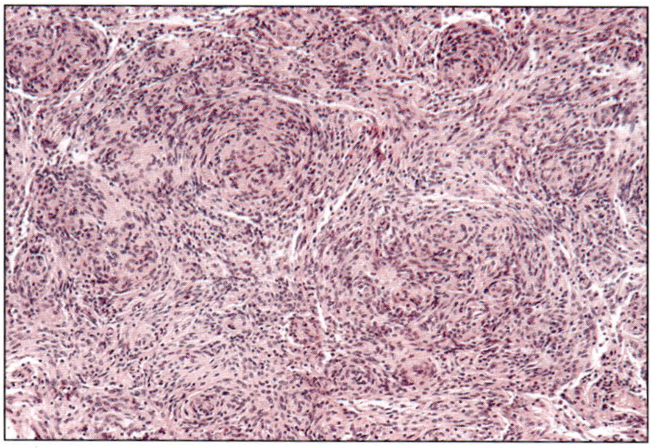

Abb. 17-4. Meningeom mit z. T. typischer zwiebelschalenförmiger Anordnung der Zellen. HE-Fbg.

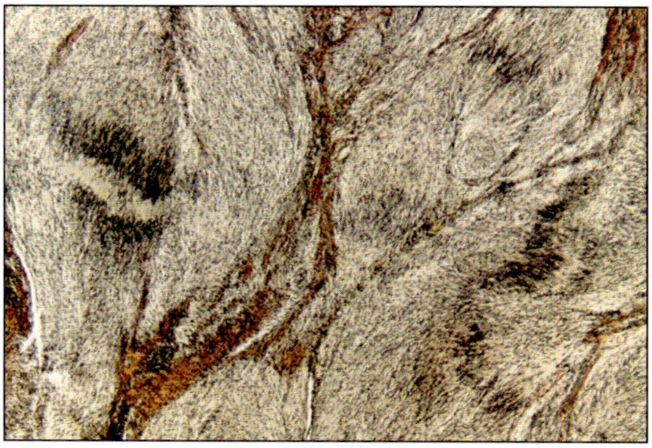

Abb. 17-5. Neurinom mit palisadenartig gestellten Kernen der Tumorzellen (»Fischzüge«). Van-Gieson-Fbg.

te teilt man sie in endokrin aktive und endokrin inaktive Hypophysenadenome bzw. -karzinome ein. Die Neubildungen wachsen aus der Sella turcica nach oben; sie führen – durch Chiasmakompression – zu Sehstörungen.

• **Mißbildungstumoren** (dysontogenetische Tumoren). Der wichtigste Mißbildungstumor ist das *Kraniopharyngeom,* das von der Rathke-Tasche ausgeht und suprasellär wächst. Charakteristisch sind epitheliale Bänder mit Hohlräumen, die mit Zelldetritus, abgeschilfertem Keratin und dem eingedickten Verflüssigungsmaterial (Motoroil Cyst) angefüllt sind. Kraniopharyngeome wachsen in Richtung Zwischenhirn. Verkalkungen sind häufig. Weitere Mißbildungstumoren sind Teratome, Dermoidzysten und Epidermoidzysten. Sie unterscheiden sich nicht von Tumoren dieser Art in anderen Körperlokalisationen.

• **Tumoren des Binde- und Stützgewebes**. Möglich sind alle mesenchymalen Tumoren, die auch an anderen Stellen vorkommen.

• **Metastasen.** Metastatische Absiedlungen im Hirn sind relativ häufig, besonders bei Karzinomen der Lunge, Mamma und Niere.

17.3 Entzündungen

Entzündungen im intrakraniellen Raum sind entweder Meningitiden, Enzephalitiden oder lokalisierte raumfordernde entzündliche Prozesse. Meist liegen kombinierte Entzündungen vor, da der Subarachnoidalraum und der perivaskuläre Raum miteinander in Verbindung stehen.

17.3.1 Meningitis

• Eine **eitrige Meningitis** kann hämatogen, fortgeleitet oder direkt entstehen. Pathologisch-anatomisch besteht ein dichtes Infiltrat im Subarachnoidalraum über beiden Konvexitäten (Haubenmeningitis). Durch Übergreifen auf die Hirnsubstanz kommt es zur Meningoenzephalitis. Bakterielle Meningitiden werden aus dem Liquor an der Liquorpleozytose und dem Vorherrschen von segmentkernigen Leukozyten erkannt.

• Zu den **granulomatösen Meningitiden** zählt die *Tuberkulose,* die sich bevorzugt in den basalen Zisternen ausbreitet. Hier entstehen Granulome und nekrotische Bezirke *(Pannus),* die Hirnnerven und Gefäße ummauern. Ähnlich verhält sich die *Meningitis luica,* die als luische Frühmeningitis oder als tertiäre Meningitis syphilitica auftreten kann. Eine vaskuläre Verlaufsform besteht, wenn luische perivaskuläre Granulome *(Gummen)* zu Gefäßobliterationen und zu Infarkten führen; eine gummöse Verlaufsform, wenn einzelne große Gummata raumfordernd wirken.

• **Virusmeningitiden** kommen als lymphozytäre Meningitiden (Liquorbefund) vor und heilen nach einiger Zeit spontan ab.

17.3.2 Enzephalitis

• Eitrige Formen kommen als **metastatisch embolische Herdenzephalitiden** vor. Es handelt sich um multiple Mikroabszesse im Bereich des gesamten Hirnparenchyms, die perivaskulär angeordnet sind. Sie treten im Rahmen einer Sepsis auf und stellen ein schweres Krankheitsbild dar, das zu einem erheblichen Hirnödem führt.

• Die bekannteste **Virusenzephalitis** ist die *Poliomyelitis anterior acuta Heine-Medin* (Polioencephalitis acuta Heine-Medin). Es handelt sich um eine Infektion der motorischen Vorderhornzellen und der motorischen Nervenwurzeln durch das Poliovirus. Dieses gelangt retrograd mit den Nervenbahnen in die motorischen Vorderhornzellen und zerstört die neuronalen Zellmembranen. Es kommt zum raschen Zerfall der Nervenzellen und zur Phagozytose (Neuronophagie). Die motorischen Vorderhörner werden später gliotisch verfestigt. Klinisch entwickeln sich schlaffe Lähmungen, die über eine Atemlähmung zum Tode führen können. Eine weitere Virusenzephalitis ist die akute nekrotisierende Enzephalitis vom Herpes-simplex-Typ. Es handelt sich um meist bilateral symmetrische, temporal betonte Nekrosebildung mit reichlich Fettkörnchenzellen. Das Krankheitsbild endet nicht selten tödlich.

• Eine **granulomatöse Enzephalitis** kann zu lokalen Absiedlungen führen (Tuberkulom, luetisches Gumma, Pilzgranulome).

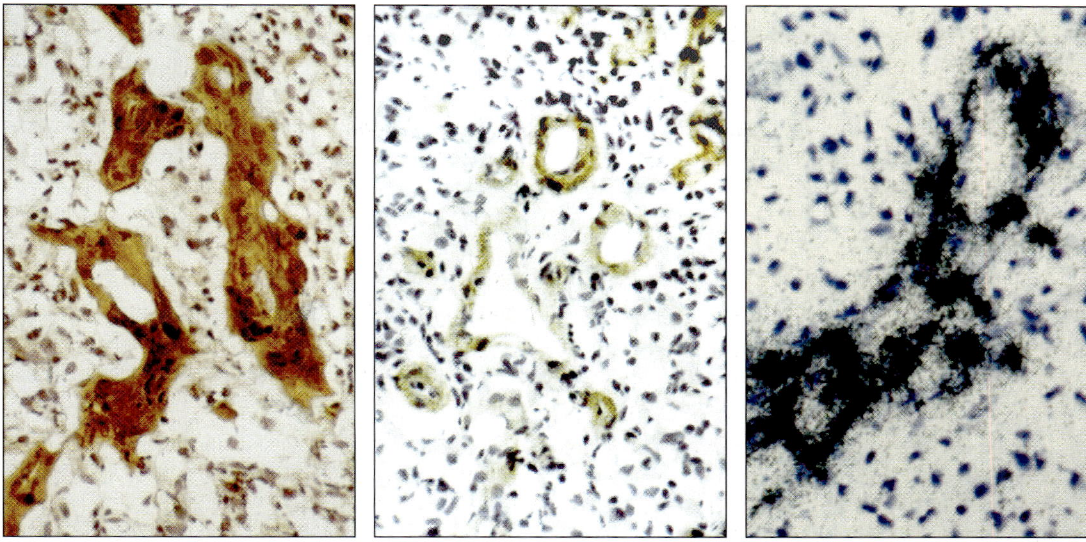

Abb. 17-6. Tumorangiogenesefaktoren. Links: **VEG-Faktor** (Vascular Endothelial Growth) wird im Tumor an neugebildete Gefäße gebunden, die VEGF-Rezeptor exprimieren. Streptavidin-Biotin-Peroxidase-Reaktion. Mitte: Nachweis von **PDGFR-ß-Protein** (Platelet-derived Growth Factor) an Blutgefäßen in einem Glioblastom. Immunhistochemischer Nachweis. Rechts: **PDGFR-ß-mRNA** in einem malignen Gliom (Rezeptor ausschließlich auf Blutgefäßen und nicht in Tumorzellen). In-situ-Hybridisierung mit ^{35}S.

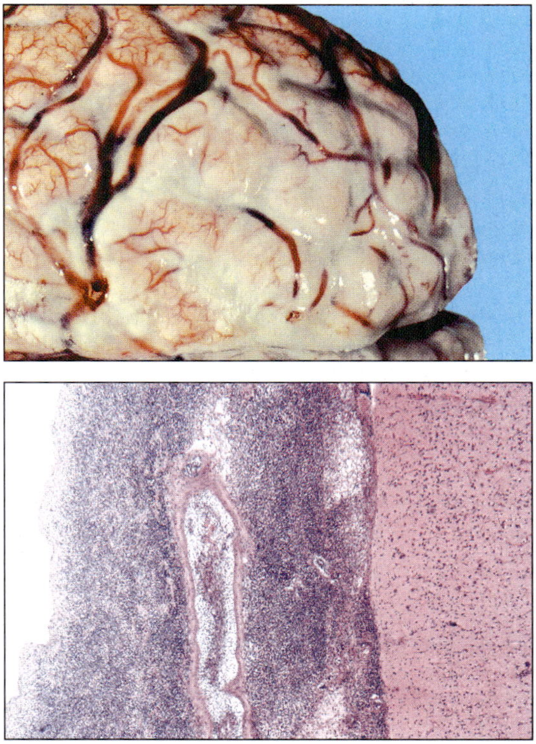

Abb. 17-7. Eitrige Meningitis. Oben: Eiter im Subarachnoidalraum über der Konvexität. Unten: dichte Ansammlungen von Eiterzellen. HE-Fbg.

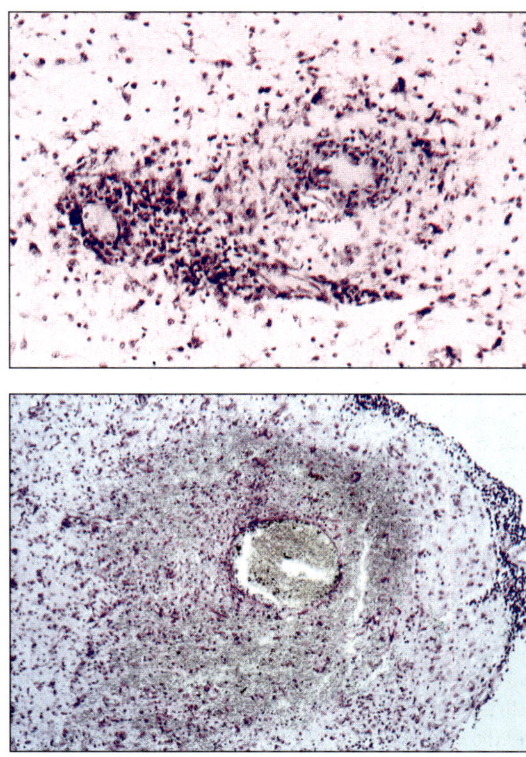

Abb. 17-8. Oben: **embolisch-metastatische Herdnephritis** bei Sepsis. HE-Fbg. Unten: **Enzephalitis vom Herpes-Typ.** Kresyl-Violett-Fbg.

• Eine **nicht erregerbedingte Enzephalitis** ist die perivenöse Enzephalitis, die als *parainfektiöse* oder *postvakzinale Enzephalitis* vorkommt. Zunächst findet man schüttere perivaskuläre Infiltrate, später selektive perivenöse Entmarkungen und Fibrosierungen.

• **Slow-virus-Infektion.** Eine eigenständige Infektion, die besonders das nervöse Zentralorgan betrifft, ist die Slow-virus-Infektion. Zu ihr gehören die sporadisch und familiär auftretende *Creutzfeldt-Jakob-Erkrankung*, die *Kuru-Erkrankung,* die endemisch in Neuguinea war, und das *Gerstmann-Sträussler-Scheinker-Syndrom.* Bei der Kuru- und der Creutzfeldt-Jakob-Erkrankung findet man eine sog. spongiöse Enzephalopathie: Schwund der Ganglienzellperikarya im Kortex, Lückenfeldbildung im Kortex *(Status spongiosus)* und anisomorphe Gliose. Weitere Erkrankungen aus diesem Formenkreis sind die subakute sklerosierende Panenzephalitis und progressive multifokale Leukenzephalopathie.

17.4 Kreislaufstörungen

Kreislaufstörungen manifestieren sich als Hirninfarkte (s. Kap. 9.13.4) oder als Hirnblutungen (s. Kap. 10.2.1).

17.5 Schädel-Hirn-Trauma

Man unterscheidet offene und geschlossene Schädel-Hirn-Traumen. Beim **offenen Schädel-Hirn-Trauma** wird der Liquorraum eröffnet; dadurch kommt es zu einer gesteigerten Infektionsgefahr. Offene Schädel-Hirn-Traumen werden durch Hieb-, Stich- und Schußverletzungen ausgelöst.

Geschlossene Schädel-Hirn-Traumen sind häufig Folgen von Verkehrsunfällen. Man unterscheidet:

• **Commotio cerebri.** Es handelt sich um eine Hirnerschütterung mit Bewußtlosigkeit, retrograder Amnesie und möglichen vegetativen Zeichen ohne morphologisches Substrat.

• **Contusio cerebri** (Hirnquetschung). Es bestehen eine längerdauernde Bewußtlosigkeit, retrograde Amnesie und mögliche Herdzeichen. Pathologisch-anatomisch liegen traumatische Rindenprellungsherde oder Markblutungen zugrunde. Die Rindenprellungsherde bilden kuppenständige Nekrosen, die später abgeräumt werden und trichterförmige Narben hinterlassen. *Traumatische Rindenprellungsherde* kommen auch als Contrecoup-Verletzungen vor. *Contrecoup-Verletzungen* sind beim Schlag, Stoß und Fall auf den Hinterkopf häufig frontobasal und temporobasal.

Schädel-Hirn-Traumen führen oft zum Hirnödem und somit zu erheblichen klinischen Ausfallserscheinungen. Diese sind besonders ausgeprägt nach primären traumatischen Brückenblutungen und sind von sekundären verschiebungsbedingten Blutungen zu unterscheiden. Als **axonale Schädigung** bezeichnet man die Trias von ventrikelnahen Blutungen, primären Brückenblutungen und mikroskopischen diffusen axonalen Schädigungen des Markweißes.

Schädeltraumen können auch zu subduralen oder epiduralen Hämatomen führen. **Subduralhämatome** kommen durch traumatische Ruptur der Brückenvenen zustande und führen meist nach einem freien Intervall zu Hirndruckzeichen, Eintrübung und Koma. Subdurale Hämatome können akut oder subakut verlaufen. Chronische subdurale Hämatome entstehen längere Zeit nach einem Schädel-Hirn-Trauma. Man hat sie vielfach von einer *Pachymeningeosis haemorrhagica interna* unterschieden, die u.a. auf Traumen, aber auch auf Intoxikation und Vitaminmangel zurückgeführt wird.

Epidurale Hämatome entstehen aus Blutungen von Meningealarterien und setzen daher in der Regel eine Kalottenfraktur voraus. Meist führt das epidurale Hämatom schneller zu klinischen Zeichen als das subdurale.

17.6 Schädigungsmuster des Nervengewebes

Gut bekannt sind die Schädigungen bei Hypoxie. Ganglienzellen sind empfindlicher als Gliazellen, diese vulnerabler als Gefäßendothelien. Daher entsteht bei einer grenzwertigen Hypoxie – aber auch bei ähnlichen Schädigungen (Hypoglyk-

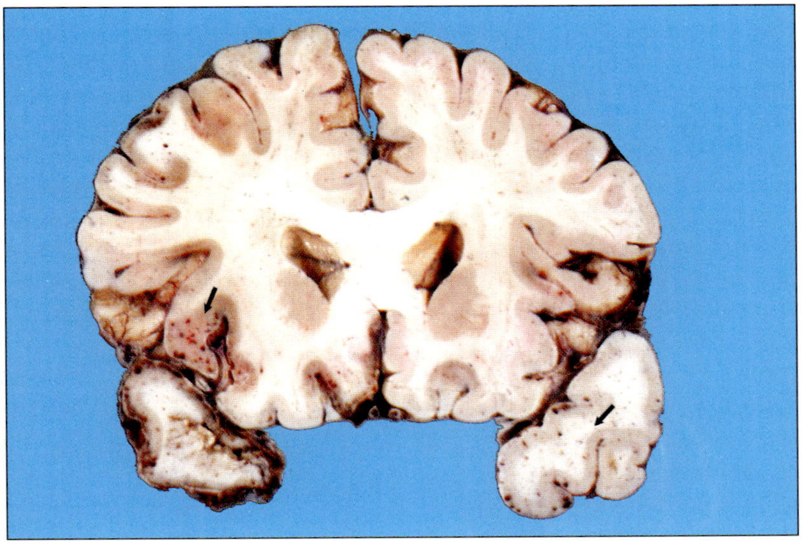

Abb. 17-9. Enzephalitis vom Herpes-simplex-Typ. Punktförmige, temporal betonte hämorrhagische Nekrosen (Pfeile).

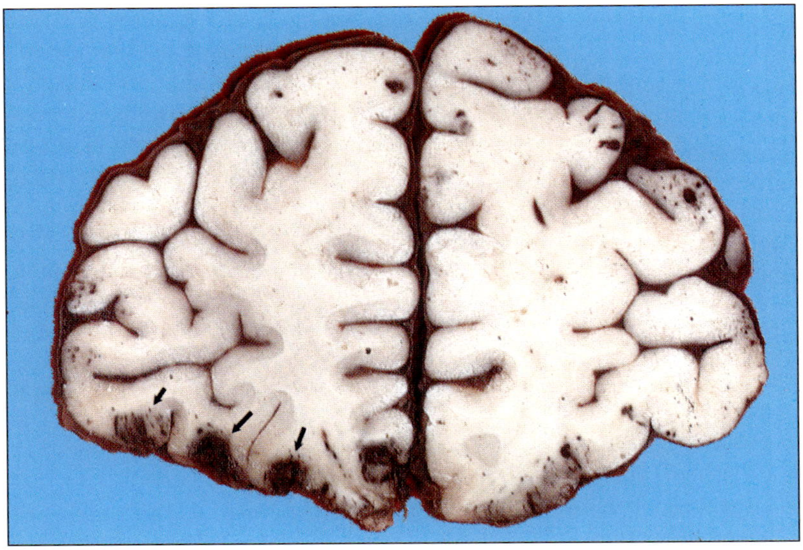

Abb. 17-10. Posttraumatische Rindenprellungsherde. Multiple frische, frontobasal betonte Herde (Pfeile) mit Subarachnoidalblutung.

ämie) – eine *selektive Ganglienzellschädigung*. Dies kommt besonders bei der Durchblutungsstörung mit generalisiertem Blutdruckabfall und Reperfusion zustande, wenn die Ganglienzellen irreversibel geschädigt sind, die anderen Strukturen aber noch überleben. Man spricht von *elektiven Parenchymnekrosen*. In diesen Fällen sind entweder der gesamte Kortex und Stammganglienanteile durch Ganglienzellschädigung betroffen oder nur bestimmte, besonders empfindliche Bezirke.

Auch innerhalb der grauen Substanz ist die Empfindlichkeit gegenüber diesen Noxen unterschiedlich *(selektive Vulnerabilität)*. Zu den besonders vulnerablen Stellen gehören die Hippokampusformation, Stammganglien und der Kleinhirnkortex mit der Purkinje-Zellschicht. Innerhalb des Hippokampus ist die CA1-Region spezifisch vulnerabel: Hier findet man Ganglienzelluntergänge und Gliosen bei grenzwertigen Durchblutungsstörungen, bei gehäuften großen Krampfanfällen und bei einigen Intoxikationen sowie bei der frühkindlichen hypoxischen Hirnschädigung (Ammonshornsklerose).

Die Schädigung der Ganglienzelle verläuft über eine zentrale Chromatolyse, die nach Durchtrennung der Nervenfortsätze als reversibles Phänomen beobachtet wird. Falls alle zellulären Elemente, (Ganglienzellen, Glia und Endothelien) betroffen sind, entsteht eine Kolliquationsnekrose. Isolierte Ganglienzellschädigungen führen zu einer reaktiven Gliose.

Liquorraum und Subarachnoidalraum bilden im Prinzip ein Kontinuum. Alle pathologisch-anatomischen Veränderungen im Subarachnoidalraum (Subarachnoidalblutung, Meningitiden, äußere Hirnatrophie) betreffen auch den Liquorraum (Haematocephalus internus, Pyocephalus internus, Hydrocephalus internus). Abflußbehinderungen an den physiologischen Engen der Liquorräume (Foramina Monroi, Aquaeductus, Ausgänge des IV. Ventrikels) führen zum *Hydrocephalus occlusus*, eine Hirnatrophie dagegen zum *Hydrocephalus e vacuo*. Die Verklebungen der Resorptionsstellen beidseits im Bereich der Mantelkanten haben einen *Hydrocephalus communicans* zur Folge.

Frühkindliche Schädigungsmuster sind durch eine primitive Gliareaktion gekennzeichnet. Im allgemeinen werden Durchblutungsstörungen, venöse Abflußschäden oder Geburtstraumen in relativ glattwandige Zysten mit oder ohne Eröffnung des Liquorraums umgestaltet *(Porenzephalie, Markporenzephalie)*. Insbesondere Karotisdurchblutungsstörungen können bei ungenügendem Kollateralkreislauf zur Hemiatrophia cerebri führen.

17.7 Alterungsprozesse und degenerative Erkrankungen des Nervensystems

Bei den degenerativen Erkrankungen des Nervensystems unterscheidet man Systemdegenerationen und diffuse Atrophien.

17.7.1 Parkinson-Krankheit

Die bekannteste Systemdegeneration ist der Morbus Parkinson. Aus noch unbekannten Gründen kommt es zu einer Degeneration der pigmenthaltigen Neuronen der Substantia nigra. Neuropathologisch findet man in den zugrundegehenden Neuronen Lewy-Körperchen und im Neuropil freies Pigment. Es kommt dann zu einem Abfall der dopaminergen Aktivität dieser Neurone im Striatum und zu einem Ungleichgewicht zwischen dopaminerger und cholinerger Innervation. Klinisch ist diese Erkrankung durch die Trias »Akinese–Rigor–Tremor« gekennzeichnet. *Akinese,* das Hauptmerkmal dieser Erkrankung, bedeutet spontane Bewegungsarmut bis Bewegungslosigkeit (u. a. mimische Starre).

17.7.2 Hirnatrophien vom Alzheimer-Typ

Hirnatrophien vom Alzheimer-Typ sind diffuse Atrophien, die früher in präsenile (Morbus Alzheimer) und senile Formen eingeteilt wurden. Man unterscheidet heute die familiäre Alzheimer-Erkrankung und eine sporadische Form. Die Abgrenzung einer präsenilen Form als Morbus Alzheimer könnte der familiären Alzheimer-Erkrankung entsprechen, die offenbar etwas früher auftritt als die sporadischen Formen.

Pathologisch-anatomisch unterscheiden sich die Veränderungen bei Alzheimer-Erkrankung, die zu echter Demenz führt, und die Veränderungen im normalen alternden Gehirn nur quantitativ. Das *Alzheimer-Gewebssyndrom* setzt sich aus senilen Drusen, Alzheimer-Fibrillenveränderungen und der kongophilen Angiopathie im Kortex und im Subarachnoidalraum zusammen.

- **Alzheimer-Drusen** oder -**Plaques** sind 100 bis 200 µm groß und bestehen aus einem Amyloidkern mit Resten von Axonen und Gliafasern. Wesentlich ist, daß die Zusammensetzung der Drusen sehr ähnlich ist wie bei der Slow-virus-Erkrankung Kuru und beim Down-Syndrom.
- Das **Amyloid** entsteht aus dem Amyloidvorläuferprotein (APP = Amyloid Precursor Protein), von dem eine membrandurchsetzende, rezeptorähnliche Struktur angenommen wird. Es wird durch ein Gen auf dem Chromosom 21 kodiert.
- Die **Alzheimer-Fibrillenveränderungen** sind versilberbare, verklumpte Stücke des Zytoskeletts der Neurone. Ultrastrukturell bestehen sie aus PHFs (Paired Helical Filaments). Die Beziehungen dieser intrazellulären Ablagerungen zu dem extrazellulär im Kortex liegenden Amyloid sind derzeit noch nicht ganz geklärt.
- Die dritte Komponente ist eine **Ablagerung von Amyloid in den kleinen Gefäßen**.

Weiter ist bei der Alzheimer-Krankheit neuropathologisch gesichert, daß größere subkortikale Kerne, vor allem der Nucleus basalis (Meynert), der Nucleus raphe dorsalis und der Locus coeruleus, einen Zellverlust aufweisen. Alle diese Kerne projizieren fein verteilt in den gesamten Kortex. Es ist allerdings umstritten, ob es sich dabei um Ursache oder Folge der kortikalen Veränderungen handelt.

Klinisch äußern sich diffuse Atrophien als »hirnorganische Psychosyndrome«, deren schwerste Form die Demenz mit zunehmendem Zerfall der Intelligenz ist.

17.8 Morphologische Grundlagen von Funktionsstörungen

17.8.1 Sensibilitätsstörungen

Sensibilitätsstörungen sind ein unspezifisches Symptom bei Befall der Leitungsbahnen, die von der Hautperipherie und den Körperorganen über das periphere und vegetative Nervensystem, weiter über die aufsteigenden Seitenstrang- und Hinterstrangbahnen zu den zentralen Verarbeitungen der Sensibilität führen.

Sensibilitätsstörungen treten bei **genuinen neurologischen Erkrankungen** auf; dabei sind die häufigsten Ursachen die *peripheren Polyneuropathien* und die Entmarkung der langen Bahnen bei *Encephalomyelitis disseminata*. Weiterhin kommt es zu Sensibilitätsstörungen bei einer toxischen Einwirkung auf das Nervensystem. Für Art und Ausmaß der Sensibilitätsstörungen ist die Topik wichtiger als die Ätiologie. Je nach Höhenlokalisation im zentralen Nervensystem (Befall der Wurzel oder der peripheren Nerven) entstehen unterschiedliche Syndrome. Auch bei den Hirnnerven kann sich ein unterschiedliches Muster ergeben, je nachdem ob zentrale Kerngebiete oder der periphere Nerv betroffen sind.

17.8.2 Schmerz

Als Schmerzrezeptoren dienen freie Nervenendigungen in der Haut, in den Eingeweiden (außer dem Parenchym von Lunge, Leber und Nieren) und den mesenchymalen Geweben. Als Schmerzqualitäten unterscheidet man

- den *somatischen Schmerz*

  (Oberflächenschmerz der Haut,Tiefenschmerz [Kopfschmerzen, Muskelschmerzen])
- den *viszeralen Schmerz* (z. B. Koliken).

Die Nozizeptoren sind meist polymodal und reagieren nur auf starke Reize. Die Schmerzempfindung adaptiert nicht. Dagegen gibt es zentrale Kontrollmechanismen und eine endogene Schmerzhemmung sowie eine starke Abhängigkeit des Schmerzempfindens überhaupt von psychischen Zuständen.

Schmerzen, die in den Bahnen oder höheren Zentren zustande kommen, werden auf den angenommenen Entstehungsort projiziert.

17.8.3 Periphere Lähmungen

Periphere Lähmungen beruhen auf einen Ausfall der motorischen Endstrecke, d. h. einer Schädigung des Alpha-Motoneurons im Vorderhorn, des Motoaxons oder Erregungsübertragung an der motorischen Endplatte. Sie führen je nach Ausprägung zu einer Verminderung bis Aufhebung des Basistonus und der Willkürmotorik. Das Vollbild der peripheren Lähmung ist die schlaffe Lähmung.

Wenn die motorische Innervation der Skelettmuskeln unterbrochen ist, kommt es zur *Denervationsatrophie der Muskelfasern*. Diese Atrophie beruht auf einem Ausfall der trophischen Einflüsse der motorischen Nerven und auf einem Mangel an mit der Muskelkontraktion selbst verbundenen Wachstumsreizen *(Inaktivitätsatrophie)*.

Bei Schädigung der zu den Muskeln führenden Nerven sind Dehnungsreflexe frühzeitig beeinträchtigt, weil insbesondere die dicken, schnelleitenden Motoaxone und primären Muskelspindelafferenzen besonders empfindlich sind. Die Fremdreflexe bleiben erhalten, so lange noch funktionsfähige Alpha-Motoneurone den Muskel innervieren.

Die pathologisch-anatomischen Veränderungen der motorischen Nervenfasern können primär segmental demyelinisierend oder primär axonal dystrophisch sein. Bei Demyelinisierung ist die Leitungsgeschwindigkeit der Motoaxone besonders stark verringert.

17.8.4 Rückenmarksyndrome

Eines der wichtigsten Rückenmarksyndrome ist eine **Querschnittsschädigung**, die als Lähmung, Sensibilitätsstörung oder als komplette **Querschnittslähmung** vorliegen kann. Bei der Querschnittslähmung findet man eine doppelseitige zentrale Lähmung mit Sensibilitätsstörungen und vegetativen Ausfällen. Die Querschnittslähmung entsteht, wenn eine komplette Kontinuitätsunterbrechung des Rückenmarks vorhanden ist. Die Höhe der Querschnittslokalisation kann nach der motorischen Innervation, noch einfacher nach den sensiblen segmentalen Zonen bestimmt werden. Die vegetativen Störungen bestehen in Harn- und Stuhlverhaltungen. In den Regionen, die von den unterhalb der Läsion gelegenen Rückenmarkabschnitten sympathisch innerviert werden, kann Schwitzen nicht mehr zentral ausgelöst werden.

17.8.5 Störungen des supraspinalen motorischen Systems

Das **supraspinale motorische System**, das früher als Pyramidenbahn bezeichnet wurde, umfaßt die Strecke vom motorischen präzentralen Kortex bis zur motorischen Vorderhornzelle. Die Bezeichnung Pyramidenbahn ist nicht ganz korrekt, weil sie die kortikonukleären Bahnen zu den Hirnstammkernen und Brückenkernen außer acht läßt und andere Bahnen mit einbezieht, die nicht unbedingt der Willkürmotorik dienen. Die extrapyramidalen Bahnen begleiten die Pyramidenbahn vom Kortex bis zur inneren Kapsel und dem Rückenmark, so daß sie meist mitgeschädigt werden. Bei einer isolierten Schädigung der Pyramidenbahn kommt es zu schlaffen Paresen. Bei einer gemeinsamen Schädigung der Pyramidenbahn und der retikulospinalen und rubrospinalen Projektion kommt es zur Kraftminderung und Spastik.

Die Pyramidenbahn selbst kann in verschiedenen Höhen betroffen sein. Kleinste Veränderungen im motorischen Kortex führen zur kortikalen Monoparese, die schlaff sein kann. Größere Schädigungen im Kortex (z. B. beim Mediainfarkt) betreffen die kontralaterale Seite und den N. fazialis, so daß eine kontralaterale Hemiparese und eine zentrale Fazialisparese entstehen. Aufgrund der Tatsache, daß auch präzentrale Rindenfelder mit einbezogen sind, entsteht eine Spastik. Hier kommt es beim Befall der linken Seite bei Rechtshändern zusätzlich zu einer *motorischen, sensorischen* oder *globalen Aphasie*.

Die stärkste anatomische und physiologische Konzentration erfährt die Pyramidenbahn im Bereich der inneren Kapsel. Dort können kleinste Infarkte eine komplette kontralaterale Hemiparese meist ohne Aphasie auslösen. Es kommt dabei zur *spastischen Hemiplegie*. Im hinteren Anteil der inneren Kapsel liegt ein Zentrum für die sensible Leitung, so daß beim Befall der gesamten Kapsel auch eine kontralaterale *Hemihypästhesie* oder *Hemianästhesie* besteht.

Bei **Syndromen der Stammganglien** kommt es zu extrapyramidal-motorischen Störungen, die sich in zwei große Gruppen einteilen lassen:

- **Plussymptomatologie:** Bewegungsunruhe, Chorea major Huntington, Hemiballismus und ähnlichen Symptome
- **Minussymptomatologie** (Parkinson-Symptomenkomplex): Rigor, Akinese, Tremor.

17.9 Neuropsychologische Syndrome

Neuropsychologische Syndrome werden als **Werkzeugstörungen** bezeichnet. Es handelt sich um globale Handlungsabläufe, die eine Zwischenstellung zwischen lokalisierbaren neurologischen Herdsymptomen und psychopathologischen Symptomen einnehmen. Ursachen von Werkzeugstörungen sind lokalisierte Schäden, meist Durchblutungsstörungen oder Schädel-Hirn-Traumen, die die für die Werkzeugleistung verantwortlichen Hirngegenden schädigen.

Neuropsychologische Symptome betreffen überwiegend die Sprache. Beim Ausfall des motorischen Broca-Sprachzentrums resultiert eine *motorische Aphasie*. Eine *sensorische* oder *rezeptive Aphasie* entsteht, wenn das sensorische Sprachzentrum (Wernicke-Zentrum in der Temporalrinde) betroffen ist. Auch das Sprachverständnis ist gestört. Falls Broca-Zentrum und Wernicke-Zentrum beteiligt werden, ist die Sprachproduktion gering, das Verständnis gestört. Es handelt sich dann um eine *globale Aphasie*. Das sensorische Sprachzentrum steht mit den primären und sekundären Sehzentren über ein Feld in Verbindung, das als Lesezentrum apostrophiert wird. Beim isolierten Ausfall dieses Feldes soll eine *Alexie,* eine Leseschwäche resultieren.

Apraxien sind wichtige Störungen komplizierter Handlungsabläufe. Die konstruktive Apraxie betrifft die räumliche Vorstellung, die vor allem dann in Frage kommt, wenn sie zeichnerisch oder konstruktiv nachvollzogen werden soll. Bei der ideomotorischen Apraxie kann auf Aufforderung ein Handlungsablauf nicht in die entsprechende Sequenz von zielgerichteten Handlungen umgesetzt werden, obwohl eine Handlung ausgeführt wird.

17.10 Hör- und Sehstörungen

Hörwellen werden durch Luftleitungen bis zum Mittelohr getragen. Durch Störung der mechanischen Übertragung vom Trommelfell auf das Innenohr kann es zur *Schalleitungsschwerhörigkeit* kommen. Dies ist typischerweise bei Otosklerose, einer zu knöcherner Fixation der Steigbügelfußplatte führende Erkrankung, der Fall. Häufig und wichtiger ist die *Innenohrschwerhörigkeit,* die aufgrund verschiedener pathologischer Veränderungen zustande kommen kann. Eine ganze Reihe genetischer Störungen (Fehlbildungen und Fehlbildungssyndrome) sind mit Innenohrschwerhörigkeit verbunden. Pränatal kann diese auch durch infektiöse oder toxische Schäden (Röteln, Thalidomid) ausgelöst werden.

Bei der *Menière-Erkrankung* führt ein Labyrinthydrops zu einer Schädigung der Innenohrhaarzellen mit Schwerhörigkeit. Eine plötzlich auftretende einseitige Innenohrschwerhörigkeit bezeichnet man als *Hörsturz*. Eine einseitige Innenschwerhörigkeit kann auch durch Druck eines Tumors (Akustikusneurinom) auf den Hörnerv bedingt sein. Die zu Schwerhörigkeit führende Schädigung kann u. a. durch Ableitung akustisch evozierter Potentiale lokalisiert werden.

Bei den Sehstörungen haben Gesichtsfeldausfälle morphologisch begründbare Ursachen. Die bitemporalen Hemianopsien kommen zustande, wenn ein pathologischer Prozeß die sich in der Mitte des Chiasma opticum kreuzenden Fasern beider nasaler Retinahälften schädigt: meist handelt es sich um ein Hypophysenadenom. Homonyme Anopsien nach der Gegenseite bei dem Ausfall beider linker oder beider rechter Retinahälften kommen bei Schädigung der Sehbahn nach der Kreuzung im Chiasma opticum zustande. Häufigste Ursache ist ein Ausfall der Kalkarinarinde bei Durchblutungsstörungen im Bereich der Arteria cerebri posterior der einen Seite. Beim

Ausfall beider primären Projektionszentren für das Sehen entsteht eine Rindenblindheit.

Störungen, die nicht in der primären Sehrinde, sondern in den Assoziationsfeldern liegen, nennt man optische *Agnosien.* Eine Sonderform stellt die *Prosopagnosie* dar. Bei dieser Erkrankung werden die Menschen nicht mehr nach dem optischen Eindruck ihres Gesichtes erkannt, wohl aber noch nach der Stimme.

17.11 Störungen zentraler vegetativer Funktionen

Unter dem Begriff zentrale vegetative Funktionen faßt man einige Leistungen zusammen, die mehr automatisch ablaufen und den Schlaf-Wach-Rhythmus, die Atmung, die Körpertemperatur, appetitives Eßverhalten und Sexualität regeln. Die Lokalisation dieser Funktionen ist schlecht definiert. Für einen Teil wird der Hypothalamus im Mittelhirn mit der Hypothalamushypophysenachse als Zentrum angenommen. Alle diese zentralnervösen vegetativen Funktionen stehen mehr oder weniger deutlich unter dem Einfluß autonomer sogenannter Zeitgeber.

Wichtige Störungen (z. B. Anorexia nervosa, Schlafapnoe u. a.) , die man dem zentralen vegetativen Nervensystem zuschreiben muß, konnten bis jetzt nur funktionell definiert werden. Störungen der vegetativen Kerne des Rückenmarks und des peripheren vegetativen Nervensystems lassen sich dagegen lokalisieren: z. B. ein zentrales und ein peripheres Horner-Syndrom, Blasenlähmung und Störungen der Schweißsekretion.

18 Literatur

Übersichtsbeiträge

Alberts B, Bray D, Lewis J, Raff M, Roberts K, Watson JD. Molekularbiologie der Zelle. 2. Aufl. Weinheim: VCH, 1990

Cotran RS, Kumar V, Robbins SL. Robbins Pathologic Basis of Disease. 4th ed. Philadelphia, London, Toronto, Montreal, Sydney, Tokyo: Saunders, 1989

Doerr W, Uehlinger E. (Hrsg). Spezielle pathologische Anatomie Bd. 1-22. Berlin, Heidelberg, New York: Springer, 1966-1993

Gross R, Schölmerich P, Gerok W (Hrsg). Lehrbuch der Inneren Medizin. 8. Aufl. Stuttgart, New York: Schattauer, 1994

Kleinig H, Sitte P. Zellbiologie. 3. Aufl. Stuttgart, New York: Fischer, 1992

Krück F. Pathophysiologie, Pathobiochemie. 2. Aufl. München, Wien, Baltimore: Urban & Schwarzenberg, 1994

McGee JO'D, Isaacson PG, Wright NA. Oxford Textbook of Pathology. Oxford, New York, Tokyo: Oxford University Press, 1992

Remmele W (Hrsg). Pathologie. Ein Lehr- und Nachschlagebuch. Heidelberg, New York, Tokyo: Springer, 1984

Rohen JW, Yokochi C. Anatomie des Menschen. 3. Aufl. Stuttgart, New York: Schattauer, 1993

Rosai, J (Hrsg). Atlas of Tumor Pathology. Washington: AFIP, 1990–1994

Rubin MD, Farber JL (Hrsg). Pathology. 2nd ed. Philadelphia: Lippincott, 1994

Sternberg SS (Hrsg). Diagnostic Surgical Pathology. New York: Raven Press, 1989

Sternberg SS (Hrsg). Histology for Pathologist. New York: Raven Press. 1992

Underwood JCE (Hrsg). General and systematic Pathology. Edinburgh, London, Madrid, Melbourne, New York, Tokyo: Churchill Livingstone, 1992

WHO. International Histological Classification of Tumours. 2nd Ed. Berlin, Heidelberg, New York, Paris, Tokyo: Springer 1989–1991

Wigglesworth JS, Singer DB. Textbook of Fetal and Perinatal Pathology. Boston: Blackwell, 1991

1 Einleitung

Forster B. Praxis der Rechtsmedizin für Mediziner und Juristen. Stuttgart, New York: Thieme 1986

Lizza JP. Persons and death: What's metaphysically wrong with current statutory definition of death? J Med Philos 1993; 18: 351–74

Schuster H-P. Notfallmedizin. In: Innere Medizin der Gegenwart. Gerok W, Hartmann F, Schuster H-P (Hrsg). München, Wien, Baltimore: Urban & Schwarzenberg, 1989

2 Anpassungsreaktionen

Antonio J, Gonyea WJ. Progressive stretch overload of skeletal muscle results in hypertrophy before hyperplasia. J appl Physiol 1993; 75: 1263–71

Carter DR. Mechanical loading histories and cortical bone remodeling. Calcified Tissue International 1984; 36: 19–24

Francis GS, Carlye WC. Hypothetical pathway of cardiac myocyte hypertrophy: response to myocardial injury. Eur Heart J 1993; 14 Suppl: 49–56

Fukuda H et al. Age related changes in cerebral white matter measured by computed cranial tomography. Comput Med Imaging Graph 1990; 14: 79–84

Hadjis NS, Blumgart LH. Editorial: Clinical aspects of liver atrophy. J Clin Gastroenterol 1989; 11: 37

Lee YA, Lindpaintner K. Role of the cardiac renin-angiotensin system in hypertensive cardiac hypertrophy. Heart J 1993; 14 Suppl: 42–8

Marx JL. The yin and yang of cell growth control. Science 1986; 232: 1093–95

Nelson KA, Walsh D, Sheehan FA. The cancer anorexia-cachexia syndrome. J Clin Oncol 1994; 12: 213–25

Richey ML, Richey HK, Fenske ND. Agingrelated skin changes: Development and clinical meaning. Geriatrics 1988; 43: 49–64

3 Zell- und Gewebeschäden

Baroldi G. Anatomy and quantification of myocardial cell death. Methods Arch Exp Pathol 1988; 13: 87–113

Blundell JE, Lawton CL, Hill AJ. Mechanisms of appetite control and their abnormalities in obese patients. Horm Res 1993; 39 Suppl: 72–6

Buja LN, Eigenbrodt NL, Eigenbrodt EH. Apoptosis and necrosis. Basic types and mechanisms of cell death. Arch Pathol Lab Med 1993; 117: 1208–14

Cohen JJ. Apoptosis: The physiologic pathway of cell death. Hosp Pract Off Ed 1993; 28: 35–43

Cohen AS, Connors LH. The pathogenesis and biochemistry of amyloidosis. J Pathol 1987; 151: 1–10

Denk H, Zatloukal K, Preisegger K.-H. Cytoskelett – Funktion und Pathologie: Untersuchungen zur

Pathologie des Intermediärfilament-Cytoskeletts der Leberzelle. Verh Dtsch Ges Path 1990; 74: 335–49

Dustin P, Brion JP. Pathology of the cytoskeleton. Ann Pathol 1988; 8: 3–19

Ganote C, Armstrong S. Ischaemia and the myocyte cytoskeleton: review and speculation. Cardiovasc Res 1993; 27: 1387–403

Hein R, et al. Zur Pathophysiologie der Fibrosen. Die progressive systemische Sklerodermie als Modellerkrankung. Hautarzt 1988; 39: 65–71

Henderson VW, Finch CE. The neurobiology of Alzheimer's disease. J Neurosurg 1989; 70: 335–53

Jones JSP. Pathology of mesothelium. Berlin, Heidelberg, New York: Springer, 1987

Milewicz DM. Marfan syndrome: Defective synthesis, secretion and extracellular matrix formation of fibrillin by cultured dermal fibroblasts. Am Soc Clin Invest 1992; 89: 79–86

Mullan N, Crawford F. Genetic and molecular advances in Alzheimer's disease. Trends Neurosci 1993; 16: 390–403

Yeowell NN, Pinnell SR. The Ehlers-Danlos syndrome. Semin Dermatol 1993; 12: 229–40

Zimniak P. Dubin-Johnson and Rotor syndrom: Molecular basis and pathogenesis Semin Liver Dis 1993; 13: 248–60

4 Exogene Noxen

Allen JE. Drug-induced photosensitivity. Clin Pharm 1993, 12: 580–87

Bobrow M. Radiation induced disease. Ciba Found Symp 1993; 175: 182–92

Duffy DM. Silicone: a critical review. Adv Dermatol 1990; 93–107

Fajardo LF, Berthrong N. Vascular lesions following radiation. Pathol Ann 1988; 23: 297–330

Fietkau R, et al. Zur Malignominduktion durch Strahlentherapie: Eine retrospektive Untersuchung von 454 Tumoren. Strahlentherapie und Onkol. 1988; 164: 247–59

Henschler D (Hrsg). Gesundheitsschädliche Arbeitsstoffe. Weinheim: VCH, 1990

Jones DP. New concepts of the molecular pathogenesis arising from hypoxia. Progr Clin Biol Res 1988; 274: 127–44

Mathieu, et al. Poisoning by some insecticides, herbicides and fungicides. Act Clin Belg Suppl 1990; 13: 75–85

Mehrtens G, Perlebach. Die Berufskrankheitenverordnung BeKV. Ergänzbare Sammlung der Vorschriften, Merkblätter und Materialien. Weinheim: VCH, Stand April 1990

Michalowski A. The pathogenesis of the late side-effects of radiotherapy. Clin Radiol 1986; 37: 203–7

Neumayr A, Woschnagg H. Toxische Leberschäden. Med Welt 1989; 40: 272–7

Opie LH. The mechanism of myocyte death in ischaemia. Eur Heart J 1993; 14 Suppl. G: 31–3

Salfelder K. Atlas of Fungal Pathology. Current Histopathology. Gresham GA (Hrsg). Dordrecht, Boston, London: Kluwer, 1990

Salfelder K. Atlas of Parasitic Pathology. Current Histopathology. Gresham GA (Hrsg). Dordrecht, Boston, London: Kluwer, 1992

Schäfer H. Toxische Organschäden. Versicherungsmedizin 1989; 2: 29–38

5 Immunpathologie

Copper KD. Atopic dermatitis: Recent trends in pathogenesis and therapy. J Invest Dermatol 1994; 102: 128–37

Gemsa D, Kalden JR, Rosch K. Immunologie. Grundlagen – Klinik – Praxis. 3. Aufl. Stuttgart, New York: Thieme, 1991

Mooij P. Drexhage, HA. Autoimmune thyroid disease. Clin Lab Med 1993; 13: 683–97

Peter HH. Klinische Immunologie. In: Innere Medizin der Gegenwart. Gerok W, Hartmann F, Schuster H-P (Hrsg). München, Wien, Baltimore: Urban & Schwarzenberg, 1991

Roitt IM, Delves PJ. Encyclopedia of immunology. London, San Diego, New York, Boston, Sydney, Tokyo, Toronto: Harcourt, 1992

Vanderplas Y. Pathogenesis of food allergy in infants. Curr Opin Pediatr 1993; 5: 567–72

6 Entzündung

Beal AL, Cerra FB. Multiple organ failure syndrome in the 1990s. Systemic inflammatory response. J Amer Med Ass 1994; 271: 226–33

Bone RC. The pathogenesis of sepsis. Ann Intern Med 1991; 115: 457–69

Clark RA. Biology of dermal wound repair. Dermatol Clin 1993; 11: 647–66

Kirsner RS, Eaglstein WH. The wound healing process. Dermatol Clin 1993; 11: 629–40

Ocklitz HW, et al. Infektionskrankheiten. In: Handbuch der Inneren Erkrankungen. Brüschke G. Band 5. Stuttgart, New York: Fischer 1983

7 Zellersatz

Boilly B, et al. Cell interactions and regeneration control. Int J Dev Biol 1990; 34: 219–31

Chamuleau RAFM, Bosman DK. Liver regeneration. Hepatogastroenterology. 1988; 35: 309–12

Hall SM. Regeneration in the peripheral nervous system. Neuropathol Appl Neurobiol 1989; 15: 513–29

Hermann V. Histogenese, De- und Regeneration sowie Adaptations-, Alters- und Kompensationserscheinungen in der Skelettmuskulatur. Zbl Path 1987; 133: 391–411

Kamel CW, LeBrun DP, Dorfmann RF, Warnke RA. Warthin-Finkeldey polykaryocytes demonstrate a T-cell immunonotype. Am J Clin Pathol 1992; 97: 179–83

Seckel BR. Enhancement of peripheral nerve regeneration. Muscle & nerve 1990; 13: 765–800

Van Lancker JL. Molecular events in liver regeneration and repair. Curr Top Pathol 1989; 74: 205–54

8 Tumoren

Ambinder RF, Griffin CA. Biology of the lymphomas: cytogenetic, molecular biology, and virology. Curr Opin Oncol 1991; 3: 806–12

DeVita VT, Hellman S, Rosenberg SA. Cancer. Principles and practice of oncology. 4th ed. Philadelphia, Toronto: Lippincott, 1993

Kath R, Schmidt CG. Tumorprogression und Metastasierung. Zbl Chir 1990; 115: 785–92

Lennert K, Feller AC. Histopathologie der Non-Hodgkin-Lymphome. Berlin, Heidelberg, New York, London, Paris, Tokyo, Hongkong: Springer, 1990

Liotta LA, Stetler-Stevenson WG. Tumor invasion and metastasis: an imbalance of positive and negative regulation. Cancer Res 1991; 51: 18 Suppl: 5054s–9s

Mareel MM, Van Roy FM, Bracke ME. How and when do tumor cells metastasize. Crit Rev Oncol 1993; 559–94

Masucci MG. Viral immunpathology of human tumors. Curr Opin Immunol 1993; 5: 693–700

Nicolson GL. Molecular mechanisms of cancer metastasis: tumor and host properties and the role of oncogens and suppressor genes. Curr Opin Oncol 1991; 3: 75–92

Nowell PC. Biology of disease. Cancer, chromosomes and genes. Lab Invest 1992; 66: 407–17

Price JE. The biology of cancer metastasis. Prog Clin Biol Res 1990; 354A: 237–55

Rogers AE, Zeisel SH, Groppman J. Diet and carcinogenesis. Carcinogenesis 1993; 14: 2205–17

Ruiter DJ, et al. Angiogenesis in wound healing and tumor metastasis. Behring Inst. Mitteil. 1993; 258–72

Schmähl D, Thomas C, Auer R. Iatrogenic Carcinogensis. Berlin, Heidelberg, New York: Springer, 1977

Seidman JD, Berman JJ. Premalignant nonepithelial lesions: a biological classification. Mod Pathol 1993; 6: 544–54

Spissl B, et al. (Hrsg): TNM-Atlas. 2. Aufl. Berlin, Heidelberg, New York, London, Paris, Tokyo, Hongkong: Springer, 1990

Sutton G. Hormonal aspects of endometrial cancer. Curr Opin Obstet Gynecol 1990; 2: 69–73

Thomas C, Windt T, Grom E. Hämatologische und endokrine Formen des paraneoplastischen Syndroms. Stuttgart, New York: Schattauer, 1974

Wagner G (Hrsg). Tumorlokalisationsschlüssel. ICD-O. 2. Aufl. Berlin, Heidelberg, New York, London, Paris, Tokyo, Hongkong, Barcelona, Budapest: Springer, 1991

Wetzler M, et al. CML: mechanisms of disease initiation and progression. Leuk Lymphoma 1993; 11 Suppl. 1: 47–50

9 Pathologie des Kreislaufs

Alexander K. Gefäßkrankheiten. In: Innere Medizin der Gegenwart. Gerok W, Hartmann F, Schuster, H-P (Hrsg). München, Wien, Baltimore: Urban & Schwarzenberg, 1993

Dhalla NS, et al. Pathophysiology of cardiac dysfunction in congestive heart failure. Can J Cardiol 1993; 9: 873–87

Fulde GW, Harrison P. Fat embolism – a review. Arch Emerg Med 1991; 11: 217–51

Juhan-Vague I, Collen D. On the role of coagulation and fibrinolysis in atherosclerosis. Ann Epidemiol 1992; 2: 427–38

Noble WH, St-Amand J. Amniotic fluid embolus. Can J Anaesth 1993; 40: 971–80

O'Brien KD, Chait A. The biology of arterial wall in atherogenesis. Med Clin North Am 1994; 78: 41–67

Patterson JH, Adam KF. Pathophysiology of heart failure. Pharmacotherapy 1993; 13: 73–81

Ruilope LM, et al. Are renal hemodynamics a key factor in the development and maintenance of arterial hypertensions in human? Hypertension 1994; 23: 3–9

10 Blutungen

Begemann H, Rastetter J. Klinische Hämatologie. 4. Aufl. Stuttgart, New York: Thieme, 1993

Wada H, et al. Increased vascular endothelial cell markers in patients with disseminated intravascular coagulation. Am J Hematol 1993; 44: 85–8

11 Pathologie des Endokriniums

Demeure MJ. Physiology of APUD system. Sem. Surg Oncol 1993; 9: 362–7

Wardle EN. Cytokines: an overview. Europ J Med 1993; 2: 417–23

12 Stoffwechselkrankheiten

Bibergeil H. Diabetes mellitus. 3. Aufl. New York, Berlin, Heidelberg, London, Paris, Tokyo: Springer, 1989

Chukwuma C, Tuomilehto J. Diabetes and the risk of stroke. J Diabetes Complications 1993; 7: 250–62

Harre M, Berrut G, Bouhanick B. Hypertension and diabetes mellitus. Biomed Pharmacother 1993; 47: 61–6

13 Pathologie der Atmung

Agusti AG, Rodriguez-Roisin R. Effect of pulmonary hypertension on gas exchange. Europ Respir Res 1993; 6: 1371–7

Dail FDH, Hammar, SP. Pulmonary Pathology. New York, Berlin, Heidelberg, London, Paris, Tokyo: Springer, 1987

Saldana MJ. Pathology of Pulmonary Disease. Philadelphia: Lippincott, 1994

Thurlbeck WM. Pathology of the lung. Stuttgart, New York: Thieme, 1987

14 Pathologie der Leber

Crabb DW. Recent developments in alcoholics: the liver. Recent Dev Alcohol 1993; 11: 207–30

Cuthbert JA. Hepatitis C. Am J Med Sci 1990; 299: 346–55

Gerok W. Hepatologie. In: Innere Medizin der Gegenwart. Gerok W, Hartmann F, Schuster, H-P (Hrsg). München, Wien, Baltimore: Urban & Schwarzenberg, 1987

Lieber CS. Aetiology and pathogenesis of alcoholic liver disease. Baillieres Clin Gastroenterol 1993; 7: 581–608

Moore MR. Biochemistry of porphyria. Int J Biochem 1993; 25: 1353–68

Thaler H. Leberkrankheiten. 2. Aufl. Berlin, Heidelberg, New York, London, Paris, Tokyo: Springer, 1987

15 Pathologie der Verdauung

Finlay GJ. Genetics, molecular biology and colorectal cancer. Mutat Res 1993; 290: 3–12

Freedman LS, Machin D. Pathology: Review in cancer research. Br J Cancer 1993; 68: 827–30

Gebert G. Physiologie. Stuttgart, New York: Schattauer, 1987

Mittermayer Ch. Oralpathologie. 3. Aufl. Stuttgart, New York: Schattauer, 1993

Paraskeva C, et al. Colorectal carcinogenesis: sequential steps in the in vitro immortalization and transformation of human colonic epithelial cells review. Anticancer Res 1990; 10: 1189–200

Rgezi JA, Sciubba DMD. Oral pathology. Clinical-pathologic correlations. 2nd ed. Philadelphia, London, Toronto, Montreal, Sydney, Tokyo: Saunders, 1993

Schaub N, Wegmann W. Chronische Gastritis. Pathogenese, Klinik und Therapie. Schweiz med Wschr 1990; 120: 1369–84

Sleisenger MH, Fordtran JS. Gastrointestinal disease. 4th ed. Philadelphia, London, Toronto: Saunders, 1989

Thomas HJ. The genetics and molecular biology of colorectal cancer. Curr Opin Oncol 1991; 3: 702–10

16 Pathologie der Ausscheidung

Helpap B. Atlas der Pathologie urologischer Tumoren. Berlin, Heidelberg, New York, London, Paris, Tokyo: Springer, 1993

Petersen, RO, Jefferson, T (Hrsg). Urologic Pathology. Philadelphia: Lippincott, 1992

Tisher CC, Brenner BM. Renal Pathology. 2nd ed. Philadelphia: Lippincott, 1994

17 Pathologie des Nervensystems

Friede RL. Developmental Neuropathology. 2. Aufl. Berlin, Heidelberg, New York, London, Paris, Tokyo: Springer, 1992

Hume AJ, Duchen LW. Greenfield's, Neuropathology. 5th ed. London, Melbourne, Auckland: Edward Arnold, 1989

Mennel HD. Geschwülste des zentralen und peripheren Nervensystems. In: Pathologie des Nervensystems III, spezielle pathologische Anatomie. Doerr W, Seifert G, Uehlinger W (Hrsg). Bd. 13/III. Berlin, Heidelberg, New York, London, Paris, Tokyo: Springer, 1988

Russell DS, Rubinstein LJ. Pathology of Tumours of the Nervous System. 5th ed. London, Melbourne, Auckland: Edward Arnold, 1989

Schwechheimer K. Spezielle Immunmorphologie neurogener Geschwülste. In: Pathologie des Nervensystems IV, spezielle pathologische Anatomie. Doerr W, Seifert G, Uehlinger W (Hrsg). Bd. 13/IV. Berlin, Heidelberg, New York, London, Paris, Tokyo, Hongkong: Springer, 1990

19 Quellennachweis der Abbildungen

Thomas C. Makropathologie. 8. Aufl. Stuttgart, New York: Schattauer, 1993

Thomas C. Histopathologie. 11. Aufl. Stuttgart, New York: Schattauer, 1992

Thomas C (Hrsg). Grundlagen der klinischen Medizin. Band 1–11. Stuttgart, New York: Schattauer, 1989–1994

Thomas C. Störungen des Wachstums. In: Allgemeine Pathologie. Sandritter W (Hrsg). Stuttgart, New York: Schattauer, 1981

Thomas C (Hrsg). Internationales Lehrbuch für Pharmaberater. Band 1–15. Stuttgart, New York: Schattauer, 1985–1987

Thomas C (Hrsg). Infektionskolleg in Wort und Bild. Band 1–6. Stuttgart, New York: Schattauer, 1982–1984

Herrn Priv. Doz. Dr. K. Plate danken wir für die Überlassung der Abbildungen 17-6.

20 Sachregister

Die Seitenzahlen der Abbildungen sind mit halbfetter Schrift gekennzeichnet.

Abscheidungsthrombus 229, **231**
Abstoßungsreaktion 111, **112**
Abszeß 130, **131**
Abwehrreaktion, humorale unspezifische 91
–, spezifische 97
–, unspezifische 94
Addison-Krankheit 252
Addison-Krise 252
Adenokarzinom 202
Adenomatosis coli 172, **297**
Adenom 200
ADH: antidiuretisches Hormon 248
Adipositas 20 f.
Aflatoxin 175
Agonie, Phasen der 8
AGS: angeborenes adrenogenitales Syndrom 250
AIDS: Acquired Immune Deficiency Syndrome 104
Akanthose, glykogenreiche 160
Aktinomykose 81, **83**
Akute-Phase-Reaktion 97
Albinismus 28, **29**
Alkaptonurie-Syndrom 144
ALM: akral-lentiginöses Melanom 208
Altersatrophie 11
Altersosteopenie 12
Alzheimer-Krankheit **13**, 312
Amine, aromatische 174
Amöben 86
Amputationsneurom **153**
Amyloidablagerungen bei Plasmozytom 200
–, lokale 55
Amyloidose **51**, 53, **55, 223**
– bei chronischen Entzündungen 54
–, familiäre neuropathische 54
–, – kardiopathische 54, **223**
–, gammopathieassoziierte 54
–, hereditäre 54
Amyloidtumoren, lokale 55
Anämien 246
Aneurysmen 212, **213**
Angina abdominalis 240
– pectoris 215
Anilin 174
Anthrakose **31**
Antigene, tumorassoziierte 115
–, xenogene 97
Antikörper, monoklonale 100
Anthramin 174
APC: antigenpräsentierende Zellen 98
Apoptose 11, 34
Arachnodaktylie **51**
ARDS: Adult Respiratory Distress Syndrome 228, 273
Armanni-Ebstein-Zellen 20
Arteriolosklerose 49, 212
–, Nieren **263**
Arteriosklerose 43, 212, **213**
–, Bauchaorta **213**
Arthritis, rheumatoide **143**
Arthrosis deformans 45, **47**, 145
Arthus-Reaktion 109
Asbestkörperchen **61**
Asbestose 60
Aschoff-Knötchen **141**
Aspergillose 84
Aspergillus fumigatus **85**
Aspirationspneumonie 274, **275**
Asteroid-Körperchen bei Sarkoidose **141**
Ästhesioneuroblastom 206
Astrozytom 305
Aszites 284
Atelektasen 269
Atemnotsyndrom 273
Atherom 210
Atherosklerose 210, **213**
Äthylenimine 176
Atmung, Störungen 267
Atrophie 11, 14, 21
Auszehrung 14
Autoantigene 97
Autoimmungastritis 114
Autoimmunkrankheiten 113
Autopsie: siehe Obduktion

Bagassose 62
Bakteriämie 137
Bakterien, Morphologie 78, **79**
Balkenblase **17**
Bandwurmbefall 88
Basaliom: siehe Basalzellenkarzinom **203**
Basalmembran 44, 167
Basalzellenkarzinom 202, **203**
Basalzellenpapillom 200

Basedow-Krankheit 248, **251**
Becherzellmetaplasie,156, **157**
Befund, histologischer 6
–, makroskopischer 66
Begutachtung 8
Bence-Jones-Protein 198
Benzol 58
Berufskrankheiten 60
Berufskrebs 183
Beryllium 62
Bilharziose **89**, 90
Biopsie 4
Blutungen 242
– aus Verdauungstrakt 244
–, intrazerebrale 244
Blutungstypen 242
Blutzellen, Morphologie **125**
Borderline-Tumor 165
Botulinustoxin 78
3, 4-BP: 3, 4-Benzpyren 174
Broca-Index 21
Bronchitis 272, **275**
Bronchopneumonie **81**, 131
Bronzediabetes 263
Bruton-Agammaglobulinämie 102
Burkitt-Lymphom 185

Carcinoma in situ **159**, 166
Carrier 97
CD: Cluster of Differentiation 94
Ceelen-Gellerstedt-Krankheit 30
Chediak-Higashi-Syndrom 288
Chemotaxis 126, 95
Chlamydien, 81, **83**
Chlorgas 58
Cholangitis 300
Cholelithiasis 299, **301**
Cholera 78
Cholestase, Leber 299
Cholesteatose 24, **25**
Cholesterin, Zelleinlagerung 24
Cholesterinembolie **239**
Cholezystitis 300
Chondrokalzinose 144
Chondrom 194
Chondrosarkom 194
Chorea minor 140
Chorionkarzinom **155**, 207
Choristom 204
Chromosomenaberrationen, virusbedingte 76
CIN: Cervical Intraepithelial Neoplasia 158
Cirrhose cardiaque 225, 286
Claudicatio intermittens 240
Clostridium tetani 78
COLD: Chronic Obstructive Lung Disease 277
Colitis ulcerosa 139, **141**
Combustio: siehe Verbrennungen 66, **67**
Commotio cerebri 310
Compliance 268
Condyloma acuminatum 75
Congelatio: siehe Erfrierungen 68
Conn-Syndrom 253
Contusio cerebri 310
Cor pulmonale **221**
Councilman-Körperchen **25**
Coxarthrose **47**
Creutzfeldt-Jakob-Krankheit **77**
Crigler-Najjar-Syndrom 279
CRP: C-reaktives Protein 94
Cryptococcus neoformans **87**
Crystolyse 33
Cushing-Syndrom 252
C-Zellen-Hormon 250

DAB: Dimethylaminoazobenzol 174
DAENA: Diäthylnitrosamin 181
Darm, Amyloidose 53
Defektheilung, pseudozystische 40, **41**
Defektimmunopathien 103
Degeneration, fettige 20
Demarkation von Nekrosen **39**, 40
Diabetes mellitus 259
– –, Befunde, **261**
– –, insulinabhängiger 114
– –, Folgen 260
Diagnostik, intravitale 4
–, postmortale 7
Dialyse-Amyloid 55
Diapedeseblutungen 242
Diathese, hämorrhagische **108**, 242, **245**
Diäthylstilböstrol 181
DIC: Disseminated Intravascular Coagulation **49**, 226, **231**
Dickdarm, Adenom **297**
–, Adenomatosis **297**
–, Karzinom **297**
Differenzierung, sexuelle 254
Diffusionsstörungen 277
Dimethylaminodiphenyl 174
Dimethylaminostilben 174
Diphtherie 78
Disposition 2

DMBA: 1,2-Dimethyl-9-10-benzathrazen 174
DNA-Viren, onkogene 179
Dokumentation, pathologisch-anatomische 7
Druckatrophie **15**, 144
Dubin-Johnson-Syndrom 279
Dünndarminfarzierung, hämorrhagische **39**
Dünndarmtyphus **81**
Duodenum, Ulkus 292
Durchblutungsstörungen, arterielle 236
Durchflußzytophotometrie 5
Dyschilie 298
Dysplasia cleidocranialis 158
Dysplasie, angeborene 158
–, Schweregrade 158, **159**
Dystrophia adiposogenitalis Fröhlich 21
Dystrophie 26

EBV: Epstein-Barr-Virus **77**, 180
ECF-A: Eosinophilic Chemotactic Factor of Anaphylaxis 95
Echinokokkus 90
–, Hydatide **90**
EDV-Kodierung **209**
Effekte, stochastische 70
EGF 150
Ehlers-Danlos-Syndrom 50
Eisenpigment, Ablagerungen **29, 31**
Ekchymosen 242
Elastinveränderungen 46
Embolie aus Pflanzenzellen **237**
–, paradoxe 235, **239**
Emphysem, bronchostenotisches **271**, 272
–, interstitielles 270, **271**
Empyem, 132, **133**
Endocarditis ulceropolyposa **79**
– verrucosa paraneoplastica **231**
Endokrinopathien, Mechanismen 247
Endothelzellen 124
Enterobiasis 88
Enteropathie, glutensensitive **295**
Entzündung 116
–, Ausbreitung 119
–, chronische granulierende 118, **125**, 132
–, Einteilungsprinzipien 117
–, eitrige 78, 118 130
–, fibrinös-eitrige **125**, 128
–, fibrinöse 127, **129**
–, Folgen und Residuen 145
–, fördernde und hemmende Faktoren 119
–, gangräneszierende 118, 137
–, granulierende **125, 133**
Entzündung, granulomatöse 118, 134, **135**
–, hämorrhagische132, **133**
–, Heilungen **146**
–, Mediatoren 121
–, nekrotisierende 136
–, nichtzelluläre Komponenten 122
–, proliferative 118
–, pseudomembranöse **129**
–, serös-schleimige 127
–, seröse 118, 127, **129**
–, systemische Reaktionen 119
–, Ursachen 117
–, zeitlicher Ablauf 118
–, zelluläre Komponenten 123
Entzündungskomponenten 118
Entzündungszeichen, lokale 117
Enzephalitis 308, **309, 311**
Enzephalopathie, hepatische 280, 284
Ependymom 306
Epikrise 6
Epithelkörperchen, Hormone 250
–, Hyperplasie **19, 255**
Epitheloidzellgranulom, nicht verkäsendes 134, **135**
–, verkäsendes 134, **135**
Epitheloidzellen 124, **135**
Epstein-Barr-Virus **77**
Epulis gigantocellularis **155**, 166
Erdheim-Gsell-Krankheit 214
Erfrierung 68
Erguß 43
–, chylöser 43
–, zelliger 43
Erkrankungen, myeloproliferative 194
Erysipel, rezidivierendes 42, **131**
Erythema chronicum migrans **79**
Exfoliativzytologie 4
Exsudat, entzündliches 43, **129**
Extremitätengangrän **39**, 240
Extremitäteninfarkte 238

Farmerlunge 62
Fäulnisveränderungen 9
Ferritin 30
Fetopathie, diabetische 262
Fettembolie 235, **239**
Fettgewebsnekrosen **35**
–, enzymatische 35
–, traumatische 35
– bei Pankreatitis **295**
–, tryptische 294

Fettkalkspritzer **295**
Fettkörnchenzellen **23**
Fettleber **23**, 278, **283**
Fettleberhepatitis 279, **283**
Feuerbestattungssektion 7
Fibrinthrombus **49**
Fibroblasten 124
Fibroelastosis endocardii 46, **47**
Fibrom 192
Fibromatosen 192
Fibronektin 167
Fibroosteoklasie, tunnelierende 18, **19**
Fibrosarkom 192
Fibrose 43
–, retroperitoneale **45**
Fieber 119
–, akutes rheumatisches 140, **141**
Fistel 134
–, anale **135**
Follikulitis **133**
Fremdkörper 62
Fremdkörpergranulom **63**, 136
Fremdkörperriesenzelle **63**
Fremdsubstanzen, Ablagerungen 48
Frostbeule **66**
Fruchtwasseraspiration 274, **275**
Frühgeneralisation, Tuberkulose 80
Frühkarzinom 166

Galaktosidase, Defekt 322
Gallertkarzinom **203**
Gammopathie, monoklonale 198
Ganglienzelltumoren 306
Gangliosidosen 32
Gangliozytom 206
Gangrän, trockene **39**
Gasbrand 78, **79**
Gastritis 289, **291**
Gaucher-Krankheit **265**
Gefäßprothese 62, **63**
Gehirn, Druckatrophie **15**
–, Fettkörnchenzellen **23**
Gelatinase 167
Gelenk, Entzündung 46
–, Prothesen 62
Gerinnung, intravasale disseminierte **227, 231**
Gerinnungssystem 121
Gerinnungsthrombus 229, **231**
Geröllzysten bei Coxarthrose **47**
Geschwulst: siehe Tumor 161
Geschwulstsystematik 191
Gesundheit 1
Gewebe, histologische Aufarbeitung 5
–, labiles 148
–, permanentes 148
–, stabiles 148
Giardia lamblia **87**
Gicht 142, **143**
Gierke-Krankheit 264
Gigantismus 247
Gilbert-Syndrom 279
Gliose **153**
Glomerulosklerose Kimmelstiel-Wilson **47**
– –, diabetische **47**, 260
Glykogen in Tubulusepithelien **263**
Glykogenose, Leber 164, **265**
Glykoproteinosen 32
Gonokokken 80
Goodpasture-Syndrom 108
Graft-versus-host-Reaktion 112
Granulom bei chronischer Polyarthritis **135**
–, lipophages 22, **25**
– vom Pseudotuberkulosetyp **135**, 136
– – Typ der chronischen Polyarthritis 136
– – – des rheumatischen Fiebers 136, **141**
Granulozyten 91, 123, **125**
Grenzlinieninfarkt, 241
Grundsubstanz, Veränderungen 45
Gumma 36, **83**

Hämarthros 43, 244
Hamartom 204
Hämaskos 43
Hämatin 28, **29, 293**
Hämatoidin 28, **29**, 246
Hämatom, epidurales 310
–, Organisation 246
–, subdurales 310
Hämatothorax 43
Hämochromatose 262, **263**
Hämophilie 243
Hämosiderin 28, **31**
Hämozoin 28
Harnabflußstörungen 300, **303**
Harnblase, Balkenblase **17**
–, Bilharziose **89**
–, Karzinom **203**
Harnsäurekristalle **143**
Harnstoffabkömmlinge 176
Harnwege, Stenose 302, **303**
Hartmetalle 62
Hashimoto-Thyreoiditis 113

Haut, Atrophie 12, **13**
–, Krebs 172, **203**
–, Regeneration 148
–, Verbrennungen **67**
HCG: Human Chorionic Gonadotropin
HE-Fbg.: Hämatoxylin-Eosin-Färbung
Heavy chain disease 198
Helicobacter pylori 290, **293**
Helminthen 88
Hepar lobatum **83**
Hepatitis-B-Virus 76, **77**, 180
Hepatopathie, alkoholische 279, **283**
Herdpneumonie, metastastische **133**, 138
Herz, Amyloidose 54, **223**
–, Atrophie 12, **29**
–, Endokarditis **231**
–, Hypertrophie 16, **17**, 220, 221
–, Kugelthrombus **231**
–, Lipomatose **23**
–, Septikopyämie **133**
Herzfehlerzellen 30
Herzinfarkt 215, **217**
–, Endokardthromben 218
–, Herzwandaneurysma **221**
–, Herzwandruptur 218, **221**
–, Komplikationen 216
–, Lokalisation 16
–, Morphologie 216
–, Papillarmuskelabriß **221**
–, Risikofaktoren 215
Herzmuskelinsuffizienz 224
Herztod, plötzlicher 215
High-risk-HPV-Infektionen 179
Hintergrundstrahlung 178
Hirn, Atrophie 12, **13**, 312
–, Hernien 305, **307**
–, Infarkt **35**, 241
–, Massenblutungen 244
–, Mißbildungstumoren 308
–, Raumforderung 305
–, Tumoren **305**
Hirnfunktionen, Ausfall 10
Hirninfarkt, pseudozystischer **41**
Hirntod, Zeichen 9
Histamin 257
Histoautoradiogramm **73**
Histoplasmose 84
Hitzeerschöpfung 66
Hitzekrämpfe 66
Hitzeschäden 66
Hitzschlag 66
HIV: Human Immunodeficiency Virus 103
HLA: humanes Leukozyten-Antigen 98
Hoden, Hormone 253
Hodgkin-Lymphom, 196, **199**
Hodgkin-Zelle 198, **199**
Homogentisinsäure **143**, 145
Hörstörungen 315
HPT: Hyperparathyreoidismus 250, **255**
HPV: humane Papilloma-Viren 179
Hungeratrophie 14
Hungerdystrophie 26
HVL: Hypophysenvorderlappen 247
Hyalin 48
Hydroperikard 43
Hydrothorax 43
Hyperaldosteronismus 253
Hyperlipoproteinämien 22, 24
Hyperparathyreoidismus 8, 19, **255**
Hyperplasie 16, **17**, 18
Hyperthyreosen 248, **251**
Hypertonie 218
– im kleinen Kreislauf 219
Hypertrophie 16, **17**
– der glatten Muskelfasern 16, **17**
–, Nieren 16
Hyperventilation 267
Hypogonadismus 253, 254
Hypoparathyreoidismus 250
Hypophyse, Adenom **15**, 306
Hypophysenhormone 247
Hypopigmentierung 28, **29**
Hypothyreose 248
Hypoxidosen 64
Hypoxie 236

ICC: Ischemic Cell Change 240
ICD: International Coding of Disease
ICD-O: International Coding of Disease for Oncology
I-Cell-Disease 32
Icterus juvenilis intermittens Meulengracht 279
IgG-Molekül **92**
Ikterus 279
Immunabwehr, Defekte der spezifischen 102
Immunantwort, Auslösung 98
Immundefekte 101
Immundiagnostik, histologische 101
Immunglobuline 99
Immunkomplexnephritis 109
Immunmangelsyndrome 103
Immunogen 97

Immunreaktion, zelluläre 100
Immunsystem, Überreaktionen 105
Inaktivitätsatrophie 14
Inanition 14
Infarkt, anämischer **35**
–, hämorrhagischer **39**, 238
Infarzierung, hämorrhagische 38
Infektion 116
Infrarotstrahlen 69
Insulinom **205**
Involution 11
IRDS: Infant Respiratory Distress Syndrome 273
Ischämie, absolute 236
Isotope, radioaktive 179

Kachexie 14, **15**
Kallus 150
Kälteeinwirkungen **67**, 68
Kältetod 68
Kalziumpyrophosphat-Arthropathie **143**, 144
Kandidose 84, **85**
Kanzerogene, Androgene 187
–, Dosis-Wirkungs-Beziehungen 182
–, halogenierte aliphatische 176
–, Hormonwirkung 187
–, iatrogene 181
– im Trinkwasser 175
– in der Luft 176
– in der Nahrung 175
–, Mehrstufenablauf 181
–, Östrogene 187
–, Strahleneinwirkung 178
–, Wirkungsmechanismus 175
Kanzerogenese 171
Kaolinlunge 60
Kaposi-Erkrankung **104**
Kardiomyopathien 220, 222, **223**
Karditis, rheumatische 140, **141**
Karotine 28
Karyopyknose 34
Karyorrhexis 34
Karzinoid 204, **205**
Karzinoidsyndrom 257
Karzinom, hepatozelluläres **203**, 284
–, kolorektales 296
–, medulläres 202
–, niedrigmalignes 202
–, solides 202
–, szirrhöses 202
Katarrh, eitriger 130
Katecholamine 257
Kavernom, Leber **205**
Keloidnarbe **193**
Kernwandhyperchromasie 34, **67**
Keuchhusten 78
Kininsystem 121
KM: Kardiomyopathien 220, 222, **223**
Knochen, Atrophie (Osteoporose) 12, **15**
–, Frakturheilung 150, **151**
– bei Hyperparathyreoidismus **19**
–, Kallus **151**
–, Tumoren **195**
Knochenbildung, metaplastische 158, **159**
Knochenmarkriesenzellen **155**
Knochenmarksyndrom 72
Koagulationsnekrose 33, **35**
Koagulopathien 242
Kohlenstaub 30, **31**
Kohlenwasserstoffe, aromatische 174
–, halogenierte 176
–, kanzerogene **175**
Kokanzerogenese 186
Kollagenosen 44, **45**
Kollagenveränderungen, erworbene 44
Kollagenverminderung 44
Kolliquationsnekrose 33, **35**, 241
Kolon-Rektum, Adenom 296, **297**
–, Karzinom 296, **297**
Komplementsystem 121
Konditionen, präkanzeröse 160, 186
Kontaktekzem, allergisches **106**, 110
Kontamination 116
Kornea, Trübung bei der Leiche 9
Koronararteriensklerose 210, **217**
Koronarinsuffizienz 215
Koronararterienthrombose **217**
Krabbe-Krankheit 266
Krankheit 1
Krankheitsdisposition 2
Krebs, Altersverteilung 162
– bei Versuchstieren 172
–, familiäre Disposition 171
–, geographische Häufigkeitsunterschiede 164
–, Geschlechtsverteilung 162
–, Häufigkeit 162
–, Todesursachen 162
Krebspathogenese, formale 181
–, kausale 173
Kreislaufstörung, entzündliche 122
Kruorgerinnsel 228
Kryostatschnitt 5
Kryptokokkose 84

Kugelthrombus **231**
Kupferspeicherung, pathologische 30

Lähmungen, periphere 314
Lambliasis 86, **87**
Laminin 167
Langhans-Riesenzelle 154
Läsionen, präkanzeröse 160
–, tumorartige 166
Lebenserwartung 3
Leber, Amyloidose 51, 53, **55**
–, Atrophie 12, **13**
–, biliäre Zirrhose 282
–, Blutstauung 286, **287**
–, Cholestase 299
–, Druckatrophie **15**
–, Durchblutungsstörungen 286, **287**
–, Dystrophien 26
–, Fibrose **73**
–, Folgen der Zirrhose 284
–, Glykogenose **265**
–, Hämochromatose 263
–, Hämosiderin **31**
–, Hepatitis B **77**
–, Infarkte 238, **287**
–, Insuffizienz 280
–, kavernöses Hämangiom **205**
–, Lipofuszinose 12, **13**
–, makronoduläre Zirrhose 282, **283**
–, Metastasen **169**
–, mikronoduläre Zirrhose 281, **283**
–, Miliartuberkulose 81
–, Nekrosen 152
–, – bei Schock **153**
–, Pigmentzirrhose **31**, 282
–, Pseudolobuli 281
–, Regeneration 150
–, Schädigung durch Medikamente 278
–, Stauungsinduration 286
–, Stoffwechselstörungen 278
–, subakute Dystrophie **153**
–, Thorotrastose **73**
–, Verfettung **23**
–, Zahn-Infarkt 240, **287**
–, Zirrhose **153**, 281, **283**
–, Zytomegalie **75**
Leberfibrose bei Thorotrastose **73**
Legionärskrankheit 788
Leiche, Körpertemperatur 9
Leichenbesichtigung 7
Leiomyom des Uterus 192, **193**
Leiomyosarkom 192
Leishmania **87**
Lepra 80, **83**
Leukämie 185, **197**
Leukoderm 28
Leukoplakie, Stimmband **160**
Leukozytose 119
Lewy-Körperchen 26
Light chain disease 198
Linksherzinsuffizienz 224
Lipidflecken, Magen 24
Lipochrome 28
Lipofuszin 12, **13**, 28
Lipofuszinose, Herz **29**
–, Leber 12, **13**
Lipoidosen 265
Lipom 192, **193, 195**
Lipomatose 20
Lipomatosis cordis **23**
Lipopigmente 28
Liposarkom 194, **195**
Livores 8
LMM: Lentigo-maligna-Melanom 208
Lobärpneumonie 128, **129**
Lochkerne, Leber **263**
Low-Risk-HPV-Infektionen 179
Lues 82, **83**
Luftembolie **237**
Lunge, anämischer Infarkt **239**
–, Anthrakose **31**
–, Aspiration **273**
–, Embolie 234, **237**
–, Emphysem 270, **271**
–, Fibrosen 269
–, Infarkt **39**, 234, 238
–, Lymphangiosis carcinomatosa **169**
–, Masernpneumonie **77**
–, Septikopyämie **133**
–, Silikose **61**
Lungenarterienembolie 234
Lyme-Borreliose 78
Lymphangiopathie, obstruktive 42
Lymphangiosis carcinomatosa **169**
Lymphknoten, Mikrometastase **169**
–, Mononukleose **77**
–, Tuberkulose **37**
– verkreidete Tuberkulose **37**
Lymphome, maligne 196
Lymphozyten 92, 124, **125**

MAC: Membrane Attack Complex 96

Magen, chronisches Ulkus 292, **293**
–, Entzündungen 288
–, Erosionen 29, 292, **293**
–, foveoläre Hyperplasie 290
–, Gastritis **291**
–, hämorrhagische Erosionen **293**
–, intestinale Metaplasie 290
–, Lipidflecken 14
–, Pylorushypertrophie 17
–, Ulkus **37,** 292
Magenschleimhautnarben **41**
Makroangiopathie 260
Makrophagen 124
Malaria 28, 88**, 89**
Malassimilationssyndrom 292
Maldigestion 294
Mallory-Körperchen 25
MALT: Mucosa-associated Lymphoid Tissue 198
Mamma, familiäres Karzinom 172
–, Fibroadenom **205**
–, Mastopathie 18, **19**
Marasmus 14
Marfan-Syndrom 50, **51**
Masern-Pneumonie **77**
Maskengesicht bei Sklerodermie **45**
Mastzellen, Mediatoren aus 121
Matrixdefekte, angeborene 50
20-MC: 20-Methylcholanthren 174
Mediaverkalkung 212, **213**
Medulloblastom 306
Melanin 28, **31**
Melanom, malignes **31**, 208
–, Staging 30, 208
Melanosis coli 30, **31**
Membranen, hyaline 48, **49**
Meningeom 306, **307**
Meningitis **81**, 308
Meningokokken 80
Meniskopathie 45, **47** ,145
Mesenterialinfarkt 238
Metalle, kanzerogene 174
Metaplasie 156
– mesenchymaler Zellen 158
–, extramedulläre myeloische 246
–, intestinale 156
Metastasen, lymphogene **167**, 168
Metastasierung 166, **169**
MHC Major Histocompatibility Complex 98
MIF: Makrophagen-inhibitor Faktor 126
Mikroaneurysmen 214
Mikroangiopathie 260
Mikrohistologie 5
Mikrokarzinom 166, **167**
Mikrothromben, hyaline 48, **231**
Mikrowellen 69
Milchglashepatozyten **77**
Miliartuberkulose 80, **81**
Milz, Amyloidose 53
–, anämischer Infarkt 35, 238
Mineralfasern, kanzerogene 176
Mischtumoren 204, **205**
Mitralklappenfehler, postrheumatischer **147**
Molluscum contagiosum **75**
Mononukleose **77**
Monozyten 124, **125**
Morbidität 3
Morbus Addison 30, 114
– Crohn 139, **141**
– Fabry 32
– Gaucher 32, **265**
– Hodgkin 196, **199**
– Hunter 32
– Hurler 32
– Maroteaux-Lamy 32
– Morquio 32
– Niemann-Pick 32
– Sanfilippo 32
– Sly 32
– Tay-Sachs 32
– Whipple
Mortalität 3
MPS: monozytäres Phagozytensystem 108
MPS: Mukopolysaccharidosen 32
Muckle-Wells-Syndrom 54
Mukolipidosen 32
Mukormykose 84
Mukoviszidose **303**, 304
Mundspeichel 298
Muskel, Dystrophien 27
–, Regeneration 152
Mustards 176
Myasthenia gravis 114
Myelom: siehe Plasmozytom 198
Mykosen, Systematik 82, 84
Mykotoxikosen 82
Myokard, Lipofuszinose **29**
Myokardhypertrophie **17**, 220
Myokardinfarkt **217**
Myokarditis, rheumatische **141**
Myositis ossificans 158, **159,** 166
Myxödem 43, 46

Myzetismus 82

Nahrungsaufnahme, Störungen 289
Nahtmaterial **63**
Naphthylamin 174
Narben 40, 146
–, hyalinisierte 50
Naturstoffe, kanzerogene 175
Nävus **207**
Nebennierenrinde, Hormone 250
Nekrose 32
–, fibrinoide 36, **37**
–, gangränöse 36
–, hämorrhagische 38, **39**
–, hydropische 20
–, käsige 36, **37**
–, lytische 33, **35**
–, Schicksal 40
–, Verkalkung 40
–, verkreidete **37**, 40
Nekrosefibrinoid 36
Neoplasie 161
Nephroblastom 206, **207**
Nephrolithiasis 302, **303**
Nephrom, mesoblastisches 204
Nervensystem, Amyloidose 54
–, Regeneration 152
Netz, Metastasen **169**
Neunerregel (Verbrennungen) 67
Neuropathien, immunvermittelte 114
NHL: Non-Hodgkin-Lymphom 198, **199**
Niemann-Pick-Syndrom 266
Niere, Atrophie **15**
–, Infarkt **39,** 238
–, Regeneration 152
–, Vakatwucherung **15**
Nierenzylinder, hyaliner **49**
Nitrosamine 176
Nitrosoverbindungen, kanzerogene 176
NM: noduläres Melanom 208
NNR: Nebennierenrinde
Noxen 56
–, belebte 74

Obduktion als Qualitätskontrolle 7
Obstruktionsatelektasen 269
Ochronose 30, **143**, 144
Ödem 40, 42
–, chronisches 44
Ölgranulom 62
Oligodendrogliom 306
Onkogen, Onkogene 115, 182
Ormond-Krankheit 44, **45**
Ormond-Syndrom 44
Ösophagus, Atresie **291**
–, Fistel **291**
–, Kandidose **85**
–, Karzinom **291**
–, Mißbildungen 289, **291**
–, Motilitätsstörungen 289
–, Obstruktion 289
Osteochondrom **195**
Osteogenesis imperfecta 50, **51**
Osteom 194
Osteomyelitis 150
Osteomyelofibrose **197**
Osteomyelosklerose 196, **197**
Osteoporose 12, **13**
Osteosarkom 194, **195**
Ovar, Hormone 244
Oxyuren, Appendix **89**
Ozon 58

PAF: plättchenaktivierender Faktor 107, 121
Paget-Sarkom 194
PAI: Plasminogenaktivatorinhibitor 167
Panhypopituitarismus 247
Pankreas, Hormone 256
–, Lithiasis **295**
–, Pseudozyste **295**
–, Zirrhose 263
Pankreatitis 294, **295**
Papillom 200
Paraneoplasien 190
Paraquat 58
Parasiten 86
Parathormon 250
Parenchymnekrosen, elektive 241
Parkinson-Krankheit 312
Pathogenese 1
Pathologie 1
Perfusionsstörungen 276
Pericarditis epistenocardica 218
Perikarditis, fibrinöse **129**
Periodenprävalenz 3
Perisplenitis cartilaginea **49**
Perniones **67**
Petechien 242
Pfortaderhochdruck 288
PGL: persistierende generalisierte
  Lymphadenopathie 104
Phagozyten, mononukleäre 91

Phagozytose 96, 102
Phakomatosen 204
Phenylketonurie 28, 264
Philadelphia-Chromosom 185
Phlebothrombose 230
Phlegmone 130, **131**
PHT: plötzlicher Herztod 215
Physiopathologie 1
Pick-Erkrankung **13**
Pigment 27
–, anorganisches 30
–, hämatogenes 28,
–, koprogenes 30
Pigmentmangel 28, **29**
Pigmentnävus 30, **207**
Pigmentstein 300, **301**
Pillenchloasma 30
Pilzdrusen **83**
Pilze, Morphologie **85**
Pinealistumor 306
Plasmaproteine, Veränderungen 120
Plasmazellen 99, **125**
Plasmozytom 180, **199**
Plasmozytomniere **49**, 200
Plattenepithelkarzinom 202, **203**
Plattenepithelmetaplasie, Zervix 156, **157**
Pleura, Verwachsungen 269
Pleuraplaques **49**
Pneumocystis carinii **87**
Pneumokokken 80
Pneumonie, hämorrhagische **133**
Pneumozytose 84, **87**
Polyarteriitis nodosa 36, **37**
Polyarthritis rheumatica 140
–, primär chronische 142
Polycythaemia vera 196
Polyneuropathie, diabetische 260
Porphyrine 28
Portio, Carcinoma in situ **158**
–, schwere Dysplasie **159**
Porzellinerlunge 60
Purpura 242
Prader-Labhart-Willi-Syndrom 21
Präkanzerosen 160
Präzipitationsfibrinoid 36
Primäraffekt, Tuberkulose 80
Primärtumoren, latente 170
–, metachrone 171
–, okkulte 170
–, synchrone 171
Prolaktin 247
Proliferationspromotoren 37
Prostata, Hyperplasie 18, **19**
Proteoglykane, Störungen 50
Protoonkogen 182
Protozoen 86
Pseudarthrose 150, **151**
Pseudoatrophie 14
Pseudoerosion, Portio **157**
Pseudogicht 143, **144**
Pseudo-Hurler-Polydystrophie 43
Punktionszytologie 4
Punktmutation 182
Punktprävalenz 3
Purpura anaphylactica 243
– cerebri 235, **239**
–, idiopathische thrombozytopenische **106**
Pyämie 137
Pyelonephritis 302
Pylephlebitis **131**
Pyozephalus 132

Quellungsfibrinoid 36

Radikale, aggressive 58
Radon 72
Reaktion, desmoplastische 44
Rechtsherzinsuffizienz 225
Refluxnephropathie 302
Refluxösophagitis 289
Regeneration 148
Reinfektion 116
Rendu-Osler-Weber-Krankheit 243
Resistenz 2, 91
Resorptionsatelektasen 269
Restitutio ad integrum 2, 40
Retinoblastom 172
Retinopathie, diabetische 260
Retroviren 182
Rhabdomyom 192
Rhabdomyosarkom 192, **193**
Rheumagranulom 36
Rhexisblutungen 242
Rhizopoden 86
Riesenzelle 124
– bei Masern **154**
–, choriale **155**
–, Plasmodium- 154
–, polyploide 154
–, synzytiale 154
–, virusbedingte 76, **77**
Rigor mortis 9

Risikofaktoren, allgemeine 1
RNA-Viren 180
Routinefärbungen 5
Rückenmarksyndrome 314

Salmonellen 80
SALT: Skin-Associated Lymphoid Tissue 198
Sarkoidose 134, 140, **141**
Sarkom, osteogenes **195**
Sauerstoffbereitstellung, Störungen 57
Säuglingsdystrophie 26
Schädel-Hirn-Trauma 310
Schäden, nichtstochastische 70
–, reversible 20
Schädigungen, Enzymhemmung 58
–, Membranläsionen 58
–, Rezeptorirritation 58
–, Zielorgane 59
Schaumann-Zelle **155**
Schaumzellen, Cholesteatose 24, **25**
Schilddrüse, Adenom 249
–, Hormone 248
Schistosomiasis 90
Schmerz 126, 313
Schnellschnittdiagnostik 5
Schock, 225
–, Multiorganversagen 228
Schockendokarditis 230
Schockleber 288
Schocklunge 273
Schockniere **227**
Schrumpfnekrose 34
Schwann-Zell-Tumoren 306
Schwartz-Bartter-Syndrom 248
SCID: schwerer kombinierter Immundefekt 103
Sehstörungen 315
Sekretion 247
Sekundenherztod 215
Sensibilitätsstörungen 313
Sepsis 137
Septikopyämie 133, 137
Serotonin 257
Serumkrankheit 109
Seuchensektion 7
Sheehan-Syndrom 247
Sialadenitis 299
Sialdenose 298
Sialithiasis **299**
Sialorrhö 298
Siderin, Ablagerungen 30
Silikate 60
Simmonds-Krankheit 247
Sjögren-Syndrom, 299
Sklerodermie 44, **45**
Slow-Virus-Infektion **77**, 310
Sofortuntersuchungen 5
Sonnenstich 66
Spätgeneralisation, Tuberkulose 80
Speckhautgerinnsel 229, **231**
Speicheldrüse, pleomorphes Adenom 205
Speicherkörper, lysosomale 32
Speicherungsdystrophien 26
Spezialfärbungen 5
Sphingomyelinase, Defekt 32
Sprue, einheimische **195**
SSM: superfiziell spreitendes Melanom **31**, 208
Stammganglien-Syndrome 314
Staphylococcal-Scalded-Skin-Syndrome 79
Staphylokokkenkrankheiten 78
Statistik 3
Status lacunaris 241
Stäube, organische 62
Stauungsinduration 225
Stauungsleber 286, **287**
Sterben 8
Sterblichkeit 3
–, perinatale 3
Sternberg-Zelle 198, **199**
Stewart-Treves-Syndrom 42
STH: Somatostatin 247
Stoffwechselerkrankungen, angeborene 264
Stoffwechselstörungen, Eisen 280
–, Kupfer 280
–, Porphyrin 280
Störungen vegetativer Funktionen 316
Strahlen, ionisierende 70
Strahlenschäden 69
Strahlendosen 70
Strahlennarbe **73**
Strahlenspätschäden 70
Strahlenulkus der Haut **73**
Strahlenvaskulopathie 70, **73**
Streptokokken 80
Strom, Schäden durch elektrischen 74
Stromelysin 167
Struma **249**
– ovarii **207**
Stumpfgastritis 290
Subduralhämatom 310
Suberose 62
Suffusionen 242
Superinfektion 116

Surfactant-Faktor 273
SV40-Papovaviren 179
Syndrom, apallisches 241
–, hepatorenales 281
–, der hyalinen Membranen 273
–, neuropsychologisches 315
–, paraneoplastisches Cushing 252
–, postthrombotisches 232
Synkanzerogenese 186

Tabak, Kanzerogene im 175
Taenia solium **89**
Teratom 206 f.
Territorialinfarkte 241
Tetanus 78
TGF: transformierende Wachstumsfaktoren 150
T-Helferzellen 98
Thorotrastose 72, **73**
Thrombembolie, alte **233**
–, arterielle 235
Thrombophlebitis 230, 232
Thrombose 228
– als Paraneoplasie 230, **231**
–, arterielle 230
–, kardiale 230
–, Schicksal 232
–, venöse 230, **231**
Thrombozythämien 196
Thrombus, hyaliner 239, **231**
– in Organisation 232, **233**
–, parietaler **47**, 229
–, Rekanalisation 232, **233**
–, roter **229**
–, weißer
TIMP: Gewebeinhibitor der Metalloproteine 167
Tinea inguinalis **85**
TNF: Tumornekrosefaktor 96
TNM-Kodierung 208, **209**
Tod 8
Todeszeichen, allgemeine 8
–, sichere 8
Toleranzzeit 66
Totenflecken **8**
Totenstarre 9
Touton-Riesenzelle **63**, 154
Toxoplasmose 88, **89**
Translokation 182
Transplantatabstoßung 111, **112**
Transsudat 43
Treponema pallidum **83**
Trichinose 88, **89**
Trichomonas vaginalis 86, **87**
Tröpfcheninfektion 116
Tuberkelbakterien **81**
Tuberkulinreaktion 110
Tuberkulose, verkäsende **37**, 80
Tubulusepithelien, Verfettung **263**
Tumor, Blutungen 188
–, bösartiger 164
–, Differenzierung 209
–, dysontogenetischer 204
–, embryonaler 204
–, Gonaden 207
–, Grading 209
–, Grenzfälle 165
–, gutartiger 164
–, hyperplasiogener 187
–, inflammatorischer 165
–, Kodierung 208
–, Kreislaufstörungen 188
–, lokale Wirkung 188
–, der Muskulatur 192, **193**
– nach Strahleneinwirkung 72
–, Nervenläsionen 188
–, Nomenklatur 161
–, Organotropie 184
–, Perforationen und Fisteln 188
–, pigmentierter 207
–, Progression 171
–, Regression 170
–, Remission 171
–, Rezidiv 170
–, Sekundärinfektionen 188
–, semimaligner 202
–, Übergänge 165
–, Ulzerationen 188
–, Wachstum 184
–, Zytogenetik 185
Tumorriesenzelle 155
Tumorrisiko bei Defektzuständen 187
Tumorsuppressorgene 182
Tumorsyndrome 189, 191
Tumorsyntropien 189, 191
Tumorzellen, Adhäsion 167
Typ, androider 21
–, gynoider 21
Typhobazillose Landouzy 80
Typhus, Dünndarm **81**
T-Zell-Defekte 103

Überempfindlichkeitsreaktionen, humorale 106
–, zelluläre 110

Übergewicht, Körper 21
Ulcus callosum 292
Ulkus 134
–, Komplikationen des peptischen 36, 292
Ultraviolettstrahlen 69
Untersuchung, histologische 4
–, zytologische 4
Untersuchungsmethoden, elektronenmikroskopische 6
–, enzymhistochemische 6
–, histochemische 6
–, immunhistochemische 6
–, molekularbiologische 6
–, physikalische 5
Urolithiasis 302, **303**
Urothelkarzinom 202
Urothelpapillom 200, **203**

Vakatwucherung 14, **15**
Vaskulopathien, erworbene 243
Vene, rekanalisierte **233**
Ventilationsstörungen 268, 274
Verbrennung 66, **67**
Verbrennungsnarben **41**
Verbrühung 66
Verfettung 20, 22
Verruca vulgaris **75**
Verwaltungssektion 7
Viren 74
–, onkogene 179
Viruseinschlüsse 76, **77**
Virusgenom 74
Vita reducta 9
Vitiligo 28, **29**
Vollantigen 97
Vulnerabilität 65

Waller-Degeneration 27, 152
Wegener-Granulomatose 140
Werlhof-Syndrom **108**
Whartin-Finkeldey-Zelle **77**
Wiederbelebungszeit 66
Wilms-Tumor **207**
Wundheilung, Haut 149
Würmer 88

Xanthophylle 28

Zahn-Infarkt 240
Zahnersatz 64
Zellalterung 27
Zelleinlagerung von Cholesterin 24
– von Glykogen 20, **263**
– von Triglyzeriden 20, **263**
– von Wasser 20
Zellhydrops 33
Zellkernveränderungen, hypoxämische **67**
Zelltod, programmierter 34
Zelltransformation, virusbedingte 76
Zeroid 28
Zervix, Plattenepithelmetaplasie 156, **157**
Zestodosen 88
ZNS, Speicherungsdystrophien 26
Zöliakie 294
Zottenherz **129**
Zuckergußmilz **49**
Zwischenwirte 86
Zyanose 267
Zylinder, hyaline 48, **49**
Zytomegalie **75**
Zytoplasmanekrose, fokale 27
Zytoskelettstörungen 26, 59